U0295922

"十四五"时期国家重点出版物出版
专项规划项目·重大出版工程规划

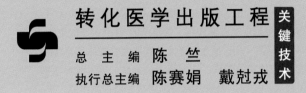

转化医学出版工程 关键技术

总 主 编　陈竺

执行总主编　陈赛娟　戴尅戎

Clinical Lung Transplantation

临床肺移植

主编　陈静瑜　田　东

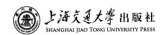

上海交通大学出版社

SHANGHAI JIAO TONG UNIVERSITY PRESS

内容提要

本书是"转化医学出版工程·关键技术"分册之一,系统介绍了国内外临床肺移植的最新研究进展,共包含七章。其中第一章介绍了肺移植的历史、团队建设及质控体系;第二章介绍了肺移植供者和受者的术前处理;第三章介绍了肺移植的10个主要适应证;第四章介绍了肺移植麻醉处理和手术类型;第五章介绍了体外膜肺氧合在围手术期的应用;第六章介绍了肺移植术后重症监护室的管理、缺血再灌注损伤、原发性移植肺失功以及肺外和手术等近远期并发症等。同时,系统介绍了肺移植免疫抑制策略,急、慢性排斥反应,气道并发症,细菌、真菌、病毒感染,恶性肿瘤等并发症的预防和治疗以及术后患者的生活质量、快速康复管理。最后一章介绍了儿童肺移植、肺移植影像学和病理学特征,并对未来肺移植的发展趋势做了展望。本书适于从事临床肺移植的工作人员阅读,也适合与肺移植相关的基础科研工作者查阅。

图书在版编目(CIP)数据

临床肺移植 / 陈静瑜,田东主编. — 上海:上海
交通大学出版社,2023.3
转化医学出版工程. 关键技术
ISBN 978-7-313-28350-4

Ⅰ.①临… Ⅱ.①陈… ②田… Ⅲ.①肺—移植术(医学)Ⅳ.①R655.3

中国国家版本馆CIP数据核字(2023)第035479号

临床肺移植
LINCHUANG FEIYIZHI

主　　编:陈静瑜　田　东			
出版发行:上海交通大学出版社		地　　址:上海市番禺路951号
邮政编码:200030		电　　话:021-64071208
印　　制:上海锦佳印刷有限公司		经　　销:全国新华书店
开　　本:710mm×1000mm　1/16		印　　张:41.5
字　　数:747千字		
版　　次:2023年3月第1版		印　　次:2023年3月第1次印刷
书　　号:ISBN 978-7-313-28350-4		
定　　价:428.00元		

主编介绍

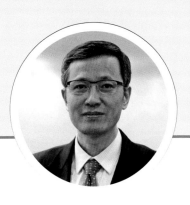

陈静瑜　教授、主任医师、博士生导师；江苏省肺移植中心主任兼国家卫生健康委员会肺移植数据中心负责人、国家肺移植质控中心主任、无锡市器官移植研究院院长、浙江大学附属第二医院副院长。现任中华医学会器官移植分会常委、肺移植组组长，江苏省医学会器官移植分会主任委员、胸外科分会副主任委员、中国人体器官捐献与移植委员会委员、中国康复医学会器官移植康复专业委员会副主任委员、中国医院协会器官获取与分配工作委员会副主任委员、中国医师协会器官移植分会常务委员，以及《中华器官移植》和《器官移植》杂志编委。主要从事肺移植手术、胸腔镜手术、肺癌扩大根治、肺癌的综合治疗及体外膜肺氧合应用等相关研究。至今已完成肺移植超过1 500例，并指导国内医院开展肺移植手术超过40家，被誉为"中国肺移植第一人"。获国家自然科学基金3项，江苏省自然科学基金3项，江苏省科技厅工程技术研究中心立项，江苏省肺移植创新中心立项；荣获华夏医学科技奖一等奖1项，湖北省科学技术进步奖一等奖1项，中华医学科技奖二等奖1项、三等奖1项，江苏省科技进步奖三等奖2项，江苏省医学科技奖二等奖1项，江苏省新技术引进一等奖2项，无锡市科技进步奖2项。在 *Cell*、*Cell Research*、*Transplantation*《器官移植》和《中华器官移植》等国内外权威杂志发表论文百余篇；编写《肺移植》和《器官移植与机械灌注》等专著。全国五一劳动奖章、全国先进工作者、江苏省科教强卫杰出人才、国家卫生和计划生育委员会有突出贡献中青年专家、中国医师奖、全国抗疫先进个人等荣誉称号获得者。

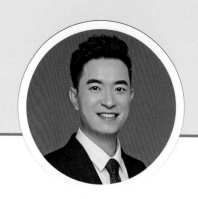

主 编 介 绍

　　田　东　四川大学华西医院胸外科副主任医师，肺移植实验室PI，日本东京大学（胸外科，PhD）和四川大学（胸外科，MD）双博士；四川大学华西医院临床和科研两栖型引进人才；美国托莱多大学医学中心和加拿大多伦多总医院访问学者，日本东京大学附属病院高级临床专科培训医师和客座研究员，日本京都大学助理研究员。美国胸外科协会（AATS）Graham培训奖学金西南地区首位获得者；国际心肺移植学会（ISHLT）会员，国际肺癌研究协会会员，国际食管疾病学会和中国食管疾病学会会员；国家留学基金委高水平大学公派博士研究生奖学金获得者，中日笹川医学奖学金第39期和第40期获得者，中国临床肿瘤学会CSCO "35 under 35" 中国最具潜力青年肿瘤医生，中华医学会胸心血管外科全国十佳优秀论文获得者；*J Thorac Dis*、《中华肿瘤杂志》编委。主要从事肺移植、胸部肿瘤临床工作及相关研究，尤其对肺移植慢性排斥反应、缺血再灌注损伤和体外肺灌注、胸部肿瘤个体化治疗、淋巴结转移、人工智能及影像组学等方面有较深入的研究；在国际上首次提出 "钟摆式" 大鼠肺移植模型并被国际认可；建立了西南地区首个肺移植实验室，并指导国内10余所科研院所建立肺移植实验室及动物模型；国内最早建立肺移植术后慢性排斥动物模型，并在国际上首次提出排斥反应精准无创监测理念；首次将人工智能及影像组学应用于胸腺上皮性肿瘤的生存预测。承担省部级科研课题多项，以第一或者通讯作者发表学术论文70余篇，其中SCI收录40余篇（包括*Lancet Gastroenterol Hepatol*、*JAMA Surgery*、*J Heart Lung Transplant*、*J Thorac Cardiovasc Surg*、*Int J Surg*等国际权威期刊）；负责国家专利6项，主（参）编（译）医学专著10余部；受邀参加ISHLT、AATS、欧洲胸科医师年会，日本胸心外科年会等并做大会发言30余次，是中国首位受邀在ISHLT年会做专题演讲的专家。

转化医学出版
工程丛书

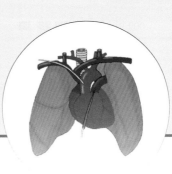

总　主　编　陈　竺

执行总主编　陈赛娟　戴尅戎

总　顾　问　马德秀

学术总顾问　王振义

学术委员会名单（按姓氏汉语拼音排序）

卞修武　陆军军医大学病理学研究所,教授

陈国强　上海交通大学医学院,中国科学院院士

陈义汉　同济大学附属东方医院,中国科学院院士

冯　正　中国疾病预防控制中心寄生虫病预防控制所,教授

葛均波　复旦大学附属中山医院,中国科学院院士

桂永浩　复旦大学附属儿科医院,教授

韩泽广　国家人类基因组南方研究中心,教授

贺　林　上海交通大学Bio-X研究院,中国科学院院士

黄荷凤　复旦大学附属妇产科医院,中国科学院院士

王　宇　中国疾病预防控制中心,教授

王红阳　海军军医大学东方肝胆外科医院,中国工程院院士

王升跃　国家人类基因组南方研究中心,教授

魏冬青　上海交通大学生命科学技术学院,教授

吴　凡　复旦大学上海医学院,教授

徐学敏　上海交通大学Med-X研究院,教授

曾益新　国家卫生健康委员会,中国科学院院士

赵春华　中国医学科学院/北京协和医学院,教授

赵玉沛　中国医学科学院/北京协和医学院,中国科学院院士

钟南山　广州医科大学附属第一医院,中国工程院院士

学术秘书

王一煌　上海交通大学系统生物医学研究院,教授

本书编委会

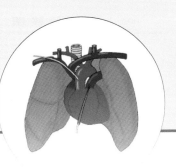

主　编

陈静瑜　田　东

副主编

吴　波　黄　曼　胡春晓　徐　鑫

学术秘书

黄　桁　卫　栋

编者名单（按姓氏汉语拼音排序）

陈　昶　同济大学附属上海市肺科医院

陈静瑜　南京医科大学附属无锡人民医院

陈蔚洋　中国医科大学附属第一医院

陈文慧　中日友好医院

陈　员　南京医科大学附属无锡人民医院

丁　政　郑州大学第一附属医院

丁志丹　郑州大学第一附属医院

杜鑫淼　四川大学华西医院

范　立　南京医科大学附属无锡人民医院

顾　强　陆军军医大学新桥医院

顾正峰　南京医科大学附属无锡人民医院

郭　晖　南京医科大学附属无锡人民医院

郭丽娟　中日友好医院

郭　璐　四川省医学科学院 四川省人民医院

胡春晓　南京医科大学附属无锡人民医院

胡妍婷　浙江大学医学院附属第二医院

胡雨婷　树兰(杭州)医院

黄　桁　四川大学华西医院

黄　健　浙江大学医学院附属第二医院

黄　曼　浙江大学医学院附属第二医院

黄　威　上海交通大学医学院附属第一人民医院

江贤亮　中国科学技术大学附属第一医院　安徽省立医院

姜凯元　东北大学附属医院(日本)

焦国慧　南京医科大学附属无锡人民医院

荆　蕾　应急管理部应急总医院

巨春蓉　广州医科大学附属第一医院

柯　立　中国科技大学附属第一医院

李　丹　中国科技大学附属第一医院

李　光　武汉大学人民医院

李慧星　南京医科大学附属无锡人民医院

李向楠　郑州大学第一附属医院

李小杉　南京医科大学附属无锡人民医院

梁朝阳　中日友好医院

梁琦强　浙江大学医学院附属第二医院

廖　虎　四川大学华西医院

林慧庆　武汉大学人民医院

刘成武　四川大学华西医院

刘　峰　南京医科大学附属无锡人民医院

刘红梅　河南省人民医院

刘伦旭　四川大学华西医院

刘明昭　南京医科大学附属无锡人民医院

毛文君　南京医科大学附属无锡人民医院

梅建东　四川大学华西医院

彭桂林　广州医科大学附属第一医院

蒲　强　四川大学华西医院

张　稷　南京医科大学附属无锡人民医院

张军航　中山大学附属第七医院

赵高峰　郑州大学第一附属医院

赵　洁　树兰（杭州）医院

赵　晋　南京医科大学附属无锡人民医院

赵　丽　中日友好医院

郑　斌　福建医科大学附属协和医院

郑明峰　南京医科大学附属无锡人民医院

郑翔匀　四川大学华西医院

周海宁　遂宁市中心医院

周海琴　南京医科大学附属无锡人民医院

周淑芳　南京医科大学附属无锡人民医院

朱云柯　四川大学华西医院

庄　莉　树兰（杭州）医院

总　序

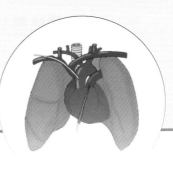

　　多年来，生物医学研究者与患者间存在着隔阂，而这些患者可能从生物医学研究成果中受益。一方面，无数罹患癌症等疾病的患者急切盼望拯救生命的治疗方案；另一方面，许多重要的基础科学发现缺乏实际应用者。近期涌现的转化医学旨在连接基础研究与临床诊疗，优化患者治疗，提升疾病预防措施。

　　转化医学将重要的实验室发现转变为临床应用，通过实验室研究阐释临床疑问，旨在惠及疾病预测、预防、诊断和治疗。转化医学的终极目标是开发更为有效的预防和治疗方案，促进临床预后和健康水平。因此，无论对患者还是健康大众，转化医学是以人为本的医学实践。

　　在过去三十年中，中国居民的生活条件、饮食和营养、卫生保健系统都得到了巨大的发展。然而，随着经济增长和社会快速发展，卫生保健系统面临多种问题。中国具有复杂的疾病谱：一方面，发展中国家常见的感染性疾病仍是中国沉重的负担；另一方面，发达国家常见的慢性病也成为中国人致死、致残的主要原因。中国的卫生保健系统面临巨大的挑战，须举全国之力应对挑战。中国正在深化改革，提高居民的福祉。转化医学的发展将促进疾病控制，有助于解决健康问题。

　　转化医学是多学科项目，综合了医学科学、基础科学和社会科学研究，以促进患者治疗和预防保健措施，其拓展了卫生保健服务领域。因此，全球各方紧密合作对于转化医学的发展至关重要。

　　为了加强国际合作，为基础、转化和临床研究工作者提供交流与相互扶持的平台，我们发起编纂"转化医学出版工程"系列图书。该系列图书以原创和观察性调查为特色，广泛涉及实验室、临床、公共卫生研究，提供医学各亚专业最新、实用的研究信息，开阔读者从实验室到临床和从临床到实验室的视野。

　　"转化医学出版工程"系列图书与"转化医学国家重大科技基础设施(上海)"紧密合作,为医师和转化医学研究者等对快速发展的转化医学领域感兴趣的受众提供最新的信息来源。作为丛书总主编,我热忱欢迎相关领域的学者报道最新的从实验室到临床的研究成果,期待该系列图书能够促进全球知识传播,增进人类健康。

陈竺

2015年5月25日

自　序

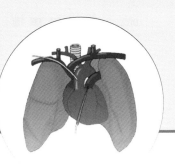

　　中国肺移植走过了近半个世纪的风雨历程。我自2002年9月28日完成第一例肺移植，20年的手术量已超过了1 500例，我国的肺移植总量已经超过2 000例。这部《临床肺移植》，不仅总结了中国肺移植发展成熟的经验，也为更好地推广肺移植技术，帮助更多的团队建立成熟的肺移植技术和管理体系而作，同时以无锡肺移植团队为代表，记录了中国肺移植人的奋斗历程。

　　1985年，我大学毕业后从事胸外科工作，此时就开始关注终末期肺疾病的外科治疗技术。1998年，我在北京初识Cooper教授，了解了全球肺移植发展的前沿。1999年，我在北京大学人民医院张国良教授领导的胸外科进修，了解自体肺叶移植治疗肺癌的理念，从而立志将肺移植作为我事业追求的目标。2001年，我进入加拿大多伦多总医院进修学习肺移植和普胸外科技术，参与了肺移植动物实验并观摩手术，得到了多伦多总医院Shaf Keshavjee教授团队的指导。回国后，我按照多伦多总医院肺移植团队模式组建无锡团队。2002年5月，肺移植技术动物实验室在无锡建立，团队完成了技术体系的摸索和建立过程。2002年9月28日，我完成了自己的第一例肺移植手术，患者58岁，术后存活9年余。

　　随着肺移植技术体系的逐渐成熟，我们希望肺移植技术可以在全国均质化地发展。从2004年开始，我带领团队开始推广肺移植技术，建立专科医师国家级培训基地，促进围手术期管理均质化，力求每个省有1～2家成熟的肺移植中心。2017—2021年，我在北京任中日友好医院肺移植中心副主任并兼任肺移植科、胸外科主任4年。在中日友好医院呼吸危重症医学团队的协作下，该院肺移植快速成长为我国三大肺移植中心之一。2021年7月，我组建了浙江大学医学院附属第二医院肺移植中心，担任肺移植科主任。该中心于当年成为全国肺移植技术发展最快、手术量增长最快的第四大肺移植中心。

　　经过20余年的发展，无锡市人民医院肺移植中心不仅成为国家级的肺移植培训基地,更通过10余年的技术输出,接受了全国20多个省40多家三甲医院、医学院校附属医院肺移植团队的培训。同时,为了扩大中国肺移植在国际上的影响力,我们注重与香港、澳门和台湾地区同行的密切合作,联系"一带一路"国家和地区的同行,促进肺移植技术的共同发展。我们建立了具有东方特色的肺移植诊疗技术体系,在供-受者选择、外科技术、体外膜肺氧合(ECMO)使用、围手术期管理、长期随访等方面,都在多伦多肺移植中心的基础上实现了改良,并更加适应我国的国情。

2015年是中国器官移植事业的转折点,爱心捐献的供者器官让更多的生命在阳光下获得延续。这也是肺移植的新开端,肺移植年手术量和质量进入快速发展阶段。一是肺移植获得了多地医疗保险的支付,还通过救助基金等多样化的援助手段,减轻了肺移植受者的费用负担。二是从医疗技术以及质量控制管理体系上,都逐步与国际接轨,并推动不同地区间肺移植中心医疗技术的均质化发展。三是由于我国肺移植受者和供者状况均与国外不同,我国肺移植供者往往感染重、获取前接受长时间机械通气,这给手术和术后管理带来了极高的难度。经过近20年的努力,我们建立了较为完善的供者评估标准、供者评估和获取流程,器官转运绿色通道的运行机制,术后重症监护室(ICU)管理、排异和感染预防、长期随访等全流程的监测和阶段化的目标管理。

从2016年5月人体捐献器官转运绿色通道建立,到2018年9月中国肺移植联盟的成立,我们形成了全国范围内的供肺捐献和移植的协作体系,奠定了2年后新型冠状病毒肺炎(COVID-19)爆发背景下,中国肺移植持续发展的基础,并为探索重症COVID-19后急性呼吸衰竭(ARDS)伴肺纤维化患者肺移植的全球首例治疗方案提供了坚实的保障。由于历史的原因,国际上还有一些势力仍然在对我国的器官移植工作造谣中伤,但经过我们多年的努力,越来越多的来自欧美、亚洲知名肺移植中心的同行与我们站在一起,支持中国肺移植的发展。2019年,我们将长期合作的欧美以及亚太地区同行和伙伴邀请来华,促进进一步的合作。

近年来,我国的肺移植团队从向欧美肺移植团队学习技术,逐渐转向了开展自主技术创新,在肺移植基础和临床研究方面,不断为全球肺移植发展做出贡献,技术方面的创新包括采用微创小切口方式进行移植、肺移植并同期进行胸廓矫正、同期进行冠状动脉旁路移植术、多脏器联合移植手术方法的改进、劈裂式肺叶移植、异位肺(叶)移植等。与国际同行的技术交流,加速了我国肺移植走向世界，也让世界看到我国对于器官移植事业，坚定改革的信心和成就。在临床转化研究方面，我们建立的独具特色的离体肺灌注系统和开展肺组织再生相关的研究，为未来实现高端器械的"中国制造"和寻找终末期肺疾病的新治疗靶点贡献力量。

2021年，无锡团队全年完成176例肺移植手术，已经超过了欧美肺移植中心的规模。我们要感谢多伦多肺移植中心，为我国培养了大量的临床和研究型人才，医学无国界，技术不能保守，唯有普及造福更多的患者。同时，我们更要感谢，为中国肺移植事业的启蒙默默做出贡献的前辈们，特别是中日友好医院首任院长辛育龄教授，他是新中国胸外科事业的开拓者，更主刀了我国首例人体肺移植手术。他在无影灯下的"不老松"精神，是我国器官移植事业精神的传承，鼓舞着更多的后辈投入到这一事业中来。

展望未来，传统的肺移植技术受到越来越多来自新科技和伦理方面的挑战。优化供肺分配制度，维护边缘供肺，提高紧急肺移植、老年肺移植、儿童肺移植等特殊受者群体的长期生存率等，被认为是各个国家和地区肺移植发展"瓶颈"的问题。伴随着肺移植数量的增长，不同团队间技术的进一步均衡、提升和协作，提高患者长期生存率达到国际领先水平，应当成为我们的奋斗目标。我国各肺移植中心也应加强协作，开展交叉学科的研究，才能为世界贡献来自中国的独特经验，并引领肺移植未来发展的方向。当前，我国的器官捐献和移植已经进入了一个新的时代，肺移植发展需要一批有情怀有激情的同道来开拓，使中国的肺移植早日进入世界器官移植舞台的中央。

值此作序之时，正逢兔年新春，也是肺移植同行和患者经历"奥密克戎"COVID-19严酷考验过后的历史时刻。"玉兔呈祥，勇越今朝万重山"，谨以此书，献给为中国肺移植发展做出贡献的国际友人和先辈们，以及缅怀所有为延续生命而爱心捐献的伟大志愿者。

2023年1月

前　言

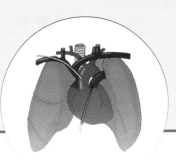

　　肺移植的历史可以追溯到20世纪初,但仅限于与动物相关的实验性尝试。直到1963年,James Hardy团队成功完成了最早的人类肺移植手术,尽管手术成功了,但该患者最终在围手术期死于并发症。在随后的20年中,逐渐成熟的外科技术、免疫抑制剂的发展以及对移植器官免疫反应的深入研究,显著增强了肺移植的治疗效果。1983年多伦多总医院完成了世界上第一例患者长期存活的肺移植手术,成为肺移植领域的里程碑。我国胸外科奠基人辛育龄教授,于1979年在国内首次尝试了人体肺移植手术,虽未能成功,但开启了我国临床肺移植的大门。1995年,北京安贞医院陈玉平教授完成了一例单肺移植,受者术后存活5年10个月。1998年,日本冈山大学Hiroshi Date教授(2007年后就职于京都大学)成功完成了日本首例肺移植手术,并保持着世界肺移植领域最高5年和10年的生存率。如今,肺移植手术已在世界各地陆续开展,被认为是治疗终末期肺疾病的有效方案,但仍然面临着重大挑战,包括感染、排斥反应、长期免疫抑制和供肺短缺等。尽管存在这些风险,肺移植手术仍然挽救了数千条生命,并仍然被认为是严重肺病患者的唯一治疗选择。

　　2016年初,我于美国访学回国,在第24届亚洲胸心血管外科年会(中国台湾)认识了Hiroshi Date教授。在他的鼓励下,我远赴日本京都大学跟随他和Toyofumi Fengshi Chen-Yoshikawa医生(现日本名古屋大学胸外科教授)进行了为期一年的肺移植临床及科研的学习。随后受美国胸外科协会(AATS)的资助,在多伦多总医院Shaf Keshavjee教授的指导下进行短期的临床培训。"吾生也有涯,而知也无涯。"在肺移植领域深入学习之后,我深知要成为一名合格的肺移植医生仍然还有很长的路要走。因此,随后的4年,我在日本东京大学胸外科Jun Nakajima教授和Masaaki Sato医生[限制性移植肺综合征(RAS)的发现者和命名者]的指导下,顺利完成了肺移植专业的博士学位和专科医师培训。并且在我国著名肺移植专家,也是本书的主编陈静瑜教授的指导下,完成了国内肺移植专科医师培训。在6年的肺移植临床和科研的系统性学习中，我非常感谢老师们的倾囊相授，给了我无私的关怀和帮助。

在国内外肺移植临床和科研工作中，我意识到国内肺移植与欧美、日本顶级肺移植中心还存在一定差距。中国每年肺移植手术总数已位列世界前三，但总体疗效仍低于国际平均水平。近十年来，越来越多的医务工作者投身于肺移植事业中，力求造福肺病患者，提高我国肺移植的疗效和国际影响力，但未见关于系统介绍肺移植领域的中文专著。"博观而约取，厚积而薄发"，我们有必要集合众人之力，编撰一部包含国内外临床进展的肺移植专著。本书编者大多从事肺移植临床工作多年，拥有丰富的肺移植实践经验。全书系统介绍了临床肺移植在国内外的最新研究进展及发展方向，具有针对性和实践性，以期从理论到实践深入了解肺移植领域的全貌，缩小与国际肺移植领域的理论差距，填补国内肺移植领域理论的空缺。

"单丝不成线，独木不成林"，为更好地帮助肺移植医务工作者系统学习肺移植临床知识，我们精选编写队伍，汇集约90位编者共同参与编写。本书涉及肺移植临床诊治相关内容，共包含7章46节，内容丰富且图文并茂，由浅入深地整理了肺移植全程管理的所有内容。本书立足专业需求，所用的参考资料以国内外公开发表的学术专著和文献以及编者自身的临床经验为主，在保证内容先进性和适用性的基础之上，客观写作，涵盖肺移植临床工作中的关键问题及处理原则。适于研究生、从事临床肺移植的医务人员阅读，也适合与肺移植相关的临床工作者查阅。本专著的顺利出版要感谢所有编者的辛勤付出，同时也由衷感谢上海交通大学出版社的支持。

需要说明的是，尽管所有组织者与编写者尽心竭力，一丝不苟，本书仍有一定提升空间，敬请各临床工作者提出宝贵的意见和建议，以便今后修订和提高。

2023年3月

目 录

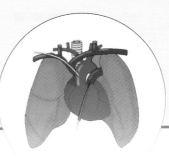

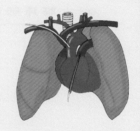

第一章

肺移植概述

　　历经近六十年的发展，肺移植自欧美到世界各地已逐渐推广，中国肺移植的发展缘起于我国著名胸外科专家辛育龄，其团队于1979年完成了国内首例肺移植手术。随后，北京安贞医院的陈玉平团队在1995年完成了我国第一例长期存活肺移植。2002年陈静瑜团队成功完成了国内首例肺移植治疗肺气肿，并在无锡市人民医院建立了全国最大的肺移植中心。随着2016年器官移植绿色通道开通和2018年中国肺移植联盟的建立，中国肺移植事业蓬勃发展，但也面临着瓶颈和挑战。肺移植团队建设不足已成为制约我国肺移植效果达到国际水平的重要因素之一。培养优秀的肺移植医护人员、建设专业的肺移植团队和构建多学科团队协作机制对推进我国肺移植快速发展至关重要。此外，肺移植的发展应在规范化的基础上，通过建立科学的肺移植技术临床应用质量控制指标，全面评估供肺质量及使用情况、移植技术及类型、移植手术的及时性与合理性、术后成功率及并发症、术后生活质量及生存情况；制订肺移植标准流程和技术规范，完成相关部分的专家共识或指南，促进我国肺移植数量和质量的同步提升。在新型冠状病毒肺炎（COVID-19）疫情暴发的2020年，中国肺移植的数量和质量仍然在不断提升，并实现了肺移植技术和经验从"引进来"到"走出去"的历史性转变。在中外肺移植学者共同努力下，成就了现今肺移植学科的"黄金时代"。

第一节　中外肺移植历史

焦国慧,田东,陈静瑜

　　肺移植是一种用于挽救终末期呼吸系统疾病患者生命并改善其生活质量的外科技术。随着手术技术、多学科协作理念、围手术期管理策略和免疫抑制治疗技术的进步,肺移植在近年来已得到蓬勃发展。据2020年国际心肺移植学会(International Society for Heart and Lung Transplantation, ISHLT)发表的数据,截至2018年6月,国际胸腔器官移植(Thoracic Organ Transplant, TTX)注册中心已经登记67 493例成人肺移植,其1年生存率约为85.2%,5年生存率约为59%。

一、国外肺移植历史

　　自20世纪50年代James Hardy团队就开始动物肺移植研究,于1963年在密西西比大学医学中心完成世界上第一例临床肺移植手术,1981年斯坦福大学Bruce Reitz团队成功完成心肺移植手术并获得远期生存,再到1983年多伦多总医院Joel D. Cooper团队首次实现了肺移植受者的远期存活,肺移植的发展主要围绕在供-受者选择、手术技术和类型、围手术期管理、抗感染治疗、免疫抑制治疗和长期随访等领域。

　　Hardy团队于1963年首次尝试人体肺移植,受者术后18 d死于肾衰竭。尽管最终受者死亡,但首次证明了移植肺可以发挥正常的生理功能,采用免疫抑制剂短期内可以避免排斥反应的发生。1963—1978年,大约有38次尝试肺、肺叶或心肺移植,但均没有获得长期存活。1968年只有1例患者出院,9例患者存活了2周以上,绝大多数肺移植受者在术后死于支气管吻合口破裂。由此,在20世纪70年代的大部分时间里,胸外科对肺移植的兴趣都在下降,而纽约Montefiore医院的Frank Veith一直坚持研究支气管吻合技术,没有放弃对肺移植的尝试。1978年,Cooper开始尝试进行单肺移植,后与Griffith Pearson在多伦多大学继续研究肺移植技术。1983年,多伦多肺移植团队成功完成了全球第一例单肺移植治疗特发性肺纤维化(idiopathic pulmonary fibrosis, IPF),并获得长期存活,最终受者因肾衰竭去世。1986年,多伦多肺移植团队为一位肺气肿患者进行世界首例双肺移植手术；1988年，该团队再次为一位肺囊性纤维化（cystic fibrosis, CF）患者进行双肺移植。随着环孢素应用于临床以及对支气管吻合口漏问题的解决，来自多个欧美国家的肺移植团队都相继成功完成了肺移植手术。自此，肺移植在欧美国家快速发展起来。

1983年，TTX得以建立，成为世界上最大的心肺移植受者数据中心。该注册中心每年发布成人和儿童心肺移植的数据，并成为衡量世界移植中心医疗质量的权威参照。亚太地区器官移植学会（Asian Society of Transplantation, AST）建立于1989年，同期建立了亚太地区器官移植数据中心。该队列数据包括从泰国、日本、中国台湾和中国香港收集的肺移植患者数据，从此拉开了亚洲肺移植快速发展的序幕。

1998年，日本冈山大学Hiroshi Date（2007年后就职于京都大学）成功完成了该国第一例肺移植手术。该手术为活体肺叶移植（living-donor lobar lung transplantation, LDLLT），并在2000年进行了第一例脑死亡供者（donor of brain death, DBD）供肺移植。由于日本患者等待DBD肺移植的时间为2.5～3年，且等待名单上的病死率超过40%，日本开始尝试使用边缘供肺（marginal donated lung）和活体供肺（living donated lung），并延长患者体外膜肺氧合（extracorporeal membrance oxygenation, ECMO）支持时间。LDLLT起源于美国南加州大学的Vaughn Starnes带领的团队，在1990年实施了世界上首例活体右上肺LDLLT，受者是一例患有支气管肺发育不良的12岁女孩，术后受者活了下来。3年后，该团队又为一例CF患儿实施了世界首例双侧LDLLT。基于供肺的分配制度，美国实施LDLLT的数量逐渐减少，目前关于LDLLT的报道几乎全部来自日本。日本LDLLT占全国肺移植总量的1/3，活体肺移植无须等待，且供肺质量较好、缺血时间极短，但可能存在供者肺叶大小与受者胸腔不匹配的问题。因此，LDLLT最初主要适合儿童或胸腔体积较小的成人患者。2014年，Date团队首次将左右反侧肺叶移植技术用于临床，进一步解决了供肺-受者胸腔不匹配的情况。日本的肺移植队列从1998—2020年共登记了931名受者数据，采用DBD供肺移植受者的5年生存率为73.7%，10年生存率为61.4%；采用LDLLT受者的5年生存率为73.8%，10年生存率为62.5%。日本现有肺移植资质医院共9家，2020年新型冠状病毒肺炎（COVID-19）疫情期间共完成93例，其中东京大学（33例）和京都大学（25例）共完成58例，占据全日本年手术量的62.4%。

韩国于1996年进行了第一例单肺移植，2000年进行了第一例双肺移植，2017年进行了第一例LDLLT。其中，50～64岁的肺移植受者数量最多，原发病以肺纤维化最为常见。韩国的肺移植注册中心（Korean Organ Transplant

Registry, KOTRY）于2015年建立,该队列中受者1年生存率为60.3%。目前,韩国仅少数医学中心能够开展肺移植,并同样面临供肺短缺的困境,患者平均等待时间为717 d。鼓励器官捐献、提高供肺利用率、增加LDLLT数量及开展心脏死亡供者（donation after cardiac death, DCD）肺移植是韩国肺移植发展的方向。

二、中国肺移植历史

中国台湾地区的首例单肺肺移植开始于1991年,随后于1995年成功完成第一例双肺移植,并于2006年成立了器官捐赠移植登记中心,将需要移植的患者分为紧急状态和一般状态。台湾地区每年约有200例器官捐献,但肺移植仅10例左右,供肺利用率仅5%,受者5年生存率为37%。目前,台湾地区主要有2个中心开展肺移植（台大医院和长庚纪念医院）。长庚纪念医院自2016年以来共完成23例肺移植,受者平均年龄为60岁,原发病主要为IPF和慢性阻塞性肺疾病（chronic obstructive pulmonary disease, COPD）。1995—2016年,台大医院完成92例肺移植,受者适应证的前4位分别为COPD、肺动脉高压（pulmonary hypertension, PH）、CF和IPF,受者1年生存率为85%。

在中国香港地区,Clement S. W. Chiu首先于1995年为一例肺淋巴管平滑肌瘤病（pulmonary lymphangioleiomyomatosis, PLAM）患者进行了肺移植。截至2019年10月,香港地区共进行76例肺移植,其中单肺移植7例,双肺移植69例。香港地区等待肺移植的多数是肺血管病患者,而移植受者中以COPD患者最多。受者1年生存率为90.9%,10年生存率为54.5%,而评估受者的年龄上限达到65岁。

我国胸外科专家辛育龄教授,于1979年在国内首次尝试了人体肺移植手术。辛育龄在莫斯科训练时,接触到Vladimir P. Demikhov主持的器官移植试验室,而Demikhov也完成了苏联首例动物心肺移植手术,受者动物术后短期存活。1979年1月,在北京结核病研究所工作的辛育龄为一例肺结核伴有毁损肺的患者进行单肺移植手术,患者术后由于感染和排斥反应未能长期存活。同年11月,辛育龄团队又完成了一例肺叶移植,患者术后出现急性排斥,1个月后死于肺栓塞。1995年2月,在肺移植工作停滞了近10年后,北京安贞医院陈玉平完成了肺纤维化患者的单肺移植,受者术后存活5年。自1996年开始,北京中日医院赵凤瑞为3例患者进行了单肺移植,受者分别患有弥漫性肺纤维化、COPD合并肺癌和结核性毁损肺。受者术前均有不同程度的肺部感染,术后死于严重感染,分别生存了9、48和43 d。1998年,陈玉平团队为一例肺动脉高压患者进行了双肺移植治疗,患者术后存活4年余。1994—1998年,我国共完成近20例肺移植,但只有北京安贞医院陈玉平报道的2例患者具有较长的生存期。这些经验的积累,让中国的肺移植医生对供-受者的选择标准、移植手术技术和类型、围手术期管理策略、术后感染和排斥反应的处理有了更深刻的认识。同时,我国学者也积极与国际同行沟通交流。从20世纪90年代起,派往美国华盛顿大学和加拿大多伦多大学学习肺移植技术的医生回国后,逐渐建立了中国肺移植的技术体系。

2002年,陈静瑜团队在无锡成功完成了国内首例肺移植治疗肺气肿,北京大学人民医院张国良、北京安贞医院陈玉平和中日友好医院赵凤瑞共同见证了这一历史时刻[**图1-1-1(a)**]。此后,江苏省无锡市人民医院肺移植中心得到快速发展,成为全国最大的肺移植中心,年平均肺移植量超过100例,移植受者的原发疾病前3位分别是肺纤维化、COPD和尘肺。浙江大学医学院附属第二医院、广州医科大学附属第一医院、北京中日友好医院、上海市肺科医院、浙江大学医学院附属第一医院和郑州大学第一附属医院等成为区域性的肺移植中心,也是中国肺移植联盟的骨干单位。2018年,中国肺移植联盟成立,在国家质控中心和中华医学会器官移植学分会的指导下,联合多学科、多团队搭建肺移植工作平台,相继成立了联盟下属的内科、麻醉和护理学组,为今后肺移植多学科团队协作以及同质化发展提供了保障[**图1-1-1(b)**]。

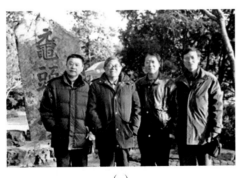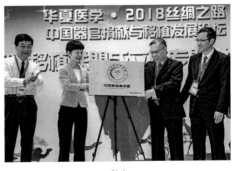

(a)　　　　　　　　　　　　(b)

图1-1-1　(a)2002年,陈静瑜团队完成国内首例肺移植治疗肺气肿,图为北京大学人民医院张国良、北京安贞医院陈玉平、中日友好医院赵凤瑞和无锡市人民医院陈静瑜合影(从左至右);(b)2018年9月,中国肺移植联盟成立。

自2015年1月1日起,我国全面停止使用死囚器官作为移植供者来源,公民心脑死亡供者成为肺移植供肺的唯一合法来源。我国肺移植事业发展进入了新时代,移植数量逐年上升。目前全国具有肺移植资质的医疗机构已覆盖全国21个省(自治区、直辖市),地理分布范围主要集中在东部和华北地区。2015年1月1日—2020年12月31日,中国肺移植注册系统显示已登记的肺移植手术例数已达到2 026例,各年度分别为118、204、299、403、489、513例(**图1-1-2**)。我国肺移植受者多为IPF和COPD患者,尘肺患者也占有相当的比例,与欧美国家的受者适应证群体比例有所不同。2020年开展肺移植手术的中心达29个,手术数量居前3位的中心分别为南京医科大学附属无锡人民医院、北京中日友好医院和广州医科大学附属第一医院。其中南京医科大学附属无锡人民医院单中心手术例数达到149例,跻身全球肺移植中心前3位。我国双肺移植受者术后围手术期(<30 d)、3个月、6个月、1年及3年生存率分别为80.5%、69.9%、66.6%、62.7%和54.1%,单肺移植受者相应生存率分别为83.9%、76.8%、72.1%、65.8%和54.0%。

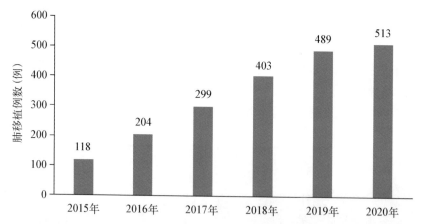

图1-1-2 2015—2020年中国肺移植手术量。引自:中国器官移植发展报告(2020)。

三、国际肺移植交流和进展

肺移植在全球经历了近40年的发展,已经成为一项成熟的技术,全球每年能够完成50例以上的肺移植中心约有13个。国家和地区间的交流极大地促进了肺移植的发展。虽然存在重重阻碍,我国肺移植同行仍然坚持与国际同行学习和交流,让其了解中国肺移植的真实发展状况。1998年,Cooper来中国讲学,传播肺移植技术[**图1-1-3(a)**]。当时首都医科大学宣武医院的支修益、北京朝阳医院李辉和陈静瑜一起与Cooper留下合影[**图1-1-3(b)**],同时也拉开了中国肺移植发展的序幕。

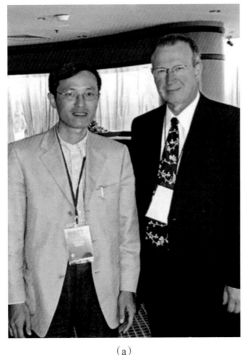

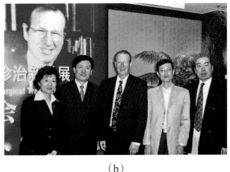

(b)

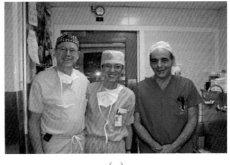

(c)

(a)

图1-1-3　（a）1998年，Cooper来中国讲学，传播肺移植技术；（b）参加研讨会的首都医科大学宣武医院的支修益、北京朝阳医院李辉和陈静瑜一起与Cooper留下合影；（c）陈静瑜赴加拿大追随Shaf Keshavjee学习肺移植技术，图中为多伦多中心肺移植团队成员。

加拿大多伦多总医院的Shaf Keshavjee教授对中国肺移植发展给予了无私的帮助，从2001年陈静瑜赴多伦多总医院追随Keshavjee学习［**图1-1-3（c）**］，2004年Keshavjee接受邀请，来华参加中国心肺移植会议［**图1-1-4（a）**］并与陈静瑜同台手术演示［**图1-1-4（b）**］，至2019年我国肺移植界同行前往美国参加国际心肺移植年会，每年Keshavjee都会邀请中国的肺移植医生参与肺移植前沿的研讨会［**图1-1-4（c）**］，并持续关注中国肺移植的发展，培养中国的肺移植医生，包括广州医科大学附属第一医院徐鑫团队［**图1-1-4（d）**］、四川大学华西医院田东（AATS Graham training fellow）和上海交通大学医学院附属第一人民医院黄威（TGH clinical fellow）［**图1-1-4（e）**］等年轻肺移植外科医生，都与加拿大多伦多肺移植中心保持密切的学术交流。此外，越来越多的年轻医生赴国外肺移植知名单位进行长时间肺移植基础与临床的系统培训。四川大学华西医院田东医生于2017—2022年赴日本京都大学、东京大学先后担任助理研究员、获得博士学位以及完成专科医师培训，促进了中外肺移植的交流与合

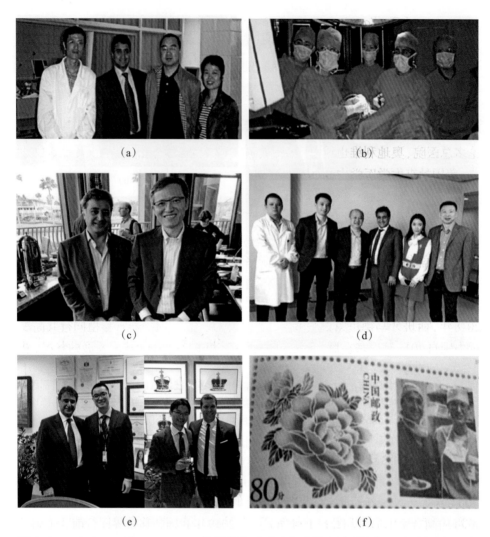

图1-1-4 （a）2004年，Keshavjee接受邀请，来华参加中国心肺移植会议；（b）Keshavjee
与陈静瑜同台手术演示；（c）Keshavjee邀请中国的肺移植医生参与肺移植前沿的研讨会；
（d）广州医科大学附属第一医院徐鑫团队和Keshavjee交流；（e）四川大学华西医院田东医
生在美国胸外科协会资助下（AATS Graham培训奖学金）以及上海交通大学医学院附属第
一人民医院黄威医生（TGH临床专科培训医师）前往加拿大多伦多总医院学习肺移植技术；
（f）我国政府发行的纪念邮票，票面为陈静瑜和Keshavjee在加拿大时期的合影。

作。2020年COVID-19疫情期间，陈静瑜和Shaf Keshavjee更是就"疫情下的等
待肺移植受者管理"和"COVID-19后患者肺移植"等学术问题，进行密切的交
流和探讨。疫情期间中国肺移植经验在美国《胸心血管外科杂志》(*Journal of*

Thoracic and Cardiovascular Surgery）发表以后，多伦多团队也第一时间发表了述评。中国的肺移植走向世界舞台的中心，也在随着一代代人的不断努力并抓住历史的时机，逐步实现。为了纪念在肺移植领域珍贵的国际合作和友谊，我国政府发行了纪念邮票[**图1-1-4（f）**]。

　　无锡市人民医院从2011年完成30例手术而进入世界前30位，到2019年每年肺移植数量居于全球前3位，同列全球肺移植手术量前十的中心为加拿大多伦多总医院、奥地利维也纳总医院、美国克利夫兰医学中心、德国汉诺威医学中心、美国杜克大学医学中心、美国加州大学洛杉矶分校医学中心、美国坦普尔大学医学中心、澳大利亚阿尔弗雷德医院和美国匹兹堡大学医学中心。中国的肺移植发展，既受到这些顶级医学中心同行的持续关注，也在不断尝试走向世界，参与国际交流。从2012年在捷克首都布拉格举行的第32届全球心肺移植年会上，陈静瑜首次介绍了中国近年来心脏死亡和脑死亡供者肺移植，受到了心肺移植协会主席Lori J. West和会议学术部主席Stuart C. Sweet的关注。2017年，陈静瑜在香港和陈肇隆院士及菲律宾移植学者讨论肺移植的"一带一路"合作。2018年，西班牙马德里第27届国际器官移植大会上，中国器官移植同行共同展示中国自2015年以来在肝、肾、心、肺器官移植政策改革和技术发展的状况，获得国际同行的赞扬和认可。中国肺移植学界也同美国、意大利、日本、韩国、中国香港、中国澳门和中国台湾地区从事肺移植工作的同行进行交流合作。2019年在无锡举办的国际肺移植论坛，围绕"肺移植临床研究热点和肺移植发展现状"展开研讨，促进了中国肺移植事业与国际接轨并密切合作。随着广州医科大学附属第一医院巨春蓉教授团队在2019美国胸科学会（American Thoracic Society, ATS）年会上发表关于肺分配评分（lung allocation score, LAS）的研究报告，中国无锡肺移植团队在2020年国际心肺移植年会发表关于亚洲肺移植临床研究发展趋势和东西方差异的报告，2022年在国际心肺移植年会发表来自中国的65岁以上老年人肺移植结局和ECMO支持下肺移植动物模型建立的临床和基础研究结果（**图1-1-5**）。越来越多的国际会议开始关注并积极了解中国乃至亚洲地区的肺移植发展，我们也在不断突破重重障碍，积极推动肺移植的发展，不断展示中国风范和形象。

　　随着肺移植技术在全国各地的推广，肺移植也和相关学科领域密切结合，不仅让更多的患者从肺移植中获得高质量的生存，也推动了新技术、新方法的研究。北京中日友好医院肺移植学科迅速成长，在完成我国第一例肺移植的老院长辛育龄之后，陈静瑜带领中日肺移植团队，从2017—2018年，完成肺移植数量和质量堪比无锡中心15年的发展历程，加上国家呼吸医学中心的研究实力，在

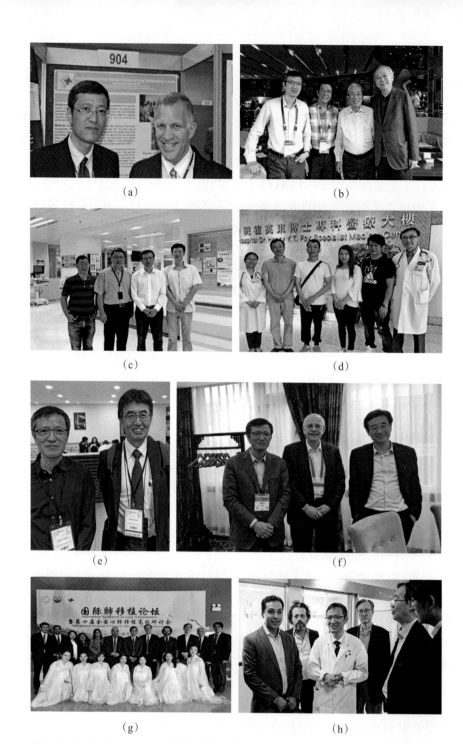

图 1-1-5 （a）2012年，在捷克首都布拉格举行的第32届全球心肺移植年会上，陈静瑜和 Stuart C. Sweet 在壁报前的交流合影；（b）2017年，陈静瑜在香港和陈肇隆院士及菲律宾学者讨论肺移植的"一带一路"合作；（c）2016年8月，陈静瑜在香港威尔士亲王医院和万松探讨肺移植技术；（d）2017年8月，陈静瑜在澳门镜湖医院推广肺移植技术；（e）2019年8月，陈静瑜在韩国介绍中国肺移植，与日本肺移植专家 Hiroshi Date 交流；（f～h）我国学者和来自美国、意大利、日本、韩国的学者共同交流。

高龄、复杂的肺移植受者救治中快速积累经验。另一国家呼吸医学中心广州医科大学附属第一医院也对肺移植领域的基础和临床研究进行深入探索,持续成长。如同无锡和北京中日友好医院肺移植团队的发展过程,每个肺移植团队的发展都离不开多学科的协作,包括外科医生、麻醉医生、内科医生、呼吸治疗师和重症医学科医生共同的努力,以及移植团队和器官获取团队工作的密切配合。

中国肺移植事业的发展离不开国家政策的支持和法律体系不断完善。2015年开始,公民自愿捐献成为唯一合法的器官来源,我国逐步建立和完善了中国人体器官捐献和移植的五大工作体系(包括人体器官捐献体系、人体器官获取与分配体系、人体器官移植临床服务体系、人体器官移植质控体系和人体器官捐献与移植监管体系)(图1-1-6)。

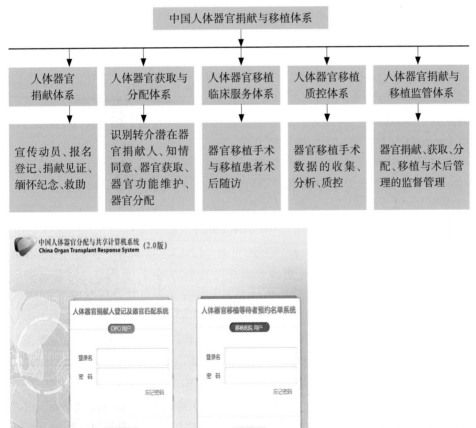

图1-1-6　中国人体器官捐献与移植工作体系和中国人体器官分配与共享计算机系统

2016年，器官转运绿色通道建立，为供肺的充分利用和维护奠定了基础。伴随着器官捐献的立法进程，合法的捐献器官分配给肺移植受者，供者捐献器官通过民航、高铁或高速公路快速转运至受者所在医院，可以跨地区乃至跨省市转运器官，最终救治患者。这条绿色通道即使在2020年COVID-19疫情暴发期间，仍然发挥了巨大的作用。通过绿色通道工作人员的协调，转运器官的医生可以在不进入对方城市的情况下，与接收器官医院的医生进行交接，不仅保证了常规的肺移植，更为重症COVID-19呼吸衰竭患者的肺移植提供了保障生命线。2018年9月成立的肺移植联盟，在实现器官转运的基础上，还实现了患者的转介和技术的交流。

无论是国际还是国内，肺移植的发展都经历了探索手术技术和应对围手术期并发症的挑战，进而不断扩大受者的范围，让更多的患者受益于肺移植，获得高质量的生存。中国肺移植在无锡团队的带领下，不仅建立了多家有资质的肺移植中心，将标准化的技术和流程推广，更在儿童肺移植、胸腹器官联合移植领域积极探索。肺移植患者教育也是学科发展的重要部分，患者对肺移植的了解可以更好地配合医生治疗和术后随访，医生的微博和自媒体也成了与患者交流、讲述肺移植患者故事的平台，让患者增加接受治疗和术后康复的信心，也让更多的医生了解肺移植这种治疗终末期肺疾病的手段，甚至通过国外媒体的转载，让更多的国际友人了解中国的肺移植进展。

目前，中国肺移植事业蓬勃发展，但也面临着瓶颈和挑战。由于医疗资源分布不均，还有很多患者亟待救治，供肺选择和维护的质量需要提高，加上长途的转运，增加了患者围手术期、术后感染和排异治疗的难度。未来肺移植的发展，可能从LDLLT、DCD供肺的使用、体外肺灌注（ex vivo lung perfusion, EVLP）等技术在临床上的推广应用，获得新的突破。LDLLT技术的开展受到国家和地区器官分配政策的影响，在让更多受者获得救治的同时，也需要考虑患者的等待时间和紧急程度。DCD供肺移植的受者术后并发症及其对长期预后的影响，还需要更多的研究数据支持，而不可控型DCD的使用经验目前只有为数不多的病例报道，也是未来值得探索的领域。然而，随着EVLP在越来越多的国家获得监管部门批准上市，更有利于推广其在边缘供肺以及DCD中的使用，让原被认为是不可修复损伤的供肺可以用于移植，伴随EVLP同时采取治疗性措施，更是向"器官翻新"的理想迈进了一步。随着便携常温EVLP设备应用于临床，加之新型的器官运输工具"无人机"等科技手段的使用，新型药物和创新器械不断问世，将改变传统的终末期呼吸衰竭患者的治疗、器官维护模式和术后康复的进程，这不仅需要深入的科学研究，更需要设计优良、多方协作的临床试验，推进学科发展。

在COVID-19疫情暴发的2020年,中国肺移植的数量和质量仍然在不断提升,完成了世界首例COVID-19后肺纤维患者的抢救性肺移植治疗,并将中国肺移植在疫情暴发背景下的发展状况和防护经验向国外同行分享和输出,实现了从"引进来"到"走出去"的历史性转变。肺移植在国内外的发展,都经历了一番波折的过程。可以成功地开展肺移植治疗,并实现患者的长期生存,都体现了一个国家的医学水平,也是该领域的先驱坚持不懈努力的结果。正是在探索肺移植道路上的点滴进步和积累,成就了现今国内外肺移植学科的黄金时代。

第二节　肺移植团队建设

胡春晓,钱共匋,陈静瑜

随着医学领域的不断发展,器官移植、微创外科、基因与生物医学工程已成为21世纪医学发展的主流方向。器官移植在外科领域中属于精尖技术,肺移植相比其他脏器移植更具挑战性。我国的肺移植起步较早,但与欧美国家及日本相比,发展较为缓慢。肺移植团队建设是制约我国肺移植效果达到国际水平的重要因素之一。为保证移植数量和质量稳步提升,推进我国肺移植快速发展,培养优秀的肺移植医护人员和建设专业的肺移植团队至关重要。

一、肺移植外科专业的人才培养

目前我国具有肺移植资质的外科医生严重不足,能够独立开展肺移植手术的则更少,即便目前国内具有资质的肺移植单位已达到54家,仍不能满足我国肺移植手术的需求。2016年,国家卫健委制定了《人体器官移植医师培训与认定管理办法(试行)》和《人体器官移植医师培训基地基本要求(试行)》。文件中对人体器官移植医师培训的管理要求、考核、医师资格认定、监督管理做出了明确的规定,也对人体器官移植医师培训基地的建设要求和考核做出了规定,这为我国肺移植人才的规范化培养提供了制度保障和基础。但在实际工作中,通过肺移植医师培训基地培训后只是申请移植医师资格的准入条件,这并不代表医师能够独立开展肺移植手术。因此,要想真正培养出具有临床实践性的肺移植外科医生并非一蹴而就,而是一个长期、持续的过程。

1. 重视肺外科手术技术,注重相关学科知识积累

临床医学既是一门经验学科,也是一门体现思维和决策的学科。一名优秀的临床外科医师,既要有过硬的外科手术技能,还要有应对不确定事件、突发事件、复杂环境的辨识力与决策力。肺外科手术,所谓"心肺相连",外科医生要做到既不偏心,也不偏肺,达到"不漏气,不漏血"的结果。对于肺移植手术,更是涉及气管、血管和心房袖状吻合技术等精细操作。因此,要培养一名优秀的肺移植外科医师,不仅需要注重外科知识和技能的深度培养,使其成为一名娴熟的手术匠,还需要多学科知识的广度学习,成为一名思维逻辑严谨、敏锐的学者。

解剖结构是外科的基础,必须重视对解剖学的理解,加强对病理生理学的认识,在以学科为中心的基础上,规培学生和年轻医师应善于把肺部结构与机能、生理与病理、局部与整体联系起来,形成纵横交互的思维模式,综合把握肺部手术的重点与难点,以便对术中情况做出正确的判断与决策。在临床的带教培养过程中,应重视多学科、多样化的带教模式,以临床典型病例为基础展开讨论、阅读讲解影像资料、观摩参加肺移植手术,使其进一步加深对解剖结构和相互关系的认识,从而获得直观、生动的生理、病理学信息。应加深了解肺移植团队各个学科的工作重点,在整体上把握患者疾病的严重程度,以便了解外科手术对术后恢复的重要性,加深对疾病的认识。

2. 培养肺移植青年人才的批判性思维和创新能力

与人类社会的发展一样,医学专业的进步也一直伴随着继承、质疑、创新与发展,随着理论知识的更新、科学研究的突破,一些传统的经典知识会被重新定义甚至被否定。传统医学教育模式,较为注重知识的被动传输,各种教学计划、培训课程均有统一的标准,容易忽略知识积累上的思考推理和质疑能力。

医学专业有其特殊性,紧紧围绕人的健康展开活动,又存在很多复杂和不确定因素。恰当地进行推理分析,综合判断各种临床信息进而科学地选择尤其重要。肺移植临床医师因其培养周期长、要求高,这种批判性和创新性思维就更为重要。在肺移植医师的培养过程中,应鼓励年轻医师在丰富的知识积累、熟练的临床技能基础上大胆创新、小心求证,培养严谨的批判性和创新性思维,实现不断进步。

3. 移植医师的培养中应重视人文科学和医学伦理学

随着社会的进步和医学环境的不断变化,医师在临床诊疗过程中的实践能力已经不再局限于医学技能的范畴,医学关系的重要性和复杂性给医师培养赋予了新的内涵。在肺移植这一特殊学科中,医师接触的群体包括患者、患者家属,还有供者,对于这些群体,移植医师需要重视伦理学问题,并关注对他们的人文关怀。

对于患者,由于长期承受疾病折磨,在等待供肺期间往往伴有焦虑、抑郁等不安情绪,医护人员除了要为其提供良好的医疗支持减轻患者痛苦以外,还需要注意安抚患者情绪,解决相关心理问题,这将有助于提高患者的遵医行为,增强对即将实施的移植手术的信心。对于肺移植患者家属,承受着家人病患的痛苦和巨大经济负担的双重压力,在如实客观交代患者病情的同时,应注意语言的表达技巧、安抚家属情绪,并尽力提供减轻疾病负担的有效建议。对于供者及其家属,要为器官捐献的大爱行为表达崇高的敬意,严格遵守自愿、知情同意的原则,保护受者和供者双方的个人信息。在肺移植医师培养的教学课程设置中,要充分体现"生物—心理—社会—环境"医学模式内涵,重视人文教育的渗透,尽量避免人文与基础学科之间的割裂、基础与临床分离、重技术缺人性教育等现象,注重对人的整体性的关注和医患关系的教育,将医学实践定位于相应的社会背景中。

二、肺移植多学科团队建设

多学科合作模式正逐渐成为临床、科研团队发展的主流趋势,对于肺移植更是如此。我国肺移植发展至今,外科手术已比较成熟,外科手术环节也并非制约我国肺移植发展的瓶颈。肺移植术后要想取得较好的效果,需要移植内科、胸外科、麻醉、重症监护、护理和康复等专业的完美配合与协作(图1-2-1)。目前我国大多数肺移植中心的团队建设还未完成从胸外科为主到多学科团队协作机制的过渡。尽管一些移植中心工作中有其他专业医师参与,但其分工远不及国外精细,参与程度也参差不齐。因此,我国肺移植如果能逐步构建多学科团队协作机制,其移植数量及质量将有望进一步提升。

肺移植核心团队

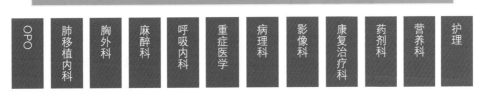

图1-2-1 肺移植核心团队构成

临床多学科团队建设应具有导向性,旨在围绕肺移植临床诊疗流程,遵循各学科发展规律及人才培养需求,制订最符合肺移植专业特点的培养方式,使团队成员能力充分发挥,彼此之间密切配合。肺移植临床诊疗过程主要包括供肺维护与获取、受者评估与术前管理、手术操作、围手术期管理、术后康复及随访等多个环节,其中每个环节都体现了多学科协作特点(图1-2-2)。在供肺维护与获取阶段,涉及人体器官获取组织(Organ Procurement Organizations, OPO)协调员进行供肺的维护协调,做出质量评估,获取人员进一步获取供肺转运至移植医院。在受者评估与术前管理阶段,往往需要内、外科医师共同讨论患者病情,全面评估受者情况,调整术前功能状态,对疾病诊断进行深入剖析,科学把握适应证。在手术阶段,则需要外科、麻醉、重症监护室(intensive care unit, ICU)医师共同参与手术方案的讨论和制订,术中麻醉医师和外科医师负责决定体外循环(cardiopulmonary bypass, CPB)和体外膜肺氧合(ECMO)的应用与维护,并彼此配合达到顺利完成手术的目的。术后围手术期管理,由内科、外科、ICU医师及影像科和营养科等辅助科室医师共同负责患者术后功能状态的稳定恢复、围手术期免疫抑制方案的实施以及术后的逐步脱机。在患者术后康复阶段,也需要内科、外科、ICU和护理专业人员共同协作负责患者术后排异药物血药浓度的监测以及用药方案的调整,各种并发症的监测及处理以及受者心理健康相关问题的处理。术后随访对患者中、长期预后具有重要作用,对随访期间患者的预后、病情变化、用药调整以及其他需要解决的问题,随访医师往往也需要与其他科室医生进行交流讨论。

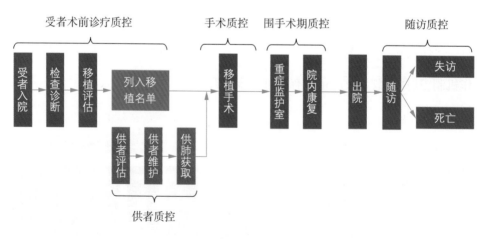

图1-2-2 肺移植全程化质量管理

肺移植受者围手术期多种并发症发生率高于远期,为进一步提高受者的围手术期生存率,探索更安全有效的围手术期管理措施已成为移植团队新的挑战。在多学科团队建设模式的影响下,目前康复医师在肺移植过程中的作用被愈发受到重视,部分大中心提出快速康复外科(enhanced recovery after surgery, ERAS)的理念并进行了临床实践,以降低移植后免疫排斥反应等围手术期并发症的发生率,这对进一步完善我国肺移植团队建设,促进多学科协作理念的发展具有重要意义。

第三节　肺移植质量控制体系建设

李小杉,胡春晓,陈静瑜

中国肺移植近年来飞速发展,不仅肺移植手术量快速上升,肺移植质量也逐渐接近国际水平。但中国肺移植业发展仍然存在诸多问题,有待通过建立肺移植质量控制体系促进我国肺移植同质化、全面化和长足化发展。

一、中国肺移植发展现状及存在的问题

我国肺移植从20世纪70年代至21世纪初发展缓慢,但近年来发展迅速,从2015年的118例上升至2021年的775例。2015—2021年,中国肺移植注册系统中已登记的肺移植例数超过2 800例;全国具有肺移植资质的医院已达49个。我国肺移植快速发展的同时,仍然存在诸多问题有待解决。

1. 肺移植发展极不均衡

我国肺移植发展不均衡主要体现在两方面:首先表现在能独立开展肺移植手术的医院并不多,全国49个具有肺移植资质的移植中心中,只有30多家中心上报了1例及以上的手术信息,诸多医院取得资质后甚至1例肺移植也未开展,已开展过肺移植手术的医院中大多数也不具备独立进行手术的能力。其次,近年来已开展肺移植手术的医院中,手术数量差异巨大。2015—2021年,全国开展的肺移植手术中,南京医科大学附属无锡人民医院、广州医科大学附属第一医院和中日友好医院占到了总例数的绝大部分。

2. 多学科团队协作机制尚未建立

肺移植要想取得好的效果,需要人体器官获取组织(OPO)、内科、外科、麻醉、护理、重症医学、营养、康复等科室的完美配合与协作。我国肺移植发展到今天,单纯的外科手术已经比较成熟。国内大多数肺移植中心主要由胸外科医师负责,其他相关科室仅为辅助作用。虽然其他学科的整体技术水平都已达到国际水平,但对肺移植这个极具挑战性的领域了解远远不够,使得胸外科医生很难在肺移植整个过程中完全抽身。纵观我国目前的肺移植中心,团队建设大多还未完成从胸外科为主到多团队协作机制的过渡。尽管一些移植中心的工作中有其他专业医师参与,但分工远不及国外精细,参与程度也参差不齐。因此,我国肺移植如果能逐步构建多学科团队协作机制,其移植水平将大幅提升。

3. 供肺质量较低

我国自2015年1月1日全面启动公民逝后器官捐献以来,每年器官捐献者数量及大器官捐献数量均快速上升,这为我国的肺移植提供了充分的供肺来源。但鉴于我国还未形成健全的供肺获取及维护转运机制,供者所在医院往往缺乏公民逝世后器官维护的管理经验,难以有效保护供肺,造成了大量的器官浪费。2021年我国可用于移植的捐献者为5 272例,但供肺利用率仅约12%,远低于2019年美国供肺利用率(约为22%)。尽管如此,在这12%的可利用供肺中,部分肺源的质量也并不高,肺水肿、感染及其他原因导致的边缘供肺占据了不小比例。

4. 肺移植数据登记注册质量低

尽管我国已于2010年成立了国家肺移植数据中心,肺移植数据注册上报工作也逐步进入规范化,但就数据上报的及时性、准确性和完整性而言,还存在较大上升空间。同时,我国肺移植数据的利用效率也极为低下。各肺移植中心上报至中国肺移植注册系统的数据总体完成度不高,尤其是供者的随访数据大量缺失,严重限制了数据的有效利用。

上述问题很大程度上是由于我国肺移植起步较晚,具备密切协作能力的移植团队还较少,一度缺乏标准流程、技术规范以及相应的循证医学数据支持所致。因此,要从根本上解决这些问题,尚有待于构建适合我国国情的肺移植质量控制体系。

二、中国肺移植质量控制体系建设现状

肺移植涉及受者术前诊疗、评估,手术,供肺评估、维护,受者术后康复、护理以及出院后随访等多个环节。受者从住院到出院历时数周到数月不等,环节

多、时间长。做好肺移植质量控制工作是提升各移植中心手术数量的前提,也是推进我国肺移植业全面化、同质化发展的基础。国家卫生健康委员会(原国家卫生和计划生育委员会)于2016年成立了国家肺移植质量管理与质控中心(简称国家质控中心),牵头负责全国范围内的肺移植医疗质量管理与控制工作。目前国家质控中心已成立了国家肺移植专业质控中心专家委员会,并制定了《肺脏移植技术管理规范》,详细规定了医疗机构专科能力及硬件条件等基本要求,对医护人员的职业资质及专业能力、手术技术、病房管理、随访能力、生存分析等技术管理能力作了详细规定。但目前我国肺移植质量控制指标的设定、操作规范指南及专家共识的制定均还处于起步阶段。因此,有待全面启动肺移植质量控制工作,尽快构建肺移植质量控制体系。

三、中国肺移植质量控制的工作方向

我国肺移植质量控制的工作方向可大致包括质量控制指标的建立、肺移植标准流程和技术规范的制定、肺移植团队的打造和肺移植数据库的构建及利用4个部分(图1-3-1)。

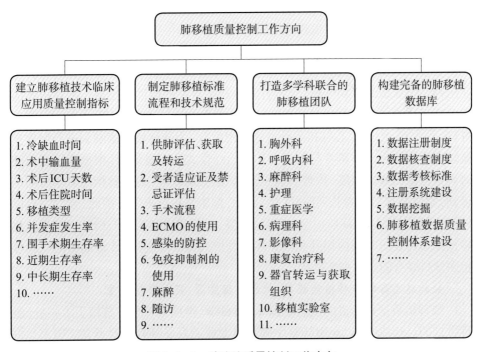

图1-3-1　肺移植质量控制工作方向

1. 建立科学的肺移植技术临床应用质量控制指标

通过制定《肺脏移植技术临床应用质量控制指标》全面评估供肺质量、移植术医疗水平、术后并发症、患者术后生存情况。评估指标应具有客观性、科学性和可实现性,可有多个指标评估供肺质量,包括感染指标、氧合指数、水肿情况、冷缺血时间等。如,供肺冷缺血时间可反映手术者技术熟练程度及供肺转运地点和时间的合理性。在手术环节,可采用手术成功率、手术方式占比及移植类型(紧急肺移植或择期肺移植)评价手术质量及难易程度。在围手术期,可采用并发症发生率及控制率反映术后并发症的发生及控制情况。另外,可采用术后6个月以及1、3、5、10年生存率反映受者的近期和中长期生存状况。

2. 制订肺移植标准流程和技术规范

国家质控中心肺移植专业委员会应充分发挥专业优势,根据国务院令(第491号)《人体器官移植条例》及《卫生部关于进一步加强人体器官移植监管工作的通知》(卫医管发〔2009〕55号)等文件规定,结合实际情况制订相关部分的专家共识或操作指南,进而推动制订适宜于我国国情的肺移植标准流程和技术规范。已完成的《中国肺移植供体标准及获取转运指南》对供肺选择标准、维护策略和获取、转运流程进行了详细规定。但关于受者移植适应证、肺移植手术流程、体外膜肺氧合(ECMO)的使用、感染的防控、免疫抑制剂的使用、麻醉及术后随访等环节均还有待出台相关指南或专家共识。

3. 建立肺移植规范化培训基地,打造多学科联合的肺移植团队

目前我国肺移植专业技术人才还较为缺乏,尤其是内科、康复等非外科专业医师。肺移植的成功开展,离不开其他相关科室的协助及指导。肺移植术前需要呼吸科或者移植内科对受者进行充分的术前评估和处理;手术期间需要麻醉科、手术室、心脏中心等相关科室的紧密配合,为肺移植手术顺利进行保驾护航。术后需要由多学科参与制订个体化治疗模式和康复计划,根据病情变化随时调整方案。通过康复、护理、内科等团队的共同管理,制订移植患者术后随访计划,提供肺移植受者长期医疗、生活与心理康复指导方案。因此,建立一批以外科、内科、麻醉、重症监护室(ICU)、康复、护理等专科为中心的肺移植规范化培训基地可在短时间内提升我国肺移植医护人员的专业技能,进而为建立肺移植多学科联合的团队夯实基础。

4. 构建完备的肺移植数据库,挖掘数据资源,提升移植质量

肺移植数据是珍贵的疾病资源库,对科学、全面地评价肺移植手术质量,制订合理的诊疗决策,以至引导整个肺移植专业的发展具有重要意义。国家数据中心应进一步完善我国肺移植注册系统,优化注册条目,并根据《卫生部办公厅关于加强人体器官移植数据网络直报管理的通知》(卫办医管发〔2010〕105号)建立健全适合肺移植专业学科特点的数据注册制度、核查制度及考核标准；组织考核工作的实施并向移植医院反馈数据质量。在有效改善目前我国肺移植专业循证医学证据严重不足现状的基础上，进一步挖掘数据资源，为相关指南及专家共识的制订提供数据支持。

四、全面构建多中心参与协作的中国肺移植质量控制体系

依据肺移植的诊疗流程，构建阶段化和全程化的中国肺移植质量控制体系。质控的实施既要具有"整体"的理念，环环相扣、无缝衔接，又要突出"阶段"的思想，将具体措施细化到每一个部分。整个质控体系的构建应包括术前诊疗质控、供者质控、手术质控、围手术期质控和随访质控多个环节(**图1-2-2**)。

1. 术前诊疗质控

术前诊疗质控包括受者从入院至移植手术开始前的诊断、治疗和评估；应着重关注肺部疾病诊断、身体机能、疾病史和感染状态等质控要点，以充分评估术前移植禁忌证和适应证。我国肺移植受者年龄大，肺纤维化、职业尘肺适应证受者多，病情错综复杂，诸多患者病情等到十分严重才考虑行肺移植手术，使得行紧急肺移植的受者相对较多。紧急肺移植受者由于病情危重、时间仓促且术前准备不够充分，导致术后并发症发生的风险显著增加，围手术期生存率及近远期生存率均低于择期肺移植受者。因此，应建立移植前术前评估制度，严格把关受者的移植禁忌证和适应证，为受者制订个体化的移植方案；对紧急肺移植受者提倡多学科会诊，应充分讨论、慎重决定。此外，术前还应高度重视受者的感染状态。如果受者术前明确感染，应与内科医师讨论并详细评估其是否适合行肺移植，动态观察受者的感染控制情况，慎重确定移植时间。

2. 供者质控

供者质控包括供者或家属从表达捐献意愿起至供肺转运至手术室过程中的质量控制。应着重关注供肺捐献前的评估和维护、供肺的保存及转运，科学、系统地评价供肺质量。国家质控中心在《中国肺移植供体标准及获取转运指南》中，对供肺选择标准、维护策略和获取、转运流程进行了详细规定。我国供肺转运过程中的保存技术已较为完善，自2016年设立器官转运的绿色通道后，供肺冷缺血时间也显著缩短。目前供者质控的难点在于如何降低由供肺维护不当造成的严重浪费以及如何有效解决供者来源性感染(donor-derived infection, DDI)。由于目前我国供肺来源于公民脑死亡供者(DBD)、心脏死亡供者

（DCD）和脑-心双死亡供者（donor of brain death plus cardiac death, DBCD），各捐献医院对器官的维护经验与技术水平参差不齐，诸多质量不合格的肺源也是在此阶段造成的。就现行制度而言，首先应进一步优化全国器官捐献分配系统，简化分配流程和缩短分配时间，以增加手术医院和供者医院之间的信息交流，便于供肺的维护。其次，应加大对全国OPO协调员及相关医护人员的培训，提高供者维护的能力及水平。针对DDI问题，要与供肺医院保持密切沟通，及时获得供者的血清学、痰培养报告，以评估供肺是否适用；如果化验结果晚于移植手术，也应与供者医院信息互通，及早应对。

3. 手术质控

我国肺移植手术技术已比较成熟，能成功实施Nuss手术漏斗胸矫正术＋双肺移植术、卡塔格综合征（Kartagener syndrome）双侧支气管扩张右位心患者双肺移植术等高难度的手术。目前在手术环节，ECMO的使用还存在一定争议。对于危重患者使用ECMO可以有效改善患者的氧合，维护心功能状态，减少移植肺缺血再灌注损伤。但长期使用ECMO导致的有创性损伤无疑会增加感染及凝血功能异常等并发症的发生率。据此，移植前应就患者的病情进行充分的多学科讨论，综合考虑患者各方面的情况以决定术中是否使用ECMO。同时，对于术中使用ECMO的患者应规范操作，科学决定ECMO的转流方式、流量及撤除时间。

4. 围手术期质控

围手术期质控包括移植手术结束至受者出院前的并发症监测、治疗、术后管理等质量控制。围手术期是受者术后并发症出现的多发时段。相比国外，我国受者术后感染的发生率明显偏高，感染也是术后受者的首要死因，感染的防治已成为我国肺移植围手术期质控的重点。但需要注意的是，移植前泛耐药菌感染、手术类型、术中是否使用ECMO、供肺冷缺血时间等多个因素均与感染的发生有关，这也表明感染控制更应凸显"全程"和"阶段"的理念，要从受者移植前、供者、手术、术后等多个环节采取措施。就围手术期而言，尽早发现，明确诊断感染的类型和病菌有助于精准用药，取得较好的效果。目前，国内已有移植中心尝试将PMseq™感染病原高通量基因检测技术运用于肺移植术后病原微生物的检测。另外，术后康复治疗也越来越被重视，营养支持、运动训练、呼吸训练、吞咽训练及心理干预等康复手段也应及早运用于围手术期。

5. 随访质控

受者出院后的随访质控对于及时发现、有效处理相关并发症，进而延长患者中长期存活时间、提高生活质量具有重要意义。随访医师应通过定期或不定期与受者进行病情交流,了解受者术后康复、身体机能、并发症情况。应尽量采取主动告知、电话联系、短信提醒、智能化手机APP等多种方式提醒患者来院复查。随访检查时尽可能全面、及时地收集各类检查报告,包括化验单、影像学报告、痰培养报告,以便为患者提供长期医疗、生活与心理康复的指导方案。对于已死亡的受者,应详细询问死亡时间及原因。所有数据应收集、归纳、整理,为临床提供参考。

五、小结

我国肺移植事业已经进入快速发展阶段,肺移植数量上升率位于四大移植器官之首,部分移植中心肺移植水平已达到或接近国际水平。但我国肺移植目前还面临发展不平衡、多学科团队协作机制尚未建立、移植质量评估体系不够成熟、移植数据缺乏以及移植相关研究匮乏等诸多困难和挑战。对此,应抓住中国器官捐献事业蓬勃发展的历史机遇,全面构建中国肺移植质量控制体系,继续保持我国肺移植数量的上升趋势,并促进肺移植质量的提高。

------------------------------ 参 考 文 献 ------------------------------

［ 1 ］ Chambers D C, Zuckermann A, Cherikh W S, et al. The International Thoracic Organ Transplant Registry of the International Society for Heart and Lung Transplantation: 37th adult lung transplantation report-2020; focus on deceased donor characteristics［J］. J Heart Lung Transplant, 2020, 39(10): 1016-1027.

［ 2 ］ Toronto Lung Transplant G. Unilateral lung transplantation for pulmonary fibrosis［J］. N Engl J Med, 1986, 314(18): 1140-1145.

［ 3 ］ Hardy J D. The first lung transplant in man (1963) and the first heart transplant in man (1964)［J］. Transplant Proc, 1999, 31(1-2): 25-29.

［ 4 ］ Date H. Living-related lung transplantation［J］. J Thorac Dis, 2017, 9(9): 3362-3371.

［ 5 ］ 辛育龄, 蔡廉甫, 胡启邦, 等.人体肺移植一例报告［J］.中华外科杂志, 1979, 5: 328-332+402-403.

［ 6 ］ 陈玉平, 张志泰.我国1例肺移植术后病人情况并介绍人体同种肺移植［J］.心肺血管病杂志, 1997,（1）: 18-20.

［ 7 ］ 陈玉平, 周其文, 胡燕生, 等.双肺移植治疗终末期原发性肺动脉高压［J］.中华胸心血管外科杂志, 1998,6: 3-5.

［ 8 ］ Mao W, Chen J Y, Zheng M F, et al. Initial experience of lung transplantation at a single center in China［J］. Transplant Proc, 2013, 45(1): 349-355.

［ 9 ］ Mao W, Xia W, Chen J Y. Regulation of lung transplantation in China［J］. J Heart Lung

Transplant, 2012, 31(10): 1147−1148.

［10］ Wei D, Gao F, Chen J Y, et al. First successful double lung transplantation from brain death donor in China［J］. Transplantation, 2011, 92(3): e12−e13.

［11］ Hu C X, Chen W H, He J X, et al. Lung transplantation in China between 2015 and 2018 ［J］. Chin Med J (Engl), 2019, 132(23): 2783−2789.

［12］ Wu B, Huang M, Jiao G H, et al. Lung transplantation during the outbreak of Coronavirus Disease 2019 in China［J］. J Thorac Cardiovasc Surg, 2022, 163(1): 326−335.

［13］ Chen J Y, Qiao K, Liu F, et al. Lung transplantation as therapeutic option in acute respiratory distress syndrome for coronavirus disease 2019−related pulmonary fibrosis［J］. Chin Med J (Engl), 2020, 133(12): 1390−1396.

［14］ 陈静瑜, 焦国慧. 新型冠状病毒肺炎受者接受肺移植治疗的研究现状及思考［J］. 中华器官移植杂志, 2022, 43（8）: 460−465.

［15］ 中华人民共和国国家卫生计生委. 卫生计生委关于印发人体器官移植医师培训与认定管理办法等有关文件的通知［EB/OL］.［2016−09−25］(2022−10−20). http://www.gov.cn/xinwen/2016−10/08/content_5116058.htm.

［16］ 中华人民共和国国家卫生健康委员会. 具有人体器官移植执业资格的医疗机构名单［EB/OL］.［2021−06−11］.(2022−10−20). http://www.nhc.gov.cn/wjw/qgyzjg/202010/452dcb0bb3604f86b10de4d0d5a5a8ed.shtml.

［17］ Geube M, Anandamurthy B, Yared J P. Perioperative management of the lung graft following lung transplantation［J］. Critical care clinics, 2019, 35(1): 27−43.

［18］ Brustia R, Monsel A, Skurzak S, et al. Guidelines for perioperative care for liver transplantation: enhanced recovery after surgery (ERAS) recommendations［J］. Transplantation, 2022, 106(3): 552−561.

［19］ Israni A K, Zaun D, Rosendale J D, et al. OPTN/SRTR 2019 Annual Data Report: Deceased Organ Donors［J］. Am J Transplant, 2021, 21 (Suppl 2): 521−558.

［20］ 国家卫生和计划生育委员会医政医管局. 2017年国家医疗服务与质量安全报告［M］. 北京: 科学技术文献出版社, 2018.

［21］ 中华医学会器官移植学分会, 国家肺移植质量管理与控制中心. 中国肺移植供体标准及获取转运指南［J］. 器官移植, 2018, (95): 325−333.

［22］ 李海燕, 张雪娇, 邵雪梅, 等. 疾病资源库建设的重要性及现状分析［J］. 中华医院管理杂志, 2010, 26(11): 801−804.

［23］ 李昊萱, 黄桁, 严浩吉, 等. 紧急肺移植的临床应用进展［J］. 器官移植, 2021, 12(5): 539−543.

［24］ 黄洁夫, 叶啟发. 建立中国模式的公民器官捐献体系, 为人民群众提供高质量的器官移植医疗服务［J］. 武汉大学学报(医学版), 2017, 38(6): 861−865.

［25］ 中国器官移植发展基金会. 中国器官移植发展报告(2020)［M］. 北京: 清华大学出版社, 2022.

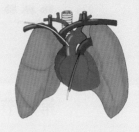

第二章

肺移植供者和受者的术前处理

　　我国肺移植事业起步较晚,每年开展肺移植例数仍偏少,肺利用率仅5%～6%,制订可靠的供肺选择标准对肺移植具有重大意义,完善和优化目前的供肺管理方案有助于提高我国供肺利用率。器官保存是手术成功的关键之一,其目的在于使离体缺血的器官保持最大的活力,并在恢复血液供应后迅速恢复功能。然而,易感染、易水肿、冷缺血时间短等因素导致供肺保存的要求较为苛刻,进一步探讨供肺的保存方法及损伤机制意义重大。基于此,体外肺灌注技术应运而生,其可以延长供肺保存时间并进行修复,为再次评估和改善供肺功能提供平台。许多边缘供肺经体外肺灌注技术修复后,移植效果与标准供肺相当,这极大地提高了潜在供肺的利用率,改善了供肺短缺的现状。即便如此,每年世界各地成千上万的晚期肺部疾病患者病情达到需要进行肺移植的标准,供者的稀缺性要求供者资源被最优化地分配和使用,亦要求在选择肺移植候选者时要使生存率最大化。如何选择合适的肺移植受者并对其进行严格的评估及选择值得深入探讨及研究。此外,肺移植是一种多流程管理和多团队协作的终末期肺病治疗方式,术前管理是保障患者通往肺移植手术的关键步骤,通过对术前患者合理的监测以及对合并症、术前营养、术前肺康复和术前心理支持的管理,同时应用机械通气及体外生命支持作为桥梁衔接肺移植手术,可有效降低肺移植等待期病死率,提高肺移植术后生存率。总之,基于肺移植各个程序的"任务艰巨",供者和受者的术前处理必须当好"排头兵"。

第一节 供肺的评估、维护、获取及转运

赵晋,黄威,黄健

肺移植作为治疗终末期肺部疾病的唯一有效手段,虽手术技术已趋于成熟,但相比其他实体器官移植(solid organ transplantation, SOT),其临床疗效仍不理想,这在一定程度上限制了肺移植的推广。就目前而言,肺移植手术技术本身并不是限制肺移植发展的主要因素,供肺的质量则会影响受者围手术期和远期并发症,从而决定受者术后的生存时间和生活质量。

自2015年1月1日起,我国全面停止使用死囚器官,公民自愿器官捐献成为唯一的合法器官来源,这标志着我国器官捐献的成功转型。器官捐献例数逐年增加,每年保持约20%的增长率(图2-1-1)。截至2018年底,我国已累计完成公民逝世后器官捐献2.1万例,捐赠大器官突破5.8万个,器官捐献总量已跃居全球第二位。

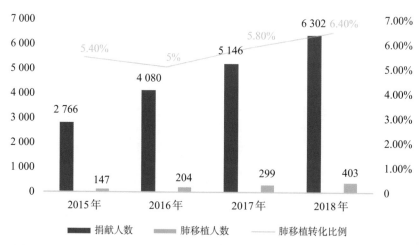

图2-1-1 2015—2018年来我国器官捐献例数、肺移植例数及肺移植转化比例

然而,相较于肝肾移植,我国肺移植事业起步较晚,虽目前已进入快速发展阶段,但每年开展肺移植例数仍偏少,肺利用率仅为5%~6%,显著低于许多发达西方国家(图2-1-2)。其主要原因是供肺管理某一个或多个环节出现问题,造成供肺质量较差,无法达到可接受的标准,最终被迫放弃。

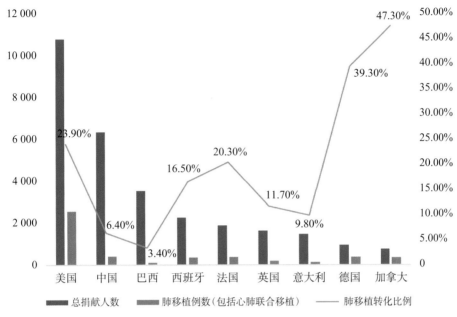

图 2-1-2　2018 年部分国家捐献例数、肺移植例数及肺移植转化比例

一、供肺评估

严格的供肺质量评估有助于提高肺移植成功率,须判断供肺是否符合要求,以及是否需要进行离体修复。早期国外许多中心依据苛刻的理想供肺标准进行评估,但随着肺移植学科的发展,近年来边缘供肺也被广泛应用于临床肺移植。根据我国供肺特点,需要制订理想供肺标准及可接受供肺标准(表 2-1-1)。

1. 年龄

回顾性队列的数据分析显示,供者年龄 18～64 岁,术后 1 年内移植失败率无显著增加,因此目前倾向于供者年龄 18～64 岁。对于不在此年龄段的供肺,仍应进行其他项目的评估。老年人供肺往往存在亚临床肺气肿等结构改变、功能下降以及肿瘤、感染等疾病易感性相对增高的问题,因此建议可接受的年龄在 70 岁以下。另外,老年人供肺与高龄受者的匹配可能是提高供肺利用率的合理方式。

2. 吸烟史

与接受不吸烟供者的供肺相比,接受有吸烟史供者的供肺,受者术后生存率略有降低。但是,如果供者的每年吸烟数量＜200 支,受者的术后生存率无显著影响;如果供者既往每年吸烟数量＜400 支,或死亡前已经戒烟 10 年及以上,

表2-1-1　我国供肺标准及可接受供肺标准

理想供肺标准	可接受供肺的标准
1. ABO血型相容 2. 年龄＜60岁 3. 吸烟量＜400支/年 4. 持续机械通气＜1周 5. PaO_2/FiO_2＞300 mmHg（PEEP=5 cmH$_2$O） 6. 胸片显示肺野相对清晰 7. 支气管镜检查各气管腔内相对干净 8. 痰液病原学无特别致病菌	1. ABO血型相容 2. 年龄＜70岁 3. 吸烟量＜400支/年 4. 呼吸机时间不作为硬性要求 5. PaO_2/FiO_2＞250 mmHg（PEEP=5 cmH$_2$O） 6. 胸片肺野内有少量到中量渗出影 7. 供-受者大小匹配度可以根据具体情况进行供肺减容或肺叶移植 8. 胸部外伤不作为排除标准 9. 如存在轻微的误吸或者脓毒症经治疗维护后改善，供肺不作为排除标准 10. 如气道内存在脓性分泌物经治疗维护后有改善，供肺不作为排除标准 11. 供肺痰标本细菌培养药敏排除泛耐药或者全耐药的细菌 12. 供者不能有基础性肺疾病（如活动性肺结核、肺癌），但支气管哮喘是可以接受的 13. 多次维护评估后不合格的供肺获取后经离体肺灌注修复后达标 14. 冷缺血时间≤12 h（原则上）

注　PaO_2/FiO_2：动脉血氧分压（partial pressure of oxygen）/吸入氧浓度（fraction of inspiration O$_2$）；PEEP：呼气末正压（positive end-expiratory pressure）；1 mmHg = 0.133 kPa；1 cmH$_2$O = 0.098 kPa。

既往吸烟史不是供肺的排除标准。

3. 恶性肿瘤史

低度恶性的皮肤癌（如基底细胞癌、多数的鳞状细胞癌）和子宫颈原位癌患者的全身播散风险较小，目前认为是可接受的供者。高度恶性肿瘤病理类型，有转移高危风险的原发性神经系统肿瘤（特别是髓母细胞瘤、成胶质细胞瘤，既往肿瘤放疗史、初治与复发间隔时间较长），以及肾细胞癌、原发性肺癌、恶性黑色素瘤、绒毛膜癌、乳腺癌、结肠癌患者，都不能接受为供者。是否使用有肿瘤病史死者的器官应该具体分析，临床认为癌症治愈的那部分逝者，可以考虑把器官移植给急需移植而又没有更好选择的受者。

4. 纤维支气管镜检查及呼吸道微生物学

在确定为潜在供者后，常规行纤维支气管镜检查，及时有效地吸净供者气道分泌物，防止肺部感染或肺不张，并对痰液进行微生物培养。若细菌培养阳性,则进行药敏试验,选取敏感抗生素控制感染。细菌培养发现泛耐药或者全耐药的细菌,则放弃使用。一般来说,供者感染革兰氏阳性菌对受者的影响似乎小于革兰氏阴性菌感染。侵袭性真菌感染则是禁忌证。国外的供肺评估提示,恰当使用抗铜绿假单胞菌和金黄色葡萄球菌的抗生素预防供肺感染,供肺传播感染的风险可忽略不计。因此,纤维支气管镜下可吸净的适量痰液和微生物培养阳性,不是拒绝供肺的标准。若纤维支气管镜检查发现有严重的气管炎或支气管炎,特别是脓液被吸出后仍从段支气管的开口涌出,提示供肺有严重肺炎,无法使用。

5. 胸部影像学

单独根据胸部影像学选择供者的研究较少,仍须综合评估,一般要求 X 线胸片肺野相对清晰,排除严重感染及误吸,排除严重胸部外伤及心、肺大手术史。胸部 CT 未见明显占位或严重感染(CT 更为准确)。如果病变为单侧,健侧肺可用于移植。胸片上发现不透明影应及早行支气管镜检查以明确分泌物的特征和体积。

6. 动脉血气分析

动脉血气分析能基本反映供肺的氧合情况,导致该指标下降的原因包括外伤、感染、肺水肿等。因此,一般要求在 FiO_2 为 100%、PEEP 为 5 cmH_2O 的呼吸机支持条件下约 30 min, $PaO_2 > 300$ mmHg,即 $PaO_2/FiO_2 > 300$ mmHg 是基本要求。尤其应注意,在获取供肺前每 2 h 进行 1 次动脉血气分析。如果动脉血气不达标,在宣布供肺不合格之前,应通气充足,气管内插管位置正确,潮气量足够,同时经纤维支气管镜吸净气道分泌物以排除大气道内分泌物阻塞,只有在排除上述影响因素、充分通气和维持最佳体液平衡等措施后,如果 PaO_2/FiO_2 < 250 mmHg,才能作出供肺不适合移植的结论。

7. 供肺大小与胸廓容量估计

供者肺与受者的匹配评估通常是基于供-受者的预计肺容量(predicted total lung capacity, pTLC)。一般来说,尺寸相近的匹配是首选。尽管术后早期 2 周内受者膈肌、胸壁会在一定范围内逐渐与新的移植肺达到一定程度的适应,但不建议超大容积的供肺予以小胸腔受者。肺减容或者肺叶移植在一定程度上可减少较大容积供肺的浪费。另外,受者的原发疾病可能会影响供肺的选择。比如,肺纤维化受者的膈肌位置上提,胸廓内容积显著缩小,需要较小的供肺;而肺气肿受者膈肌下降,肋间隙增宽,胸廓内容积显著增加,需要较大的供肺。此外,相比双侧肺移植,过大的移植物可能更适合单侧肺移植,因为纵隔移位为较小胸腔中的单个移植物提供了更多空间。

8. 冷缺血时间

冷缺血是指供肺经逆行灌注后在低温环境中保存,直至肺组织恢复血供的过程。冷缺血时间是决定肺缺血再灌注损伤(ischemia reperfusion injure, IRI)程度的重要因素之一,同时也影响着围手术期及远期并发症的发生率,进而决定了肺移植手术的成功率。目前的研究认为,肺IRI可以通过自由基损伤、钙超载、炎症因子异常释放的途径造成移植供肺的损伤。随着肺移植技术的发展,冷缺血时间一般在8 h内,部分优质供肺可延长至12 h。

9. 新型冠状病毒肺炎疫情

严重急性呼吸综合征冠状病毒2型(severe acute respiratory syndrome coronavirus 2, SARS-CoV-2)导致的新型冠状病毒肺炎(COVID-19)是全球范围内肆虐的流行病。尽管采取了隔离和临时封锁城市等预防措施,但病毒仍在社区中持续传播。COVID-19大流行后,既往的医疗、捐献模式发生了永久性的改变。根据《美国移植协会(American Society of Transplantation, AST)指南》、器官采购与移植网络(Organ Procurement and Transplantation Network, OPTN)以及我国《新型冠状病毒肺炎肺移植临床实践专家共识(第一版)》,所有捐献者都应接受COVID-19的筛查。① 根据症状或胸部显像确诊或疑似COVID-19阳性的捐献者应予以放弃。② 过去21 d内已知或疑似COVID-19的捐赠者应予以放弃。③ 近期(如过去14 d内)接触过已知或疑似COVID-19患者的捐赠者应予以放弃。然而,如果捐赠者的COVID-19检测呈阴性,可根据具体情况考虑是否获取器官移植(如紧急肺移植受者)。④ 完善呼吸道病原学检查:2019-nCoV核酸检测至少2次。⑤ 供肺维护期间所需气管镜根据捐献单位实际情况,做到"一人一镜"或严格按医院感染控制消毒流程执行,避免交叉感染。若捐献者在维护期间出现不明原因发热,须再次完善2019-nCoV核酸检测及胸部CT检查。

二、供肺维护

脑死亡会破坏正常的神经激素稳态平衡,引发的系统性炎症反应(包括高血压危象和神经源性低血压),导致毛细血管-肺泡膜的破坏。由此引起的神经源性肺水肿和内皮细胞功能障碍可能导致类似于急性呼吸窘迫综合征(acute respiratory distress syndrome, ARDS)的炎症性急性肺损伤(acute lung injury, ALI)。并且,与肝脏和肾脏等器官相比,供肺极为"脆弱",易受诸如误吸、肺炎、肺不张等因素的影响,从而导致低氧血症。此外,由于文化和社会因素,我国供者的气管插管时间相对较长,通常为3~7 d,甚至更长,这比发达国家(通常为1~3 d)要长得多。长期在床上插管经常会引起坠积性肺炎和肺部感染,这使医师的维护工作更加困难和重要。

供肺维护方案主要包括早期、积极的抗感染治疗,支气管镜清理气道,限制性的补液管理,保护性通气,以及激素应用等(表2-1-2)。

表2-1-2　供肺维护方案

供肺维护策略	具　体　措　施
积极抗感染治疗	1. 早期、积极的预防性抗感染治疗 2. 供肺带有病原体是常态,病原体培养阴性的供肺较少;选用敏感抗生素,加强术后处理,仍能够获得较满意的移植效果 3. 留取合格的下呼吸道标本后,可预防性使用广谱抗生素及抗真菌药物,其后再根据痰涂片及微生物培养结果进行调整
气道管理	1. 适量翻身、拍背,每日行纤维支气管镜检查及吸痰,清理气道,吸净支气管分泌物,确保肺扩张良好,尤其是防止肺下叶不张,经常进行X线胸片检查和血气分析 2. 如气道分泌物吸净后短期纤维支气管镜下再次看到脓性分泌物涌出,则应放弃该供肺 3. 如气道中发现水样分泌物则应积极与ICU医师沟通,尽量减轻肺水肿等因素导致的肺功能恶化
液体管理	1. 尽量限制液体入量,减少晶体量,提高胶体比例,循环稳定的情况下尽量负平衡,控制中心静脉压 < 10 cmH$_2$O,必要时行持续性肾脏替代治疗,控制供体血流动力学处于稳定状态,避免或减轻容量负荷过重和肺水肿 2. 肺移植供体复苏时建议输注胶体液,以最大限度地减少肺水肿
保护性通气	1. FiO$_2$控制在40%~50%,潮气量为6~8 mL/kg,避免潮气量过大引起肺泡损伤 2. 保持PEEP为6~8 cmH$_2$O,可防止肺泡萎陷,对于膨胀不全的供肺在每次吸痰后均应短时间内增加潮气量及PEEP(肺复张),使萎陷的肺泡重新开放,改善氧合
激素的应用	1. 脑死亡早期由于抗利尿激素分泌不足易引发尿崩症,导致严重的低血容量和高钠血症。相对于补充容量,建议使用血管升压素(100~200 mL/h),可以更容易地保持适当的尿量 2. 糖皮质激素对儿茶酚胺有很好的允许作用,有利于维持循环血量,还可以通过减轻与脑死亡相关的炎症反应、减轻肺水肿来优化供者肺功能;故建议在潜在肺移植供者中,常规早期使用甲泼尼龙(15 mg/kg)

值得注意的是,有时肾脏获取组医师会要求给予供者充足的液体,维持肾脏的血流灌注,所以当供肺获取医师到达现场时常常会发现供者出入量达数千毫升,气管镜下气道湿润,可吸出大量水肿液,氧合差且易并发感染。事实上,供者的维护是一个整体,各器官间的功能息息相关,肺水肿导致的低氧血症会使肾小球内皮细胞凋亡,肾动脉收缩、肾血流灌注减少,发生急性肾损伤。且很多文献已报道肺相对"干"的液体管理模式对肾脏的利用率及术后存活率并无影响,肺和肾脏液体管理模式并无直接矛盾。

三、供肺获取

在取得家属肺捐献的同意签字、确定供肺能使用后,OPO进行网络分配供肺,移植医院供肺获取小组在OPO协调员的帮助下,进行供肺的维护、评估,供肺维护后。如果符合获取标准,经过供肺所在的OPO协调,明确多脏器获取的时间各团队统一进行多脏器获取。

1. 术前准备

供肺获取医师操作台手术器械、耗材准备妥当。4 ℃预冷的灌注液低钾右旋糖酐液(low potassium dextran solution, LPD液)悬挂高于手术床30 cm以保持一定的灌注压力。供者充分肝素化(300 IU/kg)。

2. 开胸及灌注管制备

供者取仰卧位,常规消毒铺巾,胸骨正中切口,逐层切开皮肤、皮下组织,分离剑突下,锯开胸骨进胸,充分打开心包,若心肺均拟获取采用,则游离升主动脉和肺动脉圆锥,在升主动脉插入心脏停搏灌注管,主肺动脉根部插入肺灌注管,距离肺动脉瓣至少1.5 cm[图2-1-3(a)]。

3. 器官灌注与心肺整体获取

剪开下腔静脉(心脏组医师注意与肝脏组医师协商下腔静脉残余长度)、左心耳,夹闭升主动脉,行心脏、双侧肺顺行灌注(4 L),同时胸腔放置冰生理盐水降温处理[图2-1-3(b)]。

灌注时机械通气维持FiO$_2$ 50%,潮气量10 mL/kg,PEEP 5 cmH$_2$O,灌至双肺完全发白;切断主动脉、上腔静脉,离断气管旁前上纵隔组织,向下牵拉气管,自上而下游离,整体取出心肺。

4. 心肺分离

体内心肺整体获取后,将其转运至操作台上分离,在肺动脉圆锥水平肺动脉起始部切断肺动脉,保留左右两侧完整心房袖,心房切缘距离上下肺静脉分

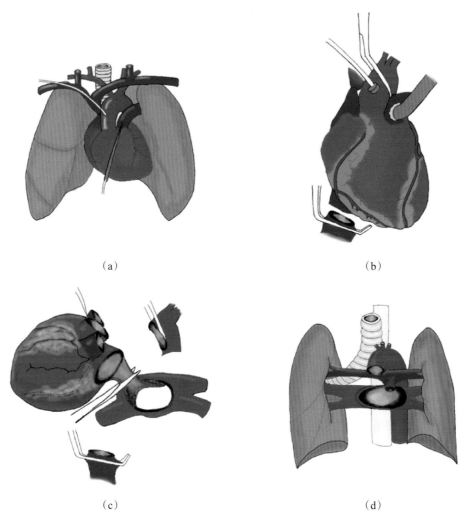

（a）

（b）

（c）

（d）

图2-1-3　心肺获取、分离示意图。(a) 在升主动脉插入心脏停搏灌注管,主肺动脉根部插入肺灌注管;(b) 剪开下腔静脉、左心耳,夹闭升主动脉,行心脏、双侧肺顺行灌注;(c)(d) 在肺动脉圆锥水平肺动脉起始部切断肺动脉,保留左右两侧完整心房袖,心房切缘距离上下肺静脉分叉点至少0.5 cm。引自：陈静瑜,等.器官移植,2018,9(05): 325-333.

叉点至少0.5 cm,如果心脏需要使用,该手术操作需要和心脏外科协商合作完成[图2-1-3(c)(d)]。

　　注意：分离肺静脉时,若将心脏往一侧牵拉太紧,会使肺静脉前壁过分向外伸展,此时分离可能会错估肺静脉保留长度,导致分离后供肺的肺静脉前壁回缩至肺实质中,造成吻合困难,右侧尤其明显(图2-1-4)。

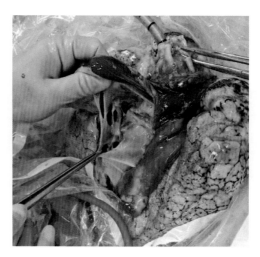

图2-1-4　供肺右侧房袖保留过短

5. 逆行灌注

心肺分离后从左右肺静脉逆行灌注液体（1 L），从肺动脉中流出。逆行灌注后的供肺表现出更好的氧合作用与肺顺应性，较低的气道压力和更有效的血栓清除效果。逆行灌注时重新行气管插管，维持上述参数进行机械通气，肺动脉仍可见到有少量微小血块灌洗出。直至肺动脉流出的灌注液清亮为止，拔除气管插管，使用闭合器夹闭气管，维持肺充分膨胀状态。

6. 供肺保存

最后放入4层无菌塑料袋中保存，4～10 ℃保存运输。低温可以降低细胞的代谢活动（是37 ℃ 时代谢率的5%），但同时也可能在某些方面加重IRI。特别是供肺，低温可能导致血管外液体增加和肺血管收缩，导致再灌注后氧交换减少和血管阻力增加。然而，因为运输的物流可能会延长储存时间，目前供肺保存最常见的温度仍然是4 ℃。

四、供肺转运

由于中国幅员辽阔，供者来源分布较散，供-受者之间往往相差数千千米，每做一例肺移植手术，从OPO协调员进行供肺维护协调、作出评估，到肺源获取直至最后民航、高速、高铁转运到医院完成肺移植，各个环节都相当艰难。而供肺的冷缺血时间相对较短，除去手术时间，则要求器官的转运时间不得超过8 h。所以，既往有很多偏远地区的供肺无法充分利用，爱心无法最大化。

　　2016年5月,在我国肺移植专家陈静瑜教授的呼吁下,国家卫生计生委等六部门联合印发了《关于建立人体捐献器官转运绿色通道的通知》**(图2-1-5)**,要求建立人体捐献器官转运绿色通道,明确各方职责,规范和畅通转运流程,形成制度性安排,提高转运效率,保障转运安全,减少因运输原因造成的器官浪费,保障人体捐献器官接受者的生命健康安全。在确定获取供者后,由OPO立即报备有关部门,如民航、高铁等部门,绿色通道立即响应,尽量缩短供者转运时间,确保供肺在合理时间内到达受者移植医院**(图2-1-6)**。

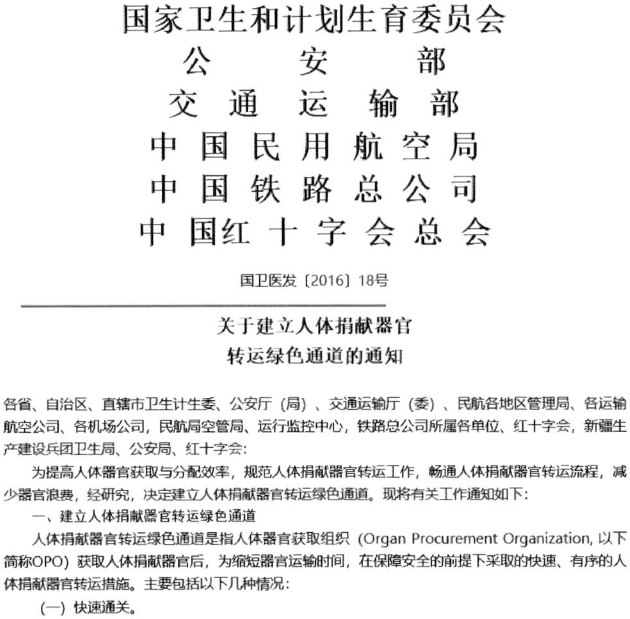

国家卫生和计划生育委员会

公　安　部

交 通 运 输 部

中 国 民 用 航 空 局

中 国 铁 路 总 公 司

中 国 红 十 字 会 总 会

国卫医发〔2016〕18号

关于建立人体捐献器官

转运绿色通道的通知

各省、自治区、直辖市卫生计生委、公安厅(局)、交通运输厅(委)、民航各地区管理局、各运输航空公司、各机场公司,民航局空管局、运行监控中心,铁路总公司所属各单位、红十字会,新疆生产建设兵团卫生局、公安局、红十字会:

　　为提高人体器官获取与分配效率,规范人体捐献器官转运工作,畅通人体捐献器官转运流程,减少器官浪费,经研究,决定建立人体捐献器官转运绿色通道。现将有关工作通知如下:

　　一、建立人体捐献器官转运绿色通道

　　人体捐献器官转运绿色通道是指人体器官获取组织(Organ Procurement Organization,以下简称OPO)获取人体捐献器官后,为缩短器官运输时间,在保障安全的前提下采取的快速、有序的人体捐献器官转运措施。主要包括以下几种情况:

　　（一）快速通关。

图2-1-5　《关于建立人体捐献器官转运绿色通道的通知》

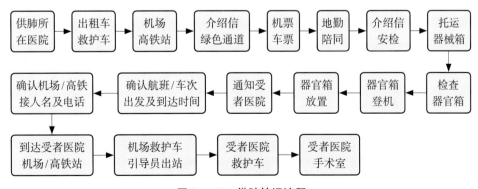

图2-1-6　供肺转运流程

自器官转运绿色通道（green channel of human organ transport, GCHOT）建立以来，全国供肺来源范围明显较前扩大，转运时间明显缩短。无锡市人民医院肺移植中心统计了2015—2018年该中心供肺转运案例，发现江苏省外来源供肺比例由GCHOT建立前的64.9%上升到GCHOT建立后的84.1%，且每百公里运输时间由GCHOT建立前的0.9 h（0.5～1.6 h）降至GCHOT建立后的0.5 h（0.4～0.9 h），差异均有统计学意义（$P < 0.001$）。

随着我国肺移植技术的成熟、供肺评估的流程化、供肺获取的熟练化及转运的便捷化，通过接受肺移植手术的受益人群将不断扩大。因此，需要我们继续完善供肺保存技术、提高边缘供肺的修复技术，延长供肺保存时间，才能不断提高供肺的质量，提高手术成功率，改善受者的生存率。

第二节　供肺的保存

肖飞，田东，刘伦旭

由于肺与外界相通，在器官捐献过程中往往无法按照理想标准获取供肺，即便是在捐献意识相对较高且肺移植技术相对成熟的欧美国家，供肺利用率也仅仅在20%左右。所以供肺的保存尤为重要。经初步评估认为供肺有可能采用后，即进入供肺功能维护流程。供肺的评估—维护—再评估是多学科协作的整体过程，旨在发现适合移植的潜在供肺，提高捐献器官的使用率；同时发现不适合作为潜在供肺的证据，避免盲目扩大边缘供肺的筛选范围，影响移植的近期及远期效果，减少医疗资源浪费。供肺的保存主要包括在体维护和离体维护两方面内容。

一、供肺在体维护

1. 抗感染治疗

我国肺移植供肺的主要来源是脑死亡供者（DBD）。DBD的神经源性肺水肿发生率高。肺水肿极易诱发肺部感染，同时还会引起肺泡弥散功能下降，导致低氧血症。此外，患者由于长期卧床及气管插管，坠积性肺炎亦常发生，故早期积极预防性抗感染治疗是必要的。病原体培养阴性的供肺较少，但通过选用敏感药物仍能获得满意的移植效果。留取合格的下呼吸道标本后,可预防性使用广谱抗菌药物及抗真菌药物,再根据痰涂片及培养结果调整抗感染方案。

2. 气道管理

在我国脑死亡还未被大多数人接受。因此,当潜在供者被判定为脑死亡后,供者家属很难在短时间内决定是否捐献器官,因此很难把气管插管时间控制在48 h以内;如果插管时间 > 72 h,大多数供者会合并呼吸机相关性肺炎,而且由于是院内感染,几乎都是耐药菌感染。因此,应当注意为供者适时翻身、拍背,每日行纤维支气管镜检查、清理气道,确保肺扩张良好,尤其是防止下叶肺不张,定期行胸部X线检查和血气分析等。有效清除气道内分泌物比积极抗感染治疗更为重要,应每2 h经气管插管吸痰1次,必要时经纤维支气管镜吸痰。如气道分泌物吸净后短期内镜下再次看到脓性分泌物涌出,则应放弃该供肺。如气道中发现水样分泌物,则应积极与重症监护室(ICU)医师沟通,采取利尿、限制液体入量及应用胶体液等措施,尽量减轻肺水肿等因素导致的肺功能恶化。胸部物理治疗能有效降低供者肺部感染的发生率,从而显著改善供肺的质量。而供肺质量直接决定了肺移植手术能否成功开展。

3. 液体管理

对于ICU医师而言,DBD的液体管理极具挑战性。不同器官获取小组对供者的液体管理要求差异较大,例如供肾获取组要求给予供者充足液体,维持肾脏的血流灌注;而供肺获取组则要求尽量限制液体入量,减少晶体液用量,提高胶体液比例,循环稳定的情况下尽量维持负平衡,控制中心静脉压(central venous pressure, CVP) < 10 mmHg,必要时行连续肾脏替代治疗,避免或减轻容量负荷过重和肺水肿。既往研究表明,CVP为4~6 mmHg是肺保护的最佳选择,CVP为8~10 mmHg则有助于肺泡-动脉血氧梯度增加。因此,当仅获取腹部器官时,建议维持CVP为10~12 mmHg;仅获取供肺时,维持CVP < 8 mmHg;如果同时获取腹部器官和供肺,则维持CVP为8~10 mmHg。目前虽暂无临床试验结果验证,但从生理学角度来看,肺移植供肺复苏时建议输注胶体液,以最大限度减轻肺水肿。

4. 保护性通气

注重呼吸机的有效管理,采用保护性肺通气策略。维持一定的潮气量、PEEP及间断肺复张(至少1次/d),可以有效防止肺不张及肺泡萎陷,这对自主呼吸停止的捐献者尤为重要;此外,需定时监测氧合指数及肺顺应性以评估供肺状态。FiO_2应控制在40%~50%,潮气量为6~8 mL/kg,避免潮气量过大损伤肺泡；保持 PEEP 为 $6\sim8$ cmH$_2$O，可防止肺泡萎陷。膨胀不全的供肺在每次吸痰后均应在短时间内增加潮气量及 PEEP，使萎陷的肺泡复张，改善氧合。

5. 获取前激素的应用

脑死亡导致下丘脑-垂体轴功能障碍、抗利尿激素分泌不足、肾上腺功能不全和甲状腺功能减退，这些情况会加剧休克。脑死亡早期由于抗利尿激素分泌不足易引发尿崩症，导致严重的低血容量和高钠血症。相对于补充血容量，建议使用血管升压素，更易保持适当尿量。糖皮质激素可以减轻与脑死亡相关的炎症反应，减轻肺水肿，从而优化供肺功能，故建议对潜在肺移植供者在诊断脑死亡后常规应用甲泼尼龙（15 mg/kg）。暂不建议常规予甲状腺激素。

二、供肺离体维护

只有当肺灌注保存液、储存温度、充气量、吸入氧浓度和药物添加剂等多种因素均达到理想状态时才能提高肺移植的成功率。已知的几种肺保存技术能够保护供肺免受原发性移植肺失功（primary graft dysfunction，PGD）和受者远期死亡的主要损伤。一般而言，经肺动脉灌注低温保存液（$50\sim60$ mL/kg）可明显减轻体外循环（CPB）中肺内的炎症反应、均匀冷却肺组织、清除肺血管床血液、防止滞留中性粒细胞血栓形成和内皮损伤。

1. 保存液

既往实验工作和临床报告都倾向于使用细胞外溶液而不是细胞内液（高钾、低钠晶体）类型的保存液。细胞外溶液的主要包括专门为肺保存而开发的低钾右旋糖酐（LPD）-葡萄糖溶液（例如，Perfadex），另有不常用的剑桥溶液、Celsior 和 Papworth 液等。Papworth 液含有乳酸林格、甘露醇、白蛋白和血供。历史上曾经使用过欧洲柯林斯大学和威斯康星大学研制的细胞内类型保存液，但不适合高钾浓度的肺。目前，Perfadex 是世界上绝大多数肺移植项目中使用的保存液。低钾浓度的葡聚糖是 LPD 溶液的关键成分。右旋糖酐-40 在 LPD 溶液中起到了类似溶胀剂的作用，有利于保持血管内的水分，从而减少间质水肿的形成。右旋糖酐-40 还具有流变学性质，可减少红细胞和循环血栓细胞的聚集，改善微循环，减少细胞活化。在灌注期间，低钾浓度维持正常的肺动脉压力。进一步的发展是以葡聚糖-葡萄糖为基础的细胞外液。葡萄糖的添加旨在支持有氧代谢，并在长时间缺血期间维持细胞完整性。Perfadex 是一种 LPD-葡萄糖溶液，目前已在全球上市，并被大多数肺移植中心使用。向肺保存液中添加葡萄糖利用了移植中肺生理学的独特方面。充气的肺有能力直接向肺实质供氧。因此，即使在储存期间也可支持低水平的有氧代谢。

有些研究发现，使用个体化细胞外溶液，移植后的效果（评价指标包括PGD的发生率、呼吸机依赖持续时间和30 d病死率）更好。例如，一项回顾性研究调查了310名接受肺移植手术的受者，其供肺用Euro-Collins、Papworth或Perfadex溶液保存，与其他溶液相比，Papworth溶液保存供肺与病死率增加相关；Perfadex保存供肺与48 h时PGD的发生率降低相关。另一项研究回顾性分析了157例使用3种肺保存液（Perfadex、Euro-Collins和Papworth）保存供肺的患者发生PGD的可能性，Perfadex在预防中至重度的PGD方面具有优势，在其他移植后早期预后方面也有存在优势的趋势。在一项单中心的回顾性研究中，将使用LPD液（4 161名）与威斯康星大学溶液（294名）的受者进行比较，LPD液与高危受者1年内的病死率较低有关，但两组之间总体病死率没有统计学差异。LPD-葡萄糖保存液的使用可能有助于延长冷缺血时间，远远超过传统的4～6 h的缺血时间限制。

各种细胞保存液对比如**表2-2-1**所示，涉及肺灌注保存液的临床研究如**表2-2-2**所示。

2. 保存液内添加药物

前列腺素和糖皮质激素这两种药物已被广泛应用于肺保存。这些药物可作为供肺灌注前的预处理，也用作灌洗灌注液本身的一部分，以及在再灌注期间和之后对受者的治疗。

（1）前列腺素：前列腺素E_1（PGE_1，前列地尔）和I_2（PGI_2，前列环素，iloprost，一种PGI_2类似物）最初被选择用于肺保存，因为它们的血管扩张剂活性抵消了保存液的寒冷或低钾诱导的血管收缩，并允许更均匀的灌注分布。另有研究发现，前列腺素还有其他特性，特别是对炎症因子表达的下调，这可能在改善缺血再灌注损伤方面更重要。许多中心经常在灌注前将PGE_1注射到肺动脉，并根据实验证据将PGE_1添加到保存液中，尽管目前缺乏人体临床试验数据。

（2）甲泼尼龙：大剂量甲泼尼龙因其广泛的抗炎作用已成为大多数临床方案的经验性标准疗法，通常在供体获取前按15 mg/kg经静脉给药，在再灌注前立即给受者静脉给药。

3. 器官保存温度

虽然最佳温度一直存在争议，但大多数中心使用的是4～8 ℃的实用且容易实现的保存温度。低温可降低代谢活性，使细胞活力在缺血时得以保存（仅为37 ℃时代谢率的5%）。因此，低温保存仍然是肺保存的重要组成部分。

表2-2-1 各种细胞保存液对比

项目	EC液	UW液	HTK液	CEL液	PER液	Papworth	Plegisol
研究者	Aziz，等	Roskott，等	Roskott，等 Maathuis，等	Roskott，等 Maathuis，等	Aziz，等	Marasco，等 Divisi，等	Chambers，等
IC/EX	IC	IC	EX	EX	EX	EX	EX
Na^+ (mmol/L)	10	25	15	100	138	115	120
K^+ (mmol/L)	115	120	10	15	6	3	16
主要成分	葡萄糖	乳糖酸盐、棉子糖、羟乙基淀粉	甘露醇	乳糖酸盐、甘露醇	右旋糖酐	甘露醇、白蛋白	–
缓冲剂	磷酸盐、碳酸氢钠	磷酸盐	组氨酸	组氨酸	磷酸盐	–	碳酸氢钠
抗氧化剂	–	谷胱甘肽、别嘌呤醇	色氨酸、甘露醇	谷胱甘肽、甘露醇	–	甘露醇	–
渗透压 (mOsm/L)	375	330	310	320	292	440	320
Ca^{2+} (mmol/L)	–	–	0.02	0.25	–	待定	1.2
Mg^+ (mmol/L)	–	5	4	13	0.8	–	16
Cl^- (mmol/L)	15	20	32	–	142	待定	160
葡萄糖	180	–	–	–	5	–	–
其他	–	–	酮戊二酸	–	硫酸盐、右旋糖酐	肝素化的供体血	–

注 IC：细胞内液（intracellular）；EX：细胞外液（extracellular）；EC：欧洲柯林斯大学研发保存液（Euro-Collins液）；UW：美国威斯康星大学研发保存液（University of Wisconsin液）；HTK：由Hölscher和Groenewoud研制的保存液（Histidine-Tryptophan-Ketoglatarate液）；CEL：Celsior液；PER：Perfadex液。

表2-2-2 涉及肺灌注保存液的部分临床研究

研究者	保存液*	病例数	生存率	氧合指数	撤除呼吸机时间
Aziz,等	EC vs. PER	69(EC 37, PER 32)	无显著差异(30 d)(EC 89.2%,PER 90.7%;P = 0.88)	无显著差异(EC 244 mmHg,PER 266 mmHg;P = 0.9)	无显著差异(EC 71.2 h,PER 81.9 h;P = 0.4)
Gámez,等	EC vs. PER	136(EC 68, PER 68)	无显著差异(30 d)(EC 78,PER 80;P值未列出)	无显著差异(EC 238 mmHg,PER 257 mmHg;P值未列出)	无显著差异(EC 182 h,PER 174 h;P值未列出)
Müller,等	EC vs. PER	80(EC 48, 32 PER)	无显著差异(30 d)(EC 88%,PER 94%;P值未列出)	—	无显著差异(EC 3 d,PER 4 d;P = 0.67)
Rabanal,等	EC vs. PER	46(EC 21, PER 25)	无显著差异(30 d)(EC 88%,PER 100%;P值未说明)	PER>EC(PER 310 mmHg,EC 170 mmHg;P< 0.05)	PER>EC(PER 72 h,EC 92 h;P<0.05)
Strüber,等	EC vs. LPD	106(EC 63, LPD 57)	无显著差异(EC 86%,LPD 92%;P值未列出)	无显著差异(EC 282 mmHg,LPD 303 mmHg;P值未列出)	PER>EC(EC 321 h,LPD 189 h;P = 0.006)
Fischer,等	(EC vs. PER)+ PGE$_1$	94(EC 46, PER 48)	无显著差异(EC 89.6%,PER 93.5%;P = 0.082)	PER>EC(EC 310 mmHg,LPD 370 mmHg;P = 0.017)	—

注 EC:欧洲柯林斯大学研发保存液(Euro-Collins液);PER:Perfadex液;LPD:低钾右旋糖酐液(low potassium dextran);PGE$_1$:前列腺素 E$_1$。

　　然而,供肺储存的理想温度仍不清楚。4~8 ℃保存降低了细胞代谢活性,保护了细胞功能,但冷藏可能会加重缺血再灌注损伤的某些方面。特别是在肺部,低温可能导致血管外液体和肺血管收缩增加,导致再灌注后氧交换减少和血管阻力增加。一些实验研究表明,获取后保存在10 ℃而不是4 ℃的肺具有更好的肺功能。然而，肺储存的最常见温度仍然是4 ℃，因为运输物流可能会延长储存时间，并需要较低温度提供的安全界限。

4. 顺行和逆行灌注

顺行灌注是指通过肺动脉注入灌注液，从肺静脉引流，通常的容量为50～60 mL/kg或4 L。逆行灌注是指向每条肺静脉注入灌注液，通常是每条静脉250 mL，并通过肺动脉引流。这两种方法的结合似乎可以获得更好的肺功能，而且大多数移植中心将顺行灌注和逆行灌注相结合。在实验模型中，与单纯顺行灌注相比，逆行灌注改善了肺保存。这种效果归因于更有效地清除毛细血管内的红细胞和更好地分配灌注液，它还提供了清除肺动脉中任何凝块或栓子的额外优势。

5. 灌注液用量

虽然关于灌注液理想体积的科学数据有限，但通常在肺提取后注入4 L或大约60 mL/kg的灌注液，可有效清除肺中的血细胞并使肺部均匀降温，这通常需要10～15 min才能完成。

6. 灌注液输注压力

有关保存液输注的最佳肺动脉压力的数据有限。必须平衡完全清除血管床的需要和对低压肺血管系统的损伤风险。通常使用较低的灌注压力（10～15 mmHg），并避免超过22 mmHg（30 cmH$_2$O）的最大灌注压力。这很容易实现，将灌注液袋悬挂在供肺上方不超过30 cm的位置，并用重力灌注压力灌注，同时始终避免压力袋或挤压保存袋。

7. 肺充气程度

在缺血期用氧气混合物充气肺似乎可以保护肺。然而，有关理想氧浓度和充气压力的科学信息有限。基于对动物模型的研究，人们认为含氧空气的充气保护作用主要有3种机制：① 保持有效的有氧代谢；② 保留肺表面活性物质的完整性；③ 增强肺泡上皮液体清除功能，减轻肺水肿，从而改善气体交换功能。肺部充气一般被限制在总肺活量的50%～75%（基于目测）或20 cmH$_2$O的气道压力，以避免在航空运输的压力波动期间过度膨胀。通常，使用的吸入氧分压（FiO$_2$）为30%～50%。一旦肺部充气，就可以夹住气管以备储存。

8. 缺血时间

（1）热缺血时间：目前，对热缺血时间并没有一个明确的定义。Oto等将热缺血开始定义为：氧饱和度＜85%，收缩压＜50 mmHg，心跳停搏或确认死亡；热缺血结束定义为：开始通100%氧气，原位表面冷却或者肺动脉灌注开始。供肺都会经历一段时间热缺血。然而肺组织代谢率较低，肺泡内充满氧气，细胞呼吸并不依赖于血液灌注，而是通过气体界面直接进行气体交换来维持细胞活力，与其他实质器官相比能耐受更长时间的热缺血，但其具体时长各研究不尽相同。

在动物实验中，由于选择的动物不同，结论也各不相同。Inci等为猪肺热缺血2 h以后，支气管肺泡灌洗标本中蛋白质含量、表面张力、气道峰压值、肺血管阻力明显增加，氧合指数明显降低。有通气的兔肺可耐受4 h热缺血。给予通气的鼠肺在热缺血4 h后有超过80%的实质细胞存活。因此，目前大部分研究都支持肺在通气、肝素化等条件下能耐受的热缺血时间为4～6 h，但多数仍采用热缺血2 h以内的供肺进行移植以提高术后肺功能，降低PGD的发生率。

在临床肺移植中，对目前普遍应用的DBD而言，在供肺获取过程中，从钳夹升主动脉、中断血流到开始肺动脉灌注的间隔时间几乎为零，因此几乎不存在热缺血时间。对罕见的心脏死亡供者（DCD）而言，从血供停止到冷灌注（冷保存）开始的热缺血时间内器官组织仍以高水平代谢，肺缺血损害出现较快、程度较重，而当氧消耗完后，组织仍可进行无氧代谢，而代谢产物无法清除，继而进一步诱发酸中毒，同时消耗代谢必需的相关酶系统。因此，对DCD而言，须尽量控制供肺热缺血时间≤10 min，或积极采用离体肺灌注（ex vivo lung perfusion, EVLP）等方式改善供肺质量，结果尚须进一步研究确认。

（2）冷缺血时间：可接受的限度尚不清楚，尽管基于动物实验，缺血时间越长，再灌注损伤的风险越大。临床上，供肺的基本状态（如损伤、年龄）将决定该肺能耐受多长时间的缺血。冷缺血时间长达8 h通常被认为是可以接受的，如果冷缺血超过8 h，PGD和30 d病死率的风险可能会增加；然而，已有成功克服长达12 h的缺血时间的肺移植报告。因此，决定是否接受缺血时间较长的肺应考虑供者的其他预测危险因素（例如，年龄、临床变量、吸烟史）以及受者的状况或状况。早期登记数据表明，供者年龄＞55岁和较长的缺血时间与较差的预后相关。然而，在最新的登记数据中，当结合缺血时间延长时，年龄并不是一个独立危险因素，尽管供者年龄＞50岁是生存率降低的独立危险因素。

9. 供肺保存的新途径

在保存过程中保持器官活性是移植成功的重要前提。目前正在研究减少储存过程中肺损伤的各种新方法。

（1）实验药物制剂：下面几种药理和生物制剂在肺移植的实验模型中显示出一些益处，但尚未在人体研究中得到证实。主要包括：PGE_2；氧自由基清除剂,如超氧化物歧化酶、过氧化氢酶;谷胱甘肽、别嘌呤醇、二甲基硫脲和脱铁胺;维拉帕米;血小板活化因子拮抗剂;补体抑制剂(Scr-1);己酮可可碱;吸入一氧化氮、硝酸甘油和硝普钠;磷酸二酯酶-5抑制剂(如西地那非);外源性表面活性剂;内皮素-1受体拮抗剂。目前,处于不同试验阶段的其他干预药物包括腺苷 A_2A 受体(adenosine A_2A receptor, A_2AR)激动剂、α-1抗胰蛋白酶、IL-10基因治疗。

(2)常温离体灌注:静态冷保存策略是在器官供者年轻化和器官质量高的时代发展起来的,并在临床肺移植中发挥了很好的作用。然而,随着供肺短缺矛盾的日益突出和现代肺保存和修复技术的发展,越来越多的边缘供肺在再评估或修复后应用于临床。为了评估供肺、改善供肺功能,EVLP应运而生并逐渐发展成熟。

目前,利用EVLP评估和修复供肺已经在北美和欧洲的大型移植中心获得临床应用近20年。临床上 EVLP的适应证主要是脑死亡供者的边缘供肺和心脏死亡供肺。国外学者提出的EVLP适应证如下:① 供肺氧合指数＜300 mmHg;② 胸部X线片显示肺水肿征象;③ 肺顺应性较差;④ 输血量≥10 IU;⑤ 心脏死亡供肺(撤除生命支持措施到心跳停止时间＞1 h)。转流后供肺质量可进行肺移植的标准为:① 转流4~6 h后氧合指数达到400 mmHg;② 胸部X线片稳定或改善;③ 肺动脉压力、气道压、肺顺应性稳定或有所改善。转流后供肺质量不合格的标准为:① 氧合指数＜400 mmHg;② 肺动脉压力、气道压、肺顺应性较基础状态恶化率＞15%;③ 胸部X线片有恶化趋势。

EVLP技术是可靠的供肺质量评估手段,能筛选出具备恢复潜能的供肺,在一定程度上改善供肺短缺的局面。另外,在EVLP系统的各个环节中加入药物等对供肺进行修复正处于临床前实验阶段,有望成为改善供肺质量的有力途径。便携式EVLP装置能够在转运途中进行供肺评估和保存,从而能够增加供肺的获取半径,也将为转运途中尽早修复供肺提供重要的技术平台。

综上所述,在肺移植供肺保存领域,包括抗感染治疗、气道管理、液体管理、保护性通气及获取前激素应用等在体维护措施相对成熟,已经形成指南和技术规范,获得较好的临床应用。未来理论与技术的改进方向主要聚焦于灌注保存液的改良以及EVLP方式的改善。基于EVLP实验平台,可以最大化模拟肺的在体环境,近似于营造一个"类器官"环境,进行各种改善灌注液成分和改进灌注条件的实验研究,国外相关领域的研究已取得很多进展,部分研究成果已完成临床应用转化,但是在方法、机制领域仍存在未知,尚有大量空白亟待填补,这也为国内进一步开展相关研究提供了宝贵的机遇。

第三节　体外肺灌注

陈蔚洋,田东,陈静瑜

肺移植是治疗终末期肺病的唯一有效方法,根据国际心肺移植学会(ISHLT)的最新报告,截至2018年6月30日,世界范围内已完成67 493例成人肺移植,每年肺移植的数量仍在快速增长。

然而,供肺来源的不足极大地限制了肺移植的开展与进步,是全球肺移植领域共同面临的难题之一。由于理想供肺的严格选择标准,许多供肺因质量问题被舍弃,进一步加剧了供肺的短缺。肺移植中潜在供者器官使用率是所有实体器官移植(SOT)中最低的。据统计,在欧洲仅有22%的供肺能够得到有效利用,在美国这一数字仅为15%。与此同时,一些肺移植患者却因病情严重,不能及时等到供肺移植而死亡。在中国,目前公民脑死亡供者(DBD)和心脏死亡供者(DCD)是肺移植供肺的唯一来源,但平均仅有15%的供肺可用于移植。不仅如此,我国的器官捐献事业相比于欧美国家仍处于初级阶段,许多潜在的供肺往往因为缺乏充分维护,出现肺部感染、肺水肿等损伤,最终导致供肺捐献失败。部分无法达到理想选择标准的供肺,只能作为边缘供肺应用于临床,其术后发生原发性移植肺失功(PGD)、移植肺功能异常、急性肺损伤以及慢性排异的风险均有所增加。这些情况均使得严重短缺的供肺来源与日益增加的患者需求之间的矛盾在我国愈渐突出。

为了改善这一现状,近十几年来,肺移植专家们尝试将体外肺灌注(ex vivo lung perfusion, EVLP)技术应用于临床,借助该技术提供的时间窗对供肺进行保存、评估与修复,改善边缘供肺的质量,进而最大化扩充供肺来源,提高供肺利用率。目前EVLP已在欧美国家逐步开始应用,获得了较好的临床效果。本节将对EVLP的发展历史、原理技术、装置系统、临床应用、国内外相关研究以及未来发展前景进行简单介绍。

一、EVLP的发展历史

EVLP并不是一项新兴技术,早在1935年,Carrel和Lindbergh就报道了第一次常温（37.0 ℃）体外器官灌注。他们通过猫和兔模型进行了带血管蒂的甲状腺移植，在长达1周的灌注保存期间维持了器官的正常代谢，利用有效的修复措施使得受损器官恢复正常功能。在随后的研究中，他们将这一方法运用于卵巢、甲状腺和肾脏等器官，结果表明当这些离体器官通过体外灌注技术保存时，其正常功能可维持数天。20世纪50年代，EVLP常用于化疗药物的应用。1970年，Jirsch等人构建犬模型，通过EVLP在器官储存期间对移植肺进行评估。尽管该实验最终因发生肺水肿而失败，但随着器官灌注不断运用于肺的实验生理学研究，20世纪90年代，EVLP的可靠性逐渐明确。

2001年，瑞典Lund大学Steen等人首次将EVLP技术引入肺移植领域，他们使用Perfadex®液对一DCD供肺进行局部胸膜腔内冷却后，通过EVLP评估供肺功能并成功完成右侧单肺移植，受者术后前5个月内各项肺功能指标均正常。2007年，该团队获取了一例血气检测结果极差且伴有严重损伤和呼吸道持续性出血的DCD供肺，其中右侧肺叶损伤严重并伴有实质内血肿，左侧肺下叶仅见数个小出血点。研究者使用自行研制的Steen液对左肺进行EVLP，并在随后完成了首例经EVLP修复供肺的移植。随后该团队运用EVLP技术对6例不满足移植要求的供肺进行了短期灌注修复，均成功实现双肺移植。Lund技术通过模拟移植肺再灌注的生理状态，对边缘供肺进行评估与修复，改善供肺质量，提高供肺利用率，是最早的EVLP临床应用技术。

此后，Cyperl及其同事在多伦多总院的肺移植中心对Lund技术进行了改良：延长EVLP灌注时间至12 h；去除灌注液中的红细胞，仅单独使用Steen液，由此规避溶血造成的肺组织损害；将目标灌注量降低为40%心输出量，减低肺血管压力防止肺水肿发生；此外，闭合左心房。2008年，该研究小组开展了一项名为"HELP"的EVLP前瞻性研究，于2011年报道了其研究结果：初次评估不能直接利用但经过EVLP转流修复后达到移植标准的供肺，与初次评估即符合要求的供肺相比，二者在移植后ICU停留时间、术后机械通气时间、PGD、气道并发症以及术后30 d病死率等方面的差异均无统计学意义。该结果证实了EVLP临床运用的有效性和安全性，对国际肺移植研究产生了重大影响。

随着相关研究的进行，便携式EVLP系统应运而生。2012年，Warnecke等人首次报道了便携式EVLP装置，即器官维护系统（organ care system™, OCS™）在肺移植中的应用，结果显示该系统可以安全地保存供肺，再次推动了肺移植技术的发展。如今，有关肺移植领域中EVLP临床应用的研究仍在不断拓展和深入。

二、EVLP装置组成

供肺的常规保存方法为冷保存,即使用低温低钾右旋糖酐液灌注对获取的供肺进行灌注,随后储存在4 ℃的保存袋中等待转运移植。尽管低温可以降低供肺细胞的代谢水平,但在该过程中无法对供肺进行评估,无法及时发现损伤并进行修复以致后续不良的临床结果。相比于此,EVLP在保存供肺、改善供肺质量方面具有优势。EVLP能减轻冷保存中的缺血再灌注损伤,减少移植后PGD的发生率,其主要的原理包括:① 体外灌注的环境为肺不张区域的复张提供了客观条件,可以改善肺不张以达到良好的通气血流比;② EVLP可以将所有通气和压力直接转移到肺部,供肺不会受到供者体内固定的胸壁和横膈膜的干扰,因此实现更好的通气/灌注匹配,改善微循环;③ EVLP可以有效清除支气管分泌物;④ 灌注液以及灌注环路装置可以去除肺循环中的有毒有害物质(血凝块、中性粒细胞、炎症因子等);⑤ 高渗性的灌注液可以有效改善肺水肿。此外,不断发展的EVLP甚至允许在灌注过程中进行复杂的药理和分子治疗以修复供肺。

经典的EVLP装置如**图2-3-1**所示,包含两个部分,其中一部分是循环、脱氧以及滤过肺血管灌注液的灌注环路,主要由离心泵、气体交换器、白细胞过滤器和液体储存罐组成。该环路中,离心泵与气体交换器连通,前者使流经此处的灌注液循环,后者同时与加热/冷却装置以及装有混合气体的气体储罐组合,混合气体包括氧气(O_2)、二氧化碳(CO_2)以及氮气(N_2)。气体交换器的另一端与白细胞过滤器连通,二者之间的通路上装有温度探测器,灌注液通过白细胞过滤器后进入肺动脉,使用电磁流量计监测肺动脉流量。流出的灌注液返回液体储存罐,放置导管持续测量肺动脉压和左房压,液体储存罐与离心泵相连。另一部分则是使用标准呼吸机通过支气管向肺部提供氧气的通气管路。

基于上述装置,实行EVLP时,首先将肺动脉端管路连接至EVLP装置进行顺行灌注,此阶段夹闭门夹并打开分流。经过严密排气后,关闭分流,将左心房管路连接至EVLP装置,移除门夹,此过程也可以采用先连接左心房管路,后连接动脉端管路的逆行灌注法。之后开始正式灌注,灌注液从左房流入至液体储存罐,随后经离心泵进入气体交换器,在此处发生脱氧、加温,使灌注液中的气体压力和组分达到要求标准,同时维持正常静脉血液的温度。完成该步骤后,灌注液流经白细胞过滤器,滤过白细胞后进入肺动脉,开始肺部循环,最后经过左心房插管或者开放的左心房流出并返回至液体储存罐,完成环路。此外,通过标准呼吸机经支气管对肺部进行保护性机械通气。不同的EVLP技术其装置和流程有所不同,具体差异详见下述。

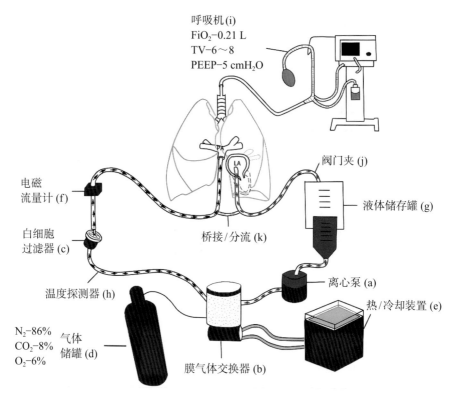

图2-3-1 EVLP回路（Toronto技术）离心泵（a）通过膜气体交换器（b）和白细胞过滤器（c）使灌注液循环并通过肺动脉进入供肺。气体交换器的气体管路连接至气体储存罐（d），储罐中装有组分为氧气（6%）、二氧化碳（8%）和氮气（86%）的特殊混合气体。热/冷却装置（e）连接到至体交换器，调控并维持灌注液温度。肺动脉流量由离心泵控制，并使用电磁流量计（f）测量。流出的灌注液通过左心房回流至液体储存罐（g）。放置导管持续测量肺动脉压和左心房压，并将其控制在规定范围内。灌注液温度通过温度探测器（h）测量。使用标准呼吸机（i）对供肺进行通气，并根据使用的技术进行特定设置。供肺放置在一带有穹顶的特殊装置中。引自：Roman M A, et al. Transplantation, 2013, 96(16): 509-518.

三、EVLP临床应用技术与系统

目前，国际上具体的EVLP临床应用技术主要有3种，即上文中提及的Lund、Toronto和Organ Care System™（OCS™）技术。同时根据这3种技术开发了许多相应的EVLP系统，主要包括XPS™（瑞典XVIVO Perfusion AB公司）、Vivoline® LS1（瑞典Vivoline Medical公司）、OCS™ Lung（美国Transmedics公司）以及Lung Assist®（荷兰Organ Assist公司）（**图2-3-2**）。XPS™是遵循Troronto

技术发展而来的整合系统；Vivoline® LS1 系统遵循 Lund 技术，需要外接呼吸机和中控纤维氧合器进行 EVLP；OCS™ Lung 则是可移动的便携式 EVLP 系统，可以避免长时间冷保存，并在保存期间可以连续监测和评估移植物功能，持续进行肺修复；Lung Assist® 系统主要运用于不可控的心脏死亡供者（DCD）的现场评估，运用较少。下面依据各 EVLP 研究团队的报道，对 Lund、Toronto 和 OCS™ 技术的灌注和通气流程进行简介。

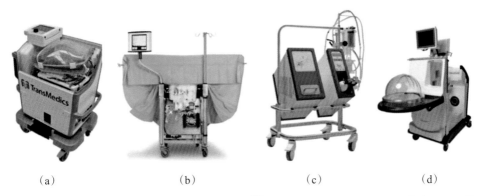

(a)　　　　　　　(b)　　　　　　　(c)　　　　　　　(d)

图 2-3-2　几种用于 EVLP 的商用系统。(a) OCS™ Lung: www.transmedics.com; (b) Vivoline® LS1: www.vivoline.se; (c) Lung Assist®: www.organ-assist.nl; (d) XPS™: www.xvivoperfusion. com。引自: Van Raemdonck D, et al. Curr Opin Organ Transplant, 2013, 18(1): 24-33.

1. Lund 技术

如**图 2-3-3** 所示。首先连接肺动脉端管路，在 25 ℃的条件下以 100 mL/min 的初始流量开始顺行灌注，彻底排气后夹闭分流，舍弃从左心房管路流出的前 200 mL 血液，将左心房管路连接至环路，开始循环灌注。之后逐渐提升灌注液的温度使得供肺变暖，当从左心房管路流出的灌注液温度达到 32 ℃时，开始机械通气并启动气体交换。气体交换装置的混合气体为 7% CO_2 和 93% N_2，进入装置中的氧气与其混合后，使氧分压（partial pressure of oxygen）约为 15 kPa（1 kPa =

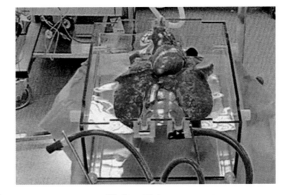

图 2-3-3　Lund 技术。引自: Steen S, et al. Ann Trorac Sung, 2003, 76(1): 244-252.

7.5 mmHg），二氧化碳分压（partial pressure of carbon dioxide，PCO_2）约为 5 kPa。之后逐渐增大灌注量，整个过程中肺动脉压（pulmonary artery pressure，PAP）不得超过 20 mmHg，否则可能导致肺水肿。当左心房管路流出的灌注液温度达到 37 ℃时，给予充分通气，吸入氧浓度（FiO_2）设置为 50%，暂时增大呼气末正压（PEEP）至 10 cmH₂O 以消除肺不张。之后保持正常通气，通气量为 100 mL/（kg·min），PEEP 为 5 cmH₂O，呼吸频率为 12 次/min。当达到稳定状态时，分别在 FiO_2 为 50%、100% 和 21% 时记录血气和血流动力学，具体指标包括动脉血氧分压（partial pressure of oxygen in artery，PaO_2）、动脉血二氧化碳分压（partial pressure of carbon dioxide in artery，$PaCO_2$）、呼气末二氧化碳分压（end-tidal carbon dioxide partial pressure，$ETCO_2$）、$PaCO_2$ 与 $ETCO_2$ 之 差（$PaCO_2 - ETCO_2$）以 及 肺血管阻力（pulmonary vascular resistance，PVR）。若 $PaCO_2 - ETCO_2 >$ 1.0 且 PAP ＜ 20 mmHg，应怀疑供肺灌注不足，此时应逐渐增大灌注量，直至 PAP 达到 20 mmHg 再作测定。最后，再次将 FiO_2 设置为 50%，达到新稳态后吸入 40 ppm 的一氧化氮（NO），并在该状态下重新测量上述指标以及吸入 NO 后 PVR 的变化。灌注结束时减少灌注量和通气量，当使用加热/冷却装置将供肺冷却至 25 ℃时，停止灌注，夹闭气管使肺处于半充气状态。去除 EVLP 装置后取下供肺，将其保存至经 Perfadex® 液缓冲的灌注液中并进行局部体外膜肺氧合（ECMO）。

2. Toronto 技术

如**图 2-3-4** 所示。与 Lund 技术不同的是，在进行预灌注时，Toronto 技术先将左心房管路连接至环路，进行缓慢的逆行灌注，当彻底排气完成后，再连接肺动脉端管路开始灌注。EVLP 启动阶段，即 EVLP 开始后 1 h 内的处理至关重要，须严格遵守程序步骤，遵循逐步复温、逐步增加灌注量的原则，以免对供肺造成损伤。首先，在室温条件下以 10% 目标流量为初始流量开始顺行灌注，10 min 后将流量增大至目标流量的 20%，并在接下来每隔 10 min，即第 20、30、40 和 50 min 时，分别将流量增大至目标流量的 30%、50%、80%，最终达到 100%。在此过程中，应当明确肺动脉压和左心房压的可靠读数，以规避灌注过程中流体静压对供肺造成的损伤。在灌注 10 min 时将温度设置为 30 ℃，随后逐渐提升灌注液温度，在 20 min 时提升至 37 ℃后保持恒定。此外，当温度达到 32 ℃或 33 ℃时，开始保护性机械通气，同时启动气体交换装置，后者用于对灌注液脱氧并提供 CO_2，其内混合气体组分为 86% N_2、6% O_2、8% CO_2，流速设置为 1.0 L/min。混合气体通过气体交换膜进入灌注液中，维持灌注液 CO_2 分压在 35～40 mmHg。灌注开始 1 h 后进入 EVLP 维持阶段，一直持续至

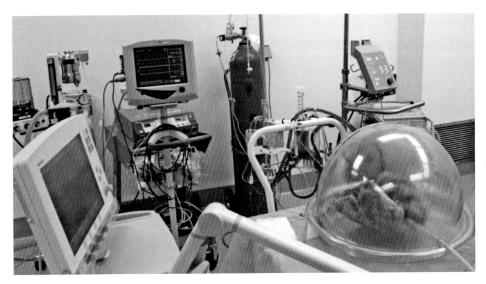

图2-3-4　Toronto技术。引自：Cypel M, et al. Sci Transl Med, 2009, 1(4): 4rag.

EVLP结束。此阶段灌注量为100%目标流量，即40%心输出量［人体心输出量（cardiac output, CO）计算公式为：CO = 3.0 L/（min·m²）× 人体表面积］，这是因为肺的大部分区域可以接受该流量下的持续性灌注，同时保持较低的PAP（7～15 mmHg）。通过调节储存罐内的液面高度，将左心房压力（left atrium pressure, LAP）维持在3～5 mmHg。Toronto技术可以实现更长时间的灌注而不会导致肺水肿，同时可以保持稳定的PVR、气道压力和氧合能力，这些部分归因于该技术在灌注时使用的无细胞灌注液以及一直维持一定的LAP。此外每小时更换一次灌注液，第1小时更换500 mL，之后每次更换250 mL以补充新鲜的已被代谢的灌注液成分，联合气体交换装置，共同确保灌注液的pH值、CO_2分压、葡萄糖和电解质维持在正常生理水平。在EVLP启动和维持阶段中，保护性机械通气的策略为：控制潮气量（tidal volume, TV）为7 mL/kg，PEEP为5 cmH_2O，呼吸频率7次/min，FiO_2为21%，吸气时每小时气道峰压（peak airway pressure, PAWP）为20 cmH_2O。对肺不张区域进行复张的方法为：增大潮气量，使PAWP达到25 cmH_2O并维持10 s，每30 min一次。Toronto技术中，每小时对供肺进行一次评估，评估时通气参数设置如下：TV为10 mL/kg，FiO_2为100%，持续5 min。记录PAP、LAP、PAWP、平台压、肺动态顺应性和静态顺应性，从静脉和动脉侧采集样本进行灌注气体分析。此外，在EVLP开始的第1小时后进行一次供肺X胸片拍摄和纤维支气管镜检，之后每2小时进行1次。EVLP结束时，降低温度至15 ℃，增大FiO_2至50%以储存供肺，使用500 mL的Steen溶液进行最后一次顺行灌注。随后停止灌注和通气，夹闭气管使供肺维持充气状态。移植前将供肺保存在 4 ℃ 的 Perfadex® 液中，直到转移至一被冰包裹的标准无菌器官袋中。

3. OCS™ 技术

如**图 2-3-5** 所示。相比于上述两种技术，OCS™ 技术旨在实现可移动的便携式 EVLP，因此尽管基本设备差异不大，但该技术使用了更加集成的 EVLP 装置。首先，通过肺动脉和气管将供肺连接至 OCS™ 环路，开放左心房，随后在 32 ℃ 的条件下开始灌注，并在约 10 min 内将温度提升至 37 ℃，调整灌注量为 2.5 L/min。在 EVLP 维持期间，呼吸机参数设置为 TV 为 6 mL/kg，PEEP 为 5 cmH₂O，呼吸次数为 10 次/min。OCS™ 技术持续监测供肺，在运送至移植中心前完成供肺的评估：通过气体交换膜检测持续缺氧状态下肺的氧合能力，同时使用周围环境中的空气进行通气，当动脉血气达到平衡后，计算 PaO_2 与 FiO_2 的比值。灌注结束时，为从 OCS™ 装置中取出供肺，需要停止热灌注并对其冷却，可使用低钾右旋糖酐液进行顺行冷灌注，有条件的可以使用热交换器进行冷却。之后，将供肺保存至温度较低的右旋糖酐液中等待移植。OCS™ 技术允许在供肺冷却和获取后立即进行评估，同时便携式的设备减少了运输中冷缺血的时间。

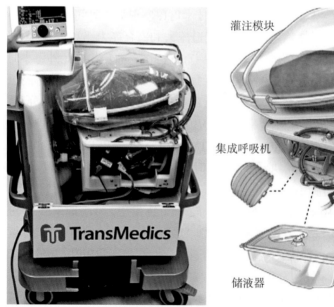
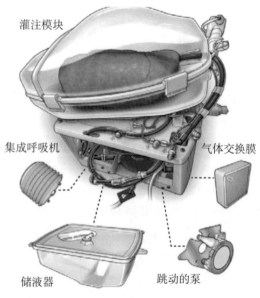

图 2-3-5 OCS™ 技术。引自：Warnecke G, et al. Lancet, 2012, 380(9856): 1851-1858.

　　既往有关EVLP的研究最终往往因发生肺水肿而失败，出现这种结果的主要原因是灌注过程中未能维持内皮细胞的完整性，导致其正常的屏障功能受损，此外也无法应对运输氧气和营养过程中细胞新陈代谢的恶化。而3种现代的EVLP技术之所以能在不形成肺水肿的情况下成功实现，部分归因于其在进行灌注时使用的Steen液。Steen液是一种细胞外缓冲溶液，含有人血清白蛋白、右旋糖酐以及胞外电解质组分等。其中，人血清白蛋白可以提供最佳的胶体渗透压，维持正常生理下的肺血管压力和灌注量而不发生肺水肿；右旋糖酐（LPD）可以覆盖内皮细胞，使其免受补体损伤和白细胞介导的细胞毒作用，此外LPD还有抗凝、抗血小板聚集以及抑制氧化应激反应等作用，可减少器官损伤。除Steen液外，Lund技术在灌注时还加入了匹配供者血型的压积为14%的红细胞，OCS™技术也加入了压积为15%～25%的红细胞，而Toronto技术则只单独使用了Steen液。

　　综上，3种EVLP技术大体相似，但在灌注液、灌注量、灌注时间、左心房开闭状态以及机械通气参数等方面有所差异（表2-3-1）。值得一提的是，3种技术以及后续基于其开发的各种EVLP系统，其流程中的具体参数设置因不同的临床应用情况而具有灵活性，所使用的灌注液也因具体方案不同而不同，但通常都包括细胞外缓冲溶液、普通肝素、抗生素以及甲泼尼龙。目前上述3种技术，究竟哪一种在EVLP中，即供肺评估、修复和保存中具有更优秀的表现，仍需更多的研究加以证明。

表2-3-1　3种EVLP技术参数设置比较*

项　　目	Lund技术	Toronto技术	OCS™技术
灌注			
灌注液	Steen液+红细胞（压积14%）	Steen液	OCS™液+红细胞（压积15%～25%）
目标流量	100% CO	40% CO	2.0～2.5 L/min
开始流量	100 mL/min	10%目标流量	200 mL/min
灌注特点	持续式	持续式	搏动式
PAP	≤20 mmHg	≤15 mmHg	≤20 mmHg
LA状态	开放	闭合	开放
LAP	0 mmHg	3～5 mmHg	0 mmHg

项　目	Lund 技术	Toronto 技术	OCS™ 技术
机械通气			
初始温度	32 ℃	32 ℃ 或 33 ℃	34 ℃
TV	6～8 mL/kg	7 mL/kg	6 mL/kg
频率	12次/min	7次/min	10次/min
PEEP	5 cmH₂O	5 cmH₂O	5 cmH₂O
FiO₂	50%	21%	21%
EVLP装置	固定装置	固定装置	移动装置
EVLP时长	2 h	4～6 h,最长 12 h	转运期间灌注

* 根据实际情况,具体参数的设置具有一定灵活性。

四、EVLP适应标准

　　严格的移植肺选择标准降低了潜在供肺的使用率。许多供肺因质量不合格而无法用于移植,加剧了供肺的短缺。尽管国外一些肺移植中心尝试使用边缘供肺进行移植,取得了一定效果,但仍有大量供肺无法应用于临床。为了进一步扩大肺源,EVLP被用于边缘供肺的修复。Divithotawela团队对230名接受EVLP供肺和706名接受标准供肺的受者进行了长达10年的随访,结果显示接受EVLP供肺与标准供肺的受者具有相似的长期生存结果。田东等人对8篇共纳入1 911名患者的研究进行系统回顾和Meta分析后发现,质量较差的边缘供肺经EVLP处理后,其移植结果与标准供肺相当。EVLP能有效改善这些供肺的功能,使之达到选择标准并最终用于临床肺移植。

　　许多研究团队和移植中心都使用EVLP对扩大标准的供肺进行了修复,但并无统一的标准决定究竟对何种供肺可使用EVLP,根据相关机构的报道,这些参考标准大致可划分为四个参考方面,即血气结果、大体评估、DCD来源以及供者情况。目前,较为广泛接受的EVLP适应标准来自Cyperl团队,具体如下: ① 最佳PaO₂/FiO₂ ＜ 300 mmHg; ② 供者X线胸片或体格检查显示肺水肿征象; ③ 肺顺应性较差; ④ 高危病史,如大量输血(＞ 10 IU)或可疑的误吸史; ⑤ 不可控或边缘性DCD供肺; ⑥ 理想的DCD供肺,但从撤离生命支持到心脏停搏的时间＞1 h。

五、EVLP供肺质量评估与相关研究

基于不同的EVLP供肺选择标准，经EVLP转流修复后是否可进行肺移植的供肺评估标准也有所不同。据Cyperl团队报道，经过4～6 h EVLP后，供肺接受标准为：① PaO_2/FiO_2＞400 mmHg；② PAP稳定或改善；③ 气道压力稳定或改善；④ 肺顺应性稳定或改善。排除标准为：① PaO_2/FiO_2＜400 mmHg；② PAP较基础状态恶化超过15%；③ 气道压力或肺顺应性较基础状态恶化超过15%。

值得一提的是，大多数肺移植工作者在EVLP期间对供肺质量的评估主要依赖于肺生理参数和影像学征象。这些指标虽然能够为质量评估提供较好的参考，然而在这种评估模式下，供肺功能恶化的根本原因——分子水平的改变通常被忽略。为了对供肺在分子水平上进行早期客观的评估，需要寻找到敏感、稳定、易于量化的生物标志物，借以评估供肺是否可用于移植以及预测移植后受者生存。

2009—2017年，Caldarone团队持续对临床移植供肺进行EVLP，采集灌注结束后的灌注液样本并快速冷冻，通过酶联免疫吸附试验（enzyme-linked immunosorbent assay, ELISA）对其中的中性粒细胞弹性蛋白酶（neutrophil elastase, NE）以及胞外脱氧核糖核酸（deoxyribonucleic acid, DNA）组成的复合体——NE-DNA进行测定。该复合体是中性粒细胞外陷阱（neutrophil extracellular traps, NETs）的代表物，NETs是由中性粒细胞胞外DNA与抗微生物颗粒蛋白，如NE、髓过氧化物酶等组成的复合物，在人体内发挥先天性免疫应答的作用。近期有研究表明，NETs可通过激活补体、暴露组蛋白细胞毒性、促进血栓形成以及募集和激活中性粒细胞对肺和其他组织产生细胞毒作用。NETs已明确在肺损伤中起重要作用，是各种炎症刺激与先天性免疫应答的量化指标，并且供肺组织中的NETs可在EVLP时被释放入循环灌注液中。基于上述原因，该团队尝试将NETs作为评估EVLP供肺质量的生物标志物。结果显示灌注液中较高的NETs水平与受者术后较长时间的呼吸机使用以及ICU停留相关，这表明灌注液中NETs水平升高可能提示受者预后不良。

Hashimoto团队检测了EVLP灌注液中M30、M65和高迁移率族蛋白1（high mobility group box1 protein-1, HMGB-1）的水平。M30是细胞角蛋白18（cytokeratin 18, CK18）裂解产生的片段，如果肺上皮细胞发生坏死，则释放完

整的CK18；如果发生凋亡，则半胱氨酸天冬氨酸蛋白酶（cysteinyl aspartate specific proteinase, caspase）将裂解CK18并释放其片段，因此M30可以反映肺上皮细胞的凋亡。M65 ELISA试验可以检测完整以及被裂解的CK18，故M65可作为反映肺上皮细胞总死亡的指标。HMGB-1则是一种与肺损伤有关的损伤相关分子模式（damage-associated molecular patterns, DAMPs）。研究结果显示，M65水平随着灌注时间的推移而显著增加，说明EVLP过程中存在肺上皮细胞死亡；而术后72 h内发生3级PGD的受者其EVLP灌注液中M30和HMGB-1水平显著高于对照，表明灌注过程中高凋亡信号可能预示着较高的PGD风险。此外，研究人员通过COX回归模型发现M30和HMGB-1水平是影响肺移植受者预后的独立危险因素，ROC曲线进一步证实其用于PGD预测时具有较高的效能。该研究表明，M30和HMGB-1可作为潜在的生物标志物并用于EVLP期间评估供肺的改善。

Anders团队将42例经临床EVLP的人体供肺划分为肺功能减退组（不可用于移植）、生存组（移植后存活至出院）以及无生存组（移植后于出院前死亡），比较了三组灌注液、支气管灌洗液以及肺组织中的生物标志物在EVLP过程中的改变。结果发现，当EVLP进行至30 min时，灌注液中白细胞介素-1β（interleukin-1β, IL-1β）和肿瘤坏死因子-α（tumor necrosis factor-α, TNF-α）在各组间的差异具有统计学意义：生存组灌注液中IL-β和TNF-α含量低于肺功能减退组和无生存组，若设置截断值为0.1 pg/mL，则EVLP开始后30 min时灌注液中IL-β含量预测移植后无生存的敏感度和特异度均为100%。值得一提的是，上述两种标志物对于移植后1年的生存结果仍具有很强的预测效能：若设置截断值为0.1 pg/mL，则灌注30 min时灌注液中IL-β含量预测移植后1年死亡的敏感度为83%，特异度为100%。此外，该团队通过对供肺组织进行细胞和分子染色发现，EVLP结束后，相比于生存组，肺功能减退组的细胞间黏附分子-1（intracellular adhesion molecule-1, ICAM-1）表达水平更高，E-选择素（E-selectin）的表达与之有相似趋势，而生存组的中性粒细胞明显减少。对两组灌注液中人肺微血管内皮细胞（human pulmonary microvascular endothelial cells, HPMECs）的分析展现出类似差异。进一步研究发现，当EVLP开始时，两组间中性粒细胞数量以及HPMECs黏附率相似；但当EVLP结束时，肺功能减退组的中性粒细胞数量与HPMECs黏附率均明显高于生存组。此外，不难发现这些指标的变化与IL-β水平呈正相关。若在HPMECs发生上述变化之前使用抗IL-β中和抗体对灌注液进行预处理，可以观察到肺功能减退组和无生存组的灌注液中，ICAM-1、E-选择素表达水平、中性粒细胞数量以及HPMECs黏附率显著降低。事实上,肺组织中中性粒细胞的黏附以及黏附分子的表达往往提示急性炎症的发生,出现血管通透性增加以及中性粒细胞浸润,这正是急性肺损伤的特征之一,后者可以导致PGD的发生。已有研究表明,EVLP 1 h灌注液中的可溶性细胞间黏附分子-1(soluble intracellular adhesion molecule-1, sICAM-1)以及1 h和4 h灌注液中的可溶性细胞黏附分子(soluble vascular cell adhesion molecule-1, sVCAM-1)与PGD的发生显著相关,sICAM-1和sVCAM-1作为标志物有助于识别EVLP后PGD发生风险较高的供肺。Anders团队进一步证实了EVLP后供肺出现上述改变与IL-β水平有关,IL-β同样具有评估EVLP供肺质量、预测移植后生存的潜力,将其作为生物标志物可以用于更精确的供肺选择,以改善移植后结果。

随着相关研究的不断进展,越来越多具有评估潜力的生物标志物被发现。近年来代谢组和转录组研究的出现有助于识别细胞潜在有害代谢途径,进一步推动了该领域的发展。目前寻找合适的生物标志物,实时监测EVLP过程中供肺在细胞和分子水平上的变化,进而发现供肺质量改变的早期征象,是EVLP研究的重要方向之一。

六、EVLP作为治疗与修复平台

近年来,利用EVLP作为治疗平台修复供肺已然成为新的重点研究领域。EVLP将肺独立于体外的特性,创造了一个能通过治疗性手段改善供肺状态而不对其他器官产生非靶向损害风险的独特窗口,为多种病理状态的修复提供了可能。

1. 炎症治疗

Cypel团队探讨了使用腺病毒介导的白细胞介素-10(adenoviral vector encoding human interleukin-10, AdhIL-10)对供肺进行基因治疗的可能性。IL-10是一种抗炎细胞因子,其抗炎机制主要是灭活抗原提呈细胞,抑制促炎症细胞因子分泌。研究者通过EVLP对10例经评估后被认为不适合移植的人体供肺进行了*AdhIL-10*基因治疗,结果发现相比于对照组,这10例供肺的PVR明显降低,氧合功能得到了有效改善。在经AdhIL-10处理的肺组织匀浆中,促炎性因子IL-6与抗炎细胞因子IL-10的比值明显降低,其他促炎性因子IL-1β、IL-8的浓度也显著低于对照。此外,该组供肺组织中紧密连接蛋白-1(zona occludens-1, ZO-1)的表达上升并恢复了细胞外周定位,这与先前评估中发现的PVR降低以及肺通气改善的结果一致。因此,经由EVLP,通过*AdhIL-10*

对供肺进行抗炎的基因治疗是可行的,后者通过显著改善肺功能、促进促炎症细胞因子表达向抗炎细胞因子表达的转变、恢复肺气血屏障完整性等机制有效改善了供肺质量,使得潜在的肺源最终得以移植。

间充质干细胞(mesenchymal stem cells, MSCs)可以通过旁分泌角质形成细胞生长因子(keratinocyte growth factor, KGF)、血管生成素-1(angiopoietin-1, Ang-1)等生长因子,破坏T细胞树和状突细胞来抑制免疫应答,调控上皮和内皮细胞对炎症损伤的反应。Jeonghyun团队通过向供肺支气管注射大肠埃希菌来建立细菌性肺炎模型,并在EVLP过程中注入MSCs释放的微囊泡(microvesicles, MVs)作为修复手段。结果显示,实验进行6 h后大肠埃希菌的滴注引发炎症细胞大量涌入,导致明显的炎症反应、蛋白质渗出并引起肺水肿的形成。而给予MSCs MVs处理显著增加了肺泡内液体清除率,减轻了蛋白质渗出,并在数值上降低了中位PVR以及损伤肺泡内的细菌负荷。进一步研究表明,在分离MVs之前使用Toll样受体3激动剂预处理MSCs可以显著提高细菌杀灭效能。此外,MSCs MVs处理分离的人肺泡巨噬细胞可以提高其体外抗菌活性。上述结果表明MSCs及MVs对细菌性肺炎有治疗作用,研究者推测在EVLP中使用MSCs具有修复急性肺损伤潜力。

既往研究表明,α1-抗胰蛋白酶(alpha 1-antitrypsin, A1AT)是一种具有抗炎和细胞保护特性的丝氨酸蛋白酶抑制剂。Mariscal团队在EVLP流程中使用安慰剂对8例被拒绝移植的供肺进行了单侧随机处理,将对侧肺作为对照。结果显示使用A1AT治疗的供肺表现出更好的肺功能:更高的PO₂和顺应性、更低的PAP和PVR,这些供肺的干湿比以及灌注液损失这一反映肺通透性的指标也明显低于对照组。此外,A1T1还降低了灌注液中内皮素-1(endothelin-1, ET-1)以及ZO-1的表达。该研究表明,A1T1能在灌注过程中通过减轻炎症反应,保护内皮细胞来改善供肺质量,提示了A1T1在临床应用的可行性。

2. 供肺感染治疗

供肺如若存在细菌/病毒等病原体感染会影响其临床应用,EVLP作为修复平台可以在移植前对供肺感染进行治疗。

Andreasson团队对18例被拒绝移植的人类供肺进行了EVLP。他们在灌注液中经验性地加入了大剂量的广谱抗生素(美罗培南),取灌注前后支气管肺泡灌洗液(bronchoalveolar lavage fluid, BALF)进行细菌和真菌的定量培养。结果发现,其中13例供肺病原体培养阳性,经EVLP后其细菌载量明显降低。此外,酵母含量在未给予抗真菌治疗时增加,但在环路中预防性加入抗真菌药物(两性霉素B)后酵母含量降低。最终这些曾被认为不适合移植的供肺有6个完成了临床移植，所有受者存活出院。该研究证实，在进行EVLP时向灌注液中经验性添加大剂量抗生素以及预防性抗真菌药物可以有效降低供肺微生物负荷，改善供肺状态。类似地，Nakajima团队对8例被认为有感染可能而放弃移植的供肺使用大剂量抗生素（环丙沙星或阿奇霉素、万古霉素、美罗培南）进行处理。经过12 h EVLP后，研究者发现这些供肺的BALF中细菌计数显著下降，并且灌注液中细菌内毒素水平明显低于对照，进一步分析显示这些改变与炎性介质 TNF-α、IL-1β、巨噬细胞炎性蛋白-1α（macrophage inflammatory protein-1α，MIP-1α）和巨噬细胞炎性蛋白-1β（macrophage inflammatory protein-1β，MIP-1β）水平密切相关。此外，由广谱抗生素处理的供肺其PVR明显降低，肺顺应性和氧合功能得到了显著改善。值得一提的是，此前在MCVs修复大肠埃希菌内毒素诱导细菌性肺炎的相关研究中，除减轻炎症反应外，还报道了MCVs的抗菌作用，研究者认为这是MCVs旁分泌KGF进而上调了细菌杀灭机制所致。以上研究表明，移植前经由EVLP使用大剂量广谱抗生素可以有效降低供肺病原体负荷以及炎性损伤，改善因感染而下降的肺功能。

在一项单中心、前瞻性、开放标签的非随机研究中，研究者对丙肝病毒（hepatitis C virus, HCV）阳性的供肺进行EVLP，并在灌注期间使用短波紫外线（ultraviolet-C, UV-C）加以照射（图2-3-6）。结果显示，相比于仅接受EVLP的

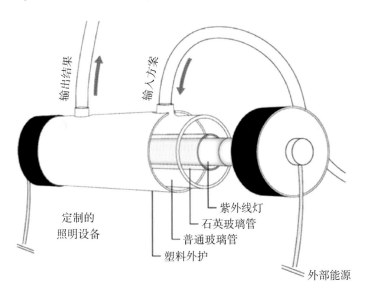

图2-3-6　EVLP系统中与其他组件相连的UV-C光源安装于圆柱形灯管上，插入石英玻璃管中，石英管以不透明的聚氯乙烯管包绕，防止光线从照明腔中逸出。引自: Cypel M, et al. Lancet Respir Med, 2020, 8(2): 192-201.

供肺,接受EVLP联合UV-C照射的供肺在移植后第一周内HCV载量显著降低,HCV阳性供肺受者和与阴性供肺受者的早期和中期临床结果并无显著区别。该研究报道了通过EVLP在移植前将病毒载量降至最低的新方法,展现了EVLP用于治疗供肺感染,修复供肺损伤的能力。

3. 肺栓塞治疗

供肺急性栓塞可导致移植肺功能障碍,EVLP已被尝试用于肺栓塞的治疗。Ilhan团队对一例移植肺进行灌注时发现典型高阻力和灌注不足,提示微循环中存在血栓和纤维蛋白沉积。研究者经由EVLP加入尿激酶进行治疗,这种纤维酶原激活剂可以通过溶解微血栓来修复移植物。随后评估显示PVR降低,移植肺功能有效改善,受者术后早期没有出现任何过敏和毒性反应,也无并发症发生。此前,也有在EVLP期间使用阿替普酶对发生栓塞的供肺进行溶栓修复并成功进行双肺移植的报道。

4. 水肿治疗

移植后再灌注水肿是一种导致肺移植受者早期死亡的急性肺损伤形式,其病理机制为肺泡上皮细胞屏障功能受损,蛋白质渗出增加以及通气部位液体清除减少,最终导致肺水肿。Frank团队报道,EVLP期间使用β_2-肾上腺素能受体激动剂(特布他林)可以使肺泡液体清除率达到43%±13%,这是因为通气部位的水肿液清除取决于由细胞外侧钠-钾ATP酶(Na^+-K^+-ATPase)建立的跨细胞钠离子浓度梯度,而β_2-肾上腺素能受体激动剂可以提高肺泡上皮细胞离子转运速率,进而促进肺泡液体清除。该研究表明,β_2-肾上腺素能受体激动剂可以在灌注时修复上皮细胞的屏障功能,改善供肺水肿状态,提示EVLP对于急性肺损伤和肺水肿的治疗潜力。

5. 异种交叉循环

先前曾有研究报道,严重受损的猪肺与活猪宿主之间进行的交叉循环能够显著促进肺部细胞再生和功能恢复。近期,Hozain团队基于人体供肺与活猪宿主之间的异种交叉循环可提供关键修复的假设,将交叉循环系统作为EVLP的补充(活猪提供血液循环,呼吸机提供机械通气),尝试为被拒绝移植的供肺提供生理环境,用以维持肺组织结构的完整并进一步支持供肺损伤的治疗和功能恢复(图2-3-7)。使用他克莫司、霉酚酸酯、甲泼尼龙三联免疫抑制方案联合眼镜蛇毒因子来抑制供肺先天性和获得性免疫应答,整个过程中宿主血流动力学和生化指标保持稳定。研究结果表明:① 经过24 h异种交叉循环后,供肺呼吸功能改善(PaO_2/FiO_2增加117%,动态顺应性增加185%,吸气峰压降低16%,肺重量、跨肺梯度和乳酸变化很小)。② 肺部结构完整性恢复:X线胸片显示实

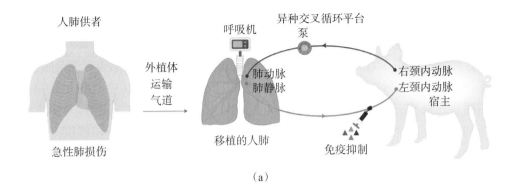

（a）

（b）

图2-3-7　异种交叉循环。(a) 模式图；(b) 实际系统 CVF：眼镜蛇毒因子（cobra venom factor）；1. 热像仪；2. 灌注数据采集系统；3. 呼吸机；4. 灌注数据显示；5. 移植用人肺；6. 电子支气管镜检；7. 延时摄影；8. 猪宿主。引自：Hozain A E, et al. Nat Med, 2020, 26(7): 1102-1113.

变区域逐渐清除，放射性透光率增加，通气广泛恢复。③ 电子支气管镜检证实，先前炎症消退，气道无分泌物、水肿和红斑。④ 组织学分析表明，支气管假复层上皮完整，气道结构保持不变。⑤ 扫描电镜显示，循环开始时紊乱的肺泡结构在循环后基本恢复，几乎没有渗出和结构退化的迹象。⑥ 透射电镜评估发现，此前疑似被破坏的肺气血屏障在循环后保留完整性。⑦肺部损伤得到修复：组织病理学显示支气管和肺泡中性粒细胞评分减少51.7%，循环早期和晚期细胞凋亡评分下降63.6%，尽管肺泡及间质水肿评分略升高，但循环结束后综合肺损伤评分下降45.1%。⑧气道炎性反应减轻：循环开始前BALF呈红色浑浊样，表明存在血液、黏液和细胞碎片混合；循环结束后BALF清澈，细胞碎片减少，$IL-1\beta$、$TNF-\alpha$等促炎症细胞因子浓度下降而抗炎细胞因子IL-10浓度升高。此外，异种交叉循环还保持了脆弱的肺血管内皮细胞的完整性，没有明显的损伤、活化或与急性免疫排斥相关的血栓性微血管病变，整个期间内皮细胞表型无明显改变。针对血清细胞因子的分析表明，免疫抑制方案抑制了细胞介导的免疫反应，并且免疫组织化学结果显示在24 h循环中，猪和人类的$CD45^+$白细胞下降或被清除。整个异种交叉循环中气道细胞的完整性、表型和功能均保持正常，特别是其中气道再生干细胞群未发生变化，表明异种交叉循环保留了气道内源性修复的能力。综上所述，这种基于EVLP的异种交叉循环为人类供肺提供了生理环境和系统调节，可以恢复其组织学结构并改善功能，因而可用于受损供肺的治疗修复。此外，这也说明EVLP可作为免疫调节和器官生物工程的转化研究平台。

七、EVLP前瞻性临床试验

NOVEL试验是世界上第一个前瞻性、多中心的EVLP临床试验。该试验始于2011年，使用XPS^{TM}系统在国6个移植中心开展相关研究，旨在评估临床上对未用于或被拒绝移植的供肺运用EVLP的安全性和有效性。2014年，该试验扩展到17个移植中心。研究者报告了初期试验结果：55%（42/76）接受EVLP的供肺被成功移植，移植EVLP供肺的受者其短期生存与移植标准供肺的受者相比无显著差异。

INSPIRE试验探索了OCS^{TM}系统的临床应用。据报道，INSPIRE试验共纳入320例供肺（151例使用OCS^{TM}系统进行EVLP，169例作为对照），利用率达86%。EVLP供肺受者移植后72 h内3级PGD发生率和30 d生存率与标准移植相比无统计学差异，术后30 d与移植相关的严重不良事件发生率也与标准移植相当。INSPIRE试验证实了OCS^{TM}系统的临床安全性。

EXPAND试验通过OCS^{TM}系统，利用来自INSPIRE试验以及扩大标准的供肺进行探究。试验共91例供肺，利用率为87%，平均PaO_2/FiO_2为411 mmHg。EVLP供肺受者72 h内3级PGD发生率为6.4%，30 d、6个月和1年生存率分别为

99%、93%和91%,EXPAND试验展现出良好的短期和1年效果。然而"扩大标准"的使用却遭到批判,因为许多移植中心会常规地根据该标准对归入这一类别的供肺进行移植。

目前,许多欧美移植中心开展了多项EVLP前瞻性临床试验,不同的移植中心采用不同的EVLP系统,EVLP标准尚未统一。我国暂无大型EVLP临床研究。

八、动物模型在EVLP研究中的应用

(一)猪模型

由于解剖学和生物学上相似的特性,猪EVLP技术与人类密切相关。当前临床应用的EVLP技术多在猪模型的基础上研发,用以满足供肺的保存、修复与再生的广泛需求。猪模型不仅具有很高的转化能力和实验可控性,还可以突破使用被拒绝人肺模型的局限,为研究器官保存新技术和修复新疗法提供了理想的临床前平台。

1. 优化供肺保存

目前主流保存供肺的方法是冷保存,但该方法保存时间有限,仅约6 h。EVLP不仅可以延长保存时间,还借由新的保存策略为供肺评估提供机会。因此,研究者们尝试通过EVLP优化供肺保存方案,相关研究多在猪模型上实现。Cypel团队通过EVLP维持猪肺生理功能达12 h。Hsin团队通过低温和常温结合推动了供肺保存技术的进展,研究中猪肺被保存了26 h,包括灌注前10 h冷缺血、6 h EVLP以及灌注后10 h冷缺血。评估表明,这些猪肺的氧合功能明显优于对照,并在移植后展现出良好质量。该结果提示EVLP可以改善移植后肺功能,且不受EVLP后冷保存时间延长的影响。

既往研究表明,使用富含红细胞的Steen液可以延长EVLP至24 h。在类似的设置下,Buchko团队对10组红细胞浓缩的灌注液中添加了葡萄糖和胰岛素,并对其中5组额外添加了完全肠外营养(total parenteral nutrition, TPN)(氨基酸、必需维生素及辅助因子),借由猪模型在EVLP过程中连续检测灌注液电解质并评估各项生理指标,同时对乳酸、脂类和支链氨基酸(branch chain amino acid, BCAA)的浓度进行分析。结果显示,TPN组的肺氧合功能明显改善,灌注液中钠离子浓度稳定。对照组游离脂肪酸(free fatty acids, FFA)迅速耗尽,在灌注早期即可忽略不计,BCAA持续升高提示能量底物中蛋白水解趋势,而TPN组的FFA和BCAA浓度初步稳定后仍保持生理水平,且炎症因子TNF-α显著低于对

照。该研究表明,在延长时间的EVLP中,补充TPN在灌注早期即可改善移植物功能,通过移植物功能尤其氧合功能的改善,有助于促使边缘供肺的移植,进而提高供肺利用率。

Ali团队通过猪模型证实了使用添加细胞外氧载体(extracellular oxygen carrier, EOC)的葡聚糖钾溶液保存供肺的效果。经EOC处理的供肺保存时间可达48 h(36 h冷保存+12 h常温EVLP),在EVLP评估中展现出各项生理参数的改善。相比于对照组,EOC显著提升了供肺氧合能力并改善了移植后细胞间的紧密连接,减少了细胞凋亡,降低了移植后肺水肿的形成以及受者循环中IL-6的水平。这项在猪模型上进行的研究提示,在标准灌注液中加入EOC可以成功延长供肺保存时间。这将为肺移植带来更好的后勤保障和患者管理,并可以实现地理障碍的突破进而扩大供肺来源。

2. 供肺修复

(1)吸入性损伤治疗:对于危重症患者而言,胃酸及口咽内容物被吸入下呼吸道造成吸入性损伤的情况十分常见,其很大程度上促进了急性肺损伤或急性呼吸窘迫综合征(ARDS)的发生。Ilhan团队和Daisuket团队分别使用甜菜碱-盐酸/蛋白酶混合物(betaine–HCl/pepsin mixture)和胃酸建立了吸入性肺损伤的猪模型,通过EVLP探讨肺泡表面活性物质对吸入性损伤的治疗作用。Ilhan团队的研究显示,比起生理盐水,使用表面活性物质灌注可有效降低供肺PVR并提高PaO_2/FiO_2,灌注结束后肺湿/干比和BALF中的中性粒细胞百分比也明显低于对照。Daisuket团队在研究中观察到类似的结果,在EVLP期间应用肺表面活性物质灌注后,供肺生理功能得到明显改善,BALF中IL-1β、IL-6、IL-8以及分泌型磷脂酶A_2(secreted phospholipase A_2, $sPLA_2$)等炎症因子水平降低,肺泡最小表面张力恢复至正常水平,此外表面活性物质灌注的供肺其BALF中溶血性磷脂酰胆碱水平明显高于对照,移植后肺功能也明显更优。这些结果表明,外源性肺泡表面活性物质可以通过防止磷脂酰胆碱水解,减轻炎症反应等机制有效修复吸入性损伤,改善该类供肺移植后的功能。Meers团队则研究了类固醇的治疗效果,他们通过EVLP使用甲泼尼龙对吸入性损伤的肺进行处理,结果显示甲泼尼龙可以改善肺部气体交换,但这与其抗炎功能无关。上述研究证实了通过EVLP对吸入性损伤供肺进行体外修复的可行性,但将其转化为临床应用仍待进一步探索。

(2)缺血性损伤修复:经由EVLP,肺移植工作者尝试对长期缺血的边缘供肺进行评估和修复,策略之一是在通气期间使用特定气体进行器官保护,理论上选择的气体应具有抗氧化和抗炎症的作用,进而促进肺部损伤的修复。目前,研究者已在猪模型上探索了相当多种类的气体,如氢气(H₂)、一氧化碳(CO)、氙气(He)以及氩气(Ar)等。尽管使用He和Ar时,移植肺的功能并没有得到有效改善,但使用H₂时发现了阳性结果:Haam团队比较了氢气组(给予2% H₂通气)和对照组(使用室内空气通气)猪肺在EVLP和再灌注期间的各项指标,结果显示实验过程中氢气组的各项功能参数和血气分析结果均优于对照组,氢气组超氧化物歧化酶(superoxide dismutase, SOD)和血红素加氧酶(heme oxygenase-1, HO-1)的表达明显上升。SOD是一种抗氧化剂,H₂可以激活调节抗氧化蛋白表达的核因子E2相关因子2(nuclear-factor erythroid 2-related factor 2, Nrf2),产生SOD等抗氧化剂启动抗氧化途径,同时Nrf2的关键下游分子HO-1可以减轻器官移植后的缺血再灌注损伤。此外,相比于对照组,氢气组炎症物质IL-6和NOD样受体蛋白3(NOD-like receptor protein 3, NLRP3)表达更低而抗炎物质IL-10的表达更高,对照组细胞凋亡、肺损伤和肺水肿程度均较氢气组严重。上述结果表明,EVLP期间使用H₂通气可以减轻肺部炎症和细胞凋亡,改善供肺功能,且该效应在肺移植完成后持续存在。类似地,CO也在猪模型中被证实可用来治疗损伤,提高供肺质量。

除使用保护性气体对缺血性损伤进行修复外,研究者们还利用猪模型探索了针对缺血再灌注损伤(IRI)的分子和细胞疗法。多项研究表明,在EVLP期间给予腺苷A₂A受体(A₂AR)激动剂可以改善IRI。在生理状态下,腺苷在发生炎症反应时被内源性释放,可与腺苷受者结合发挥抗炎作用。使用激动剂特异性激活A₂AR可以减少TNF-α和其他炎症因子的释放,下调ICAM-1以及VCAM-1等黏附分子的表达并阻断中性粒细胞的激活与浸润。Marten团队探讨了类固醇治疗在热缺血和EVLP期间对肺功能改善的益处,结果显示在供肺心脏骤停前以及EVLP期间给予甲泼尼龙可以使细胞因子谱向抗炎方向改善,减轻IRI进而修复供肺质量。Nakajima团队通过EVLP向猪肺内注射MSCs,其移植后IRI得以减轻,提示基于MSCs的治疗具有用于临床EVLP的潜力。

Niikawa团队通过猪模型发现,在EVLP期间采取俯卧位可以显著改善供肺氧合,这可能是得益于更良好的通气/灌注匹配(图2-3-8)。此外,俯卧位还能提高肺顺应性,减少灌注后肺部液体蓄积,在降低炎症因子IL-1β、IL-8水平的同时促进抗炎细胞因子IL-10的生成,减轻急性肺损伤。该结果表明,俯卧位可以减轻猪模型的IRI,提示临床EVLP期间使供肺处于俯卧位也许是一种改善肺功能的可行方法。

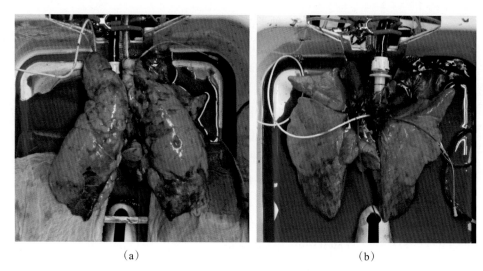

（a）　　　　　　　　　　　　　　（b）

图2-3-8　EVLP供肺放置。（a）俯卧位；（b）仰卧位。引自：Niikawa H, et al. J Thorac Cardiovasc Surg, 2019, 157(1): 425-433.

（二）大鼠模型

由于使用大鼠建立EVLP模型的可行性以及较低的单次实验成本，大鼠模型被广泛运用于有关EVLP技术优化的研究。

1. 供肺保存

（1）灌注方案优化。相比于其他大型动物，大鼠EVLP模型可以在成本更低的条件下对不同灌注方案及组合的效果进行更加及时的测试。Noda等人利用大鼠模型探讨了EVLP期间灌注液中不同的氧合水平对供肺保存以及移植后结果的影响。研究显示，与使用6%或100% O_2灌注的供肺相比，使用40%和60% O_2灌注供肺的炎症反应明显减轻，炎症细胞因子的信使RNA（messenger ribonucleic acid, mRNA）水平降低；使用100% O_2灌注4 h后，供肺氧化损伤明显增加；使用40% O_2进行EVLP的供肺其葡萄糖消耗量最低，表现出最佳的移植后功能。这些发现表明，在大鼠模型中改变灌注液中的氧合水平有助于安全保存供肺并改善移植后结果，该优化有望应用于临床EVLP。此外，研究人员还通过大鼠模型比较了目前商业性灌注液在供肺保存方面的差异，如使用Perfadex®与Celsior®保存的供肺在气体交换和组织病理学方面表现相似，但使用Celsior®保存供肺的气道阻力略低。

（2）灌注模式创新。Tanaka团队利用大鼠模型创新性地建立了肺动脉和支气管动脉双重灌注的EVLP模型（**图2-3-9**），并在这项研究中比较了双重

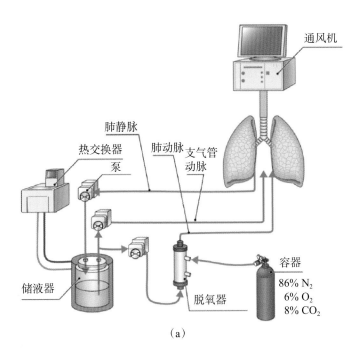

（a）

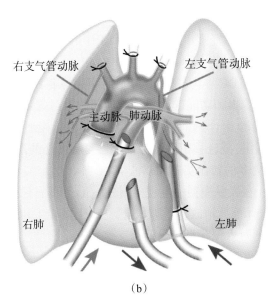

（b）

图2-3-9 双重EVLP示意图。（a）肺循环和支气管循环的灌注液来自同一液体储存罐；（b）肺动脉和肺静脉插管用于肺循环，支气管循环通过降主动脉插管逆行灌注，结扎颈内动脉和锁骨下动脉。蓝色箭头和粉红色箭头分别表示脱氧灌注液和含氧灌注液的流动。引自：Tanaka Y, et al. Am J Transplant, 2012, 15(5): 1219-1230.

EVLP、标准EVLP以及冷保存期间各组供肺在细胞代谢、炎症介质以及移植后功能等方面的差异,通过CT血管造影客观评价移植肺微血管形成情况。结果表明,双重EVLP组供肺的功能得到显著改善,炎症反应减轻,线粒体生成物增多,移植后肺功能和顺应性均优于另外两组。此外,相较于标准EVLP,双重EVLP组供肺的微血管数量和灌注量显著增加。上述结果表明,双重EVLP模型可通过减少炎症反应,激活线粒体呼吸以及增加微血管生成来促进供肺灌注,改善移植后功能。这种新型肺保存技术有望在未来为慢性移植肺功能障碍(chronic lung allograft dysfunction, CLAD)/闭塞性细支气管炎综合征(bronchiolitis obliterans syndrome, BOS)的治疗做出重大贡献,CLAD/BOS是目前限制肺移植成功最大的障碍。CLAD及其亚型是目前限制肺移植受者远期生存的最大障碍。

2. 供肺修复

研究者通过大鼠EVLP模型对热缺血时间延长造成的损伤进行治疗研究。Francioli团队发现,在EVLP期间使用核因子κB(nuclear factor kappaB, NF-κB)抑制剂吡咯烷二硫代氨基甲酸酯(pyrrolidine dithiocarbamate, PTDC)处理供肺可以减少肺损伤相关的炎症标志物水平。NF-κB活化相关的急性炎症在肺再灌注损伤中起重要作用。该实验显示PDTC可通过抑制NF-κB活化,在不造成细胞损伤的情况下显著减轻肺水肿,降低BALF中的蛋白浓度,抑制促炎性因子TNF-α和IL-6释放,同时使肺静态顺应性、PAWP、PVR以及氧合能力不发生恶化。这些结果表明,PTDC作为NF-κB抑制剂可以抑制EVLP期间供肺先天性免疫的激活,有助于受损肺功能的改善。其他药物如过氧亚硝酸根抑制剂和多聚(二磷酸腺苷-核糖)聚合酶抑制剂也被发现在大鼠模型中具有抑制炎症反应、改善生理功能恶化、减轻移植后水肿以及修复肺损伤的作用,但这些药物是否可用于临床需要更多的转化实验加以证实。

与猪模型相似,在大鼠模型中也观察到H_2、CO等器官保护性气体对热缺血损伤的疗效,这些气体极大地改善了肺氧合,总体上减轻了IRI。未来,细胞保护性气体治疗方案可通过大鼠模型进行研究。这些剂量递增实验中往往需要更多的实验组,相较于猪模型,只需要很少量气体的大鼠模型不仅使实验更加简便、成本更低,也使有关气体最佳剂量的问题能得到更彻底的研究。

(三)小鼠模型

目前,市场上有许多针对不同种系小鼠的特定抗体和分子试剂可用于实验,这是小鼠模型相较于其他动物模型的特别优势之一。此外,使用小鼠还可以建立特定基因敲进/敲除的实验模型,为研究EVLP期间遗传调节因子和蛋白质的影响提供条件。将人类来源的组织和(或)干细胞移植到免疫缺陷的小鼠上可建立人–鼠嵌合模型(又名人源化小鼠),将其用于研究人类疾病和测试新型疗法,具有低成本、高效率的优势。

　　然而,小鼠的肺小而脆弱,在此基础上进行EVLP实验存在技术困难,其肺移植需要经验丰富的显微外科医师进行操作,研究人员很难在有限的时间里稳定地掌握该技术以及整个小鼠EVLP流程。目前还没有小鼠EVLP模型的建立。

九、EVLP固有缺陷

　　尽管EVLP在供肺保存、评估和修复方面具有诸多优势,但其仍存在许多固有缺陷。如EVLP期间出现供肺气道低氧,这可能归因于支气管循环中断后血液供应受损,微血管系统完整性丧失以及高葡萄糖消耗导致的细胞代谢受损;一些功能正常的移植肺在EVLP期间表现出严重的炎症反应。此外,EVLP过程中持续使用呼吸机可能造成机械通气相关性肺损伤。在利用EVLP进行的动物实验和转化研究中,这些缺陷正在或将被进一步修复、改进。

十、EVLP的未来

　　EVLP技术持续发展并影响着临床实践。然而,有关EVLP装置和步骤的知识是高度专业化的,并非所有的移植中心都能很好地开展EVLP。当前EVLP主要采用单中心模式(如Toronto总医院),这种模式适用于移植中心较少且地域较广的国家和地区,移植中心能够对供肺进行全程质控,有利于快速进行转化医学研究。但这种模式对移植中心要求很高,需要人员、资金以及配套基础设施等支持,此外每年肺移植数量超过40例的中心较少,并且在地域上相对集中,建立多个这样的单中心并不现实。于是研究者们提出了"EVLP集中修复中心"模式:在一个区域内实力最强的移植机构建立EVLP中心,周围的移植机构共享该EVLP中心修复的供肺。近期,美国启动了一项名为PERFUSIX的实验。该实验旨在建立一个专门的EVLP中心,集中对被拒绝移植的供肺进行EVLP修复,这些供肺经过修复与评估后被运送至移植中心。这种集中化可以解决不同地区EVLP水平差异带来的技术问题,减少灌注过程中的潜在错误,有助于增加成功修复后可用于移植的供肺数量。更重要的是,这项实验如果成功,可能将建立一种新的移植模式来最大限度地优化供肺资源。

此外，将"EVLP集中修复中心"模式可推动肺转化医学的发展，例如可以集中供应患有终末期肺疾病的肺脏，或通过合法程序（被拒绝移植后的供肺捐赠、尸检等）获得特定病变的肺脏。无论这些肺是否接受额外修复，其生物学和生理学指标都可以在EVLP上进行持续的监测和评估，所有数据可以通过云端在全国甚至全世界范围内实时共享给工作组专家。建立专门的EVLP中心可以鼓励各团队进行合作，加快相关研究进展。一些EVLP研究需要昂贵的特殊解决方案或许多精炼的一次性产品，集中化可以减轻这些项目研究的财务负担。这些专业中心还可作为教学基地集中对EVLP初学者进行技术培训，使其最终能在各自的机构开展新的研究项目。

十一、中国EVLP技术现状

EVLP这项起自20世纪的技术于近十几年来被应用于肺移植领域，其在供肺保存、评估和修复方面的出色表现提高了潜在供肺的利用率，扩大了供肺来源。相关临床研究正进一步证实EVLP的有效性和安全性，不断开展的动物实验也在优化和拓展该技术的应用。相较于欧美国家，我国肺移植事业处于初级阶段。目前，无锡市人民医院肺移植团队率先开发了具有自主知识产权的国产EVLP系统（**图2-3-10**），本系统在传统EVLP的基础上增加了灌注液的超滤净化装置（**图2-3-11**和**图2-3-12**），通过持续清除肺脏自身代谢产物，改善体外灌注效果，同时兼顾经济效益，大幅降低体外肺灌注成本。通过自动化程序控制，目前该系统已能够实现24 h以上的体外肺保存。整合的一次性高生物相容性套包简化了系统操作难度，满足临床应用需求。得益于该系统长维护周期的特点，一系列基于EVLP平台进行供肺维护、药物实

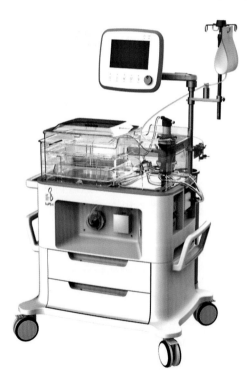

图2-3-10 无锡人民医院开发的体外肺灌注设备LuPS-1整机模式图

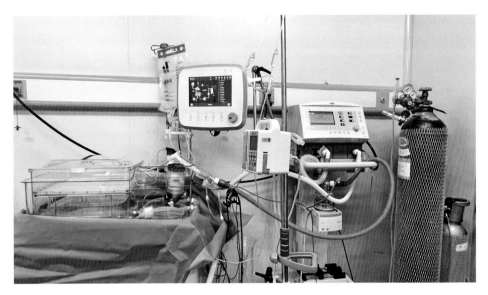

图2-3-11 LuPS-1 工作环境示意图

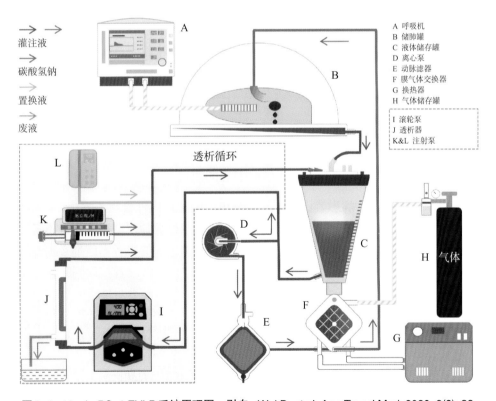

图2-3-12 LuPS-1 EVLP系统原理图。引自：Wei D, et al. Ann Transl Med, 2020, 8(3): 38.

验、肺病理生理学研究课题得以广泛开展,有望进一步推广EVLP在我国的临床和科研应用。

第四节　肺移植受者的评估及选择

王甜,廖虎,杜鑫淼

每年世界各地成千上万的晚期肺部疾病患者病情达到需要进行肺移植的标准,成为潜在的肺移植候选者。2019年全球260多个肺移植中心共完成了超过4 500例肺移植手术。自2015年起,我国每年接受肺移植手术的受者数量也在逐年增加;据中国肺移植医疗质量控制中心数据显示,2021年全国接受肺移植手术的受者为775人。国内外这一趋势反映了临床和科学的进步使可接受供者和候选者数量扩大成为可能。然而,肺移植供者的缺乏已成为肺移植的主要障碍,部分患者在等待肺移植过程中死亡。供者的稀缺性要求供者资源被最优化地分配和使用,亦要求在选择肺移植候选者时要使生存率最大化。与其他实体器官移植(SOT)一样,选择合适的肺移植受者是决定肺移植成功最重要的因素之一。

一、转诊受者选择

(一)终末期肺病患者转诊肺移植中心的建议

如果终末期肺疾病患者已接受除肺移植外的其他内外科规范治疗,临床情况仍不断恶化,则应考虑肺移植,建议患者的呼吸专科医师或全科医师将患者转诊至肺移植中心进行综合评估。每一例进行肺移植手术的患者术前都必须经历肺移植转诊评估和列入移植等候名单2个不同的过程。将患者转诊到肺移植中心,是筛选出合适肺移植受者的第一步,转诊意味着患者符合可能需要肺移植的最低临床标准。列入移植等候名单是转诊患者评估后的结果,但并不是每个转诊患者都一定会列入移植等候名单。理想情况下,患者应在满足入选移植名单标准前被转诊,以便有机会为其介绍肺移植的概念、要求和预期结果。及早转诊具有重要意义,可让危重患者及时地列入移植等候名单,为患者留出更多时间以改善移植可能面临的障碍,如肥胖、营养不良、合并症等,使患者在专业指导下早期进行术前呼吸功能训练。

（二）肺移植的适应证

国际心肺移植学会（ISHLT）于1998年初步制订肺移植受者选择指南，在2006、2014及2021年3次更新。我国肺移植受者选择标准在ISHLT指南基础上结合我国临床实际情况略加修改，形成了《中国肺移植受者选择与术前评估技术规范（2019版）》。该技术规范中指出肺移植主要适应证包括：慢性阻塞性肺疾病（COPD）、间质性肺疾病（interstitial lung disease, ILD）、囊性纤维化（CF）/支气管扩张、肺动脉高压、结缔组织病相关间质性肺病（connective tissue disease-associated interstitial lung disease, CTD-ILD）、结节病、淋巴管平滑肌瘤病（Lymphangioleiomyomatosis, LAM）、肺朗格汉斯细胞组织细胞增多症（pulmonary langerhans cell histiocytosis, PLCH）等。2021年ISHLT更新的肺移植受者评估指南中，增加了胸部恶性肿瘤和急性呼吸窘迫综合征（ARDS）两个特殊的肺移植适应证。

（三）不同适应证患者转诊肺移植中心进行评估的时机

不同的肺移植适应证患者在终末期的临床症状、肺功能状态及活动能力等都各有所异，故建议进行肺移植转诊评估的时机也应因病而异。

1. 慢性阻塞性肺疾病（COPD）

COPD是一种以气流持续受限为主要特征的慢性气道炎症性疾病，典型的临床表现为进行性的劳力性呼吸困难。终末期患者5年生存率仅25%，居全球死亡原因的第4位。COPD曾是行肺移植受者人数最多、最常见的病种，占全球肺移植总数的40%。近年，ILD的肺移植受者数量所占比例已超越COPD。

可用于确定COPD患者肺移植适当时机的预后模型难以精确化，因为即使在晚期COPD患者中，其生存差异也很大。多维模型已被证明是比单一参数更可靠的病死率预测指标，其中最常用是BODE指数。BODE指数由体重指数（body mass index, BMI）、第1秒用力呼气容积（forced expiratory volume in one second, FEV_1）、呼吸困难程度评分和6 min步行距离四大要素组成，已被慢性阻塞性肺疾病全球倡议（Global Initiative for Chronic Obstructive Lung Disease, GOLD）列为首选的预后模型，2014及2021年ISHLT受者选择指南中都建议以BODE指数作为衡量COPD患者肺移植指征的重要指标。有研究显示，大部分BODE指数≥7的COPD患者能从肺移植中获益。当BODE指数为5~6时，肺移植不会延长其生存期，而这些处于晚期但不会立即危及生命的COPD患者可能会受益于转诊到移植中心进行的初步评估。

终末期COPD患者由于通气功能障碍，往往会合并以高碳酸血症为特征的Ⅱ型呼吸衰竭，因高碳酸血症入院的COPD急性加重患者大多预后不良，一般2年生存率49%。1年内出现病情急性加重3次以上者，生存率进一步下降。当内科治疗（戒烟、药物、康复锻炼和长期氧疗等）和肺减容术等均无法阻止疾病进展时，可考虑行肺移植术。

COPD患者肺移植转诊评估指征：① BODE评分5～6分，且存在提示死亡风险增加的其他因素，如频繁急性加重、在过去24个月内BODE评分增加1分以上、CT显示肺动脉与主动脉直径比＞1、FEV_1为20%～25%预测值。② 即使采用最大限度的治疗，包括药物治疗、肺康复治疗、氧疗、夜间无创正压通气等，患者临床病情仍在恶化。③ 患者对目前过差的生活质量无法接受。④ 对于需要接受支气管镜或外科肺减容术（lung volume reduction, LVR）的患者，适合转诊，同时进行肺移植和LVR的评估。

2. 间质性肺疾病（ILD）

ILD是一大组累及肺间质、肺泡或细支气管的异质性疾病，病理以不同程度肺泡炎和肺纤维化为特征，包括200多个病种。当缺乏有效治疗时，ILD可发展为弥漫性肺纤维化，导致肺组织结构破坏、弥散功能障碍，患者最终出现呼吸衰竭而死亡。ILD发展到终末期，肺移植是最后的治疗手段。

（1）特发性肺纤维化（IPF）：是一种病因未明的慢性进展性纤维化肺疾病，影像学和组织学特征为普通型间质性肺炎（usual interstitial pneumonia, UIP）。IPF预后极差，从诊断开始中位生存期仅2～3年，部分患者可在短期内出现急性加重，是死亡的重要原因。临床研究证明，有两种抗纤维化药物（尼达尼布和吡非尼酮）可降低具有明确UIP型患者用力肺活量（forced vital capacity, FVC）的下降速度，延缓疾病进展。但由于IPF急性加重难以预测、进展迅速，建议IPF患者尽早转诊并进行肺移植评估。肺移植可改善IPF患者的生活质量，提高生存率，5年生存率达50%～60%。值得注意的是，IPF患者在等待肺移植手术期间病死率非常高。因此，一旦诊断IPF，尽早地进行肺移植评估和手术是减少IPF死亡的重要措施。

非IPF-ILD患者也可能经历与IPF相似的病程。一些不同病因的ILD表现为症状加重、肺功能持续下降及影像学进展，这一类ILD被归类为进展性肺纤维化（progressive pulmonary fibrosis, PPF）。PPF患者除根据病因的标准治疗，也可以进行抗纤维化治疗，同时也应考虑肺移植。公认的非IPF-ILD患者的生存预测因素包括FVC下降、肺一氧化碳弥散量（diffusion capacity for carbon monoxide of lung, DL$_{CO}$）下降、住院、虚弱、氧气使用和相关症状，肺移植转诊和纳入移植名单前应考虑这些因素。

ILD患者肺移植转诊评估指征：① 对于组织病理学确定的UIP或影像学提示可能或确定的UIP，一经诊断，在治疗的同时建议进行肺移植转诊。② 任何类型的肺纤维化伴有FVC＜80％预计值或DL$_{CO}$＜40％预计值。③ 在过去2年内有以下情况之一的任何类型的肺纤维化：（a）FVC相对下降10％；（b）DL$_{CO}$相对下降15％；（c）FVC相对下降5％合并呼吸系统症状恶化或影像学进展。④ 在休息或活动时需要吸氧。⑤ 对于炎症性ILD，在治疗的情况下出现疾病进展（影像学或肺功能）。

（2）结节病：是一种病因未明的系统性肉芽肿性疾病。90％累积胸内淋巴结及肺实质，其次是皮肤和眼部。肺结节病的预后相对较好，病死率为7.6％，死亡原因主要为肺纤维化所致的呼吸衰竭及肺动脉高压。约有10％的终末期结节病患者经积极药物治疗病情仍持续进展，危及生命。对于常规治疗不能控制肺纤维化进展的终末期结节病，肺移植是唯一有效治疗手段。由于结节病常为慢性病程，是一种转归多变，且易在肺移植后复发的疾病，文献报道复发率为33％～80％，因此很难确定推荐肺移植转诊的合适时间。研究发现，低氧血症、肺动脉高压、心脏指数降低和右房压升高等临床表现可提示预后不良。其中，右房压升高是发生猝死的高危因素。等待肺移植的结节病患者病死率可达30％～50％，与ILD患者接近。2006年，ISHLT肺移植受者选择指南制定的结节病肺移植评估标准为：纽约心脏学会（New York Heart Association, NYHA）心功能分级Ⅲ～Ⅳ级。而对于合并肺外结节病的患者，当合并重要脏器严重损伤或病变持续进展，不推荐肺移植手术。

（3）结缔组织病相关间质性肺病（CTD-ILD）：结缔组织病是导致ILD的常见原因之一，常见的发生CTD-ILD的结缔组织病包括多发性肌炎／皮肌炎、系统性硬化病（systemic scleredema, SS）、类风湿关节炎、干燥综合征等。因CTD-ILD患者常常存在免疫功能紊乱或肺外多脏器受累，曾被认为肺移植效果或许并不理想，但有多项国外研究显示无论是SS-ILD还是其他CTD-ILD，与非CTD-ILD患者的移植结局没有统计学差异。国内亦有单中心研究得出与世界其他研究中心相似的结论，除多发性肌炎／皮肌炎肺移植风险较高外，非肌炎的CTD-ILD肺移植预后与IPF类似。结缔组织病的肺外并发症经控制后，亦不影响肺移植后的长期生存。并且经过肺移植治疗的CTD-ILD患者，术后也未观察到原发免疫疾病导致的ILD的复发。另外，CTD-ILD患者还有别于其他病种的肺移植患者，结缔组织疾病本身就需要免疫抑制药物治疗，而肺移植术后也同样需要免疫抑制药物的维持治疗,一举两得。因此,肺移植仍是终末期CTD-ILD治疗的重要方式。早在2006年,ISHLT就已把CTD-ILD列入肺移植适应证中。CTD-ILD患者可参照ILD的肺移植转诊评估指征,尽早转诊进行移植评估。

(4)朗格汉斯细胞组织细胞增生症(Langerhans cell histiocytosis, LCH):是以过量活化的朗格汉斯细胞在器官内增殖浸润为病理特征的、可累及全身多系统的疾病。肺可以作为全身多个病变器官之一,也可以单独受累。肺LCH(PLCH)非常罕见,主要表现为弥漫性肺实质受累,属于ILD,长期预后差,当肺实质进行性破坏、出现广泛的囊性改变时,可导致呼吸衰竭。PLCH患者中位生存期为13年,预后不良的危险因素包括:高龄、FEV_1和FEV_1/FVC 严重下降、残气量(residual volume, RV)增加、RV/TLC(total lung capacity, 肺总量)增加、DL_{CO}下降和肺动脉高压。当多囊性肺破坏导致进行性呼吸损害或发展成严重肺动脉高压时需考虑进行肺移植。PLCH肺移植后原发疾病复发的可能性为20%,大部分都是在移植后的5~60个月内复发,移植前肺外累及和移植后恢复吸烟是复发的危险因素。虽然有复发可能,但对于终末期患者,肺移植仍是唯一有效的治疗手段,同时也是PLCH复发终末期的治疗选择。Wajda等研究显示,1987年10月—2017年6月美国共有87例PLCH患者接受肺移植,占这一时期肺移植总数的0.25%;85%的患者存在肺动脉高压,移植后中位生存期与其他肺部疾病患者并无统计学差异;术后1、3、5、10年的生存率分别为85%、65%、49%和22%。其他研究也显示,PLCH患者的移植后生存率非常高,甚至与COPD和CF患者的生存率相似。2006年,ISHLT肺移植受者选择指南制定的PLCH肺移植转诊评估标准为:NYHA心功能分级Ⅲ~Ⅳ级。

(5)淋巴管平滑肌瘤病(LAM):肺淋巴管平滑肌瘤病(PLAM)是一种罕见的持续发展的间质性肺疾病,随着疾病进展,肺功能进行性恶化,晚期可由于呼吸衰竭导致死亡。肺移植是治疗晚期PLAM最有效的手段。据ISHLT 2014年报道,LAM在肺移植原发病种中仅占1.1%;然而,与其他晚期肺部疾病相比,肺移植治疗LAM与更好的术后生存率相关。预后不良的因素包括FEV_1/FVC下降、TLC百分比增加及以囊性为主的组织学病变。自从使用哺乳动物雷帕霉素靶蛋白(mammalian target of rapamycin, mTOR)抑制剂治疗LAM以来,需要肺移植的LAM患者数量逐渐减少,但对于肺功能严重受损的患者,仍建议进行肺移植转诊评估。移植后有疾病复发的可能,但这似乎并不会限制患者生存。

LAM患者肺移植转诊评估指征:尽管接受mTOR抑制剂治疗,仍有以下情况出现:① 严重的肺功能异常(如$FEV_1 < 30\%$预测值);② 劳力性呼吸困难(NYHA心功能分级Ⅲ或Ⅳ级);③ 静息时低氧血症;④ 合并肺动脉高压;⑤ 合

并难治性气胸。

3. 囊性纤维化(CF)及非CF支气管扩张症

CF是由位于第7对染色体 *CF* 基因突变引起的常染色体隐性遗传病,主要影响胃肠道和呼吸系统。CF患者的上皮细胞氯离子通道调节存在缺陷,呼吸道黏膜上皮的水、电解质跨膜转运有障碍,黏液腺分泌物中酸性糖蛋白含量增加,改变了黏液流变学的特性,临床表现为反复的呼吸道感染,是引起支气管扩张的原因之一,终末期肺部广泛性纤维化,最后导致呼吸衰竭和肺源性心脏病。

支气管扩张是指各种原因引起支气管及细支气管持久性的异常扩张,是CF、呼吸道感染后、原发性免疫缺陷病、支气管异物和原发性纤毛不动综合征等多种异质性疾病的共同结果。其发病的主要原因是呼吸道感染。临床症状主要表现为咳嗽、咳痰、咯血及呼吸困难,慢性病程,反复发作,呈不可逆性损害,后期并发呼吸衰竭、慢性肺源性心脏病等,严重影响患者的生活质量,威胁生命。

CF在中国为罕见病,发病率低;非CF支气管扩张在我国患者中更常见。对于晚期支气管扩张患者,肺移植是有效的治疗方式。但需要注意的是移植后仍存在较大的危险,移植后还有病原体定植于大气道、上呼吸道,应用免疫抑制剂后可能会导致感染再发。尽管如此,支气管扩张受者肺移植后的生存率与其他肺移植适应证的受者相近甚至更高。有研究显示,在移植后5~7年内患者的生存率可达60%~70%。多项研究发现,高碳酸血症、FEV_1占预计值的百分比较低是支气管扩张患者死亡的危险因素。支气管扩张患者反复感染,机体处于慢性消耗状态,营养消耗可导致肌肉蛋白分解增加,呼吸肌疲劳影响呼吸功能,可导致机体免疫功能下降,进一步增加感染机会。国内外研究均表明,低BMI是支气管扩张急性加重的危险因素。此外,6 min步行距离<400 m也提示支气管扩张患者预后差。气胸可使肺功能迅速下降,影响病死率。

CF/非CF支气管扩张患者肺移植转诊评估指征:① 成人FEV_1<30%预测值(或儿童FEV_1<40%预测值)。② 成人FEV_1<40%预测值(或儿童FEV_1<50%预测值),合并下列任何一种情况:(a) 6 min步行距离<400 m;(b) $PaCO_2$>50 mmHg;(c)休息或劳累时的低氧血症;(d)肺动脉高压(超声心动图显示肺动脉收缩压>50 mmHg或存在右心功能不全的依据);(e)营养支持后,营养状况仍在恶化;(f)每年2次加重,且需要静脉应用抗生素;(g)大咯血(>240 mL)且需要行支气管动脉栓塞术;(h)气胸。③ FEV_1<50%预测值,肺功能迅速下降或症状迅速加重。④ 任何病情加重需要正压通气的。

4. 肺动脉高压

肺动脉高压是指由多种异源性疾病(病因)和不同发病机制所致肺血管结

构或功能改变,引起肺血管阻力和肺动脉压力升高的临床和病理生理综合征,继而发展成右心衰竭甚至死亡。近年来,肺动脉高压领域取得了许多进展,诊断及治疗策略不断更新。国内外也在不同领域发表了肺动脉高压相关指南和专家共识。曾经因肺动脉高压治疗效果差,肺移植被视为肺动脉高压唯一有效的治疗手段。近年来,随着一系列肺动脉高压新型靶向药物的问世,肺动脉高压的药物治疗效果明显提高,大大推迟了患者临床恶化的时间。然而对肺动脉高压患者来说,应强调早期移植的考虑,因为在临床恶化开始之初转诊患者可能没有足够的时间完成评估并获得合适的供者器官。值得注意的是,在对面临紧迫死亡危险的肺动脉高压患者采用高度优先分配的分配系统中,已观察到等待名单生存率的改善和移植率的增加。

肺静脉闭塞病(pulmonary veno-occlusive disease, PVOD)或肺毛细血管瘤(pulmonary capillary hemangiomatosis, PCH)是一类罕见的肺动脉高压的病因。该病目前无确切有效的内科治疗方式。靶向药物有引起肺水肿的风险,其他如血管生成抑制药、血小板源性生长因子受体拮抗药等疗效还有待进一步临床研究。该病进展快、病死率高,有研究发现其1年病死率达72%,因此一经确诊应立即进行移植评估。

器官获取与移植网络(organ procurement and transplant network, OPTN)/美国器官共享网络(united network for organ sharing, UNOS)注册数据显示,第3大类肺动脉高压常见于晚期CF、ILD和COPD患者,并与需氧量增加和病死率增加有关。双肺移植是第3大类肺动脉高压的首选,但当平均肺动脉压并非很高(mPAP < 35 mmHg)时,单肺移植仍然是一种选择。先天性心脏病患者也可发生肺动脉高压,简单且缺损可修复的患者可行肺移植合并心脏修补术,但复杂结构性心脏病或严重心功能不全的患者应考虑心肺联合移植。

2018年世界肺动脉高压研讨会强烈推荐对肺动脉高压患者进行系列参数风险评估。两种最常用的风险评估模型是:肺动脉高压近期及远期管理评价注册研究(Registry to Evaluate Early and Long-Term PAH Disease Management, REVEAL) 2.0和2015年欧洲心脏病学会/欧洲呼吸学会(European Society of Cardiology, ESC/European Respiratory Society, ERS)模型,其中ESC/ERS模型还采用了对临床变量进行多参数综合分析的风险评估。2018年世界肺动脉高压研讨会指出,对肺动脉高压患者治疗的最终目标是通过REVEAL或ESC/ERS模型评估达到低风险状态,在3~6个月后未能达到低风险状态者要采取强化治疗;如果6个月内接受了最大限度的治疗仍未达到低风险状态的患者,则应转诊以进行肺移植评估。

心肺功能运动试验、超声心动图和（或）心脏MRI对于右心室的评估可为肺动脉高压风险评估及肺移植转诊提供临床依据。虽然肾衰竭是移植术后并发症的危险因素，但值得注意的是，肺动脉高压中肾功能不全常见的原因是心肾综合征，并且在肺移植后是可逆的。同样，肺动脉高压患者的肝功能不全可能与右心室负荷过重有关，这在移植后也是可逆的。

肺动脉高压患者肺移植转诊评估指征：① 尽管进行了适当的治疗，ESC/ERS中危或高危或REVEAL风险评分为8分。② 尽管进行了适当的治疗，仍存在严重的右心功能障碍。③ 需要静脉或皮下注射前列环素治疗。④ 接受适当治疗后，疾病仍进展，或最近因肺动脉高压恶化而住院。⑤ 已知或可疑的高危情况，如PVOD/PCH、硬皮病、较大的进展性肺动脉瘤。⑥ 继发于肺动脉高压的肝或肾功能障碍。⑦ 潜在危及生命的并发症，如反复咯血。

5. 胸部恶性肿瘤

曾经肺癌被认为是肺移植的绝对禁忌，但是近年来人们越来越认识到在某种条件下，肺移植也可以用来治疗肺癌，让患者获益。肺移植治疗支气管肺泡癌的报道最早发表于1997年。根据ISHLT 2013年报道支气管肺泡癌行肺移植治疗受者5年生存率为53%，10年生存率为31%。Ahmad等通过对UNOS数据库的研究，纳入美国1987—2010年间21 553例肺移植手术，其中29例术前诊断为支气管肺泡癌，术后5年总体生存率达57%，与其他肺移植术后5年生存率相当（50%）。无锡市人民医院肺移植中心曾为1例42岁男性黏液型细支气管肺泡癌（现分型改称为侵袭性黏液型腺癌）受者（$T_4N_0M_0$，ⅢB期）行双肺移植治疗，术后存活达5年以上。

但我们仍需认识到肺移植治疗肺癌缺乏临床研究，对其治疗肺癌的益处和风险认识有限。姜格宁教授等回顾性汇总分析了10个临床研究共计112例肺移植后检出肺癌的患者，其中腺癌71例，鳞癌28例，小细胞肺癌8例，腺鳞癌1例，其他类型4例；112例患者中48例（42.9%）术后出现复发转移，复发后中位生存时间为14个月；Ⅰ期肺癌复发转移率为18.2%，术后5年生存率为58.3%，低于Ⅰa期及Ⅰb期非小细胞肺癌手术后的5年生存率（80%～90%和73%）；Ⅱ期和Ⅲ期肺癌的复发转移率为71.1%，术后5年生存率为11.1%，低于Ⅱ期及Ⅲa期手术后的5年生存率（56%～65%和41%）。近年随着肺癌治疗的进展，尤其是靶向治疗及免疫治疗的临床运用，大大延长了肿瘤患者的无进展生存期。肺移植或肿瘤综合治疗的疗效优劣未知。

肺癌不是肺移植理想的适应证，在审慎评估后，对于严格符合相关条件的肺癌患者才可考虑行肺移植治疗。肺癌患者可以转诊行肺移植评估的指征：肺移植应仅限于肺局限性原位腺癌、微浸润腺癌、贴壁生长为主型腺癌或低侵袭性和淋巴结阴性的多灶性腺癌。上述肺癌若满足以下情况,可以考虑肺移植:① 由于多灶性疾病或严重潜在肺部疾病而不能进行手术切除;② 多灶性疾病已导致严重的肺功能受限和呼吸损害;③ 内科肿瘤学治疗失败或有禁忌证;④ 肺移植具有可治愈性。

6. 急性呼吸窘迫综合征(ARDS)

ARDS是由肺内和(或)肺外原因引起的,以顽固性低氧血症为显著特征的临床综合征,因高病死率而备受关注。ARDS的病因繁多,不同病因所致ARDS发病机制也各不相同。但无论病因如何,ARDS的病死率一直保持在30%~45%。ARDS治疗除了病因的治疗,还包括机械通气、体外膜肺氧合(ECMO)治疗等,其有效治疗方法仍在继续探索。即使ARDS患者能从危重状态中恢复,也可能继续发展为呼吸功能不全。当ARDS进展到纤维化期时,大部分患者开始出现持续的呼吸功能不全。由于ECMO的应用以及优化的机械通气等策略在ARDS的治疗中已取得成功,因此肺移植率相对较低。然而仍然有相当数量的患者可能从肺移植中受益,比如因破坏性肺损伤而在接受ECMO或机械通气支持期间无法恢复的持续性ARDS患者,以及恢复后有仍有支气管扩张和肺纤维化等慢性肺疾病持续存在的患者。对于没有肺部基础疾病的ARDS患者来说,很少选择肺移植治疗,因为疾病的急性程度和严重程度往往会妨碍全面的移植评估,或在捐献者发现之前便出现严重的肺外并发症或死亡。在ARDS成功移植的病例系列和报告中,有利于早期和远期生存的因素包括年龄较小、无合并症、无肺外器官功能障碍、使用体外生命支持(extra corporeal life support, ECLS)疗法作为肺移植桥接治疗以及肺部原因引起的ARDS。自2020年1月以来,描述COVID-19相关ARDS的双肺移植病例报告不断出现。该领域的专家建议,在COVID-19引起呼吸衰竭后至少4~6周再考虑肺移植。

ARDS患者肺移植转诊评估指征:存在不可逆肺损伤,没有临床恢复可能,且需要持续的有创呼吸机辅助通气支持和(或)ECLS支持治疗的ARDS患者。

7. 尘肺

尘肺病是我国发病最多的职业病之一,是在职业活动中长期吸入生产性矿物粉尘,粉尘在肺内沉积而引起的以肺组织弥漫性纤维化为主的疾病,临床表现为进行性加重的咳嗽、咳痰、胸闷、胸痛、呼吸困难、衰弱等。因严重的呼吸功能受损,患者可能早期丧失劳动能力,生活质量很差。目前尘肺的主要治疗方法有药物治疗、大容量全肺灌注及肺移植。有研究表明,大容量全肺灌注及肺移植均能改善终末期尘肺患者的肺功能;且肺移植能更好地改善肺功能及生活质量,使患者在术后达到长期生存。终末期尘肺患者何时接受肺移植目前无明确的界定。

陈静瑜教授综合ILD肺移植受者选择标准及临床经验，指出终末期尘肺患者出现以下情况时刻考虑肺移植：患者静息时缺氧、活动后明显气急、血氧饱和度下降严重、肺活量低于预计值的60%～70%，DL_{CO}低于预计值的40%，FEV_1<预计值的30%或急剧下降，肺动脉高压，高碳酸血症，NYHA心功能分级Ⅲ～Ⅳ级，影像学有严重的特征性病变。

二、肺移植术前转诊受者的综合评估

肺移植迄今仍是复杂的风险极高的手术，需要详细的术前评估。转诊受者的评估应该基于3个层面：① 基础疾病诊断及治疗情况的评价；② 结合理化及各种辅助检查综合评估患者基础疾病的严重程度及机体功能状态；③ 危险因素的评估。3个层面的评估完成后，综合分析是否存在肺移植的禁忌证，以及是否适合进行肺移植治疗。

（一）基础疾病及治疗现状的评估

对于每一例转诊至肺移植中心的患者，应进行详细的病史采集及体格检查，结合必要的辅助检查，确定患者基础疾病的诊断及目前的治疗，进一步确认患者是否已经接受了该病的充分治疗，在充分治疗的情况下病情是否仍在进展。如COPD患者，根据影像学及肺功能状态，评估患者是否已经接受了规范的吸入药物治疗、呼吸康复治疗等，同时也可以评估患者是否存在支气管镜下肺减容或外科肺减容的指征。又如ILD患者，需要对病因进行梳理，以评估患者是否已接受必要的治疗；但因ILD患者病情可能迅速进展，即使暂时不满足肺移植指征，也需要密切地动态观察临床症状、复查肺功能及胸部影像，及时发现病情的进展趋势，并及时将患者列入肺移植等待名单。

（二）全面的器官系统功能评估

在移植手术前，需要进行全面的器官系统功能评估，包括：① 心电图、血液常规、血液生化、凝血功能、糖化血红蛋白等检查。② ABO血型、人类白细胞抗原（human leukocyte antigen, HLA）配型及群体反应性抗体检测。③ 血清肝炎病毒（HAV、HBV、HCV）和HIV抗体检查，巨细胞病毒、EB病毒抗体及DNA检测。④ 肺部检查：标准肺功能、动脉血气分析；核素定量通气/血流扫描；心肺运动试验；胸部CT检查，无禁忌情况可选择胸部增强CT，便于评估纵隔及肺门的组织结构。⑤心血管检查：超声心动图（需要评估右心室前壁、侧壁厚度，右心室射血分数，肺动脉压估测值），必要时可行右心导管血管造影及经食管超声心动图；对于高危人群（高血压、糖尿病、既往冠心病患者、年龄＞50岁或有吸烟史、体型肥胖、吸烟＞400支/年者）需要行冠脉CT造影检查。⑥康复评估：6分钟步行试验（6-minute walk test, 6MWT）。若患者不耐受，可以吸氧下进行或进行2分钟步行试验；进行心理测定，对于初筛存在心理风险的患者，由精神科医师进行更专业的评估；由专业的营养医师进行营养状态评估。

（三）危险因素的评估

危险因素的确定使潜在移植候选者在肺移植后出现不良结果的风险增加。例如，高龄或肥胖等特定危险因素的相关风险很重要，但也要重视多个潜在危险因素的累积效应。2021年，ISHLT指南对肺移植相关危险因素进行了阐述。

1. 年龄

肺移植候选者年龄上限的考虑依然是一个有争议的话题。在2006年和2014年的指南中，年龄＞65岁并伴有较低生理储备和（或）其他相关禁忌证被认为是相对禁忌证。肺移植受者的年龄在过去10年中有所增加。在美国，65岁以上的候选者占移植等待名单的30%以上，也是移植占比最高的年龄组。随着关于老年受者肺移植经验的增加，多项研究显示，经过精心挑选的老年受者可能与年轻受者有相同的短期生存。从公平分配和有效利用的角度看，限制老年移植在伦理上是合理的。高龄对移植后生存的负面效应是显而易见的，尤其是远期生存，无论在个体层面还是社会层面都限制了肺移植在这一人群中的净获益。解决这个问题的一个选择是考虑将老年捐献者的供肺分配给老年受者，因为这已被证明可以产生类似的结局。总之，高龄患者越来越多地被选择为肺移植候选者，应根据各中心和捐赠者分配系统的评估仔细选择受者。

2. 恶性肿瘤

最近关于实体器官移植（SOT）前恶性肿瘤的共识声明提到：对于既往有癌症病史、维持良好且5年以上无复发的患者、未受免疫抑制剂显著影响的癌症患者以及无转移且复发风险极低的患者，可考虑进行移植；然而，如果存在转移病灶、复发风险高或患者预期寿命短，则应避免移植。肺移植术前，若既往无肿瘤病史，仍需要评估是否存在宫颈癌、乳腺癌及结直肠癌。

3. 主要器官功能障碍和其他疾病

除呼吸衰竭外，如果伴有其他器官衰竭，移植后过程可能受到不利影响，器官功能可能进一步恶化。因此,对于合并主要器官功能障碍患者的移植需要更谨慎的评估。围手术期出血和使用肾毒性药物都有可能损害肾功能,甚至达到需要肾替代治疗的程度。相关研究显示,肾小球滤过率(glomerular filtration rate,GFR)< 60 mL/(min · 1.73 m²)和年龄>45 岁的肺移植受者术后风险增加。

在既往研究中,在肺移植前接受冠状动脉介入治疗、左心室功能保留的患者中生存率没有差异,且冠状动脉疾病导致的病死率没有增加。在周围血管疾病(peripheral vascular disease, PVD)患者中,应用 ECMO 可能存在问题,术后康复困难;然而,PVD 不被视为绝对禁忌证,但需要进行各种术前评估,准备相关手术预案。

4. 胃食管反流

移植后胃食管反流病(gastroesophageal reflux, GER)与急性排斥反应、肺部感染及早期发展为慢性移植肺功能障碍(chronic lung allograft dysfunction,CLAD)的风险有不同程度的相关性。移植前和移植后早期的抗反流手术与早期移植功能障碍发展的减少有关。值得注意的是,由于可能并发食管动力障碍和(或)胃瘫,传统的抗反流手术可能不是一个合适的选择。以 GER 和食管功能障碍为特征的疾病,如硬皮病或其他结缔组织疾病,可能会因为微量或大量误吸风险的增加而对移植受者带来特定的挑战。尽管存在这些风险,但对硬皮病肺移植受者(在有专业知识储备的移植中心进行移植)的研究表明,食管功能障碍似乎并不影响移植预后。

5. 营养状态

异常营养状况,如超重或体重不足,都会影响患者移植后的预后。低体重通常被认为是肺移植的一个危险因素,但根据体重指数,即使是 BMI ≤ 17 kg/m²或更低的 CF 患者的生存率也没有统计学差异。最近有研究证实,超重患者移植后 PGD 和病死率可能增加,超重或肥胖患者移植后的预后可能较差,尤其是 BMI ≥ 35 kg/m²的患者。虽然 BMI 不是移植的决定性标准,但对体重不足患者适当加强营养和超重患者适当减轻体重可能有助于改善结果。

6. 感染性疾病

活动性感染通常是移植的禁忌证。移植后使用免疫抑制药物可能导致感染控制不佳,并发展为血流感染。在 CF 和非 CF 支气管扩张的情况下,耐药细菌的定植增加了手术后的病死率。然而,近年来,随着新型抗感染药物、先进治疗方案以及微生物检测诊断技术的发展,许多局限性已被克服。根据最近报道的共识,非结核分枝杆菌、非曲霉类真菌和洋葱伯克霍尔德菌感染,如果已经给予适当的治疗,肺移植是可以实施的。

由于治疗的进步，HIV感染现在被认为是一种慢性病。病例研究显示，相对于非HIV感染的肺移植受者，$CD4^+$淋巴细胞计数>200个/mm^3、HIV病毒载量<20拷贝/mL的HIV感染肺移植受者的1年和5年生存率相当。故HIV感染不再是肺移植的绝对禁忌证。需要注意药物之间的相互作用，不建议使用法韦伦或利托那韦的抗反转录病毒疗法。针对HBV感染的抗病毒药物用于移植后的预防和治疗是安全和有效的。因此，无肝病的HBV感染患者不是肺移植的障碍。没有肝硬化证据的接受肺移植的HCV血清阳性患者，移植后病死率没有增加。在理想情况下，HCV携带者应在肺移植前进行治疗。然而，对于检测到HCV载量而无明显肝纤维化的患者，可在肺移植后进行治疗。

7. 社会心理危险因素

肺移植候选者的社会心理评估包括心理功能、神经精神功能、社会支持、物质使用、移植认知和行为依从性的评估。移植受者良好的社会心理功能对于肺移植术后良好结果非常重要，但很少有绝对的社会心理禁忌证。不良的社会心理功能问题包括：不坚持包括康复运动在内的治疗、进行性认知障碍和活性物质使用。反复出现且毫无改善迹象，以及依从性缺乏被认为是成人患者的禁忌证。移植前的认知障碍可能影响医学决策、知情同意和自我管理能力。痴呆症随着候选者年龄的增长而变得更加普遍，且被认为是禁忌证，特别是进展性痴呆症。痴呆与术后不良结果有关。情感障碍和焦虑可能会影响围手术期结局和生活质量。移植前的抑郁症状与较差的移植结果有关。候选者正在使用的精神药物不应成为移植的禁忌证，但应仔细评估精神药物和抗排斥药物之间潜在的相互作用。术前和术后给予充分的社会支持和护理对肺移植的成功至关重要，缺乏支持可能增加依从性的缺乏和移植后病死率增加的风险。对于物质滥用者，应在肺移植前结束物质滥用，并在有需要的情况下进行戒断治疗。在进行移植前评估时，需检测血液和尿液活性物质含量来证实戒断。肺移植候选者必须在移植前证明已经戒除所有烟草和尼古丁产品，包括尼古丁替代疗法。肺移植前必须停止吸入性大麻的使用。肺移植前使用阿片类药物对移植结果安全性的影响尚未得到广泛研究。为肺移植受者开具阿片类药物以缓解疼痛或呼吸困难症状时，应根据个体情况平衡考虑好风险和益处。

8. 体外生命支持（ECLS）桥接

随着ECMO技术和管理的进步，目前ECMO已在移植前被广泛使用。在等待移植的患者中，当出现严重的高碳酸血症或缺氧时，需考虑ECMO应用，以减轻右心室负担，防止多器官损伤。此外，患者在清醒状态下行ECMO治疗也有助于保护呼吸功能，同时可以进行呼吸康复治疗。

三、肺移植禁忌证

随着肺移植外科技术的进步、抗排斥药物的进展，肺移植的禁忌证有了明显的变化。2021年，ISHLT指南中详细列出了肺移植绝对禁忌证（表2-4-1），有绝对禁忌证的患者不适宜纳入转诊评估。对于已转诊至肺移植中心进行评估的患者，在评估中若发现绝对禁忌证，也不宜纳入肺移植等待队列。

表2-4-1　肺移植的绝对禁忌证

肺移植绝对禁忌证
1. 患者没有移植的意愿或不同意移植治疗
2. 复发风险高，或与癌症相关的死亡风险高的恶性肿瘤
3. 肾小球滤过率＜40 mL/（min·1.73 m²）（除非考虑多器官联合移植）
4. 30 d内的急性冠脉综合征或心肌梗死（排除需求性缺血）
5. 30 d内脑卒中
6. 肝硬化合并门脉高压或合成功能障碍（除非考虑多器官联合移植）
7. 急性肝衰竭
8. 急性肾衰竭伴肌酐持续升高或已进行透析，且恢复的可能性低
9. 脓毒性休克
10. 活动性肺外感染或播散性感染
11. 活动性结核分枝杆菌感染
12. 能检测到病毒负荷的HIV感染
13. 功能状态受限（如无法行走），移植后康复潜能差
14. 进行性认知障碍
15. 反复出现的无改善证据的不依从性（对于儿科患者不是绝对禁忌证，应在其不同发育阶段对"不依从性"进行持续评估）
16. 使用活性物质或发生依赖，包括当前的烟草使用、抽电子烟、吸食大麻或静脉注射毒品
17. 其他严重的、无法控制的、预计将限制移植后生存的医疗情况

四、转诊患者的持续监测及列入肺移植等待队列

转诊患者应接受系统全面的评估及排除绝对禁忌证，对于符合适应证的患者，可根据病情严重程度确定是否列入肺移植等待队列。2021年，ISHLT指南更新了2014版的受者评估指南，表2-4-2为不同病种考虑列入肺移植等待队列的时机。

表2-4-2　肺移植受者列入肺移植等待队列的时机

病　种	列入肺移植等待队列的时机
慢性阻塞性肺疾病（COPD）	• BODE评分7～10分 • 其他可列入移植等待名单的情况：$FEV_1 < 20\%$预计值，合并中到重度的肺动脉高压，出现严重急性加重，慢性高碳酸血症
间质性肺疾病（ILD）	• 任何类型的肺纤维化在过去的6个月出现以下情况之一：FVC绝对下降＞10%，DL_{CO}绝对下降＞10%，FVC绝对下降＞5%且出现影像学进展 • 6MWT时氧饱和度＜88%，或6 min步行距离在过去6个月内下降＞50 m • 右心导管或超声心动图检查发现肺动脉高压（排除舒张性心功能不全） • 因呼吸困难、气胸或急性加重入院
肺淋巴管平滑肌瘤病（PLAM）	• 满足LAM肺移植转诊评估指征的患者，尽管接受了mTOR抑制剂治疗，仍然有疾病进展时，应该考虑列入等待队列 • 在等待肺移植期间不需要停用mTOR抑制剂，在肺移植时停用即可 • 对等待名单中的患者，可能更推荐使用依维莫司并将其谷浓度保持在较低的目标范围
肺朗格汉斯细胞组织细胞增生症（PLCH）	• 严重的肺功能损害和运动耐力下降 • 静息状态下存在低氧血症
囊性纤维化（CF）/非CF纤维化支气管扩张	满足肺移植转诊评估指征的CF/非CF支气管扩张患者合并以下任一项 • $FEV_1 < 25\%$预计值 • 肺功能快速下降或症状快速进展（过去12个月FEV_1相对下降＞30%） • 频繁入院，尤其是过去1年住院时间＞28 d • 急性加重需要机械通气支持 • 合并低氧或高碳酸血症的慢性呼吸衰竭，尤其是氧需求量增加或需要长期的无创辅助通气治疗 • 肺动脉高压（心脏超声提示肺动脉收缩压＞50 mmHg或存在右心功能不全的证据） • 在营养支持治疗下营养状态仍持续恶化，尤其是BMI＜18 kg/m² • 支气管动脉栓塞术后仍反复出现大咯血 • WHO功能分级为Ⅳ级

续　表

病　种	列入肺移植等待队列的时机
肺动脉高压	• 在包括静脉或皮下使用前列腺环素类似物的适当治疗下,ESC/ERS高风险或者REVEAL风险评分＞10分 • 进展性的低氧血症,尤其是诊断PVOD或PCH的患者 • 进行性发展但未达到终末期的由肺动脉高压导致的肝肾功能不全 • 危及生命的咯血
胸部恶性肿瘤	• 仅限于严格筛选的肺局限性原位腺癌、微浸润腺癌、贴壁生长为主型腺癌或低侵袭性和淋巴结阴性的多灶性腺癌患者。当满足以下情况时,可以考虑肺移植:① 由于存在多灶性疾病或严重潜在肺部疾病而无法进行手术切除;② 多灶性疾病已导致严重的肺功能受损;③ 内科肿瘤学治疗失败或有禁忌证;④ 肺移植有治愈可能
急性呼吸窘迫综合征(ARDS)	• 有不可逆肺损伤的依据,需要持续机械通气支持和(或)ECLS支持治疗,且没有临床恢复可能

肺移植的结果可能因候选者的临床特征差异而有显著的不同。根据肺移植受者转诊指征早期筛选出肺移植可能的受者,在移植中心进行系统全面的评估,排除禁忌证,个体化地综合分析并优化危险因素,以获得最成功的肺移植远期结果。

第五节　肺移植患者的术前管理

史灵芝,陈文慧,吴波

肺移植是终末期肺病患者重新获得较高生活质量的唯一方法。2005年,美国对供肺分配的制度从基于等待时间转变为基于肺分配评分(LAS)的分配方式。LAS根据医疗紧迫性和移植后存活情况优先分配供肺,从而减少了等待肺移植的患者数量和移植等待时间,并初步改善了等待名单上的患者的病死率。但随着时间的推移,更多的危重患者纳入肺移植等待名单,等待名单上的患者病死率也逐步高于实施LAS之前的病死率。这些危重患者需要积极地处理,以保证其顺利等到合适的供肺。而在中国,因为思想观念及医疗条件的差异,多数患者往往错过了最佳的肺移植评估时间,甚至已达到濒死状态,才选择进行肺移植手术治疗。这类患者不但给肺移植手术带来了极高的风险,同时更给安全过渡到肺移植阶段提出了更高的要求。

本节将重点阐述肺移植患者在肺移植术前的各项管理方案,即通过患者、患者家属和医师之间的共同努力,将肺移植等待者通过术前管理达到较好的状态,为肺移植手术的顺利进行及术后的快速康复提供最大的技术保障。

一、临床监测和管理

1. 基础监测和管理

终末期肺病患者的临床状态可在短时间内急剧改变,因此需要密切监测肺移植等待名单上的患者。通过优化患者的治疗来保持其临床稳定性,通过更新患者临床状态来评估移植程序的适用性(例如,单肺移植与双肺移植),并最终确定是否进入紧急名单或取消肺移植资格。尽管不同肺移植患者之间的监测方案具有个体化差异,但通常每8~12周即需要对名单内的待肺患者进行评估。病史和体格检查的重点包括症状的变化、体重的显著增加或减少、感染风险、有无合并重大疾病和全身整体状况,以及自上次评估以来患者是否进行了任何致敏事件(如输血)。常规监测项目包括胸部X线片或胸部CT检查、动脉血气分析、肺功能测定、6分钟步行试验(6MWT)、全血细胞计数及肝肾功能和凝血时间检测。氧气使用情况、辅助通气状态和二氧化碳分压(PCO_2)则需要每2周更新1次。此外,需要密切监测具有显著的人类白细胞抗原(HLA)抗体或近期有致敏事件史的患者,以发现新的抗HLA抗体。抗HLA抗体的存在与肺移植后的不良临床结果密切相关。囊性纤维化(CF)等化脓性肺部疾病的患者应在每次评估时接受筛查,以确定感染的发展情况,并了解各种抗生素敏感性的最新信息,这有助于在术前及围手术期选择适当的预防及抗菌治疗。

2. 合并症监测和管理

积极控制原发病能极大地降低肺移植的手术风险。对于合并感染或细菌定植的患者,须积极控制感染或去定植治疗。尤其需要指出的是,部分耐药菌的去定植在术前至关重要,比如术前不典型分枝杆菌感染,通常被认为是肺移植的禁忌证。术前针对病原体进行多种抗生素的治疗、经多次培养及抗酸染色转阴后可进行肺移植。对于排痰效率低的患者,建议进行支气管镜检查,并在每侧肺中至少2个位置留取标本培养分枝杆菌、真菌和定量细菌。

合并肺动脉高压的患者移植前应常规进行心超检查,对于中、重度肺动脉高压患者,在有条件的单位需进行右心导管术以评估肺动脉压力、右心室功能以及是否存在卵圆孔未闭。肺移植术前根据肺动脉高压分型及心功能分级进行合适的治疗,包括肺动脉高压的基础治疗、靶向药物的应用及前列环素类药物的应用,将患者的肺动脉压力及心功能状态调整到最佳,并为顺利桥接到肺移植手术提供最大的安全保障。患有严重继发性肺动脉高压的患者可能需要双肺移植而不是单肺移植;而右心室功能不全的患者可能须考虑心肺联合移植、术中使用体外循环(CPB)或在术后提前使用体外膜肺氧合(ECMO)。

3. 免疫接种

在理想情况下,应对潜在的移植受者的免疫状况进行全面评估,并且在被列入移植名单之前接受所有推荐的疫苗接种。移植前接受免疫抑制治疗的患者或预计在2周内将被列入移植名单的患者应避免接种减毒活疫苗。常见的减毒活疫苗包括鼻内流感、麻疹、腮腺炎、风疹、水痘和带状疱疹疫苗。此外,与患者接触的家庭成员也应避免接种活疫苗。

等待肺移植的患者仍然处于继发于流感感染的严重发病率和病死率的高风险中,这些患者应尽早接受季节性流感疫苗接种。总的来说,这些疫苗在移植受者中被认为是安全有效的。然而,有人担心接种季节性流感疫苗可能会导致新的抗HLA抗体的产生。瑞士一项对肾移植受者的研究表明,大约15%的受者产生了抗HLA抗体,但这些抗体的滴度低且寿命短,并且疫苗接种与排斥反应发生率的增加无关。

4. 术前营养管理

肥胖和体重不足的肺移植患者的预后比正常体重患者更差,肥胖和体重不足是肺移植后死亡的独立危险因素。肥胖也与原发性移植肺失功(PGD)的风险增加有关。体重指数(BMI)$< 18.5 \, kg/m^2$的患者在肺移植后死亡风险增加35%,而BMI $> 34.9 \, kg/m^2$与病死率增加2倍相关。营养不良的标志,如低血清白蛋白和总蛋白水平,与肺移植后感染风险增加和生存率降低相关。

鼓励肺移植受者达到并保持最佳体重。随着基础疾病的进展,晚期肺部疾病患者的体重会显著减轻。由于维持充足通气的能量消耗增加,加上与呼吸困难和胃胀相关的食物摄入量减少,会导致体重迅速减轻和营养不良。而慢性阻塞性肺疾病(COPD)患者面临继发性营养不良的风险,继发于与COPD相关的胰腺功能不全,以及因肺部感染负担加重而增加的代谢需求。

等待肺移植的患者应该接受全面的营养评估和监测,最好是在其肺移植中心,由受过晚期肺部疾病患者评估和管理培训的营养师进行。营养评估和管理的目标包括酌情增加或减少体重,以及保持充足的肌肉和能量储备。肺移植等待名单中体重不足的患者应该接受口服高热量营养补充剂。在患者体重持续下降或未能增加的情况下,放置胃管以确保足够的热量摄入会使他们受益。

虽然体重不足的患者能从术前体重增加中获益,但他们在移植前病死率增加的风险很高,不应该因为等待体重增加而过度推迟肺移植时间。同样,应该鼓励肥胖患者在移植前减肥。然而,在终末期肺病患者中,通过严格限制热量摄入来快速减肥可能会导致肌肉质量下降和虚弱。超重或中度肥胖(BMI 为 $25\sim35\ kg/m^2$)对移植后结果产生不利影响的风险应与严重热量限制相关的营养不良风险进行权衡。

5. 术前肺康复

目前,大多数肺移植中心要求肺移植受者进行一项由多学科团队协作制订的肺移植术前康复计划,并被美国胸科学会和欧洲呼吸学会所推荐。主要目的为改善患者的运动耐量、减轻临床症状、提高健康相关生活质量和维持或优化肺移植候选者的身体功能状态;其次,提高肺移植术后的依从性、降低并发症发生率和缩短住院时间等。术前康复计划具体包括个体化运动处方的制订、呼吸控制训练、呼吸肌肉力量训练、气道廓清技术、对患者和家属的宣教等。

移植前等待阶段是进行患者教育的理想阶段,常规护理可提供有关移植术前程序、移植术后程序和药物治疗方面的很多教育;而肺康复宣教包括咳嗽控制技巧、肺活量锻炼方法、疼痛管理和早期康复的重要性。研究表明,对肺部疾病有进展的肺移植受者进行运动训练,可维持甚至增加 6 min 步行距离。主要是慢性阻塞性肺疾病(COPD)的患者进行吸气肌肉训练可改善吸气肌肉力量和耐力,即使研究并未特定于肺移植候选者。研究证实,肺康复为待肺移植患者带来的益处是独立于慢性呼吸系统疾病的类型及患者的年龄、性别、BMI、6MWT 和健康相关生活质量的。因此,对移植术前评估或已列入移植等待名单的患者均推荐进行肺康复训练。

6. 术前心理支持

肺移植的移植前评估和等待期对患者及其家庭成员来说压力极大。健康状况的恶化、捐赠器官可用性的不确定性、经济负担和持续的健康相关问题会增加他们的心理压力,这一时期的精神疾病很常见。一项对 100 名肺移植候选人的研究表明,多达 25% 的患者至少符合一种情绪障碍的标准,其中 28% 的患者符合 2 种或多种精神障碍的标准,恐慌和焦虑障碍是 2 种最常见的诊断。另一项对 70 名肺移植候选人的研究发现,一半的患者被诊断为重度抑郁症、焦虑症或适应障碍。精神障碍的负担似乎因患者的潜在疾病而异,囊性纤维化(CF)患者似乎比其他晚期肺疾病患者报告的焦虑更少。这可能与 CF 患者不得不长期应对疾病有关。

心理困扰在移植受者的护理人员中也很常见。护理人员的应对机制和生活质量会显著影响移植受者的生活质量。心理问题与移植后的不良结果有关。在肺和心肺移植受者中，移植前的焦虑和抑郁与移植后的身体损伤有关。同样，依从性差与肺移植后排斥风险的增加和住院时间的延长相关。

另一项对肺移植患者的研究发现，移植前焦虑和抑郁很常见，但该类诊断不影响1年生存率。多项研究表明，涉及认知行为疗法的结构化干预可以改善肺移植候选人的生活质量、压力水平、乐观、与护理人员的关系、抑郁和焦虑。建议对所有列入肺移植名单的患者进行监测，以发现心理应激源、不依从性和滥用药物的证据。有药物滥用风险的候选人可能需要频繁的随机药物测试。应该向处于危险中的患者提供适当的行为治疗和支持小组。

二、肺移植桥接

1. 机械通气

机械通气（mechanical ventilation, MV）是肺移植最常用的桥接方式。接受MV进行肺移植的患者预后结果比其他患者更差，此外，还有发生呼吸机相关肺损伤和医疗护理相关肺炎的风险。正在接受MV的晚期肺部疾病患者通常需要镇静以确保足够的通气和氧合。这种镇静使他们面临进一步呼吸失调、营养不良和院内感染的风险。一般来说，潜在的移植受者应在MV前进行全面的评估。因为MV和相关治疗方式会对移植前的医学和心理社会评估造成障碍。同时，其阻止了患者充分了解移植作为一种治疗选择，并阻止移植团队获得现实的知情同意。

2. 体外生命支持

如果患者在等待供肺期间病情恶化，应用MV支持仍不能维持有效氧合，且血流动力学稳定，静脉－静脉（venovenous, VV）-ECMO是首选的体外生命支持方式。与静脉－动脉（veno-arterial, VA）-ECMO相比，VV-ECMO的优点是出血、动脉血栓形成和神经并发症的发生率更低。而对于心功能不全或肺血管阻力升高的患者则首选VA-ECMO。

有研究表明，年龄＞35岁是桥接患者的独立危险因素，65岁以上无危险因素的患者一般可以考虑ECMO桥接，ECMO安置少于14 d的患者1年生存率为100%，而移植前ECMO超过14 d的患者1年生存率为50%。另外，在等待名单上需要无创通气的患者在移植后的病死率为20%，1年生存率为60%；气管插管患者在移植后的病死率为40%，1年生存率为47%。所以，选择时要重点关注移植后的康复和恢复潜力。在获得合适的供肺之前，MV是维持患者氧合和器官灌注的关键。MV和ECMO对晚期肺部疾病至关重要。ECMO的配置应根据患者的血流动力学要求进行定制，并应考虑可能的并发症。

综上所述，等待肺移植的终末期肺病患者往往病情危重，等待移植期间有较高的死亡风险，对其进行合理的临床监测管理或应用MV及体外生命支持桥接肺移植以降低患者等待期病死率，使之平稳过渡至肺移植手术实施具有重要意义。同时，通过对术前患者合并症、营养、肺康复和心理支持的管理，可有效促进移植受者快速康复，提高患者术后生存率及生存质量。

--------------------------- 参 考 文 献 ---------------------------

［1］ 陈静瑜，毛文君，马千里，等.中国肺移植供体标准及获取转运指南［J］.器官移植，2018,9(05): 325-333.

［2］ Chaney J, Suzuki Y, Cantu E, et al. Lung donor selection criteria［J］. J Thorac Dis, 2014, 6(8): 1032-1038.

［3］ Lund L H, Khush K K, Cherikh W S, et al. The Registry of the International Society for Heart and Lung Transplantation: Thirty-fourth adult heart transplantation report-2017; Focus theme: allograft ischemic time［J］. J Heart Lung Transplant Off Publ Int Soc Heart Transplant, 2017, 36(10): 1037-1046.

［4］ 中华医学会器官移植学分会肺移植学组，中国肺移植联盟.新型冠状病毒肺炎肺移植临床实践专家共识(第一版)［J］.中华器官移植杂志，2020,41(4): 196-198.

［5］ Mascia L, Pasero D, Slutsky A S, et al. Effect of a lung protective strategy for organ donors on eligibility and availability of lungs for transplantation: a randomized controlled trial［J］. JAMA, 2010, 304(23): 2620-2627.

［6］ Thabut G, Vinatier I, Brugière O, et al. Influence of preservation solution on early graft failure in clinical lung transplantation［J］. Am J Respir Crit Care Med, 2001, 164(7): 1204-1208.

［7］ Van De Wauwer C, Neyrinck A P, Geudens N, et al. Retrograde flush following warm ischemia in the non-heart-beating donor results in superior graft performance at reperfusion［J］. J Surg Res, 2009, 154(1): 118-125.

［8］ 陈静瑜，毛文君，马千里，等.中国肺移植供体标准及获取转运指南［J］.器官移植，2018,9(5): 325-333.

［9］ Li X S, Hu C X, Liu F, et al. Green channel of human organ transport improved the utilization rate of Chinese citizens' donated lungs: a single-center data analysis［J］. Chin Med J, 2021, 134(2): 222-224.

［10］ Snell G I, Westall G P. Selection and management of the lung donor［J］. Clin Chest Med, 2011, 32(2): 223-232.

［11］ Munshi L, Keshavjee S, Cypel M. Donor management and lung preservation for lung transplantation[J]. Lancet Respir Med, 2013, 1(4): 318−328.

[12] Determann R M, Royakkers A, Wolthuis E K, et al. Ventilation with lower tidal volumes as compared with conventional tidal volumes for patients without acute lung injury: a preventive randomized controlled trial[J]. Crit Care, 2010, 14(1): R1.

[13] Hopkinson D N, Bhabra M S, Hooper T L. Pulmonary graft preservation: a worldwide survey of current clinical practice[J]. J Heart Lung Transplant, 1998, 17(5): 525−531.

[14] Veith F J, Sinha S, Graves J S, et al. Ischemic tolerance of the lung: the effect of ventilation and inflation[J]. J Thorac Cardiovasc Surg, 1971, 61(5): 804−810.

[15] Strüber M, Wilhelmi M, Harringer W, et al. Flush perfusion with low potassium dextran solution improves early graft function in clinical lung transplantation[J]. Eur J Cardiothorac Surg, 2001, 19(2): 190−194.

[16] Rega F, Verleden G, Vanhaecke J, et al. Switch from euro-collins® to perfadex® for pulmonary graft preservation resulted in superior outcome in transplant recipients[J]. J Heart Lung Transplant, 2003, 22(1): S111.

[17] Müller C, Fürst H, Reichenspurner H, et al. Lung procurement by low-potassium dextran and the effect on preservation injury. Munich Lung Transplant Group[J]. Transplantation, 1999, 68(8): 1139−1143.

[18] Strüber M, Hohlfeld J M, Kofidis T, et al. Surfactant function in lung transplantation after 24 hours of ischemia: advantage of retrograde flush perfusion for preservation[J]. J Thorac Cardiovasc Surg, 2002, 123(1): 98−103.

[19] Thabut G, Mal H, Cerrina J, et al. Graft ischemic time and outcome of lung transplantation: a multicenter analysis[J]. Am J Respir Crit Care Med, 2005, 171(7): 786−791.

[20] Keshavjee S, Davis R D, Zamora M R, et al. A randomized, placebo-controlled trial of complement inhibition in ischemia-reperfusion injury after lung transplantation in human beings[J]. J Thorac Cardiovasc Surg, 2005, 129(2): 423−428.

[21] Cypel M, Yeung J C, Liu M, et al. Normothermic ex vivo lung perfusion in clinical lung transplantation[J]. New Eng J Med, 2011, 364(15): 1431−1440.

[22] Cypel M, Yeung J C, Machuca T, et al. Experience with the first 50 ex vivo lung perfusions in clinical transplantation[J]. J Thorac Cardiovasc Surg, 2012, 144(5): 1200−1206.

[23] 毛文君,陈静瑜.离体肺灌注技术的临床应用[J].器官移植,2018,9(5):334−338.

[24] Steen S, Ingemansson R, Eriksson L, et al. First human transplantation of a nonacceptable donor lung after reconditioning ex vivo[J]. Ann Thorac Surg, 2007, 83(6): 2191−2194.

[25] Machuca TN, Cypel M. Ex vivo lung perfusion[J]. J Thorac Dis, 2014, 6(8): 1054−1062.

[26] Warnecke G, Moradiellos J, Tudorache I, et al. Normothermic perfusion of donor lungs for preservation and assessment with the Organ Care System Lung before bilateral transplantation: a pilot study of 12 patients[J]. Lancet (London, England), 2012, 380(9856): 1851−1858.

[27] Roman M A, Nair S, Tsui S, et al. Ex vivo lung perfusion: a comprehensive review of the development and exploration of future trends[J]. Transplantation, 2013, 96(6): 509−518.

[28] Tian D, Wang Y, Deng SY. Should all donors be treated by ex vivo lung perfusion[J]. JAMA Surg, 2020, 155(6): 535.

［29］ Tian D, Wang Y, Shiiya H, et al. Outcomes of marginal donors for lung transplantation after ex vivo lung perfusion: A systematic review and meta-analysis［J］. J Thorac Cardiovasc Surg, 2020, 159(2): 720−730.e6.

［30］ Possoz J, Neyrinck A, Van Raemdonck D. Ex vivo lung perfusion prior to transplantation: an overview of current clinical practice worldwide［J］. J Thorac Cardiovasc Surg, 2019, 11(4): 1635−1650.

［31］ Wong A, Zamel R, Yeung J, et al. Potential therapeutic targets for lung repair during human ex vivo lung perfusion［J］. Eur Respir J, 2020, 55(4): 1902222.

［32］ Andreasson A, Karamanou D M, Perry J D, et al. The effect of ex vivo lung perfusion on microbial load in human donor lungs［J］. J Heart Lung Transplant, 2014, 33(9): 910−916.

［33］ Nakajima D, Cypel M, Bonato R, et al. Ex vivo perfusion treatment of infection in human donor lungs［J］. Am J Transplant , 2016, 16(4): 1229−1237.

［34］ Hsin MKY, Iskender I, Nakajima D, et al. Extension of donor lung preservation with hypothermic storage after normothermic ex vivo lung perfusion［J］. J Heart Lung Transplant, 2016, 35(1): 130−136.

［35］ 毛文君, 陈静瑜, 夏维, 等. 体外肺灌注技术的临床应用进展［J］. 中华医学杂志, 2018, 98(1): 75−78.

［36］ Weill D, Benden C, Corris P A, et al. A consensus document for the selection of lung transplant candidates: 2014 — an update from the Pulmonary Transplantation Council of the International Society for Heart and Lung Transplantation［J］. J Heart Lung Transplant, 2015, 34: 1−15.

［37］ Leard L E, Holm A M , Valapour M, et al. Consensus document for the selection of lung transplant candidates: An update from the International Society for Heart and Lung Transplantation［J］. J Heart Lung Transplant, 2021, 40: 1349−1379.

［38］ 中华医学会器官移植学分会. 中国肺移植受者选择与术前评估技术规范(2019版)［J］. 中华移植杂志(电子版), 2019, 13: 81−86.

［39］ Chambers D C, Perch M, Zuckerman A, et al. The International Thoracic Organ Transplant Registry of the International Society for Heart and Lung Transplantation: thirty-eighth adult lung transplantation report−2021; focus on recipient characteristics［J］. J Heart Lung Transplant, 2021, 40: 1060−1072.

［40］ 苏奕亮, 刘小刚, 戴洁, 等. 肺部恶性肿瘤的肺移植治疗［J］. 中华胸心血管外科杂志, 2020, 36: 4.

［41］ Egan T M, Edwards L B. Effect of the lung allocation score on lung transplantation in the United States［J］. J Heart Lung Transplant, 2016, 35(4): 433−439.

［42］ Smith J D, Ibrahim M W, Newell H, et al. Pre-transplant donor HLA-specific antibodies: characteristics causing detrimental effects on survival after lung transplantation［J］. J Heart Lung Transplant, 2014, 33(10): 1074−1082.

［43］ Allen J G, Arnaoutakis G J, Weiss E S, et al. The impact of recipient body mass index on survival after lung transplantation［J］. J Heart Lung Transplant, 2010, 29(9): 1026−1033.

［44］ Spruit M A, Singh S J, Garvey C, et al. An official American Thoracic Society/European Respiratory Society statement: key concepts and advances in pulmonary rehabilitation［J］.

Am J Respir Crit Care Med, 2013, 188(8): e13−e64.

［45］ Langer D. Rehabilitation in patients before and after lung transplantation［J］. Respiration, 2015, 89(5): 353−362.

［46］ Rodrigue J R, Baz M A, Widows M R, et al. A randomized evaluation of quality-of-life therapy with patients awaiting lung transplantation［J］. Am J Transplant, 2005, 5(10): 2425−2432.

［47］ Singer J P, Blanc P D, Hoopes C, et al. The impact of pretransplant mechanical ventilation on short- and long-term survival after lung transplantation［J］. Am J Transplant, 2011, 11(10): 2197−2204.

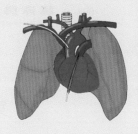

第三章

肺移植适应证

　　肺移植是目前终末期肺部疾病唯一有效的治疗方式,如果慢性终末期肺部疾病患者经最优化、最合理治疗,肺功能仍进行性降低,无进一步内科或外科治疗的可能,2年内因肺部疾病致死的风险极高,即应考虑肺移植。全球每年有数以万计的患者有资格成为肺移植的候选者,2019年全球260多个肺移植中心共完成超过4 500例肺移植手术,这极大反映了临床和基础研究的进步使可接受的移植候选者数量持续扩大。然而,肺移植转诊、评估、确定候选者资格和名单一直以来都面临着挑战和困境。针对肺移植受者选择时的各类问题,2021年,国际心肺移植学会总结了晚期肺部疾病管理的最新进展,进而为各移植中心提供了一个候选者评估和选择的框架和指南。基于此,本章节将结合中国肺移植的具体情况,重点叙述目前肺移植的常见适应证及其管理,主要包括COPD、肺气肿、间质性肺疾病、尘肺、病毒感染所致肺疾病(含新冠肺移植)、感染性疾病(支气管扩张、囊性纤维化、结核和弥漫性泛细支气管炎等)、肺淋巴管平滑肌瘤病、肺血管相关性疾病(肺动脉高压和特发性肺动脉等)、艾森曼格综合征、肺恶性肿瘤和中毒性疾病等。

第一节　肺移植治疗肺气肿

王跃斌,丁志丹,赵高峰

慢性阻塞性肺疾病(COPD)是最常见的慢性气道疾病,也是《健康中国2030行动计划》中重点防治的疾病。COPD是一种严重危害人类健康的常见病,严重影响患者的生命质量,是导致死亡的重要病因,并给患者及其家庭以及社会带来沉重的经济负担。2018年,王辰院士牵头的"中国成人肺部健康研究"调查结果显示,我国20岁及以上成人COPD患病率为8.6%,40岁以上人群患病率高达13.7%,估算我国患者近1亿,提示我国COPD发病仍然呈现高态势。COPD患者经过积极充分的内科治疗(包括戒烟、充分的支气管舒张剂及激素吸入、康复锻炼、长期氧疗等)无法阻止疾病进展,不适合肺减容术或肺减容术后疾病仍进展时,肺移植手术是唯一有效的挽救生命的治疗手段。

一、肺气肿概述

1. 定义

肺气肿(pulmonary emphysema, PE)是由于终末细支气管远端的气道弹性逐渐减退而导致的气道过于膨胀、肺容量逐渐增大的肺部疾病,是一种严重威胁人类健康的COPD,临床表现为进行性呼吸困难。COPD是一种以持续气流受限为特征的可以预防和治疗的常见疾病,气流受限多呈进行性发展,与气道和肺对有毒颗粒或气体的慢性炎症反应增强有关。慢性气流受限由小气道疾病(阻塞性支气管炎)和肺实质破坏(肺气肿)共同引起,两者在不同患者所占比重不同。当肺气肿患者的肺功能检查出现持续气流受限时,则可诊断为COPD。

2. 流行病学

PE是一种常见病和多发病,严重影响患者的生命质量,病死率较高,并给患者及其家庭以及社会带来沉重的经济负担,特别是进展到COPD阶段。在COVID-19大流行之前,COPD是全球第三大死亡原因,2019年共造成323万人死亡。预计未来40年,COPD的患病率将不断增加,到2060年每年可能会有超过540万人死于该病及其相关疾病。据统计,2013年中国COPD死亡人数约为

91.1万,约占全世界该病死亡人数的1/3,远高于中国肺癌年死亡人数。2018年中国成人肺部健康研究(CPHS)对10个省市50 991名人群的调查显示,20岁及以上成人的COPD患病率为8.6%,40岁以上则高达13.7%,首次明确我国患者人数近1亿,已经成为与高血压、糖尿病"等量齐观"的慢性疾病,构成重大疾病负担。

3. 病因与发病机制

遗传性α₁-抗胰蛋白酶缺乏、吸烟、空气污染、职业性粉尘及化学物质、呼吸道感染等是COPD发生的主要危险因素。其发病机制尚未完全明确,肺部炎症反应、氧化应激、蛋白酶和抗蛋白酶失衡、细支气管周围和间质纤维化等在发病中起重要作用。COPD的特征性病理改变表现在气道、肺实质及肺血管,肺组织不同部位出现以特异性炎症细胞增多为特征的慢性炎症,以及反复损伤与修复后出现的结构改变。相应的特征性病理生理学改变包括黏液高分泌、纤毛功能失调、小气道炎症、纤维化及管腔内渗出、气流受限、肺过度充气、气体交换异常、肺动脉高压和肺源性心脏病以及全身的不良效应。

4. 诊断标准

COPD的诊断应根据临床表现、危险因素接触史、体征及实验室检查等资料综合分析确定。典型的诊断依据包括:呼吸困难、慢性咳嗽或咳痰;危险因素暴露史;肺功能检查吸入支气管扩张剂后FEV₁/FVC < 0.7或正常下限(lower limit of normal, LLN),且除外其他疾病。应该仔细询问患者病史,遇到有慢性呼吸道症状,有危险因素暴露史,或有COPD、哮喘等呼吸道疾病家族史者,应该进一步检查明确诊断。体格检查包括是否存在桶状胸、缩唇呼吸、呼气相延长、呼吸音减弱、哮鸣音、口唇或甲床发绀、颈静脉怒张、双下肢浮肿、杵状指(趾)等。根据患者病情需要及医疗机构实际情况,恰当选择相应的检查项目,具体分为必做项目、推荐项目。必做项目包括血常规、肺通气功能检查(含支气管舒张试验)、X线胸片、心电图、经皮SpO₂检测。根据当地医院条件和患者病情选择恰当检查或转诊到上级医院的推荐项目包括动脉血气分析、痰培养、胸部高分辨率CT、超声心动图、肺容量和弥散功能检查,6分钟步行试验(6MWT),D-二聚体、B型脑钠肽或N-末端脑钠肽前体、CRP、过敏原检测,过敏原总IgE、诱导痰细胞学分类、呼出气一氧化氮检测,双下肢静脉超声、肺通气灌注扫描或CT肺动脉造影、运动心肺功能检查等。

二、COPD 的治疗

1. 肺气肿的一般治疗

减少烟雾、粉尘等危险因素暴露、疫苗、药物治疗、康复、教育和自我管理、氧疗、无创通气等是COPD稳定期的主要预防和治疗手段。药物治疗可以缓解COPD症状,然而迄今为止,在临床研究中,没有一种治疗COPD的药物可以延缓肺功能的长期下降。

1945年,Nissen首次报告了肺大疱局部肺切除治疗慢性阻塞性肺气肿病,此后又有许多论文相继证实了这种手术的疗效,其中最引人注目的疗效是占据患者半胸1/3～1/2的肺大疱,手术后肺功能改善最为明显。1957年,Brantigan等首次采用手术方法治疗重度肺气肿,以单侧切除无功能的肺来减少肺容积,使术后患者气促症状明显改善。1995年,Cooper等应用肺减容术(lung volume reduction surgery, LVRS)治疗重度肺气肿取得显著疗效,使LVRS得到医学界的广泛关注。目前,多中心研究结果表明LVRS可以明显提高重度肺气肿患者的生存质量,改善呼吸困难等症状。美国国家肺气肿试验(national emphysema treatment trial, NETT)通过大规模样本也证实只要合理选择手术适应证患者,LVRS的安全性及相对于内科保守治疗患者在肺功能改善及远期生存率方面都明显占优。近年来,随着支气管镜技术的发展,与传统LVRS相比,经支气管镜肺减容术(bronchoscopic lung volume reduction, BLVR)更加安全。对于非匀质肺气肿患者来说,BLVR被认为是可行、安全、有效的,虽然与传统LVRS比起来早期效果没有明显优势,但并发症及病死率相比而言要低得多。同时,BLVR能在等待移植患者中发挥重要作用,可以作为肺移植的过渡手术,其效果也值得关注。目前这一方法仍处于探索阶段,需进一步完善,验证其有效性及安全性。

2. 肺移植治疗肺气肿

肺移植技术的出现是肺气肿治疗历史上的一个飞跃,第一次通过外科手段使终末期肺气肿患者的生活质量及预后得到长期改善。从1963年Hardy等进行了人类首例单侧肺移植,患者术后存活18 d,到1986年Cooper等成功完成了一例单肺移植并长期存活。据ISHLT的统计,既往COPD是肺移植第一大适应证,但从2007年开始已被间质性肺疾病(ILD)超越,成为第二大适应证。由于免疫抑制剂应用及手术技术的进步,据统计,目前肺移植术后5年生存率已达45%以上。对于采用单、双肺移植治疗终末期肺气肿的疗效仍存在争议。有许多文献报道双肺移植的效果要优于单肺移植,如Cassivi等学者报道双肺移植5年生存率为66.7%,优于单肺移植的44.9%,但考虑到所采用的样本同质性等其他混淆因素,结果不具有说服力。Delgado等通过对62例肺移植患者的回顾分析得出,两种术式在5年累积生存率方面差异无统计学意义(59% *vs.* 56%, $P > 0.05$),在围手术期并发症方面单肺移植明显少于双肺移植(27.6% *vs.* 54.0%, $P < 0.05$)。

然而大部分学者支持双肺移植,理由是单肺移植易使患者本体肺由于过度通气膨胀,导致不良预后。相比而言,单肺移植具有吻合技术简单,较短的供肺缺血时间,较少的围手术期并发症发生率及病死率。考虑到术后长期获益,仍建议年龄较轻的终末期肺气肿患者行双肺移植;而对于高龄患者(55岁或60岁以上),首先推荐单肺移植;但是如果术前合并肺部感染、肺动脉高压等,双肺移植仍是首选。终末期肺气肿的肺移植典型病例见**图3-1-1**。

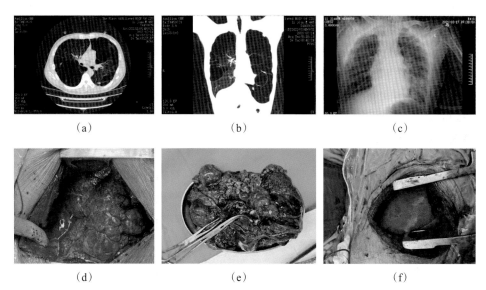

（a） （b） （c）

（d） （e） （f）

图3-1-1 1例终末期肺气肿患者的肺移植影像及术中肺表现。（a）（b）术前CT；（c）术后胸部X线片；（d）（e）受者肺；（f）移植后肺。

三、COPD肺移植的适应证与禁忌证

肺移植主要用于治疗慢性终末期肺疾病。如果慢性终末期肺疾病患者经最优化、最合理治疗,肺功能仍进行性降低,无进一步内科或常规外科治疗的可能,2年内因肺部疾病致死的风险极高(>50%),即应考虑肺移植。据ISHLT统计,既往肺气肿居肺移植原发病首位,约占全球肺移植总数的40%。我国国家肺移植质控中心数据显示,肺移植原发病中终末期ILD占首位,其中以IPF占比最高,其次为肺气肿。

肺气肿急性加重伴高碳酸血症入院的患者大多预后不良,一般2年生存率约49%;1年内出现病情加重3次以上者,生存率进一步下降。当内科治疗(包括戒烟、充分的支气管扩张及糖皮质激素吸入、康复锻炼和长期氧疗等)和

LVRS等均无法阻止疾病进展、改善肺功能时,可考虑行肺移植术。未行肺移植的 肺气肿患者生存率随着年龄增长而下降,并与低氧血症、高碳酸血症和肺动脉高压的严重程度以及第1秒用力呼气容积(FEV_1)、弥散功能和体重指数(BMI)等因素密切相关。

1. 肺移植治疗肺气肿的适应证

2006年国际心肺移植学会(ISHLT)指南建议以BODE指数作为衡量肺气肿患者肺移植指征的有效参数,包括体重指数(B)、通过 FEV_1 反映的气流阻塞严重程度(O)、呼吸困难评分(D)和通过 6MWT 测量的运动能力(E)。该评分系统(BODE指数)范围为0～10分,分数越高表明死亡风险越高。据报道,BODE指数增加超过1分会使死亡风险增加1倍。Lahzami 等对BODE指数在肺移植中的应用进行了评价,研究显示大部分BODE指数≥7分的患者能从肺移植中获益。2021年ISHLT肺移植受者选择指南制订的肺移植评估和移植标准见表3-1-1。

表3-1-1　慢性阻塞性肺疾病(COPD)的肺移植评估和移植标准

肺移植评估标准	肺移植标准
1. BODE评分5～6分合并其他死亡风险增加因素 • 频繁急性加重史 • 过去24个月BODE评分增加>1分 • CT显示肺动脉直径/主动脉直径>1 　预计FEV_1: 20%～25% 2. 给予最大限度的治疗(包括药物治疗、肺康复治疗和氧疗),疾病仍在进展 3. 患者对目前较差的生活质量无法接受 对于需要支气管镜或外科肺减容(LVR)的患者,同时进行肺移植和LVR评估是合理的	1. BODE指数为7～10 2. 其他移植标准 • 预计FEV_1<20% • 中度至重度肺动脉高压 • 急性加重史 • 长期高碳酸血症

2. 肺移植治疗肺气肿的禁忌证

肺移植是一种复杂的治疗选择,围手术期并发症的发生率和病死率较其他治疗方案显著增高。

(1)肺移植的绝对禁忌证:① 患者不愿意或不接受移植;② 合并复发或死亡风险高的恶性肿瘤;③ 肾小球滤过率<40 mL/(min·1.73 m²)(多器官联合移植除外);④ 30 d内新发急性冠状动脉综合征或心肌梗死(需氧增加性心肌缺血除外);⑤ 30 d内新发脑卒中;⑥ 肝硬化合并门静脉高压症或综合功能障碍(多器官联合移植除外);⑦ 急性肝衰竭;⑧ 急性肾衰竭并肌酐升高或需要透

析，且恢复正常可能性低；⑨ 感染性休克；⑩ 活动性肺外感染或播散性感染；⑪ 活动性肺结核感染；⑫ 可检测到病毒载量的HIV感染；⑬ 功能状况有限（如不能行走），移植后康复潜力较差；⑭ 进行性认知障碍；⑮ 反复或无改善的不依从症（注：对于儿科患者，这不是绝对禁忌证，应在他们经过不同发育阶段时对不依从症进行持续评估）；⑯ 未戒断的物质滥用或依赖，包括目前的烟草使用、电子烟、大麻吸烟或静脉注射药物使用；⑰ 其他无法控制的严重疾病，预计会限制移植后的生存。

（2）肺移植的相对禁忌证：① 年龄 > 70 岁；② 需要行冠状动脉搭桥术的冠状动脉疾病；③ 左室射血分数降低 < 40%；④ 严重的肺血管疾病；⑤ 严重的食管运动功能障碍；⑥ 无法治疗的血液疾病，包括出血倾向、血栓形成或严重的骨髓功能障碍；⑦ BMI > 35 kg/m²；⑧ BMI < 16 kg/m²；⑨ 身体功能状况有限，预计移植后康复受限；⑩ 潜在可能干扰医疗依从性的精神、心理或认知状况；⑪ 不可靠的支持系统或护理计划；⑫ 尽管教学后仍缺乏对疾病和（或）移植的了解；⑬ 脓肿分枝杆菌感染；⑭ 侵袭性真菌感染；⑮ 洋葱伯克霍尔德或革兰氏阴性菌感染；⑯ 可检测到病毒载量和肝纤维化的HBV或HCV感染；⑰ 可能造成移植后功能受限的胸壁或脊柱畸形；⑱ 移植前使用体外生命支持；⑲ 首次肺移植后1年内再移植；⑳ 限制性慢性移植肺功能障碍（CLAD）再移植；㉑ 抗体介导的急性排异反应所致CLAD的再移植。

四、预后

肺气肿的转归和预后因人而异。通过合理治疗与管理，大部分患者可以控制症状，避免急性发作，减缓肺功能的下降。而对于反复出现急性加重，并发肺源性心脏病、呼吸衰竭等的患者，预后较差。肺气肿急性加重伴高碳酸血症的患者大多预后不良，一般2年生存率约49%，5年生存率仅为25%左右。肺移植术后肺气肿患者5年生存率在50%以上。ISHLT最近报告接受双肺移植的受者中位生存期为7.8年，而单肺移植受者的中位生存期为4.8年（**图3-1-2**），可见肺移植是治疗终末期肺气肿的有效手段。大多数移植中心使用ISHLT发布的指南，但也可以根据个人情况进行。由于大多数肺气肿受者的自然病史，可能很难决定哪些患者应该被列入肺移植等候名单。肺移植是一项复杂的手术，与其他大型手术一样，它可能会导致并发症和病死率。出于这个原因，选择预期生存率与未手术生存率较低或相当的受者非常重要。

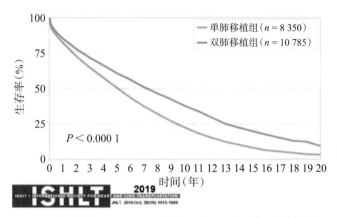

图3-1-2　ISHLT报告的1992—2017年接受肺移植的肺气肿患者的术后生存率

第二节　肺移植治疗间质性肺疾病

赵丽,陈文慧,陈静瑜

间质性肺疾病(interstitial lung disease, ILD)是以不同形式、不同程度的肺泡炎症和纤维化导致的肺泡-毛细血管功能单位丧失为特征性病理改变,以因气体交换障碍和限制性通气功能障碍而导致呼吸困难进行性加重为主要临床表现的一组弥漫性肺疾病的总称。ILD包括200多种急、慢性肺部疾病,其病因复杂,通常分为已知病因(如环境暴露、药物毒性和结缔组织病等)和未知病因[如特发性间质性肺炎(idiopathic interstitial pneumonia, IIP)],诊断和治疗面临诸多困难。虽然不同病因或类型的ILD发病机制不完全一致,但是这类疾病都经历着共同的病理变化——肺实质损伤、肺基质细胞增生、细胞外基质异常沉积,最终发生肺纤维化。不同病因或类型的ILD对激素、免疫抑制剂、抗纤维化药物的治疗反应也不尽相同。如果经过正规内科治疗效果不佳,多数ILD可发展为弥漫性肺纤维化,导致肺组织结构破坏、弥散功能障碍,最终导致患者出现呼吸衰竭而死亡。对于终末期ILD,肺移植手术是目前唯一且有效的挽救生命的手段。

国际心肺移植学会(ISHLT)的数据显示,1995—2015年6月全球所进行的肺移植手术中,因终末期ILD而实施的手术约占30%。2007年起,肺移植受者的原发病类型变化显著,ILD已超越COPD成为肺移植的主要人群。近年来,因

ILD而实施肺移植的受者占比持续增加。据统计,2018年北美因限制性肺疾病(主要为ILD)而接受肺移植的受者约占60%。ILD现已成为肺移植的第一适应证,且术后生存率也在逐步提高。据ISHLT数据显示,1992—2017年,原发病为IIP的肺移植受者术后平均生存期为5.2年,而其他类型的非IIP的ILD肺移植受者为6.7年。

在确定一名ILD患者是否适合接受肺移植之前,需要转诊至肺移植中心经过肺移植专科医师充分的术前评估。待肺移植患者的转诊和评估过程需要一定时间,建议在患者疾病进展为危重状态或迫切需要移植手术之前完成。国外多项大型研究结果均显示,相较于其他原发疾病,ILD患者的肺分配评分(LAS)得分更高,且在等待肺源过程中的病死率也更高,移植需求更为紧迫。因此,对于进展性ILD患者而言,应尽可能在其仍能够接受标准、详尽的多学科评估前转诊至肺移植中心,以便评估其进行移植手术的获益与风险。早期转诊有助于识别影响患者移植资格或移植后结局的可矫正因素。例如,在列入移植等候名单之前,低BMI患者可有更多时间来改善营养状态;失健患者可参与呼吸康复训练以改善机体功能状态;评估期间首次发现的严重冠状动脉粥样硬化性心脏病患者也能有充足的时间接受冠脉支架植入术(无法行冠脉支架植入术的患者,可考虑肺移植手术同期行冠脉搭桥术)以及后续的冠心病二级预防治疗等。

转诊至肺移植中心并不意味着一定会登上移植等候名单。专业而详尽的评估之后,患者、家属及肺移植专科医师将共同商讨决定是否应将患者列入待肺名单。若患者经评估已达到肺移植手术标准,且未发现明确的手术禁忌,在患者及其家属签署相关知情同意书之后,医师会将其列入移植等候名单,开始等待供肺。待肺名单上的患者称为"移植候选者"。

为降低肺移植候选者在待肺期间的病死率,2005年美国器官共享联合网络(UNOS)制定了LAS。根据LAS,移植优先顺序取决于患者病情的紧急程度及预期结局。评分区间为1～100分,分值越高,表示病情越紧急以及移植的潜在获益越大。采用LAS进行肺源分配后,移植候选者待肺期间的病死率明显降低,且在供肺未增加的情况下,肺移植手术例数反而增多,这说明LAS有助于器官的合理利用、增加肺移植的获益。目前,LAS也被德国、荷兰等部分欧洲国家所采用。但由于种族、文化、国情等方面差异,美国的LAS可能并不完全适用于我国肺移植患者。随着我国肺移植的快速发展,应尽快建立更加适合国人的肺分配标准。

2021年,ISHLT更新了ILD肺移植评估标准和肺移植手术标准(表3-2-1)。患者资料满足肺移植评估标准中任何一条即可推荐转诊至肺移植中心,主要参考指标包括普通型间质性肺炎（UIP）的组织学或影像学证据、肺功能下降程度、氧气需求等。需注意的是，该标准为ILD这一大类疾病的普遍性原则，具体到不同类型ILD的肺移植评估最佳时机，尚需临床医师根据不同患者的病情进行个体化综合判断。对于结缔组织疾病相关ILD（CTD-ILD）或家族性特发性肺纤维化（IPF）的患者，建议尽早转诊，以便有足够的时间评估并处理潜在的肺外疾病。

肺移植手术标准是指经过充分的术前评估已达到手术指征，可以列入肺移植等候名单的标准，满足表3-2-1中所列的任一条即可。主要参考指标包括因病住院、活动耐力减低、肺功能下降、存在肺动脉高压等。虽有明确的手术标准，但临床实践中如何确定最佳移植手术节点，使患者的整体生存获益最大化却并非易事。研究发现，LAS为50～79分的肺移植受者，肺移植的术后生存获益最大。对ILD移植候选者，尤其是IPF而言，若在急性加重期进行抢救性的肺移植手术，其临床预后将明显更差，最佳的手术时间窗应该在肺功能进行性下降的病情稳定阶段。

表3-2-1　间质性肺疾病（ILD）的肺移植评估标准和手术标准

肺移植评估标准	肺移植手术标准
组织病理类型为UIP	因呼吸困难、气胸或急性加重而住院
影像学为确定UIP或很可能UIP	6MWT中脉搏血氧饱和度＜88%，或者6个月的随访中步行距离下降＞50 m
FVC＜80%预计值或DL_{CO}＜40%预计值	右心导管或超声心动图提示存在肺动脉高压
过去2年内肺功能下降程度 • FVC≥10% 或 • DL_{CO}≥15% 或 • FVC≥5%且伴有症状或影像学进展	过去6个月随访中肺功能下降程度 • FVC＞10% 或 • DL_{CO}＞10% 或 • FVC＞5%且伴有影像学进展
静息状态或活动时需要吸氧	
炎症性ILD，虽经治疗但仍然进展	

引自：Leard L E. J Heart Lung Transplant, 2021, 40(11): 1349-1379.

ILD的肺移植绝对禁忌证和预后不良的高危因素与其他呼吸系统原发病并无明显不同（表3-2-2）。既往认为65岁以上的老年人全身各项机能下降，因此年龄＞65岁被视为肺移植的相对禁忌证。但近年来随着肺移植技术的不断发展，高龄不再是肺移植的禁忌。目前，美国待肺移植名单上65岁以上的老年

表3-2-2 间质性肺疾病(ILD)患者肺移植术后不良预后的高危因素和绝对禁忌

高 危 因 素	绝 对 禁 忌
1. 高龄	1. 患者不愿意或不接受肺移植手术
2. 超重	2. 高死亡风险和高复发风险的恶性肿瘤
3. 端粒异常	3. GFR $<$ 40 mL/(min·1.73 m^2),除非进行肺肾联合移植
4. 既往胸部手术史	4. 30 d内新发的急性冠脉综合征
5. 机体功能受限、衰弱状态	5. 30 d内新发的脑卒中
6. 胃食管反流	6. 伴门脉高压和合成功能障碍的肝硬化,除非进行肺肝联合移植
7. 高风险的动脉粥样硬化性疾病	7. 急性肝衰竭
8. 合并结缔组织疾病	8. 急性肾衰竭伴肌酐升高或透析后恢复可能性较低
9. 应用糖皮质激素或其他免疫抑制剂	9. 活动性肺外感染、感染性休克
10. 病情急性加重	10. 活动性肺结核
11. 需要机械通气支持	11. 病毒载量仍可检测出的HIV感染
	12. 严重功能状态受限且移植后康复的可能性较低
	13. 进行性认知功能障碍
	14. 依从性差且难以改正
	15. 药物成瘾或滥用,包括烟草、电子烟、大麻、静脉注射毒品等
	16. 其他预计会影响肺移植术后生存的严重不可控疾病

引自: Leard L E. J Heart Lung Transplant, 2021, 40(11): 1349-1379.

人群占比超过30%,且这一群体中更多的是IPF患者。2016年的统计数据显示,40%以上的IPF患者列入待肺移植名单时年龄 $>$ 65岁。尽管如此,高龄仍是移植术后不良结局的高危因素。

一、特发性肺纤维化

特发性肺纤维化是一种原因不明的慢性纤维化性间质性肺炎,发生于肺脏,组织病理学改变是UIP。IPF起病隐匿,大部分患者在就诊前6个月已经出现症状。IPF多于50岁以后发病,男女比例约2:1,75%有吸烟史。呼吸困难是IPF患者最主要的症状,常表现为活动后明显,进行性加重;其次是干咳,全身症状少见。IPF是一种预后极差的疾病,对糖皮质激素和免疫抑制剂的治疗反应差,而吡非尼酮、尼达尼布等抗纤维化药物也只能延缓肺功能下降,无法阻止或逆转病情发展。IPF诊断后的中位生存期仅2~5年。

由于在移植等候名单上的各种肺部疾病人群中,IPF患者的病死率是最高的。因此,只要有足够的影像学证据或组织学诊断的IPF,不管肺功能如何,都应早期转诊至移植中心接受肺移植评估,甚至可在明确初始药物治疗是否有效之前。IPF的肺移植评估标准和肺移植手术标准参考表3-2-1。

肺移植评估期间正在服用吡非尼酮或尼达尼布等抗纤维化药物的患者,可继续用药至移植手术前夕。研究发现,肺移植术前使用吡非尼酮或尼达尼布等抗纤维化药物,手术后并未出现外科相关并发症(如吻合口瘘或吻合口愈合延迟、出血增多等)或病死率升高。但须强调的是,抗纤维化药物虽然能延缓IPF的病情进展,但不应因此而推迟肺移植的评估时机,尤其是对抗纤维化药物治疗反应不佳的IPF患者,更应尽早评估,并在肺功能进行性下降的病情稳定阶段选择最佳节点进行肺移植,避免IPF急性加重导致等待期间死亡人数增加或移植后不良结局概率增加。

IPF肺移植后的5年生存率平均为49%,与CTD-ILD和结节病的肺移植后生存率相似,但远低于过敏性肺炎(89%)。目前尚无肺移植后IPF复发的报道。

典型病例

患者,男,66岁,身高167 cm,体重78 kg。主因"活动后呼吸困难10余年,加重3个月"入院。10余年前患者无明显诱因出现干咳,活动后气喘,行支气管肺泡灌洗和经支气管肺活检等检查,确诊为"特发性肺纤维化",长期口服吡非尼酮、乙酰半胱氨酸等药物治疗。3个月前感冒后呼吸困难明显加重,伴频繁干咳,咳少许白黏痰,且需24 h不间断吸氧,吸氧浓度达5 L/min,指脉氧饱和度(pulse oxygen saturation, SpO$_2$)可维持95%,洗漱穿衣等日常活动时SpO$_2$即可降至85%左右。术前肺功能提示:FVC 2.3 L,占预计值64.4%;FEV$_1$ 1.78 L,占预计值64.0%;FEV$_1$/FVC 77.4%;DL$_{CO}$-SB 占预计值33.4%。术前氧合指数230 mmHg。术前肺CT示:双肺弥漫网格状、蜂窝状异常密度影,以双肺下叶基底段、胸膜下分布为著;双侧胸膜轻度增厚(**图3-2-1**)。心脏彩超提示:主动

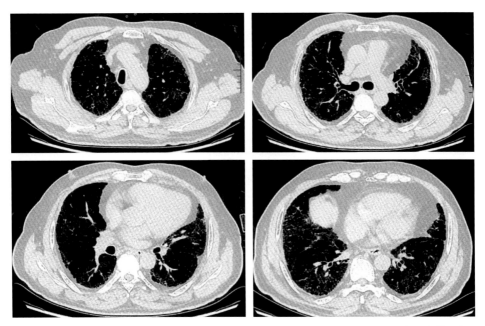

图 3-2-1 术前肺 CT 影像，可见双肺弥漫网格状、蜂窝状异常密度影，以双肺下叶基底段、胸膜下分布尤为显著

脉硬化，二尖瓣、三尖瓣轻度关闭不全，估测肺动脉收缩压 34 mmHg，左室射血分数 70%。6MWT 因活动后频繁干咳、氧合下降而无法耐受。

肺移植适应证：该患者诊断"特发性肺纤维化、Ⅰ型呼吸衰竭"明确，经规范内科治疗效果不佳，现病情明显进展，日常活动即感呼吸困难伴 SpO$_2$ 下降至 88% 以下，需持续吸氧，合并肺动脉高压，肺功能示 FVC < 80% 预计值、DL$_{CO}$ < 40% 预计值，6MWT 无法完成，曾多次因病情加重而住院，经评估已经达到肺移植手术指征。

2020 年 5 月 10 日列入肺移植等候名单。2020 年 5 月 27 日在全麻、ECMO 辅助下行双肺移植术，手术过程顺利。术后第 1 天撤除 ECMO，第 2 天拔除气管插管，予交替应用无创呼吸机与经鼻高流量吸氧进行呼吸支持。术后予以醋酸泼尼松、他克莫司、吗替麦考酚酯联合抗排异治疗；予美罗培南抗细菌感染，伏立康唑抗曲霉菌感染，更昔洛韦预防巨细胞病毒感染，复方磺胺甲恶唑预防耶氏肺孢子菌肺炎，以及营养支持、呼吸康复等综合治疗。患者恢复顺利，逐渐完全脱氧，于术后 26 d 出院。出院前复查移植肺 CT 示：双侧移植肺膨胀良好，肺野清晰，左下肺少许索条影（图 3-2-2）。

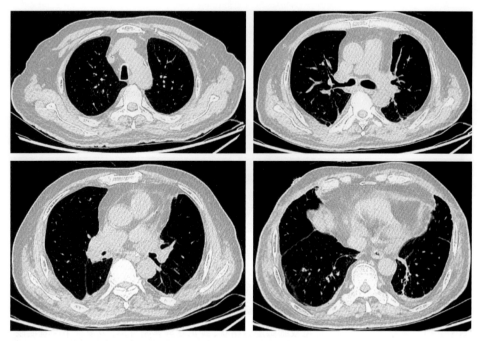

图 3-2-2　术后 1 个月的移植肺 CT 影像,可见双侧移植肺膨胀良好,肺野清晰,左下肺少许索条影

二、非特异性间质性肺炎

非特异性间质性肺炎(nonspecific interstitial pneumonia, NSIP)是一种慢性间质性肺炎,其特征为均匀的致密或松散的肺间质纤维化,并伴有轻至中度的慢性间质性炎症。将其称为"非特异性"疾病,是因其缺乏 UIP、脱屑性间质性肺炎(desquamative interstitial pneumonia, DIP)、呼吸性细支气管炎伴间质性肺病(respiratory bronchiolitis-interstitial lung disease, RB-ILD)或急性间质性肺炎(acute interstitial pneumonia, AIP)的组织病理学特征,如成纤维细胞灶、致密的肺泡间隔纤维化、机化性肺炎、肉芽肿、明显的淋巴细胞或嗜酸性粒细胞浸润以及时相异质性等。NSIP 可以是找不到明确病因的特发性疾病(即特发性NSIP),也可能与 HIV 感染、某些药物、过敏性肺炎、结缔组织病等有关(即继发性 NSIP)。一些肺活检显示为 NSIP 的患者,虽无法确定某种具体的结缔组织病,但其仍具有免疫性疾病的某些临床特征。

NSIP 的治疗取决于病因、疾病严重程度和进展速度。大多数患者对全身性糖皮质激素治疗反应好,若激素不能耐受或治疗效果不良者,可联合硫唑嘌呤、环磷酰胺或吗替麦考酚酯等免疫抑制剂。NSIP的整体预后及治疗反应优于IPF，但存在相当大的异质性。若经免疫抑制治疗病情仍持续进展的NSIP患者，尤其是纤维化型NSIP，应考虑肺移植。根据ISHLT报告，2004—2015年间189例NSIP患者接受了肺移植手术，术后的中位生存期为4.8年，稍低于COPD患者的5.6年。

　　NSIP的肺移植评估标准和肺移植手术标准，同样可参考表3-2-1。只要有足够的影像学证据或组织学诊断的纤维化型NSIP，不管肺功能如何，都应早期转诊至肺移植中心接受移植评估。

典型病例

　　患者，女，50岁，身高162 cm，体重57 kg。主因"间断咳嗽10年，活动后气短3年，加重2个月"入院。10年前患者无明显诱因出现咳嗽、咳少许白痰，未诊治。3年前开始出现活动后气短，胸部CT检查发现双肺间质改变，考虑NSIP可能性大，予口服甲泼尼龙片、吡非尼酮等药物治疗。2个月前咳嗽、咳痰加重，平地步行30～50 m即感明显气短，活动耐力显著下降。静息状态下鼻导管吸氧2～3 L/min，SpO_2可维持98%。术前肺功能提示：FVC为0.71 L，占预计值23.8%；FEV_1为0.61 L，占预计值23.9%；FEV_1/FVC为85.8%；DL_{CO}-SB因无法长时间憋气即未能完成。术前肺CT示：双肺弥漫分布的细网格影、实变影、索条影，沿支气管血管束分布，伴牵拉性支气管扩张（**图3-2-3**）。心脏彩超示：心

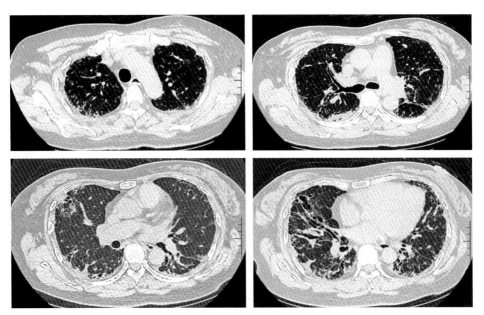

图3-2-3　术前肺CT影像，可见双肺弥漫分布的细网格影、实变影、索条影，沿支气管血管束分布，伴牵拉性支气管扩张

脏结构和功能未见异常,左室射血分数为63%。6 min步行188 m(未吸氧),中途因气短而被迫停止休息,最低为SpO_2 65%。

肺移植适应证:该患者考虑诊断为纤维化型NSIP,经激素、吡非尼酮等内科治疗效果不佳,现频繁咳嗽、活动后气短明显,肺功能示重度限制性通气功能障碍,弥散功能无法完成,6MWT中最低SpO_2 < 88%,多次因病情加重而住院诊治,经评估已达肺移植手术指征。

2020年10月15日列入肺移植等候名单。2020年11月16日在全麻、ECMO辅助下行双肺移植术,手术过程顺利。术后第1天撤离ECMO及拔除气管插管,序贯无创呼吸机与经鼻高流量交替吸氧,吸氧浓度30%,SpO_2即可维持98%以上。术后第3天转出ICU,予三联抗排异、控制感染、营养支持及康复锻炼等综合治疗,患者逐步完全脱氧,可在走廊内步行数百米,最终康复出院。术后2个月复查肺CT示双侧肺野清晰,右肺散在少许索条影(图3-2-4)。

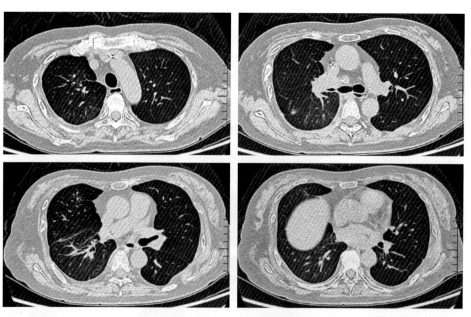

图3-2-4 术后2个月复查移植肺CT,可见双侧肺野清晰,右肺散在少许索条影

三、结缔组织病相关间质性肺疾病(CTD-ILD)

结缔组织病可以累及呼吸系统各个部位,如肺间质、气道、胸膜、肺血管等。ILD是结缔组织病呼吸系统受累的最常见表现,也可能是结缔组织病的首

发表现,如皮肌炎或抗合成酶综合征。不同类型的CTD-ILD在临床症状、影像学和病理特征上的表现也不同,呈现各自不同的发展与转归。由于目前的随机对照研究数据有限,CTD-ILD尚无统一治疗方案,糖皮质激素是主要治疗手段。但部分CTD-ILD患者对激素反应差,可逐步发展为进展性肺纤维化,肺功能严重受损,最终引起呼吸衰竭,危及患者生命。CTD-ILD肺移植适应证包括类风湿性关节炎、干燥综合征、系统性硬化、混合性结缔组织病、系统性红斑狼疮、炎性肌病(多发性肌炎/皮肌炎)、抗合成酶综合征、血管炎等各种CTD引起的ILD。MDA-5阳性皮肌炎所致的急进性间质性肺炎也有肺移植成功的报道。

目前,CTD-ILD的肺移植评估标准及肺移植标准尚无统一的指南或共识。通常情况下,对于结缔组织病处于静止或相对稳定状态,而ILD处于终末期的患者,才考虑行肺移植推荐。而对于存在任何活动性血管炎证据的患者都不应进行肺移植推荐,应先请风湿免疫科医师协助控制原发疾病。但临床实践中要根据不同患者的具体病情加以具体分析,切不可教条主义,任何临床决策的终极目标是让患者获得最大的生存获益。

尽管目前数据有限,但研究发现CTD-ILD肺移植术后的生存率、原发性移植肺失功(PGD)和排斥反应发生率均与IPF相似。CTD-ILD患者移植术后的功能状态明显改善,原发病复发或肺外病变进展的发生率也保持在很低水平。对系统性硬化所致ILD,某些中心认为因其食管运动障碍导致误吸风险显著增加而不适合肺移植,但研究发现这类人群移植术后生存率依然与IPF相似,并未增加慢性移植肺功能障碍(CLAD)的发生率。

典型病例

患者,女,35岁,身高168 cm,体重45 kg。主因“胸闷、喘憋5年余,加重1年”入院。既往有干燥综合征病史9年,表现为口干、眼干、猖獗齿,多次查血清抗SSA、抗SSB抗体强阳性,应用激素、免疫抑制剂等药物治疗。5年余前开始出现胸闷、活动后喘憋,胸部CT检查发现双肺磨玻璃影及多发肺大疱样改变。1年来病情进行性加重,反复出现自发性气胸,且需持续鼻导管吸氧3 L/min,SpO_2可维持95%以上,活动耐力显著下降。术前肺功能因喘憋严重未能完成。术前血气分析(FiO_2为0.31):pH值为7.437、PCO_2为46.6 mmHg、PO_2为96.2 mmHg、Lac为0.6 mmol/L、BE为6.6 mmol/L、PaO_2/FiO_2为310 mmHg;术前肺CT检查示:双肺弥漫分布的囊状、大泡样改变,部分大泡融合(**图3-2-5**)。心脏彩超示:二尖瓣轻度反流、肺动脉高压(轻度)、估测肺动脉收缩压41 mmHg、肺动脉平均压32 mmHg、左室射血分数65%。6MWT无法耐受。

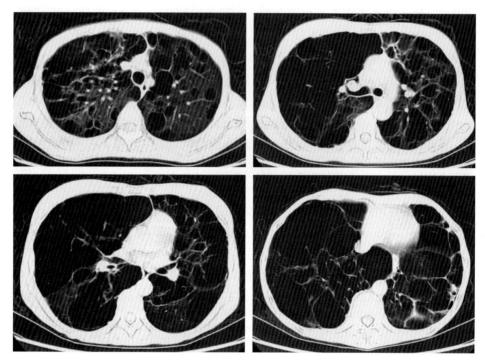

图3-2-5 术前肺CT影像,可见双肺弥漫分布的囊状、大疱样改变,部分大疱融合

肺移植适应证:该患者诊断考虑"CID-ILD、淋巴细胞性间质性肺炎、干燥综合征",经内科治疗无效,目前活动后喘憋明显,无法脱离氧源,且因反复发作气胸而住院,活动耐力极差,经评估已达到肺移植手术指征。

2018年4月15日患者列入肺移植等候名单。2018年4月27日患者在全麻下行双肺移植,术后恢复顺利,第1天拔除气管插管,第2天转出ICU。转入肺移植病房后予无创呼吸机与经鼻高流量交替吸氧,并予抗排异、控制感染、营养支持及康复锻炼等治疗。患者术后1周即可完全脱氧在走廊行走。术后2周复查移植肺CT示双肺膨胀良好,肺野清晰(**图3-2-6**)。术后3周出院时复查6MWT,行走总距离512 m,试验中最低SpO_2为95%。

四、其他类型的间质性肺疾病

结节病是一种系统性上皮细胞样肉芽肿性疾病,可累及全身多个系统、组织和器官。纵隔、肺门淋巴结以及肺是结节病的好发部位。对于结节病引起严重肺纤维化且伴有肺动脉高压的患者,肺移植可能是其长期存活的唯一希

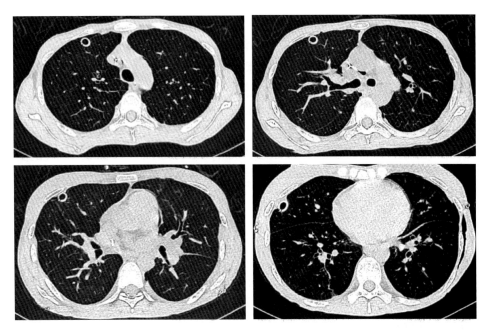

图3-2-6　术后2周的移植肺CT影像,可见双肺膨胀良好,肺野清晰

望。考虑进行肺移植的结节病患者,通常存在放射影像学Ⅳ期疾病特征(即晚期纤维化改变、蜂窝征、肺门回缩及囊性改变等),且心脏功能为纽约心脏协会(NYHA)功能分级为Ⅲ~Ⅳ级(即轻微活动时有症状或活动重度受限、静息时有症状)。结节病患者肺移植术后的生存率,与因其他原发病接受肺移植的生存率相当。关于结节病患者行肺移植最佳时机的数据有限。结节病在肺移植术后的原发病复发率明显高于其他ILD。据报道,30例结节病患者中有7例在肺移植术后复发,复发率达23.3%,移植肺中肉芽肿为复发的唯一预测因子。

　　需要注意的是,在进行肺移植之前,肺移植专科医师必须仔细评估肺外结节病的累及范围,尤其是存在心脏受累时,这可能提示单纯实施肺移植的风险较高,或须同时进行心肺联合移植。

　　肺朗格汉斯细胞组织细胞增生症(PLCH)是一种弥漫性囊性肺疾病,与香烟的烟雾暴露密切相关,其病理特征是以朗格汉斯细胞组织细胞大量增生和浸润为主的肉芽肿性疾病。PLCH主要累及肺部远端呼吸性细支气管,也可伴有其他多系统受累,如骨骼、肝脏、肾脏、下丘脑、垂体、皮肤等。病变早期胸部CT影像表现为中上肺分布为主的小叶中心型结节,后期可发展至双肺弥漫分布的形态怪异的多发囊泡影,可伴空洞、磨玻璃影、胸腔积液、气胸等,肋膈角常不受累,晚期可出现蜂窝肺。PLCH的自然病程和预后差异较大,从临床症状自行消失到肺部病变持续进展,最后死于呼吸衰竭。戒烟是PLCH治疗的基石,可使相当部分早期的PLCH患者改善病情甚至痊愈,中晚期或疾病进展者可使用糖皮质激素治疗,但缺乏确切的临床试验证实其疗效。

晚期进展性PLCH患者出现蜂窝肺、肺功能严重下降或合并重度肺动脉高压时,应考虑肺移植,除非存在禁忌证。研究发现,PLCH患者接受单侧或双侧肺移植术后的1年生存率约为77%,10年生存率约为54%。术后大约10%的受者出现移植肺的PLCH复发,但尚不清楚这是否影响移植术后的总生存率。

第三节　肺移植治疗尘肺病

柯立,梁朝阳,陈静瑜

我国属于发展中国家,由于生产建设的需要和劳动保护措施的欠缺,尘肺病在我国并不少见。尘肺病常常发病于青壮年体力劳动者,目前尚没有很好的治疗措施,严重威胁着他们的生命健康。尘肺病有着其独特的流行病学特点、发病机制和治疗方式。肺移植作为治疗终末期尘肺病唯一有效的手段,受到越来越多的尘肺病患者的关注和接受。越来越多的尘肺病患者从肺移植中获得重生。尘肺病流行程度达多大规模,是如何导致肺功能下降的,什么时候需要进行肺移植,预后和生存情况怎么样,这些问题将在下面一一讲述。

一、尘肺病的流行概况

尘肺病(pneumoconiosis)是长期反复吸入微小的游离二氧化硅、煤尘或其他粉尘,导致的以肺部弥漫纤维化为主要特征的一类疾病。尘肺病多来源于职业粉尘接触,在欧美发达国家,20世纪后期随着对矿业的防尘立法及煤层注水、喷雾和除尘器除尘等防尘措施的实施和严格监管,尘肺病的发病率控制在一个极低的水平。尘肺病在我国呈高发态势,是我国目前最为严重的职业病。2019年全国报告各类职业病新病例19 428例,其中职业性尘肺病15 898例(占81.83%)。由于我国农民工群体大、流动性大、就业非正规化、受教育程度低等特点,仍有部分患者因未进行职业病诊断而未被纳入官方统计数据内,实际尘肺病患病人数可能远大于官方统计数据。我国既往法定尘肺病有12种（硅肺、煤工尘肺、石墨尘肺、炭黑尘肺、石棉肺、滑石尘肺、水泥尘肺、云母尘肺、陶工尘肺、铝尘肺、电焊工尘肺、铸工尘肺）。2015年我国新颁布的《职业病危害因素分类目录》中对尘肺病的分类较2002年版本的12种尘肺病扩充细化至52种。在我国的尘肺病中，矿区煤工尘肺的发病率较高，但近年来随着加工人造石、牛仔布喷砂和珠宝抛光业的发展，由二氧化硅晶体吸入导致的硅肺占比有了明显升高，是当前我国危害最广泛和严重的尘肺病。从总体上看，我国的尘肺病具有数量庞大、病死率高、年轻化等特点。

二、尘肺病的发病机制

根据疾病发展的快慢可分为三种：① 慢性硅肺：在10年或10年以上的低中度暴露剂量下发生；② 加速型硅肺：在中等暴露剂量后10年内发展；③ 急性硅肺：与极高暴露剂量有关，从初次接触时起可能在数周至5年内出现。

1. 慢性硅肺的发病机制

慢性硅肺以进行性纤维化为主要特点，是机体对吸入的二氧化硅颗粒产生的一系列复杂炎症和免疫反应的结果。硅肺微小的二氧化硅尘粒（尤其是直径1～5 μm颗粒）吸入肺泡后，被巨噬细胞吞噬、破裂和再吞噬，释放致纤维化因子；同时二氧化硅颗粒本身亦刺激 I 型肺泡上皮细胞，产生大量胶原纤维。慢性硅肺有两种形式：单纯的结节性硅肺和复杂的硅肺（通常伴有进行性块状纤维化）。单纯的结节性硅肺的特点是离散的硬结节（直径达1 cm），通常在上叶后段。硅质结核可能聚结形成砾岩团，直径＞1 cm，这是进行性块状纤维化的特征。慢性硅肺的肺部块状纤维化可能发生内部空洞，导致结核分枝杆菌感染的风险增加。肺门或纵隔淋巴结肿大可见于75%的硅肺患者。进行性块状纤维化中发生周围肺实质和支气管周围血管的明显畸形，增加了自发性气胸的风险。

2. 急性和加速型硅肺的发病机制

急性硅肺的发病机制尚不完全清楚。硅肺有严格的暴露-反应关系，人们对硅肺的大多数理解来自多年来的低中度暴露和慢性硅肺的发展，对高强度短期接触的了解要少得多，其中似乎存在羽流效应（plume effect），即短期的高浓度（＞2 mg/m³）的暴露对肺影响是较低水平的长期暴露的3倍。目前研究显示，高浓度二氧化硅刺激 II 型肺泡上皮细胞，导致其异常增生肥大，分泌过多的肺泡表面活性物质；肺泡巨噬细胞分解代谢功能降低，清除肺泡表面活性物质的能力下降,最终形成肺泡腔内过多脂蛋白沉积。二氧化硅颗粒被肺泡巨噬细胞吞噬,进而激活几种炎性和促纤维化通路。白细胞介素-1(IL-1)信号通路由巨噬细胞直接刺激,间接通过Toll样受体刺激,进而产生IL-1和肿瘤坏死因子(TNF)和capase-1,刺激成纤维细胞生长因子。此外,炎症和纤维化可以独立于淋巴细胞相互作用,通过调节NALP3(NACHT、LLR和含有蛋白3的PYD结构域)炎症体,增加调节性T细胞表达细胞毒性T淋巴细胞抗原4、IL-10和转化生长因子-β(transforming growth factor-β, TGF-β)。肺泡巨噬细胞随后摄入二氧化硅导致细胞死亡、自噬和释放细胞内二氧化硅,从而吸引进一步的巨噬细胞,释放细胞毒性氧化剂、蛋白酶、炎症细胞因子和花生四烯酸代谢物。

晶体二氧化硅是压电的,当施加力时,它在物理结构的对面产生相反的电荷。这种压电性有助于在二氧化硅分子的裂解表面产生氧自由基。新断裂的二氧化硅,如机械加工产生的二氧化硅,在新鲜表面具有氧化还原电位,它与氢、氧、碳和一氧化氮高度反应,更有可能产生持续的自由基。二氧化硅诱导的氧化应激通过与肺泡巨噬细胞上的Toll样受体相互作用,通过核因子-κB(NF-κB)和激活蛋白-1(AP-1)介导,刺激特定的转录因子,从而进一步增加细胞因子的表达,使炎症和纤维化永久化。

三、尘肺病的临床表现

尘肺病的病程和临床表现取决于患者在生产环境中所接触矿物粉尘的性质、浓度、接尘工龄、防护措施、个体特征以及患者有无合并症等,不同种类的尘肺是有差异的。二氧化硅粉尘(矽尘)致肺纤维化的能力最强,其所致硅肺也是尘肺病中病情最严重的。

一般来说,早期尘肺病多无明显症状和体征,或有轻微症状,往往被患者忽视,肺功能也多无明显变化。随着病情的进展,尘肺病的症状逐渐出现并加重,主要是以呼吸系统为主的咳嗽、咳痰、胸痛、呼吸困难四大症状,以及喘息、咯血和全身症状。尘肺病通常病程较长,患者即使脱离粉尘接触环境,由于肺内沉积的粉尘颗粒难以清除,病情仍会进展和加重。

四、尘肺病的影像学表现

尘肺病根据影像学特征分为单纯型、复杂型和纤维化型3类。单纯型以多发的、边界较清晰的微结节为主要特征;复杂型变现为边缘不规则的团块影,多双侧对称,可形成团块内空洞,伴周围肺气肿、肺大疱及索条影等改变。

1. X线片检查

尘肺病的X线胸片改变具有一定的特征性,但不具有特异性,X线胸片是对尘肺病特定职业高危人群进行筛查、分期的主要依据。

2. CT检查

胸部CT检查发现早期硅肺要优于胸片,并且比胸片更容易发现判断肺内、胸膜病灶及淋巴结的状态,同时也更容易诊断出肺气肿、肺纤维化、肺结核、胸腔积液、胸膜增厚等合并症和并发症。急性和加速型硅肺最常见的CT表现为弥漫磨玻璃影、地图征、小叶中心结节、肺野实变、钙化性淋巴结肿大和胸膜增厚,结节和实变最常见于肺的后部。

3. 肺动脉CT血管成像(CTA)检查

Ⅲ期尘肺病由于矽结节和钙化淋巴结的压迫和牵拉,合并肺动脉栓塞的情况并不少见。CTA有助于判断尘肺肺动脉栓塞的程度。

4. MRI检查

MRI由于对矽结节、肺气肿和钙化显示不佳、检查时间长且费用较高,不适合尘肺病的诊断。

五、尘肺病的诊断

我国尘肺病的诊断依据《职业性尘肺病的诊断》(GBZ 70-2015)标准。尘肺病的诊断原则是根据可靠的生产性矿物性粉尘接触史,以技术质量合格的X射线高千伏或数字X射线摄影(DR)后前位胸片表现为主要依据,结合工作场所职业卫生学、尘肺流行病学调查资料和职业健康监护资料,参考临床表现和实验室检查,排除其他类似肺部疾病后,对照尘肺病诊断标准片方可诊断。诊断医师应严格按照诊断标准,根据X线胸片小阴影的总体密集度,小阴影分布的肺区范围,有无小阴影聚集、大阴影、胸膜斑等,将尘肺病诊断分为Ⅰ～Ⅲ期。

中华人民共和国卫生部第91号令《职业病诊断与鉴定管理办法》,是为了规范职业病诊断鉴定工作,加强职业病的诊断、鉴定管理而制定的。依据该管理办法,国家对尘肺职业病由各级政府指定的专业医疗机构下辖的职业病鉴定专家组负责认定。由于多数农民工的工作不稳定、没有正式的劳动合同关系、原劳动单位倒闭等原因,尘肺病认定困难,不能享受到劳动单位的经济补助,只能享受普通医保有限的救助,而部分需要接受肺移植治疗的重症尘肺患者更因经济原因难以及时得到救治。

六、尘肺病的移植历史与现状

20世纪80年代肺移植进入快速发展时期,最早的尘肺病患者肺移植手术可以追溯到1996年,前期均为煤工尘肺病例。美国职业肺病肺移植统计数据表明,1991—2018年共完成230例职业肺病肺移植,大多数是2009年后进行的。其中142例(62%)接受双侧肺移植;79例为煤工尘肺,78例为硅肺;石棉肺患者移植后中位生存期为8.2年,煤工尘肺为6.6年,硅肺为7.8年;与特发性肺纤维化移植患者相比,硅肺、煤工尘肺和石棉肺患者的死亡风险没有差异。以色列近年来出现了较多加工人造石导致的硅肺病例,2006—2013年共有17例硅肺进行了肺移植,单肺移植占比82.3%,1年生存率达88%,3年生存率达76%,预后与同期进行的肺间质纤维化病例相当。巴西的硅肺病例很多,受到经济水平的限制,1989—2015年仅有16例接受了肺移植治疗,均为单肺移植;移植组中位生存时间为1 226 d,非移植组仅为288.5 d;移植组1、3、5年生存率分别为69%、44%和25%。大宗的尘肺病患者肺移植的文献报道见于少数几个国家,其他国家仅是个案报道。

我国终末期尘肺病患者不在少数,但由于经济水平的限制,肺移植难以广泛开展。无锡市人民医院是我国肺移植治疗尘肺病最多的中心,也是全球肺移植治疗尘肺病最多的中心。无锡市人民医院2002—2015年期间接受肺移植治疗的32例Ⅲ期硅肺患者,其术后3个月、1年、3年、5年累积生存率分别为90.6%、80.8%、76.7%和76.7%,显示出良好的预后效果。2015年以后,由于我国全面改用公民逝世捐献的供肺,尘肺病移植病例的预后尚需研究数据证实。

七、尘肺病肺移植的适应证

尘肺病患者在肺移植评估后,存在以下情况则可考虑肺移植:① 静息时缺氧,活动后感明显呼吸气促、动脉血氧饱和度严重下降;② 肺活量低于预计值的60%,肺一氧化碳弥散量低于预计值的40%,FEV$_1$<预计值的30%或短期内急剧下降;③ 肺动脉压增高(sPAP > 50 mmHg);④ 高碳酸血症;⑤ 心功能(纽约心脏病协会分级)Ⅲ~Ⅳ级;⑥ 呼吸机依赖;⑦ 影像学有严重的特征性改变等。

八、临床病例

1. 典型病例1

患者,男,46岁,身高170 cm,体重70 kg,既往从事大理石加工工作11年,呼吸困难伴咳嗽咳痰进行性加重8年，患者一般情况差，24 h不间断吸氧，吸氧条件术前达到5 L/min，无法耐受日常活动。术前肺功能提示：FVC为1.74 L，占预计值的41.4%；FEV₁为0.63 L，占预计值的18.2%。术前氧合指数168.5。胸部CT检查示：双肺多发斑片影及结节，右侧为著；双上肺及下肺可见团片状稍高密度影，部分呈间质改变，双侧肺门、纵隔多发肿大淋巴结，局部密度增高；部分支气管变窄；双侧胸膜增厚，双侧胸腔少量胸腔积液（图3-3-1）。心脏超声检查提示：肺动脉高压，估测收缩压为53 mmHg，右心扩大，三尖瓣反流，左室射血分数60%。

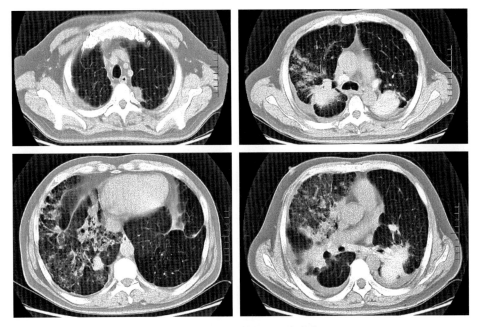

图3-3-1　术前肺部CT影像学表现

患者于2018年6月21日在全麻下行右侧单肺移植术，术中见胸腔粘连重、硅肺结节质地硬，切肺困难，术中仔细分离，总出血量300 mL。术后第1天顺利拔除气管插管。术后予以无创呼吸机与经鼻高流量交替使用，予以他克莫司、甲泼尼龙、吗替麦考酚酯分散片联合抗排异，给予注射用头孢哌酮钠舒巴坦钠、替加环素抗感染，更昔洛韦预防病毒，联磺甲氧苄啶预防耶氏肺孢子菌肺炎（pneumocystis jirovecii pneumonia, PJP），两性霉素B雾化、卡泊芬净预防真菌感染，给予氨溴索、乙酰半胱氨酸雾化祛痰，肠内营养加强营养支持等。术后第3天胸部X线片示左肺不张，气管镜：隆突锐利，气管通畅，左侧各叶段支气管扭曲狭窄,可见大量黄色黏痰,支气管镜无法通过,右侧主支气管吻合口未见明显异常,其上白苔附着,右中下叶各支气管黏膜未见明显充血水肿,予气道清理。此后,定期予以气管镜吸痰,于术后第9天复查胸部X线片示左肺复张良好(图3-3-2)。术后3周复查CT,显示肺部恢复良好(图3-3-3),准予出院。

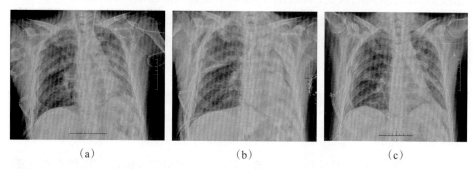

| (a) | (b) | (c) |

图3-3-2　术后胸部X线片影像学表现。(a)~(c)分别为术后第1~3天检查结果。

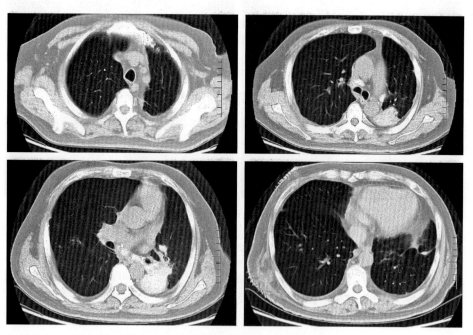

图3-3-3　术后3周肺部CT影像学表现

2. 典型病例2

患者,男,41岁,身高170 cm,体重47 kg,从事大理石加工工作3年后胸闷气喘2年。双侧气胸反复发作。患者一般情况差,24 h不间断吸氧达半年,丧失工作能力及部分生活自理能力。6MWT步行距离为150 m。FVC为1.1 L(占预计值23%)、FEV₁为0.8 L(占预计值21%)。氧合指数为158。CT检查显示双肺弥漫大小矽结节伴肺气肿、肺大疱、气胸。心脏超声检查提示:肺动脉高压,收缩压为116 mmHg、三尖瓣中度反流,左室射血分数65%。2019年9月在中科大附一院(安徽省立医院)VA-ECMO辅助下行序贯式双肺移植术,术中发现肺门部矽结节较大、胸腔粘连严重,切肺困难,出血多。术后第1天撤除ECMO,术后第2天脱离呼吸机,术后第3天发现右股静脉出现长条形血栓,抗凝治疗并放置下腔静脉滤器,术后常规抗感染、他克莫司+吗替麦考酚酯+泼尼松三联抗排斥治疗,恢复顺利,术后第22天出院,术后2个月恢复工作和生活自理能力(**图3-3-4**)。

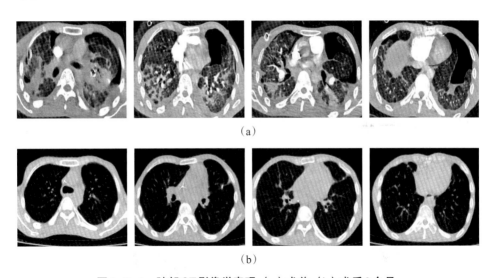

(a)

(b)

图3-3-4 肺部CT影像学表现。(a)术前;(b)术后3个月。

综上,相较肝肾移植,肺移植虽然并发症多,预后及远期生存相对较差,但对于重症终末期尘肺病,仍是唯一有效的治疗方法。多数尘肺病患者为青壮年,成功的肺移植可帮助患者恢复较高的生活质量,继续回归社会生活和工作。目前,我国尘肺病受职业认定、经济因素及医疗照护水平等因素影响,患者能够及时接受肺移植治疗的比例低。同时,由于我国尘肺病患者人群庞大,近年硅肺患者比例明显增多,由于硅肺致纤维化作用更明显,终末期尘肺病患者数量相应增加,故提高我国尘肺病患者肺移植救治任重道远,需要更多政策、公益、医疗层面的支持和努力。

第四节　肺移植治疗病毒感染导致的肺疾病

杨航,乔坤,吴波

病毒性肺炎是指由病毒感染所致的肺实质和(或)肺间质部位的炎症,可发生于免疫功能正常的患者,但在免疫功能不全的患者中更多见。根据病毒的毒力、感染途径以及患者的年龄、免疫功能状态、伴发疾病的不同,病毒性肺炎的临床表现和疾病严重程度各不相同,严重者甚至可进展为不可逆转的急性呼吸窘迫综合征(acute respiratory distress syndrome, ARDS)或继发肺纤维化,治疗手段有限,最主要的治疗方法还是支持治疗。对于这部分由病毒感染导致的终末期肺疾病,在长时间机械通气或体外膜肺氧合(ECMO)支持治疗后仍无法恢复时,应当考虑进行肺移植评估。自新型冠状病毒肺炎(COVID-19)疫情以来,已经有越来越多的证据支持,包括新型冠状病毒、甲型流感病毒、巨细胞病毒等各种病毒引起的病毒性肺炎,一旦出现不可逆ARDS或肺纤维化,在严格选择适应证,并对医护人员提供适当保护的情况下,肺移植可以成为这类终末期肺疾病患者的有效救治方法。

一、概述

根据世界卫生组织估计,每年新发社区获得性病毒性肺炎约有2亿例。在儿童中,呼吸道合胞病毒、鼻病毒、人类偏肺病毒、人类博卡病毒和副流感病毒是发达国家和发展中国家最常见的病原体,双重病毒感染以及病毒与细菌的混合感染也较为常见。在成人中,病毒占社区获得性肺炎病原体的1/3,常见的有流感病毒、鼻病毒和冠状病毒。自2003年以来,重症急性呼吸综合征(severe acute respiratory syndrome, SARS)、甲型H_5N_1流感病毒和甲型H_1N_1流感病毒的出现及流行,再次印证了呼吸道病毒在重症肺炎中的重要作用。

ARDS是一种严重的炎症性肺损伤,其特征是肺泡-毛细血管屏障通透性增高。临床上,ARDS的定义是存在严重的低氧血症和胸部影像学上双肺浸润性病变,这些表现不能用心力衰竭或容量过负荷来解释。尽管目前尚缺乏病毒性肺炎导致ARDS的具体发病率,但是有研究表明呼吸道病毒是重症肺炎的常见病因之一。有学者对美国6家医院入住重症监护室（ICU）的社区获得性肺炎患者进行观察性研究，发现23%的成年人以及19%的儿童感染了呼吸道病毒。一项韩国的回顾性研究发现，198例入住ICU的肺炎患者中有36.4%发现了病毒性肺炎的证据。值得注意的是，在过去十几年中，有几种呼吸道病毒导致患者发展为危重疾病和ARDS的比例很高，其中包括2009年甲型H_1N_1流感病毒、中东呼吸综合征冠状病毒（MERS-CoV）和SARS冠状病毒（SARS-CoV）。

根据以往的经验，病毒性肺炎合并ARDS的治疗手段主要包括抗病毒治疗、支持治疗以及必要时的机械通气治疗。与其他原因导致的ARDS相似，需要有创机械通气的患者多采用保护性小潮气量策略。

在2009年甲型H_1N_1流感大流行期间，ECMO引起人们的关注，但是ECMO是否能降低病毒性肺炎相关ARDS患者的病死率目前仍存在争议。唯一一项在ARDS治疗中ECMO和常规通气支持疗效的随机临床试验（CESAR试验）表明：接受ECMO治疗的患者无严重残疾的6个月生存率显著提高，但因为该研究存在一些方法学限制使其结论具有争议。

肺移植是不可逆性终末期肺病的最终治疗手段。以往，肺移植并不是ARDS的常规治疗方法。但是近些年，特别是在COVID-19疫情大流行以来，已有越来越多的研究认为肺移植是部分不可逆ARDS患者的重要治疗措施。

而在病毒性肺炎所致不可逆ARDS或继发肺纤维化患者的治疗中，肺移植的应用尚缺乏较大样本数据支持。Frick等曾报道了欧洲3个移植中心通过肺移植治疗ARDS的临床经验，其中53.8%的ARDS患者为病毒性肺炎，病原体包括甲型H_3N_1流感病毒、甲型H_1N_1流感病毒、巨细胞病毒以及新型冠状肺炎病毒。除其中1例巨细胞病毒肺炎患者肺移植术后因呼吸衰竭死亡，其余6例病毒性肺炎患者术后恢复良好。此外，也有报道甲型H_1N_1流感肺炎继发肺纤维化的患者接受了双肺移植且预后良好，但是仍缺乏较大样本量的临床研究。

2019年以来，COVID-19疫情在全球蔓延。据报道，约有5%的COVID-19患者需要接受重症监护，2.3%的患者需要有创机械通气。患者多在发病1周后出现呼吸困难和（或）低氧血症，严重者可快速进展为ARDS甚至多器官功能衰竭。对于一些患者尽管核酸检测结果呈阴性并且接受了最佳支持治疗，但是仍然进展为不可逆转的致命性呼吸衰竭，肺移植是最终的治疗手段。据不完全统计，目前全球已报道超过100例COVID-19患者在最终发展为不可逆性肺损伤后接受了肺移植。Kurihara等报道，2020年1月21日—2021年9月30日，美国芝加哥西北大学医学中心共完成30例COVID-19相关ARDS患者的双肺移植，随访至2021年11月15日（中位随访时间351 d），生存率100%，短期疗效满意，长期预后仍需进一步随访。

自COVID-19肺炎疫情以来，越来越多的学者开始关注肺移植在病毒性肺炎所致不可逆ARDS或肺纤维化患者治疗中的作用。通过目前有限的数据可以看到，不仅仅是COVID-19，包括甲型流感病毒以及巨细胞病毒等多种病毒性肺炎，一旦出现不可逆ARDS或肺纤维化，在严格选择适应证并对医护人员提供适当的保护下，肺移植可以达到降低病死率和挽救患者生命的目标，成为这些患者的最终救治方法。

二、手术适应证及手术时机

由于病毒性肺炎合并ARDS或肺纤维化的患者肺部损害严重，在肺移植后接受免疫抑制剂治疗期间，患者容易发生严重的院内获得性肺炎，因此所有的患者均需要进行双肺移植。手术时机的评估往往需要包括胸外科、重症医学科、传染病科、麻醉科、呼吸内科以及心内科等多学科参与，一般适应证可参考国际心肺移植学会（ISHLT）关于间质性肺疾病（ILD）的评估指征和手术指征。应仔细评估和确认以下3点：① 尽管接受了最佳支持治疗（呼吸机+ECMO），但仍存在不可逆的难治性呼吸衰竭；② 通过对来自多个部位的样本进行连续的核酸检测，确认病毒学状态转阴；③ 没有其他肺移植禁忌的器官或系统功能障碍，全身状况可以耐受肺移植。

有证据表明，流感病毒性肺炎合并严重肺损伤的患者在ECMO支持下，可以逐渐恢复到足以支持一般生活的状态，所以对于准备接受肺移植的病毒性肺炎患者，应当有充分的证据证明其存在严重的不可逆性肺损伤，并且在确诊ARDS后经过足够时间的治疗仍没有明确的恢复。一般认为，ARDS发病后至少4~8周且没有恢复证据才可以考虑肺移植，除非出现ECMO或其他治疗手段无法控制的潜在致命性肺部并发症，通常可在4周之内进行肺移植评估。同时应有不可逆肺部疾病的影像学证据，如严重的肺大疱或明确的纤维化等表现。最后，至少应当有2名来自2个不同专业（胸外科、重症医学科或呼吸科）的医师充分评估，认为肺部情况难以恢复。如果出现病情恢复的迹象，如肺顺应性、气体交换、胸部影像学改善，则应当推迟移植。

同时，肺移植应当在患者核酸转阴的情况下进行，有研究认为核酸阳性的患者肺移植后病死率较高。对于没有接受呼吸机辅助通气以及气管切开的患者，一般要求相隔24 h的2次鼻咽拭子核酸检测结果为阴性，对于呼吸机辅助通气的患者则要求相隔24 h的两次支气管肺泡灌洗液（BALF）核酸检测结果为阴性。

此外,还有以下几点也需要在移植前进行评估。

(1)一般患者年龄<65岁,但年龄仅作为一项参考条件,无绝对上限。

(2)患者能满足肺移植一般适应证,生理状态稳定,无严重或进行性营养不良,推荐BMI在17~30 kg/m²;依从性好,能够配合后续治疗,没有晚期恶性肿瘤及其他严重的合并症。动脉粥样硬化性疾病可在肺移植前给予相应治疗,其他疾病如糖尿病、高血压及消化道溃疡等,应在肺移植术前积极处理。

(3)需通过相应实验室检查、影像学检查甚至必要的有创检查以评估心脏、肝脏及肾脏等重要脏器功能。存在多器官功能衰竭的患者不建议进行肺移植。对于合并难治性左心衰竭或右心室纤维化或梗死伴右心衰竭的患者需要考虑心肺联合移植。

(4)如果条件允许,尽可能使患者处于清醒状态并能够参与移植决策。患者需要了解肺移植可能带来的生存获益,也需要充分的心理准备来面对肺移植术后可能出现的并发症,以及免疫抑制治疗可能带来的不良反应。此外,清醒状态可以使患者进行肺移植预康复、促进移植后的恢复。而对于一小部分无法脱离镇静的患者,应当取得其亲属的医学委托书同意进行移植。

(5)承担移植的医疗中心需要在ECMO管理及高风险移植方面具有丰富的经验,并具有较低的等待名单病死率。

三、院感防护

SARS、人感染高致病性禽流感以及COVID-19目前均已纳入《中华人民共和国传染病防治法》规定的乙类传染病,并采取甲类传染病的预防、控制措施。为确保患者肺移植手术顺利完成,不仅需要进行充分全面的术前评估与计划,还需要制订相关防控流程,以及防护的实操训练。做好完备的物品准备,防控措施和消毒隔离措施的有效落实及护士专业技能、配合技巧的培训。

1. 术前准备

所有参与手术的人员须经过感染防控相关知识的培训,尤其是手术人员穿脱防护服的培训,考试合格后上岗。同时,参与手术人员应具有较强的业务能力、心理及身体素质,并尽量精简。此外,还需要配备辅助医护人员负责不同区域间的沟通协调。手术全程需要在负压手术间进行,确保5~15 Pa的负压差。术前将必备的手术仪器物品放入手术间内,尽量避免手术中开门取物,减少开门频次,保持负压效能。为了保护参与移植的医护人员,需要严格执行2级及以上保护措施,并按要求提供详细和专门的计划。外科医师、器械护士和麻醉师等需要戴上正压防护头罩,头罩可以帮助医护人员保持视野清晰。但是,这些措施将对声音传导产生负面影响,包括医师之间的沟通和监视器发出的警报。因此,所有与手术相关的医护人员在手术前都要进行预演,手势和一些非语言沟通方式也需要提前准备。考虑到身穿全防护服的外科医师的体力需求和挑战,术中需要制订必要的轮换计划,以确保参与手术人员术中表现良好。此外,手术相关的仪器设备、手术器械以及相关耗材等均须提前准备并确保性能良好,余量充足。

2. 术中管理

麻醉诱导后,可采用特殊方式插管,即钳夹气管插管后进行插管,连接呼吸机后松开钳夹,以避免呼吸道分泌物污染。开胸后建议行双侧肺病灶楔形切除送检快速病毒核酸检测。术中除须避免血液、体液喷溅造成污染,避免职业暴露外,应重视使用电外科设备过程中产生的气溶胶,尽可能把功率调到可以满足手术的最小值。还可在手术室内安装广角高清摄像头、术野摄像头,场外有专人观看视频监控,重点观察手术室人员有无职业暴露风险。台下人员则需要监督手术间内所有人员的感染防控技术,定时巡视医护人员送风系统耗电情况,如有需要通知及时更换,同时严密观察医护人员全身防护装置的完整性。按流程做好标本管理交接。手术中切下的左、右病肺标本须分别放置于双层标本袋内,加入固定液逐层封闭,在潜在污染区域外层再加一个大一号的标本袋,确保最外层不被组织污染,做好标识并放入转运箱。工作人员在手术室缓冲间对外表面进行消毒杀菌并转出污染区。

3. 术后管理

术后转运人员须做好自身防护,按医院指定路线从专用通道将患者转入负压病房。转运过程中,确保各路管道在位、通畅,注意观察患者的血压、心率、血氧变化,保证转运途中安全,并按照危重患者交接流程做好各项交接。

术后复用手术器械须遵循先消毒、后清洗、再灭菌的原则。术毕须将手术器械置于盛有含氯消毒剂 5 000 mg/L 的浸泡箱内浸泡消毒 60 min,再放入双层防渗漏收集袋,采用鹅颈结式封口,分层封扎,包外做好标识,交消毒供应中心进行后续处理。手术所产生的废弃物,包括医疗废物和生活垃圾,均须按照感染性医疗废物进行分类收集。所有医疗废物使用双层黄色医疗废物袋盛装,采用鹅颈结式逐层封口。在移出手术间前须对包装袋表面使用 1 000 mg/L 含氯消毒液均匀喷洒消毒或在其外层加套 1 层医疗废物袋,并做好标识。利器盒封闭,出手术间时外面再增加 1 层医疗废物专用包装袋,采用鹅颈结式封口,分层封扎。患者的排泄物、分泌物及术中产生的废液等需有专门容器收集,用 20 000 mg/L 含氯消毒剂,按 1∶2 比例浸泡消毒 2 h,然后再排入污水处理系统。盛放污染物的容器可用含有效氯5 000 mg/L的消毒剂溶液浸泡30 min后清洗干净。手术间终末处理可使用双模式过氧化氢机器人消毒机消毒1 h。地面使用含有效氯5 000 mg/L的消毒剂擦拭,保持30 min后用清水拖地等。

值得一提的是,文献显示国外对于COVID-19患者的院感防护措施相对简易,无须佩戴正压防护头罩,仅需面部防护罩、护目镜等,可简化相关术前、术中流程,如非语言沟通、巡视送风系统耗电情况等。而目前我国采取的防护手段较为严苛,其优劣性有待于进一步研究。

四、总结

对于严重病毒性肺炎合并ARDS或肺纤维化的患者,在长时间机械通气或ECMO支持治疗后仍无法恢复时应当考虑进行肺移植评估。特别是自从COVID-19疫情在全球蔓延以来,已经有越来越多的证据支持这一结论。相比于普通肺移植,病毒性肺炎相关肺移植围手术期需要额外关注患者的病毒载量情况、传染性以及院感防护措施的制订与实施。此外,尚需要进一步的研究来早期识别筛选出可能进展为不可逆转的肺损伤患者,使他们能从早期肺移植中获益。

第五节　肺移植治疗感染性疾病

李光,许淑云,林慧庆

选择合适的受者是肺移植成功的重要决定因素之一。我国肺移植受者选择标准在国际心肺移植学会(ISHLT)2014年更新的指南基础上,结合我国临床实际情况加以修改。本章节将着重介绍肺移植用于治疗感染性疾病,如支气管扩张、囊性纤维化(CF)、结核、弥漫性泛细支气管炎(diffuse panbronchiolitis,DPB)、病毒性肺炎的肺移植适应证。

对于一些因感染而致严重肺损伤的患者来说,肺移植可以成为一种挽救生命的治疗选择。COVID-19大流行在全球造成数百万人的急性肺损伤。事实上,在世界范围内,肺移植已经成功地应用于COVID-19后急性呼吸窘迫综合征(ARDS)乃至肺纤维化的少数患者。

一、支气管扩张

支气管扩张是由各种原因引起反复发生的化脓性感染,导致中小支气管反复损伤和(或)阻塞,致使支气管壁结构破坏,引起支气管异常和持久性扩张。临床表现为慢性咳嗽、大量脓痰、反复咯血、气促和呼吸衰竭。支气管扩张分为非囊性纤维化支气管扩张(non-cystic fibrosis bronchiectasis, NCFB)(亚洲地区多见)和囊性纤维化性支气管扩张(cystic fibrosis bronchiectasis, CFB)(白种人多见)。

1. 支气管扩张的病因

肺囊性纤维化(CF)是白种人支气管扩张的主要原因。在美国,尽管CF的平均诊断年龄为6个月,但该病患者的实际年龄是从0～80岁。近30年成年患者的数量增加,一方面是因为患者的预期寿命延长;另一方面,导致该病的CF跨膜传导调节因子(cystic fibrosis transmembrane conductance regulator, CFTR)基因突变种类多达1 604 种,一些温和突变造成不典型CF。一项回顾性研究表明,在601例成年弥散性支气管扩张患者中,46例(7.6%)被诊断了CF,患者的平均年龄为31岁。*CFTR*基因突变是CF的明确病因,它与NCFB的关系尚存争议。1991年以来,共有10项研究支持 CFTR 与NCFB的发病有关,但病例数较少(6～56例),针对亚洲人群的研究更少,仅有新加坡的一项研究结论是:I125T、I556V 和Q1352H 的错意突变及内显子8 12TG5T 剪接位点突变在亚洲慢性肺病患者中有25% 的发生率,而正常对照组仅有9%的突变率。因此,认为*I125T*突变与先天性支气管扩张关系密切。

在支气管扩张的发病因素中,感染是关键一环。确定导致下呼吸道感染的病原菌将为制订治疗方案、改善患者预后和疾病预防提供帮助。非结核分枝杆菌可能与支气管扩张发病相关。鸟分枝杆菌是主要的一类,由鸟分枝杆菌引起的肺部感染首先报道于COPD合并纤维空洞的老年男性吸烟患者。随后的研究显示:由鸟分枝杆菌造成肺部感染的患者中81%为老年女性,中叶或舌叶病变。高分辨率CT(high-resolution computed tomography, HRCT)表现为多发的小结节(直径<1 cm)及柱样支气管扩张和"树芽征"。在儿童支气管扩张患者中检出的下呼吸道病原菌依次为流感嗜血杆菌、肺炎链球菌、卡他莫拉菌和铜绿假单胞菌。近1/3的成人支气管扩张患者中可以检出铜绿假单胞菌,分离率高的患者病情较重,且肺功能恶化的速度较快。病毒是触发许多慢性肺部疾病急性加重的原因。NCFB发生非细菌感染(如支原体、衣原体)是否与早期的病毒感染有关尚不清楚,但已经有体内试验和动物模型证实,病毒可以增加细菌在肺泡上皮

细胞表面的黏附,使肺部清除细菌的能力下降。

(1)免疫功能障碍:IgA主要对上呼吸道的气道黏膜表面提供保护,在支气管肺泡灌洗液(BALF)中IgG是主要的免疫球蛋白。当IgA缺乏且合并支气管扩张时通常有其他免疫功能异常,很多最终诊断为联合免疫缺陷病。IgG缺乏(特别是IgG_2和IgG_4)容易发生支气管扩张。IgG减少但对多糖疫苗抗体反应正常的情况在一些健康儿童(尤其是幼龄儿童)中可以见到,因此IgG检测异常并不能用来预测免疫功能受损;此外,一些支气管扩张患者免疫IgG、IgA减少而IgM抗体代偿性增多,表现为免疫球蛋白总数正常,须注意鉴别。

(2)COPD合并支气管扩张:2002年Barker首先描述了支气管扩张与COPD疾病特点重叠,如慢性咳嗽和气道阻塞。此后,关于COPD并发支气管扩张的相关研究逐渐增多。文献报道,4%~57.6%的COPD患者经HRCT证实存在支气管扩张。这组患者气道阻塞的程度重,急性加重的次数增多,可以分离出定植病原微生物,但对预后的影响尚不明确,需要基础研究进一步阐明COPD是否为支气管扩张的病因之一。

(3)肺结核合并支气管扩张:肺结核是支气管扩张的常见原因之一。无论是儿童原发性肺结核,还是成年慢性纤维空洞性肺结核、支气管内膜结合、胸膜炎等均可引起不同程度的支气管扩张。其病因有:① 肺结核的病灶愈合后的纤维组织及瘢痕挛缩牵拉支气管,导致支气管扩张;② 支气管内膜结合引起的支气管狭窄、引流不畅,反复感染后导致支气管扩张;③ 原发性肺结核、非门淋巴结核压迫周围支气管,导致通气不畅,引起肺不张,由于失去肺泡弹性组织的缓冲,胸腔内负压直接作用于支气管管壁,致使支气管扩张;④ 胸膜炎后胸膜发生肥厚,影响肺发育,使支气管发生屈曲导致支气管扩张。肺结核合并支气管扩张,支气管扩张发生的部位多与结核病灶一致,并且大都限于支气管近端2/3处,多呈柱状扩张,囊状扩张较少见(**图3-5-1**)。

2.支气管扩张的发病机制

描述支气管扩张发病过程的经典假说——恶性循环假说由Cole在1986年首先提出。该学说认为定植的细菌触发气道上皮的炎症反应,释放炎症介质和酶,持续的慢性炎症反应引起

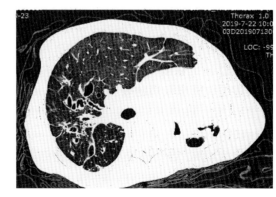

图3-5-1 肺结核导致左肺毁损、右肺支气管扩张症

支气管壁和肺组织的损伤,破坏气道纤毛上皮的清洁功能,进一步加重感染和细菌定植,形成一个恶性循环,最终造成支气管管腔的结构性破坏。

参与支气管扩张发病的3个重要因素是感染、炎症及酶的作用。支气管扩张的炎症反应是以中性粒细胞在支气管腔的募集和中性粒细胞、单核巨噬细胞及 CD_4^+ T淋巴细胞的组织浸润为特征。中性粒细胞的募集由促炎症细胞因子白细胞介素-1β(IL-1β)、白细胞介素-6(IL-6)、肿瘤坏死因子-α(TNF-α)、白三烯 B4(LTB4)、白细胞介素-8(IL-8)等介导,内皮素-1上调黏附分子CD18和CD11b在中性粒细胞表面的表达,促进中性粒细胞活化释放氧化剂和酶(如弹性蛋白酶和基质金属蛋白酶)。这些酶能直接损伤纤毛被覆的呼吸道上皮,增加黏膜腺体分泌,阻碍调理吞噬作用,通过正反馈机制造成支气管壁的破坏。支气管扩张的继发性因素,除了COPD、结核外,还有过敏性支气管肺曲霉感染,同时幼时麻疹、百日咳等病毒感染也是其导致发病的机制。

3. 支气管扩张肺移植评估和移植标准

(1)支气管扩张肺移植评估标准:① FEV_1 ≤30%预测值或 FEV_1 迅速降低,尤其是年轻女性;② 6MWT步行距离<400 m;③ 因慢性缺氧导致肺动脉高压(肺动脉收缩压>35 mmHg、平均肺动脉压>25 mmHg);④ 临床发生以下任何一项:急性呼吸衰竭需无创呼吸机辅助通气,抗生素耐药性增加和病情加重难以恢复,营养状况变差,顽固性和(或)反复气胸,经支气管动脉栓塞仍不能控制的危及生命的咯血。

(2)支气管扩张肺移植标准:① 呼吸衰竭(PaO_2<60 mmHg)和(或)伴有高碳酸血症($PaCO_2$>50 mmHg);② 长期无创通气治疗;③ 伴有肺动脉高压;④ 频繁住院治疗;⑤ 肺动脉压快速下降;⑥ WHO心功能分级为Ⅳ级。

4. 临床资料

有临床研究针对1990—2013年间Freeman医院因支气管扩张而进行肺移植的患者进行病例和移植数据库的回顾性分析。42例支扩患者接受了肺移植,大多数进行了双侧序贯肺移植,移植时的平均年龄为47.1岁。移植前的骨质疏松症是非肺部疾病的重要病因(48%);多杆菌感染常见,铜绿假单胞菌感染频繁(67%);FEV_1 从移植前的0.71 L(预测的22%)提高到移植1年后的2.56 L(预测的79%);1年生存率为74%,3年生存率为64%,5年生存率为61%,10年生存率为48%;各类感染导致脓毒血症是支气管扩张早期移植后死亡的常见原因。

5. 双肺移植治疗卡塔格内综合征

卡塔格内综合征(Kartagener syndrome)是原发性纤毛运动障碍(primary

ciliary dyskinesia, PCD）中最严重的类型，最早由 Siewert 于1904进行描述，Manes Kartagener 于1933年对该病进行了细致报道。本病具体表现为全内脏反位、鼻窦炎、支气管扩张合并反复感染（图3-5-2）。

（1）卡塔格内综合征的发病机制：胚胎发育时纤毛摆动在内脏转位中发挥重要作用，在妊娠12～15周时由于纤毛运动障碍内脏随机转位。鼻窦或筛窦内

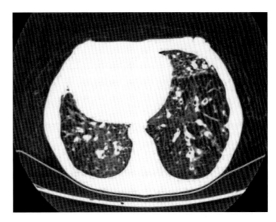

图3-5-2 全内脏转位卡塔格内综合征患者CT影像学表现

纤毛运动障碍，导致窦口堵塞，引发鼻窦炎症；呼吸道纤毛上皮的活动障碍引起黏液纤毛运输功能下降，痰液蓄积，反复肺部感染。

（2）卡塔格内综合征受者肺移植手术要点：供者的左侧肺对应卡塔格内综合征受者的左侧胸腔、右侧供肺对应受者的右侧胸腔；吻合顺序依旧是支气管、肺动脉、左房袖、支气管吻合，采用4-0 prolene线单纯连续缝合，吻合口用周围组织包埋；肺动脉采用5-0 prolene线连续缝合，肺动脉吻合的位置需要根据实际情况来确定，确保无扭转、无成角、无撕裂、后壁完整；肺静脉心房袖的重建，需要注意在不影响心功能的前提下，保证阻断足够的心房侧壁，采用4-0 prolene线连续缝合或水平褥式连续缝合；根据围手术期评估的肺功能和氧合状况，先做肺功能差的一侧。在肺移植吻合过程中，为了适应右侧胸腔的大小，有4家肺移植中心在进行右肺移植时，对右侧供肺进行了不同程度的裁剪和修补。受者左肺动脉位于支气管前方，而供者的左肺动脉位于支气管上方。因此，在吻合左侧肺动脉的时候，应充分游离供-受者的肺动脉，并且斜角离断受者肺动脉，便于在吻合时的方向、角度和大小相互匹配。

6. 总结

支气管扩张是一种结构性肺部疾病，属于慢性感染性疾病，症状持久、反复感染、急性加重、生活质量下降、经济负担加重，是病死率较高的呼吸系统疾病。支气管扩张可导致肺功能的逐步丧失，从而导致慢性发病和过早死亡。支气管扩张需要综合治疗，每一种治疗手段都有其局限性，可遵循的治疗指南较少。支气管扩张导致呼吸衰竭后进行双肺移植效果良好，对于患有严重支气管扩张的患者，应考虑肺移植。

二、肺囊性纤维化（CF）

肺CF是一种具有家族常染色体隐形遗传性的先天性疾病。在北美洲白人中最常见。有数据显示，2010年出生的肺CF儿童预计中位生存期为女39岁，男40岁。尽管在过去的几十年中生存率有了显著的提高，但肺CF患者的主要死亡原因仍然是呼吸衰竭。自1995年以来，CF占全世界肺移植手术适应证的16%，是特发性肺纤维化（IPF）和COPD之后的第三大适应证。

1. 肺CF预后因素和列入移植名单时机

肺移植作为治疗晚期肺CF的一种常规治疗方案，将更准确地预测这种疾病的自然病程，从而确定合适的患者手术时机。Kerem及其同事在1992年发表的一篇具有里程碑意义的论文中指出，$FEV_1 < 30\%$预测值的CF患者预期2年病死率超过50%。根据这项研究，$FEV_1 < 30\%$预测值成为该患者人群肺移植受者入选的标准。然后，最近伦敦的一项研究表明，$FEV_1 < 30\%$预测值受者的预期中位生存期从1990—1991年的1.2年延长至2002—2003年的5.2年。

Rosenbluth及其同事并未将FEV_1作为一个静态参数，而是使用FEV_1的下降率来确定肺移植的合适时机。低龄、营养不良、合并感染铜绿假单胞菌和金黄色葡萄球菌是肺功能迅速下降的危险因素。使用他们的测算模型可以诊断出肺功能迅速下降的一组患者；这种模型计算将更早地转诊肺移植受者，降低患者的病死率。

6MWT步行距离已被确定为预测CF的替代参数。Martin及其同事对法国286名CF患者的研究中发现，6MWT的步行距离≤475 m是死亡或移植的独立预测因子。Vizza及其同事同样发现，6MWT的步行距离缩短与移植等待名单上的死亡风险增加相关。

另一种方法是在综合CF基金会数据库分析的基础上，开发出的多变量病死率预测模型。Liou及其同事开发了一个5年生存模型，该模型源自CF基金会患者登记中的5 800名患者的数据，并使用了另外5 800名登记患者的数据进行验证。当应用于验证队列时，此复杂模型比仅使用FEV_1的Kerem提出的简单模型能更好地预测生存率。结论显示：较高的$FEV_1\%$、较高的年龄和体重、金黄色葡萄球菌感染可增加预测的生存率。年龄增长、女性、糖尿病、洋葱伯克霍尔德菌感染和肺部疾病急性发作的增加可降低预测的生存率。将这些变量插入logistic回归模型，可以计算给定患者的5年生存率。在后续研究中，这些研究者采用了他们的生存模型和移植后生存模型，以证明只有年龄＞18岁、5年预测生存率＜50%且无洋葱伯克霍尔德菌呼吸道感染或CF关节病的患者才有可能从移植中获得生存益处。

Hamblett及其同事利用CF基金会患者登记处的14 572名患者的较大队列来确定预测2年病死率的因素。他们发现,年龄和身高的增加、FEV_1的降低、铜绿假单胞菌或洋葱伯克霍尔德菌的定植、每年因肺部疾病恶化住院2次以上或每年在家静脉注射抗生素2次以上,都与2年内病死率有较大的关系。与Liou的研究结果相比,包含这些参数的多维模型的诊断准确性同Kerem提出的更简单的FEV_1准则相一致。

总而言之,目前还没有一种预测模型可以用来就CF患者列入移植等待名单的时机提出明确的建议。CF患者常合并慢性感染,病原微生物定植于大气道、上呼吸道和鼻窦炎,移植后应用免疫抑制剂可能会导致感染复发。另外,肺移植前使用有创机械通气或合并糖尿病、鼻窦炎以及胃食管反流等也是增加术后病死率的危险因素。2014年,ISHLT共识指南建议在存在以下任何情况时可以入组肺移植:① 慢性呼吸衰竭,缺氧($PaO_2 < 60 \, mmHg$)和(或)伴有高碳酸血症($PaCO_2 > 50 \, mmHg$)的慢性呼吸衰竭;② 长期无创通气治疗;③ 伴有肺动脉高压;④ 频繁住院治疗;⑤ 肺功能快速下降;⑥ WHO心功能分级为Ⅳ级。

2. 呼吸道病原体在待移植患者选择中的意义

慢性呼吸道感染是肺CF的一个普遍特征,在选择CF患者进行移植时应特别注意。大多数成人CF患者在考虑进行肺移植时都感染了铜绿假单胞菌。虽然这些生物体通常具有很强的耐药性,但耐药性模式对移植后生存率的影响似乎很小。有2项单中心回顾性研究发现,携带泛耐药铜绿假单胞菌的CF患者的移植后生存率与携带敏感菌株的患者相似。而与这些研究相反,Hadjiliadis及其同事发现,相比敏感菌株患者相比,携带泛耐药菌的患者生存率较低(尽管仍然非常有利):1年生存率为87% *vs.* 97%,5年生存率为58% *vs.* 86%。综上所述,这3项研究表明,不应把携带泛耐药铜绿假单胞菌患者排除在肺移植的考虑之外。

移植前感染洋葱伯克霍尔德菌复合体的情况则更为复杂,约有4%的CF成人属于这类感染。洋葱伯克霍尔德菌复合体不是单个个体,而是物种的异质集合(以前称为基因型),其致病性各不相同,并且会影响移植前后的结果。感染洋葱伯克霍尔德菌复合体,尤其是洋葱伯克霍尔德菌,与CF患者的肺功能急剧下降和病死率增加有关。移植前感染洋葱伯克霍尔德菌也会对移植后的生存率产生不利影响,因为这类病原微生物的再次出现是致死性肺部播散性感染的原因。来自多个中心的报告显示,洋葱伯克霍尔德菌感染患者的1年生存率为50%~67%,而无洋葱伯克霍尔德菌感染患者的1年生存率为83%~92%。Liou

及其同事使用移植前后的预测模型,报道感染洋葱伯克霍尔德菌的CF患者不能从移植中获得生存益处。最近的研究将移植后病死率过高的原因归于洋葱伯克霍尔德菌,甚至可能是剑兰芽孢杆菌。尽管现在大多数移植中心都将感染洋葱伯克霍尔德菌的候选对象排除在肺移植的选择之外,但还是有许多移植中心会考虑将携带低毒性病原的患者作为受者进行评估。

高达50%的CF患者可从移植前呼吸道培养物中分离出曲霉菌。研究表明,尽管支气管吻合口感染的风险可能增加,但是CF患者术前痰培养中曲霉菌的转复不能用以预测移植后深部感染的发生。对于从痰培养物中检测出曲霉菌的患者,某些中心确实选择在移植前或移植时开始抗真菌治疗。然而,曲霉菌的转复并不是移植的禁忌证。

在考虑肺移植的CF患者中,非结核分枝杆菌分离检出率高达20%。分离检出最常见的分枝杆菌是鸟分枝杆菌复合物。它的检出不会对肺移植后的结果产生不利影响。相比之下,尽管并非最终会降低生存率,但移植前脓肿分枝杆菌的转复会与移植后严重感染的发展有关。呼吸道培养物中非结核分枝杆菌的转复不被视为移植的禁忌证,但尽管进行了最佳治疗,仍有可能出现进展性肺疾病或肺外疾病的情形,或未能耐受治疗的情况。

3. 常见合并症

(1)营养不良:在CF患者人群中很常见,并且在一些研究中显示出营养不良会对疾病的自然病程产生不利影响。在一项利用UNOS数据库的研究中,42%是在美国接受肺移植的CF患者(体重不足,$BMI < 18.5 \text{ kg/m}^2$)。值得注意的是,与体重正常的CF患者相比,体重不足的患者移植后病死率要高25%。所以,在移植前应积极纠正营养不足,达到这一目标的治疗方案包括使用高热量口服补充剂,夜间使用经皮放置的胃造口或空肠造口管进行肠道补充剂,以及肠外营养。

(2)糖尿病:高达50%的成人CF患者合并有CF相关糖尿病,且与移植前病死率增加有关。由于糖皮质激素和他克莫司的升血糖作用,移植后可能需要制订糖尿病治疗方案。然而,CF相关糖尿病的存在似乎不会对肺移植后的结果产生负面影响。

(3)骨质疏松症:CF患者尤其容易出现骨密度降低和骨质疏松症。CF的特点是循环细胞因子水平升高,性激素分泌减少,胰腺功能不全,肠道对钙和维生素D的吸收减少,所有这些都可能导致骨骼脱矿质。此外,许多CF患者接受了糖皮质激素治疗。一项关于肺移植候选者和受者骨密度的横断面研究表明,尽管CF患者年龄较小,但移植前和移植后的骨密度明显低于COPD和其他肺部疾病患者。75%的CF患者在移植前的骨密度达到或低于骨折阈值，而COPD患者的这一比例为45%。有症状的骨折在移植前发生率为15%，移植后为25%。因此，为了最大限度地降低脊柱压缩性骨折可能损害移植结果的风险，应使用双能X射线吸收法（DEXA）扫描筛查CF患者的骨脱矿质。那些被证实有骨质减少或骨质疏松症的患者应该接受适当的药物治疗，以尽量减少进一步的骨质流失。维持CF患者骨矿物质密度的标准建议包括：尽量减少全身性类固醇的使用，优化胰腺酶的替代和饮食以确保脂溶性维生素和钙的充分摄入和吸收，以及促进负重活动。双磷酸盐已被证明能有效地稳定或改善CF患者的骨密度。

（4）鼻窦炎：鼻窦疾病在CF患者中几乎普遍存在。鼻窦是移植后铜绿假单胞菌的储藏脏器，因此，预防性鼻窦引流手术对肺移植受者有益。然而，斯坦福大学经验的回顾性研究发现，常规移植前鼻窦引流手术对移植后生存率或铜绿假单胞菌移植物的再定植率没有帮助。

（5）肝病：肝脏受累在CF患者中很常见，但在临床上只有5%的患者会导致明显的肝硬化。患有晚期肺部疾病并发肝硬化的CF患者应接受肺（或心肺）和肝联合移植，其结局可与单纯肺移植结果相当。对于代偿良好的肝硬化患者和（或）肝功能维持正常的患者，仅单肺移植可获得良好的短期结果，尽管这种方法仍有争议。

4.CF肺移植预后

肺移植是终末期肺CF患者公认的治疗方法。根据最新统计数据显示，CF患者肺移植后，10年生存率有45%。生存时间更长、多脏器系统疾病进展，需要更精细的管理，给移植前和移植后带来了挑战。在移植前阶段，CF多学科团队将为移植后可能的并发症提供多脏器的护理指导。其中关键部分是营养和糖尿病管理。移植团队将密切跟踪，以确定是否出现进一步恶化的指标因素。这类患者肺移植的主要挑战在于新的感染出现，如伯克霍尔德菌、脓肿分枝杆菌和芽孢杆菌的定植或感染。此外，我们需要更多地了解这些患者特有的肺外并发症，特别是与胃肠道和内分泌系统有关的并发症。因此，肺移植后多学科团肺的护理和随访是成功的关键。

三、结核

肺结核所致肺损伤是慢性呼吸衰竭的常见原因，也是对呼吸健康的重大威胁，目前还没有有效的治疗方法。在大多数国家，因担心结核病复发，肺结核的患者没有机会接受肺移植。肺移植对肺结核导致的慢性呼吸衰竭患者是一种有效的治疗选择。

双肺移植是解决感染性肺疾病的有效方法，即使有相对的禁忌证，包括高度抵抗或者高度毒性的细菌、真菌或者微生物的定植。多重耐药结核患者是肺移植的禁忌证；但有个案报道，肺移植是治疗晚期多重耐药的结核患者的可行方法。

对于肺部被结核病破坏的患者来说，肺移植存在许多障碍。移植后，受者需要高免疫抑制水平以防止排斥反应。因此，移植受者很容易重新使先前潜伏存在的结核病复发。此外，在移植后接受免疫抑制治疗的患者中，结核病的临床表现可能很不典型，不易被早期发现。因此，目前的指南建议对所有候选患者进行常规的活动性和潜伏性结核病筛查，并且在移植前应尝试药物治疗。然而，并没有关于结核病受者在移植前充分治疗的最佳治疗建议。在这种情况下，是否进行肺移植取决于是否存在活动性结核感染，这要通过微生物学、生物标志物、病理活检及影像学等综合诊断。

此类受者应仔细评估患者既往结核病史和治疗情况，并对患者进行积极的监测，包括症状评估、定期胸片检查和专门针对结核病的微生物诊断检测。确保没有显示出任何结核病复发的证据。

结核所致终末期肺部疾病患者需要精心护理才能移植成功。这些患者因既往结核感染，往往肺实质和胸膜上粘连的瘢痕组织导致过度出血和受者肺的难以剥离，必须细致解剖以避免出血失控。此外，如果患者之前做过肺切除术，该类手术应使用体外循环支持，这可能会增加出血的风险。严重的胸廓不对称也可以通过双侧肺移植进行治疗。同样，对于长期使用呼吸机的患者，外科医师必须小心处理膈神经，以防止额外的膈肌功能障碍。手术成功后，患者可能需要持续的呼吸康复来改善膈肌功能。

肺移植是结核病治愈后慢性呼吸衰竭患者的选择。选择恰当的患者是成功的关键。最基本的是应避免在胸片显示有活动性结核的患者或存在其他结核迹象的患者进行移植。由于在实体器官移植受者中结核发病率增加20～74倍，病死率高达30%，因此须特别注意对免疫抑制患者的结核病管理。此外，能够走动的年轻健壮的患者将有更好的疗效和预后。膈肌功能是移植术后恢复呼吸功能的关键。因此，对于保留膈肌功能的患者，肺切除术后的时间间隔并不是重要因素。最后，外科医师应该加强围手术期护理，以减少手术相关的并发症，如与既往感染或手术相关的出血。结核感染和移植的相关因素有：内源性复发、供者来源的复发、原发感染和移植前活动性结核病。第一种情况指的是结核潜伏感染（latent tuberculosis infection, LTBI），其中大多数肺移植候选人患有支气管扩张和既往结核感染,应该筛查LTBI,并采取强制性的药物预防措施。

只要提供积极的监测和充分的管理,就可以安全地对肺结核致肺损伤的患者进行肺移植。虽然对患者的随访时间较短,限制了对结核复发的评估,但这种方法可以改善条件符合的结核晚期肺损伤患者和某些并存疾病患者的生活质量。

结核感染导致的肺损伤仍然是肺移植一个具有挑战性的适应证。在此类患者中如何降低未来患结核病的风险,包括LTBI治疗的建议。为了尽可能降低结核病复发的潜在风险,术前进行细致的微生物筛查和仔细的监测随访是必要的。但要解决这些问题需要进一步以证据为基础的建议。

四、弥漫性泛细支气管炎(DPB)

DPB是一种弥漫存在于两肺呼吸性细支气管的气道慢性炎症性疾病。受累部位主要是呼吸性细支气管以远的终末气道。由于炎症病变弥漫性地分布并累及呼吸性细支气管壁的全层,故称之为DPB。突出的临床表现是咳嗽、咳痰和活动后气促。严重者可导致呼吸功能障碍(图3-5-3)。DPB是一种罕见的复杂遗传病,主要影响东亚人,虽然长期大环内酯治疗已被证明可显著提高DPB患者的生存率,但有些患者病情持续恶化,最终需要肺移植。肺移植是治疗对大环内酯长期治疗有耐药性的进行性细支气管炎的可行选择。

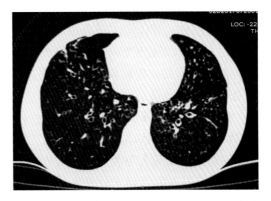

图3-5-3　弥漫性泛细支气管炎(DPB)患者的CT影像学表现

1. DPB 的流行病学

全球最先提出DPB 概念的是日本的本间、山中等。他们于1969年在研究肺气肿的过程中,发现7例以呼吸性细支气管炎为主要病变的新的独立病种,并将其命名为DPB。1980—1982年日本厚生省组织了DPB 第1次全国性调查,确诊319例,82例经病理组织学证实为DPB。1988年日本厚生省研究班组织DPB第2次全国性调查,确诊229例。20世纪90年代后,意大利、英国、法国、美国、韩国、中国台湾、新加坡也有报道。1990年，Fraser在《胸部疾病诊断（第三版）》（*Diagnosis and Diseases of the Chest, 3rd ed*）一书中对DPB进行了描述，由此DPB成为世界公认的新的病种。我国大陆1996年分别报道各1例有病理证实的DPB（TBLB和开胸肺活检）；至2002年底，大陆文献报道已达78例。

本病可能为一种全球性的疾病，但确有人种和地域的差异，以日本、韩国、中国为代表的东亚地区较为常见。目前尚缺乏全球发病情况的调查资料。日本流行病学调查资料总结DPB特点如下：① 本病遍及日本各地，无地区分布差异。② 患病性别：男女之比为1.4：1，男性稍高；如考虑到就诊率则性别间无明显差异。③ 发病年龄从10～80岁各年龄组均有分布，以40～50岁为发病高峰，推算患病率为11.1/10万。④ 发病与吸入刺激性气体及吸烟无密切关系。⑤ 84.8%的患者合并慢性副鼻窦炎或有既往史，并且20.0%的患者有慢性副鼻窦炎家族史。但发病时间与慢性副鼻窦炎的发病率以及手术时间无关。⑥ 发病的最初诊断常为其他呼吸道疾病，如慢性支气管炎、支气管扩张、支气管哮喘、肺气肿等占90%，而诊断为DPB的仅占10.0%。

2. DPB病因及发病机制

本病至今病因不清，相关因素如下。

（1）感染：DPB同时患有慢性鼻窦炎者占80%以上。DPB患者均有不同程度的支气管黏膜病变或气道分泌物增多，呈慢性气道炎症改变。因此，有观点认为与感染有关。冷凝集试验多阳性及红霉素疗效好，推测也与肺炎支原体感染有关。

（2）与遗传因素有关的免疫异常：① 本病有家族发病倾向；② HLA-BW54（人类白细胞抗原BW54）多阳性（63.2%），提示可能有一定的遗传基础。HLA-BW54是除印第安人与大部分犹太人外，包括中国人在内的蒙古系人种的特有抗原，在日本人中约14.1%阳性，中国人约10.4%阳性。白种人极为少见，推测本病可能有一定的人种特异性。但目前已有白人患病的报道，因此本病与人种及地域相关的结论尚待今后总结大量病例后证实。韩国报道，朝鲜族发病者以HLA-B11为多，因此本病与HLA的相关性并不一定限于HLA-BW54。最新研究结果表明：在日本，DPB患者与编码HLA-BW54的*B*5401*基因有高度相关性，主要的组织相容性抗原为HLA-B54-Cwl-A11/24。而在韩国，DPB患者高频率出现HLA-B55-Cwl-A11和B62-A11，HLA-A11与疾病有高度相关性。因此，Keicho提出了"DPB疾病易感基因"的假说；③ 冷凝集试验效价的升高也被认为与免疫异常有关。

（3）刺激性有害气体吸入与大气污染：强酸烟雾、氯气、溶媒性气体、化学药品和各种粉尘等易致本病,如二氧化硫污染区域DPB发病率较一般地区更高。

3. 诊断标准

（1）临床诊断标准：目前我国尚无自己的诊断标准,主要参考日本厚生省1998年第二次修订的临床诊断标准。诊断项目包括必需项目和参考项目。必需项目：① 持续咳嗽、咳痰及活动时呼吸困难；② 合并有慢性副鼻窦炎或有既往史；③ 胸部X线片可见两肺弥漫性散在分布的颗粒样结节状阴影,或胸部CT可见两肺弥漫性小叶中心性颗粒样结节状阴影。参考项目：① 胸部听诊断续性湿啰音；② FEV_1占预计值% < 70%以及低氧血症(PaO_2 < 80 mmHg)；③ 血清冷凝集试验(CHA)效价增高(1∶64以上)。确诊标准：符合必需项目①～③,加上参考项目中的2项以上。一般诊断：符合必需项目①～③。可疑诊断：符合必需项目①和②。

（2）病理诊断：有利于本病的确诊。大体标本：肺表面弥漫分布多个细小灰白色结节,触之有细沙样、颗粒样不平感；切面可见广泛细支气管为中心的结节,有时可见支气管扩张。显微镜下组织病理学特点：① DPB 定位于细支气管和呼吸性细支气管,而其他肺组织区域可以完全正常；② 主要特点为细支气管全壁炎症；③ 特征性改变为细支气管、呼吸性细支气管炎症使细支气管狭窄、阻塞；肺泡间隔和间质可见泡沫样细胞改变。而细支气管、呼吸性细支气管炎症则表现为管壁增厚,淋巴细胞、浆细胞和组织细胞浸润。需要说明的是,典型病例经X线和HRCT 即可诊断；临床和影像学改变不典型者须取肺组织活检。肺活检以开胸或经胸腔镜完成病理诊断。

4. 临床经验

Sugimoto介绍了采用肺移植治疗DPB的实验。长期接受大环内酯物治疗的5例患者,术前进行铜绿假单胞菌气道定植。3例患者在移植前因慢性鼻窦炎接受过鼻窦手术。4例患者行双侧尸体肺移植,1例患者行活体肺移植。肺移植后1例患者发生A3急性排斥反应；然而都无严重的肺炎或任何致命的感染出现。1例受者在移植3年后出现慢性移植肺功能障碍(CLAD)；但是,没有一例DPB复发。5例患者在4.9年后的中期随访均存活(3.7～12.3年)。该研究中的一些大环内酯物治疗已长达20年仍然恶化,所以正确评估的方法以及患者长时间使用大环内酯效果应尽早发现。同时,在该研究中,在5名患者的痰液中均分离出铜绿假单胞菌,治疗4年后, *P. aeruginosa* 的检出率≥60%。更重要的是,在DPB中发现的黏液纤毛清除缺陷可能使个体容易感染非结核分枝杆菌。在最近的一项来自日本的回顾性研究中,Tsuji等人发现DPB患者中的总体患病率为21.2%,高于之前在正常日本人群中的 监测。最常见的分离株是鸟分枝杆菌复合物,其次是堪萨斯分枝杆菌和龟分枝杆菌。与DPB相关的如此高的患病率引起了人们对产生大环内酯耐药NTM感染的担忧。因此,应通过适当的微生物学分析来确认或排除这些分枝杆菌的存在。

五、肺移植在病毒性感染致ARDS后终末期肺纤维化中的临床应用

ARDS是在严重感染、休克、创伤及烧伤等非心源性疾病过程中,肺毛细血管内皮细胞和肺泡上皮细胞损伤造成弥漫性肺间质及肺泡水肿,导致的急性低氧性呼吸功能不全或衰竭,尽管肺保护性机械通气策略和其他治疗都有了新进展(例如:俯卧位通气、限制性液体治疗以及肌松剂的应用),ARDS的病死率仍高达40%左右。美国最新的流行病学数据指出,每年因ARDS死亡的人数就相当于因乳腺癌、结肠癌和前列腺癌死亡的人数总和。

近年来,随着肺移植技术的不断提升,肺移植受者的生存得到了显著提升,其适应证也逐步扩展,尤其是在病毒性肺炎(如巨细胞性肺炎、禽流感、COVID-19等)引起的ARDS上均有报道和突破,现将相关内容总结如下。

1. COVID-19所致ARDS后终末期肺纤维化的肺移植适应证

肺移植是治疗终末期肺部疾病的一种有效治疗方法,对于急性肺衰竭的证据仅限于少数病例报告。在北美,急性呼吸衰竭不常规进行肺移植治疗,但这一共识目前正受到挑战,尤其是正在发生的COVID-19大流行中导致的无法逆转的呼吸衰竭,肺移植在多个肺移植中心进行了探索性研究,取得了令人鼓舞的研究进展。

尽管ICU对严重的COVID-19 ARDS患者提供了数周或数月的支持治疗,但对于一些出现持续性呼吸衰竭的COVID-19患者(图3-5-4),肺移植被作为一种挽救生命的疗法。迄今为止,尽管仅报道了少数病例,但这些初步报告中,我们发现这组重症患者的早期结果是可以接受的。

Lang等报告描述了一名患有COVID-19相关ARDS后不可逆肺纤维化的44岁病重患者,他接受了挽救性肺移植治疗。作为在欧洲ECMO桥接肺移植和高风险肺移植方面经验最丰富的中心之一,他们在开始这种治疗之前提供了详尽的多学科移植评估。尽管可能挽救生命,但肺移植在COVID-19急性期的真正效果可能很小。大多数进展为严重呼吸衰竭的患者都有合并症,使他们无法成为肺移植受者。此外,许多人在使用ECMO时会出现继发性并发症,例如肾功能不全、肌肉萎缩或其他器官衰竭。另外,高龄也是这类肺移植的禁忌证。因此,预防COVID-19感染仍然是挽救生命的最佳策略。

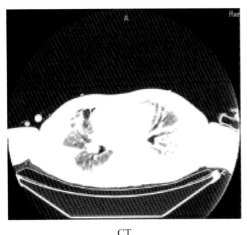
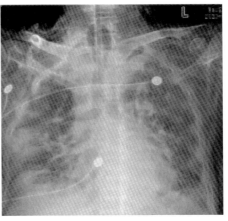

CT   X线片

图3-5-4　COVID-19导致ARDS致终末期肺纤维化的胸部CT及X线片影像学表现

根据目前发表的相关病例报道中,归纳总结以下考虑因素,认为在评估COVID-19相关ARDS患者致终末期肺纤维化是否有可能进行肺移植时,应仔细权衡这些因素。以下因素可能会增加获得积极结果的机会:

（1）移植候选人应年龄＜65岁。从ECMO桥接到肺移植的现有经验表明,老年患者的预后较差。

（2）移植候选人应该只有单器官功能障碍,主要脏器功能要处于基本正常状态,尤其中枢神经系统功能必须正常,有自主意识。

（3）应为COVID-19感染的患肺留出足够的时间评估是否能恢复/逆转肺功能。考虑到肺移植的长期生存率欠佳（5年生存率约为60%）,在没有移植的情况下能够存活符合患者的最大利益。先前的观察表明,受流感或细菌性肺炎严重损伤的肺在接受ECMO数周至数月且器官功能完全丧失后,可以恢复以维持生命。COVID-19的恢复率是否会较低于其他传染性病原体尚不清楚。来自法国的数据显示,在行ECMO治疗的COVID-19相关ARDS致终末期肺纤维化患者的康复率与其他原因导致的ARDS致终末期肺纤维化相似。患肺在经历了慢性恢复期后仍处于功能衰竭,呼吸功能可恢复的可能极小,因此可认定为终末期,且不可逆方能选择进行受者肺移植评估。尽管尚无指南,但我们认为移植不应晚于在出现呼吸衰竭的初始临床症状后4～6周。

（4）应该有不可逆肺病的影像学证据,例如严重的大疱性破坏或确定的纤维化证据。

（5）患者应该清醒并且能够讨论移植。ARDS患者的移植通常在未经第一人同意的情况下进行。患者需要了解移植对生活质量的影响。患有呼吸系统疾病的患者在肺移植后醒来,面临免疫抑制和并发症的生活可能会在心理上造成创伤,有时甚至是无法克服的。

(6)在移植等候名单上的患者应该能够参与身体康复。从ECMO桥接到移植的数据清楚地表明这些参与康复治疗的患者预后更佳。

(7)患者应满足移植的其余典型标准。例如,足够的体重指数和没有其他明显的合并症,如严重的冠状动脉疾病等。

(8)患者最近的SARS-CoV-2 PCR结果应为阴性,或使用深呼吸道样本进行的感染性测定显示不存在活病毒。有证据表明,PCR阳性患者的术后病死率明显更高,即使是无症状患者也是如此。

(9)移植中心应有丰富的高危移植经验。接受ECMO桥接治疗的ARDS患者的肺移植是风险最高和最复杂的手术。因此,只有在ECMO桥接方面具有丰富经验的中心才能提供该手术。为此,转诊到一些专业中心可以大大改善接受肺移植的COVID-19患者的预后。术前应该反复多次尝试撤离ECMO,以确定ECMO无法撤离。

(10)SARS-CoV-2引起了前所未有的全球大流行,COVID-19导致许多患者出现ARDS。COVID-19引起的肺损伤的潜在机制、其相关的系统性合并症及其可恢复性目前仍不完全清楚。因此,肺移植应仅在非常精选的COVID-19相关ARDS患者中考虑。在这一人群中,提供这种挽救生命的疗法的最终效果和结果仍然未知。

2. COVID-19导致ARDS致终末期肺纤维化的肺移植时机

何时才是最佳的手术时机目前尚不明确。经历长时间ICU的治疗,并且在有创呼吸机、ECMO辅助治疗下,各种感染和凝血功能异常不可避免,心、肝、肾等脏器功能损害程度轻重不一,在此种情况下患者的病情变化是迅速的。在满足前文所述的条件下选择一个合适的手术时机是具有高度挑战性的工作,对术前重症医学科医师管理患者的能力提出极高的要求,并且手术时机的窗口很短暂。因此,一旦做出启动肺移植的决定,术前应当立即改变治疗策略,将维护上述脏器功能列为首要目标,不再为维护肺功能而做出妥协。

COVID-19患者的肺移植是特殊的肺移植手术,具有抢救性、探索性、高度的政治敏感性等特点。受者的选择要十分慎重,应严格把控筛选评估原则。经过7例肺移植手术的实践,初步证明肺移植对COVID-19患者的短期效果是较为令人满意的,但是远期效果仍有待继续观察。我们最终的目标不仅是患者的生命能够得到救治,而且要保证患者能够有生活质量的长期生存。为达到此目的必须要有科学的术后管理策略以及完善的康复训练计划。

3. 肺移植在其他病毒感染致 ARDS 后终末期肺纤维化中的适应证

ARDS 是一种进展迅速的肺部疾病，病死率高，肺移植是一种公认的治疗多种慢性肺疾病的方法，肺移植治疗 ARDS 致终末期肺纤维化仍然是有争议的。Frick 等的研究回顾了 13 例 ARDS 患者移植后的预后，临床数据来自欧洲 3 家大型移植中心，其中病毒性感染是 ARDS 发生的主要原因（53.8%，7/13）。所有患者入住 ICU，需机械通气，84.6% 的患者（11/13）有 ECMO 支持。中位等待时间为 3 d［四分位距（IQR）为 14−1.5 ］。术后机械通气中位时间为 33 d（IQR 为 52.5～17），患者在 ICU 中位时间为 39 d（IQR 为 58.5～19.5），住院 54 d（IQR 为 127～43.5）。术后外周 ECMO 需要延长 53.8%（7/13），中位持续时间为 2 d（IQR 为 7～2）。30 d 病死率为 7.7%，5 年生存率分别为 71.6% 和 54.2%。

同时文章中也提出了他们建议的 ARDS 患者急性肺移植的适应证。欧洲移植肺分配评分（LAS）审查委员会专家表示：对于异体 LAS 达成共识。ARDS 患者采用机械通气/ECMO 后：① 优化治疗至少 2 周，临床症状仍无明显改善；② 无显著性 ECMO 相关并发症，如大出血/栓塞；③ 保留心脏和肝脏功能（一过性肾衰竭未被认为是肺移植的禁忌证）；④ 无显著性肺外疾病；⑤ 无神经损伤；⑥ 没有未经治疗或无法控制的感染。

在上述基本条件符合后，建议采用肺同种异体 LAS，这个分数可以估计每个受者移植前的状况和移植后成功的可能。评分参数为：年龄、潜在疾病、身高、体重、糖尿病、氧气/辅助通气需求、6MWT 的步行距离、肺动脉压、平均肺毛细血管楔压、肺活量、血清肌酐、功能性状态，当前，最低和最高 PCO_2。LAS ≥ 50 分为考量作为"高 LAS"，一般移植的为 32 分。在 Frick 的这个回顾性研究中，LAS 的平均评分为 76 分，这也是决定手术后成功率的重要因素。

Hoetzenecker 等于 2022 年最新发表的关于 ARDS 肺移植的专家观点中提到，包含 COVID−19 在内的病毒性感染引起的 ARDS 患者肺移植的适应证为：

（1）年龄相对限制＜65 岁（取决于合并症情况）。

（2）肺单器官功能衰竭，不包括短暂性肝肾功能障碍。

（3）不可逆的肺损伤：① 没有影像学的改进；② 慢性肺病的影像学征象；③ PaO_2/FiO_2、肺顺应性及 ECMO 4 周仍无改善；④ 没有不受控制的感染或感染性疾病；⑤ 受者满足 ISHLT 标准；⑥ 充分的移植后护理；⑦ 能够讨论移植并提供知情同意（某些例外情况可根据具体情况而定）；⑧ 能够参与物理治疗。

ARDS 是肺移植的确切适应证，特别是在 COVID−19 疫情大流行期间。精心挑选患者，才能达到良好的长期生存。这些患者病毒感染后发展为严重的

ARDS,但病情危重时间较短暂,并有显著的康复潜力。鉴于对部分患者缺乏有效的治疗方法且预后较差,对有无法恢复迹象的单器官肺衰竭患者应积极行肺移植治疗。

第六节 肺移植治疗肺淋巴管平滑肌瘤病

岳冰清,刘峰,张稷

淋巴管平滑肌瘤病(lymphangioleiomyomatosis, LAM)是一种罕见的、以女性为主的低级别肿瘤性疾病,其特征表现为异常的非典型平滑肌细胞浸润肺部并大量增殖,导致肺实质呈弥漫性囊性改变。LAM分为两种类型:散发型和与结节性硬化症(tuberous sclerosis, TSC)相关的LAM,后者主要由于*TSC1*和*TSC2*基因突变引起的。LAM患者常见的肺部表现为进行性呼吸困难和气胸,部分进展性LAM患者甚至出现呼吸衰竭而危及生命。目前,该疾病尚没有有效的内科治疗办法,肺移植是终末期LAM唯一可能有效的治疗手段。肺移植可以改善终末期LAM患者的生活质量,延长患者的生命。

一、LAM病的临床表现

1. 肺部表现

自发性气胸是LAM患者典型的肺部表现。LAM男性患者气胸的发生率是一般女性人群的1 000倍,且容易复发。美国的一项研究显示,230例LAM患者中有1/3的患者因气胸而就诊,有55.5%的患者在病程中发生气胸,首次发生气胸的患者平均复发次数为4次左右。发生气胸的患者如果保守治疗效果不好,可考虑行外科治疗以减少患者气胸的复发率。但外科治疗如胸腔手术或者胸膜固定术会大大增加肺移植围手术期的出血风险和手术难度,术中ECMO应用也会进一步增加出血风险。有研究调查了80例接受肺移植的LAM患者,有45例(56%)患者术前进行了胸膜固定术或手术治疗;肺移植术后有14例(18%)患者发生了胸膜相关的术后出血,其中13例(93%)曾接受过胸膜固定术。有胸膜固定术或胸腔手术病史的患者需进行充分的术前准备,预防出血并注意围手术期可能发生的胸膜并发症,术中应注意监测凝血指标。

有10%～30%的LAM患者合并胸腔积液,主要以乳糜胸为主,可能由肿瘤性LAM细胞破坏或堵塞胸导管或其分支引起,或乳糜腹水经膈肌裂口流入胸腔所致。积液较少时患者可无明显症状,随着积液增多,患者可能出现相应的压迫症状。如果给予患者低脂肪或无脂肪饮食治疗,需要注意监测患者的营养状况,避免患者出现营养不良。研究发现,BMI过低的LAM患者(BMI < 17.0 kg/m²)与肺移植后预后不良有关。对于LAM患者乳糜胸的治疗应综合考虑患者的情况,如胸腔积液的量、并发症、呼吸情况及是否进行肺移植等,进行个体化治疗。

2. 肺外表现

LAM患者常见的肺外表现包括血管平滑肌脂肪瘤、淋巴结病、淋巴管平滑肌瘤、乳糜腹水等。一项纳入了80例LAM患者的研究显示,行CT或B超检查显示肾血管平滑肌脂肪瘤、腹部淋巴结肿大及淋巴管平滑肌瘤发生的比例分别为54%、39%和16%。血管平滑肌脂肪瘤是LAM患者最常见的腹部表现,主要发生于肾脏,由发育不良的血管、平滑肌和脂肪组织等组成。40%的散发型LAM患者和高达80%的TSC相关LAM患者可能合并血管平滑肌脂肪瘤。在散发型LAM患者中,血管平滑肌脂肪瘤通常是单侧、较小、孤立并且局限于肾脏,而在TSC相关LAM患者中,它们往往双侧、更大、多发且不局限于肾脏,还可见于脾脏或肝脏。直径 > 4 cm的血管平滑肌脂肪瘤破裂出血风险明显增加,应注意随访观察并及时评估,根据肿瘤的生长速度可考虑行外科治疗,如栓塞术或保留肾单位手术。

二、LAM的诊断

1. 诊断标准

LAM典型的肺部CT表现为多发圆形薄壁囊状病变,大小不等、边界清晰,均匀分布于全肺(图3-6-1)。

2010年欧洲呼吸学会关于LAM病的诊断标准如下:

(1)肺部高分辨CT符合LAM的影像学特征及肺组织活检符合LAM的病理标准。

(2)肺部高分辨CT符合LAM的影像学特征并包含以下特征任何一种:① 肾血管平滑肌脂肪瘤;② 胸或腹部乳糜液;③ LAM引起的淋巴管平滑肌瘤或淋巴结病;④ 确定或可能合并TSC。

2016年美国胸科协会和日本呼吸学会(ATS/JRS)指南将血清血管内皮生长

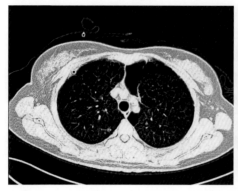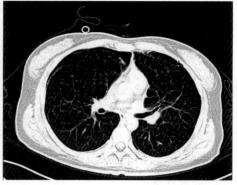

图3-6-1　CT影像可见LAM患者双肺呈弥漫分布的囊状影，两肺肺气肿、肺大疱，两侧气胸，部分呈纤维化改变（来源：无锡市人民医院）

因子D（vascular endothelial growth factor-D，VEGF-D）也纳入诊断标准，符合LAM病的临床病史、特征性的胸部CT表现和血清VEGF-D ≥ 800 pg/mL也可确诊。

2. 病理学特征

LAM的典型病理学特征为在气道和囊性病变区域LAM细胞呈结节样聚集。在结节中心主要为梭形的LAM细胞，具有较高的增殖能力；而结节外围由上皮样LAM细胞组成，增殖能力较低（**图3-6-2**）。LAM细胞既可表达与平滑肌类似的平滑肌动蛋白、结蛋白和波形蛋白，也具有不典型的正常肌肉细胞特征，如与黑色素瘤相关的蛋白质，包括糖蛋白100以及雌激素受体和孕激素受体。肺部组织的囊性改变可能是由于LAM细胞增殖以及其产生的基质金属蛋白酶（matrix metalloproteinases, MMPs）对组织造成了破坏。研究发现，MMP-2

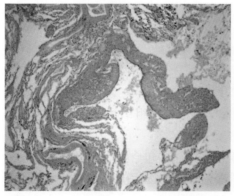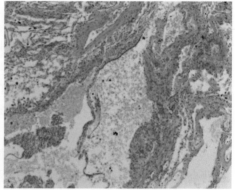

图3-6-2　LAM患者病理检查显示肺组织内梭形细胞结节状或束状增生，分布于支气管、血管和淋巴管周围（来源：无锡市人民医院）

在囊性改变区域内的细胞外基质中明显上调。在淋巴管中，LAM细胞也会形成不规则的细胞团块，导致淋巴管壁增厚、管腔闭塞和囊性扩张。

三、LAM的治疗

雷帕霉素哺乳动物靶点（mTOR）抑制剂雷帕霉素是目前治疗LAM的首选药物。2016年的ATS/JRS指南强烈推荐出现肺功能异常或下降的LAM患者采用雷帕霉素治疗，对于出现有症状的乳糜积液的LAM患者在外科治疗前推荐先给予雷帕霉素治疗。有研究调查了39例LAM患者使用雷帕霉素后肺功能的变化，第1秒用力呼气容积（FEV_1）和一氧化碳弥散量（DL_{CO}）均有明显改善，小剂量使用雷帕霉素可能没有常规剂量使用雷帕霉素的疗效明显，但适用于对不良反应不耐受和病情稳定的LAM患者。

目前，关于抑制雌激素治疗LAM的疗效仍存在争议。2016年，ATS/JRS发布的关于LAM的指南认为抑制雌激素治疗LAM没有明确的效果，不推荐LAM患者使用抑制雌激素的方法。大约20%的LAM患者气流阻塞是可逆的，对于有症状的患者可考虑使用支气管扩张剂进行试验性治疗。肺康复可用于存在呼吸困难的LAM患者。一项纳入40例LAM患者的临床试验评估了LAM肺康复的安全性和有效性，该计划包括每周2次在跑步机上进1h的有氧运动和肌肉力量训练以及为期3个月的教育，肺康复组表现出运动耐力时间、生活质量、6MWT步行距离和峰值耗氧量都得到不同程度的改善，且运动过程中未发生气胸或其他严重事件。其他药物如他汀类药物、多西环素、羟氯喹等虽然也有报道，但还需要更大规模的研究来确定它们的临床效果。

四、LAM肺移植的时机

LAM患者的肺功能异常主要表现为气流阻塞和肺弥散能力下降。60%以上的患者存在气流阻塞，80%的患者出现弥散能力降低。在多项回顾性研究中，未接受治疗的LAM患者FEV_1的平均年下降幅度为每年60～120 mL。患者的年龄和初始肺功能可能是影响患者肺功能下降速度的因素，与患者肺功能的下降速度呈负相关，即老年患者与DL_{CO}和FEV_1较高患者的FEV_1下降率较低。研究发现，FEV_1/FVC比值的减少、肺活量占预测值百分比（percentage of predicted total lung capacity, %TLC）的增加以及较高级别的囊性病变是影响LAM患者生存的不良预后因素。由于LAM患者的数量较少，个体患者差异很大,评估LAM患者的肺移植时机及病情有无急性加重并不容易。对于LAM患者,选择肺移植的时机对其术后生存至关重要。如果患者的病情发展过重,可能出现顽固性乳糜胸或淋巴结转移。患者在病情太晚期接受肺移植,术后病情恶化和再次移植的风险都会增加,住院费用也相对高昂。

2021年国际心肺移植学会(ISHLT)发布的肺移植指南中对LAM患者肺移植评估指征给出了推荐意见。当LAM患者接受了 mTOR 抑制剂治疗后,但仍合并以下任何一项时应及时转诊进行肺移植评估:① 肺功能严重异常(如 $FEV_1 < 30\%$ 预测值);② NYHA Ⅲ 或 Ⅳ 级;③ 静息状态时低氧血症;④ 肺动脉高压;⑤ 难治性气胸。对于符合上述转诊标准并且尽管接受 mTOR 抑制剂治疗但仍有疾病进展证据的 LAM 患者,应纳入肺移植等待名单。

五、LAM患者肺移植的手术方式和预后情况

在一些早期的研究中,LAM患者接受单肺移植的比例比较高。由于对肺移植术后LAM相关并发症如复发性气胸、乳糜胸及LAM复发的担忧,近年来LAM患者接受单肺移植的比例明显下降。据ISHLT报道,从1995年1月—2014年6月接受双肺移植的 LAM 患者有330例,多于接受单肺移植的LAM患者(142例)。然而可能由于LAM患者肺移植病例数较少,目前研究没有发现单肺移植的手术方式影响患者的预后。在日本,由于供肺短缺,90%左右的LAM患者接受了单肺移植,生存率与其他中心没有明显差异。

研究发现,LAM患者的肺移植预后与其他原发病相当。美国2003—2017年共有138名LAM患者在31个移植中心接受了肺移植,LAM患者肺移植后中位生存期为12年,1、5和10年的生存率分别为94%、73%和56%,10年生存率明显优于其他肺部疾病(32%)($P < 0.01$);术前肺动脉高压、6MWT步行距离、移植年龄、供肺缺血时间以及移植类型(单肺/双肺移植)不影响患者的移植后生存率。德国一中心回顾性分析了1997—2015年44例LAM患者肺移植术的预后情况,1、3和5年的生存率分别为92%、84%和76%,术后 FEV_1 预测值较前有所改善。与晚期进展性LAM患者相比,接受移植的LAM患者的肺功能和生活质量均有显著改善。

无锡市人民医院肺移植中心2010—2018年共有25例LAM患者接受了肺移植,全部为双肺移植,术后1年和2年的生存率分别为88%和84%(图3-6-3)。肺移植的类型、供者性别、冷缺血时间>4 h、年龄>40岁及供/受者巨细胞病毒感染对患者的生存率没有明显的影响。

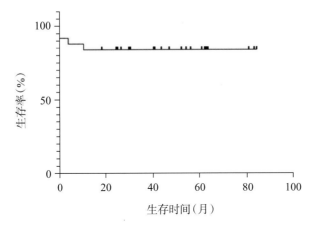

图 3-6-3　无锡市人民医院 2010—2018 年间 25 例 LAM 患者肺移植术后 K-M 生存分析。引自：Zhang J, et al. Front Med (Lausanne), 2021, 8: 584826.

六、LAM病患者肺移植围手术期并发症及处理要点

除了肺移植术后常见的并发症外，由于 LAM 患者的病情特殊，还会发生一些 LAM 患者特有的围手术期并发症。

日本一项关于 LAM 患者单肺移植的回顾性分析显示，术后有 24.1% 的 LAM 患者发生气胸，其中 6 例患者接受胸腔闭式引流术，没有患者因气胸行手术治疗；乳糜胸的发生率为 20.7%，所有患者接受胸膜固定术后好转，LAM 相关并发症均可控。一般来说，术后持续性乳糜胸会导致患者出现营养缺乏、呼吸功能障碍和脱水。由于移植后大量免疫抑制剂的使用，乳糜胸还会增加感染的发生率，甚至影响移植器官的功能。乳糜胸的治疗方式通常包括低脂饮食、胸导管引流、胸膜固定术甚至手术治疗。但侵入性治疗对移植肺有一定的风险，需慎重评估。临床上，应根据患者的情况及病情的严重程度合理选择适当的治疗方法，及时处理。

目前，关于围手术期 mTOR 抑制剂的应用仍存在争议。mTOR 抑制剂可以降低 CMV 感染率以及术后乳糜胸腔和腹腔积液的复发。但这些药物会影响成纤维细胞增殖和伤口愈合，这可能与支气管吻合口漏的发生率增加有关。有研究报道，移植后即刻暴露于 mTOR 抑制剂会导致支气管吻合口愈合延迟，吻合口裂开的发生率增加。但也有中心持续使用 mTOR 抑制剂直到进行移植手术并没有出现严重并发症。由于依维莫司的半衰期较短，对于在移植等待名单上的 LAM 患者，使用依维莫司可能优于雷帕霉素。如需围手术期

使用mTOR 抑制剂,应对LAM患者继续使用 mTOR 抑制剂的益处和风险进行仔细评估。

LAM患者肺移植后出现LAM复发较罕见。据欧洲经验报道,移植后LAM复发率约6%。由于肺移植后 LAM 复发大多无症状,移植后何时开始使用mTOR 抑制剂尚无定论,由于这种疾病的罕见性,目前尚没有关于这类患者的大型随机试验。从理论上讲,mTOR 抑制剂治疗可能会延缓 LAM 的进展或复发。LAM患者术前需要对肾血管肌脂瘤进行筛查,目前已明确大的血管肌脂瘤会增加肺移植围手术期的出血风险。有多项研究报道使用mTOR抑制剂治疗肺移植术后血管肌脂瘤后,肿瘤体积明显变小。有中心建议,在明确支气管吻合口完全愈合后或移植3个月后甚至可等待9个月后开始使用mTOR抑制剂,用于治疗LAM的相关并发症。对于因mTOR 抑制剂的不耐受或并发症限制其使用的某些LAM复发患者,可能需要再次移植。

有研究报道了LAM患者肺移植术后1年出现呼吸困难和肺活量下降,结果诊断为急性缩窄性心包炎,可能是由于肺外 LAM 的进展引起。因此,对于伴有呼吸困难的 LAM 移植患者也要考虑心源性可能。

七、典型病例

患者,女,30岁,因"反复气胸发作伴胸闷气喘1年余"入院。患者7岁时诊断为TSC,未予特殊处理。患者因双侧气胸就诊,发病以来反复气胸发作6次,予以行胸腔镜肺大泡切除术+胸膜固定术。胸部CT检查提示肺LAM,两肺散在小结节,双侧肺气肿,肺大疱。腹部B超示肝血管瘤,双肾多发中高回声团块,考虑血管平滑肌瘤可能,右肾轻度积水。肺功能检查示:FVC 为 1.33 L,占预测值的32.6%;FEV_1 为0.66 L,占预测值的22%;FEV_1/FVC 为58.66%。2017年12月患者在无锡市人民医院接受双肺移植,术中失血1 000 mL,输血浆700 mL,术中未使用ECMO辅助。术后第1天顺利拔除气管插管,予以无创呼吸机与经鼻高流量交替使用。术后给予哌拉西林他唑巴坦联合卡泊芬净抗感染治疗,他克莫司和甲强龙抗排异治疗,并予以抑酸、化痰及加强营养支持等。术后2周复查气管镜提示右侧吻合口真菌感染,予以伏立康唑抗真菌治疗,患者出现恶心、呕吐,无法耐受,停用伏立康唑,予以两性霉素B雾化,抗排异方案改为环孢素和麦考酚钠。术后第48天出院。术后3个月复查肺功能示:FVC 为 2.19 L,占预测值的63.9%;FEV_1 为1.64 L,占预测值的54.8%;FEV_1/FVC 为74.51%(图3-6-4)。

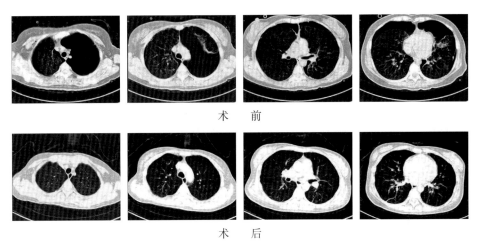

术 前

术 后

图3-6-4 患者术前和术后肺部CT影像学表现(来源：无锡市人民医院)

八、总结

对于终末期LAM患者，肺移植可能是一种安全有效的治疗方式，能改善患者的生活质量，延长患者的生命。对于符合纳入标准的LAM患者应尽早进行肺移植评估。术前胸膜固定术或胸腔手术会增加手术出血风险和手术难度，肾血管平滑肌脂肪瘤术后有破裂出血的风险，对于LAM患者术前应进行手术风险与手术时机的充分准备和评估。术后除了肺移植常见并发症以外，注意监测LAM相关的并发症。

第七节　肺移植治疗肺血管相关性疾病

郭璐，朱云柯，吴波

肺血管疾病(pulmonary vascular disease)是一大类异质性疾病，包括任何影响心脏和肺之间血管的疾病。除特发性因素外，可由通气障碍、肺实质疾病、胶原血管疾病、先天性心脏病(congenital heart disease, CHD)或慢性肺血栓栓塞症等病因引起。肺血管病终末期患者约占需要肺移植(lung transplantation)患者比例的4%~5%，心肺联合移植(heart lung transplantation)患者比例的25%。在启动移植评估前反复进行风险评估很重要。根据ISHLT注册数据分析，WHO Ⅲ级或Ⅳ级功能状态，中心静脉压升高，心脏指数下降，平均肺动脉压升高均提示预后不良，建议进行移植评估。心肺联合移植出现于20世纪80年代，是治疗严重的肺血管疾病包括复杂 CHD患者的主要方法。1981年，第一例特发性肺动脉高压（idiopathic pulmonary hypertension, IPAH）的心肺联合移植在美国斯坦福大学成功实施；在接下来的5年里，又有22例肺血管疾病患者实施了心肺联合移植病例，3年生存率为60%。然而，从21世纪初开始，尤其在近十年中，肺移植在终末期肺血管疾病治疗中的进展很大，重要的原因就是术中和术后ECMO的应用，大大提高了患者围手术期的生存率。而2/3的心肺联合移植适应证仍然是CHD（34.9%）和IPAH（27.2%）。本节将重点描述除CHD之外的肺血管疾病的肺移植策略。

一、肺血管疾病概述

肺血管疾病指肺血管结构和（或）功能异常引起的局部或整体肺循环障碍。肺血管疾病包括获得性和先天性肺血管病；大血管和小血管受累的肺血管病；肺动脉、肺静脉以及肺毛细血管受累的肺血管病。由此可见，肺血管疾病是肺循环障碍的总称。

肺血管疾病可以简单定义为任何病因影响心脏和肺之间血管的病理生理状况导致血流动力学异常，包括一系列的疾病，如肺动脉高压、肺栓塞和慢性血栓栓塞性疾病（chronic thromboembolic disease, CTED）。尽管有不同的病理生理学，这些疾病主要影响肺循环，对肺血管阻力（pulmonary vascular resistance）和右心室功能有不同的影响。

二、肺动脉高压及临床分型

肺动脉高压是多种异源性疾病（病因）和不同发病机制所致肺血管结构或功能改变，引起脑血管阻力和肺动脉压力进行性升高的临床和病理生理综合征，继而发展成右心衰竭甚至死亡。肺动脉高压具有高异质性及高病死率特征，血流动力学诊断标准为静息时右心导管测得平均肺动脉压（mean pulmonary arterial pressure, mPAP）超过20 mmHg。目前，指南根据相似的病理生理机制、临床表现、血流动力学特征和治疗管理，将肺动脉高压分为五大类：① 动脉型肺动脉高压；② 左心疾病相关性肺动脉高压；③ 肺部疾病和（或）缺氧相关性肺动脉高压；④ 肺动脉阻塞相关肺动脉高压；⑤ 未明和（或）多因素相关肺动脉高压（表3-7-1）。

表3-7-1　肺动脉高压的临床分型

临床分型	亚　　　　型
动脉型肺动脉高压	1. IPAH 　• 急性血管反应试验无反应者 　• 急性血管反应试验阳性者 2. 遗传性动脉型肺动脉高压 3. 药物和毒物相关动脉型肺动脉高压 4. 疾病相关 　• 结缔组织病 　• HIV 感染 　• 门静脉高压 　• 先天性心脏病 　• 血吸虫病 5. 具有静脉/毛细血管受累特征的动脉型肺动脉高压 6. 新生儿持续性肺动脉高压
左心疾病相关肺动脉高压	1. 心力衰竭 　• 射血分数保留的心力衰竭性肺动脉高压 　• 射血分数降低或轻度降低的心力衰竭 2. 瓣膜性心脏病 3. 导致毛细血管后肺动脉高压的先天性/获得性心血管病
肺部疾病和(或)缺氧相关性肺动脉高压	1. 阻塞性肺疾病或肺气肿 2. 限制性肺疾病动脉高压 3. 限制性/阻塞性并存的肺疾病 4. 低通气综合征 5. 非肺部疾病导致的低氧血症(如高海拔) 6. 肺发育障碍性疾病
肺动脉阻塞相关肺动脉高压	1. 慢性血栓栓塞性肺动脉高压 2. 其他肺动脉阻塞性疾病
未明和(或)多因素相关肺动脉	1. 血液系统疾病 2. 系统性疾病 3. 代谢性疾病 4. 伴或不伴血液透析的慢性肾衰竭 5. 肺肿瘤血栓性微血管病 6. 纤维性纵隔炎

HIV：人类免疫缺陷病毒，PVOD/PCH：肺静脉闭塞病/肺毛细血管瘤样增生症。

三、肺动脉高压肺移植现状

目前的指南建议对重度动脉型肺动脉高压患者进行肺移植或者心肺联合

移植。肺移植在动脉型肺动脉高压治疗有明确的推荐指针,并强调了肺移植在动脉型肺动脉高压治疗中的重要性;当初始联合治疗仍然疗效不佳时应尽快进行肺移植术前评估,对于治疗无效或 WHO 功能分级维持在Ⅲ级或Ⅳ级的动脉型肺动脉高压患者建议行肺移植。国外数据统计,IPAH 占肺移植受者的 2.9%,其他类型肺动脉高压占 1.6%。

动脉型肺动脉高压肺移植术后 5 年生存率为 45%~50%,生活质量明显提高。2004—2014 年心肺联合移植的中位生存期从之前的 3 年延长到 5.8 年;与肺移植相比,心肺联合移植患者有更高的早期病死率;然而,心肺联合移植 1 年后的患者死亡风险降低,生存期可延长到 10 年。

在 20 世纪 90 年代早期,依前列醇(epoprostenol)等靶向药物开始被作为移植的桥接治疗,诊断为动脉型肺动脉高压患者的药物治疗策略有了长足的改进,肺血流动力学、运动功能和 5 年生存率均有明显改善。除此之外,内皮素受体拮抗剂、磷酸二酯酶抑制剂和房间隔造口术在内的治疗方式,以及在病程早期引入的目标导向联合治疗,与单纯心肺移植相比,大大提高了 IPAH 患者的生存率。然而,21 世纪后,尽管药物和治疗组合进一步优化,但肺分配评分(LAS)在肺动脉高压患者评分方面的相对劣势,供者器官短缺,反而增加了肺动脉高压患者移植等待时间而导致病死率升高。因此,确定肺动脉高压患者的预后特征至关重要,以便早期预测功能进行性下降和无移植干预死亡的时间。在有条件的肺动脉高压中心进行及时确诊、优化治疗策略和监测治疗反应乃至肺移植评估是至关重要的。

四、动脉型肺动脉高压危险分层

肺移植/心肺联合移植是治疗病情持续恶化的动脉型肺动脉高压患者的唯一选择,当动脉型肺动脉高压患者在最佳药物治疗下仍处于 WHO 功能Ⅲ~Ⅳ级、6MWT 的步行距离 < 350 m 和(或)预测 2 年生存率 < 50%时,应及时将患者转介到肺移植中心进行评估。而右心导管相关的血流动力学不良预后指标往往提示患者的高死亡风险,即心指数(cardiac index, CO)< 2 L/min/m^2、平均右心压(mean right atrial pressure, mRAP)> 15 mmHg、肺动脉收缩压(pulmonary artery systolic pressure, PASP)> 85 mmHg、mPAP > 55 mmHg。当初始联合治疗仍然疗效不佳时,应尽快进行肺移植/心肺联合移植术前评估。充分评估肺动脉高压高危患者是否进入移植等待名单,是改善患者预后的关键。危险分层对于动脉型肺动脉高压目标性治疗具有重要的导向作用。2018 年 WSPH 提出更新的动脉型肺动脉高压危险分层方法,基于其危险分层的准确性及临床可操作性,2021版中国指南采用了这一分层方法(表3-7-2)。2022 ESC/ERS 指南推荐了2个危险分层量表分别用于初始诊断与随访期间,对于初始诊断时的风险分层建议使用三分层法(表3-7-3),尽可能多地纳入疾病类型、WHO功能分级、6MWT、BNP/NT-proBNP和血流动力学指标等因素进行全面评估;而在随访中,建议将简化的四分层法作为基本的危险分层工具(表3-7-4),将患者分为低危、中低、中高危和高危。2021版中国指南与2022 ESC/ERS 指南中均推荐动脉型肺动脉高压患者治疗目标为达到和(或)维持低风险状态。

表3-7-2　2021版中国指南动脉型肺动脉高压危险分层

预后因素	低　危	中　危	高　危
A: WHO功能分级	Ⅰ～Ⅱ	Ⅲ	Ⅳ
B: 6MWT	＞440 m	165～440 m	＜165 m
C: 血浆 NT-proBNP/BNP水平或 RAP	BNP＜50 ng/L NT-proBNP ＜300 ng/L 或 RAP＜8 mmHg	BNP 50～300 ng/L NT-proBNP 300～1 400 ng/L 或 RAP 8～14 mmHg	BNP＞300 ng/L NT-proBNP＞1 400 ng/L 或 RAP＞14 mmHg
D: CI或SvO$_2$	CI≥2.5 L/(min·m^2) 或 SvO$_2$＞65%	CI 2.0～2.4 L/(min·m^2) 或 SvO$_2$ 60%～65%	CI＜2.0 L/(min·m^2) 或 SvO$_2$＜60%

注　评判标准依据预后因素4个标准综合分析。低危: 至少符合3项低危标准且不具有高危标准;高危: 符合2项高危标准,其中包括心脏指数或混合静脉血氧饱和度;中危: 不属于低危和高危者均属于中危。BNP: 利钠肽;NT-proBNP: N末端利钠肽前体;CI: 心脏指数;RAP: 右心房压力;6MWT: 6分钟步行试验;SvO$_2$: 混合静脉血氧饱和度;1 mmHg = 0.133 kPa。

表3-7-3　2022年ESC/ERS 指南动脉型肺动脉高压患者
初始诊断时的风险分层(三分层法)

预后因素 (1年病死率)	低危(＜5%)	中危(5%～20%)	高危(＞20%)
右心衰竭的临床表现	无	无	有
症状进展	无	慢	快
晕厥	无	偶尔	经常
WHO功能分级	Ⅰ、Ⅱ	Ⅲ	Ⅳ
6MWT	＞440 m	165～440 m	＜165 m

续 表

预后因素 （1年病死率）	低危（＜5%）	中危（5%～20%）	高危（＞20%）
心肺运动试验	最大氧耗量＞15 mL/（min·kg）（＞65%预计值） 二氧化碳通气当量斜率＜36	最大氧耗量11～15 mL/（min·kg）（35%～65%预计值） 二氧化碳通气当量斜率36～44	最大氧耗量＜11 mL/（min·kg）（＜35%预计值）二氧化碳通气当量斜率＞44
血浆BNP或NT-proBNP	BNP＜50 ng/L NT-proBNP＜300 ng/L	BNP 50～800 ng/L NT-proBNP 300～1 100 ng/L	BNP＞800 ng/L NT-proBNP＞1 100 ng/L
超声心动图	右心房面积＜18 cm²；TAPSE/sPAP＞0.32 mm/mmHg；无心包积液；RVEF＞54%	右心房面积18～26 cm²；TAPSE/sPAP 0.19～0.32 mm/mmHg；少量心包积液；RVEF为37～54%	右心房面积＞26 cm²；TAPSE/sPAP＜0.19 mm/mmHg；中等或大量心包积液；RVEF＜37%
cMRI	SVI＞40 mL/m²；RVESVI＜42 mL/m²	SVI 26～40（mL·m²）；RVESVI 42～54 mL/m²	SVI＜26 mL/m²；RVESVI＞54 mL/m²
血流动力学	CI≥2.5 L/（min·m²）；SVI＞38 mL/m²；SvO₂＞65%	CI 2.0～2.4 L/（min·m²）；SVI 31～38 mL/m²；SvO₂ 60%～65%	CI＜2.0 L/（min·m²）；SVI＜31 mL/m²；SvO₂＜60%

注 6MWT：6分钟步行试验；TAPSE：三尖瓣环形平面收缩期偏移；BNP：利钠肽；NT-proBNP：N末端利钠肽前体；RVEF：右室射血分数；SVI：每搏量指数；RVESVI：右室收缩末期容积；CI：心脏指数；SvO₂：混合静脉血氧饱和度；1 mmHg＝0.133 kPa。

表3-7-4 2022年ESC/ERS指南动脉型肺动脉高压
患者随访期间再评估（四分层法）

预后因素	低危	中-低危	中-高危	高危
赋分值	1	2	3	4
WHO功能分级	Ⅰ～Ⅱ	－	Ⅲ	Ⅳ
6MWT	＞440 m	320～440 m	165～319 m	＜165 m
血浆NT-proBNP/BNP	＜50 ng/L ＜300 ng/L	50～199 ng/L 300～649 ng/L	200～800 ng/L 650～1 100 ng/L	＞800 ng/L ＞1 100 ng/L

五、不同肺动脉高压患者移植评估标准和移植标准

1. IPAH及动脉型肺动脉高压患者移植评估和移植标准

IPAH是指原因不明的肺血管阻力增加,引起持续性肺动脉压力升高,导致评价在静息状态下mPAP≥20 mmHg,排除所有引起肺动脉高压的继发性因素。原发性动脉型肺动脉高压原指病因未明的动脉型肺动脉高压,已发现骨形成蛋白Ⅱ受体基因突变等原发性动脉型肺动脉高压的病因。将以往的原发性动脉型肺动脉高压患者中,具有肺动脉高压家族史的患者归入家族性肺动脉高压,其余的即为IPAH。IPAH目前病因不明,注册登记研究报道IPAH最低患病率约为5.9/百万。从1981年美国NIH数据来看,IPAH的平均发病年龄为36岁,以女性为主。在缺乏靶向药物的传统治疗时代,IPAH自然预后差,中位生存期仅2.8年,1、3和5年生存率分别为68%、48%和34%。随着靶向药物治疗的进展,IPAH预后明显改善,IPAH患者长期生存显著提高,5年生存率达96%,10年生存率达78%。2011年我国研究数据表明,IPAH的1、3年生存率分别为92.1%和75.1%,与发达国家报道相近。

自从肺移植的LAS系统实施后,由于IPAH患者LAS分数低而导致移植等待时间延长,等待期病死率增加。LAS系统采用6MWT<45 m来预测IPAH患者的生存是不适当的,未考虑心肺血流动力学分析和右心室功能评估等综合因素。越来越多的证据证实,LAS系统低估了IPAH患者的死亡风险。因此,目前动脉型肺动脉高压患者移植评估标准及移植标准多采用2014年ISHLT更新的标准。

(1)移植评估标准:① 充分内科治疗后仍为WHO功能分级Ⅲ或Ⅳ级;② 疾病进展迅速;③ 需使用静脉前列环素类似物治疗;④ 已知或可疑肺静脉闭塞病(pulmonary veno-occlusive disease, PVOD)或肺毛细血管瘤(PCH)。

(2)移植标准:① 包括前列环素类似物在内的药物联合治疗至少3个月,仍为WHO功能分级Ⅲ或Ⅳ级;② 心脏指数<2 L/(min·m²);③ 右心房平均压>15 mmHg;④ 6MWT<350 m;⑤ 出现明显咯血、心包积液或进行性右心衰竭的征象(如肾功能不全、胆红素升高、BNP或NT-proBNP升高等)。

2. PVOD和PCH患者移植评估和移植标准

与2021版中国肺动脉高压指南相同,2022年ESC/ERS指南采用了"具有静脉/毛细血管(PVOD/PCH)受累特征的动脉型肺动脉高压"替代既往的"PVOD/PCH",以更好地体现这类疾病的肺静脉、毛细血管与肺动脉不同程度受累的病理特点。PVOD/PCH的发病率和流行率不确定。目前认为是动脉型

肺动脉高压的一种罕见亚型。

PVOD的病理特征是小肺静脉进行性重构和血管增殖导致梗阻性肺动脉压升高和右心衰竭。尽管PVOD在1934年首次被描述,但目前具体发病机制不完全清楚。PVOD病因包括特发性、遗传性(*EIF2AK4*基因双等位基因突变)、药物和毒素诱导(烷基化剂、有机溶剂)、自身免疫病和结缔组织疾病(如系统性硬化症、HIV感染、辐射和骨髓移植等)。其临床表现不特异,可类似于充血性心力衰竭、IPAH以及限制性肺疾病,如肺纤维化等。PVOD已被报道发生在1周岁至70岁以上的患者中,大多数病例为30~50岁的成人,无性别分布特征。PVOD遗传型病例的年龄可能比散发性病例更年轻,其潜在的双峰分布反映了不同的发病机制。

与PVOD不同,PCH的病理特征是多层毛细血管的不典型增生,增生的毛细血管可浸润到支气管、小叶内纤维间隔、小肺动脉和静脉壁。目前认为,PCH在男性和女性中发生的频率基本相同,大多数患者在20~40岁出现临床症状,这比PVOD或IPAH通常要早。目前无确定的PCH发病危险因素。有病例报道大动脉炎、卡塔格内综合征、系统性硬化病、肥厚性心肌病和系统性红斑狼疮等合并PCH的病理病变。在散发性PCH患者中发现了*EIF2AK4*突变;与PVOD相比,尚未有暴露于化疗、有机溶剂或干细胞移植后的PCH。

尽管肺组织病理检查是PVOD/PCH诊断的"金标准",但由于患者通常一般情况差,难以耐受肺活检,且容易导致危及生命的大出血,因此多采用非侵入性诊断方法,包括氧饱和参数、肺功能的一氧化碳弥散量(DL_{CO})和胸部高分辨CT(HRCT)特征性表现可用于PVOD/PCH的诊断。

PVOD/PCH和动脉型肺动脉高压有相似的临床表现,但预后较其他类型的动脉型肺动脉高压更差。目前尚无针对PVOD/PCH的确切内科治疗方法,患者可能通过动脉型肺动脉高压靶向药物治疗获得短期改善,但均缺乏长期疗效的循证证据,靶向治疗药物还可能会导致危及生命的肺水肿。因此,肺移植或心肺联合移植仍然是PVOD/PCH患者长期生存的治疗手段,对于符合条件的患者确诊后应尽早进行移植评估。

3. 先天性心脏病相关性动脉型肺动脉高压患者移植评估和移植标准

先天性心脏病相关性动脉型肺动脉高压(pulmonary arterial hypertension associated with congenital heart disease, CHD-PAH)是指由体-肺分流型CHD所引起的肺动脉压力升高。临床上分为艾森曼格综合征、体-肺分流相关动脉型肺动脉高压、动脉型肺动脉高压合并小缺损和术后动脉型肺动脉高压等四类。CHD-PAH是我国动脉型肺动脉高压最常见的原因,诸多CHD患者因合并动脉型肺动脉高压而失去手术机会。

　　心肺联合移植是复杂先天性心脏病相关肺动脉高压患者或重度IPAH伴严重右心室功能障碍患者的一种选择。与IPF相比，先天性心脏病相关肺动脉高压患者移植后的结局相对较好，双侧肺移植同时外科修复心脏缺损也可以作为治疗选择（具体移植评估和移植标准见相关章节）。

4. 慢性血栓栓塞性肺动脉高压患者移植评估和移植标准

　　慢性血栓栓塞性肺动脉高压（chronic thromboembolic pulmonary hypertension, CTEPH）在第4大类肺动脉高压中最为常见，是急性肺血栓栓塞症（pulmonary thromboembolism, PTE）的并发症之一。病理特征为近端肺动脉被血管内机化性血栓的纤维性物质阻塞，继发性微血管病变，导致PVR进行性增加，最终右心衰竭。CTEPH致病因素较多，发病机制复杂，红色血凝块转化为纤维素性物质残余的机制尚未阐明。对于PTE患者，当核素肺通气/灌注（ventilation/perfusion, V/Q）显像显示存在呈肺段分布的灌注缺损且与通气显像不匹配，并经右心导管检查和影像学证实肺动脉高压合并肺动脉存在机化性血栓阻塞时，临床应考虑CTEPH的可能。如果怀疑有CTEPH，应在正规抗凝治疗3个月后进一步随访，复查超声心动图和V/Q扫描。若存在心力衰竭的症状体征则可启动早期评估治疗。

　　由于疾病在很大程度上未得到充分诊断，不同文献报道的CTEPH发病率差异较大。国外症状性急性肺血栓栓塞症（pulmonary thromboembolism, PTE）后经RHC确诊的CTEPH发病率为0.45%～6.2%，而我国数据显示PTE 2年后CTEPH累积发病率约为1.3%。对于CTEPH患者，治疗除了终身抗凝外，在有条件中心进行肺动脉血栓内膜切除术是首选的治疗方法。这个手术可使患者最大收益，且并发症少，能显著延长患者的生存期。不能手术者可以考虑血管介入成形术和根据病变的位置和特点进行靶向药物治疗。若肺动脉高压症状严重且持续存在，建议行肺移植手术，具体流程图如**图3-7-1**所示。

5. 结缔组织病（connective tissue diseases, CTD）相关性动脉型肺动脉高压

　　动脉型肺动脉高压是CTD的常见并发症，美国REVEAL注册研究显示CTD相关动脉型肺动脉高压占所有动脉型肺动脉高压患者的25.3%。我国系统性红斑狼疮（systemic lupus erythematosus, SLE）、干燥综合征（Sjögren syndrome, SS）、混合性结缔组织病（mixed connective tissue disease, MCTD）以及系统性硬化病是最常引起动脉型肺动脉高压的CTD。文献报道欧美系统性硬化病占CTD-PAH患者总数的67.7%～76%；而我国因拥有SLE的高发人群，故以SLE-PAH更为常见，占比约为49%。

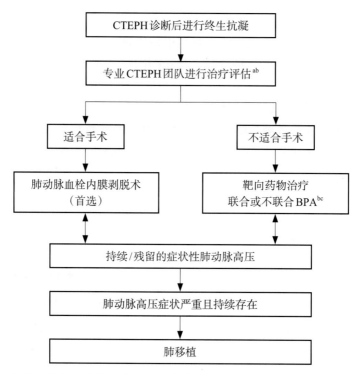

图3-7-1 慢性血栓栓塞性肺动脉高压治疗流程图。CTEPH：慢性血栓栓塞性肺动脉高压；BPA：球囊肺动脉成形术；a. 多学科团队：包括PEA手术专家、肺动脉高压专家、BPA手术专家和放射科专家；b. 没有给予靶向药物治疗时也可以考虑 BPA；c. 治疗方案的选择需要取决于专业知识程度。

累及全身系统的CTD往往导致血管炎性病变，使主要器官受累。对于CTD患者，肺移植是否是一种合理的治疗选择仍存在争议。特别值得关注的是吸入的潜在风险，食管运动障碍和胃食管反流病及其相关的早期慢性移植肺功能障碍（CLAD）风险增加。

系统性硬化病可发展为严重的动脉型肺动脉高压，导致临床症状迅速恶化，病死率增高。系统性硬化病的一个关键特征是食管蠕动障碍和胃轻瘫，胃误吸、吸入性肺炎以及对同种异体移植物的排异等风险可能导致移植后不良结局。因此，系统性硬化病相关的肺疾病通常是肺移植的禁忌证。Saggar 和 Sottile 先前报道了系统性硬化病相关性肺疾病与其他ILD患者肺移植后相似的生存率。然而，Saggar 及其同事报道了急性排斥反应在系统性硬化病移植后发生率增加，而两组间闭塞性细支气管炎综合征（BOS）的发生率相似。一项关于中国CTD相关ILD和动脉型肺动脉高压患者肺移植术后预后的回顾性队列研究中，CTD

合并动脉型肺动脉高压患者与IPF患者在肺移植术后的生存率及并发症方面无明显差异。

　　然而，许多中心在评估这类患者时仍然保持高度谨慎的态度。一般来说，列入移植名单的CTD-PAH患者应评估其个体血管炎症性全身病变的活跃性，并仔细检查和评估食管功能。如果存在严重的食管蠕动障碍，而胃底折叠术并不能切实或令人满意地预防误吸风险，则通常会排除将此类患者纳入肺移植手术的可能性。2021年ISHLT关于CTD行肺移植的绝对禁忌证建议如**表3-7-5**所示。

表3-7-5　国际心肺移植学会关于CTD行肺移植的绝对禁忌证的建议

风湿性疾病	接受最大化治疗下存在活跃和不受控制的肺外表现
胃　肠	严重吞咽功能障碍，反复误吸，不适应治疗。特别建议，对于吸入评分量表在4分或以上且远端收缩积分＞1分的患者，应避免移植； 伴有失弛缓症或完全消化不良的重度潜在食管功能障碍和移植后可能无法通过手术挽救的胃食管反流，或患者不愿意空肠喂养，并遵守移植后的饮食调整，包括饮食、管饲、体位和时间
心　脏	接受最大化治疗下存在活动性心肌炎伴顽固性收缩期心力衰竭，不适合心肺联合移植
血液/肿瘤	低级别B细胞淋巴瘤（黏膜相关淋巴组织和边缘区淋巴瘤）治疗后无病间隔时间＜2年，弥漫性B细胞淋巴瘤治疗后无病间隔时间＜5年的患者
肌肉骨骼	严重不稳定的寰枢关节，半脱位和脊髓受压的高风险； 尽管最佳抗风湿药物治疗，仍存在阻碍关节运动，不能下床活动及进行移植前后肺康复； 肌肉疾病活跃，不能用移植后标准剂量的免疫抑制控制，或进行性肌肉无力导致严重虚弱无法进行移植手术前后肺康复； 双侧膈肌麻痹
神经/精神	与血管炎相关的活动性神经精神并发症，如活动性精神病，在接受最大化药物治疗痴呆病变进展，存在移植后不遵守医疗方案的高风险； 急性或亚急性横性脊髓炎1年内； 在最大限度的治疗下存在多发性单神经炎仍伴有严重的疼痛症状无法控制，导致严重虚弱，妨碍移植前后的肺康复； 活动性神经精神并发症，如SLE脑炎、活跃的精神病、神经精神性狼疮症状无法控制，移植后不遵守医疗方案的风险高
气　道	复发性广泛性声门下狭窄，对治疗无反应； 严重和广泛的近端气管支气管疾病，特别是多发性肿块和反复复发性狭窄，被认为是移植后死亡高风险人群
肾　脏	弥漫性或局灶性增生性狼疮肾炎，或接受最大化治疗下存在病情反复复发

6. 肺动脉高压的移植术式选择

目前国际心肺移植学会(ISHLT)对于绝大部分动脉型肺动脉高压和继发性肺动脉高压(主要以肺实质疾病为代表)患者推荐肺移植。合适的心肺供者的相对短缺,等待心肺移植的重度肺动脉高压患者的病死率为20%～25%,促使肺动脉高压手术方式由心肺联合移植转向双肺移植。大多数中心倾向于双肺移植,原因在于肺血管性疾病中,双肺移植的结果与心肺联合移植相似,且没有明显的左心室功能障碍。严重的右心室收缩功能障碍的存在似乎不会影响肺移植的结果;几乎所有患者术前都存在的严重的三尖瓣反流和肺动脉瓣反流,而在术后几乎立即消失,右心室功能在几周到几个月后恢复正常。

六、肺动脉高压移植的桥接治疗——体外生命支持

对于病情严重,需要采取体外生命支持(extracorporeal life support, ECLS)技术以维持器官功能和作为移植桥接治疗。治疗的选择取决于患者的具体情况,包括共病、肺动脉高压严重程度、右心室功能和血流动力学、急需器官支持直至肺移植的时间,以及临床医师的治疗经验和(或)偏好。主要采用的支持和介入策略如下。

1. ECMO

使用VV-ECMO有多种临床优势。穿刺插管的操作相对较易;出血、脑卒中和下肢缺血的风险比VA-ECMO低;对抗凝药物的需求更少;保留了流向肾脏的搏动血流;颈静脉双腔插管的患者可以在重症监护病房内活动自如,减少患者等待移植时的病情恶化。但是肺动脉高压患者通常不适合进行VV-ECMO,因为这需要将患者的右心室作为系统泵的功能。在存在房间隔交通[(如房间隔缺损、卵圆孔未闭、AS)]的情况下,VV-ECMO可以使用双腔导管插入右颈内静脉,将回流的血液直接注入房间隔,形成充氧的右至左分流。鉴于VV-ECMO并不能支持心脏功能,一旦肺动脉高压患者心脏功能恶化,就需要紧急转为VA-ECMO。VA-ECMO通常需要绕过原有的高阻力肺循环,降低右心室负荷,将含氧血液直接输送到体循环,以改善终末期器官功能。虽然传统上使用股动脉插管,但其存在特定的风险和阻碍安全地移动。更新上半身设备结构,例如从右颈内静脉抽出血液,再注入同侧锁骨下动脉,允许含氧血逆行流向近端主动脉弓,可以改善上半身的氧合且可移动,并降低下肢缺血的风险。

2. 带导管的无泵肺辅助装置(Novalung)

Novalung系统是目前首个可长时间使用的ECMO。Novalung ECMO系统

可为患者的血液泵送并充氧,从而减少受损心脏和肺部的压力。此外,Novalung还提供了一种有创机械通气的替代方法,减少气压伤导致额外的肺损伤。Novalung装置是通过胸骨正中切开术或左胸短切开术,将低阻扩散膜从肺动脉平行连接至肺循环——肺动脉至左心房(PA-LA)。固有的右心室心输出量通过低阻力扩散膜驱动血液流动,在那里血液被充氧并返回体循环而无须泵入。由于大约25 mmHg的驱动压力即达到充足的流量通过装置,使其可适用于严重的右心室功能障碍的患者。与VA-ECMO相比,PA-LA Novalung的优点包括:套管脱位风险低,可在特定病例中进行移动和物理治疗;需要的肌力减少;由于其无泵设置和在床边交换弥散膜的能力,可能有更长的支持时间。需要手术通路(胸骨切开术)是主要的缺点,如果患者状态不稳定,则需要临时ECMO支持下建立PA-LA Novalung装置支持。

3. 球囊房间隔造口术 (balloon atrial septostomy, BAS)

在动脉型肺动脉高压终末期患者中建立心房间交通——BAS的临床依据,部分来自观察到动脉型肺动脉高压患者合并卵圆孔未闭(patent foramen ovale, PFO)的存活时间长于未合并PFO的患者。先天性心脏病患者中,艾森曼格综合征合并动脉型肺动脉高压患者的寿命更长,尽管肺血流动力学严重紊乱,但右心室功能相对保留。BAS连接左右心房,允许血液从右向左流动并可协助右心室减压,同时改善左室充盈心输出量。从生理学上讲,心房水平的一个右至左分流器对压力-容积负载的右心室起着"急泄阀"的作用,通过左心室预负荷增强减压的同时增强全身流量,但以全身氧合为代价。尽管动脉氧含量下降,仍可保持组织灌注。自从BAS作为动脉型肺动脉高压的一种治疗方法首次实施以来,在世界范围内的临床经验已经有30多年。然而,与BAS操作相关的病死率约10%,仅限于缓解症状和急救情况使用,由于治疗人群、适应证和治疗时机、各中心临床经验和技术,以及缺乏临床对照试验等方面的差异性,其确切作用尚不完全清楚。

以上几种装置均可用于清醒和拔管患者,以减少机械通气、活动减少和镇静相关的风险。而患者在支持过程中管理难度大,需要一个多学科专业团队来解决抗凝、通气、肺血管扩张剂治疗、肌力维护、物理治疗和营养支持等问题。在整个ECLS使用过程中,需要常规重新评估肺移植的禁忌证,如多器官衰竭。临床相关并发症随着支持时间的延长而增加,尽管有个别延长支持时间的病例,而ECLS桥接治疗的时间通常限制在2周左右,具体见**表3-7-6**。

表3-7-6 体外肺支持和肺干预技术

肺移植桥接	优 势	缺点	生存率	相对禁忌证
VV-ECMO	±胸骨切开术； 生存率身高； 右心室后负荷下降； ±单一Avalon导管； ±觉醒状态	大管路； 移动受限； 使用时间有限	2年生存率为33%～100%	出血风险高； 不符合移植条件者； 无组织灌注的心肺复苏的延长期治疗； 慢性多器官衰竭
VA-ECMO	生存率升高； ±胸骨切开术； 循环休克下降； 右心室后负荷下降； ±觉醒状态	大管路； 移动受限； 使用时间有限	—	同VV-ECMO
Novalung	无泵系统； 患者活动能力上升； 右心室后负荷下降； 套管脱出的风险下降； 呼吸机相关性肺损伤下降； ±觉醒状态	胸骨切开术/小胸骨切开术； 不利于循环性休克的纠正	30 d生存率为100%	MAP＜50 mmHg
BAS	左室前负荷上升 心输出量下降	氧饱和度下降	5年生存率约为90%	mRAP＞2 mmHg； 呼吸空气静息状态下氧饱和＜85%

VV-ECMO：静脉-静脉体外膜肺氧合；VA-ECMO：静脉-动脉体外膜肺氧合；MAP：平均动脉压；mRAP：平均右心房压；BAS：球囊房间隔造口术；±：可有可无。

七、典型病例

女性，16岁，体重58 kg，身高162 cm。因"反复活动后胸闷、气喘3年，并进行性加重2个月"入院，行右心导管术诊断为IPAH（重度），动力学指标分别为mPAP 69 mmHg，心输出量2.46 L/min，CI 1.71 L/（min·m^2），PVR 3.83 wood unit。经药物治疗2年后，病情恶化，反复出现无法控制的中等量咯血，遂来院行肺移植评估。入院时：心率120次/min，血压110/80 mmHg，面色灰，颈静脉怒张，肺动脉瓣区第二听诊音亢进，肝脏肋下一指。心功能不全Ⅳ级，需24 h卧床、吸氧。术前右心导管检查提示，PASP和mPAP分别为148和72 mmHg，右心房压为23 mmHg，左室射血分数为82%。血气分析提示，血氧分压为58 mmHg，二氧化碳分压为20 mmHg。术前胸部X线片及CT检查显示，心脏扩大并向左偏,肺动脉增粗突起,左下肺部的血管增粗扭曲,并伴出血后渗出改变(见图3-7-2)。

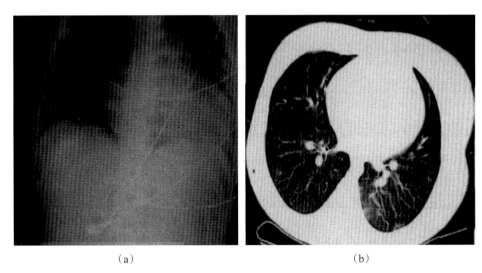

（a）　　　　　　　　　　　　　　（b）

图3-7-2　术前的胸部X线片(a)及CT(b)影像学表现

患者在常规气管插管下全麻,以ECMO支持心肺功能。经右股动、静脉插管,分别插入有肝素涂层的股动脉F15管道和股静脉F19管道,监测活化凝血时间,并控制在150～200 s,转Medtronic Carmeda ECMO系统建立体外循环,转流速度为2～3 L/min,维持PASP在70～80 mmHg。先行右肺切除,植入右供肺,后行左肺切除,植入左供肺,完成双侧前外侧切口不横断胸骨序贯式双肺移植。右肺和左肺的冷缺血时间分别为185 min和300 min。术中ECMO支持时间为450 min,出血量为1 200 mL。

术后早期胸部X线片和CT检查显示,患者双侧移植肺影像清晰,心脏大小恢复正常(图3-7-3)。术后氧合指数为350～500 mmHg,ECMO维持了13 h后撤离。但术后第4天,出现血流动力学不稳定,脉搏指示连续心排量(PiCCO)监测显示心输出量下降,心脏排血指数下降;床旁急诊心脏超声检查显示,左、右心室舒张末期内径变化,血脑钠肽＞1 800 ng/L,经过抗心力衰竭处理,最终逐渐增加10 mg/L以上,同时支气管镜检查发现气道内大量粉红色泡沫痰,双肺底湿啰音,考虑发生急性左心衰竭,于术后第6天行气管切开呼吸机辅助正压通气,经强心、利尿、扩血管等治疗,于术后第12天脱离呼吸机,于术后第32天康复出院。心脏超声检查显示,移植后心功能及心脏形态较术前明显改善(表3-7-7),心功能均恢复到正常范围。术后10个月患者恢复正常学习,生活质量良好。

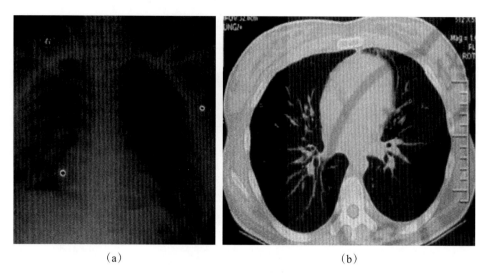

（a）　　　　　　　　　　　　　　　　（b）

图3-7-3　术后12 h胸部X线片（a）及术后2个月CT（b）影像学表现

表3-7-7　手术前后心功能的比较

心功能指标	术　前	术后2.5个月
左室舒张末内径（mm）	23	47
右室舒张末内径（mm）	54.7	28
左房内径（mm）	21	34
主动脉根部内径（mm）	24	25
主肺动脉内径（mm）	44.5	22
左肺动脉内径（mm）	30.9	14
右肺动脉内径（mm）	26.2	14
肺动脉收缩压（mmHg）	159.4	三尖瓣和肺动脉瓣无反流
平均肺动脉压（mmHg）	92.4	三尖瓣和肺动脉瓣无反流
左室射血分数（%）	82	69
右室射血分数（%）	19	62
每搏输出量（mL）	19.7	63

八、小结

　　尽管远期疗效和结局尚不明确,但疾病的靶向治疗已使重症肺动脉高压患者推迟了被列入肺移植名单的时间。当患者出现急性血流动力学恶化或难治性缺氧,ECLS和其他新型的支持手段均可用作移植的桥接治疗。心肺联合移植和肺移植均被用于治疗肺动脉高压,而双肺移植是大多数患者首选的手术方法。在终末期肺动脉高压患者中,使用双肺移植或心肺联合移植均可获得良好的长期生存率,移植术后5年的总体生存率为75%,10年为66%。

第八节　艾森曼格综合征移植术式选择及疗效

顾强,肖颖彬,陈静瑜

　　艾森曼格综合征(Eisenmenger syndrome, ES)是由先天性心脏病(congenital heart disease, CHD)导致的最为严重的肺动脉高压持续状态。先天性心脏病导致明显的体肺(从左到右)分流,如果未能及时矫正,则会导致肺血管病(pulmonary vascular disease, PVD)的发生和发展。患者一旦出现严重的,不可逆的PVD,心脏缺陷就无法通过手术修复。艾森曼格综合征累及全身多脏器,致使机体慢性低氧血症和心输出量减少,严重影响患者的远期生活质量和生存率。既往艾森曼格综合征一直被列为心脏外科矫治手术的禁忌证。得益于移植外科技术的进展以及免疫抑制方案的进步,心肺联合移植或肺移植联合心内畸形矫治是目前终末期患者唯一有效的治疗方式。

一、临床表现

　　全身发绀是患者最主要的临床表现,继而引起红细胞增多及后期的多器官并发症。患者主要的死亡原因为进展性的心力衰竭、感染性疾病和猝死。临床表现往往表现在活动耐量的降低,血氧饱和度降低。

　　(1)发绀:皮肤和黏膜显示出不同程度的瘀伤样变化,这些变化可能出现在全身的皮肤和黏膜上。心室间隔缺损通常发生在6岁以后和青春期之前,心房间隔缺损通常在20岁以后发展为发绀,动脉导管未闭的发绀出现较晚,下半身发绀比上半身重。

（2）活动容忍度降低：患者经常出现劳累性呼吸困难和疲劳。

（3）心律失常：大约一半的患者出现心悸，如心房扑动、心房颤动和室性心动过速。

（4）杵状指：手指末端的指关节在另一端又粗又细，手指呈"棍状"形状。

（5）其他：呼吸困难、浮肿、头晕、咯血、晕厥和心绞痛等症状。

（6）并发症：该疾病可与脑血管事件的发生结合，最终导致患者的生活质量下降和生存时间缩短。

二、心脏检查和听诊

（1）诊断：右心室明显扩大。

（2）听诊：常伴有P_2亢进和分裂，在肺动脉瓣听诊区可听到喷射收缩期杂音和高音舒张期杂音，在三尖瓣听诊区可听到收缩期杂音。

三、辅助检查

1. 血常规检查

通过观察血细胞计数，有助于确定患者是否患有贫血、感染等。

2. 影像学检查

（1）胸部X线检查：可以了解心脏的大小和轮廓。一般可见左、右心室肥大，主要是右心室肥大；肺动脉段突出，肺门、肺血管阴影浓密且搏动，周围肺血管阴影减少，肺纹理显示"残余根状"变化，肺血减少。

（2）超声心动图检查：可以显示心脏结构的变化和血流动力学状态，这有助于了解心脏病的状态。患者通常会看到右心室明显肥大，右心房增大，左心室肥大或充盈不足，肺动脉扩张以及原发性心脏畸形，例如房室间隔缺损。多普勒超声心动图可以检测从右到左的血流信号，肺动脉瓣和三尖瓣关闭不全信号。

（3）心电图检查：有助于理解心脏病和诊断心律不齐。通常可以看到右心房肥大和右心室肥大或双心室肥大，并且电轴向右移动。

3. 右心导管检查

不仅可以直接测量肺动脉压，而且可以评估肺血管床反应性。给予肺动脉扩张器以观察肺动脉压力的变化。如果脉压下降2.674 kPa（20 mmHg），则表明患者患有可逆性肺动脉高压,可以通过手术纠正,但长期效果取决于肺动脉压水平。

4. 心肺功能评价

(1) 6MWT:被很多医疗中心作为药物对心肺功能作用以及病程进展情况的一项重要评价指标。

(2) 运动平板试验(exercise tread mill testing):采用代谢当量作为观测指标,是一个客观的运动能力检测指标,Sanji等对肺动脉高压患者作队列研究,发现运动平板试验能够有效预测肺动脉高压的病死率,运动耐量下降情况与血流动力学的紊乱程度及肺动脉高压相关的病死率有明确的关系。

四、药物治疗

近年来随着肺动脉高压靶向治疗的进步,越来越多的患者从这些药物治疗中获得积极效果。国内常用的肺动脉高压靶向药物有内皮素受体拮抗剂、磷酸二酯酶抑制剂和前列环素类药物三大类。

1. 内皮素受体拮抗剂

代表性药物是波生坦,具有扩张肺动脉、逆转已形成的肺血管损伤和调整心功能的作用。它是目前唯一经过随机、双盲、安慰剂对照的临床研究证实可以改善患者运动耐量、降低肺动脉压力及肺血管阻力的药物,并且不会引起明显的不良反应。在长期应用药物时,除了需要定期检测肝功能以外,其安全性和有效性均有很好的保证。

2. 磷酸二酯酶抑制剂

包括西地那非、伐地那非和他达那非等,这些药物中研究比较透彻的是西地那非,具有扩张肺动脉和改善心脏功能的双重作用,并可改善患者的活动耐量,提高血氧饱和度、降低肺动脉压力和肺小动脉阻力。从药理上讲,伐地那非和他达那非应该具备与西地那非相似的作用,只是国内外相关研究较少,需要进一步的研究证实其临床作用。

3. 前列环素类药物

这类药物包括贝前列腺素(beraprost)、静脉依泊前列醇(epoprostenol)和雾化吸入伊洛前列素(iiorpost)三种。国内临床使用的分别是吸入的伊洛前列素和口服的贝前列素钠,通过防止肺血管内血栓形成和舒张肺血管的途径,获得降低肺血管压力及阻力,改善运动耐量、增加血氧饱和度等效果。贝前列素钠为口服剂型,价格较为便宜。伊洛前列素可通过雾化吸入和静脉泵入两种方式给药。其中静脉应用的伊洛前列素具有最佳的治疗效果,但由于需要应用深静脉置管,可能会增加脑血管不良事件的发生,因此在使用时需要更多的权衡。

肺动脉高压或艾森曼格综合征的药物治疗是一个长期且需要密切随访和专业医师指导的过程,药物治疗也要至少经历3个月的疗程才能起到效果,所以临床上建议这些患者每3个月或半年来医院门诊随访一次,并根据患者的病情进一步调整诊疗方案。具体诊断流程如**图3-8-1**和**图3-8-2**所示。

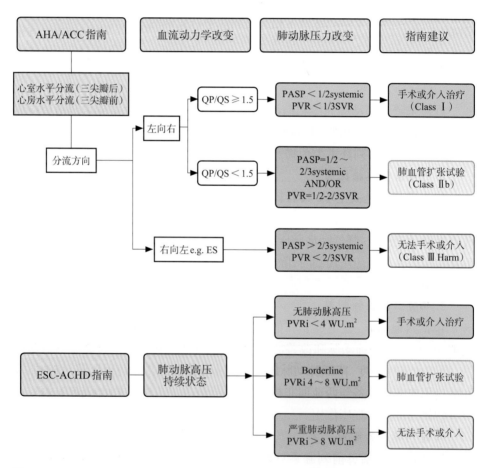

图3-8-1 AHA/ACC及ESC-ACHD肺动脉高压治疗指南流程图。AHA:美国心脏学会;ACC:美国心脏病学会;QP/QS:肺体循环血流量比;PASP:肺动脉收缩压;PVR:肺血管阻力;SVR:外周血管阻力;ES:艾森曼格综合征;ESC:欧洲心脏病学会;ACHD:成人先天性心脏病;PVRi:肺循环阻力指数。

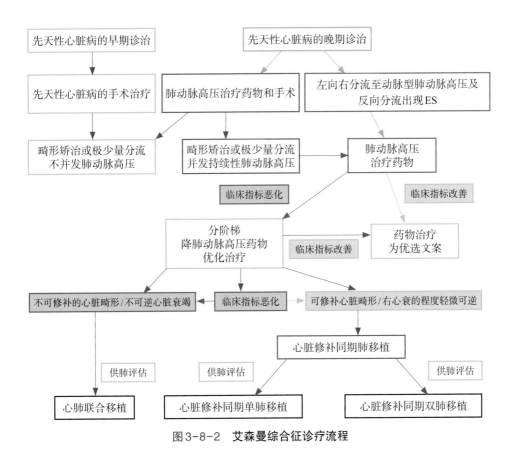

图3-8-2　艾森曼综合征诊疗流程

五、自然病程

先天性心脏病患儿出生后,如果没有及时接受外科治疗,大约30%会发生或合并肺动脉高压,是增加手术风险和导致患儿夭折的重要因素。在成年先天性心脏病患者中,约有10%的患者存在不同程度的肺动脉高压。肺动脉压力增高导致肺血管床发生病理性改变,肺血管阻力增加,进而造成右心衰竭和死亡。

艾森曼格综合征自然病程在不同的报告中差异非常大,未经手术治疗的患者大多数能生存到30~40岁,甚至有报道患者可以生存到70岁。但总的来说,先天性心脏病患者一旦进入艾森曼格综合征阶段,生活质量极差,心肺功能会进行性恶化,一旦发生心力衰竭,远期生存率显著下降。目前最大的一组随访数据显示:1 098例艾森曼格综合征患者在中位时间超过3.1年的随访中,约有25%(278人)的患者死亡(**图3-8-3**)。

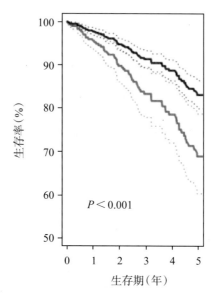

图3-8-3　艾森曼格综合征患者的5年生存率。心房水平分流患者(黑色)远期生存率优于心室-大动脉水平分流患者(灰色)。

六、手术治疗

(一)适应证和禁忌证

患者接受心脏畸形的修补,并同期行单、双肺移植。当艾森曼格综合征合并不能修补的心脏畸形或者同时合并左心衰竭时,只能选择心肺联合移植。

如果肺动脉高压合并了一个可以修补的心脏畸形,且右心衰竭的程度轻微可逆,手术方式的选择包括:心肺联合移植、心脏修补同期双肺移植或者单肺移植。选择心脏修补同期单肺移植还是双肺移植目前仍有些争议,因为供者的稀少,1990年Fremes等首先报道进行心脏修补同期单肺移植代替心肺联合移植治疗艾森曼格综合征。Pasque等报道了34例单肺移植治疗肺动脉高压后,患者术后早期血流动力学稳定,随访3年,结果表明对终末期原发及继发性肺动脉高压患者实施单肺移植手术病死率低,可有效缓解肺动脉压力、改善右心功能,有较好的远期疗效。同时,Spray分析了儿童肺动脉高压患者行心内修补同时行单肺移植的病例中,建议对心内处理尽量选择较为简单的先天性心脏病患者,如单纯的房间缺损、膜周部室间隔缺损、动脉导管未闭等。对较为复杂的先天性心脏病,进行心内修补和同期单肺移植,术后早期病死率会增加,术后并发症如感染性心内膜炎也有较高的发生率。

1. 双肺移植适应证

先天性心脏病合并艾森曼格综合征患者有较长的带病生存期,简单心脏畸形患者可生存至40岁左右,复杂心脏畸形患者也可以生存至30岁左右。因而,对于进行双肺移植或心肺联合移植,应充分考虑患者的具体病情,进行个性化协商决策。

(1)根据2015国际心脏和肺移植协会共识,对于艾森曼格综合征患者,在规范药物治疗情况下,预计生存期<2年应该考虑接受双肺移植治疗。

(2)患者的心脏畸形可以同期修复,且为简单病变(动脉导管未闭、房间隔缺损或简单易于修补的室间隔缺损)。

(3)患者的心室功能未受到严重损害:左室射血分数>50%,右室无明显扩张,不合并严重三尖瓣关闭不全。

2. 心肺联合移植适应证

(1)在规范治疗情况下,预期生存年限<2年。

(2)继发于复杂心脏畸形。

(3)心室功能严重受损,预计修复心脏畸形后心室功能难以逆转恢复。

3. 双肺或心肺联合移植移植禁忌证

(1)相对禁忌证:① 合并不可逆多脏器功能不全和糖尿病;② 严重肥胖,术前BMI>30 kg/m^2;③ HIV阳性;④ 严重药物依赖和精神心理不稳定。

(2)绝对禁忌证:① 活动性全身感染;② 多脏器衰竭;③ 罹患恶性肿瘤;④ 严重精神疾患。

(二)移植手术要点

1. 手术入路

艾森曼格综合征患者进行移植手术的入路选择取决于对患者的病情和病理特征的详细分析,也取决于手术方式和医疗团队的经验和体会。常用的切口有两类。

(1)正中劈胸骨切口:患者取仰卧位,两肩中间垫一窄枕,使胸骨向前突出。自胸骨上切迹或稍下方向右(或向左)做弧形切口,在剑突附近再回至正中线达剑突下4 cm为止。皮肤切口向左或向右稍加剥离,以露出胸骨的正中线,彻底止血。切除剑突,沿胸骨正中线用电刀切开骨膜。然后用手指或弯头骨膜剥离器自胸骨上窝处,紧贴胸骨柄后面剥离疏松组织2~3 cm,再在胸骨下端后方将横膈的附着部分分开,用长钳或特制的剥离器向上剥离疏松结缔组织,由胸骨柄的上缘探出。也可用中指或示指上下分离胸骨后间隙。在此过程中,通知麻醉师不可过度胀肺，以免将胸膜撕破。用电锯或风锯沿正中线由下向上纵行劈开胸骨，注意控制锯的深度和胸骨的上下端，以免误伤邻近组织。胸骨切开后，骨髓和骨膜出血用骨蜡和电凝止血，手指轻轻地将两侧胸膜从胸骨后面推开，胸骨牵开器将胸骨左右两半轻轻撑开。牵开器不要放得太高，以免损伤无名静脉和臂丛。

（2）蛤蚌式双侧乳腺下横断胸骨切口：患者取平卧位，双臂外展，双侧乳腺下弧线形切口，位于第4肋间水平，达两侧的腋中线。电烧分离筋膜层、胸大肌、肋间肌和壁层胸膜，分离、结扎乳内血管，横行劈断胸骨，双侧分别使用肋骨牵开器牵开切口。

2. ECMO和体外循环建立

艾森曼格综合征进行心内畸形修复和同期双肺移植，多数主张先常规建立体外循环，修复心脏畸形后降低抗凝强度，转换为VA-ECMO辅助，先进行右肺移植，然后进行左肺移植。

如果进行心肺联合移植手术，需要常规建立体外循环，在低温条件下完成受者心脏和双肺切除，然后顺序完成心肺联合移植；降低抗凝强度，转为VA-ECMO，度过术后循环呼吸辅助。

如果手术前患者处于ECMO辅助状态，在移植手术中转换为体外循环支持，完成移植手术后再转为VA-ECMO或VV-ECMO辅助支持。

3. 移植手术和心内畸形修复

艾森曼格综合征患者由于心脏畸形复杂、长期慢性缺氧和多数患者经历多次心脏手术等原因，手术中的入路设计、避免心肺损伤和控制出血、完善止血是主要的挑战性难题。

术前应对患者进行充分的影像学评估，胸部CT、CT心脏血管造影和三维重建非常有帮助，可以清楚显示心脏大血管的病变和毗邻关系，特别是与胸骨、双肺的粘连情况，对于进行手术入路选择和手术方案设计非常有意义。另外，通过详细分析，也可以提示主要侧支血管的分布情况，对于手术中处理严重粘连和止血有指导意义。

近期，何建行教授团队报告一组心肺移植患者，术中采用供者心包片覆盖包裹后纵隔创面，使围手术期失血明显减少，相应减少了输用大量血液成分，缩短了患者在ICU的停留时间，改善了患者的预后。

4. 手术的主要困难情况处理

术中要注意保护双侧膈神经，有报道手术导致膈神经损伤的发生率可高达42.7%，是术后呼吸功能不全的重要因素。

艾森曼格综合征患者接受双肺移植和心脏畸形矫治术后可能发生严重的心脏功能障碍,主要原因是术前严重的心脏功能损害,术后发生严重低心输出量综合征需要VA-ECMO和(或)IABP辅助,甚至需要心室辅助装置支持。双肺移植后,严重肥厚的右心室可能出现右心室流出道功能性梗阻等表现,需要警惕和积极处理。艾森曼格综合征患者长期慢性缺氧和心力衰竭,全身多系统脏器灌注异常和血管功能异常,在围手术期也应予以重视和积极处理。

心肺联合移植术后较多见的情况是移植肺失功和严重感染,需要特别关注。移植心脏和双肺排异程度可能有差异化表现,不同步发生,需要加以区分和针对性治疗。

(三) 移植术后的处理特点

Bando等认为术前肺动脉高压单肺移植后明显的通气/血流不匹配,导致术后血流动力学不稳定和肺水肿,患者生存率低,认为双肺移植是较佳的选择,避免了严重的通气血流失衡的危险性。在艾森曼格综合征患者中单侧肺叶移植因肺血管床较小而不能有效降低肺动脉压,术后早期的缺血再灌注损伤以及后期的移植物急排都可以影响通气/血流不匹配。在单肺移植的患者中,移植肺有较好的顺应性和较低的肺动脉压力,而未移植的患侧肺仍保持较高的肺动脉压力和较差的顺应性,导致大量血液流入移植肺内,而患侧肺得不到足够量的血液灌注。这样的不匹配进一步加剧缺氧和原发疾病的发展。

(四) 移植手术的疗效

心肺联合移植后早期(< 30 d) 的病死率已由既往的 26.20% 下降到10%~20%。据国际心肺联合移植注册系统的报告显示,术后 1 年生存率已经提高到72%,术后 5 年的生存率提高到49%,10 年生存率为 31%,15 年生存率为22%。根据全球移植受者科学登记系统(SRTR)登记的 1975—1997 年全球全心肺联合移植受者的 1 年生存率为 78.2%,5 年生存率为 55.6%,而 10 年生存率在30%以下。而一旦发生移植的心肺系统衰竭,就必须要二次移植,否则患者必将迅速死亡。最新靶向药物的应用可以明显降低肺动脉压力,改变肺血管内皮细胞结构,故其在术后可以较好地缓解肺部感染,对于全心肺移植患者的术后恢复有一定意义。

艾森曼格综合征患者的生存率高于其他原因导致的肺动脉高压,进入成年期的时间更长,并发展为更严重的肺动脉高压。此外,他们的肺动脉高压似乎对目前可用的药物治疗反应较差。这将导致患者群体更可能需要心肺联合移植。

一般临床建议患者达到 NYHA 功能分级持续 Ⅲ～Ⅳ级时，一旦正在进行的药物治疗无效或病情进展迅速时，可能才建议行心肺联合移植治疗。也可能同样是这个原因，艾森曼格综合征和先天性心脏病行心肺联合移植后的结果比因原发性肺动脉高压而行心肺联合移植的患者远期生存率差，原发性肺动脉高压的患者移植前整体状态比先天性心脏病和艾森曼格综合征的患者要好。

但单肺移植操作技术较心肺联合移植、双肺移植简单，手术及术后并发症与病死率相对较低，能最大限度地利用供者器官资源，因此目前国际上仍有部分移植中心在应用。

心脏修补同期双肺移植在国内由北京安贞医院首先开展，肺移植加心内畸形纠正与心肺联合移植相比，具有节约供者资源并且避免了心脏术后免疫排斥的优点，国际上近年来应用增多。与心肺联合移植比较，双肺移植避免了两种不同器官的排斥，节约下来的心脏还可以另外进行心脏移植。但施行双肺移植同样有不利因素：第二只移植肺的冷缺血时间延长，移植时全肺的血流会流入先植入的第一只肺内，导致移植后早期第一只肺的功能下降。但双肺移植时肺动脉压降低明显、围手术期相对平稳，比单肺移植效果更好，所以目前临床上多采用双侧肺叶移植。

术中采用蛤蚌式切口有利于心脏和双侧肺门显露。国外对比两种手术方式后，发现在肺动脉高压患者行双肺移植的效果优于单肺移植，双肺移植术后患者的肺动脉压明显低于单肺移植术后患者，且双肺移植后受者的无论短期还是长期生存情况和肺功能的改善均较好。Brouckaert 对单中心 38 名心肺联合移植术后患者和 30 名双肺移植术后患者 24 年长时间随访发现，心肺联合移植术后患者原发性移植肺失功（PDG）的发生率低于双肺移植术后患者。根据 ISHLT 统计心肺联合移植、肺移植治疗先天性心脏病室间隔缺损合并艾森曼格综合征的 1 年生存率分别为 80.7% 和 71.4%。澳大利亚 Ueno 等报道心脏修补同期双肺移植没有增加手术的早、中期病死率，远期生存率与心肺联合移植相同，完全可以作为双肺移植的手术适应证，代替心肺联合移植治疗艾森曼格综合征。多伦多肺移植组的 Waddell 等对 1988—1998 年国际器官共享网络（UNOS）登记的心、肺移植共 605 例艾森曼格综合征进行分析后发现，心肺联合移植的生存率略高于单纯肺移植。2020 年 Sertic 对 1987—2018 年 UNOS 登记的心、肺移植共 442 例艾森曼格综合征（其中心肺联合移植 316 例，双肺移植 126 例）进行分析后发现，按缺损类型进行生存分析时，原发病房间隔缺损（ASD）患者双肺移植术后生存率高于心肺联合移植；而原发病室间隔缺损（VSD）患者心肺联合移植后的生存率高于双肺移植。在接受双肺移植的 VSD 患者中，最常见的死亡原因是心力衰竭。VSD患者的最佳移植选择仍然是心肺联合移植,可以防止随后发生心室衰竭。对于未经矫正的ASD所致艾森曼格综合征患者,双肺移植同时进行心脏缺损修补应被视为一线治疗选择。因为缺损的位置(三尖瓣前后)不同,肺动脉压力进展和心室衰竭的进展程度不同,可能对决定手术方式及预后有重要的价值。因此,需要对临床上进行移植手术的艾森曼格综合征患者进一步细分。目前,关于艾森曼格综合征患者的肺移植术式,究竟是采取单肺移植还是双肺移植尚存争议。国外有学者建议,在缺乏高质量证据的情况下,很难对艾森曼格综合征患者的肺移植方式进行强制界定,而且手术方式的选择必须个体化。同时,在等待移植名单上的患者人数显著超过可用器官数量的现状下,需要尽可能适当地将单肺移植作为一种可以推荐的器官移植方式。

七、展望

由于近几年来肺动脉高压靶向治疗药物的出现,使得许多重度肺动脉高压患者和艾森曼格综合征的患者在治疗中获益,不同移植术式的出现可以对终末期艾森曼格综合征患者进行细分和个性化治疗。随着临床医学的进步,艾森曼格综合征患者可以通过不同的医学手段改善临床症状,提高生活质量,延长寿命。随着医学科学的进一步发展,会有更多的治疗肺动脉高压的新药及手术方法的出现,也会有更多的患者从中受益。

第九节　肺移植治疗肺恶性肿瘤

王梓涛,刘成武,陈静瑜

同种异体肺移植是治疗多种终末期肺病的有效方法。1963年,James Hardy尝试进行了历史上第一例人同种异体肺移植手术,受者是一位58岁男性Ⅲ B期左肺中央型肺癌患者。限于当时的医疗技术,该患者术后仅存活18 d,死于肾衰竭。此后的20年内肺移植发展缓慢,直到1983年Cooper等在术后给患者使用环孢素 A、咪唑硫嘌呤等免疫抑制药物,改善了支气管术后的愈合问题,肺移植术后生存率才得以显著提高,为许多终末期肺病患者带来救治的希望。目前肺移植已成功运用于治疗终末期慢性阻塞性肺病、肺纤维化、尘肺病、肺血管疾病等。尽管人类历史上首次进行肺移植手术是用于治疗肺癌患者，但是在相当长的时间里，肺肿瘤并未能成为肺移植的适应证。相反，由于供肺紧张，肿瘤患者远期预后差，且抗排异的免疫抑制与抗肿瘤治疗之间存在冲突，明确诊断患有肺癌通常为肺移植的禁忌证。

在临床实践中，对于肿瘤早期诊断存在诸多困难，在为各种非肿瘤的终末期肺病患者进行肺移植手术中以及术后对原有病肺的病理检查中可能意外发现肿瘤组织，据报道这一情况的发生率为0.1%～3%。例如，Svendsen等在1997就最先报道了2例切除的病肺中存在腺癌的情况。对这些患者的随访资料使研究肺移植治疗肺肿瘤的远期疗效提供了依据。Klikovits等报道了一项单中心的回顾性研究，在1989—2012年进行的1 262例肺移植中有11例（1%）术后发现了肿瘤组织，且均在早期（ⅠA、ⅠB和ⅡA期），他们调整了术后免疫抑制剂的用量，术后5年生存率达到90.5%且无复发，引起学界的关注。与之形成对比，另一项跨度10年纳入853例肺移植的研究报告了13例恶性肿瘤，其中9例死亡且中位生存期不到1年。Panchabhai等报道的1 303例肺移植中有25例诊断为恶性肿瘤，其中有8例术后复发，可见目前争议较大。通过综合不同来源的临床报道，深入挖掘不同肿瘤和分期行肺移植的预后结果，临床研究者终于发现细支气管肺泡癌（bronchioalveolar carcinoma, BAC）及一些早期非小细胞肺癌（non-small cell lung cancer, NSCLC）可能从肺移植中获益。2014年ISHLT对肺移植受者的选择指南终于将原发性肺肿瘤列为相对适应证，它指出原位肺腺癌（adenocarcinoma in situ, AIS）和微浸润性腺癌（microinvasive adenocarcinoma, MIA）满足以下条件时可以考虑肺移植：① 弥漫性肿瘤累及肺实质并存在严重呼吸功能障碍；② 生活质量严重下降；③ 常规治疗手段无效。目前，肺肿瘤不再是肺移植的绝对禁忌，通过个体化评估患者的病情，一些中心开始尝试为满足特定条件的肺肿瘤患者实施肺移植，部分患者因此受益。

我国肺移植技术起步较晚，但发展迅速。1979年北京医科大学人民医院胸外科辛育龄首次行肺移植治疗肺结核未获成功，1995年首都医科大学安贞医院进行了一例单肺移植，患者术后长期存活。目前已有多家医院先后开展肺移植，手术量逐年增长。结合同种异体肺移植的外科技术，我国胸外科医师也成功运用自体肺移植技术治疗难以切除的中央型肺癌，获得满意的疗效。

一、原发性肺肿瘤的肺移植治疗

在临床实践中，部分NSCLC患者在就诊时表现合并严重的呼吸功能障碍，手术切除病灶后呼吸功能更加受限,严重影响患者的生存质量。还有部分患者存在弥漫性肺内病灶,虽然没有可靠的远处转移征象,但行肺手术切除已不现实,此时可尝试进行肺移植。移植目的主要是使个体患者获得远期生存的可能,并最大限度改善生活质量。

常规肺移植的术前检查应当包括各类常见肿瘤标志物。对于高度怀疑肿瘤的患者,必须进行活检以明确性质。但进行肺移植评估时许多患者呼吸功能已严重衰竭,对肿瘤活检这样侵入性操作耐受度很低,需要胸、腹、盆腔CT扫描仔细评估肿瘤的浸润范围及有无转移。有条件的中心应行全身PET-CT及骨扫描以排除淋巴结转移与肺外转移的可能,但须注意PET出现的假阳性率较高。近年来,气管内超声引导下细针穿刺活检(EBUS-guided TBNA)等微创技术已广泛推广,检测效果良好,患者更能耐受。既往有过肺癌手术史的患者仍可以做移植评估,但需要仔细回顾先前手术的病理结果。ISHLT建议在等待供肺期间也应当至少每3个月评估1次,已经发生肺外转移时应当将患者从等待名单上移除。

如无明确禁忌,肺移植术式应当选择双肺移植。有研究发现,单肺移植后保留的一侧肺有6.9%的癌变率,而双肺移植术后几乎不发生肿瘤。对原发肺肿瘤进行肺移植需格外注意无瘤原则。首先,开胸后如发现胸膜浸润和纵隔转移,应中止手术,更换其他受者,备选受者应在术前拟定。切肺严格按照无瘤原则,操作应轻柔,完成切肺后行残余气道和胸腔灌注,及时更换器械和手套,降低原发肿瘤污染供肺的可能。术后管理总体原则应当避免过度免疫抑制,有时仍需正规放化疗治疗。术后1、3个月应复查CT或PET-CT排除肿瘤短期复发,并坚持长期随访。对于复发肿瘤,仍可结合患者个体情况考虑做手术切除。受制于非常有限的病例数,肺移植治疗原发性肺癌的长远疗效仍有待观察。现对肺移植治疗细支气管肺泡细胞癌,以及其他类型的早期NSCLC作具体介绍。

1. 细支气管肺泡细胞癌的肺移植治疗

细支气管肺泡细胞癌(BAC)是NSCLC中较为少见的一类。现新的肿瘤分期以原位肺腺癌(AIS)和微浸润性腺癌(MIA)指代仅局限于肺内的BAC,约占所有NSCLC的5%。由于已有文献报道多使用BAC命名,本节介绍时亦沿用。BAC的组织学特点是沿肺泡壁生长而不累及间质,不易发生胸外转移和淋巴结转移,但对患者肺功能影响较大。孤立病灶早期的BAC首选手术切除与放化疗辅助的综合治疗,有一定的复发率。而双肺弥漫性BAC预后极差,常采用铂类化疗和表皮生长因子受体酪氨酸激酶抑制剂(EGFR-TKI)治疗,疗效并不确切。双肺弥漫性BAC患者中位生存期不到1年。正因为BAC预后不佳,又常局限于肺,所以对无法耐受手术切除尤其是双肺弥漫性BAC患者可以考虑肺移植。

肺移植治疗BAC的报道最早发表于1997年,截至该文发表时,患者术后已存活5年半且未发现肿瘤复发。此后,不少中心开始为符合条件的BAC患者进行移植治疗。无锡市人民医院肺移植中心曾为一位42岁男性黏液型肺泡细胞癌(mucinous BAC,现分型改称为浸润性黏液型腺癌)患者($T_4N_0M_0$,Ⅲb期)行双肺移植治疗,患者术后恢复良好,出院并定期随访,存活达5年以上(图3-9-1)。2013年ISHLT报道BAC患者行肺移植治疗5年生存率达53%,10年生存率也有31%,显著优于非手术治疗。这提示了肺移植治疗BAC具有使患者获得长期生存的可能。

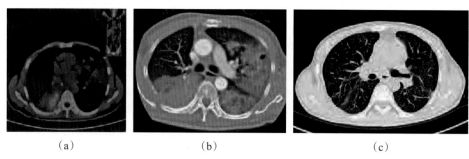

(a) (b) (c)

图3-9-1 肺移植治疗BAC患者的临床影像学特征。(a)术前PET-CT扫描显示双侧多发结节和肿块,无阳性淋巴结或肺外转移;(b)术前胸部CT扫描示双侧弥漫性磨玻璃样影及结节;(c)术后12个月胸部CT扫描显示双肺扩张令人满意,无复发迹象。引自:Wang Y, et al. Exp Clin Transplant, 2012, 10(5): 519-521.

Ahmad等通过对UNOS数据库的研究,纳入美国本土1987—2010年间21 553例肺移植手术,其中29例术前诊断为BAC(0.13%),他们的术后5年总体生存率达57%,已经与其他肺移植术后5年生存率(50%)相当。值得注意的是在本研究中,仅15例术后病理证实为单纯BAC,另有12例为BAC合并其他类型腺癌,2例为其他腺癌。术后单纯BAC患者有2例复发死亡。这项研究指出了当前肺移植治疗BAC的两大困境。

首先,随着对于BAC的认识加深,以往认知中的BAC部分亚型的生物学特性其实并不符合"局限于肺部"的认知,新版肿瘤分型用AIS和MIA的描述更加精确,但临床上常需手术切除后的病理学检查才能最终明确分型,术前仅通过局限的活检和影像学资料依旧面临诊断上的困难,因而不便于判断肺移植治疗的预后。

抛开命名和分型的困扰,肺移植治疗BAC仍需克服术后复发问题。由于病例数量极少,不同研究报道的复发率差异也很大,其中Zorn等报道了8例单纯BAC行肺移植治疗,其中6例复发(75%),而de Perrot等报道总体复发率为57%。不少研究也证明了复发的BAC与受者原先的肿瘤同源,淋巴转移或经由气道或胸膜转移均有可能。Paloyan等意识到术中严格的无瘤原则操作有望改善上述问题,他们进行了2例体外循环下肺移植治疗BAC,其中1例为再移植。他们在供肺吻合前用生理盐水灌注残余上气管,减少经气道转移的可能,术后未见复发,其经验也被多个中心效仿。

总之,目前肺移植治疗BAC在技术上已经可行,但广泛应用前尚需解决术后复发和免疫调节等细节上的难题。目前,学界亦有对于将BAC纳入器官分配评价体系的呼声,各中心应当结合器官的紧张程度和等待移植患者的情况来判断是否有条件进行手术。对满足ISHLT肺移植受者选择指南,病灶局限于肺内但无法切除,且对现有放化疗及靶向治疗敏感性差的BAC患者进行包含移植外科的肿瘤多学科团队(MDT)讨论,完善肺移植评估,以制订最佳治疗方案,使患者获得远期存活的可能并尽可能改善生活质量。

2. 其他类型非小细胞肺癌的肺移植治疗

当前肺移植的主要适应证为慢性阻塞性肺病(COPD)和特发性肺纤维化(IPF)。这类患者常有长期吸烟史,患各类肺癌的风险均较高。临床上不可避免会遇到终末期肺病合并发现有其他除前述BAC的肺肿瘤情况。由于供肺短缺,其他类型肺癌远处转移可能性高,这类患者往往禁忌做肺移植。

通过肺移植术后病理研究发现,约2%切除的病肺中存在恶性肿瘤,最主要的类型为肺腺癌,通过对这些病例的随访,发现早期肺腺癌(Stage Ⅰ)合并终末期肺病行肺移植治疗5年生存率达51%,仍能保持多年不复发,其生存率与无癌的肺移植患者相当,而Stage Ⅱ和Ⅲ的肺癌患者移植后5年生存率仅为14%,尤其是发生N_2淋巴结浸润的,肿瘤复发和转移十分常见,故此类患者不宜行肺移植。目前认为低浸润成分、无或低同侧淋巴结浸润的多灶性肺腺癌、局限性鳞状上皮腺癌、排除远处转移可能、呼吸衰竭,且其他内外科治疗无效时可以行肺移植评估。

二、肺转移瘤的肺移植治疗

许多肿瘤容易发生肺转移,当转移仅局限于肺而原发灶得到控制或清除时,对肺转移瘤行肺移植治疗以挽救呼吸衰竭仍是可行的,国内外仅有少量病例报道。加拿大多伦多总医院于2004年曾报道1例双肺移植治疗肺转移性平滑肌肉瘤,这是首例肺移植治疗转移瘤的报告。患者是一位43岁女性,于1985年行子宫肌层纤维瘤切除。术后7年发现了肺平滑肌瘤,病理证明与子宫病变同源,属于良性转移性平滑肌瘤,随后肿瘤在肺内多发转移,肺功能逐渐衰竭,常规内外科治疗均无效[**图3-9-2(a)**]。患者评估为呼吸衰竭,但连续评估未发现肺外转移,遂行双肺移植。术中见满肺布满平滑肌瘤,最大瘤体直径达4.5 cm。术后患者存活达5年以上[**图3-9-2(b)**]。本例患者的肺转移瘤虽为良性,但由于肺功能极差,行肺移植可明显改善其预后和生存质量。

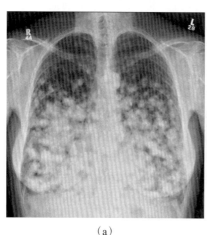 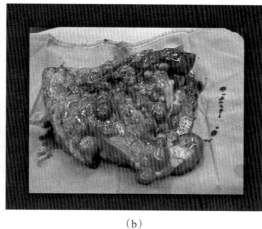

(a) (b)

图3-9-2　肺移植治疗肺转移瘤。(a) 患者术前胸片可见多发结节;(b) 患者术中切下的肺。引自: Shargall Y et al. J Heart Lung Transplant, 2004, 23(7): 912-915.

上皮样血管内皮瘤(epithelioid hemangioendothelioma, EHE)是一类非常罕见的血管内皮来源的肿瘤,好发于女性。其生物学特性和临床表现多样,预后不良。EHE主要累及肝和肺,肺的EHE也曾被命名为血管内支气管肺泡瘤(intravascular bronchioloalveolar tumor, IVBAT)。目前尚无统一的指南规范EHE的治疗。研究发现,EHE发生转移后仍有较好的预后。2015年比利时的Leuven大学医院发表了3例肺移植治疗转移性EHE的病例报告,其中1例患者为肝首发,行肝移植术后2年发现肺转移,由于呼吸衰竭在ECMO支持下行双肺移植。术后4年在患者的肝发现新发病灶,予干扰素治疗,肺功能仍保持稳定。最终患者死于心力衰竭和肾衰竭,存活8年(肝移植后10年)。其余2例患者均行同期肝肺联合移植,截至研究发表分别存活1年和7年,仍在随访。由此可见,对于转移性EHE发生靶器官衰竭的危重患者,依然可以考虑抢救性器官移植治疗。

美国加利福尼亚大学曾报道一例18岁甲状腺乳头状癌（papillary thyroid carcinoma, PTC）患者。该患者行甲状腺切除后3个月发现了肺转移灶，随后予放射性碘-131治疗，一般来说年轻PTC患者即使发生转移预后依然良好，但不幸的是该患者由于放疗诱发了肺纤维化，呼吸衰竭，不得不依赖气管插管辅助呼吸。经多学科团队评价，患者原发病灶清除，肺外未发现转移病灶，目前呼吸衰竭，符合肺移植的指征，于是行双肺移植。术后病理报告提示：弥漫性肺泡损伤，肺间质纤维化，全肺多发甲状腺乳头状癌转移。患者术后随访2年，生活质量满意。

三、自体肺移植治疗肺肿瘤

通过将肺肿瘤患者自身病肺切下并于体外完成肿瘤清除及淋巴结清扫后，重新移植回患者体内，实现自体肺移植（lung auto-transplantation）。

1997年5月，北京医科大学人民医院胸外科张国良教授首先尝试行双袖状右上、中肺叶联合切除术后行下肺自体肺移植方法治疗1例Ⅲ期肺癌。因为肿瘤累及右主支气管与肺动脉距离较长，切除后残肺吻合张力大，他们将患者右下肺静脉离断，将下肺取出体外，置于室温肝素盐水中修剪后重新植入患者体内，将下肺静脉吻合于上肺静脉残端，从而减小了肺动脉和气管吻合口的张力。患者术后恢复满意，生活质量良好。截至1998年，张国良教授团队又完成1例自体肺移植切除右上中叶中央型肺癌，但患者术后死于气管吻合口破裂张力性气胸。另有2例治疗累及斜裂无法进行袖状肺叶切除术的左上肺癌，患者术后均存活1年以上。此后，陆续有多个中心开展自体肺移植治疗中央型肺癌的尝试。江苏省肿瘤医院报道了2000—2008年进行的7例自体肺移植治疗中央型肺癌病例，术后没有出现吻合口漏，其中有1例患者因肺栓塞于术后第2天行手术切除自体移植的肺叶，2例术后肿瘤复发，术后患者的残余肺功能良好。此外，无锡市人民医院肺移植中心曾进行1例自体肺移植治疗中央型肺癌（图3-9-3）。

该手术主要难点在于要求根据情况妥善处理吻合口，避免术后发生吻合口狭窄，或引起肺动静脉血栓。其次，在术中须十分注意无瘤原则，轻柔操作，防止肿瘤组织脱落侵染待重植的肺叶。另外，须注意肺离体的保护并尽可能减少缺血时间。结合同种异体肺移植的供肺保存经验，作者通过使用具有自主知识产权的改良低温低钾灌注保存液（LPD），减少缺血再灌注损伤，获得了满意的疗效。其他中心也有采用UW液和Euro-Collins灌注液的成功经验，均可参考。

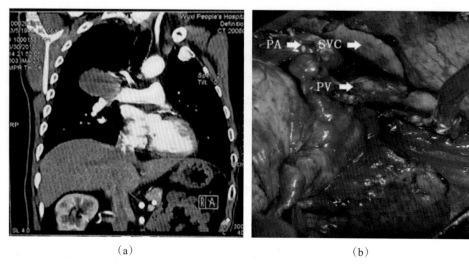

(a)   (b)

图3-9-3　自体肺移植治疗中央型肺癌。(a)术前胸部CT检查(冠状位)证实右肺中央肿块；(b)自体移植肺无支气管或血管狭窄。PA：肺动脉；SVC：上腔静脉；PV：肺静脉。引自：Xia M W, et al. Surg Today, 2013, 43(5): 562-565.

综上，对于呼吸功能极差无法耐受全肺切除，或右上中叶或左上叶肿瘤累及气管和肺动脉，切除后下肺静脉牵拉或残肺吻合口张力大的患者，自体肺移植是一种值得考虑的治疗方式，其远期疗效有待进一步观察。

四、肺移植治疗肺肿瘤的术后管理

术后管理的主要目标应当是保持移植肺的功能，降低肿瘤的复发率，使患者长期存活并维持一定的生活质量。临床上，肺移植治疗肺肿瘤两种主要的情况：一是术前明确诊断了肺肿瘤而进行肺移植治疗，如前述的细支气管肺泡细胞癌或一些转移癌；二是术前并未诊断出肺肿瘤，而在术后通过病理检查发现。二者都面临肿瘤残留，或在低免疫状态下肿瘤复发的可能，在术后管理上有许多类似之处。由于病例零散，且报道的时间跨度长，目前尚无统一指南规范这类患者的术后管理。目前还有研究报道了一些非肿瘤患者肺移植术后患癌的情况：包括单肺移植患者术后保留一侧肺发生肿瘤；或来源于供者的肿瘤。这些肺移植后发生肿瘤的术后管理经验，尤其是在明确肿瘤发生情况下如何调整免疫抑制剂的使用等值得借鉴。

Ritchie等报道了一例因终末期间质性肺炎行右单肺移植的患者，术后第3天病理报告在切除的肺中发现了腺癌成分，他们立即停用了霉酚酸酯，仅维持环孢素和激素治疗,并进行了一系列CT和PET检查。由于担忧患者保留的左肺中可能仍有病灶,Ritchie等后来将患者左肺切除。左肺的病理报告也证实了肿瘤存在。该患者术后未复发,且单肺功能良好。这里值得注意的是,研究发现肺移植术后患者发生肿瘤的概率较普通人高出3～4倍,且单肺移植后保留侧肺发生肿瘤的概率达6.9%。这与多种因素有关,如该报道中术前可能漏诊肿瘤,患者本身的肺部疾病(如COPD)、IPF(即好发于肺部的肿瘤),以及使用免疫抑制剂等。对于具有这些高危因素的患者,术后应当避免过度免疫抑制,持续监测免疫指标并动态调整用药。保持密切的随访同样重要,术后1、3个月应复查CT或PET,警惕肿瘤在免疫抑制情况下复发。如高度怀疑肿瘤且患者条件允许时,可进行激进的手术干预。

对于术前明确诊断肺癌的患者,应当根据肿瘤的类型及其治疗原则调整术后管理。BAC治疗首选手术切除,目前非手术治疗效果不明确。1997年,首例行双肺移植治疗的BAC患者在术后接受了抗胸腺球蛋白、小剂量的环孢素A和硫唑嘌呤免疫抑制治疗,没有另外采取化疗。患者术后出现的并发症包括肺动脉狭窄、急性排斥反应和感染等,分别进行了球囊扩张、激素冲击和抗感染治疗等对症处理,术后随访多年肿瘤都没有复发。而在Paloyan等的报道中,一位患者在术前接受了顺铂和依托泊苷化疗但效果不佳,行双肺移植后出现了肿瘤复发行再次移植。通过体外循环支持和严格的无瘤原则操作,患者二次移植后长期存活未复发。结合无锡市人民医院肺移植中心的治疗经验,我们认为双肺移植治疗的BAC的术后管理与常规肺移植术后类似,管理原则依然是做好密切随访,出现肿瘤复发仍可以考虑肿瘤切除或评估再次移植。对于其他一些NSCLC患者,术后仍有行包括放疗和化疗抗肿瘤的必要,应结合具体病例制订治疗方案。肺移植治疗肺转移癌和自体肺移植治疗肺癌的术后管理应当遵循原发肿瘤的治疗原则。

五、小结

肺恶性肿瘤依旧是威胁人类生命的主要疾病之一,肿瘤并不是肺移植的绝对禁忌,相反它能使一些特殊类型的肿瘤患者或终末期肺病合并早期肿瘤患者获益。肺移植的手术技术和术后管理已有成熟经验总结,其在肺肿瘤中的运用前景非常值得探索,有望造福更多的患者。

但是目前肺移植治疗肺肿瘤仍面临器官资源分配上的伦理困境。已经开展的对BAC和一些早期肿瘤的移植治疗仍面临着不确定的复发风险,且控制的方法十分有限。而非肿瘤的终末期肺病患者移植预后更加明确,因而享有更高的分配优先级。所以,目前报道为肿瘤患者行肺移植的情况多是患者肺功能已经严重衰竭,甚至是濒死状态下进行的抢救性移植,这也对这部分患者的预后产生不良影响。

改善上述困境方法有以下两方面:首先仍是要扩大供者的来源,从根本上改善器官稀缺的现状。具体有以下几点值得努力。第一,应当推动国家脑死亡的立法,加大对公民逝世后爱心器官捐献的宣传,使得更多爱心人士加入器官移植志愿者行列。第二,移植外科医师应推广肺移植的供者维护和转运的标准,肺本身容易受到各种理化因素打击,需要专业的团队依据规范进行维护,减少因维护不佳导致爱心供肺的浪费。第三,发展生物工程技术,开发生物相容性佳的人工肺,最终能够代替从人身上获取器官,目前已有一些前沿报道获得成功。除此以外,随着精准医学和大数据时代的到来,对肺肿瘤的治疗也要求精准化与循证治疗。通过对更多的肿瘤患者做到得到早期诊断和早期干预,这一方面能使很多患者避免走到不得不移植的境地,一方面又通过明确适合做肺移植治疗肿瘤的具体分型和分期,精准指导患者的术后管理,减少肿瘤复发的风险。

第十节　肺移植治疗中毒性疾病

丁政,张国庆,李向楠

百草枯(paraquat)是一种非选择性接触型除草剂,接触土壤后迅速失活,基本在土壤中无残留。在发展中国家,因误服或自服引起的百草枯中毒事件屡有发生,是农药中毒致死事件的常见病因。据统计,百草枯中毒是急诊科收治中毒患者继有机磷农药中毒之后第二位、死亡绝对数第一位的农药中毒类型。

一、百草枯中毒的毒理学

鉴于病例的散发特征以及伦理学等方面的问题,目前无法实施较为系统的人体百草枯毒代动力学研究,研究数据基本来源于动物实验以及散发的病例报道。

1. 百草枯的吸收

百草枯可经消化道、皮肤和呼吸道吸收入血,偶见皮下或静脉注射中毒的报道,通过追问病史一般可作出较为明确的鉴别。消化道吸收是目前百草枯中毒最主要的途径,多由于主动或误服引起。喷洒百草枯的工人尿中可检测出微量百草枯,其中毒途径可能是通过呼吸道或皮肤吸收。通过动物实验和临床观察,百草枯在消化道内吸收很少,仅占口服剂量的5%~15%;且其主要吸收部位在空肠,这就为早期清除胃内百草枯救治中毒提供了理论依据。虽然大部分毒物随粪便排出,但是随着百草枯在肠道内存留时间延长,毒物吸收可能增加,因此导泻治疗百草枯中毒也具有重要的临床意义。

2.百草枯的分布与排泄

百草枯分子量小,入血之后几乎完全以游离的形式存在,不被代谢,并快速向各个器官分布。从毒物富集时间来看,肾脏中的毒物浓度首先达到峰值,其次是肺,另外是血运丰富的器官,如心、肝、肌肉等组织。肺泡Ⅰ、Ⅱ型上皮和气管克拉拉细胞的细胞膜中存在能量依赖的聚胺类物质摄取系统,由于百草枯与聚胺具有结构上的特殊相似性,肺组织可主动摄取并富集百草枯,使肺组织中的毒物浓度远高于血液中的浓度,达10~90倍。因此,肺是百草枯攻击的主要靶器官之一。百草枯血液浓度随时间成指数下降,其药代动力学分布一般利用开放的三室模型来解释:中央循环室、快速交换相和缓慢交换相。循环血液被认为是中央室;次级室被认为包括了富含血管的组织如肾脏、肝和心脏,二级室和中央室之间存在快速的交换。肺泡上皮细胞成为第三室,与中央室存在缓慢的交换。肌肉组织中的百草枯也可存留很长时间,缓慢释出,可能源于组织实质坏死和释放。目前认为,肺和肌肉等器官是百草枯的储存库,其内的毒物可缓慢地再分布于血液中,造成人体的二次打击。值得注意的是,肾功能会显著影响肺中毒物的达峰时间,肾功能正常时,一般为5~7 h;而肾功能受损时,这一时间可延长至15~20 h甚至更长。

百草枯的肾脏清除率甚至高于肌酐,可以排泄出吸收入血的大多数毒物。因此,肾脏是血液中百草枯最主要的排泄器官。另外,有少量通过胆汁分泌排泄到胃肠道,构成百草枯的肝肠循环。口服百草枯中毒患者,如肾功能正常,一般可于服毒后1 h于尿中测出,而尿浓度高峰一般在服毒后5~7 h。由于超过90%的百草枯在服毒后12~24 h内经肾脏排泄,因此在肾功能受损的情况下,百草枯清除率可下降10~20倍,血浆半衰期可延长至120 h以上。

综合考虑百草枯的吸收和代谢,根据目前的临床数据来看,血液中的百草枯4 d即达到检测下限,尿中百草枯可存在长至2周,而骨骼肌、肺组织百草枯含量可能维持数月。

二、百草枯中毒肺损伤

百草枯可引起多脏器损伤，而肺是百草枯的主要靶器官，患者多于后期出现肺纤维化，因肺纤维化导致的呼吸衰竭病死率高达60%～80%。目前，肺损伤的机制尚未完全阐明，也没有行之有效的救治药物，本部分内容就百草枯中毒导致肺损伤的机制、病理特点及临床表现进行阐述。

1. 肺损伤发病机制

一般认为，百草枯中毒引起肺损伤的机制主要包括以下两个方面：百草枯在肺组织内的蓄积以及氧自由基损伤。

（1）在肺组织内的蓄积：百草枯可经消化道、皮肤和呼吸道吸收入血，经消化道吸收率为5%～15%，吸收后1～4 h可达到血浆浓度的峰值，并迅速分布到肾脏、肺、心脏、肝以及肌肉等组织中，而由于肺组织的富集作用，其浓度可达血浆浓度的10～90倍。百草枯在肺内富集的原因主要与肺内存在聚胺类物质转运系统有关，该转运系统主要存在于Ⅱ型肺泡上皮细胞，另外在气管克拉拉细胞和Ⅰ型肺泡上皮细胞也有分布。血浆中的百草枯通过与聚胺类物质竞争性结合转运系统，可导致毒物在肺内的大量蓄积。肺内的巨噬细胞、内皮细胞和间质细胞不存在该转运系统，毒物可通过弥散作用进入上述细胞。

（2）氧自由基损伤：百草枯被细胞摄取后经过一系列氧化还原反应，产生自由基代谢物，进一步生成活性氧和活性氮簇，诱发机体的氧化应激反应。具体过程如下：百草枯聚集在肺组织后，经NADPH还原为PQ^+，再与氧分子反应形成超氧阴离子，进一步经过超氧化物歧化酶的催化作用下形成过氧化氢。过氧化氢经过芬顿反应和哈伯-韦斯反应形成毒性更强的羟自由基。后者可以引起膜脂质过氧化等一系列连锁反应，进一步产生更多的自由基。由于百草枯代谢过程中需要消耗NADPH，使得NADPH参与的体内正常的生化反应难以进行，这将不同程度的影响细胞的氧化磷酸化过程，使得ATP的合成受到影响，可能会引起细胞功能紊乱甚至细胞衰竭凋亡。其对细胞功能的损伤具体表现在如下几个方面：脂质过氧化、线粒体损伤、免疫激活和细胞因子的作用以及DNA损伤与细胞凋亡。

2. 肺损伤的病理变化

百草枯中毒肺损伤随着病程的进展可有不同的病理学变化。在中毒早期主要表现为肺泡上皮细胞受损，肺泡内出血、水肿，此时患者一般出现呼吸困难的临床表现，影像学检查显示急性肺水肿。中毒晚期则会出现肺泡内和肺泡间质纤维化的进行性加重，患者可出现呼吸衰竭的表现，大部分患者死于百草枯中毒引起的呼吸衰竭。

（1）大体检查：百草枯中毒后肺组织主要表现为肺湿重增加、肿胀、出血。随着病情进展，肺湿重逐渐恢复正常，同时开始有明显的瘢痕形成。从形态学上来看，早期中毒肺出现肿胀，并逐渐加重伴有弥漫性出血；中毒晚期局部肺组织表面开始出现瘢痕凹陷，且随病情进展越发明显。

（2）组织学改变：肺泡内出血、巨噬细胞聚集、间质水肿，病程进展后会出现纤维化以及上皮细胞增生，伴有部分蜂窝样改变。最早出现的组织学改变是肺泡内出血，可发生于中毒后16 h。巨噬细胞聚集一般出现在肺损伤的早期阶段，随着病情进展逐渐消失。值得强调的是，几乎所有的病例有肺间质水肿表现。有学者指出，百草枯中毒肺损伤的基本组织学改变是肺泡间隔及表面基质沉积导致的肺泡结构重建、间质细胞增生。这与通常的间质性肺炎纤维化特点不同，这种损伤的过程具有自发性加速的特点，往往导致恶性循环，使得肺损伤患者在短时间内出现不可逆的肺纤维化。

3. 肺损伤的临床表现

服毒量过大的病患可于24～48 h出现肺水肿、肺出血，于72 h内进展为ARDS，导致患者死亡。如经积极抢救患者有幸存活，中毒肺可于1～2周后发生不可逆的间质纤维化，患者表现为进行性呼吸困难，进而呼吸衰竭导致死亡。服毒量小的患者临床症状多为渐进式发展，可于1～2周内因肺水肿、纤维化等出现胸闷、气短、发绀等症状，血气分析显示顽固的低氧血症。如患者症状进一步发展，可出现胸痛、喘憋、重度呼吸困难、濒死感。肺部体检依据中毒时间和摄毒剂量有所不同，可表现为双下肺肺泡呼吸音减弱。如患者中毒肺渗出明显，可出现呼吸音增粗，而实变明显时可有管状呼吸音。部分患者病情进展可闻及爆裂音，少数患者可出现气胸、纵隔和皮下气肿。

三、百草枯中毒肺移植

百草枯中毒尚无特效解毒剂。目前的综合治疗方案主要包括移植前治疗模式和肺移植治疗等。下面将重点阐述肺移植治疗百草枯中毒。在国际范围内，目前报道的肺移植治疗百草枯中毒的病例有限，仅7例。通过对这些病例做系统的综述，探讨百草枯中毒后肺移植的相关问题。

1. 肺移植前的干预

移植前的一系列治疗措施对患者争取肺移植手术至关重要。行之有效的移植前治疗可大大提高肺移植的成功率。

（1）移植前治疗：主要治疗模式为减少胃肠道吸收，促进胃肠道中毒物的排泄；血液净化治疗、机械通气等对症支持治疗；抗炎及抗氧化治疗。为了减少毒物的吸收，可用活性炭或漂白土配置成15%的溶液洗胃，目前认为这种洗胃方式最为有效。导泻药物一般使用硫酸镁或20%甘露醇。鉴于毒物吸收的速度很快，因此尽早洗胃与否可能会显著改善患者的病情进展以及预后。百草枯以游离形式存在于血浆中，这为血液透析提供了理论依据，然而，由于肺、肌肉等组织有很强的药物富集作用，且这些储存池中的毒物会缓慢释放入血，造成二次打击。因此，血液透析有时往往达不到理想的效果，故血液透析一般推荐尽早应用，反复应用。百草枯中毒患者是否使用血液净化治疗，一般要考虑以下因素：① 患者服用了致死剂量的百草枯，但患者的生存希望很大，体内摄入毒物在数周内消失，此时可以考虑尽早以及重复使用血液透析。② 患者摄毒量远超致死剂量，预判患者的生存希望渺茫，此时血液透析对预后的改善作用不显著。但也有研究认为，虽然在某些情况下血液透析不能挽救患者生命，但在一定程度上延长了患者的生存期，为后续治疗如肺移植争取了时间。抑制免疫及抗感染治疗多使用糖皮质激素及环磷酰胺，抗氧化治疗可使用维生素制剂、谷胱甘肽等药物。有研究支持大剂量甲泼尼龙联合环孢素A早期冲击可显著减少百草枯中毒肺纤维化的发生，进一步降低中毒病死率。

（2）体外膜肺氧合（ECMO）：近年来在国内发展迅速，可用于辅助甚至替代心肺衰竭患者的循环和呼吸功能维持，为医务人员争取更多的抢救时间。2015年我国北京朝阳医院的医务工作者首次使用ECMO作为肺移植的过渡，成功救治1例百草枯中毒患者。郑州大学第一附属医院肺移植中心目前已实施百草枯肺移植手术3例。

2. 肺移植

肺移植是致死量百草枯中毒摄入后唯一有效的治疗手段，而移植前的一系列治疗为争取肺移植提供了宝贵的时间。

（1）肺移植病例回顾：目前世界范围内报道的肺移植手术仅7例，其中3例为双肺移植，郑州大学第一附属医院肺移植中心共实施双肺移植治疗百草枯中毒3例（表3-10-1）。第一例百草枯肺移植为左单肺移植，于1968年被首次报道，移植患者因并发症仅存活了14 d。后续的百草枯肺移植手术在探索中前进，移植术后的长期存活将成为可能。

根据百草枯代谢规律，移植时间可能是关乎成功与否最重要的因素。一般来说，中毒后时间越长，移植成功率会偏高。1998年日内瓦大学第一次报道了长期存活病例，患者左单肺移植手术于中毒后44 d进行，术后存活超过400 d。

表3-10-1　目前报道的百草枯双肺移植手术

手术类型	年份	基本信息	移植时机	术后并发症	生存期
分期	1985年	31岁,男	19 d:右肺移植 41 d:左肺移植	肾衰竭 中毒性肌病 气管-无名动脉瘘	112 d
同期	2015年	24岁,女,53 kg	56 d	气胸	>3年
同期	2019年	26岁,女	58 d	细菌、病毒感染	>13个月
同期*	2018年	45岁,男,65 kg	38 d	深静脉血栓、肾衰竭、急性胰腺炎、支气管狭窄	>14个月
同期*	2020年	38岁,男,60 kg	27 d	肾衰竭	>6个月
同期*	2021年	31岁,男,55 kg	28 d	/	>2个月

*为本中心实施的手术。

2015年北京朝阳医院报道了世界上首例百草枯中毒双肺移植术,手术于中毒后第56天进行,术后患者生存状态良好,存活至今。本中心分别于2018、2020及2021年开展了3例百草枯中毒双肺移植术,手术分别于中毒后第38、27、28天进行,所有患者目前仍处于存活状态。因此,1个月左右甚至更长时间实施百草枯中毒肺移植是一个较为安全的时间节点。

（2）百草枯肺移植手术并发症:呼吸衰竭、肺部感染和肾衰竭为最常见的并发症。从目前报道的肺移植手术来看,术后可能产生如下致命性的并发症:呼吸衰竭、肺部感染、气胸、支气管胸膜瘘、肾衰竭等。针对上述并发症的超前干预可能会减少患者的围手术期死亡。如围手术期抗生素的预防使用,肾衰竭患者及时的肾脏替代疗法以及介入手段尽快干预术后出现的支气管胸膜瘘等,由于病例数有限,后续需要积累更多的病例做进一步的归纳总结。

四、典型病例

病例1

刘某某,男性,45岁,身高170 cm,体重50 kg,A型血,RH(+)。2018年6月20日,患者以"口服农药4 h"为主诉急诊入院。入院后急查尿液百草枯浓度为229.2 μg/mL,2018年6月21日测尿液百草枯浓度45.36 μg/mL,2018年6月22日测尿液百草枯浓度3.41 μg/mL, 2018年6月23日以后, 多次复查尿液百草枯浓度恢复正常范围(＜0.2 μg/mL)。入院后给予洗胃、导泻、血浆灌注等治疗方案, 同时应用护胃、保肝、营养心肌、抑制炎症反应等药物, 患者肝、肾、心功能相对较平稳, 无明显恶化, 但肺纤维化及呼吸衰竭情况进行性加重, 氧合指数逐渐下降至150 mmHg左右, 日常活动严重受限。经过全面检查后, 患者心电图、心脏超声及冠脉CTA未见明显异常, 诊断为：① 呼吸衰竭；② 双肺纤维化；③ 农药中毒。经过呼吸科、心内科、麻醉科等多学科会诊后建议：患者手术适应证明确, 未见手术禁忌证。图3-10-1为患者术前CT影像学表现。

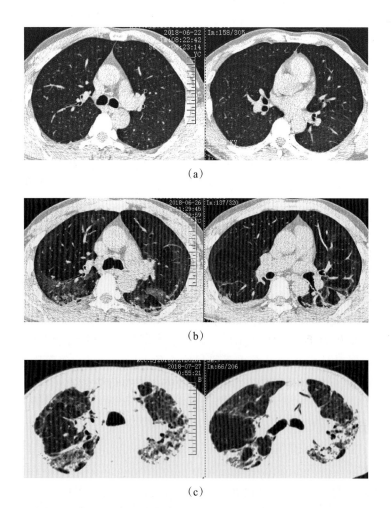

图3-10-1 病例1患者术前CT影像学表现。(a)～(c)分别为6月22日、6月26日和7月27日检查结果。

　　患者于2018年7月28日在急诊全麻下行"同种异体原位双肺序贯移植术（先左后右）"，术中见双侧供肺质量良好，双侧病肺明显实变，供-受者匹配合适未做裁剪，手术过程顺利，总出血量500 mL。术后第2天因下肢深静脉血栓，在床旁超声引导下给予下腔静脉滤器置入，同时撤出VV-ECMO管路。术后第3天因急性肾功能不全，行床旁血液透析。术后第4天，心率、血压、动脉血气等指标较前稳定，拔出气管插管，给予无创呼吸机与经鼻高流量交替使用。术后间断气管镜吸痰及两性霉素雾化，嘱患者加强咳嗽、咳痰、吹气球训练，同时给予抗排斥、抗感染、抗凝等治疗方案，根据血药浓度及时调整药物用量。术后1个月，复查CT示肺部感染完全好转，肾功能完全恢复，遂拔出透析管，康复出院。2018年9月26日以"胸闷、气喘加重1周"为主诉再次入院，复查气管镜示：左右主支气管肉芽组织增生，管腔严重狭窄，给予"气管镜下钬激光消融术"，术后第5天，患者在胸闷、气喘症状明显缓解后出院。2018年11月5日，复查下肢血栓完全消失，给予下腔静脉滤器取出。患者术后定期复查随访至今，目前已存活近3年，生存状态良好。**图3-10-2**为患者术后影像学表现。

　　病例2

　　孙某某，男性，38岁，身高170 cm，体重60 kg，O型血，RH（+）。2020年10月4日，患者以"口服农药6 h"为主诉急诊入院。中毒即刻当地医院测尿液百草枯浓度为148.6 μg/mL，2020年10月5日测尿液百草枯浓度为2.2 μg/mL，2020年10月6日测尿液百草枯浓度为0.86 μg/mL，2020年10月7日以后多次复查尿液百草枯浓度恢复正常范围（<0.2 μg/mL）。入院后给予洗胃、导泻、血浆灌注等对治疗方案，同时应用护胃、保肝、营养心肌、抑制炎症反应等药物，患者肝、心功能相对较稳定，但存在肾功能不全，给予间断床旁血液透析。2020年10月7日，因肺纤维化及呼吸衰竭进行性加重，给予经口气管插管，经过抗感染、血液透析治疗后，2020年10月15日拔出气管插管，给予经鼻高流量吸氧。患者心电图、心脏超声及冠脉CTA未见明显异常，诊断为：① 双肺纤维化合并感染；② 呼吸衰竭；③ 急性肾衰竭；④ 农药中毒；⑤ 乙型病毒性肝炎。经过呼吸科、心内科、麻醉科等多学科会诊后建议：患者手术适应证明确，未见手术禁忌证。**图3-10-3**为患者术前CT影像学表现。

　　患者于2020年10月31日急诊全麻下行"同种异体原位双肺序贯移植术（先右后左）"，术中见双侧供肺质量良好，双侧病肺明显实变，供-受者匹配合适未做裁剪，手术过程顺利，总出血量1 500 mL。术后第2天，呼吸、循环尚稳定，遂撤出VA-ECMO管路，因胸片及气管镜示肺部感染相对较重，继续气管插管、呼吸机辅助呼吸，加强气管镜吸痰。术后第4天，肺泡灌洗液培养出肺炎克雷伯

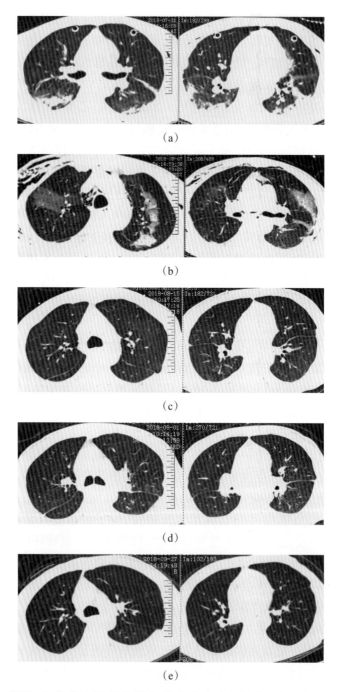

图3-10-2 病例1患者术后CT影像学表现。(a)~(e)分别为7月30日、8月7日、8月15日、9月1日和9月27日检查结果。

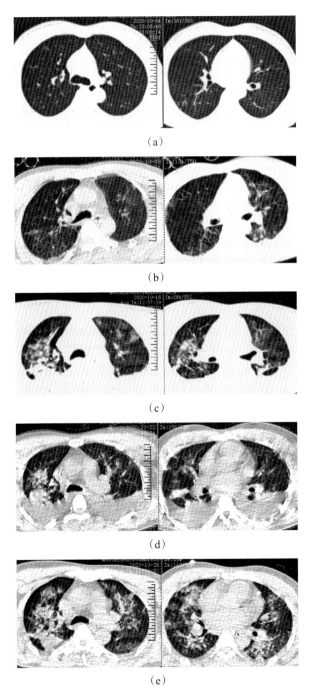

图3-10-3　病例2患者术前CT影像学表现。(a)～(e)分别为10月4日、10月9日、10月16日、10月22日和10月26日检查结果。

菌、洋葱伯克霍尔德菌,调整抗感染方案,间断气管镜吸痰及俯卧位通气促进痰液引流。术后第10天,肺部感染好转,遂拔出气管插管,给予无创呼吸机与经鼻高流量交替使用。嘱患者增加四肢康复锻炼,加强咳嗽、咳痰、吹气球训练,同时给予抗排斥、抗感染、营养支持等治疗方案。术后2周,复查CT示肺部感染明显好转;术后1个月,复查肺部CT示肺部感染完全好转(**图3-10-4**),给予办理出院,因肾功能未完全恢复,院外继续透析治疗。术后4个月,患者尿量及肾功能完全恢复,遂拔出透析管,术后定期复查随访至今,目前已存活半年,生存状态良好。

病例3

陈某某,男性,31岁,172 cm,55 kg,B型血,RH(+)。2021年1月31日,患者以"口服农药2 h"为主诉就诊于当地医院,测尿液百草枯浓度为126.4 μg/mL,入院后给予洗胃、导泻、血浆灌注等对治疗方案,同时应用护胃、保肝、营养心肌、抑制炎症反应等药物,患者肝、肾、心功能相对稳定后出院。2021年2月25日,患者因肺纤维化及呼吸衰竭进行性加重,当地给予经口气管插管后,紧急转运至我院,复测尿液百草枯浓度恢复正常范围(<0.2 μg/mL)。诊断为:① 双肺纤维化合并感染;② 呼吸衰竭;③ 农药中毒。经过呼吸科、心内科、麻醉科等多学科会诊后建议:患者手术适应证明确,未见手术禁忌证。**图3-10-5**为患者术前CT影像学表现。

患者于2021年2月28日急诊全麻下行"同种异体原位双肺序贯移植术(先右后左)",术中见双侧供肺质量良好,双侧病肺明显实变,供-受者匹配合适未做裁剪,手术过程顺利,总出血量1 000 mL。术后第2天,呼吸、循环尚稳定,遂撤出VV-ECMO管路。术后第3天,患者心率、血压、动脉血气等指标较好,遂拔出气管插管,给予无创呼吸机与经鼻高流量交替使用。嘱患者逐步加强康复锻炼,加强咳嗽、咳痰、吹气球训练,同时给予抗排斥、抗感染、营养支持等治疗方案。术后9天,复查CT示肺部感染明显好转(**图3-10-6**),转入胸外科普通病房。术后第18天,复查肺部CT示肺部感染完全好转,给予办理出院,目前生活状态良好。

五、小结

百草枯在生物体的毒代动力学研究已经基本阐明,中毒后肺移植的时间窗逐渐清晰。如何让此类患者安稳地过渡到肺移植手术,以及成功的跨过肺移植术后各种并发症所导致的高风险事件是我们将来应该思考和总结的关键问题。

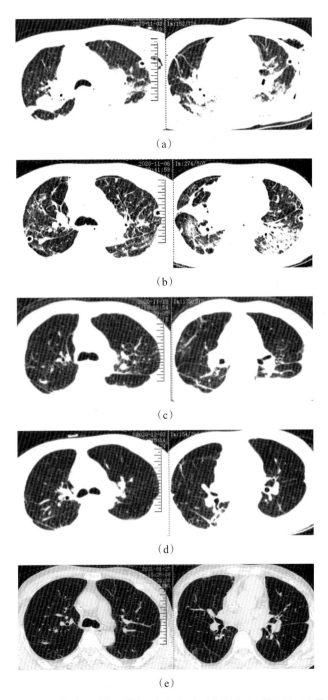

（a）

（b）

（c）

（d）

（e）

图3-10-4　病例2患者术后CT影像学表现。（a）～（e）分别为11月3日、11月6日、11月15日、12月3日和1月27日检查结果。

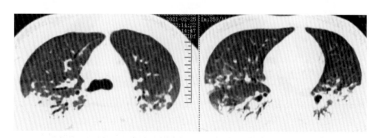

图3-10-5　病例3患者术前(2月25日)CT影像学表现

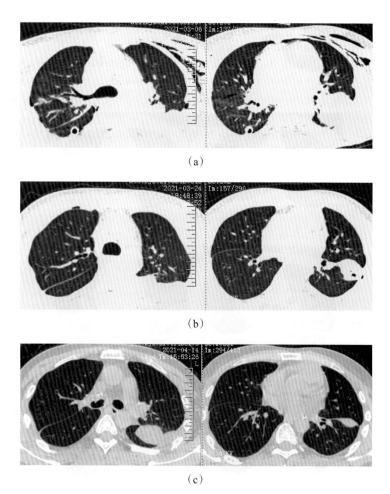

（a）

（b）

（c）

图3-10-6　病例3患者术后CT影像学表现。（a）～（c）分别为3月6日、3月24日和4月14日检查结果。

参 考 文 献

［1］ Christenson S A, Smith B M, Bafadhel M, et al. Chronic obstructive pulmonary disease ［J］. Lancet, 2022, 399: 2227−2242.

［2］ 中华医学会呼吸病学分会慢性阻塞性肺疾病学组, 中国医师协会呼吸医师分会慢性阻塞性肺疾病工作委员会.慢性阻塞性肺疾病诊治指南（2021年修订版）［J］.中华结核和呼吸杂志,2021,44: 170−205.

［3］ Mal H, Brugière O, Sleiman C, et al. Morbidity and mortality related to the native lung in single lung transplantation for emphysema［J］. J Heart Lung Transplant, 2000, 19(2): 220−223.

［4］ Cano J R, Algar F J, Cerezo F, et al. Results of lung transplantation in patients with chronic obstructive pulmonary disease［J］. Transplant Proc, 2008, 40: 3073−3075.

［5］ Yusen R D, Edwards L B, Dipchand A I, et al. The Registry of the International Society for Heart and Lung Transplantation: thirty-third adult lung and heart-lung transplant report−2016; focus theme: primary diagnostic indications for transplant［J］. J Heart Lung Transplant, 2016, 35: 1170−1184.

［6］ Leard L E, Holm A M, Valapour M, et al. Consensus document for the selection of lung transplant candidates: an update from the International Society for Heart and Lung Transplantation［J］. J Heart Lung Transplant, 2021, 40: 1349−1379.

［7］ International guidelines for the selection of lung transplant candidates. The American Society for Transplant Physicians (ASTP)/American Thoracic Society(ATS)/European Respiratory Society(ERS)/International Society for Heart and Lung Transplantation(ISHLT) ［J］. Am J Respir Crit Care Med, 1998, 158: 335−339.

［8］ Podolanczuk A J, Wong A W, Saito S, et al. Update in interstitial lung disease 2020［J］. Am J Respir Crit Care Med, 2021, 203(11): 1343−1352.

［9］ Fernandez Perez E R, Daniels C E, Schroeder D R, et al. Incidence, prevalence, and clinical course of idiopathic pulmonary fibrosis: a population-based study［J］. Chest, 2010, 137(1): 129−137.

［10］ Weill D, Benden C, Corris P A, et al. A consensus document for the selection of lung transplant candidates: 2014 — an update from the Pulmonary Transplantation Council of the International Society for Heart and Lung Transplantation［J］. J Heart Lung Transplant, 2015, 34(1): 1−15.

［11］ Shah L. Lung transplantation in sarcoidosis［J］. Semin Respir Crit Care Med, 2007, 28(1): 134−140.

［12］ 毛翎,彭莉君,王焕强.尘肺病治疗中国专家共识（2018年版）［J］.环境与职业医学, 2018,35(8): 677−689.

［13］ 张康福,刘瑞珍,王峥.尘肺病影像学诊断研究现状［J］.智慧健康,2020,6(34): 22−24.

［14］ 湖南省工会干部学校课题组.中国尘肺病群体生存现状分析［J］.中国工人,2016, （6）: 20−25.

［15］ 毛文君,陈静瑜,郑明峰,等.肺移植治疗Ⅲ期硅肺32例临床分析［J］.中华外科杂志,

2016, 54(12): 902-907.

[16] Frick A E, Gan C T, Vos R, et al. Lung transplantation for acute respiratory distress syndrome: a multicenter experience[J]. Am J Transplant, 2022, 22(1): 144-153.

[17] Wang Q, Pan S, Zhang S, et al. Lung Transplantation in Pulmonary Fibrosis Secondary to Influenza A Pneumonia[J]. Ann Thorac Surg, 2019, 108(4): e233-e235.

[18] Chen J, Qiao K, Liu F, et al. Lung transplantation as therapeutic option in acute respiratory distress syndrome for coronavirus disease 2019-related pulmonary fibrosis[J]. Chin Med J, 2020, 133(12): 1390-1396.

[19] Chitaru K, Adwaiy M, Melissa Q, et al. Clinical characteristics and outcomes of patients with COVID-19–associated acute respiratory distress Ssyndrome who underwent lung transplant[J]. JAMA, 2022, 327(7): 652-661.

[20] Bharat A, Machuca T N, Querrey M, et al. Early outcomes after lung transplantation for severe COVID-19: a series of the first consecutive cases from four countries[J]. Lancet Respir Med, 2021, 9(5): 487-497.

[21] Luyt C E, Combes A, Becquemin M H, et al. Long-term outcomes of pandemic 2009 influenza A(H1N1)-associated severe ARDS[J]. Chest, 2012, 142(3): 583-592.

[22] 徐海英, 秦佳楠, 陈静瑜, 等. 世界首例新型冠状病毒肺炎患者双肺移植手术配合与管理[J]. 器官移植, 2020, 11(4): 497-501.

[23] 乔坤, 胡春晓, 刘峰, 等. 新冠肺炎患者肺移植手术感染防控建议[J]. 现代医院, 2020, 20(11): 1590-1592.

[24] Rusanov V, Fridman V, Wille K, et al. Lung transplantation for cystic fibrosis and non-cystic fibrosis bronchiectasis: a single-center experience[J]. Transplant Proc, 2019, 51(6): 2029-2034.

[25] Wang Q, Pan S, Zhang S, et al. Lung transplantation in pulmonary fibrosis secondary to influenza a pneumonia[J]. Ann Thorac Surg, 2019, 108(4): e233-e235.

[26] Beirne PA, Banner N R, Khaghani A, et al. Lung transplantation for non-cystic fibrosis bronchiectasis: analysis of a 13-year experience[J]. J Heart Lung Transplant, 2005, 24(10): 1530-1535.

[27] Uzel F I, Altın S, Yentürk E, et al. Managing bronchiectasis: 13 years of experience from sputum to lung transplantation[J]. Turk Thorac J, 2020, 21(4): 261-265.

[28] Shadmehr M B, Arab M, Pejhan S, et al. Eight years of lung transplantation: experience of the National Research Institute of Tuberculosis and Lung Diseases[J]. Transplant Proc, 2009, 41(7): 2887-2889.

[29] Sugimoto S, Miyoshi K, Yamane M, et al. Lung transplantation for diffuse panbronchiolitis: 5 cases from a single centre[J]. Interact Cardiovasc Thorac Surg, 2016, 22(5): 679-681.

[30] McCormack F X, Travis W D, Colby T V, et al. Lymphangioleiomyomatosis: calling it what it is: a low-grade, destructive, metastasizing neoplasm[J]. Am J Respir Crit Care Med, 2012, 186(12): 1210-1212.

[31] Xu K F, Tian X, Ryu J H. Recent advances in the management of lymphangioleiomyomatosis [[J]. F1000Res, 2018, 7: F1000 Faculty Rev-758.

[32] Tobino K, Johkoh T, Fujimoto K, et al. Computed tomographic features of

lymphangioleiomyomatosis: evaluation in 138 patients[J]. Eur J Radiol, 2015, 84(3): 534-541.

[33] McCormack F X, Gupta N, Finlay G R, et al. Official American Thoracic Society/Japanese Respiratory Society Clinical Practice Guidelines: lymphangioleiomyomatosis diagnosis and management[J]. Am J Respir Crit Care Med, 2016, 194(6): 748-761.

[34] Zhang J, Liu D, Yue B, et al. A retrospective study of lung transplantation in patients with lymphangioleiomyomatosis: challenges and outcomes[J]. Front Med (Lausanne), 2021, 8: 584826.

[35] 中华医学会呼吸病学分会, 肺栓塞与肺血管病学组, 中国医师协会呼吸医师分会, 等. 中国肺动脉高压诊断与治疗指南(2021版)[J]. 中华医学杂志, 2021, (1): 11-51.

[36] Humbert M, Kovacs G, Hoeper M M, et al. 2022 ESC/ERS Guidelines for the diagnosis and treatment of pulmonary hypertension[J]. Eur Heart J, 2022, 43(38): 3618-3731.

[37] Hoeper M M, Benza R L, Corris P, et al. Intensive care, right ventricular support and lung transplantation in patients with pulmonary hypertension[J]. Eur Respir J, 2019, 53(1): 1801906.

[38] Gomberg-Maitland M, Glassner-Kolmin C, Watson S, Frantz R, et al. Survival in pulmonary arterial hypertension patients awaiting lung transplantation[J]. J Heart Lung Transplant, 2013, 32(12): 1179-1186.

[39] Bermudez C A, Crespo M M. Managing connective tissue disease: how to select and facilitate successful transplantation[J]. Curr Opin Organ Transplant, 2022, 27(3): 191-197.

[40] Crespo M M, Lease E D, Sole A, et al. ISHLT consensus document on lung transplantation in patients with connective tissue disease: Part I: epidemiology, assessment of extrapulmonary conditions, candidate evaluation, selection criteria, and pathology statements[J]. J Heart Lung Transplant, 2021, 40(11): 1251-1266.

[41] Nazzareno G, Alessandra M, Massimiliano P, et al. Management of pulmonary arterial hypertension associated with congenital systemic-to-pulmonary shunts and Eisenmenger's syndrome[J]. Drugs, 2008, 68(8): 1049-1066.

[42] Galiè N, Humbert M, Vachiery J L, et al. 2015 ESC/ERS guidelines for the diagnosis and treatment of pulmonary hypertension. The joint task force for the diagnosis and treatment of pulmonary hypertension of the European Society of Cardiology (ESC) and the European Respiratory Society (ERS): endorsed by: Association for European Paediatric and Congenital Cardiology (AEPC), International Society for Heart and Lung Transplantation (ISHLT)[J]. Eur Heart J, 2016, 37(1): 67-119.

[43] Stout K K, Daniels C J, Aboulhosn J A, et al. 2018 AHA/ACC guideline for the management of adults with congenital heart disease: a report of the American College of Cardiology/American Heart Association Task Force on clinical practice guidelines[J]. Circulation. 2019, 139(14): e698-e800.

[44] 胡盛寿, 朱晓东, 郭家强, 等. 艾森曼格综合征的外科治疗[J]. 中国循环杂志, 1991, 6: 31-33.

[45] Kempny A, Hjortshøj C S, Gu H, et al. Predictors of death in contemporary adult patients

with eisenmenger syndrome: a multicenter study[J]. Circulation, 2017, 135(15): 1432-1440.

[46] Fremes S E, Patterson G A, Williams W G, et al; Toronto Lung Transplant Group. Single lung transplantation and closure of patent ductus arteriosus for Eisenmenger's syndrome [J]. J Thorac Cardiovasc Surg, 1990, 100(1): 1-5.

[47] Glanville A R, Wilson B E. Lung transplantation for non-small cell lung cancer and multifocal bronchioalveolar cell carcinoma[J]. Lancet Oncol, 2018, 19(7): e351-e358.

[48] Klikovits T, Lambers C, Ghanim B, et al. Lung transplantation in patients with incidental early stage lung cancer — institutional experience of a high volume center[J]. Clin Transplant, 2016, 30(8): 912-917.

[49] 张国良, 李梦赞, 颜国义, 等. 应用自体肺移植技术治疗Ⅲ期肺癌[J]. 中华外科杂志, 1998, 36(3): 158-159.

[50] Etienne B, Bertocchi M, Gamondes J P, et al. Successful double-lung transplantation for bronchioloalveolar carcinoma[J]. Chest, 1997, 112(5): 1423-1424.

[51] Ahmad U, Wang Z, Bryant A S, et al. Outcomes for lung transplantation for lung cancer in the united network for organ sharing registry[J]. Ann Thorac Surg, 2012, 94(3): 935-941.

[52] Shargall Y, Pakhale S, Chamberlain D, et al. Bilateral lung transplantation for metastatic leiomyosarcoma[J]. J Heart Lung Transplant, 2004, 23(7): 912-915.

[53] Mao W, Xia W, Chen J, et al. Successful lung autotransplantation for central non-small-cell lung cancer: report of a case[J]. Surg Today, 2013, 43(5): 562-565.

[54] Matthew H, Logan A, Woodruff M F, et al. Paraquat poisoning — lung transplantation[J]. Br Med J, 1968, 3(5621): 759-763.

[55] Bismuth C, Garnier R, Baud F J, et al. Paraquat poisoning. An overview of the current status[J]. Drug Safety, 1990, 5(4): 243-251.

[56] Walder B, Brundler M A, Spiliopoulos A, et al. Successful single-lung transplantation after paraquat intoxication[J]. Transplantation, 1997, 64(5): 789-791.

[57] 龙剑海, 彭晓波, 刘仲英, 等. 百草枯中毒肺移植的现状研究[C].//2014中国中毒救治首都论坛——暨第六届全国中毒及危重症救治学术会议论文集.2014: 275-277.

[58] 蒋文中, 陈育全, 张伊莉, 等. 百草枯中毒肺移植一例报告并文献复习[J]. 中华劳动卫生职业病杂志, 2019, 37(4): 292-296.

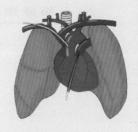

第四章

肺移植术中麻醉和手术类型

　　肺移植手术作为世界上最难的器官移植手术之一，麻醉医师在肺移植围手术期扮演着重要角色。肺移植麻醉贯穿于全身麻醉诱导、单肺通气、肺动脉钳夹、移植肺再灌注后以及移植肺再通气后全过程，规范各个环节麻醉管理以及各项麻醉操作技术尤其重要。单肺移植作为最经典的肺移植术式自问世以来的被广泛采纳，但双肺移植的创新和完善给医务工作者提供了更多的选择，为患者带来更多的生存的机会(含再次肺移植)。心肺联合移植适用范围较移植早期显著缩小，但仍不失为终末期心肺疾病的有效治疗方式。随着肺移植手术技术的发展，许多早前较为小众的移植术式也逐渐得到青睐。肺叶移植是解决儿童及小胸腔患者供肺紧缺及边缘供肺有效利用的移植手术方式。通过对活体及尸体肺叶移植中供-受者的合理选择，供-受者尺寸匹配和手术技术的精准把控，可实现与尸体肺移植相当的预后结果。此外，近二十年来，自体肺移植通过术式的不断改进，可以基本上替代全肺切除术，完成肺癌的根治，并在最大程度的保留患者残存的肺功能，保障术后患者的生存质量。总的来说，对不同肺移植术式的选择并不是一概而论的，这要求术者在掌握不同手术技术的同时，也能够清晰地了解各术式之间的不同，更要谨慎考虑每一例候选者的具体情况，因地制宜，以达到最佳的治疗效果。

第一节 肺移植麻醉

吴金波,于慧智,顾正峰,胡春晓

麻醉医师在心胸外科器官移植的围手术期扮演着重要角色,参与供者管理、受者术前评估、麻醉实施、围手术期管理及术后监护等。肺移植麻醉以明显的血流动力学不稳定为特征,贯穿于全身麻醉诱导、单肺通气、肺动脉钳夹、移植肺再灌注后以及移植肺再通气后全过程。因患者自体肺已丧失氧合功能,术中须保证患者氧合、避免缺氧和二氧化碳蓄积是肺移植麻醉的另一特征。因此,规范各个环节麻醉管理以及各项麻醉操作技术尤为重要。

一、术前准备和评估

拟接受肺移植的患者术前评估包括"等待供体前"评估和"进入队列后肺移植手术前"再次评估。肺移植前均需进行详细的术前检查,包括体格检查、实验室检查、心肺功能检查及心理评估等。术前评估合格及准备充分后该患者进入等待名单,并开始供肺匹配。对于濒危患者的抢救性肺移植,应在充分告知患者及家属麻醉和手术风险的基础上,尽可能充分评估及准备,最大限度保证肺移植效果。参与肺移植术前评估的科室应包括呼吸内科、胸外科、移植科、麻醉科、心血管内科、消化内科、重症医学科、精神科、营养科和康复科等。实施手术前的评估尤为重要,麻醉科医师评估的目的是预设术前和术中麻醉用药、麻醉方式,预判术中体外辅助支持设备的应用的可能性,通过受者伴发疾病的特征、严重程度判断对麻醉的影响。

1. 呼吸系统

评估受者当前的呼吸功能、对氧气的需求、动脉血气、是否存在感染和使用抗生素等情况;评估肺部CT所提示的解剖结构情况是否会对双腔气管插管产生影响;评估肺功能所提示的通气障碍类型和严重程度、弥散功能的变化;评估肺通气/灌注的扫描结果有助于判断单肺移植是哪一侧或者双肺移植的左右先后顺序。

2. 心血管系统

移植前心房颤动与移植后心律失常会延长受者的住院时间,因此术前应评估受者术前是否存在心律失常,并判断与前次评估的变化情况。同时,掌握心导管及超声心动图的结果,其中左心室舒张功能障碍是原发性移植肺失功(PGD)的独立预测因素。超声心动图发现右心室扩张、运动功能减退和严重的三尖瓣关闭不全,提示应进一步进行心脏功能监测,正性肌力支持和降低右心后负荷治疗,并考虑尽早行体外支持。还需了解受者是否合并其他的心脏疾病以及相关的药物治疗。心血管系统另一关注点为受者是否合并肺动脉高压,无论原发或者继发性肺动脉高压都使得肺移植管理更为复杂,肺动脉压力越高,术后PGD的风险则更高。若术前出现右心功能不全的症状包括颈静脉怒张、发绀和腹水等,则需要尽早开始血流动力学支持、体外生命支持,避免麻醉诱导时出现失代偿。

3. 其他相关系统

肾脏系统可能存在的与低血压、心输出量减少、低氧血症和肾毒性药物相关的肾功能不全,术前ICU治疗和ECMO也可能导致急性肾损伤。肾功能不全对移植手术预后有着不良影响。终末期肺病受者的功能状态可通过6MWT初步判断,但是部分受者长期吸氧卧床,费力呼吸耗能较大,呈现全身消瘦,肌力较差,长期存在的低氧血症对胃肠消化系统影响明显,消化吸收功能低下造成全身营养状况不良。

4. 麻醉前用药

反复感染的受者呼吸道分泌物较多,呼吸频率快、缺氧的患者多伴有心率偏快现象,因此选择麻醉前使用抗胆碱药物时需注意权衡利弊。终末期肺病患者对镇静药物敏感,应当慎用,否则易造成进一步呼吸抑制。

二、麻醉实施

(一)麻醉诱导

1. 血管通路的建立

所有肺移植受者在进行肺移植手术前应注重血管通路的建立。除特殊要求患者外,肺移植受者入手术室后应常规建立大口径的外周静脉通道。麻醉诱导应在有创动脉压监测下进行。根据情况于麻醉诱导前或后,在超声引导下置入可放置肺动脉导管的静脉血管鞘,同时在超声引导下经中心静脉置入多腔中心静脉导管,以保证术中和术后足够的静脉通路。每条静脉通路都应仔细排气,尤其是在已知或怀疑心脏有右向左分流的受者。诱导前置入的股静脉中心导管利于诱导期紧急体外生命支持的建立。对于双肺移植或应用ECMO的受者,建议采用右侧上肢桡动脉和左下肢股动脉穿刺测压并抽查血气。

2. 麻醉诱导

终末期肺病受者肺功能下降,氧合功能降低,常合并肺动脉高压,并可能出现明显的右心功能不全。许多因素在麻醉诱导期间会导致患者血流动力学剧烈波动。麻醉诱导药物、正压通气、全身性低血压、肺动脉压力及肺血管阻力等急剧波动,在麻醉诱导期间如果没有采取恰当的措施,可能出现严重的右心衰竭甚至心搏骤停。因此,诱导前尽量优化受者的血流动力学,各类抢救药品、体外生命支持所用物品的准备必须充分。

麻醉诱导时首要目标是维持体循环阻力,保持心脏的窦性节律和最优前负荷以及避免低氧血症、高碳酸血症和疼痛应激导致肺动脉压力升高。绝大多数静脉麻醉药都有心肌抑制作用,可降低动脉、静脉阻力,从而导致右心室前负荷、体循环压力及冠状动脉灌注的减少。静脉麻醉药中,依托咪酯是首选的麻醉诱导药物,其主要优点为起效迅速、作用时间短和血流动力学稳定。麻醉诱导时不建议使用丙泊酚和大剂量阿片类药物,这些药物可能损害交感神经功能,并对心肌收缩力、前负荷和后负荷产生直接的负面影响。因此,静脉麻醉诱导时建议在有创监测下采用小剂量、分次用药的原则,药物选择优先考虑咪达唑仑、依托咪酯和舒芬太尼,肌松剂则避免使用组胺释放可能的药物。

一些特殊的情况在诱导过程中也需要关注,阻塞性肺疾病伴有肺大疱的患者可能因为正压通气后大疱破裂而导致心脏压塞或张力性气胸,发生循环衰竭。气胸可通过听诊和观察胸部运动来诊断;但是COPD患者听诊时呼吸音较低,因此难以据此做出鉴别诊断,呼气末二氧化碳监测可快速提供有效通气和心输出量存在的证据。肺部超声使用低频探头,可以根据M超"平流征"和"肺点"来快速诊断。气胸诊断确立后常常需要立即进行胸腔闭式引流甚至胸骨切开术以挽救生命。对这类高危受者的麻醉诱导,需要外科医师在场以便于应对突发的紧急情况。

原发性肺动脉高压患者在诱导期可能发生肺动脉高压危象,其处理十分困难。此类受者有着固定的收缩末期容积和较高的全身血管阻力以维持正常血压。由于低氧血症和高碳酸血症可增加肺血管阻力,因此通气和氧合策略须全程控制。在诱导前,可预先给予适量的晶体负荷(200~300 mL),然而仍有部分受者会出现可逆性地对升压药(如去氧肾上腺素、去甲肾上腺素)反应较好的低血压。另外,如果出现严重的低血压,并对血管活性药物反应性不敏感或心搏骤停情况出现,需要外科医生紧急给予体外生命支持。

支气管扩张或感染性肺纤维化患者,术前气道内有大量痰液,麻醉诱导可先进行支气管吸痰，必要时灌注吸痰，然后进行单肺通气，以防止低氧血症的发生。对于剧烈咳嗽且不能平卧或气道内有大量痰液的患者，为预防分泌物反流误吸堵塞气道，必要时可在坐位下麻醉诱导插管。

(二)麻醉维持

手术过程中麻醉维持药物需谨慎应用，可能会影响脑血管阻力、左右心室后负荷和收缩力以及心输出量。麻醉药物的管理应根据受者的血流动力学状况和对药物的反应进行调整。可选用的药物包括咪达唑仑、芬太尼、舒芬太尼、依托咪酯、丙泊酚、吸入麻醉剂和氯胺酮。非去极化肌松剂手术过程中应用以满足手术肌肉松弛的需要。

研究表明，咪达唑仑(0.3 mg/kg)、依托咪酯(0.3 mg/kg)和丙泊酚(2 mg/kg)不影响 PVR，更高剂量(3.0 mg/kg)的依托咪酯可增加脑血管阻力。在血流动力学受损的情况下，依托咪酯似乎是首选，因为它对血流动力学的稳定性有益。氯胺酮是一种直接的肺血管扩张剂，具有支气管扩张作用。肺动脉高压患者应谨慎使用丙泊酚，因为它会降低全身血管阻力、心肌收缩力，从而导致平均动脉压显著降低。

虽然吸入麻醉剂(如七氟醚和异氟醚)有支气管扩张作用，但它们可能引起血管舒张和心肌抑制，应谨慎使用。避免使用一氧化二氮，它可能会增加脑血管阻力。与丙泊酚相比，单肺通气时吸入1%～1.2%的异氟醚与更多的分流、更少的右心室抑制相关。在体外生命支持过程中，血流从肺部转移到ECMO循环，吸入麻醉剂应辅以静脉麻醉剂，以确保足够的麻醉深度。

(三)气道管理

完善的肺隔离技术是肺移植麻醉管理的关键。目前，有双腔支气管导管插管、支气管阻塞器和支气管内插管3种技术。肺移植麻醉一般采用双腔支气管导管插管，这也是目前最常用的肺隔离方法。现在广泛使用无隆突钩的聚氯乙烯Robert-Shaw双腔支气管导管，根据导管前端置入的支气管不同可将导管分为左型和右型。成人常用型号有33F、35F、37F、39F和41F，国内女性常用35F，男性常用37F，实际使用中还需考虑受者的身高和体型。

由于从隆突到右上叶支气管开口的距离存在个体差异，采用右侧双腔支气管导管插管时常会导致右肺上叶通气不良，且可能会影响气管右主干的吻合。因而无论是单肺还是双肺移植手术，大多数麻醉医师首先考虑选用左侧双腔支气管导管插管。双腔支气管导管插管应动作轻柔，且在插管后纤维支气管镜进行确认和定位。受者体位从仰卧位转向侧卧位时,导管与隆突的位置关系可能发生改变,应重新确认导管位置。

通气设置因肺病理生理而异,确定肺的顺应性以及每种情况下适当的峰值吸气压力和平台压力是至关重要的。阻塞性肺病的特征是弹性回缩力降低、严重的气流阻塞导致空气滞留和自主呼气末正压(positive end-expiratory pressure, PEEP)增加。过度充气可能导致静脉回流减少、心室偏移受限和低血压。除了血管收缩剂给药外,断开患者与呼吸机的连接以使肺部放气并增加心脏前负荷可改善血流动力学。合并高气道压力的情况下,排除张力性气胸很重要。最好避免PEEP,因它可能会增加患者的自动PEEP。更长的呼气时间、更低的呼吸频率可为二氧化碳消除提供更多时间。低潮气量和允许性高碳酸血症能避免气压伤和低血压。限制性肺病的受者肺顺应性低,可能需要更高的呼吸频率和更高的气道压力来产生足够的潮气量。PEEP有助于恢复塌陷的肺泡并增加功能残气量。根据受者对于氧合和气道压力的需求,除最佳通气设置外,间歇性肺复张操作可能会有一些作用。

肺移植术中单肺通气的管理至关重要。手术切除病肺过程中,特别的挑战是管理非手术侧病肺的单肺通气。单肺通气不仅会导致缺氧,而且高碳酸血症和酸中毒均会增加肺血管阻力,进而发展为血流动力学不稳定与右心室衰竭。对单肺通气的建议如下:① 潮气量4~6 mL/kg理想体重;② 根据肺顺应性逐渐增加PEEP至3~10 cmH$_2$O;③ 逐渐增加吸入氧浓度,维持氧饱和度在92%~96%;④ 维持最小的气道峰值和平台压力(峰值压力<30 cmH$_2$O,平台压力<20 cmH$_2$O);⑤ 对于手术对侧需要序贯切除的病肺行单肺通气时,在没有气胸发生风险的前提下,可以提高气道压力以保证氧合,而不必考虑气压伤。对于COPD伴肺大疱患者应控制气道压,防止张力性气胸的发生。单肺通气期间若发生低氧血症,应积极调整吸入氧浓度(FiO$_2$)、每分通气量和吸呼比等呼吸机参数,可采取的措施还包括通气侧予以PEEP,非通气侧暂时性使用持续正压通气(continuous positive airway pressure, CPAP)及间断膨肺,最终及早结扎非通气侧的肺动脉。Ⅱ型呼吸衰竭患者的单肺通气期间可能存在高碳酸血症,通过调整通气参数进行积极干预仍未能改善者,密切观察是否伴随有血流动力学变化,间歇进行血糖、血乳酸和动脉血气分析等检测,保证氧合的前提下可以允许适度高碳酸血症存在。但是,严重的高碳酸血症可能导致心律失常,心肌收缩力降低,肾血流量减少和颅内压升高。若PaCO$_2$>80 mmHg且血流动力学不稳定如出现心律失常,应考虑使用体外生命支持。

移植肺开放后的机械通气管理是减少原发性移植肺失功(PGD)的发生

和影响肺移植术受者短期和长期结局的关键。低潮气量的肺保护性通气策略（6 mL/kg，以供者体重计算）可预防移植肺缺血再灌注损伤。多项研究显示，肺再灌注时增加 FiO_2 与较高的 PGD 发生率具有相关性。目前，肺保护性通气策略多采用：潮气量（tidal volume, VT）4～6 mL/kg、PEEP 6～8 cmH_2O、气道峰压 < 30 cmH_2O、轻柔的肺复张、$PaO_2 \geqslant 70$ mmHg、保证氧合的前提下尽可能降低 FiO_2、正常或低水平的高碳酸血症和保持气管内无分泌物。

围麻醉期须关注采用双腔支气管导管插管的并发症可能有：① 导管位置不佳或阻塞引起低氧血症；② 创伤性喉炎（尤其是使用带有隆突钩的双腔支气管导管）；③ 支气管套囊过度充气可引起气管、支气管破裂；④ 手术中不慎将导管缝合于支气管上（表现为拔管时不能撤出导管）。尽量避免以上并发症，可采取的措施包括：插管动作轻柔，纤维支气管镜检查定位；有条件的情况下行套囊压力监测，在气管吻合完毕行纤维支气管镜检查。

（四）血流动力学监测

肺移植麻醉过程中，连续、实时地获取受者血流动力学参数信息对及时正确处理病情、保障手术成功完成和受者生命安全不可或缺。麻醉期间除了心电监测、无创血压监测、脉搏血氧饱和度和体温等常规监测外，有创动脉压以及经肺动脉导管（pulmonary artery catheter, PAC）和经食管超声心动图（transesophageal echocardiography, TEE）监测被推荐为肺移植麻醉常用监测技术。近年来，以脉搏指示连续心输出量（pulse indicate contour cardiac output, PiCCO）监测为代表的经肺热稀释联合脉搏轮廓波形分析技术在肺移植围麻醉期得到重视，此外，以 FloTrac/Vigileo 系统为代表的（无须校正）脉搏轮廓波形分析技术等无创血流动力学监测也已应用于肺移植围麻醉期。

1. PAC 技术

目前，临床上常用的肺动脉漂浮导管主要为 Swan-Ganz 导管，导管尖端气囊通过与血流动力的相互作用，依次穿越三尖瓣口、右心室到达肺动脉。穿刺部位常采用颈内静脉或锁骨下静脉。可以测定的指标包括中心静脉压、右房压、右室压、肺动脉收缩压和舒张压、平均肺动脉压及肺毛细血管楔压等，以及中心静脉血氧饱和度或混合静脉血氧饱和度。此外，结合热稀释技术还能测定和计算心脏每搏输出量、心输出量、心脏指数、肺血管阻力及体循环血管阻力等指标。PAC 技术绝对禁忌证包括：三尖瓣或肺动脉瓣狭窄、右心房或右心室占位性病变、法洛四联症和肺动脉置管通路血栓形成。相对禁忌证包括：严重心律失常、凝血功能障碍和近期放置心腔起搏导管。PAC 放置的时机则根据病情和受者是否能配合决定,重度肺动脉高压和右心室衰竭患者的麻醉诱导前放置PAC可以在麻醉诱导期间精确管理心脏负荷,但大多数此类患者难以配合。PAC在诱导后放置可最大限度地减少受者的焦虑情绪,减少肺血管阻力的增加。

在肺移植过程中肺动脉压力监测仍然具有重要意义。接受肺移植的受者术前存在不同程度的肺循环阻力升高、肺动脉高压以及右心结构和功能损害,麻醉过程中还会由于各种因素如肺动脉阻断引起肺循环阻力和肺动脉压瞬时急剧升高,可导致右心衰竭,甚至更严重的后果。PAC技术在监测肺血管阻力和右心室后负荷等方面具有不可替代的作用。正常情况下,在移植肺动脉开放后,肺动脉压应立即下降。PAC监测中若发现肺动脉压未回落,甚至较肺移植前更高,提示可能存在以下异常情况:缺血再灌注损伤、肺水肿、肺不张以及肺部感染等,或因手术因素造成右心室流出道或肺动脉等部位解剖异常。

2. TEE 监测

心脏超声技术对判定心功能和心脏前负荷等具有重要价值,肺移植麻醉期间应常规行TEE监测。该技术创伤小,可以连续、实时地对形态和血流进行直观监测。TEE监测参数包括:心功能参数(每搏输出量、心输出量和心脏指数)和射血分数,心脏前负荷和舒缩功能,以及心脏结构(心室流出道结构、卵圆孔未闭)和心脏内分流方向等。此外,TEE操作者可根据影像对心脏和大血管内的血栓或占位性病变、心包状况以及心肌收缩性和整体/局部心壁的运动状况做出判断。肺移植中可以评估ECMO插管的位置,引导漂浮导管置入,评估肺静脉吻合情况,观察肺静脉开放时左心房排气和气栓。

TEE监测在肺移植术中可提供心功能和充盈血量、心脏功能和结构信息,对心功能不全、心脏前负荷变化、低血容量、心腔流出道梗阻的诊治具有指导意义。通过TEE监测结果正确判断血流动力学不稳定的原因有助于避免不必要的体外支持。对严重肺动脉高压和右心功能不全患者,可通过TEE监测快速反馈肺移植术后心脏功能和形态、右心室腔直径的变化等。如果TEE提示心脏状况与预期结果存在较大差异,则应实时提醒麻醉和手术医师检查可能的原因。

3. PiCCO 技术

PiCCO技术结合了经肺热稀释和脉搏轮廓波形分析两种原理测定心输出量。置管部位采用颈内或锁骨下静脉穿刺、向中心静脉置管,接受热稀释温度探头的导管于股动脉或肱动脉置管。单肺或双肺移植行PiCCO监测心输出量具有较好的可靠性,即使在血流动力学快速波动的情况下也仍然准确可靠。研究表明,在排除机械性或人员因素获得错误测量值外,PiCCO与"金标准"PAC

所获得的心输出量值之间没有显著差异。肺移植术中，主动脉间断或连续、肺动脉间断或连续测定的心输出量值均可靠。PiCCO应用需机械通气（潮气量$8\sim15$ mL/kg），而心律失常和肺低顺应性均对数值会产生严重影响。体外支持的静脉动脉转流也影响PiCCO精度，尤其是右心房和升主动脉插管转流，PiCCO的动脉脉搏轮廓波形受到严重影响，无参考意义，此时TEE更有参考价值。

4. FloTrac/Vigileo 系统

Flotrac/Vigileo系统由Flotrac传感器（微创的血流动力学监测装置）与Vigileo监护仪联合采集患者血流动力学参数。Flotrac/Vigileo系统通过患者的外周动脉压力信号连续计算出患者的连续心输出量、连续心排指数、每搏输出量、每搏量变异度、外周血管阻力（即外周血管阻力指数）和中心静脉血氧饱和度等血流动力学指标。其应用优势之一在于有创穿刺减少，避免了部分引发感染的因素。

（五）肺移植围麻醉期液体管理

1. 液体治疗

术中液体管理是肺移植围手术期管理的重点之一。肺移植患者多伴有不同程度的器官衰竭，对扩容治疗的耐受性较差，不恰当的容量治疗可导致严重后果。术中体位改变、单肺通气及肺动脉阻断等可导致通气血流比值改变，手术操作、肺缺血再灌注、输液与通气模式不当均可引起血流动力学剧烈波动等病理生理改变，并引起血管外肺水的增加，处理不当可进一步发展为急性肺水肿等，严重影响患者预后。

目标导向液体治疗（goal-directed fluid therapy, GDFT）是目前用于围手术期液体管理的新模式。该模式是以血流动力学指标为补液目标，在围手术期根据液体需求的动态、持续变化进行个性化补液，从而预防围手术期潜在的容量不足或过量，可有效减少术后并发症的发生，改善术后转归。相对于传统的以中心静脉压（central venous pressure, CVP）和肺动脉楔压（pulmonary artery wedge pressure, PAWP）为目标的容量治疗，肺移植术中采用以每搏量变异度（stroke volume variation, SVV）为目标导向的容量治疗更为准确与敏感，能够更好地贯彻量入为出、按需补液和个性化补液的原则，在提供良好的组织灌注的基础上，尽可能避免肺水肿的发生。麻醉诱导前预先给予晶体负荷（$200\sim300$ mL）可有效地预防麻醉诱导时低血压的发生。在肺动脉阻断阶段，SVV监测下的适当补液与心脏正性肌力药、肺血管扩张药的复合应用，能有效减轻升高的PAP对心功能的抑制作用；而在肺动脉开放前后，在维持SVV处于正常范围内的情况下，预防性地给予补液以达到适度逾量输注，及时给予适量血管活性药物能够维持更平稳的血流动力学，提供更好的心功能，更明显地改善肺动脉压力，同时避免了开放后突然增加的体循环和肺循环负担而导致肺水肿。在SVV不可靠的情况下，TEE指导容量治疗更直观可靠。术中应综合尿量的监测和评估、球结膜水肿情况评估、气道水肿液观察调整液体治疗方案。

2. 血液保护

肺移植手术创伤大、时间长，输血不可完全避免，因此血液保护尤为重要。目前，临床上开展的血液保护方法日益增多，技术也日趋成熟。

（1）药物保护：止血药物对于血液保护非常重要，既可以在围手术期预防性应用以减少手术创面失血，也可以用于治疗大出血。临床常用止血药物包括抗纤溶药物（如抑肽酶、赖氨酸类似物氨基己酸和氨甲环酸）、重组活化凝血因子Ⅶ和促红细胞生成素等。

（2）血液稀释技术：指在手术前为患者采血并将血液暂时储存起来，用晶体液或胶体液补充循环血容量，术中利用稀释血液维持循环，最大限度地降低血液浓度，减少血液红细胞丢失，有计划回输采集血液，促进受者术后血红蛋白和血细胞比容尽快恢复。目前较为常用的方法是急性等容血液稀释（acute normovolemic hemodilution, ANH）。肺移植中使用ANH应十分谨慎，可应用于不能使用血液回收的肺部严重感染患者及疑似菌血症患者，但输入大量液体可致血液稀释、血浆渗透压下降和增加肺水肿的发生风险；此外，肺移植受者肺功能严重不全，肺氧合功能障碍并伴有不同程度的肺心病也不适合。因此，应用ANH前应严格评估适应证和受者耐受情况。在使用ECMO辅助的情况下，机体氧合得到改善，心脏前负荷减轻，ANH的应用条件可以适当放宽。

（3）自体血回收技术：为了避免过多的异体血输入，肺移植围手术期也可采用自体血液回收技术。自体血液回收技术指使用吸引器等装置回收术野血液，经过滤、洗涤和浓缩等步骤后再回输给患者，临床上已广泛应用于预期失血量较多的手术。与术前自体备血和等容性血液稀释相比，血细胞回收技术具有较多优势，患者术中失血和术后出血都可经过收集及处理后重新回输到体内。使用该技术理论上可使60%的术中失血得到回输，患者无须异体输血就可得到足够的血容量补充。自体血回收适应证：预期出血量＞1 000 mL或＞20%估计血容量；患者低血红蛋白或出血风险高；患者体内存在多种抗体或为稀有血型；患者拒绝接受同种异体输血等。需注意的是，肺部感染受者不适合自体血回收。

（4）血液加温技术：肺移植手术过程中可能需要进行大量输血、输液。通常情况下,全血和红细胞制品等保存于2～6 ℃,血浆和冷沉淀保存于−20 ℃以下,血小板保存于20～24 ℃。大量输血的致命三联征之一为低体温。

血液加温方法包括:① 将血袋置于37 ℃水浴(勿将连接于血袋上的输血管浸入水中,避免污染),并轻摇使血液受热均匀,复温10 min取出备用;② 采用输血加温器为患者加温输血,应用以逆电流热交换法、干热法、温度调节水浴法和线上微波法等原理的加温输血器对输注血液进行加温。

加温的血液控制在32 ℃左右,不得超过35 ℃,以免造成红细胞损伤或破坏而引起急性溶血反应。严格控制加温时间,在不破坏血液成分的基础上达到理想的复温效果。加温过的血液不得再放入冰箱保存,勿将多袋血同时加温,以免造成不必要的浪费。加温后的血液尽快输注,以防细菌性输血反应。

(5) 成分输血:种类包括红细胞、血浆、白细胞及血小板。其优点包括:① 制剂容量小,浓度和纯度高,治疗效果好;② 使用安全,不良反应少;③ 减少输血传播疾病的发生;④ 便于保存,使用方便;⑤ 综合利用,节约血液资源。肺移植术中异体血输注多采用成分输血。血栓弹力图的应用有助于更合理地补充血液成分。

(六) 肺移植围麻醉期体温保护

肺移植手术时间长、胸腔开放散热面积大、大量体腔灌注和大量输血、输液会造成术中受者低体温。术中任何时间点体温< 36 ℃,称为术中低体温。据报道,肺移植术中低体温发生率可达到50%～70%。虽然低体温可以降低机体代谢率、减少耗氧量和增加组织器官对缺血缺氧的耐受力,但也可导致多种并发症,如术后寒战、切口感染、心血管并发症、凝血功能异常及麻醉苏醒延迟等,给手术安全带来不利影响。因此,维持肺移植术中体温正常是保证手术麻醉成功、减少术后并发症的重要措施之一。

围手术期间麻醉的主要保温技术如下。

(1) 手术前环境预热:受者入手术室前30 min保持温度在23～24 ℃,并根据体温动态调整手术室温度。

(2) 加强体表保温:充气式保温毯是目前公认有效的体表保温措施,循环水变温主要用于体外循环。

(3) 输血输液加温技术:术中输注与环境等温的液体和库存血越多,体温下降就会越快。目前临床上常使用输液加温仪和恒温加热器等加温设备,由于加温液体经过延长管连接静脉,造成热量损失,故加热温度需略高于37 ℃,宜加温至39～40 ℃。

（4）人工鼻技术：用于调整并维持吸入气体温湿度的适宜性；使用热湿交换器对患者呼出的气体进行加温、加湿，对术中低体温有一定的预防作用。若因体温下降患者出现寒战，可在保温的同时采用协同药物（包括右美托咪啶和曲马多等）进行防治。

（七）肺移植围麻醉期体外生命支持辅助技术

体外生命支持辅助技术在肺移植围麻醉期占据了重要的地位，危重症受者术前桥接实现了良好的围手术期结果，包括体外循环和ECMO。肺移植过程中，无论是单肺移植还是双肺移植，术中均需长时间单肺通气，易出现严重的低氧血症和二氧化碳蓄积。在夹闭肺动脉、吻合肺动静脉等重要手术步骤时，可因肺动脉压力的急剧升高导致血流动力学的剧烈波动，增加右室负荷，甚至出现急性心力衰竭。如果患者出现以下情况可决定使用体外循环：① 不能耐受单肺通气（不论低氧或难治性高碳酸血症）；② 不能耐受钳夹肺动脉（右心室衰竭）；③ 其他难治性的血流动力学不稳定。在双肺移植时，如果当第一侧肺灌注以后高的肺动脉压力没有下降，体外循环也被推荐用以保护移植物免受肺高压影响而引起PGD。

ECMO作为一种能够对呼吸和循环进行替代治疗的重要生命支持技术，在临床上越来越多地应用于抢救危重患者，在肺移植围手术期发挥着重要作用。与体外循环相比，ECMO具有建立循环简单、易操作、无须体外循环开胸插管、肝素应用量少、手术出血量少、血液破坏少和可以长期应用等优点，大部分团队对体外生命支持技术的应用目前优先考虑ECMO的应用。ECMO可提供有效的呼吸和循环支持，尤其可以有效缓解术中单肺通气时低氧血症或肺动脉高压，提高手术耐受力。ECMO的使用可以有效分流部分心输出量血流，对缓解术中肺动脉高压和减轻右心负荷起到积极作用。有效改善氧合和组织灌注，避免缺氧引起的一系列危害，尤其是缺氧引起的肺动脉高压。此外，ECMO可以有效地解决跨肺血流困难，调节通气血流，维持血流动力学稳定。

ECMO主要包括静脉-动脉ECMO（V-A ECMO）、静脉-静脉ECMO（V-V ECMO）和静脉-动脉-静脉ECMO（V-A-V-ECMO）。V-A ECMO可用于动脉血氧合不佳和（或）右心功能不全、伴或不伴肺动脉高压的患者。插管方式多采用股静脉和股动脉插管，如股静脉条件不好或术中紧急情况也可选用右心房插管，除股动脉外还可选用腋动脉和升主动脉插管。V-V ECMO不能减轻心脏做功，对心脏支持作用轻微，因此主要用于心功能未受损、单纯呼吸功能不全的受者。V-A-V转流方式是在V-A转流基础上，在动脉端分流部分氧合血注入上腔静脉，解决上半身的体循环缺氧状态。偶有采用右心房-升主动脉插管转流的方案，可用于心功能差或严重肺动脉高压同时不能耐受单肺通气的患者。中心血管转流的方式适用于术中，而外周血管转流的方式则在术前、术后使用更为方便。

右心室功能障碍、右心室扩张、中度或重度三尖瓣关闭不全、需氧量增加和肺动脉压升高都需要考虑提前进行ECMO置管。术中是否需要紧急ECMO取决于肺动脉的夹闭情况，是否有严重高碳酸血症，动脉血氧饱和度持续＜90%，心脏指数＜2 L/min/m^{2}或肺动脉压升高至超体循环压力。ECMO降低了术后PGD的发生率，有助于提高患者的术后生存率，但是技术相关并发症仍不容忽视。因此，ECMO应用过程中需注意其并发症，包括低血压、低流量、凝血和出血、肾功能不全、肢端缺血坏死、氧合器渗漏、血液破坏和穿刺血管破裂等。在受者病情允许的条件下，尽早撤机。

（八）肺移植术中的关键步骤处理

1. 肺动脉夹闭

肺动脉夹闭可减少血管横截面积，从而增加肺血管压力并可能导致急性右心室衰竭。使用正性肌力药和血管加压药治疗的目标是优化液体状态，减少肺血管收缩。在保持右心室前负荷的前提下避免因液体超负荷引起的心室扩张，因心室过度扩张可能导致三尖瓣反流加重并进一步减少前向血流。硝酸甘油和硝普钠可减轻右心室负荷并减少其后负荷，但可能导致全身性低血压，必须谨慎使用。一氧化氮和吸入伊洛前列素使肺血管扩张，从而降低右心室后负荷。尽量避免低氧血症、高碳酸血症、酸中毒、体温过低和麻醉过浅等增加肺血管阻力因素的发生，可酌情使用具有扩张肺血管系统的正性肌力药物。相比较米力农可能导致显著的全身性低血压，多巴酚丁胺可能是更好的选择。当然肾上腺素也可用于正性肌力的支持。体外生命支持的受者，肺动脉夹闭的过程则更安全稳定。

2. 肺再灌注

肺再灌注是肺移植过程中的关键步骤，血流被缓慢（超过 10～15 min）引入新肺。将血流引入供体肺可导致活性氧物质的形成、细胞内皮功能障碍，从而导致微血管通透性增加、肺动脉高压和肺水肿，这种现象称为缺血再灌注损伤。

再灌注前积极防治缺血再灌注损伤是减轻早期 PGD 的重要措施之一。最关键的措施是缩短供肺的缺血时间，同时移植肺动脉开放前，使用支气管镜进行气道吸引和支气管吻合评估，用空气手动膨肺，以小潮气量开始逐渐增加，避免高氧、高压损伤。此时稳定循环功能、避免血压降低，方法包括补充容量和血管活性药物如去甲肾上腺素应用。予以静脉注射甲泼尼龙500 mg后，根据受者的肺动脉压力水平逐步开放肺动脉。肺动脉开放后,移植肺通气采用气道管理中提到的低潮气量的肺保护性通气策略,尽量在提高氧合、维持合适呼气末二氧化碳浓度的前提下降低吸入氧浓度。在血流动力学相对稳定的情况下可酌情使用利尿剂。文献表明,甘露醇可用作自由基超氧化物的清除剂和利尿剂。双肺移植术中,当第二侧肺开始移植时,肺动脉的阻断势必导致全部心输出量灌注到移植的第一侧肺中,与移植肺功能不全相关的肺毛细血管通透性增加、肺动脉高压均可导致肺水肿,此时体外循环支持有一定的缓解作用。

三、术毕管理

1. 气道管理

以往认为,由于肺移植导致的心肺损伤、术中ECMO辅助装置的应用和低温等原因,肺移植术后一般不主张立刻拔管。但国内外研究发现,肺移植后手术室内拔管有利于减少呼吸机相关肺损伤、降低吻合口相关并发症、减少有创机械通气相关的血流动力学波动、减少术后镇静镇痛用药量、降低术后感染的发生率、降低ICU医护工作人员的压力以及减少总的住院成本等优势,有条件的受者可以选择性应用。

术毕达到以下条件可考虑拔管: ① 血流动力学平稳; ② 无明显缺氧,自主呼吸潮气量5～8 mL/kg,呼吸频率<20次/min,无创通气支持可维持SPO_2>92%; ③ 体温正常; ④ 吞咽反射存在。应注意: ① 早期拔管伴随更低的吸入氧浓度、较低肺动脉平均压、血管外肺水较少以及较少的血管活性药物用量; ② 早期拔管后予无创正压通气过渡,可提高自主呼吸的氧合指数(≥180 mmHg)。因此,肺移植术早期拔管的原则应包括:围手术期保障受者循环功能稳定,纠正贫血及内环境紊乱,术后充分镇痛,拔管后无创高流量鼻导管吸氧与面罩正压通气应交替使用。对于单、双肺移植术毕拔管,并没有相关的限制。

对于大部分手术结束后不能即刻拔管的受者,一般应将双腔支气管导管更换为单腔气管导管。由于肺移植手术持续时间较长,因此在更换导管之前,应借助口胃管将胃中的胃分泌物排空。考虑到气道可能存在水肿,应使用柔软的更换导管在直接或视频喉镜下进行更换。建议使用内径较大的导管,以利于更换导管后通过纤维支气管镜检查移植肺的气管吻合口,并充分吸引气道内分泌物和血性残留物。

2. 术后镇痛管理

肺移植手术创伤大、疼痛剧烈,妨碍移植受者的主动咳嗽及呼吸运动不利于移植肺扩张,从而增加术后肺部并发症的发生。常用术后疼镇痛策略包括:患者自控静脉镇痛(patient-controlled intravenous analgesia, PCIA)、患者自控硬膜外镇痛(patient-controlled epidural analgesia, PCEA)、胸膜间阻滞、肋间阻滞(intercostal nerve block, ICB)和椎旁阻滞(paravertebral Block, PVB)等。PCEA作为多模式镇痛的一部分,是肺移植一种基本疼痛治疗手段。对于放置硬膜外导管的时机,目前意见不一。主张术后放置硬膜外导管而不选择在术前放置主要出于以下考虑: ① 术中体外生命支持(ECMO或体外循环)需要抗凝治疗时容易发生凝血功能障碍,发生硬膜外血肿的风险;② 由于急诊需要迅速准备手术;③ 术后可能延迟拔管。主张术前放置硬膜外导管者则认为术前胸部硬膜外置入导管可改善镇痛效果,而肺移植后的硬膜外血肿、麻痹或感染在内的不良事件发生率不会增加。随着快速康复外科(ERAS)理念在肺移植术后的开展,PCIA联合其他镇痛方法包括胸膜间阻滞、ICB和PVB等较为常用。

第二节　单肺移植和双肺移植

毛文君,郑明峰,陈静瑜

自1983年加拿大多伦多总医院第一例获得长期存活患者的单肺移植(single lung transplantation, SLT)成功后,双肺移植(bilateral lung transplantation, BLT)也在1988年试验成功。随着肺移植外科技术的不断改进,肺移植已成为临床治疗终末期肺病的唯一有效方法,并在世界范围内得到广泛开展。其中欧美地区肺移植外科技术及其围手术期管理模式已十分成熟。起初,双肺移植采用整体双肺移植术,该方法虽然开创了双肺移植的先河,但技术要求高,且可能导致严重的气道吻合口愈合不良,故已被序贯式双肺移植(bilateral sequential lung transplantation, BSLT)替代。本节将着重介绍BSLT和单肺移植这两种主要的肺移植手术类型。

一、单肺移植

(一) 受者准备

受者取仰卧位,双手置于身体两侧或交叉放置于头顶。持续监测心电图及血氧饱和度,并开放外周静脉。局部麻醉后经桡动脉或股动脉置管,持续监测动脉血压。麻醉诱导后行气管插管,多采用与患者支气管相匹配的双腔导管,如患者体格较小,可换用单腔双囊导管。插管后可通过双肺呼吸音确保导管位置正确,必要时使用纤维支气管镜定位。通气后应及时吸出分泌物以保持呼吸道通畅,尤其是对于存在肺部感染的患者。对于单肺通气和肺动脉阻断时右心功能的监测,国内以放置Swan-Ganz导管为主,条件允许时也可采用经食管超声心动图,若需要桥接体外循环,则应考虑后者。最后放置膀胱导管以监测排尿和体温。此外,还应根据受者术前或术中情况决定是否放置体外膜肺氧合(ECMO)或体外循环。当受者因肺动脉高压无法耐受手术、单肺通气氧合低或移植物恢复灌注后氧合差时,则需桥接ECMO,而循环支持设备则需要常规备用。受者准备需在供肺确认可用时开始,完成后由仰卧位转为侧卧位,术侧朝上。

(二) 手术入路

1. 后外侧切口

后外侧切口是目前最常用的单肺移植切口,具有术野大、暴露好等优点,但创伤较大,适用于肺纤维化、毁损肺、硅肺、病肺粘连较多、切除较为困难的受者(图4-2-1)。

受者手臂前伸,腋下放一软垫以减轻臂丛神经损伤,同时增加术侧肋间隙的宽度。多通过肩胛骨脊柱缘与棘突连线中点、肩胛骨下角一横指处及腋前线这3点定位切口。根据需要切断肌肉,于肩胛下用手向上扪数肋骨,确定所要切开肋间或肋床的位置。其中,限制性肺疾病和慢性阻塞性肺疾病(COPD)受者分别经第4和第5肋间进胸。进胸有4种途径:① 肋间途径,切开肋间肌进入胸腔时须选择下一肋骨上缘以避开血管和神经;② 经肋床保留肋骨,用电刀切开肋骨骨膜,将骨膜由肋骨上缘剥开,通过骨膜床进入胸腔;③ 肋床途径,切除一长段肋骨进胸;④ 中断肋骨剖胸,在肋骨拟作切口处的前部剥离下方骨膜,后部剥离上方骨膜,后于腋中线处由后上向前下斜形45°切断肋骨进入胸腔。

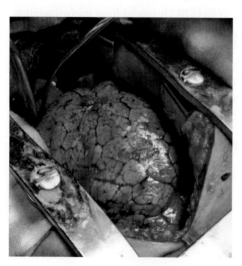

图4-2-1　后外侧切口

2.腋下小切口保留肌肉切口

该种切口是基于目前微创概念下的一种小切口入路,具有创伤小、恢复快和术后疼痛较轻等优点,但胸部肌群的撕裂可导致失血风险增加。适用于胸腔大、粘连少的慢性阻塞性肺气肿患者。在胸腔镜辅助下,先于肩胛骨下方2 cm处做水平切口至腋前线,再游离背阔肌前缘并向后牵引,显露前锯肌后缘,接着沿前锯肌肌纤维钝性游离筋膜组织至该肌肉的肋骨附着处,最后经肋间进胸并在肋骨的垂直方向和切口的前后方向各放置一个牵开器即可获得良好的手术视野。

(三)受者病肺切除及供肺修整

1.游离肺动、静脉

游离肺韧带至肺静脉,同时游离其周围胸膜并将胸膜推向肺部。游离肺动脉至第一分支后结扎切断,此时亦可先结扎切断上肺静脉的最上一分支,以利于肺动脉的暴露。随后,使用滑结牵拉肺静脉以暴露心包,从下腔静脉前下侧打开心包引流心包体液,用缝线悬吊心包窗前缘以利于肺门的暴露。接着,游离肺门周围的心包,于其右侧结扎奇静脉,自上腔静脉后游离右肺动脉,离断心包左侧肺动脉导管韧带可使肺动脉充分暴露。在游离肺静脉上部的同时,应注意对隆突下血管进行止血,整个手术过程中应注意保护膈神经。

肺门血管全部游离后,可根据术前测定的肺血管对硝普钠的反应以及肺动脉压的数值,适量静脉滴注硝普钠,以降低阻断肺动脉后右心室功能紊乱的风险。暂时阻断肺动脉,观察体循环动脉压、对侧肺动脉压、动脉血氧饱和度以及心率的变化。若阻断肺动脉后上述指标明显紊乱,则需进行体外循环。此外,术中应用经食管超声心动图(TEE)监测右心室功能有助于确定是否需要体外循环。使用体外循环时,左肺移植可采用股动、静脉转流,右肺移植可经主动脉和右心房插管。若阻断肺动脉后上述各项指标稳定,则可移除受者病肺。

2.移除病肺

将肺静脉的分支尽量向远心端游离后结扎切断。切断肺动脉降支,保留较长的肺动脉以便随后修剪,尽量不解剖主支气管周围的组织。对于某些受者(如囊性纤维化的受者),通常需要切除大淋巴结以便于血管的暴露和解剖,但也应避免过度切除,防止难以控制的后纵隔出血或术后难治性并发症。于肺上叶支气管分支开口的上端切断主支气管。轻轻拉动肺动脉,尽可能靠近上腔静脉后方放置无损伤血管钳。检查Swan-Ganz导管位置,如果存在被夹闭的可能,则须将其撤回。在左心房进行相同的操作,以测试稍后夹紧的可行性和安全性。

移除病肺后,于肺静脉近端钳夹左心房。拆除肺静脉残端结扎线,连接上、下肺静脉开口以形成一个宽大的左房袖。

3. 供肺修剪

于病肺切除的同时修剪供肺。游离供肺动脉并保留足够长度,但不应过长,以避免术后因折叠而阻塞。剪去左心房袖周围多余的心包组织。距上叶支气管分叉近端2个气管软骨环处横断主支气管,并保留足够的支气管周围组织包裹支气管。将切除的静脉和动脉片段置于保存液中,以便在手术后期处理潜在的血管吻合问题。通过肺静脉逆行灌注消除移植物中残余的血凝块。

(四) 供肺植入

预先采用湿冷纱布包裹供肺,置于受者胸腔后部,局部外敷冰泥降温,依次吻合支气管、肺动脉和左房袖口。由于肺静脉的解剖位置较深,也可秉持"先难后易"的原则适当优先吻合肺静脉。

1. 支气管吻合

如果受者患有肺气肿或胸腔较大,可用湿冷纱布将肺门垫高。吻合前先于支气管前壁中点使用4-0可吸收线/非吸收线缝牵引线,牵引支气管远离纵隔显露视野。吻合膜部时于膜部的任意一端缝一针,打结后连续缝至膜部的另一端,在此处另缝一针打结,并和连续缝线打结完成膜部的吻合,该过程也可间断缝合。吻合软骨环部可采用端端吻合、间断缝合、"8"字缝合(供-受者支气管轻度重叠),也可采用褥式缝合使吻合口两切缘套叠1~2个软骨环。但如果供肺/受者支气管口径较小,或供-受者支气管大小不匹配,则应选择端端吻合或"8"字缝合。支气管吻合完成后,需对移植肺施加30 cmH$_2$O压力充气以检查吻合口是否漏气,同时持续用手压肺,避免肺过度膨胀。吻合口缝合完毕后,应用局部脂肪组织或供体部分心包组织包裹吻合口,也可选用带蒂的心包脂肪垫或大网膜。尽管目前已很少应用大网膜,但若受者术前长期大量服用激素或吻合口有明显技术缺陷,大网膜仍有重要的保护作用。由于缺乏强有力的支气管动脉重建(即缝合支气管的血管化)对后期并发症预防的证据,该术式目前并不使用。

2. 肺动脉吻合

调整好供-受者肺动脉位置后,于肺动脉近端放置一无损伤血管钳阻断受者肺动脉,注意避免误夹Swan-Ganz导管。修剪供-受者肺动脉至合适长度,无须切断受者动脉韧带。多采用5-0或4-0 prolene线单层外翻连续缝合,预先于吻合口两侧各缝一针以防吻合口狭窄。前壁吻合完成前,用冰生理盐水灌注肺动脉排气，以防止开放肺动脉后气体冲入移植肺。

受者合并肺动脉高压常给肺动脉吻合带来一定的困难，其供-受者动脉口径往往严重不匹配，以至于无法按常规方法进行端端吻合。以右肺移植为例，此时可考虑结扎右上肺动脉尖前支，将右肺动脉主干的两端连续缝合，留下中间部分的口径与供体相等后作端端吻合或将右肺动脉主干的一端连续缝合，留下另一端使其口径与供体肺动脉相当后再行端端吻合；或结扎右肺动脉主干及右上肺动脉的尖前支，在右肺动脉主干前侧另作一个与供体肺动脉相当的切口，再与供体肺动脉作端端吻合。此外，右肺动脉的尖前支极度扩张、口径与供体肺动脉主干相匹配者，可结扎右肺动脉主干，留下右上肺动脉的尖前支与供体右肺动脉作端端吻合术。左肺移植处理方法与之类似。

3. 肺静脉吻合

牵引上、下肺静脉干，钳夹受者左心房侧壁，钳夹时尽量向内但勿阻断对侧肺静脉，同时应观察血流动力学变化以防止心律失常，必要时调整阻断位置。切断受者肺静脉干并分离两干之间的连接，修剪成心房袖口。左房袖吻合多采用4-0或3-0 prolene线行连续单纯缝合或连续水平褥式缝合，前壁最后数针放松，肺部分膨胀，控制性开放肺动脉，灌注移植肺内残留的灌注液并排气，松开左房阻断钳，收紧左房缝线打结后撤除左房阻断钳。恢复通气和灌注后，检查所有吻合口缝线处和心包切缘并止血。

（五）胸腔引流及术后处理

一侧胸腔引流可留置两根胸管，一根直胸管留置于胸腔顶部，一根弯胸管置于肋膈角。常规关闭切口，使用无菌敷料覆盖。离开手术室前再次行纤维支气管镜检查，查看支气管吻合口并清除气道分泌物，手术室拔除气管插管的受者通常经鼻或经口气管插管状态下返回ICU行术后监护。进入ICU后立即行胸部X线片检查和动脉血气分析，了解移植肺缺血再灌注损伤情况。

二、双肺移植

（一）受者准备

双肺移植受者准备步骤与单肺移植相似。受者采取仰卧位，双臂固定于头顶或身体两侧。麻醉前监测心电图以及血氧饱和度，开放外周静脉，监测动脉血压。全身麻醉后采用左侧双腔导管气管插管。监测单肺通气、肺动脉阻断时的右心功能、排尿情况以及体温。准备ECMO设备以备急用。

(二) 手术入路

1. 前外侧切口

大多数双肺移植受者采用前外侧切口, 通常不横断胸骨即可完成BSLT, 该术式创伤较小, 但后续手术操作稍显困难 (**图4-2-2**)。

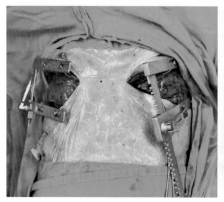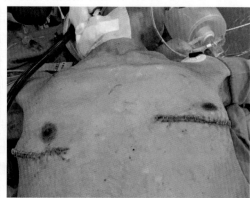

图4-2-2　双侧前外侧不横断胸骨开胸

切口选取第4或第5肋间进胸, 沿乳腺下缘向外上方, 后沿肋骨走行达腋中线或腋后线。将胸大肌、胸小肌、前锯肌和部分背阔肌沿皮肤切口切断。从肋间途径进胸时应注意避免损伤胸廓内血管。于切口内放置肋骨撑开器打开胸腔暴露视野。当患者需合并心脏手术、因肺动脉高压继发心脏扩大、胸腔较小或者粘连严重时, 可选择横断胸骨并结扎胸廓内动脉。此外, 肺气肿患者应完全切开率先移植侧的切口而暂不做对侧肋间肌切口, 以防止单肺通气时自体肺过度膨胀。

2. 横断胸骨的Clam-shell切口

Clam-shell多用于双肺移植, 横断胸骨开胸使切口成"蛤壳状"以更好地暴露肺门结构、纵隔和双侧胸腔; 然而该术式创伤大, 需注意术后胸骨不稳定的情况。一般而言, 双肺移植受者存在以下情况可采用该入路方式: ① 合并心脏手术, 需在体外循环支持下进行手术; ② 严重肺动脉高压合并心脏异常扩大; ③ 采用双侧前外侧切口开胸不能充分暴露手术视野的限制性肺疾病和小胸腔受者 (**图4-2-3**)。

受者取仰卧位, 肩胛间垫一薄枕, 使胸部稍向前突。从双侧腋中线开始沿第4肋间经乳腺下方的前胸壁做弧形切口 (横过胸骨前方), 离断胸大肌、胸骨

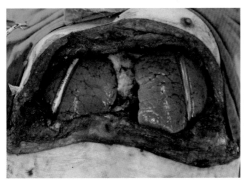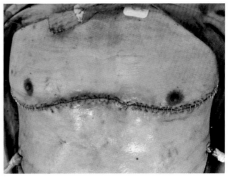

图4-2-3　横断胸骨开胸的"蛤壳状"切口

前方及切口两端前锯肌浅面的胸浅筋膜，可沿肌纤维方向撕开前锯肌。切开肋间肌和胸膜，游离并结扎乳内血管，随后切断。于第4肋间切开胸骨骨膜，使用电刀止血。自胸骨后方用钢锯或电锯锯开胸骨，胸骨切缘应成斜面以便缝合更稳定。如果胸骨缝合后不稳定，可用骨蜡封闭胸骨切缘。最后使用撑开器于双侧胸壁撑开扩大手术视野。关胸时，可选择5号胸骨线作"8"字缝合固定胸骨。

3. 后外侧切口

后外侧切口具有可不横断胸骨和手术视野暴露充分等优点，但对于胸壁肌肉、神经的损伤较多。该操作与单肺移植后外侧切口相似，但BSLT时则需要翻身再次消毒。

4. 胸骨正中切口

胸骨正中切口无须离断胸壁肌肉，利于保护呼吸肌功能，疼痛更轻，可同时处理双侧肺部病变，合并心脏疾患需同时手术者宜选择该手术入路方式。但切口对肺门的暴露程度和后续手术操作的便捷度不及上述3种切口。

切口位于前正中线自胸骨切迹到剑突与脐的中点处。切口上缘暴露两侧胸锁乳突肌在胸骨上的附着点，下缘暴露腹膜外脂肪。做切口时先牵引胸骨上端皮肤，暴露胸骨上凹，避开或结扎颈横静脉。然后采用剪刀或电刀分离剑突软骨，注意对剑突软骨上部的静脉电灼止血。接着分离胸骨后组织，尽量避免损伤两侧纵隔胸膜。用电刀沿两侧胸大肌纤维接合处切开肌层和骨膜，保证切口居中，同时停止正压通气，以减少切开胸膜腔的可能性，再用胸骨锯沿前正中线由下而上地纵行锯开胸骨。无胸骨锯可用线锯或胸骨刀替代。使用线锯时需要先钝性分离出胸骨后间隙的通道，然后将线锯置于胸骨后方，锯开胸骨**(图4-2-4)**。使用胸骨刀则以剑突为起点，以锤子锤击刀背，紧握刀把向头端纵

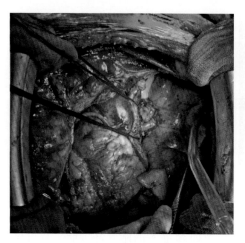

图4-2-4 胸骨正中切口

行劈开肋骨,胸骨劈开后用骨蜡塞紧骨髓腔以封闭胸骨边缘,同时可用电刀电凝胸骨边缘止血。最后,使用胸骨撑开器暴露胸腔。撑开器不宜放置过高、扩张过大,以免引起颈丛和无名静脉损伤。

(三)受者病肺切除及供肺修整

为减少术中ECMO和体外循环的使用,可基于术前肺功能评估,率先切除肺功能较差的一侧病肺。如果两侧肺功能无明显差异,由于右肺更大,先移植右肺不仅可提供更好的氧合功能支持左肺移植手术,而且可以较好地耐受移植左肺时对心脏较多的牵拉,从而相对减少需进行体外循环的可能性,因此可考虑"先右后左"的移植顺序。当胸膜粘连严重时可先游离肺门结构,处理完肺门血管后再游离周围粘连以减少创面出血。

1. 游离肺动、静脉

全肺切除时,肺动静脉均在分支处切断以保留足够长度,操作方法类似单肺移植。肺门血管全部游离完毕后,先阻断肺动脉并实验性对侧单肺通气,观察氧合情况、肺动脉血压、肺动脉压力及心脏表现,判断是否需要建立体外循环。由于在纯氧正压通气下,即使单肺通气也很少出现缺氧的情况,因此肺动脉压力和右心功能的表现是建立体外循环的主要依据。但体外循环的建立与否并无严格的界定,需要结合各种因素综合决定。通常情况下,术前肺动脉压力过高的受者需建立体外循环的概率较高。对于痰液多且黏稠的受者,游离肺动、静脉时易出现严重的二氧化碳潴留以致酸中毒,倘若不能纠正,也应尽早建立体外循环。但如果尽快切开一侧的支气管,直接在手术台上灌注吸引对侧支气管内分泌物,则可不必建立体外循环。

2. 移除病肺

与单肺移植类似,先结扎切断肺动脉第一分支,随后于远端结扎切断肺动脉主干,接着于各肺静脉分支处结扎切断,主支气管则在距上叶开口2个软骨环处切断,并尽可能保留其周围组织。全肺切除后打开心包,将左心房完全与心包分开,肺动脉也尽可能向根部游离,以便后续吻合。在供肺植入前,需对后纵隔以及粘连创面严密止血。游离并切除两侧病肺时,应重点保护对侧膈神经、喉返神经、迷走神经等重要结构。

3. 供肺修剪

修剪供肺可与肺移除同时进行，步骤与单肺移植相似。先在肺动脉的分叉处切断两侧肺动脉，于左心房后壁的正中剪开分离两侧肺静脉，自隆突处切断两侧主支气管，自正中向两侧分离心包后壁便可将左右两侧肺分开。随后将肺动脉向远端游离至接近第一分支处。修剪左心房后壁组织（一般保留1 cm左右）。修整支气管时，向远端方向的逐步游离并修剪直至上叶开口上方2个软骨环处。最后经肺静脉逆行灌注供肺。

4. 供肺植入

在移植侧的胸腔内平铺大的棉垫，其上放冰泥，再将供肺置于冰泥上，覆以冷水棉垫和碎冰。将修剪好的供肺按支气管、动脉、心房的顺序分别吻合。对于感染性疾病，在植肺过程中必须严格执行两侧肺的相互隔离，以免移植肺受到污染。

（1）支气管吻合：首先将保留的静脉结扎线向前下方牵拉，同时将受者支气管的前壁缝以7号丝线向前上方牵拉。以4-0可吸收缝线将受者支气管后壁的周围组织与供体心包组织作连续缝合，然后分别在两个环膜交界处缝合进行定位，连续缝合膜部。环部以同样的缝线作间断缝合或"8"字间断缝合。除非供-受者支气管口径相差过大，不必作套叠式的吻合。将后壁周围组织的连续缝合延续到吻合口前壁，使吻合口被完全包裹。

（2）肺动脉吻合：应尽量靠近根部钳夹肺动脉残端，将结扎线切断。如受者肺动脉口径较小，可以选择在肺动脉第一分支靠近肺主动脉干端切开吻合，或于肺动脉主干处切开。此时根据情况剪除多余的受者肺动脉，这样可以确保吻合无张力而又不至于过长。以5-0 prolene线做单层连续缝合，较小的针距和边距不仅可以使吻合口内壁保持光滑，还可减少吻合处缩窄的发生。最后留一小口用稀释肝素液灌注肺动脉吻合口排气，随后打结完成吻合。

（3）肺静脉吻合：在不影响血压的前提下尽可能地向根部钳夹左心房，切断肺静脉结扎线，于2个静脉之间连接部切开，然后以4-0 prolene线完成心房袖的单层外翻连续缝合，最后一针不打结，留一开口用作排气。将支气管内的分泌物吸净，移植肺逐渐通气后，部分放开肺动脉，血液进入供肺，逐渐将气体冲出心房小口，重新阻断肺动脉。开放受者心房，心房排气后结扎心房袖吻合缝线，然后再开放肺动脉，移植肺逐步恢复正常的通气和灌注。此时多见血压下降和肺动脉压力下降，可适当补充血容量和使用缩血管药物。

以同样的方式完成对侧肺的切除和植入。对于因存在原发性/继发性术前肺动脉高压而不可避免建立体外循环的受者,应考虑于单侧移植肺恢复灌注前建立由右心房引流主动脉供血的体外循环,通常经右心耳插入单根静脉引流管,常规升主动脉插管。此外,鉴于东方人和西方人凝血机制的差异,尤其对于存在广泛粘连的受者,应尽量采用ECMO而非体外循环。

(四)胸腔引流及术后处理

操作参考单肺移植,胸骨断端可以先用克氏针作髓内固定后再以钢针间断缝合2针以防肋骨错位及反常呼吸。

三、单肺移植与双肺移植的对比

(一)适应证和手术指征

1. 单肺移植的适应证

目前晚期肺纤维化(心功能Ⅲ或Ⅳ级)、COPD(特发性肺气肿、继发于α_1-抗胰蛋白酶缺乏的肺气肿等)、尘肺病(硅肺)、肺肉瘤样病和结节病等均可采用单肺移植治疗,其中晚期肺纤维化(心功能Ⅲ或Ⅳ级)是单肺移植的最佳适应证。而对于原发性/继发性肺动脉高压患者,目前普遍认为肺移植术后肺动脉高压的病因消失,心脏可逐渐恢复正常功能,故也纳入单肺移植的适应证。

(1)手术指征:① 患者生活质量严重受损;② 无其他系统严重疾病;③ 无恶性肿瘤史;④ 肺部疾病进行性加重;⑤ 不手术的情况下预估寿命≤24个月,$FEV_1 < 30\%$,12 min步行距离< 500 m;⑥ 休息时心动过速、血氧饱和度降低、两次疾病加重期间体重不能恢复、频繁住院且住院时间延长、充血性心力衰竭等。

(2)术侧选择需遵循以下原则:① 双侧病变严重程度区别明显时,应移植病重侧;② 双侧病变严重程度相似时,应移植右侧(右肺体积较大,能够提供更多的肺功能储备);③ 一侧有胸膜肥厚或曾行开胸手术者,因胸腔闭锁的可能性较大,应避免行该侧肺移植手术。

2. BSLT的适应证

整体与单肺移植类似,某些单肺移植的禁忌证可作为BSLT的适应证,如囊性纤维化(CF)、支气管扩张。

手术指征:$FEV_1 < 30\%$,PCO_2升高,需要吸氧并经常住院控制感染,且体重无法维持。< 50岁的COPD患者,尤其是继发于α_1-抗胰蛋白酶缺乏的肺气肿。由于对侧自体肺感染可污染同种异体移植物,BSLT仍然是终末期化脓性肺疾病患者唯一可接受的治疗方法。但对于COPD、IPF、肺动脉高压和再移植等其

他适应证患者,应行单肺移植还是BSLT仍存在争议。除再移植应考虑供肺利用最大化而应优先考虑单肺移植外,上述其余疾病在有条件的情况下目前多采用BSLT,但由于BSLT较单肺移植的益处并未被完全证实,且单肺移植具有需体外循环或ECMO辅助的可能性更小、术中出血量更少、术中管理更简单、供肺缺血时间更短和利用率更高等优点,故单肺移植仍应被纳入具备BSLT手术指征受者的手术决策。

(二) 术后管理

肺移植术后通常需要继续采用机械通气辅助呼吸。此时可静脉输注芬太尼帮助受者更好的耐受机械通气,机械通气多选择压控模式,吸气气道峰压保持在35 mmHg以下,防止支气管吻合口的气压伤和气胸等并发症的发生。值得注意的是,目前机械通气在国际上并无统一的具体操作标准,但低潮气量、高呼吸频率通气已被越来越多的研究证实对受者有益,操作时需严格监测氧合情况,维持氧分压在70 mmHg以上。此外,合理的应用呼气末正压(PEEP)通气有助于防止肺水肿和肺泡萎陷,尤其是对于行单肺移植的原发性肺动脉高压受者。但对行单肺移植的COPD受者,应使用尽量小的PEEP或采用适度延长呼气时间的方法,避免自体肺过度膨胀、纵隔移位等情况发生,同时还应注意PEEP可能导致单肺移植受者术后血流动力学的不稳定,为此大多数学者认为此类受者的术后管理较BSLT更复杂。

受术后血管通透性增加和淋巴引流中断的影响,受者移植肺可能出现不同程度的肺水肿,术后早期应选用限制液体疗法尽量维持患者的液体负平衡状态。主要控制晶体液的输入,但需要适量补充血浆等胶体以维持血容量,避免术后低血压。可酌情使用利尿剂以减轻肺组织水肿,主张采用血管活性药物维持血流动力学的稳定。当患者发生休克时,通常选择去甲肾上腺素。肺动脉高压患者移植肺水肿通常较为严重,可运用前列腺素或一氧化氮进行降压。

呼吸道管理需要及时清理呼吸道分泌物,多采用体位引流、理疗、吸入雾化支气管扩张药物等方法,必要时可运用支气管镜。对移植肺功能恢复缓慢而可能延长气管插管时间的受者,应尽早行气管切开,以便及时清除气道分泌物和进行早期康复训练。

总体上,单肺移植作为一种耗时较短、相对简单的手术,不仅受者术中失血量更少、供肺冷缺血时间更短,而且术后对ECMO的需求也更少。而BSLT受者具有更高的缺血再灌注损伤风险、更大的创口及肺力学损害。但单肺移植和BSLT受者在机械通气时间、术后ICU时间和住院时间等方面的差异尚无定论。

（三）预后

1. 术后并发症

肺移植术后生存和生活质量受到许多并发症的影响，但对各种并发症在不同术式上展现出的差异大多存在争议，唯一较为肯定的是单肺移植患者往往需要承担自体肺带来的额外风险。

2. 生存时间

延长生存时间是所有肺移植手术的首要目标。单肺移植受者的自体肺与移植肺之间所存在的顺应性差异可能导致其 60 d 的生存率低于 BSLT 受者。有报告显示，尽管单肺移植与 BSLT 术后 1 年内的病死率相似，但从术后第 1 年开始 BSLT 的术后生存率明显高于单肺移植。同时，有研究报道称单肺移植与 BSLT 术后中长期生存率的差异无统计学意义。此外，亦有部分研究报道称单肺移植的短期生存率更好。然而，随后的一些研究并没有证实这种结论。因此，部分学者认为，前期研究中所提到的单肺移植短期生存获益可能与更完善的手术技巧有关。

鉴于 BSLT 提供的肺功能储备几乎是单肺移植的 2 倍，可以预期 BSLT 在个体水平上的中长期预后较单肺移植更加有利。Neurohr 等在一项涉及 76 名患者的研究中发现，BSLT 患者的总生存期较单肺移植患者更长；2013 年，ISHLT 的会议综述显示 1994—2011 年间 BSLT 受者的中位生存期为 6.9 年，高于单肺移植受者为 4.6 年。但另有观点认为，目前 <60 岁的患者多采用 BSLT，而 >60 岁的患者则更多采用单肺移植，这导致绝大部分接受 BSLT 的受者都较为年轻，术前身体状况整体上更好，此外还应考虑手术适应证的影响。因此，对于 BSLT 与单肺移植的中长期预后比较仍需进一步探讨。

3. 生存质量

改善生存质量也是肺移植的主要目标之一。肺移植患者术后的肺功能均可较术前得到明显改善。理论上，BSLT 患者术后拥有 2 个相对健康的肺组织，较单肺移植患者拥有更好的肺功能储备，部分研究显示 BSLT 患者术后 6 分钟步行试验（6MWT）明显优于单肺移植，且单肺移植患者以 4 年为周期测得的 FEV_1 值比预测值平均低 20%。但 2008 年的一项回顾性研究发现术后 1、3 和 5 年，BSLT 患者的 FEV_1/FVC 仅较单肺移植患者的优势并不显著。因此，肺活量值的改善并不能完全证明 BSLT 相对于单肺移植的优势。此外，一些学者对肺移植受者术后的呼吸功能和生存质量调查后发现，除了 FEV_1，BSLT 与单肺移植术后的 6MWT 和生活质量的差异均无统计学意义。

英国2001年发表的一项较早的横断面研究发现,单肺移植患者的生存质量不如BSLT或心肺移植的患者。Gilmore等的研究也表明单肺移植患者的生存质量下降速度较BSLT患者更快。但已知的唯一一项评估了BSLT与单肺移植的生活质量和功能状态的前瞻性研究表明,尽管单肺移植术后FEV₁恢复较差且发展为闭塞性细支气管炎综合征(BOS)的风险更高,但其长期运动耐量和4年以上的生活质量却与BSLT没有任何差异。总体看来,两者均可纠正患者肺部疾病状态且拥有较好的生存质量,故预计生存质量的差异不应该作为选择移植类型的决定因素。

四、总结

在过去的20余年里,BSLT和单肺移植均在稳步发展中。BSLT与单肺移植之间在手术操作上互相关联,许多关键点可以相互借鉴。目前,BSLT仍然是中晚期化脓性肺疾病患者唯一的治疗方法。然而,对于其他适应证以及在预后方面,孰优孰劣,仍然无法得出一个明确的结论。对于年轻、健壮的患者,可以选择首选BSLT,但仍然应该考虑使用单肺移植,以有效利用供肺。

第三节　肺 叶 移 植

刘明昭,陈昶,陈静瑜

自多伦多小组报道首例获得长期存活的单肺移植以来,肺移植已经过了30多年的发展并取得了诸多突破,包括手术技术的改进、器官保存的改善、免疫抑制治疗药物的开发及排斥反应诊疗策略的完善。由于这些成功,肺移植已成为治疗多数终末期肺病的唯一有效手段。现阶段肺移植受者等待名单在不断扩大,而供体肺的可获得性基本保持不变,从而导致许多在等待名单上的患者面临着因缺乏供肺而不能接受肺移植的困境。因此,多种临床策略被开发以增加供肺数量,例如体外肺灌注(EVLP)、心脏死亡供者(DCD)、ICU中优化供者护理以及包括肺叶移植在内的供肺减容术。

20世纪90年代初期的动物实验已经验证了小尺寸的肺移植物可以提供足够的肺功能储备来发挥功能。基于动物实验的数据,美国斯坦福大学的Starnes

于1990年最先开展并报道了尸体和活体相关供肺的肺叶移植。肺叶移植于20世纪90年代末达到了顶峰,其中有几个移植中心(特别是南加州大学和圣路易斯华盛顿大学医学中心)报道了肺叶移植的良好结果。2005年起,美国开始实施的肺分配评分(LAS)系统使供者器官与受者的匹配方式发生了巨大变化,从基于等待时间的肺移植等待名单转向优先考虑危重患者的肺移植紧急等待名单。这种分配策略降低了等待名单上的病死率,增加了移植手术的总数。其中,间质性肺病(ILD),如特发性肺纤维化(IPF)或非特异性间质性肺炎(NSIP),往往可以获得更高的LAS,从而优先被选择进行肺移植。通常情况下,受这些限制性肺部疾病影响的患者胸腔较小,需要较小的供肺进行移植。此外,囊性纤维化(CF)的患者身高一般低于正常人群,他们也有较高的LAS,同样需要较小的供肺。而肺叶移植允许受者接受较大的供肺,特别是对于紧急等待名单的患者,其预后及生存率将随着等待时间的增加而变差及降低。与全肺移植相比,肺叶移植显然是一种更具挑战性的手术方式。外科医师要安全地实施这项手术,不仅需要在肺移植方面有相当多的经验,同时还要在肺部手术操作及其他技术方面有扎实的功底。因此,仅有少数几个移植中心可以实施肺叶移植手术。一些国家特别是日本,因为总体上可获得的捐赠器官较少,平均肺移植等待时间超过800 d,所以活体肺叶移植(living-donor lobar lung transplantation, LDLLT)在日本较为常见,并且全球绝大多数LDLLT手术都在日本进行。我国于2004年在郑州大学第一附属医院完成第一例LDLLT,但未获得长期存活。

肺叶移植(lobar lung transplantation, LLT)包括LDLLT和尸体肺叶移植(cadaveric lobar lung transplantation, CLLT)。LDLLT和CLLT都是将供肺肺叶移植入受者胸腔,以救治儿童和体型较小的成年患者或以达到理想的供肺-胸腔匹配为目的。本节将从供-受者的选择、供-受者尺寸匹配、手术方式、手术技术、术后短期管理、预后等方面介绍两种肺叶移植在肺移植中的应用。

一、活体肺叶移植

1. 受者的选择

LDLLT受者的选择遵从国际心肺移植学会(ISHLT)制定的指南,符合尸体肺移植(cadaveric lung transplantation, CLT)的标准。LDLLT的受者年龄应在65岁以下,并有进行性加重的肺部疾病。因为肺叶的切除对供者是不可逆性损伤,并有可能造成严重的并发症,所以受者的选择应是那些不太可能在长时间等待尸体肺移植中存活的患者。在美国,CF是最常见的适应证,由于CF患者的胸腔通常很小,手术只能移植2个肺叶。在日本,ILD、闭塞性细支气管炎综合征(BOS)和肺动脉高压是3个主要的适应证,当大小匹配合适时,LDLLT适用于儿童和成人患者的限制性、阻塞性、血管性和感染性肺部疾病。

2. 供者的选择

LDLLT供者的选择应遵循医学标准和社会道德标准。供者通常为受者的直系亲属(血亲、配偶或在三级以内的亲属),但也有少数中心接受了其他家庭成员和无血缘关系的个人。值得注意的是,禁止从供者身上摘除一个以上的肺叶。供者应具有自主行为能力,愿意且在没有胁迫的情况下捐献。同时,供者在医学、生理、心理方面需得以适应,包括充分了解作为捐赠者的风险和益处、受者可以获得的风险和益处以及其他替代治疗方法。供者通常至少会被面谈3次,给他们多个机会进行提问,从而重新考虑捐赠或者退出捐赠。供者需进行术前检查,包括胸部前后侧位X线片、胸部高分辨率CT(最大吸气和呼气时)、肺功能测试和室内空气血气分析、心电图和多普勒超声心动图。采用多层螺旋CT三维血管造影证实肺动、静脉解剖(**图4-3-1**),高分辨率CT仔细评估肺裂的完整性。虽然供者选择不需要人类白细胞抗原(HLA)配型,但要进行前瞻性交叉配型以排除抗HLA抗体的存在。在找到合适的供者后,选择供肺较大和肺活量较

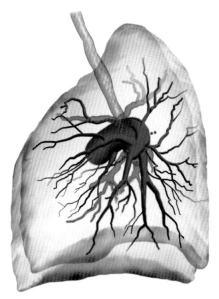

图4-3-1　供肺的三维CT血管成像,红色虚线表示计划切断肺动脉以保留舌支的斜线。引自:Wickii T, et al. Lung transplantation principles and practice. Boca Raton, FL: CRC Press, 2015: 167.

好的供者进行右下叶的捐献;另一供者则进行左下叶的捐献。表4-3-1列出了日本京都大学LDLLT供者的选择标准。

表4-3-1　活体肺叶移植(LDLLT)供者的选择标准(日本京都大学)

医 学 标 准	社会道德标准
年龄20~60岁 ABO血型与受者血型相符 按血缘关系或配偶划分的三级亲属 无重大既往病史 近期无病毒感染 超声心动图或心电图未见明显异常 CT显示同侧肺无明显病理改变 动脉氧分压≥80 mmHg(室内空气) 呼吸FEV$_1$/FVC≥85%预测值 无同侧胸腔手术史 无吸烟史	精神科医师证实无严重的精神障碍 道德问题及对捐赠者动机的担忧

引自: Date H. Living-related lung transplantation [J]. J Thorac Dis, 2017, 9(9): 3362-3371.

3. 供-受者尺寸匹配

供-受者的大小匹配在LDLLT中非常重要。在仅植入2个叶的LDLLT过程中,使用较小的移植物通常是不可避免的,但过小的移植物可能导致肺动脉压升高,从而导致肺水肿的发生;胸膜间隙问题可能会增加脓胸的风险;供者肺叶过度扩张可能会引起小气道过早关闭,进而导致生理性阻塞。另一方面,成人的下叶肺对儿童来说可能太大,使用过大的移植物会在关胸时导致气道阻力增高、肺不张及血流动力学不稳定等问题。

供-受者的匹配通常要满足2个因素:功能尺寸匹配和解剖尺寸匹配。关于功能尺寸匹配,日本京都大学Date等采用供者的实测用力肺活量(measured forced vital capacity, mFVC)和移植肺段数估算供肺的FVC来进行功能尺寸匹配。根据右肺下叶由5段组成,左肺下叶由4段组成,左右肺共由19段组成,对两供者下肺叶总体用力肺活量(total forced vital capacity, tFVC)进行估算: tFVC =(右侧供者mFVC×5/19)+(左侧供者mFVC×4/19)。如果2个供者下肺叶tFVC超过受者预计用力肺活量(predicted forced vital capacity, pFVC)的45%(根据身高、年龄和性别估算),则为可接受的大小差异,即供肺tFVC/受者pFVC>0.45。受者在LDLLT术后6个月测得的平均FVC与供肺tFVC有较强的相关性;相反,与受者pFVC之间没有显著的相关性。关于解剖尺寸匹配,可在供-受者最大努力吸气结束时的一次呼吸暂停期间,使用多层螺旋CT扫描获得CT图像,采用肺三维CT体积测量进行解剖尺寸匹配。京都团队可接受的供肺下叶和受者胸腔之间体积比例为40%～160%,在此范围内受者都能够较好地适应供者肺叶。

4. 手术方式

(1)标准LDLLT:双侧肺切除术后,来自2个健康供者的两侧肺下叶分别植入受者胸腔内,一位供者的左肺下叶植入受者的左侧胸腔,另一位供者的右肺下叶植入受者的右侧胸腔(**图4-3-2**)。

(2)非标准LDLLT:① 右向左的反侧LDLLT。对于成年受者来说,2个肺叶通常太小,当供肺tFVC小于受者pFVC的45%或因供者叶间动脉解剖导致技术上左肺下叶切除困难时,可采用右向左的反侧LDLLT。双侧全肺切除,2个供者的右肺下叶分别植入受者的左侧和右侧胸腔,其中,植入左侧胸腔的右肺下叶应沿纵轴旋转180°(**图4-3-2**)。② 保留肺叶的LDLLT。对于体型相对较大的受者,2个供者下肺叶与受者胸腔之间体积存在较大的差距。为解决供肺和受者胸腔之间的解剖尺寸不匹配,尽可能多地保留肺功能,减少胸腔内的无效腔,以避免胸膜炎和供肺过度膨胀导致并发症,可采用保留叶的LDLLT,如将受者自体肺上叶保留,植入2个供者的左右下叶(**图4-3-3**)。③ 单侧肺叶加或不加对侧肺切除的LDLLT。对于儿童受者,当两侧成人供者肺叶太大而无法植入其较小的胸腔时,或者只有一个供者时,都可采用单侧肺叶移植。而当供者单侧肺叶与受者胸腔体积比超过200%时,可采用单侧肺叶移植加对侧肺切除术。

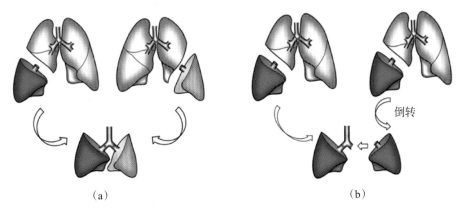

(a) (b)

图4-3-2　(a)标准活体肺叶移植(LDLLT):2个健康供者的左肺下叶和右肺下叶分别移植到受者左右胸腔内,从而代替受者整个左肺和右肺;(b)右向左的反侧LDLLT:2个健康供者的右肺下叶分别移植到受者左右胸腔内,从而代替受者整个左肺和右肺。引自: Kayawake H, et al. J Thorac Cardiovasc Surg, 2019, 158(6): 1710-1716.

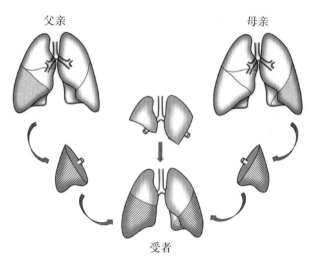

图4-3-3　保留叶的LDLLT：保留受者双肺上叶，受者行右肺中下叶切除术和左肺下叶切除术，分别植入左右供肺下叶。引自：Date H, et al. J Thorac Cardiovasc Surg, 2017, 153(2): 479-486.手术视频：https://www.jtcvs.org/article/S0022-5223(16)31392-7/fuLLTxext.

二、尸体肺叶移植

1. 受者的选择

CLLT受者的选择同样应符合ISHLT制定的肺移植指南，同时应符合尸体肺移植（cadaveric lung transplantation, CLT）的基本要求。慢性终末期肺疾病患者经最优化、最合理治疗，肺功能仍进行性降低，无进一步内科或外科治疗的可能，2年内因肺部疾病致死的风险极高（＞50%），可纳入移植等待名单，并可考虑肺叶移植。主要的适应证包括：CF、ILD和原发性肺动脉高压等。尤其是儿童和身材矮小的成人，他们往往无法等到大小匹配的供肺，尸体肺叶移植允许为这些患者使用较大的供肺。

2. 供-受者尺寸匹配

肺移植中供者肺和受者胸腔的大小匹配至关重要，过大的移植肺可引起肺不张、支气管解剖结构扭曲、分泌物潴留及继发性感染的风险增加；较小的移植肺可能导致供肺过度扩张、持续气胸、血流动力学不稳定及肺水肿。胸部X线参数、供-受者身高比值、供-受者预计总肺活量比率（the ratio of predicted total lung capacity between donor and recipient, pTLCratio）和手术室目测估算等是供-受者尺寸匹配的常用策略。其中，pTLCratio有最多的证据来支持其作为行全移植或肺叶移植的判断标准。Loizzi等研究了CLLT中供者预计肺总量

（predicted total lung capacity, pTLC）与受者预计肺总量和受者实际肺总量（real total lung capacity, rTLC）的比值，发现供者 pTLC 与受者 pTLC 的比值（D/pR 指数）比供者 pTLC 与受者 rTLC 的比值（D/rR 指数）更有助于区分行全肺移植或肺叶移植。基于此研究，他们认为 D/pR 指数上限为 1.15～1.20。并建议当这一比值达到 1.20 时，即当供者 pTLC 比受者 pTLC 高 20% 时，应考虑肺叶移植。其中预计供者肺总量（L）为：pTLC（男性）= 7.99 × 身高（m）−7.08；pTLC（女性）= 6.6 × 身高（m）−5.79。

3. 手术方式

尸体肺叶移植的手术方式多种多样，主要有以下几种（**图 4-3-4**）。① 右上肺叶切除术：供肺右上肺叶切除，供肺中间段支气管与受者中间段支气管吻合，受者的右上叶支气管残端左侧闭合。② 右中叶切除术：供肺右中叶切除，供肺右上叶支气管与受者右上叶支气管吻合，供肺右下叶支气管与受者中间段支气管吻合；或者在右侧主支气管水平吻合支气管，供肺右中叶支气管残端左侧闭合。③ 右下叶切除术：供肺右下叶切除，供肺右上叶支气管与受者右上叶支气管吻合，供肺右中叶支气管与受者中间段支气管吻合；或者行供肺右中叶支气

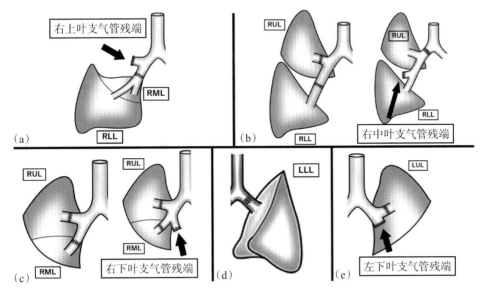

图 4-3-4　尸体肺叶移植（CLT）手术方式。右上叶切除（a）、右中叶切除（b）、右下叶切除（c）、左上叶切除（d）和左下叶切除（e）为尸体肺叶移植的主要术式。蓝线表示支气管吻合部位，红线表示受者的支气管残端闭合部位。RML：右中叶；RLL：右下叶；RUL：右上叶；LLL：左下叶；LUL：左上叶。引自：Kayawake H, et al. J Thorac Cardiovasc Surg, 2018, 156(1): 451−460.

管至受者右中叶支气管吻合,同时闭合受者右下叶支气管残端。④ 左上肺叶切除术:供肺左上肺叶切除,供肺左下叶支气管在左主支气管水平行支气管吻合。⑤ 左下肺叶切除术:供肺左下肺叶切除,供肺左上叶支气管与受者左上叶支气管吻合,受者左下叶支气管残端闭合。

选择切除哪个肺叶取决于技术和病理因素。技术因素主要考虑移植物需要切除的体积大小及供肺相对受者胸腔过大的区域。右中叶切除术可以减少前后径的不匹配,适用于前后径狭窄的瘦小受者;下肺叶切除术适用于胸腔较短或膈肌相对隆起的受者,如肺纤维化患者;上肺叶切除术也可减少体积,特别是在垂直方向,但这会使肺门以下的肺实质无法扩张至肺尖而留有潜在的肺尖空间,相比下叶切除术,留下一个潜在的基底空间则更容易适应,因为膈肌会上升来填补这个空间。病理因素则取决于供肺的病理生理状态,如挫伤、局限性病变。原则上可以移植不同的肺叶组合,对于一侧胸腔特别小的非对称胸腔患者来说,单侧肺叶移植联合对侧全肺移植的术式同样是可行的。为获得较高的缩小程度,也可进行双侧单叶移植。基本上所有的供肺肺叶都可行肺叶移植,右侧供肺可以采用下叶与中叶的组合或上叶与中叶的组合,而特定肺叶的选择取决于其与受者胸腔形状相关的解剖尺寸匹配。Couentil 等描述了左肺劈裂式肺移植技术(图4-3-5)。将供者的左肺劈裂成上下叶用于受者的双侧肺叶移植,供者的右肺在另一位患者身上仍可作为单肺移植使用,这可能是对供肺最有效的利用。

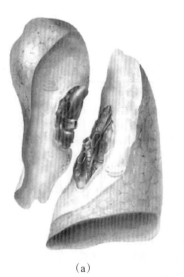 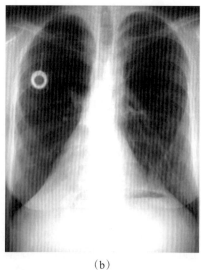

(a)　　　　　　　　(b)

图4-3-5　劈裂式双侧肺叶移植。(a)左肺劈裂;(b)患者肺移植后胸部X线片影像学表现。引自:Mitilian D, et al. Eur J Cardiothorac Surg, 2014, 45(2): 365-369, 369-370.

三、手术技术

CLLT供肺获取和受者肺移植手术与常规CLT基本一致。供肺获取选择低钾右旋糖酐(low-potassium dextran, LPD)液或Perfadex液作为器官保存液进行供肺原位顺行灌注,灌注压为10～15 mmHg,灌注总量为50～60 mL/kg,根据灌注液清澈程度调节。灌注完成后取出心肺整体,于平左、右肺动脉分叉处离断肺动脉干和升主动脉,解剖游离上腔静脉至右心房。将心脏牵向右侧,于左侧上、下肺静脉汇合处上方0.5～1.0 cm处剪开左房壁;再将心脏牵向左侧,同样位置剪开左房1.0 cm 左右作为定位标记,最后自左向右剪开左房,完成心肺分离。供肺静脉逆行灌注250 mL后保存于冰桶内转运备用。受者肺移植手术切口可选择前外侧切口、后外侧切、Clamshell切口或胸骨正中切口。先切除肺功能较差的一侧病肺,离断肺动静脉和左右主支气管时需预留足够长度,气管缝合处周围组织需尽量保留,利于吻合口周围包埋缝合,维持血供。肺门修剪后,依次吻合支气管、肺动脉和左房袖口。供-受者支气管膜部多采用端端连续缝合,软骨部可连续缝合或间断缝合,缝线多采用可吸收线。支气管吻合完成后,支气管周围组织包埋吻合口。肺动脉多采用5-0或4-0 prolene线连续缝合。房袖口吻合多采用4-0或3-0 prolene线连续单纯缝合或连续水平褥式缝合。肺叶的植入一般应该在某种体外心肺支持下进行,以缓解相对于全心输出量较少的肺叶血管床灌注,否则会导致明显的再灌注水肿。

LDLLT供肺的获取需要两个额外的手术台,2个供者双腔气管插管全麻,纤维支气管镜检查以确定供肺下叶切除是否可行。供者取侧卧位,第5肋间隙后外侧切口开胸。解剖分离肺裂至供者肺下叶动脉,明确供者右侧中叶和供者左侧舌段动脉的解剖结构,无损伤钳高位钳夹后切断,近端采用5-0 prolene线连续缝合。如果中叶动脉和舌动脉的分支较小,则结扎并分开;如果分支足够大,则应行自体心包修补的肺动脉成形术。确认中叶静脉不是起源于下叶静脉,围绕下肺静脉环形切开心包,使用血管闭合器钳夹后离断。用肺切割缝合器分离肺裂,切断下叶支气管,移出肺叶,4-0 prolene线间断缝合供肺支气管残端,并将带蒂的心包脂肪组织覆盖支气管残端。离断动静脉前,静脉注射前列腺素E_1以降低收缩压10～20 mmHg,静脉注射5 000 IU肝素和500 mg甲强龙。取出的供肺肺叶采用顺行-逆行灌注的方式灌注至动脉回流液变清、肺组织变白。儿童麻醉后用单腔气管插管,成人采用双腔气管插管。Clamshell切口经第4肋间隙进入双侧胸腔。胸骨锯以45°角呈锯齿状朝前正中线切开横断胸骨,以促进术后胸骨适应。为了减少失血量,肝素化前尽可能多地进行胸膜和肺门清扫。

肝素化后行体外循环支持或ECMO支持。全肺切除术后,用含有抗生素的温生理盐水溶液灌注胸腔。先植入右下叶,然后植入左下叶。依次吻合支气管、肺动脉和肺静脉。支气管吻合从膜部开始采用4-0 PDS缝合,软骨部单纯间断或连续缝合。当支气管大小相同时,采用端端吻合术;当支气管大小差异明显时,可使用伸缩技术。除接受大剂量类固醇治疗的患者外,不采用支气管包裹。供者下肺静脉与受者上肺静脉之间用6-0 prolene缝线进行静脉吻合,肺动脉采用6-0 prolene缝线端端吻合。在双侧移植完成之前,静脉注射500 mg甲强龙。

四、术后短期管理

CLLT受者术后采用国际标准化的三联免疫抑制方案,包括泼尼松(prednisone, P)、环孢素A(cyclosporin A, CsA)或他克莫司(tacrolimus, Tac)和霉酚酸酯(mycophenolate mofetil, MMF)。ISHLT注册数据统计结果显示,肺移植受者术后第1、5年最常用的免疫抑制方案均为Tac + MMF + P。急性细胞性排斥反应(acute cellular rejection, ACR)一般出现在术后3~12个月,移植肺组织活检是诊断ACR的"金标准",经支气管镜肺活检(transbronchial lung biopsy, TBLB)是最常用获取组织的方式。治疗方案主要为大剂量糖皮质激素冲击治疗,或者调整免疫抑制方案。抗生素方案基于移植前供体灌注结果,或基于头孢菌素家族药物的经验性治疗。同时应常规接受曲霉菌及巨细胞病毒的预防,至少持续使用3个月。

LDLLT受者要保持保5 cmH$_2$O的呼气末正压插管至少3 d,以保持植入肺叶的最佳扩张。呼吸机采用限压通气模式,最大通气压力保持在25 cmH$_2$O以下。在插管期间每12 h进行一次纤维支气管镜检查,以评估供者气道水肿情况,并吸除残留的气道分泌物。术后应尽快启动床边肺康复。术后免疫抑制应用CsA或Tac、MMF和P三联疗法。CsA、MMF和P的组合适用于感染性肺部疾病患者、儿科患者和接受类固醇治疗的患者;Tac、MMF和P的组合适用于其他患者。肺水肿通常见于接受整个心输出量的较小肺叶,对LDLLT受者的治疗重点是避免过度的免疫抑制,以降低感染的风险,保护肾功能,从而降低肺水肿的风险。ACR的判断通常根据影像学和临床表现,因LDLLT术后气胸和出血的风险可能较高,应尽可能避免TBLB。由于两肺叶由不同供者捐献,ACR通常为单侧。早期ACR的特点是呼吸困难、低热、白细胞数量增多、低氧血症和弥漫性间质浸润(胸部X线片及肺部CT可见)。可应用试验剂量为500 mg甲泼尼龙,仔细观察患者临床体征的变化。如果ACR确实是问题所在,则每天给予大剂量甲泼尼龙静脉冲击治疗（每天10 mg/kg，每天最大剂量1 g，连用3 d）。如果ACR超过3次，则应用Tac取代CsA。

五、预后

由于LDLLT供肺的获取来源于正常健康个体，故供者的预后与受者的预后同等重要。虽然肺叶切除术后围手术期并发症相对较高，但几乎没有围手术期死亡的报道，所有的供者回归了正常生活。2005年温哥华论坛肺移植组报道的大约550例LDLLT供者中，大约5%的LDLLT供者出现了需要手术或支气管镜干预治疗的并发症。活体肺叶切除术与标准肺叶切除术的3个技术差异可能解释了供者并发症发病率较高的原因：围绕下肺静脉的心包切开术可能导致心律失常和心包炎；右下叶支气管斜行分割可能增加支气管瘘和狭窄的风险；肝素应用可能导致围手术期出血。Date等报道的在供者肺叶切除术中的统计中，术后并发症发生率为20%。由于肺是非再生器官，供者会永久丧失所切除肺叶的肺功能；对供者肺叶切除后3、6和12个月的肺功能进行检测，供者肺叶切除术后1年，FVC和FEV_1均恢复到术前的90%左右。南加州大学研究小组报道了123例LDLLT受者的长期结果，再次移植和机械通气是围手术期死亡的危险因素，1、3、5年的生存率分别为70%、54%和45%。京都大学研究小组报道的92例LDLLT和135例CLT队列中，LDLLT组移植术后需ECMO支持比例为11%，30 d病死率为2%，住院病死率为7%，这些结果与CLT组相当。其中围手术期死亡的原因包括PGD、弥散性血管内凝血（disseminated or diffuse intravascular coagulation, DIC）、吸入性肺炎和败血症。LDLLT组中CLAD发生率略低于CLT组（14% *vs.* 22%），且大多数LDLLT受者发展为单侧供肺的CLAD。LDLLT组的5年和10年生存率分别为79.0%和64.6%，CLT后分别为65.7%和60.3%（图4-3-6）。LDLLT与CLT见表4-3-2。

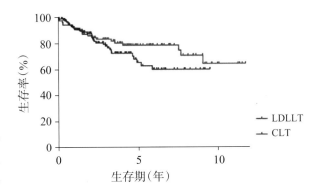

图4-3-6　京都大学LDLLT组的5年和10年生存率分别为79.0%和64.6%，CLT组分别为65.7%和60.3%。引自：Nakajima D, et al. J Thorac Dis, 2021, 13(11): 6594-6601.

表4-3-2　LDLLT和CLT手术相关指标比较

手术相关指标	LDLLT	CLT
等待时间	短	长
手术计划	可控	不可控
缺血时间	短	长
移植物尺寸	小	全
原发性移植肺失功	不频繁	10%到20%
移植物感染	不频繁	频繁
团队数量	3个	2个
支气管并发症	稀少	5%
慢性排斥反应	经常单侧发生	主要死因

引自: Date H. J Thorac Dis. 2017, 9(9): 3362-3371.

在CLLT的预后研究中, Eberlein等对CLLT进行了系统评价, 列入了9项研究中的301例CLLT, CLLT组患者的1年生存率为50%～100%, 4项研究报道了CLLT后5年生存率为37.5%～54.9%。常规CLT组的1年生存率为72%～88%, 5年生存率为51%～69.9%。除了最大的一项研究外, CLLT与更高的死亡风险相关。其中, 5项研究描述了PGD的发生率为13%～56%, 与CLT无统计学差异; 3项关于术后ECMO支持的研究报道显示, CLLT组的术后ECMO支持为20%～36%; 4项研究报道了ICU平均住院时间(ICU length of stay, ICU, LOS), 在CLLT中为12～27 d, 而在CLT中为4～6 d; 5项研究记录了在CLLT后3～6个月, pFEV$_1$%为52.6%～75.3%, pFEV$_1$%峰值为67.3%～85.2%。多伦多总医院报道的1 665例肺移植队列, 其中75例(4.5%)为CLLT, CLLT组1、3、5年总生存率分别为73.2%、56.9%、50.4%, CLT组分别为84.4%、68.4%、55.8%, 两组之间无统计学差异(图4-3-7)。

六、小结

包括LDLLT和CLLT在内的肺叶移植是肺移植中供-受者的大小尺寸不匹配、边缘供肺的利用及病情危重的小胸腔成人或儿童供肺紧缺这些问题的潜在解决方案。虽然肺叶移植受者在肺移植患者中风险更高, 但中远期生存率与常

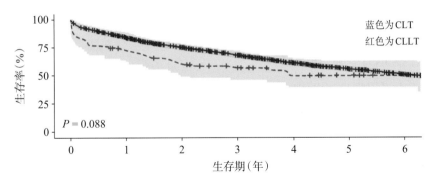

图4-3-7 多伦多肺移植队列（2000—2017年）尸体肺移植（CLT）和尸体肺叶移植（CLLT）的Kaplan-Meier生存曲线。引自：Campo-Canaveral D L C J, et al. J Thorac Cardiovasc Surg, 2021, 161(5): 1674-1685.

规单双肺移植相当。肺叶移植是一种有效的常规手术替代方案，缓解了日本等国家因社会因素导致脑死亡供者（DBD）严重短缺的问题，同时也提供了与单双肺移植相同甚至更好的生存率。

第四节 心肺联合移植

杨超，彭桂林，徐鑫

　　心肺联合移植指将供者的健康心脏和双侧/单侧肺同期植入受者胸腔，取代受者终末期病变的心脏和肺。1981年3月9日，美国斯坦福大学Bruce Reitz和Norman Shumway首次为一名罹患终末期原发性肺动脉高压的女性患者实施了心肺联合移植，手术获得了成功。尽管心肺联合移植最初的适应证是终末期肺血管疾病，如原发性肺动脉高压以及房间隔或室间隔缺损合并艾森曼格综合征，但在1983年单纯的肺移植获得成功之前，心肺联合移植手术也曾广泛用于治疗其他的终末期肺疾病，例如囊性纤维化（CF）、慢性阻塞性肺病（COPD）以及特发性肺纤维化等。但随着单纯的肺移植获得成功，肺移植技术的持续发展，以及与此同时而出现的心肺供者器官短缺局面，心肺联合移植的适用范围已经较前显著缩小。目前，复杂先天性心脏病并发艾森曼格综合征是心肺联合最常见的适应证。心肺联合移植也适用于既有终末期肺部疾病同时罹患难治性左心衰竭患者，或经证实存在右心纤维化或右心室梗死的右心衰竭患者。

一、手术

（一）供者心肺获取手术

手术采用胸骨正中切口。依次切开皮肤及皮下后，电锯切开胸骨。用撑开器撑开胸骨，暴露纵隔。"十"字剪开心包，充分显露心包腔，检查心脏有无挫伤、钙化或局部壁运动异常。打开纵隔胸膜，快速探查胸膜腔及肺。游离出上腔静脉，过粗线或带，吊线备用。分离主动脉及肺动脉。在近肺动脉总干根部用 4-0 prolene 线行荷包缝合后，肺动脉插管，妥善固定。同样用 4-0 prolene 线在主动脉荷包缝合后，主动脉插管并妥善固定。于循环阻断前 5 min 再次静脉予以肝素（300 U/kg）。将前列腺素 E_1 经肺动脉干注入。阻断上腔静脉，开放下腔静脉，阻断主动脉后剪开左心耳，开始灌注。期间将冷的生理盐冰置入心包腔及两侧胸腔。灌注期间呼吸机继续低潮气量通气。心肺灌注完成后，停止通气，将心肺整体游离，肺膨胀至中度水平，用切割缝合器离断气管，整体取出心肺后至另一手术台进行处理。将灌注液连接至富氏尿管，富氏尿管球囊用 4～5 mL 生理盐水打胀，通过打开的左心耳将插管逐一插入肺静脉逆行灌注，逆行灌注的液体总用量为 1～2 L。之后，将切取的供者心脏装入保存袋中，其内存有冷保存液，绑缚密封。将装有供肺的保存袋再放入另一个保存袋，其内存有无菌生理盐水-冰屑混合物，注意避免供肺与无菌生理盐水-冰屑直接接触，绑缚密封。最后装入存有冰块的保温箱中转运。

（二）受者手术

1. 体位与切口

（1）手术采用平卧位。胸骨正中切口（**图 4-4-1**）是用于心肺联合移植的传统切口，由于其技术简单和术后疼痛较轻，目前最常运用。但对于曾行心胸外科手术、胸膜固定术或胸腔严重粘连的患者，此切口难以显露胸腔的后方。

（2）蛤蚌式切口也是常用的手术入路。患者取仰卧位，双臂内收，也可以外展以便于显露后肺门结构。在双侧乳房下经第 4 或第 5 肋间切口向腋部延伸并横断胸骨。该切口可以提供良好的暴露，便于分离包括胸腔后方的粘连。该入路的主要缺点是术后经常出现急性或慢性的疼痛、胸骨对位不良或哆开。

2. 手术步骤

（1）建立体外循环。开胸后，切开心包。打开双侧胸膜并延长切口，向上至无名静脉水平，向下至胸膜膈肌反折处，充分显露双侧胸腔和肺门。电刀分离纵隔和胸腔粘连。通过主动脉插管和上、下腔静脉单独插管建立体外循环。

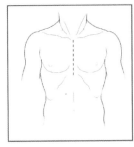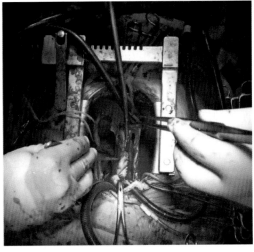

图4-4-1　正中切口

（2）切除受者心肺。体外循环转机后开始切除受者心肺（**图4-4-2**）。先切除心脏，接着切除双侧肺。在分离心脏和肺门时，应注意保护膈神经和左侧喉返神经。

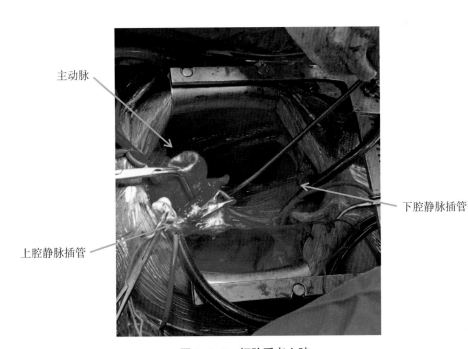

主动脉

下腔静脉插管

上腔静脉插管

图4-4-2　切除受者心肺

从右心耳至下腔静脉-右心房交界处做一切口，将该切口延伸至冠状静脉窦，然后在窦管交界处横断升主动脉，在肺动脉瓣上1～2 cm处横断肺动脉。将心脏向左侧牵拉，切开左心房顶，沿二尖瓣后瓣环（房室沟）切开，将此切口和之前的冠状窦切口连接，将心脏从心包腔内移除。切除心脏后，接着分离心包后壁和心包腔内的血管。从左房后壁沿中线切开，向两侧游离至后心包反折处，注意避免损伤膈神经。在近左右分叉处切断主肺动脉。左侧喉返神经走行于韧带旁主动脉弓下方，注意避免损伤。

此后，显露右肺门，将肺动脉、肺静脉自心包游离。在近隆突处分离主支气管，避免损伤迷走神经。在膈神经下心包返折处做一相对较宽的切口。切割缝合器钉合右支气管，远端切除，以避免污染术野。之前已经游离肺动脉、肺静脉和左房袖，此时可以完成肺切除。左肺切除同右肺。术后出血和血胸的常见出血点是肺门后方和双侧下肺韧带，这些地方应彻底止血。完成肺切除以后遂游离气管。用电刀在气管隆嵴上做横切口，这一切口应尽可能低，以保证远段气管的血供。纵隔游离完成后彻底止血。

（3）供体心肺植入。切除受者心肺后，将修剪好的供者心肺器官放入胸腔。首先通过右侧膈神经下方的心包切口将供者的右肺放入右侧胸腔，然后将供者的左肺经左侧心包切口送入左侧胸腔。应仔细检查各肺叶的方向，避免扭转（图4-4-3）。

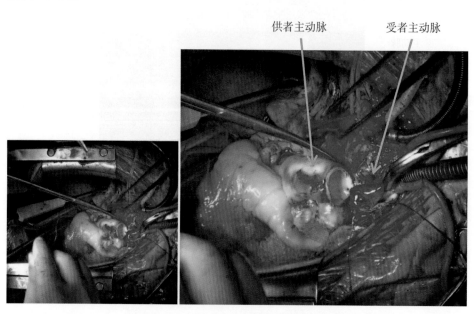

图4-4-3 将供者的心肺置入受者的胸腔内

（4）吻合气管。气管吻合从软骨-膜交接部开始。用3-0 prolene缝线单纯连续针法完成后壁的膜部缝合,接着继续以同样针法完成前壁软骨部分的吻合。气管吻合完成后,用3-0 prolene缝线缝合供者与受者气管周围的软组织覆盖吻合口。麻醉师用支气管镜检查气管,清除气道残余的分泌物和血液,并检查吻合口是否达标。

（5）吻合上下腔静脉(双腔技术)。上腔静脉-下腔静脉吻合是首选的右房重建技术。该技术可以减少房性心律失常、房室传导阻滞和三尖瓣反流等发生率,并便于心内膜活检。双腔法需要在切除受者心脏时保留足够的下腔静脉袖和足够长的上腔静脉。用4-0或5-0 prolene缝线自后向前连续缝合,缝合间断锁定吻合口以防止荷包效应。

（6）主动脉吻合。进行主动脉吻合时,将受者与供者的主动脉对齐,应保证重建后的主动脉足够长,在处理吻合口后壁出血时便于牵拉显露。用4-0 prolene缝线连续缝合主动脉。通常从5点钟位置起自后向前完成吻合。

（7）恢复灌注及排气。主动脉吻合完成后,在主动脉根部插入根部吸引管和灌注插管,经右上肺静脉放置左室吸引管。患者取头低脚高体位,开放上腔静脉和下腔静脉的阻断带使心脏充盈。行瓦尔萨尔瓦动作(Valsalva maneuver),开放主动脉阻断钳恢复灌注,保持各吸引管正常吸引。固定起搏导线并经在切口下方引出**(图4-4-4)**。

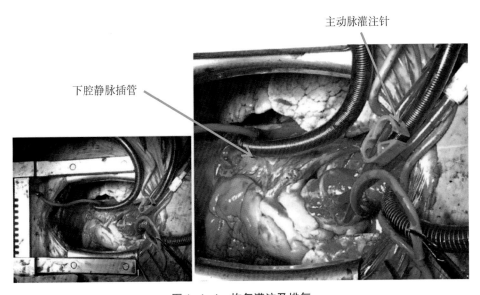

主动脉灌注针

下腔静脉插管

图4-4-4　恢复灌注及排气

（8）撤除体外循环。当器官充分再灌注、心脏收缩有力时，停止肺灌注并拔除插管准备停机。心脏充盈后经食管超声评估心腔内残气；然后拔除右上肺吸引管，维持主动脉根部引流。复温至正常后停机。停机过程中必须避免心脏过度膨胀。经食管超声确认心肺功能良好、血气分析结果满意后，拔出静脉插管，鱼精蛋白中和肝素。输入血制品，包括新鲜冰冻血浆、冷沉淀、血小板等改善凝血功能。最后拔除主动脉插管。

（9）关胸。常规使用2条胸腔引流管和2条纵隔引流管。胸骨正中切口用6～7条钢丝标准闭合胸骨；蛤蚌式切口，肋间用5条丝线间断缝合，胸骨用钢丝固定。用可吸收缝线缝合肌层、皮下，用皮肤钉闭合皮肤切口。如果供肺过大或出现原发性移植物功能不全，或者血流动力学不稳定，可选择延迟关胸。术毕带单管腔气管插管返回ICU。若出现严重移植功能不全考虑选择 ECMO进行辅助，V-A ECMO模式可对心脏和肺同时辅助。

二、术后效果

心肺联合移植术后的感染事件多与移植肺有关，其发生率与单纯的单肺移植或双肺移植相似。

心肺联合移植后免疫抑制方案与双肺移植或单肺移植后的方案相似。若与单独的心脏移植或肺移植相比，心肺联合移植术后出现心脏或肺的排斥反应机会均更少；而心脏与肺相比较，则心肺联合移植术后肺排斥反应的发生率高于心脏排斥。心肺联合移植术后无论是心脏还是肺均可出现慢性排斥反应。不过，心脏的冠状动脉血管病发生率低于肺的闭塞性细支气管炎综合征（BOS）的发生率。心肺联合移植术后1、3、5和10年冠状动脉血管病的发生率分别为3%、7%、9%和7%，而BOS相对应的发生率则是8%、27%、42%和62%。

心肺联合移植术后的长期生存结果与单纯的双肺移植或单肺移植相似，但显著差于单纯的心脏移植。根据国际心肺移植学会的统计数据，1982—1991年接受心肺联合移植的1 216例患者，术后早期的病死率为25.4%，1、2、5和10年的生存率分别为56%、49%、37.7%和26%。而在2004—2014年接受心肺联合移植手术的病例，其术后生存状况较此前显著提高。ISHLT的统计数据显示，此期间的术后病例1、2、5和10年的生存率分别为63%、52%，45%和32%，而中位生存期为5.8年。对于那些术后成功度过1年的患者，其中位生存期则超过了10年。术后效果的改善主要得益于恰当的患者选择、外科技术的进展以及免疫抑制方案的进步。

第五节 再次肺移植

赵晋,张军航,陈静瑜

肺移植是目前公认治疗终末期肺病的有效方式,而闭塞性细支气管炎综合征(BOS)是肺移植术后远期的主要并发症,影响受者生存质量和生存时间。随着他克莫司等免疫抑制剂以及阿奇霉素的应用,受者短期生存率有所提高,但对BOS疗效仍不理想,再次肺移植是BOS唯一有效的治疗方式。影响再次肺移植患者预后的因素有很多,其中手术适应证以及手术方式的选择,直接影响受者的手术效果。通常而言,相较于原发性移植肺失功(PGD)、难治性气道并发症等急性移植物失功患者,慢性移植肺功能障碍(CLAD)患者的术后生存率更高,且再次双肺移植的远期收益更高。

一、基本概念

经过30多年的发展,肺移植已经成为许多终末期肺病的标准治疗方法。根据ISHLT的官方数据,截至2018年6月,全世界共完成了69 200例成人肺移植。对于初次接受肺移植的患者,文献中报告的5年生存率约为54%,远低于心脏移植的71%、肾移植的76%以及肝移植的75%的5年生存率。肺移植术后由慢性排斥引起的CLAD是影响肺移植术后长期存活的主要因素。CLAD主要包括两类:BOS和限制性移植物综合征(restrictive allograft syndrome, RAS)。文献报道首次肺移植后5年内CLAD的发生率约为50%,而10年后这一数据将达到75%。CLAD是不可逆的,目前暂无任何药物能完全逆转,再次肺移植是提高患者生存率的唯一有效手段。一般来说,再次移植的风险比初次移植更大,预后也不如初次移植。然而,随着新的外科技术、围手术期管理和免疫药物的发展,近年来再次移植的效果有了显著的改善,例数也逐年递增。ISHLT数据显示,截至2009年6月再次肺移植例数占所有肺移植的2.5%,而到2018年6月增至4%。

二、再次肺移植的发展历史

世界上第一例再次肺移植手术于1985年完成,之后很长一段时间,由于相关技术还不成熟,接受再次肺移植的患者数量相对较少。1991年,首次开发使用再次肺移植登记系统。1998年,该团队分析了47个移植中心的230例再次肺移植病例,研究显示其1年生存率仅为47%,明显低于初次肺移植73%的1年生存率。2003年,Brugiere等报道了15例因BOS而行再次肺移植的案例,术后1年生存率为60%,这一结果提升了人们对再次肺移植的信心。联合器官共享网络(The United Network for Organ Sharing, UNOS)数据库显示,2004—2013年再次肺移植术后1年生存率已提高至71.1%,虽仍然低于初次肺移植的生存率,但已有显著改善。这可能与肺保存技术的改进和免疫抑制药物的开发使用有关,同时对受者的合理选择也有助于术后生存率的提升。在再次肺移植患者中,相较于PGD和难治性气道并发症等急性移植物功能衰竭患者,CLAD患者的术后生存率更高。

三、再次肺移植的适应证

通常情况下,初次肺移植术后早期严重的PGD患者行再次肺移植的效果较差,仅少数中心报道过成功案例(图4-5-1)。有中心报道,再次肺移植治疗支气管吻合口狭窄预后较好,而治疗气管断裂的结果却不尽如人意。CLAD是再次肺移植的主要适应证,但BOS和RAS行再次肺移植的预后有明显差异。多伦多总院移植中心报道,BOS再次移植后的中位生存期为7.4年,而RAS仅为2.1年。而一项多中心回顾性研究发现,BOS再次移植患者的中位生存期为5.3年,与ISHLT登记的初次移植患者(6.1年)相当,而RAS患者再次肺移植后的中位生存期仅为1.7年。同时,RAS患者二次移植术后CLAD再发生率高于BOS患者(41% vs. 30%),且复发时间更早。RAS可能与再次肺移植术后生存率下降与CLAD早期复发相关。许多中心报告了相似的结果(图4-5-2),虽然再次肺移植病例数相对较少,但目前已基本达成共识,BOS是再次肺移植的最佳适应证。

四、ECMO桥接再次肺移植

长期以来,通过体外支持来桥接移植一直是一个有争议的问题,最初ISHLT认为这是肺移植的相对禁忌证。然而,有个别移植中心已经成功地使用该技术

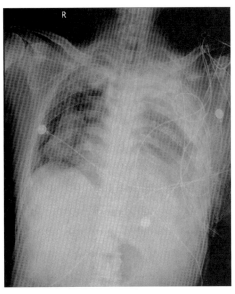
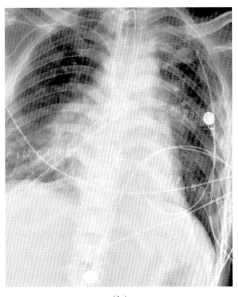

(a)   (b)

图4-5-1　原发性移植肺失功(PGD)患者再次肺移植后胸部X线片表现。(a) 初次移植术后第1天胸部X线片;(b) 再次移植术后第1天胸部X线片。患者,男,41岁。2019年因硅肺于无锡市人民医院行左单肺移植术,术后患者肺水肿严重,合并肺部感染,术后第2天患者血红蛋白较低,引流量偏多,予以加强输血、止血处理后复查胸腔彩超提示仍有大量胸腔积液,故在全麻下行开胸探查止血术,术后患者肺水肿有所好转。但患者仍有发热,予以加强抗感染处理的同时予以降温毯应用,痰培养及NGS提示鲍曼不动杆菌感染,予以加强抗感染治疗后情况未有好转,且患者胸部CT检查提示左肺实变,患者呼吸急促,难以脱机。患者术后早期出现严重PGD及肺部感染,经过讨论后考虑患者有二次移植的指征,于初次移植后1月在全麻下行再次双肺移植术,术后患者胸部CT检查提示右下肺实变明显,予加强抗感染及体位引流,后患者胸闷气促症状改善,予加强抗感染、免疫抑制、护胃、补钙等对症处理后好转出院。

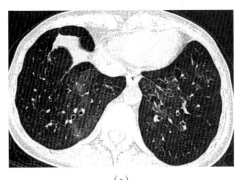
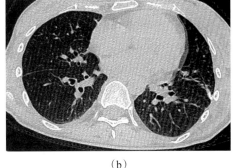

(a)   (b)

图4-5-2　BOS患者再次肺移植CT影像学表现。(a) 再次移植术前1个月CT影像;(b) 再次移植术后2个月CT影像。患者,女,初次移植年龄26岁。2013年因"肺淋巴管平滑肌瘤病、I型呼吸衰竭"在无锡市人民医院行初次双肺移植术。术后第6年复查肺功能,FEV$_1$逐步下降,渐出现活动后气短,仍至无锡市人民医院就诊,完善检查后考虑PGD。予激素冲击、调整免疫方案(四联:他克莫司＋雷帕霉素＋米芙＋泼尼松),但疗效不佳,肺功能仍继续下降,FEV$_1$为0.5～0.55 L,经评估后于2018年行ECMO辅助下再次双肺移植术。术后常规抗感染,泼尼松＋他克莫司＋晓悉三联抗排斥治疗,恢复后顺利出院。

超过10年,目前大家对桥接技术有了新的兴趣与认知。大量单中心报道称在经仔细挑选的患者中通过体外支持桥接肺移植具有良好的结果。桥接装置的技术进步也使得"个性化桥接"成为可能,这为提升桥接成功率和移植预后生存率及生活质量铺平了道路,也使人们开始注意到通过体外支持来桥接再次肺移植手术。ECMO被用于危重患者呼吸、循环支持已有40多年历史。目前,ECMO作为一种比气管插管更有效的桥接肺移植的治疗手段,被越来越多地应用于心肺衰竭患者。目前这一领域的最新进展是清醒状态下ECMO桥接肺移植。清醒状态下ECMO可以最大限度地减少长期镇静的不良反应(例如肌肉萎缩),同时还可以对患者进行一些物理治疗。Fuehner等报道了26名患者接受清醒状态下ECMO,最终20例桥接肺移植,16例(80%)存活满6个月,远高于机械通气桥接肺移植的历史对照组(50%)。该方式同样适用于再次肺移植。Lang等报道2008—2012年39例因BOS拟行再次肺移植案例,其中清醒ECMO桥接组(5例)在等待供肺期间病死率和围手术期病死率均为0。相比之下,择期组(病情相对稳定,无任何桥接方式,$n = 23$)为13%和20%,镇静桥接组(气管插管,镇静伴或不伴ECMO,$n = 11$)为39%和29%。择期组患者再次肺移植术后90 d、1年和2年的生存率分别为80%、70%和53%,镇静桥接组为72%、43%和29%,而清醒ECMO桥接组为100%、60%和60%。

五、手术方式的选择

再次移植手术方式的选择这一问题较为复杂且存在争议。初次移植若为单肺移植,则再次移植时必须考虑是否保留初次移植肺。一方面,发生功能障碍的初次移植肺可能会导致持续的免疫刺激。有报告显示在近1/4的再次肺移植患者中,保留的初次移植肺是致命感染源,故建议再次移植时需优先考虑移除初次移植肺。另一方面,同侧单肺再次肺移植与对侧单肺再次肺移植相比,手术难度更大,出血、急性死亡的风险更高。当然,选择何种类型的再次肺移植取决于多种因素,如果患者存在化脓性感染或明显的肺动脉高压则双肺移植仍是首选。鉴于双侧移植在肺移植的所有适应证中具有明显的优势,即使没有足够的数据支持,仍建议在大多数情况下的再次移植应优先选择双肺移植。

六、儿童再次肺移植

小儿肺移植是一种相对少见的手术,每年只有约100例上报至ISHLT。超过70%的肺移植儿童年龄在11～18岁。在这种情况下，再次移植例数显然更少。自2000年以来，每年只有5～8例报告。2011年，Scully等报道了UNOS数据库中有关儿童再次肺移植的结果。1988—2008年共有81名儿童进行了再次肺移植手术，5年生存率为28%。而在同期进行的721例初次小儿肺移植中，5年生存率为44%。然而，与成人再次肺移植的结果相似，若仅考虑因CLAD而行再次肺移植的患儿，其术后生存率将得到改善。并且如果两次移植间隔时间超过1年，则5年生存率上升至34%。Hannover儿童医院的观察结果也类似。该医院在1994—2010年累计完成儿童再次肺移植7例。其中6例适应证为CLAD，只有1例是急性移植失败。7例患儿再次肺移植的院内病死率为29%（2/7），与同期患儿的初次肺移植病死率（21%，6/29）相比，无统计学差异（$P = 0.64$）。随着结果的不断改善，越来越多的患儿提出再次移植，使得越来越多有经验的中心开始进行儿童再次肺移植。肺叶或减容肺移植也扩大了儿童肺移植的供者选择空间。综上，尽管儿童移植依从性较差且术后长期生存率有限，再次肺移植仍是CLAD儿童患者的首选治疗方式。

七、影响再次肺移植预后因素

影响再次肺移植患者预后的因素有很多，总结文献中报道的因素如下。

1. 适应证

因急性移植肺功能障碍、PGD和气道裂开而再次移植的患者预后较差，而因CLAD（尤其BOS）再次移植的患者预后较好。

2. 移植中心

Novick等分析了35家医疗机构的再次肺移植病例，发现累计实施过5例以上再次肺移植的机构再次移植患者的2年生存率明显高于实施了5例以下再次肺移植的机构。

3. 初次移植和再次移植的间隔时间

在对2004—2013年接受再次肺移植的604名患者的数据进行的回顾性多变量分析中，Thomas等发现，在初次移植后1年以上接受再次肺移植的患者预后明显好于间隔1年以下的患者。

4. 术前功能状态

Novick等分析了34个机构中的139例再次肺移植病例，发现约29%的患者在手术前可以行走（在有或没有辅助的情况下行走超过50 m）。单因素和多因素分析结果表明，这些患者的预后优于不能下床活动的患者。

5. 再次移植的时间

总的来说,随着技术和药物研究的发展以及对再次移植的认识提高,再次移植的结果随着时间的推移而改善,早期阶段的手术效果相对较差。当然,这也与肺移植适应证和患者选择的变化以及近年来肺再移植中CLAD患者比例的增加有关。

6. 手术方式的选择

在对器官获取和移植网络数据库(Organ Procurement and Transplantation Network, OPTN)中登记的325名再次移植患者的分析中,Kon等发现,接受双肺移植和对侧肺移植的再次肺移植患者的预后明显好于同侧再次肺移植的患者。在Thomas等的一项研究中,多变量分析的结果表明,接受双侧再次肺移植的患者的预后明显优于接受单肺移植的患者。

7. 受者再次移植时的年龄

Hall等分析了542例接受肺移植患者的预后,其中87例接受了再次移植。结果显示,50~60岁及以上的再次肺移植受者预后明显差于年轻患者。

此外,一些供者相关特征也可能影响移植受者的预后。例如,Novick等报道,供-受者之间存在不匹配巨细胞病毒状态的再次肺移植患者预后不良。Kawut等报道,接受男性供肺的再次肺移植患者预后明显差于接受女性供肺的再次肺移植患者。

八、再次移植的关键问题

虽然再次移植的结果随着时间的推移有所改善,但与初次肺移植相比,总的手术风险和预后仍有一定的差距。可能与以下因素有关。

1. 初次移植手术的影响

初次肺移植手术可能会导致受者产生严重的胸膜粘连,使得胸腔内的解剖结构偏离常态,再次移植时不易识别,手术意外风险(如术中出血等)会增高。此外,在进行气管吻合时,为了保持良好的气管血供,避免吻合处血供不良,通常要切除初次移植时的气管吻合部,重新将受者近端气管与供者气管吻合,这也提高了手术的难度。

2. 长期药物效应

初次移植后长期使用他克莫司等免疫抑制剂会影响肾功能。肾功能不全与高血压、骨质疏松症、贫血、营养不良和神经障碍等有关,这些都可能导致不良事件的发生。

3. 免疫问题

由于长期使用免疫抑制剂,再次移植患者处于慢性免疫抑制状态。这些患者再次肺移植术后是否需要大剂量免疫抑制剂诱导免疫是存疑的。另外,由于初次移植肺与再次移植肺交叉反应的致敏作用,再次移植可能在免疫学上更加复杂,从而增加了潜在有害供体特异性抗体的负担。大剂量免疫抑制剂大大增加了再次移植后感染的风险,而感染仍是再次移植失败的主要原因。目前,尚无再次肺移植患者术后免疫抑制标准方案。

4. 评估再次移植风险和选择合适受者的标准

由于需要行再次肺移植的患者一般情况通常较差,围手术期维护及治疗难度大,尤其是初次移植后早期急性移植物失功或气道并发症的患者。这类患者气道吻合处通常处于水肿阶段,再次手术后愈合更加困难,术后再次严重PGD风险很高。因此,评估手术风险和选择合适的患者以最大化供者器官利用率是一项重大挑战。

5. 伦理考虑

由于供者短缺,公平、合理、最大利益化的器官分配一直是令人纠结的问题。鉴于再次肺移植手术的高风险性和相对低收益性,关于其适当性的伦理争论一直存在。有学者认为再次肺移植的术后生存率低于首次肺移植,并且暂无足够证据表明再次肺移植术后患者生活质量的显著提高,故需谨慎考虑再次肺移植。另有部分人认为,鉴于公平原则,如果患者已接受过一次肺移植机会,就不应该给他们再提供另一个供肺,毕竟等候名单上还有大量重症患者急需供肺救治。笔者认为,无论是初次肺移植还是再次肺移植,只要是在供肺的分配原则上是以公平和有效性为指导,那在伦理上就具有正当性。

九、小结

再次肺移植作为一种挽救初次移植后移植物失功患者的治疗方式,有其存在的必要性。一般情况良好的年轻CLAD患者是最理想的受者,而双肺再次移植是优先考虑的,可以获得类似于初次移植的预后结果。对于气道并发症或急性移植物失功的再移植,一般应予以劝阻,仅在个别特殊案例中予以实行。未来我们的努力方向应侧重于阐明CLAD的机制,预防再次肺移植术后并发症,完善患者选择标准,改进技术以降低再次肺移植的病死率,提高患者的生存质量。

第六节　自体肺移植

田东,江贤亮,周海宁,赵高峰

在肺癌手术过程中发现,当肿块位置非常靠近肺门,侵犯肺动脉和支气管过长,即使采用复杂的肺动脉、支气管切除,由于肺静脉的牵拉,支气管或肺动脉的两断端不能并拢而导致无法完成吻合,端端吻合(单袖或双袖式)的方式也难以实现彻底切除肿瘤,不得不进行单侧肺全切除。但是有部分肺功能不佳的患者,因全肺切除创伤过大,肺功能损失太多,而不能耐受全肺切除,可能会出现严重的术后并发症,严重影响术后生活质量,甚至危及生命。在这种特殊情况下,可以在全肺切除后在体外进行肺修剪,将无瘤残留的肺叶经过支气管、肺动脉和肺静脉端端吻合技术"回种"到原胸腔。这样,既能彻底切除肿瘤,又能最大限度地保留肺功能。自体肺移植是在患者全身性肝素化下进行的原位袖状肺叶切除术后,在肿瘤感染单侧的局部肺叶及其周围的肺动脉、肺静脉、支气管时,将患病侧的肺叶全部切下,于体外进行肺灌注保存肺活性,并修剪肿瘤残余的肺叶。再将基本无肿瘤残余的肺叶重新进行血管及气管吻合,将肺重新移植回原位。该术式能最大限度改善患者的残肺功能,改善生活质量。自体肺移植是肺癌根治手术领域内一项崭新的外科理念和技术,符合肺癌外科根治原则,对提高肺癌患者术后生存时长和质量非常有益(图4-6-1)。

一、自体肺移植的历程

世界上第一例自体肺移植是由Juvenelle等于1951年报道的犬肺移植。术者将实验犬的右侧肺病损部去除后进行下部肺叶的自体肺移植,该实验犬于术后35个月被处死,此时的支气管肺活量测定显示,自体移植的肺已中度丧失肺功能。而在1963年,Hardy等首次将该术式用于人体,在临床试验手术中Hardy发现支气管吻合口开裂是导致术后感染和并发症的主要原因。1985年,Toomes等在1例双袖状右上、中肺叶联合切除时,因肺动脉切除过长而将下肺静脉移植于上肺静脉残端,完成了肺动脉吻合,解决了血管残端过短、无法紧密吻合的问题,后被称为静脉套囊技术。技术的进步使得自体肺移植进一步替代全肺切除

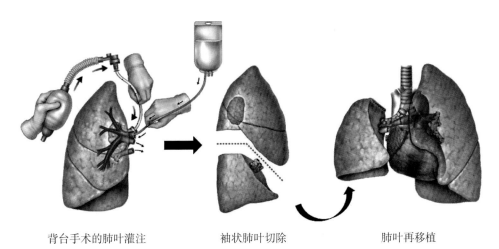

背台手术的肺叶灌注　　　　　袖状肺叶切除　　　　　　　肺叶再移植

图4-6-1　**自体肺移植术式**。引自：Tanaka S, et al. Eur J Cardiothorac Surg, 2019, 56(1)：213-214.

术成为可能，为最大限度地切除病变和保留健康肺组织提供了理想术式。我国学者张国良等在1998年报道了国内首例自体肺移植手术，该手术沿用Toomes等的静脉套囊技术，并用于Ⅲ期中心型肺癌患者，为国内自体肺移植的开展积累了重要的临床经验。一直以来，由于自体肺移植的术式复杂、适应证较少，有关自体肺移植所有的报道多为个案或是小样本报道，属于肺移植领域难度较高的前沿手术。

二、自体肺移植的优势

最新的ISHLT报告称，自2010年以来，接受肺移植的成人1年和5年生存率分别为85%和59%。全肺移植的生存率可观，但由于肺供者的短缺，世界范围内约只有20%的捐赠者的供肺可用于肺移植。自体肺移植在长期预后、术后并发症等方面仍落后于其他实体器官的移植。而排在等候名单上的肺移植患者的病死率为15%～25%。自体肺移植的出现可以解决供者肺短缺以及术后排异反应等问题。近20年来，自体肺移植通过不断改进术式，可以基本上替代全肺切除术，完成肺癌的根治，并可最大限度地保留患者残存的肺功能、保障术后生存质量，且长期生存率与异体全肺移植相差不大。但是，自体肺移植手术难度大、技术要求高，代表肺癌外科领域内的最高难度。目前的适应证较为局限，术者应综合判断，谨慎实施。胸外科医生开展双袖状肺叶切除术很多，理念和技术均很成熟。当术者对自体肺移植理念和技术没有信心时，应实施全肺切除术，不要勉强进行自体肺移植。

三、适应证

1. 中心型肺癌

中心型肺癌的肺门呈冻结状态，考虑到肺瘤侵犯肺动脉干、主气管等，手术风险高，往往放弃手术，或行心包外或心包内全肺切除，而全肺切除对于心肺功能差的患者不适用，且出于异体肺移植需要更良好的基础健康状况作支持，以及肺供者不足等一系列考虑。因此，自体肺移植被考虑应用于Ⅲ期中心型肺癌。当肿瘤侵袭肺门部的支气管、肺动脉和肺静脉，但侵袭范围仅限于单个肺叶时，为了最大限度地保留患者肺功能，术者可以对病变肺叶进行切除修剪，将未受累的健康肺叶再植入回原位。Ⅲ期中心型肺癌手术难度大、创伤重、危险性高，是肺癌外科治疗的难点。近年国内开展双袖状肺叶切除术较多，该术式存在如下优点：① 使得部分心肺功能不全、身体状况无法耐受全肺切除的患者，尤其是高龄患者得以手术根治；② 使部分Ⅲ期中心型肺癌可以进行根治效果等同于全肺切除术的自体肺移植术；③ 为第二次原发性肺癌、双侧肺癌和肺转移癌患者提供了再次手术的机会。

当肿瘤侵犯多个肺叶，单纯的双袖状肺叶切除术已无法完成肿瘤的彻底清除时，则需进行延长袖肺叶切除术（extended sleeve lobectomy, ESL）以一次性切除多个肺叶，再对健康基底节段进行肺再植。Chida等对23例Ⅲ期中心型肺癌患者进行基底节段的肺再植，结果显示自体肺移植术后患者长期生存率普遍高于同期行全肺切除术的患者，又能够增大手术的切除范围以彻底清除病变组织，尽可能地挽救肺功能。这些接受基底节段再植的患者预后显示，术后30 d内未出现死亡（0/23），且仅8.7%的患者术后出现并发症（2/23）。局部肺叶切除后保留基底节段的移植方案尽管技术要求更高，但显著减少了术中失血量，可成为肿瘤侵犯程度较大的Ⅲ期中心型肺癌患者的首选方案。

2. 局部非小细胞肺癌

常规术式通常选择对局部外侵非小细胞癌患者进行全肺切除以达根治肿瘤的目的。并且对于局部外侵非小细胞肺癌患者鲜少有大宗的文献报道，多为个案报道。Oto等曾对5例局部非小细胞患者行扩大的肺叶切除，并根据肿瘤的侵袭范围选择性地保留下段或基底节段的健康肺叶后行肺叶再植

（图4-6-2）。术后短期内无复发，预后良好。由于缺少大样本的数据支持，该术式的选择也亟待进一步的临床研究。

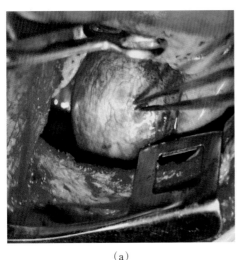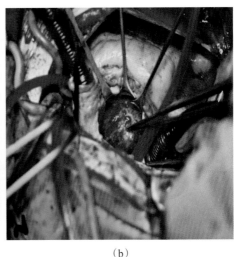

(a)　　　　　　　　　　　　　　　(b)

图4-6-2　自体肺移植术中。(a) 暴露肿瘤;(b) 建立体外循环。

3. 缓解全肺切除术后样综合征和纵隔移位

全肺切除术后综合征（postpneumonectomy syndrome, PPS）是一种罕见但偶尔危及生命的并发症。该综合征也见于未行全肺切除术的患者，称为全肺切除术后样综合征（postpneumonectomylike syndrome, PPLS）。PPLS的存在是由于单侧肺叶切除后造成的肺叶塌陷，部分组织、软组织移位，通常会压迫支气管造成呼吸困难及喘鸣，目前最广泛推荐的PPLS手术治疗包括重新定位纵隔和植入固定支撑体或可膨胀假体。Macare等进行的一项研究显示，直接使用常规外科干预后的纵隔术后多发疝气、脱位、定位不当等问题，30%（6/20）的患者由于纵隔过度偏移需再次手术。而Shiono等最近提出，对切除塌陷的肺叶进行通气、肺灌注液的保存处理后可恢复肺功能。再行原位自体肺移植即可解决PPLS造成的肺部塌陷问题，而塌陷处的肺叶再通气即可矫正纵隔的过度偏移（图4-6-3）。

4. 心脏肉瘤的自体肺移植一步切除

Yaron等报道过一例自体肺移植辅助一步切除侵犯肺的心脏肉瘤的个案。心脏肉瘤通常可以彻底清除，通过一步切除这种方法对于多学科的外科手术团队具有可行性且避免二次切除手术造成的重复创口。

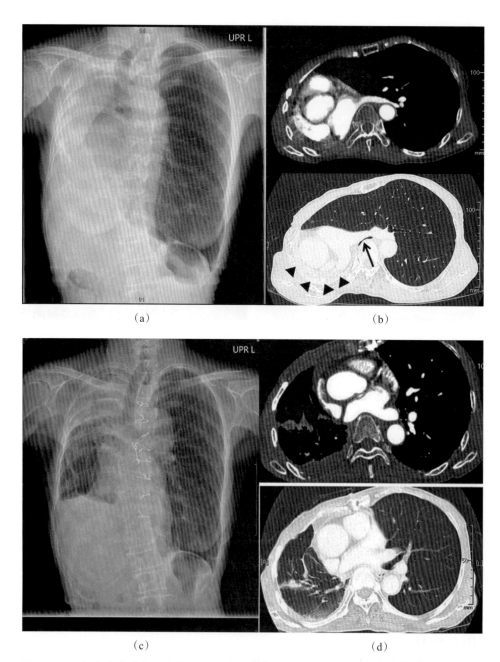

（a）

（b）

（c）

（d）

图4-6-3 （a）术前胸部X线片显示左肺过度膨胀；（b）胸部CT检查显示右侧中下叶（箭头所指）完全肺不张，纵隔明显移位，左主支气管近端受压（箭头所示）；（c）术后胸部X线显示纵隔移位已矫正；（d）出院时胸部CT检查显示左肺未因纵隔复位而过度膨胀，右肺自体肺移植后膨胀良好；UPRL：直立左侧。引自：Chen F, et al. J Thorac Cardiovasc Surg, 2015, 150(3): e45-e47.

四、自体肺移植的不同术式

1. 体外台式手术

使用正中胸骨切开术和第4肋间横断胸骨切开术，并静脉注射肝素。夹紧肺动脉、静脉，完成单侧全肺切除术。为了获得足够长的静脉袖带，以便移植体的下肺静脉与上肺静脉口吻合，上肺静脉尽量远端切除，下肺静脉尽量近端切除。术者将患者的单侧肺全部切断血供后切除，在肺离体的状态下于体外的另一手术台（多位于术者背部或侧身处，也称背台手术）用低温灌注液进行顺行、逆行灌注以保存肺，并完成病变肺叶的切除修剪。修剪后的无肿瘤残余肺叶重新植回原位，并完成支气管端、血管端的依次吻合，恢复血供。背台手术前需要进行常规的肺灌注，可有效地保留残肺功能。背台手术进行的同时可由另一术者进行患者纵隔和肺门淋巴结的清扫，缩短手术时长。体外台式手术能够在最大范围内获得清晰的视野，术中可供操作的范围更大，加上近年来静脉套囊技术等手术技术的革新，体外台式手术由于高效、安全的优点而逐步成为肺移植的首选方案。

2. 原位再植术

该术式不同于体外台式手术，是指在肺不离体、不切断血供的情况下，全程位于患者体内进行的手术操作。Emmanouilides等回顾性分析了近20年自体肺移植患者的资料发现，肺离体状况下手术造成的支气管并发症发生率更高，因而原位再植术适用于术前肺功能过差或极度虚弱、基础状况差的患者。这种手术操作通过中断肺动脉血流，由静脉逆灌注提供血液来保证肺的血液供应。建立健康肺叶间的静脉通道后，再将病变肺叶的血供切断、分离，在不切断血供的情况下完成健康肺叶的再植。此术式不需要额外的灌注技术来减少血栓，从根源上杜绝了缺血再灌注损伤。但因为其术野受限、可操作范围过小，对手术技术要求极高，常针对肺基础状况极差的患者使用。

五、手术难点

1. 术前准备

术前病情较重的患者一定要行完善的术前检查，如肺部CT检查、纤维支气管镜检查以及肺、肝、肾、心功能的检查。明确肿瘤的位置，肿瘤与支气管的关系，肿瘤是否浸润主支气管及其距隆突的长度和对周围器官组织的浸润程度，是否需要联合器官切除。

对于术前考虑有可能行自体肺移植手术的病例要行术前讨论,组织相关科室人员进行会诊、讨论,成立自体肺移植手术及管理小组,做好积极的术前准备及术中可能出现的危险因素的应对措施。对手术预演和术后护理进行详细的方案设计讨论:手术方式、病变的游离、血管阻断、术中麻醉、抗凝、离体后肿瘤的切除、肺组织的保护、移植吻合顺序等。

2. 血管的分离及吻合

分离时耐心分离出肺动脉主干、主支气管和上、下肺静脉,必要时可以心包内外联合进行分离和切除。肺动脉主干、主支气管和上肺静脉近心端要足够长、无瘤残留,应进行残端快速冰冻病理检查,保证切缘肿瘤阴性。切除受侵肺动脉采用先分离后阻断的方法。由于血管在充盈状态下易于分离,故在受侵肺动脉切除时应先锐性分离受侵部位的近端和远端正常肺动脉,观察受侵情况,然后阻断。防止肺动脉内血栓形成是手术成功的关键。许林等在阻断肺动脉前,向肺动脉内注射肝素溶液(浓度为 12 500 U/250 mL 生理盐水)在血管对端吻合时采用 4-0 或 5-0 prolene 线全层外翻缝合,这样可使血管内膜对合完全,吻合口不狭窄、不易形成血栓。肺动脉主干和上肺静脉切断血供时可在近心端暂时夹闭(肺动脉可应用心耳钳,肺静脉可用哈巴狗钳),远心端直接断离。

部分患者因病变肺叶切除过大而导致所需吻合的血管残端的吻合张力过大,技术难度高,术后还可能出现血管吻合口渗漏等问题。为解决该术中难点 Oto 等使用静脉套囊技术,将下肺静脉部分移植入上肺静脉以解决吻合残端过短引起的栓系作用而不便吻合的手术难点。为了得到足够长的静脉套囊用于移植物残端的吻合,通常将上肺静脉的解剖位置尽可能选择远端,而下肺静脉的解剖位置尽可能选择近端,并用肝素溶液灌注,可有效预防血栓形成。有些学者提出将下肺静脉与上肺静脉断端口吻合,吻合后缝线暂不收紧打结,待支气管、肺动脉吻合完毕后再打开静脉吻合口,可清除残余血管内空气。许林等对 4 例自体肺移植患者的血管残端吻合使用该术式,除 1 例患者在术后发生静脉血栓,被迫摘除双肺外,其余 3 例患者在接下来 2～3 年的随访中均生存良好。

3. 支气管的离断与吻合

随着肺移植的手术技术不断改进和移植肺保存技术的出现,术后支气管并发症的发生率从 1983 年以前的 80% 下降到不足 3%。肺叶再植术中,支气管残端通常大小不等,远处残端薄且易碎,比同种异体肺移植支气管可供吻合的残端长度更短,吻合张力的牵拉作用易造成术后支气管吻合端口的开裂,继而可能出现吻合口感染、并发症和局部肺癌复发。Shiono 等提出,可将支气管经下肺静脉转位后来与侧壁气管吻合的气管重建技术来缓解支气管吻合端口的压力,以完成移植环节中支气管的重建；或将气管侧壁打孔处理，将下叶肺支气管残端穿插在主气管打孔处以进行吻合以减少术后支气管并发症（**图4-6-4**）。除此之外，Inci等也指出，重新建立气管、支气管处血管的微循环，减少吻合端支气管缺血也利于术后的恢复。肺叶切除时对支气管离断平面的选择应尽量靠近上肺叶支气管平面，避免触及支气管缺血的危险区域（**图4-6-5和图4-6-6**）。并且Shiono等指出，支气管吻合过程中，将较低的支气管抬高到气管的水平会造成气

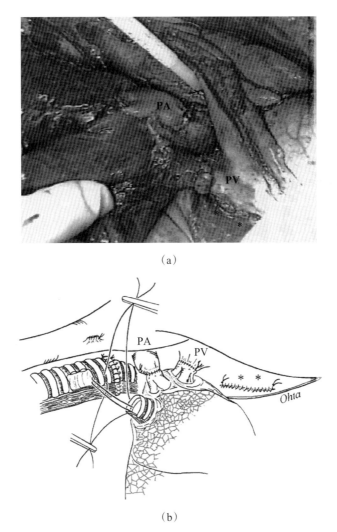

（a）

（b）

图4-6-4 （a）支气管吻合；（b）肺下静脉转位活动后，中间支气管与气管侧壁吻合。PV*：右下叶肺静脉从心房中切开与心房上肺静脉残端吻合；PA：重建肺动脉。引自：Shiono H, et al. J Thorac Cardiovasc Surg, 2004, 127(2): 586-587.

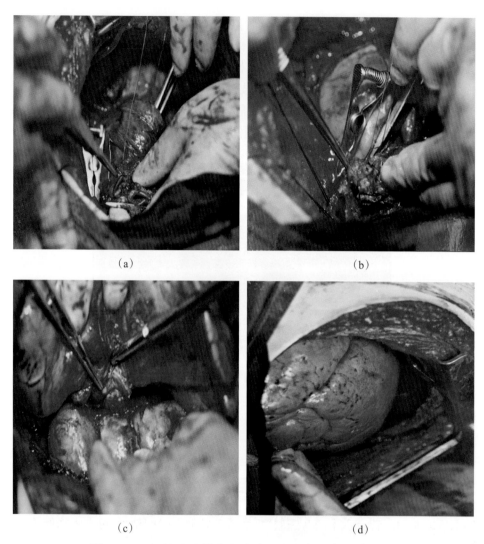

(a)

(b)

(c)

(d)

图4-6-5 （a）（b）血管吻合；（c）吻合结束；（d）完成手术。

道并发症,但高位支气管降低气管位置则并无大碍。Reardon等研究表明降低支气管水平位置在理论上是可行的,因此术中支气管的离断平面选择和下肺叶再植时降低吻合口高度是需要注意的关键点。

4. 肺叶的体外修剪

体外修剪是在4 ℃的盐水中,肺处于塌陷状态下进行的。最基本的原则是再植肺叶无癌细胞残留,以求外科根治性切除。修剪过程中耐心分离叶裂,暴露好要移植的肺动脉远心端,于近肿瘤处离断。下肺静脉一般选择远心端离断,更

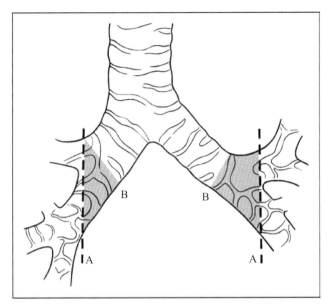

图4-6-6　支气管吻合示意图。A. 供体支气管应尽可能在靠近上叶支气管来源的斜平面上切回，并特别注意保持支气管周围组织不受干扰；B. 如果在此水平切开供支气管，将存在支气管缺血危险区。引自：Inci I, et al. Curr Opin Organ Transplant, 2010, 15(5): 578-581.

能保证无癌细胞残留。支气管的离断一般选择中间位支气管，分离后的支气管切缘要送快速冰冻切片检查，保证无瘤残留。体外修剪后，要进行可靠的移植肺灌注。有实验证明，肿瘤侵犯血管时呈局部侵犯，很少沿血管内膜下或血管壁扩散。所以沿肿瘤侵犯的边缘切除血管，就可保证残端无癌。

　　体外肺修剪（背台手术）不同于体内切除手术，背台手术时已经离断血供，无须担心出血问题。但体外的修剪手术需要术者熟练地进行病变肺的切除，为手术争取时间。背台手术的时间越短，意味着肺缺血时间越短，可大大降低术后缺血再灌注损伤的发生率。

5. 肺离体时间

　　许林等手术时下叶肺离体时间为10 min，肺动脉总阻断时间为150 min，手术总时间为300 min。赵江洋等进行的2例下肺离体时间均很短，为12～15 min，下肺完全缺血时间分别为40 min和35 min。张国良等所做的4例手术，肺离体时间＜233 min，肺动脉阻断时间＜340 min。国外学者Watanabe等报道的右下肺叶自体移植的个案中总缺血时间为249 min，手术总时间为799 min。肺缺血时长与视野、肺叶离断位置等客观条件显著相关，但大体时间相差不大。总之移植肺离体时间和完全缺血时间越短越好，可减少肺水肿的产生，有利于顺利恢复。

6. 预防术中的血管栓塞

预防肺动脉血栓形成和肺静脉栓塞是手术成功的关键之一。手术过程中，在肺动脉阻断前，向肺动脉内灌注肝素溶液 20 mL（浓度为 12 500 U/250 mL 生理盐水），亦可进行全身半肝素化，即从外周静脉输注肝素盐水。在肺动脉、肺静脉阻断后，用 500 mL 肝素溶液灌注下叶静脉，直到溶液从肺动脉流出清晰。下肺静脉残端与上肺静脉残端吻合时，吻合完缝线暂不要收紧打结，以便将来进行排气。

7. 离体肺灌注技术

体外台式手术中，肺组织离体缺血会引起缺氧，造成细胞的损伤和有毒物质的释放，再灌注则会加重上述效应。为减少离体的背台手术造成的缺血再灌注损伤，通常在背台手术前对切除的患侧肺使用肺部灌注液进行先顺行、再逆行的肺部灌注。当肺缺血时间过长或肺功能较差时，可将肺组织灌洗后置于低温下暂时保存，再重新插入气管插管并通气，以促进肺动脉灌注效果。使用灌注液适当地保存肺组织也可为进行支气管和动脉手术切缘的病理检查提供充足的时间。使用肺保护技术可以最大限度地降低肺功能的损失。

8. 灌注液的种类和温度

关于灌注液的种类，不同的临床术者持有不同态度。Spaggiari 等于早期的研究中指出使用 19～23 ℃的低钾右旋糖苷溶液灌注肺可有效防止缺血再灌注损伤，减少肺部血栓。Oto 等则选择低钾葡聚糖葡萄糖溶液灌注缺血肺组织，Watanabe 等的研究更倾向使用细胞外磷酸盐缓冲液对肺部进行灌注。尽管种类不同，这些灌注液均能够有效地减少缺血再灌注损伤，并且有研究证实低温环境较常温的灌注效果更佳。最近 Hamaji 等选用了 4 ℃的 ET-Kyoto 溶液进行移植物的灌注，较低的温度能更快地恢复缺血肺的组织活性，患者术后也未出现缺血再灌注损伤。而蒋峰等的肺移植报告指出，离断肺立即行灌注的效果并没有预测的良好，建议离断肺在未灌注且缺血超过 1 h 的情况下短时间冷藏肺组织，再行灌注效果更佳。

手术中的关键点及相应处理方式见表 4-6-1 所示。

表 4-6-1 术中关键点及相应处理方式

术中难点	并 发 症	手术干预	预 后
支气管残端吻合	支气管开裂	气道吻合术	吻合口发病率 2/23
血管残端吻合	残端过短、肺静脉拴系	静脉套囊：下肺静脉吻合至上肺静脉残端	1/4 出现静脉血栓

续　表

术中难点	并发症	手术干预	预　后
吻合平面选择	支气管水平低于主气管	下肺叶移植位置低于主支气管平面	1例患者恢复良好
离体肺灌注	灌注液的种类	低钾葡聚糖冷葡萄糖溶液 肝素溶液 ET-Kyoto溶液	未出现缺血再灌注损伤和血栓
	灌注液的温度	(1) 20 ℃ (2) 4 ℃	

六、术后并发症及预防或治疗

1. 支气管狭窄和支气管胸膜瘘

术后的3～5个月,由于支气管吻合口的肉芽组织增生,可能导致部分患者出现支气管狭窄。Inci等对391例支气管吻合后的患者进行统计,发现4.9%(10/206)的患者出现管腔狭窄。早期的狭窄可采用支气管镜扩张。若情况严重,肉芽组织增生过多,无法通过简单的支气管镜扩张达到良好的预后效果也需要考虑二次开胸手术。部分外科医师会选择在二次开胸手术期间于支气管吻合口狭窄处放置Dumon支架,以减少吻合口狭窄的发生率。

支气管胸膜瘘多因支气管断端脆性增大、开裂导致的炎性并发症。早期的胸膜瘘可通过胸管引流来清除脓胸。Hamaji等的报道显示,胸膜瘘症状严重者可采用紧急开胸手术,患者二次术后可恢复正常生活且无复发。除此之外,术后的肋间肌瓣容易与气道粘连,吻合口处的支气管壁弥散性增厚则会造成支气管狭窄(图4-6-7)。

2. 预防静脉套囊扭转

由于肺静脉血管壁较薄,术后部分患者会因使用静脉套囊技术而并发静脉扭转,造成内部血栓累积,进而影响肺部的血液回流,严重的术后静脉血栓会引起患者呼吸衰竭造成死亡。蒋峰等提出,使用5-0 prolene全线外包缝合,术中避免肺静脉扭转,可有效减少静脉血栓的形成。

3. 抗感染

远端纤毛运动减弱及吻合口的机械屏障作用造成吻合口远端分泌物潴留,容易并发肺不张和肺感染。术后应鼓励并协助患者咳嗽、咳痰,每小时3～4次,

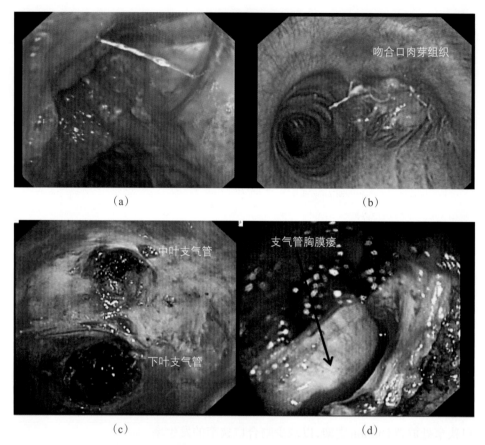

（a） （b）

（c） （d）

图4-6-7 Hamaji等报道的肉芽肿堵塞支气管。（a）肿瘤延伸至右上叶口；（b）术后2个月，支气管吻合口几乎被良性肉芽组织堵塞；（c）术后12个月，右中、下叶支气管口几乎被肉芽组织堵塞；（d）支气管胸膜瘘。引自：Hamaji M J, et al. J Thorac Cardiovasc Surg, 2019, 158(3): e121-e123.

给予镇痛、雾化吸入和静脉应用化痰等药物，必要时可以应用支气管镜吸痰，但要防止操作不当造成吻合口损伤。

术后也可以联合应用广谱抗生素预防感染，加强营养支持治疗关系到患者手术愈合的质量和快慢，也可以不同程度地减少术后并发症，促进患者早日康复。

4. 预防术后肺动脉和肺静脉血栓形成

术后常规应用抗凝剂肝素、华法林和潘生丁等预防血栓形成。有报道，术后采用6 250 U/24 h肝素抗凝，匀速静脉滴注连续3 d，3 d后改用华法林，每日1次，每次1粒，潘生丁25 mg，每日2次，至少低强度抗凝3个月。也有报道，在术后每日注射低分子肝素钙0.3 mL（2 850 IU），连续7 d。应用抗凝剂过程中应监测并记录凝血酶原时间,及时调整抗凝药物的剂量,直至停止抗凝治疗。

七、预后

尽管自体肺移植术式的难度更大,但其住院病死率的风险为1.6%~2.0%,明显低于全肺切除术。Chida等对23例患者进行了延长袖肺叶切除术,30 d内没有手术死亡或医院死亡病例。随访期间43.5%(10/23)的患者死于癌症复发,但围手术期的病死率仍低于全肺切除术。Yamashita等对1例放化疗后的肺鳞状细胞癌患者进行手术,术后9个月患者仍存活。单个肺叶切除的中心型肺癌患者围手术期死亡风险为1.6%~2.0%,中位生存期为10~18个月,长期生存率与全肺切除相差不大。Divithotawela等对5例患者的预后进行了追踪,术后5年生存率高于同期全肺切除术后的生存率(80% *vs.* 32%)。但自体肺移植术后的并发症或癌转移仍然在很大程度上影响患者的预后。如并发支气管胸膜瘘、肺静脉栓塞,严重者需二次开胸手术。Chida等报道的病例中8.7%(2/23)出现吻合口并发症,Inci等术后的统计显示,4.9%(10/206)出现支气管管腔狭窄。蒋峰等报道的患者存在1例(1/7)术后癌细胞脑转移死亡,Nakajima等也报道了1例术后死于癌复发的患者。最近,王中秋等在实验猪模型上进行普罗布考对自体肺移植损伤的保护研究,结果表明术前预防性地使用普罗布考能够诱导移植肺HO-1蛋白水平表达增高,减少术后肺组织损伤。总体而言,自体肺移植的难度更大,术后早期的预后较好,早期的术后转移也不多见,恢复正常生活的时间较快。对仍保留有部分健康肺组织,且肿瘤侵袭程度尚且允许行自体肺移植手术的患者,该术式是较好的选择。

八、自体肺移植实例

患者,23岁,女性。左上肺中心型肺腺癌,肿瘤直径13 cm,通过左上肺静脉长入左心房内,形成左心房内直径为3.5 cm癌肿。肿瘤侵犯左主支气管和左肺动脉过多,无法进行双袖切除。手术过程:患者取仰卧位,纵劈胸骨,建立ECMO,心脏停搏,打开左心房,取出房内癌肿和左上肺静脉部分癌肿。关闭心房,心脏复跳,撤去ECMO,关闭胸前切口。然后患者取右侧卧位,左侧开胸实施左全肺切除。体外切除左侧全肺,于背台手术修剪左下肺叶。然后,通过支气管-肺动脉-肺静脉的断端吻合,将左下肺叶移植到左侧肺叶的位置,完成自体肺移植。术后行常规化疗,患者存活8年(图4-6-8)。

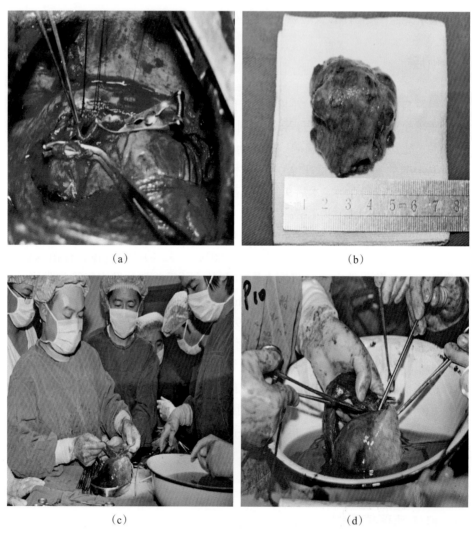

图4-6-8 自体肺移植。(a) 心房内肿瘤;(b) 切除左肺;(c)(d) 体外切除肿瘤。

九、展望

自体肺移植保留了部分健康肺组织,最大限度地挽救了患者的肺功能,采用合理的术式将提高患者的术后生活质量,降低围手术期的死亡风险。但由于其术式复杂、难度大,且仅适用于癌组织浸润少量肺叶,使得肺叶切除术后剩余肺叶仍能维持正常肺功能的患者虽然住院病死率远低于全肺切除术,但长期看来,术后的并发症较多,如PPLS造成的食管、纵隔的移位,支气管吻合口瘘及管腔狭窄等严重的并发症；且现目前仍无法很好地规避自体肺移植的术后风险。更重要的是，自体肺移植术后的长期生存率与全肺切除术相差不大，这也导致许多术者偏好全肺切除术。近年来，自体肺移植的相关报道也多为个案或小样本的数据，无法对此作出进一步的研究分析。如何有效预防和处理术后并发症也是提高患者远期预后效果的关键，仍需要后续的研究者积累更多大中心、多样本和更长时间随访的数据，以进一步探究和评价自体肺移植的应用。随着基础和临床研究的不断深入，自体肺移植在肺部疾病中的应用会更加广泛。

------------------------------ 参 考 文 献 ------------------------------

［1］中华医学会麻醉学分会"肺移植术麻醉管理专家共识"工作小组.肺移植术麻醉管理专家共识［J］.中华麻醉学杂志,2020,40（7）: 771-778.

［2］Pinho D F, Banga A, Torres F, et al. Ventilation perfusion pulmonary scintigraphy in the evaluation of pre-and post-lung transplant patients［J］. Transplant Rev (Orlando) , 2019, 33: 107-114.

［3］Barnes L, Reed R M, Parekh K R, et al. Mechanical ventilation for the lung transplant recipient［J］. Curr Pulmonol Rep, 2015, 4(2): 92.

［4］Brassard C L, Lohser J, Donati F, et al. Step-by-step clinical management of one-lung ventilation: continuing professional development［J］. Can J Anaesth, 2014, 61(12): 1103-1121.

［5］胡春晓,陈静瑜.肺移植围手术期管理辅助技术——体外膜肺氧合［J］.中华器官移植杂志,2020,41（6）: 321-322.

［6］Nicoara A, Anderson-Dam J. Anesthesia for lung lung transplantation［J］. Anesthesiol Clin, 2017, 35(3): 473-489.

［7］Toronto Lung Transplant Group. Unilateral lung transplantation for pulmonary fibrosis ［J］. N Engl J Med, 1986, 314(18): 1140-1145.

［8］Patterson GA, Cooper J D, Goldman B, et al. Technique of successful clinical double-lung transplantation［J］. Ann Thorac Surg, 1988, 45(6): 626-33.

［9］Gust L, D'Journo X B, Geoffrey Brioude, et al. Single-lung and double-lung transplantation: technique and tips［J］. J Thorac Dis, 2018, 10(4): 2508-2518.

［10］陈静瑜.胸部微创技术在肺移植切口中的应用［J］.中国微创外科杂志,2006,6（9）: 648-649.

［11］中华医学会器官移植学分会.中国肺移植术操作规范(2019版)［J］.中华移植杂志(电子版),2019,13（2）: 91-93.

［12］Kaiser L R, Pasque M K, Trulock E P, et al. Bilateral sequential lung transplantation: the procedure of choice for double-lung replacement［J］. Ann Thorac Surg, 1991, 52(3): 438-445, discussion 445-446.

［13］Yan H J, Zheng X Y, Huang H, et al. Double-lung versus heart-lung transplantation for end-stage cardiopulmonary disease: a systematic review and meta-analysis[J]. Surg Today, 2022, doi: 10.1007/s00595-022-02579-4. Online ahead of print.

[14] Yu H D, Bian T, Yu Z, et al. Bilateral lung transplantation provides better long-term survival and pulmonary function than single lung transplantation: a systematic review and meta-analysis[J]. Transplantation, 2019. 103(12): 2634-2644.

[15] Soetanto V, Grewal U S, Mehta A C, et al. Early postoperative complications in lung transplant recipients[J]. Indian J Thorac Cardiovasc Surg, 2022, 38(Suppl 2): 260-270.

[16] Tian D, Wang Y, Shiiya H, et al. Outcomes of marginal donors for lung transplantation after ex vivo lung perfusion: a systematic review and meta-analysis[J]. J Thorac Cardiovasc Surg, 2020, 159(2): 720-730.

[17] Goldsmith M F. Mother to child: first living donor lung transplant[J]. JAMA, 1990, 264(21): 2724.

[18] Date H, Aoe M, Sano Y, et al. Improved survival after living-donor lobar lung transplantation[J]. J Thorac Cardiovasc Surg, 2004, 128(6): 933-940.

[19] Date H, Aoe M, Nagahiro I, et al. Living-donor lobar lung transplantation for various lung diseases[J]. J Thorac Cardiovasc Surg, 2003, 126(2): 476-481.

[20] Date H, Aoe M, Nagahiro I, et al. How to predict forced vital capacity after living-donor lobar-lung transplantation[J]. J Heart Lung Transplant, 2004, 23(5): 547-551.

[21] Date H, Aoyama A, Hijiya K, et al. Outcomes of various transplant procedures (single, sparing, inverted) in living-donor lobar lung transplantation[J]. J Thorac Cardiovasc Surg, 2017, 153(2): 479-486.

[22] Keating D T, Marasco S F, Negri J, et al. Long-term outcomes of cadaveric lobar lung transplantation: helping to maximize resources[J]. J Heart Lung Transplant, 2010, 29(4): 439-444.

[23] Nakajima D, Date H. Living-donor lobar lung transplantation[J]. J Thorac Dis, 2021, 13(11): 6594-6601.

[24] Campo-Canaveral D L C J, Dunne B, Lemaitre P, et al. Deceased-donor lobar lung transplant: A successful strategy for small-sized recipients[J]. J Thorac Cardiovasc Surg, 2021, 161(5): 1674-1685.

[25] Deuse T, Sista R, Weill D, et al. Review of heart-lung transplantation at Stanford[J]. Ann Thorac Surg, 2010, 90: 329-337.

[26] Griffith B P, Magliato K E. Heart-lung transplantation[J]. Oper Tech Thorac Cardiovasc Surg, 1999, 4: 124-141.

[27] Weill D, Benden C, Corris PA, et al. A consensus document for the selection of lung transplant candidates – 2014; an update from the Pulmonary Transplantation Council of the International Society for Heart and Lung Transplantation[J]. J Heart Lung Transplant, 2015, 34: 1-15.

[28] Idrees J J, Pettersson G B. State of the art of combined heart-lung transplantation for advanced cardiac and pulmonary dysfunction[J]. Curr Cardiol Rep, 2016, 18: 36.

[29] Yusen R D, Edwards L B, Dipchand A I, et al. The Registry of the International Society for Heart and Lung Transplantation: thirty-third adult lung and heart lung transplant

report-2016; focus theme: primary diagnostic indications for transplant［J］. J Heart Lung Transplant, 2016, 35: 1170-1184.

［30］ Novick R J, Stitt L W, Al-Kattan K, et al. Pulmonary retransplantation: predictors of graft function and survival in 230 patients. Pulmonary Retransplant Registry［J］. Ann Thorac Surg, 1998, 65(1): 227-234.

［31］ Lang G, Kim D, Aigner C, et al. Awake extracorporeal membrane oxygenation bridging for pulmonary retransplantation provides comparable results to elective retransplantation［J］. J Heart Lung Transplant, 2014, 33(12): 1264-1272.

［32］ Kawut S M, Lederer D J, Keshavjee S, et al. Outcomes after lung retransplantation in the modern era［J］. Am J Respir Crit Care Med, 2008, 177(1): 114-120.

［33］ Yusen R D, Edwards L B, Kucheryavaya A Y, et al. The registry of the International Society for Heart and Lung Transplantation: thirty-first adult lung and heart-lung transplant report -2014; focus theme: retransplantation［J］. J Heart Lung Transplant, 2014, 33(10): 1009-1024.

［34］ Scully B B, Zafar F, Schecter M G, et al. Lung retransplantation in children: appropriate when selectively applied［J］. Ann Thorac Surg, 2011, 91(2): 574-579.

［35］ Park J S, Yang H C, Kim H K, et al. Sleeve lobectomy as an alternative procedure to pneumonectomy for non-small cell lung cancer［J］. J Thorac Oncol, 2010, 5(4): 517-520.

［36］ 张国良, 李梦赞, 颜国义, 等. 应用自体肺移植技术治疗Ⅲ期肺癌［J］. 中华外科杂志, 1998, 36(03): 30-32.

［37］ Tanaka S, Sugimoto S, Soh J, et al. Long-term outcomes of pneumonectomy, back-table lung preservation, double-sleeve resection and reimplantation for advanced central lung cancer: the Oto procedure［J］. Eur J Cardiothorac Surg, 2019, 56(1): 213-214.

［38］ Oto T, Kiura K, Toyooka S, et al. Basal segmental auto-transplantation after pneumonectomy for advanced central lung cancer［J］. Eur J Cardiothorac Surg, 2012, 42(3): 579-581.

［39］ Shiono H, Ohta M, Hirabayashi H, et al. Transposition of the lower pulmonary vein for further mobilization in carinal reconstruction after induction therapy for lung cancer［J］. J Thorac Cardiovasc Surg, 2004, 127(2): 586-587.

［40］ Chen F, Takahagi A, Sakamoto K, et al. Lung autotransplantation technique for postpneumonectomy-like syndrome［J］. J Thorac Cardiovasc Surg, 2015, 150(3): e45-e47.

［41］ 许林, 袁方良, 俞明锋, 等. 应用自体肺移植技术治疗Ⅲ期上叶中心型肺癌［J］. 实用临床医药杂志, 2003, 7(06): 509-511.

［42］ Yamashita T, Hamaji M, Nakanobo R, et al. Ex Vivo Sleeve Lobectomy and Autotransplantation After Chemoradiation［J］. Ann Thorac Surg, 2019, 107(5): e341-e343.

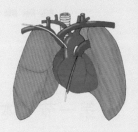

第五章

体外膜肺氧合
在围手术期的应用

随着体外支持技术的显著改进，体外膜肺氧合（ECMO）在肺移植的桥接策略、移植后原发性移植肺失功（PGD）的治疗及移植后抢救均显示出乐观的结果。具体而言，由于等待肺源过程中，患者随时可能出现原发病进展及并发症恶化，危及生命。因此选择合适的呼吸支持乃至器官支持方案协助患者顺利过渡到肺移植意义重大。在日益紧迫的临床需求下，ECMO因其强大的呼吸循环支持功能，越来越广泛的使用在术前桥接肺移植中。此外，移植术中病人随时都可能发生心肺功能恶化衰竭，甚至出现脏器缺氧、心搏骤停等严重事件。因此，维持呼吸循环系统稳定的体外生命支持成为肺移植手术中不可或缺的保障技术。近年ECMO被证实对心肺功能可提供有效支持，已被广泛用于肺移植术中。ECMO在肺移植术后的兴起源于严重的PGD，而PGD仍是移植后使用ECMO最常见的适应证。此外，ECMO支持也可联合连续肾脏替代治疗技术管理移植术后特定患者的液体超负荷状态。当移植术后患者循环和呼吸功能处于相对稳定状态，即应考虑撤除ECMO支持。目前，基于其积极的支持作用，ECMO已作为肺移植术后的重要心肺辅助工具，成为移植术后重要的治疗手段。

第一节 体外膜肺氧合在肺移植术前的桥接应用

许红阳,郑斌,黄曼

体外膜肺氧合(ECMO)治疗终末期肺病最早可追溯至1975年,但由于早期管理经验匮乏,膜肺工艺限制,ECMO桥接肺移植患者无法从中获益,ECMO支持一度被认定为肺移植的禁忌证。Hayanga等学者研究发现,ECMO桥接肺移植患者1个月、1年、5年生存率分别为93.9%、81.5%和65.6%,进一步分析提示术前ECMO桥接是肺移植患者1年病死率的高危因素。Mason等对1987—2008年15 934名肺移植患者的分析也总结出类似经验,ECMO桥接肺移植患者的生存率低于机械通气桥接患者,远低于普通肺移植患者。

随着各大移植中心ECMO使用经验积累、膜肺工艺改进,ECMO致死性严重并发症,如严重出血、肢端坏死等的发生显著减少,ECMO桥接肺移植安全性和临床获益率逐渐被主流学界认可。目前,ECMO在肺移植中的应用越发广泛,逐渐替代传统体外循环设备。Machuca等发现,ECMO与传统体外循环相比,缩短了移植后机械通气时间(3.0 d vs. 7.5 d),也缩短了进入重症监护室(ICU)的时间及总住院时间(5.0 d vs. 9.5 d),此外两者在病死率上的差异无统计学意义。近年来,大量研究提示ECMO桥接肺移植术后1个月围手术期生存率达72%~93%,1年生存率为50%~80%。ECMO桥接与机械通气桥接肺移植患者相比,6个月生存率更高(80% vs. 50%)。尽管各大中心的经验水平影响着ECMO桥接肺移植的成功率,但不可否认ECMO从术前桥接过渡到围手术期,展现了强大的脏器支持能力,已成为桥接移植的重要武器。

一、ECMO桥接肺移植的适应证

肺移植受者的选择需评估患者的疾病状态、重要脏器功能、手术耐受程度、肺移植获益情况等。目前肺移植主要用于终末期肺病患者,包括慢性阻塞性肺疾病(COPD)、肺纤维化、间质性肺炎、肺动脉高压等患者。其中COPD、特发性肺纤维化和囊性纤维化(CF)患者占所有肺移植受者的75%以上。

ECMO应用贯穿肺移植围手术期,但目前缺乏肺移植患者ECMO治疗的权威指南。笔者综合各大专家经验论述,总结如下。

1. ECMO桥接肺移植适应证

① 难治性低氧血症; ② 难以纠正的高碳酸血症; ③ 各种原因引起的心力衰竭。

ECMO与机械通气相比,提供更加充足的氧合和循环支持,让肺充分休息。而清醒ECMO理念的普及,则减少镇静深度,避免使用肌松药物,并允许患者进行早期康复锻炼,提高肺移植的成功率。

2. 终末期肺病患者启动ECMO的指征

① 患者已进入移植队列等待合适供者或即将完成移植前评估; ② 呼吸衰竭合并其中一个脏器衰竭,如继发于肺动脉高压的肾衰竭、右心衰竭; ③ 疾病进展导致新发活动困难。

3. ECMO使用的相对禁忌证

ECMO使用没有绝对禁忌,但相对禁忌证包括:

(1) 呼吸机条件较高($FiO_2 > 90\%$,$P_{plat} > 30\ cmH_2O$)并使用时间$\geqslant 7\ d$。

(2) 因使用免疫抑制剂导致粒细胞缺乏患者(绝对粒细胞计数$< 0.5 \times 10^9/L$)。

(3) 近期颅内出血或加重患者。

(4) 重度颅脑损伤或晚期肿瘤患者。

(5) 高龄: 尽管年龄无明确限制,但高龄患者不良预后风险较高。

二、ECMO模式选择与置管策略

肺移植患者术前桥接最常使用的ECMO模式包括V-V ECMO与V-A ECMO。图5-1-1为不同适应证下ECMO的模式选择。

选择V-V ECMO的患者主要是呼吸衰竭但不伴有心力衰竭和严重肺动脉高压的患者。最常选择的置管部位为股静脉-颈内静脉置管,ECMO从下腔静脉引流出静脉血通过膜肺氧合后返回至上腔静脉。由于下腔静脉血流量大,股静脉置管后ECMO血液流速调节范围大,氧合支持力度高,抖管发生率较低。回血管应尽量放置在靠近右心房的部位,以充分利用循环的血液流量。该种置管方式操作空间大,成功率高。如果置管过程不顺利,可利用床旁超声进行引导。

但股静脉-颈内静脉存在一些缺陷,最主要的是血液再循环,不利于机体供氧,另外该处置管限制患者的活动及早期康复。针对这些缺陷,现有一种双腔单套管的ECMO管路可供选择。这种套管的单管道从颈内静脉置入,引流颈内静

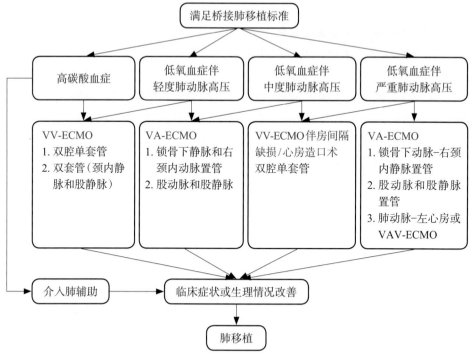

图 5-1-1　ECMO 的模式选择

脉、上腔静脉及右心房的血液,氧合后回输至右心房并回流至三尖瓣。据报道,置管位置正确的情况下,再循环的发生率低至2%。该置管方式心脏穿孔与心脏压塞的发生率是3%～15%,正确的插管技术和精确的管路定位是双腔管置管成功的关键,而这往往需要经食管超声下协助定位。在双腔管置管过程中,首先穿刺颈内静脉,可通过超声引导以免损伤周围血管神经和肺。置管建立后,可通过食管超声或荧光透视法,逐步将管道置入上腔静脉、右心房中,最后使用扩张器扩张皮肤和周围的组织,将管道置入恰当位置。

对于呼吸衰竭伴有心力衰竭或严重肺动脉高压的患者,V-A ECMO是更合适的选择,稳定呼吸同时维持循环。V-A ECMO常见的置管类型包括周围置管与中央置管,置管位置通常在股动脉-股静脉置管与右心房-升主动脉置管。

在股静脉-股动脉置管中,血液通过股静脉引流入ECMO,在ECMO中氧合后进入股动脉。引流管可选择21～25 Fr的多级长导管,通过股静脉置入,其尖端放置在右心房,引流下腔静脉、右心房中的静脉血。此外,V-A ECMO患者也可使用颈内静脉放置单腔或双腔管道。回血管通常选择股动脉,规格多为17～21 Fr。在特殊情况下,回血管置管也可选择锁骨下动脉或是右侧腋动脉。

外周置管的主要优点是可在床边快速建立管路。中央置管的V-A ECMO对比于外周置管,其置管短而粗,静脉引流和心脏减压更充分。但由于启动和维持需要开放胸腔,增大出血、感染、手术再探查的风险,也限制了患者的康复治疗,不利于长期维护,在术前桥接的ECMO模式选择中并不常见。

在ECMO桥接过程中,根据患者病情进行恰当的模式转化是必要的。最常见的是因为患者病情进展导致循环恶化,需要从V-V ECMO转化至V-A-V ECMO,但由于流量监测模块的缺乏,许多中心无法准确获取实时动态流量,从而导致分流的不合理,引起凝血、溶血等。在进行模式转化过程中,需要更加密切地监测,包括管路凝血情况、尿量颜色、抖管情况等。

三、ECMO患者的管理

1. ECMO流量、动静脉血氧饱和度维持

ECMO流量的安全范围为2.5~4 L/min,动脉血氧饱和度范围为95%~99%,静脉血氧饱和度维持范围为68%~75%。在可接受的氧饱和度范围内,尽可能采用保护性机械通气策略,包括使用低氧浓度和小潮气量等。在V-A ECMO 期间,患者总流量等于泵流量总和及患者自身心脏输出量,泵流量应保持在总流量的80%左右,以降低肺血管血栓或心脏停搏的风险。充足的血流灌注临床表现为机体器官功能改善、乳酸恢复至正常范围及稳定的血压。对于大多数V-A ECMO患者,平均动脉压(mean arterial pressure, MAP)的目标范围为65~90 mmHg。

2. ECMO期间抗凝监测

ECMO运转期间常规进行抗凝治疗,但需平衡凝血和出血关系。抗凝药物首选肝素。ECMO期间的出凝血功能障碍主要是因血液流经ECMO管路时激活凝血因子导致纤维蛋白原沉积,促进管路内血栓形成。目前,管路多使用肝素涂层,但增加出血的风险。ECMO运转时出凝血监测指标包括血小板计数、抗凝血酶时间(antithrombin time, AT)、活化凝血时间(activated clotting time, ACT)、活化部分凝血活酶时间(activated partial thromboplastin time, APTT)、抗X a因子活性、凝血酶原时间(prothrombin time, PT)、国际标准化比值(international normalized ratio, INR)和血栓弹力图(thromboelastography, TEG)等。ACT维持范围为180~200 s,APTT 维持范围为60~80 s,抗X a因子目标为0.3~0.7 IU/mL。对于即将进行肺移植的患者,主管医师需评估患者是否存在严重胸腔粘连和出凝血异常,综合评估后确定停用抗凝药物的时间。过早停用抗凝药物会增加血栓风险,而过迟停用可能导致术中止血困难。一般而言,术前6~12 h停用

是相对合理的,但尚无文献支持。

3. ECMO 的镇静镇痛策略

ECMO 及机械通气维持的患者往往需镇静、镇痛治疗,以降低氧耗,减少管道脱落风险。镇静、镇痛药物延长使用与预后不佳相关。这些患者卧床时间长,增加肺部感染、褥疮、肌肉萎缩等风险。相比于机械通气,ECMO 提供了更充分的呼吸循环支持,允许减少镇静药物使用,因此应在保证安全性前提下,进行镇静、镇痛药物滴定以维持最小剂量。目前,清醒 ECMO 以及在 ECMO 期间早期康复被认为是安全的,使用清醒 ECMO 的肺移植患者 6 个月生存率达 80%,显著高于仅使用机械通气桥接肺移植患者 6 个月的生存率。目前,国内普遍存在 ECMO 使用延迟的情况导致患者失去清醒 ECMO 的最佳机会,故而充分评估适应证是清醒 ECMO 顺利进行的关键。

4. 早期康复治疗

肺移植等待患者开展早期康复治疗有助于提高围手术期生存率,减少术后谵妄发生,缩短住院时间,并提高出院后的生活质量。早期康复治疗定义为入院后 72 h 内对患者进行康复评估及治疗。ECMO 桥接肺移植患者中,开展早期康复治疗是安全可行的。早期康复治疗能帮助患者恢复躯体功能状态,尽早脱离呼吸机支持。康复内容包括肢体功能锻炼、腹式呼吸锻炼、咳嗽训练等。康复治疗过程中也关注患者可能存在风险,包括脱管、循环波动等。目前,尚无 ECMO 桥接肺移植患者中早期康复治疗的研究,仍需要探讨 ECMO 桥接肺移植患者康复介入时机、康复治疗方案及合适的评价体系。

5. 限制输血

贫血在 ECMO 支持的患者中十分常见,这与红细胞破坏、疾病消耗相关,但我们仍然建议限制输血。输血可导致自身抗体产生,肺移植后可能诱发急性排异反应,导致移植失败。减少抗凝药物使用和限制性输血策略可减少相关风险。肺移植术前等待患者应严格遵循输血的原则,血红蛋白低于 70 mg/mL 时考虑输血,输血时应选用除去白细胞的红细胞等。

四、并发症

ECMO 桥接肺移植等待期间并发症的恰当处理是长期维持的关键。并发症主要包括凝血功能紊乱、急性肾损伤、严重感染等。严重并发症可导致桥接失败,也可导致移植失败。

凝血功能紊乱是 ECMO 患者的常见并发症之一,最常见出血部位为消化道出血和自发性颅内出血。Nasr综合了18项研究646例患者的荟萃分析中指出，16%的ECMO患者会出现严重出血，包括颅内出血，4%的V-A ECMO患者则可能因缺血导致脑梗死。一旦ECMO患者因凝血功能紊乱发生脑出血，脑疝发生率极高，手术效果差，病死率高。急性肾损伤主要发生在合并右心衰竭的原发性或继发性肺动脉高压患者中，病因包括体循环淤滞导致有效循环容量不足、大剂量血管活性药物支持、严重感染等。建议尽早床边行ECMO桥接连续性肾脏替代治疗（continuous renal replacement therapy, CRRT）进行积极的容量管理，维持电解质稳定。最后，感染也是ECMO患者的常见并发症，呼吸机相关肺炎和脓毒血症是常见的导致ECMO桥接失败的原因。V-A ECMO使用的患者中，超过53%成年患者在ECMO维持14 d内发生感染，这部分患者病死率达60%。由于ECMO恒温设备的干扰，体温已经无法提示感染是否发生。因此，重症医学科医师需关注循环以及氧合变化，循环波动及氧合下降往往是提示感染的重要信号。对于ECMO支持患者，常规开展实验室检验，包括血常规、C反应蛋白、降钙素原、痰培养、血培养等。在ECMO治疗期间出现的感染应尽早使用广谱抗生素治疗，抗生素的选择根据以往患者及环境常见定植优势菌决定。必要时使用血管活性药物维持血压，以维持患者的呼吸循环稳定。肢体缺血是使用ECMO的一个严重并发症，16.9%的V-A ECMO患者存在肢体缺血。对于V-A ECMO患者，选择合适的管路并常规使用末端灌注导管可会减少此类并发症。

　　总而言之，ECMO桥接肺移植技术已经成熟，生存率也在稳步提高。ECMO桥接肺移植的成功取决于受者的早期评估、ECMO干预时机的选择、ECMO模式选择与灵活转化、ECMO并发症早期识别与干预，这需要肺移植管理团队充分调动多学科协作能力，积累丰富的ECMO管理经验，让患者顺利度过这段"至暗时刻"。

第二节　体外膜肺氧合在肺移植术中的应用

李慧星，叶书高，王桂龙

　　选择肺移植治疗的呼吸衰竭患者常伴有肺动脉高压、右心功能不全及慢性肺源性心脏病等疾病，对移植术中单肺通气、肺动脉阻断和肺切除等手术进程耐受能力差。移植术中患者随时都可能发生心肺功能恶化衰竭，甚至出现脏器缺氧、心搏骤停等严重事件。对移植术中管理,特别是呼吸循环维护提出了严峻的挑战。因此,维持呼吸循环系统稳定的体外生命支持成为肺移植手术中不可或缺的保障技术。在肺移植技术发展进程中,早年常使用体外循环作为术中保障措施,近年ECMO被证实对心肺功能可提供有效支持,已被广泛用于肺移植术中。

一、体外生命支持在肺移植术中应用的必要性

肺移植已成为治疗终末期肺病的有效治疗措施,但影响移植疗效的因素有很多,其中急性肺损伤(ALI)是最重要和被广泛研究的,移植过程中各阶段的病理生理变化均可能导致或加重ALI,是影响患者长期预后生存的最重要因素之一。而与急性肺损伤相关的原发性移植肺失功(PGD)亦影响肺移植患者的预后,需要积极预防和及时处理。这些严重损伤可能发生在肺移植过程中的各个阶段,如何预防或减少这些不利因素的影响,需要对移植各阶段进行规范化把控。

移植术中管理重点是尽量减少对患者移植肺乃至自体肺的负荷,预防和减轻缺血再灌注损伤。术中保护性通气结合充分的血流动力学支持对于减少肺损伤至关重要。由于每个患者病情的复杂及可变性,如COPD患者、年轻患者或行单肺移植患者,在没有血流动力学支持的情况下可较平稳地完成肺移植手术过程。然而有40%~50%的患者在移植过程中需要体外生命支持技术,譬如血流动力学不稳定、缺氧、高碳酸血症(表5-2-1)。在没有支持的情况进行肺移植手术可能会带来不良后果,比如移植物暴露于整个心输出量和过高气道压力,增加再灌注过程中的损伤程度。

表5-2-1 考虑使用体外生命支持的参考标准

术前适应证	术中适应证	外科导向
肺动脉高压(平均压力＞25 mmHg)	肺动脉阻断后血流动力学不稳定 • 肺动脉平均压力持续升高 • 右心功能障碍 • 左心输出量减少、低血压	可钳夹更多左心房,方便房袖吻合
需要同期进行心脏手术	• 单肺通气不耐受 • 持续低氧血症 • 高碳酸血症 • 呼吸性酸中毒,pH值＜7.20	需要开放肺动脉、左房袖吻合(仅适用于体外循环)

使用体外循环（CPB）已被证实是一种成熟安全的术中管理方式。随着手术技术变得更为精简，通气策略变得更为有效，血流动力学支持技术选择的改善，越来越多选择使用ECMO术中维持支持。已有研究证实，肺移植应用ECMO辅助较应用CPB支持，并发症更少，预后更佳（表5-2-2）。

二、ECMO适应证

无论移植手术方式选择单肺还是双肺，术中均面临一系列手术风险：心肺基础功能、手术相关应激损伤、移植肺再灌注等均易导致术中严重低氧血症、二氧化碳蓄积、血流动力学剧烈波动甚至心搏骤停，术后移植物失功等诸多不良预后。术前状态评估、术中即时情况、术后效果预测手术各环节中存在相关风险因素即可行ECMO辅助支持。相关风险因素归纳如下：

（1）麻醉单肺通气时，经各种改善通气血流比值的方法，仍然不能保证氧合。

（2）术前超声心动图证实肺动脉压中、重度增高，或术前右心漂浮导管检查测平均肺动脉压 > 25 mmHg（1 mmHg = 0.133 kPa）。

（3）美国纽约心脏病学会（NYHA）心功能分级Ⅲ级及以上。

（4）尽管各项指标达到最低标准，但是综合考虑认为患者术中或术后可能出现血流动力学不稳定、高碳酸血症、低氧血症等情况，需要预防性术中ECMO支持。

（5）边缘供肺需进行体内肺修复。

（6）术中阻断一侧肺动脉后，肺动脉压升高，右心室后负荷增加，使用扩张肺动脉药物、血管活性药物和调整机械通气后，循环仍不稳定或出现右心衰竭。

（7）移植肺吻合完成，开放循环后，由于肺灌注液、肺内缺氧代谢产物等物质进入体循环及气栓进入冠状动脉等原因导致循环不稳定，使用正性肌力药物和血管活性药物仍难以维持血流动力学稳定。

三、ECMO模式

根据选择血管路径不同，分为V-V ECMO和V-A ECMO两种基本模式。

肺移植手术中，V-V ECMO适用于没有明显血流动力学损害、高碳酸血症、低氧血症的患者术中辅助。通常情况下，缺氧的血液从股静脉中抽出，经ECMO后从颈内静脉返输人体。与V-A ECMO相比，V-V ECMO放置简易，血管并发症发生率较低，但只提供氧合功能辅助，无法提供心脏功能支持。

表5-2-2 肺移植术中ECMO和CPB比对分析

作者	年份	组别	总例数	ECMO 例数	CPB 例数	生存率/病死率	补 充
Machuca,等	2015	ECMO组 vs. CPB组	99	33	66	90 d病死率 ECMO 6% vs. CPB 15%	ECMO组ICU天数、住院天数、血制品需求量少于CPB组
Biscotti,等	2014	ECMO组 vs. CPB组	102	47	55	30 d、1年生存率无差异	ECMO组出血量、血制品输注量少于CPB组
Ius,等	2012	ECMO组 vs. CPB组	92	46	46	3、9、12个月生存率: CPB组为70%、59%、56%，ECMO组为87%、81%、81%	ECMO组血制品输注量少于CPB组
Aigner,等	2007	ECMO组 vs. CPB组 vs. 无支持组	149	130	27	3个月、1年、3年生存率: ECMO组为85.4%、74.2%、67.6%，CPB组为74%、65.9%、57.7%，无支持组为93.5%、91.9%、86.5%	ECMO可替代CPB

V-A ECMO插管可以选择外周血管路径，常用股静脉引流，再灌入股动脉，也可以选择从中心血管路径，从右心房引流，再灌注入主动脉。无论中心还是外周血管路径，V-A ECMO都可以应用于伴/不伴呼吸衰竭的血流动力学不稳定的患者移植术中支持。外周ECMO可行血管彩超定位穿刺或皮肤切开直视置管，损伤较少。中心ECMO优势在于选用更粗的血管路径，达到更高的转流要求，避免外周ECMO置管流量不足、脑部氧供不足、肢体远端缺血及腹股沟感染等问题，但仍有空气栓塞、出血、血肿甚至动脉夹层等风险。

近年随着ECMO技术发展，引入了复合置管模式，分别为静脉-静脉-动脉ECMO（veno-venous-arterial ECMO, V-V-A ECMO）和静脉-动脉-静脉 ECMO（veno-arterial-venous ECMO, V-A-V ECMO），进一步拓展了术中ECMO的应用范畴（图5-2-1和表5-2-3）。

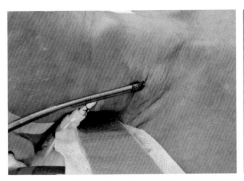
颈内静脉（穿刺）

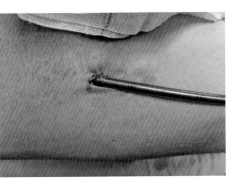
股静脉（穿刺）

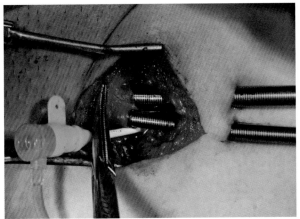
股动静脉+股动脉远端侧支（切开）

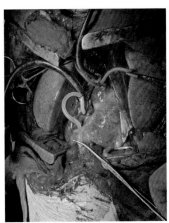
主动脉+右心房（Clam-shell切口）

图5-2-1　ECMO常见置管点

表5-2-3　ECMO的置管路径选择、适应证及缺点

模式	引流血管	回输血管	适应证	缺　　点
V-V	股静脉	颈内静脉或锁骨下静脉	呼吸衰竭	无明显心功能支持，术中血流动力学不稳定需改行V-A-V/V-V-A模式
V-A（外周）	股静脉	股动脉或腋动脉	心功能不全、肺动脉高压	股动脉路径：上半身脏器灌注不充分，插管侧远端肢体缺血，左心室腔内压力增加易致肺静脉升高引起肺水肿等 紧急处理：改行V-A-V模式；建立远端侧支灌注；行左心室减压：经皮房间隔开窗等 腋动脉路径：动脉接口处需应用人工血管桥接
V-A（中心）	股静脉或右心房	主动脉	重度心功能不全、肺动脉高压	较适用于横断胸骨蛤式切口，术毕如不满足撤机条件，需变更为外周V-A ECMO辅助；无法代替CPB在合并心脏修补术中的作用
V-A-V	股静脉	股动脉、颈内静脉	V-A ECMO期间呼吸衰竭；V-V ECMO期间心力衰竭	无现成组合管路套装，需自行拼接，增加操作风险；膜后动静脉流速需精细化调控
V-V-A	颈内静脉、股静脉	股动脉/主动脉	V-V期间左心室超负荷；心内右向左分流导致引流量不足	无现成组合管路套装，需自行拼接，增加操作风险；侧卧位主动脉置管难度高，增加血管并发症风险；无法代替CPB在合并心脏修补术中的作用；术毕主动脉插管需撤除，调整为V-V或外周V-A模式

四、ECMO术中管理

1. ECMO运行

　　手术操作者及ECMO运转管理人员检查管路，确保各接头连接紧密，固定良好，管路无弯折、扭曲、压迫后，先松解流入端管道阻断钳，启动ECMO泵，将泵速预调至2 000 r/min，以防止血液回流，后逐步松解流出端管道阻断钳。观察流量变化并适时调整转速，将流量稳定在2.0～3.0 L/min。运转初期常见流量波动较大，此时应判断是置管过浅抽引不畅还是有效循环血量不足导致。此类

情况可通过管道深度调整或超声探查即可鉴别。如经调整后流量仍波动明显并伴有输入管道持续颤动，则表明容量不足。如术前患者麻醉评估容量不足，可适当补充循环容量，扩容过程需密切关注患者心功能的变化情况，避免急性心力衰竭，抑或可与ECMO预冲过程中添加白蛋白/血制品减少血液稀释，缓解转机后的低容量表现。

2. 流量调节

流量调节主要依据患者生命体征以及转流方式而定。因低氧血症行V-V ECMO需全流量转流辅助，以满足全身各脏器氧合需要。而因高碳酸血症行V-V ECMO仅需低流量转流辅助，过高流速会导致低碳酸血症，易引发肝脏及脑部损伤。移植术中当阻断一侧肺动脉时可使肺动脉压升高，此时可增加 V-A ECMO 流量，从而减少肺循环血流，降低肺动脉压。肺静脉游离和吻合过程中外科操作常压迫心脏，可能造成静脉回流不足，导致血压降低、静脉压升高。此时可加大 V-A ECMO流量，从而加大瘀滞静脉血的引流，同时增加体循环血液泵入可降低中心静脉压、升高血压，V-V ECMO此时并无明显的类似作用。当移植完成开放肺动脉后，多种原因均导致血压降低，此时无论何种类型 ECMO 均可通过调整流量与加用血管活性药物相配合的方法辅助设法稳定循环。正常肺的氧供主要来自支气管动脉，而肺移植技术一般不吻合此动脉，移植肺本身的营养依赖于肺循环，V-A ECMO 可分流肺动脉血流，因此应保持 V-A ECMO 处于部分流量的辅助状态而不是全流的替代状态，保持适当经肺血流，以保证移植肺自身的血供。

3. 药物调整

ECMO预充液增加了循环血容量，管道和膜肺螯合作用均导致药代动力学的改变，导致表观分布容积增加和药物清除率的降低，其中以高脂溶性和高蛋白结合力的药物最为明显，最佳策略为根据临床效应逐渐调整最低有效剂量血管活性药物（如多巴胺、多巴酚丁胺、肾上腺素、米力农等）的输注速率，降低心脏做功，减少氧耗。

4. 氧代谢平衡

ECMO 运转期间维持患者血氧饱和度在 90% 以上。不宜长时间使用纯氧进行膜肺气体交换，以混合气体为宜，通常使用空氧比2∶1的混合气体，混合气体流量 3 L/min。积极监测患者动脉血气情况，并根据血气结果适当调整混合气体流量或混合气体的空氧比，将血液氧分压及二氧化碳分压维持在正常范围内。血液二氧化碳清除过快可能导致脑血管意外风险增大。因此，如遇COPD等重度二氧化碳潴留患者，必须保证患者动脉血二氧化碳分压逐步降至正常水平。

通常为保证 ECMO 期间重要器官的充足氧供,维持血红蛋白 > 80 g/L,血浆胶体渗透压 15～20 mmHg。

5. 抗凝管理

ECMO 管路内均有肝素涂层,有一定的抗凝作用。但是在 ECMO 置管及转流时仍需要全身肝素化,置管初始肝素剂量一般为 40～60 U/kg,转流后根据活化凝血时间(ACT)调整,V-V ECMO ACT 维持 140～180 s、外周 VA-ECMO ACT 维持 180～200 s,中心 V-A ECMO ACT > 200 s。亦可根据活化部分凝血活酶时间(APTT)调整,维持在正常值的 1.5～2 倍,50～70 s。同时,根据患者基础疾病或手术创面渗出情况具体调控。肺与胸壁间致密粘连者,可适当降低肝素钠用量甚至停用,防止粘连分离处广泛渗血。

6. 呼吸管理

ECMO 可减少机体对机械通气的依赖。因此,经 ECMO 后,可减少机械通气强度,应用肺保护性通气策略减小气压伤和容积相关性损伤。

7. 温度管理

ECMO 时注意保持体温在 35～36 ℃,温度太高则机体氧耗增加;温度太低则易发生凝血机制和血流动力学紊乱。

8. 内环境管理

肺移植患者多见循环容量不足。因此,ECMO 期间应适当补充有效循环容量,保护肾脏功能,使用药物促进肾脏排水。少数情况下也可以术中持续性肾脏替代治疗(CRRT)排除过多水分。同时也应重视水的过度丢失,保持正常的水电解质平衡,维持相对正常的内环境,为术后康复提供有利条件。CRRT 装置可直接连接于 ECMO 环路,以实现快速精准控制患者容量状态的目的。

9. 管道管理

监测静脉管路判定静脉引流,负压不宜过高,否则容易产生溶血。监测氧合器出入口压力,判定氧合器有否阻塞。术前过渡型 ECMO,需监测氧合器出入口血流的血气氧合情况,监测、判定氧合器性能状态。持续监测动脉管路压力,避免打折、灌注不畅。如术中临时需更改 ECMO 转流模式为 V-A-V/V-V-A 复合模式,需另备管径匹配双通、三通接头及无菌管路等;暂停 ECMO 转流后,无菌、快速、无气栓、安全地完成模式转换。

五、并发症防治

出血是 ECMO 主要并发症。因此,维持血小板数量 > 50×10^9/L,凝血酶原时间国际标准化比值（prothrombin time international normalized ratio, PT-INR）
＜1.8，纤维蛋白原＞2 g/L。外周 V-A ECMO 通过逆行灌注至主动脉弓，将含氧
血液输至脑部及心脏冠状动脉。如患者左心功能改善，逆行血流将与心室射血
竞争，脑部、心脏冠状动脉及上半身脏器可能会灌注来自衰竭肺的缺氧血液，经
股动脉供入的含氧血液会被限制在下半身，导致 Harlequin 综合征。如明确上半
身缺氧，尤其脑部、心脏冠脉供氧不足，需改行 V-A-V 模式，增加膜后旁路至经
颈内静脉，增加回心血液中的氧含量，改善心脑等重要脏器的缺氧情况。远端肢
体缺血可见于任何患者，但股动脉偏细患者的风险较高。因此，术前应用血管超
声探测血管直径及血管条件，选用管径匹配的动静脉管路尤为重要。ECMO 管
路留置过程中，可通过应用血管超声探测辅助或切口直视下股动段远端留置一
根膜后侧支预防远端缺血。侧支直径要求较低，单腔深静脉导管即可满足肢体
远端血供需求，并且撤管便捷、安全。V-A ECMO 转流常规监测右上肢末梢氧
饱和度，如发现无法维持氧合，可变更转流方式为 V-A-V，增添一个膜后动脉管
道旁路，经颈内/锁骨下静脉灌入，以维持上半身，尤其是脑部供氧。转流前充足
的容量状态，选用合适管路，外周血管经血管超声定位穿刺置管、切开精细化插
管，可减少血管损伤、空气栓塞等并发症的发生。

六、撤机时机

　　术中行 ECMO 支持治疗的患者大部分在移植术毕心肺功能获益后可顺利
脱离 ECMO，但仍有部分患者呼吸、循环情况不稳定，术后需要 ECMO 维持支
持。同时，因 ECMO 对移植术后早期可能出现 PGD、急性心功能不全等并发症
存在非常有效的辅助支持作用，除 ECMO 转流出现凝血功能严重破坏的情况，
移植术后心肺功能稳定的患者均可携带回病房延后撤机，以求 ECMO 作用最
大化。

七、ECMO 病例

1. V-V ECMO 病例

　　患者，男性，58 岁，身高 175 cm，体重 64 kg，BMI 20.89 kg/m^2，因"胸闷气喘
6年，进行性加重1年"入院。入院诊断：① 硅肺Ⅲ期；② 低氧血症。完善术前
评估：血气分析显示，二氧化碳分压（37 ℃）54.1 mmHg；pH值（37 ℃）7.35；
氧饱和度91.0%；氧分压（37 ℃）65.0 mmHg；FiO$_2$ 21%；心超：左室舒张功能

减退，升主动脉增宽。肺功能：FVC 1.88 L（占43.6%），FEV₁ 0.57 L（占16.6%），FEV₁/FVC 30.29%。TLC-SB 50.3%，DL_CO SB 41.0%。极重度混合型通气功能障碍，弥散功能中度下降。6MWT：230 m，最低SpO₂ 80%，需氧量 5 L/min。符合肺移植手术适应证。入手术室麻醉评估，单肺通气 10 min，氧饱和度无法维持，肺动脉压力45/25 mmHg，行外周 V-V ECMO（股静脉－颈内静脉）转流辅助，流量稳定在2.5 L/min，氧饱和度99%～100%，肺动脉压力轻度下降40/25 mmHg。顺利完成序贯式双肺移植（BSLT），术中去甲肾上腺素0.1～0.2 μg/（kg·min）及多巴酚丁胺1～2 μg/（kg·min）微泵维持，循环、氧合情况稳定。术毕，V-V ECMO脱氧转流情况下氧合指数350 mmHg，肺动脉压力30/15 mmHg，携带 V-V ECMO返回ICU予术后监护治疗。术后第1天，患者持续镇静，机械辅助通气+V-V ECMO转流辅助，ECMO泵速2～2.5 L/min，床边X线片提示左肺些许渗出影，床边气管镜下气道黏膜干燥，降低 V-V ECMO转流辅助 1 L/min，脱氧30 min后动脉血氧合指数440 mmHg，顺利撤除ECMO辅助。术后第2天，撤除呼吸机辅助通气后返回普通病房继续行移植术后治疗，顺利康复出院（图5-2-2）。

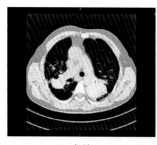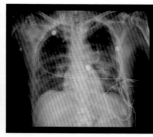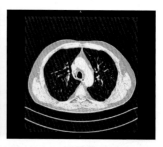

术前　　　　　　　撤ECMO前　　　　　　　出院前

图5-2-2　V-V ECMO病例的影像学表现

2. 外周V-A ECMO病例

患者，男性，58岁，身高163 cm，体重60 kg，BMI 22.6 kg/m²，因"咳嗽咳痰3年余，加重伴胸闷气喘1年"入院。入院诊断：① 特发性肺间质纤维化；② Ⅰ型呼吸衰竭；③ 中度肺动脉高压。完善术前评估：血气分析显示，pH值（37 ℃）7.35；二氧化碳分压（37 ℃）48.3 mmHg；氧分压（37 ℃）56.0 mmHg；吸入氧浓度21.0%；氧饱和度86.7%；心超：肺动脉压力轻中度增高，估测肺动脉收缩压45 mmHg，左室射血分数64%。肺动脉CTA：两肺间质纤维化伴感染，两侧胸膜增厚；左侧少量气胸；两肺钙化影；冠状动脉钙化；纵隔及右肺门多发增大淋巴结。肺功能：FVC 1.46（占41.9%），FEV₁ 1.23（占44.0%），

FEV_1/FVC 84.28%，DL_{CO} SB 0.63（占7.71%）。6MWT：360 m，最低SpO_2 76%，吸氧5 L/min。符合肺移植手术适应证。入手术室麻醉评估，单肺通气氧饱和度90%，肺动脉压力85/46 mmHg，行外周V-A ECMO（股动脉-股静脉）转流辅助，流量稳定在2 L/min，肺动脉压力降至60/35 mmHg。顺利完成BSLT，术中维持去甲肾上腺素 0.1～0.2 μg/（kg·min）微泵，循环、氧合情况稳定。术毕氧合指数365 mmHg，肺动脉压力40/25 mmHg，携带VA-ECMO返回ICU予术后监护治疗。术后第1天，患者持续镇静，机械辅助通气+V-A ECMO转流辅助 2.5 L/min，右上肢动脉血氧合指数110 mmHg，床边X线片提示双肺渗出，床边气管镜吸出大量水肿液，床边心超提示全心收缩减弱，考虑PGD合并心功能不全，继续予V-A ECMO转流辅助，并予强心利尿等移植后专科处理。术后第8天，机械辅助通气+V-A ECMO辅助转流，氧合、循环情况改善，床边X线片提示双肺渗出较前改善，气管镜下气道黏膜干燥，降低ECMO流量至1 L/min后，循环无明显波动，床边心超提示心脏收缩功能改善明显，予撤除ECMO辅助。术后第10天撤除呼吸机辅助通气返回普通病房继续行移植术后治疗，顺利康复出院（图5-2-3）。

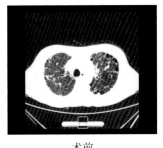 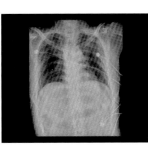 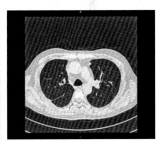

术前　　　　　　　　　撤ECMO前　　　　　　　　出院前

图5-2-3　外周V-A ECMO病例的影像学表现

3. 中心V-A ECMO病例

患者，男性，46岁，身高174 cm，体重42 kg，BMI 13.87 kg/m²，因"活动后气喘、咳嗽4年，加重3周"入院。入院诊断：① 硅肺Ⅲ期；② 肺气肿；③ 呼吸衰竭；④ 继发性肺动脉高压；⑤ 慢性肺源性心脏病。完善术前评估：血气分析显示，pH值7.35，二氧化碳分压48.5 mmHg、氧分压66.0 mmHg、碳酸氢根浓度31.2 mmol/L、吸入氧浓度29.0%，氧合指数227.6 mmHg。B型钠尿肽前体 3 004.00 pg/mL。心脏彩超：肺动脉压力重度增高，估测肺动脉收缩压101 mmHg，三尖瓣中重度反流，右心房、右心室明显增大；肺动脉主干稍增宽。

6MWT：120 m，脉氧最低85%，心率最快为145次/min。肺功能无法完成。符合肺移植手术适应证。入手术室麻醉评估，单肺通气氧饱和度85%～90%，肺动脉压力122/63 mmHg，行Clam-shell切口中心V-A ECMO（右心房－主动脉）转流辅助，流量稳定在3～3.5 L/min，肺动脉压力降至60/35 mmHg。顺利完成BSLT，术中维持去甲肾上腺素0.8 μg/(kg·min)微泵，循环、氧合情况稳定。逐步降低V-A ECMO流量至1 L/min，心脏收缩能力可，肺动脉压力45/25 mmHg，氧合指数388 mmHg，予撤除V-A ECMO后返回ICU予术后监护治疗。术后第1天，患者持续镇静，机械辅助通气，右上肢动脉血氧合指数245 mmHg，床边X线片提示双肺渗入，床边气管镜吸出少量水肿液，床边心超提示全心收缩尚可，考虑PGD合并轻度心功能不全，予强心利尿等移植后专科处理。术后第2天，机械辅助通气，氧合、循环情况改善，床边X线片提示双肺渗出较前改善，气管镜下气道黏膜干燥，撤除呼吸机辅助通气返回普通病房继续行移植术后治疗，顺利康复出院（**图5-2-4**）。

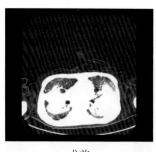
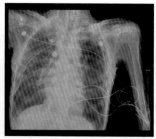
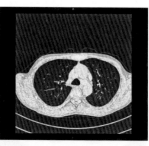

术前   撤ECMO前   出院前

图5-2-4　中心V-A ECMO病例的影像学表现

4. V-A-V ECMO病例

患者，女性，39岁，身高158 cm，体重47.5 kg，BMI 19.03 kg/m²，因"反复咳嗽8年，加重伴气喘半年"入院。入院诊断：① 肺间质纤维化；② Ⅰ型呼吸衰竭；③ 肺动脉高压；④ 干燥综合征。完善术前评估：血气分析显示，FiO_2 21%，pH值7.404，二氧化碳分压37.8 mmHg，氧分压48.5 mmHg，血氧饱和度82.8%；心超：右心室增大，肺动脉主干增宽，肺动脉高压。右心导管检查：肺动脉造影未见血栓，术中测得右心房压力5/1（2）mmHg，右心室59/11（27）mmHg，肺动脉56/36（43）mmHg，PAWP 7/－1（2）mmHg，血流动力学参数：体循环血量3.98 L/min，心指数2.78，肺循环血量2.88 L/min，Qp/Qs 0.72，肺血管阻力1 137.8/14.22 wood单位。肺功能评定及6MWT已无法完成。符合肺移植手术适应证。入手术室麻醉评估，单肺通气氧饱和度75%～80%，肺动脉压力与体循环血压相近为95/60 mmHg，行V-A-V ECMO（股静脉-股动脉-颈内静脉）转流辅助，流量稳定在2.4～2.7 L/min，肺动脉压力降至65/40 mmHg，氧饱和度95%～100%。顺利完成BSLT，术中维持去甲肾上腺素0.02～0.2 μg/（kg·min）微泵，循环、氧合情况稳定。术毕右上肢动脉血氧合指数408 mmHg，肺动脉压力40/25 mmHg，携带VAV-ECMO返回ICU予术后监护治疗。术后第1天，患者持续镇静，机械辅助通气+V-A-V ECMO转流辅助，ECMO泵速2.5 L/min，右上肢动脉血氧合指数239，床边X线片提示双肺些许渗出，床边气管镜提示气道内无渗出，黏膜无充血，床边心超提示全心收缩尚可。降低ECMO流量至1 L/min后，循环无明显波动，予撤除股动脉插管，调整为V-V ECMO转流辅助。术后第3天，床边X线片提示双肺无明显渗出，床边气管镜下气道黏膜干燥，循环稳定，降低V-V ECMO泵速1 L/min，脱氧30 min后动脉血氧合指数360，顺利撤除ECMO辅助。术后第4天，撤除呼吸机辅助通气返回普通病房继续行移植术后治疗，顺利康复出院（图5-2-5）。

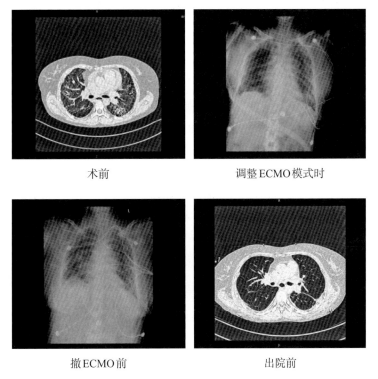

术前　　　　　　　　　　　　调整ECMO模式时

撤ECMO前　　　　　　　　　　出院前

图5-2-5　V-A-V ECMO病例的影像学表现

5. V-V-A ECMO病例

患者,男性,41岁,身高172 cm,体重79 kg,BMI 26.7 kg/m²,因"反复咳嗽、气喘1年余,加重1个月"入院。入院诊断:① ILD;② Ⅰ型呼吸衰竭;③ 肺动脉高压;④ 高尿酸血症。完善术前评估:血气分析显示,pH值7.40;二氧化碳分压39.7 mmHg;氧分压48.0 mmHg;氧饱和度83.3%;碳酸氢根浓度24.3 mmol/L;6MWT:步行距离398 m,测试期间血氧饱和度最低至41%。肺功能:FEV₁ 1.37 L(占36.9%);FVC 1.38 L(占30.7%);DL_{co} SB 15.3%;DL_{co}/VA 39.3%。心脏彩超:左室壁增厚;心包积液,肺动脉收缩压33 mmHg。符合肺移植手术适应证。入手术室麻醉评估,单肺通气氧饱和度70%～75%,肺动脉压力65/40 mmHg,行V-V ECMO(股静脉-颈内静脉)转流辅助,流量稳定在2.0～2.5 L/min,肺动脉压力些许降至60/35 mmHg,氧饱和度95%～100%。术中肺动脉试阻断,发现肺动脉明显持续升高,最高可达109/62 mmHg,予行升主动脉插管,更改ECMO模式为V-V-A(股静脉-颈内静脉-主动脉),流量稳定在2.5～3 L/min,肺动脉阻断后压力维持在65～70/40～50 mmHg。顺利完成右单肺移植术,术中维持去甲肾上腺素0.1～1 μg/(kg·min)及多巴酚丁胺5～10 μg/(kg·min)微泵维持,循环、氧合情况稳定。术毕右上肢动脉血氧合指数130,肺动脉压力40/25 mmHg。撤除主动脉插管,调整ECMO模式为V-V(股静脉-颈内静脉)返回ICU,予术后监护治疗。术后第1天,患者持续镇静,机械辅助通气+V-V ECMO转流辅助,ECMO泵速2.5 L/min,床边X线片提示右肺些许渗出,床边气管镜下气道黏膜干燥,循环稳定,降低V-V ECMO泵速 1 L/min,脱氧30 min后动脉血氧合指数398 mmHg,顺利撤除ECMO辅助。术后第4天,撤除呼吸机辅助通气返回普通病房继续行移植术后治疗,顺利康复出院(图5-2-6)。

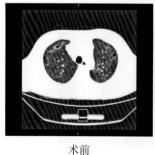
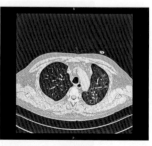

术前　　　　　　　　撤ECMO前　　　　　　　出院前

图5-2-6　V-V-A ECMO病例的影像学表现

第三节　体外膜肺氧合在肺移植术后的应用

黄曼,秦科,许红阳

目前,基于体外膜肺氧合(ECMO)积极的支持作用,其应用得到飞速的发展,已作为肺移植术后的重要心肺辅助工具,成为移植术后重要的治疗手段。

一、ECMO 在肺移植术后应用的现状

近年来,随着体外循环支持技术的显著进步,将 ECMO 用作桥接策略以及肺移植后 PGD 患者的治疗方法、移植后抢救的各个方面,获得了较为乐观的结果。这些结果使我们目前对 ECMO 使用的理念有所改观,因此,使我们重新审视 ECMO 结合肺移植的效用、功效和安全性。肺移植后的早期生存率在先进技术的支持下有所改善,1 年生存率接近 79%。不幸的是,肺移植的远期成功只有很小的改善,近年来研究报道的中位生存期为 6.7 年。

ECMO 在肺移植后首次兴起应用是由于出现严重的 PGD,这仍然是移植后使用 ECMO 最常见的适应证。PGD 是一种综合征,包括肺移植后 72 h 内的急性肺损伤,定义为 PaO_2/FiO_2 比值降低,同时胸部 X 线片检查显示弥漫性浸润,ECMO 应被视为在肺移植后从可能发生的 PGD 恢复桥梁。尽管多器官衰竭在手术打击后的发生率很高,早期建立 ECMO 可能会使 ALI 相关的病死率降低。

二、ECMO 在肺移植术后常见应用情形

(1)急性排斥反应出现或预期出现 PGD。PGD 是急性缺血再灌注损伤引起的急性肺损伤,是移植后早期发病和死亡的主要原因。在 PGD 中幸存的患者生活质量下降,慢性肺移植功能障碍(CLAD,特别是闭塞性细支气管炎综合征)的风险增加,并且死亡风险显著增加。与没有任何体外支持的移植相比,术中 ECMO 可以提供更好的生存率,预防性术后 ECMO 延长与原发病为肺纤维化、肺动脉高压术后患者以及植入结束时移植物失功患者的预后相关。

(2)严重的肺动脉高压患者肺移植术后更容易出现左心功能不全及 PGD

相关的氧合障碍,预防性使用ECMO或延迟ECMO的撤机有利于恢复心脏功能及改善肺水肿。严重的肺动脉高压特点是预后较差,尽管采用现代疗法,其3年病死率仍超过30%。PGD通常被认为是导致肺动脉高压患者早期发病和死亡的原因。一方面,肺动脉高压患者的PGD可能归因于在慢性病程中代偿的右心室施加的剪切力所致的内皮损伤,从而导致随后的肺水肿。另一方面,术前存在的左心室充盈不足(由于术前肺血管阻力增高导致继发的心输出量减少)导致左心室的"失调",从而使术后左心室长时间的失用性的功能不全无法容纳并运转正常的前负荷,则易发生左心衰竭。术后早期,使用V-A ECMO有助于为逐渐充盈的左心室适应血流动力学改变提供时间。Peek等研究显示,与心室辅助装置相比,V-A ECMO的支持似乎可以带来更好的临床效果。

(3)体外循环(CPB)支持下行肺移植,术后难以脱离 CPB,需ECMO辅助撤离。CPB在肺移植手术中的作用是有争议的。CPB可实现缓慢的肺再灌注和低氧浓度下的初始通气,从理论上讲,这两种方法都利于移植肺的保护。在体外循环过程中,肺被排除在体循环之外,因为血液从心脏右侧转移到静脉储存库,通过膜氧合器,最后含氧血返回主动脉和体循环。肺的代谢需求在体外循环期间被排除在体循环之外,在术中仅依赖于支气管动脉的血流量。在正常生理条件下,支气管动脉供血占肺血流量的3%~5%,但在动物体外循环支持实验条件下,这一血流量可减少10倍。因此,肺存在一段时间的缺血,然后在体外循环后再灌注。一般认为,这种缺血再灌注会加重体外循环引起的炎症反应。且肺移植术中使用CPB,深层的低温循环停止和并发症与肺功能障碍和出血并发症的发生率增加显著相关。对于术后出血、凝血功能障碍和神经功能缺损等常见的危害,ECMO已成为一种有效的替代支持方法。

三、ECMO术后延续应用的抗凝及监测

无可否认的是,ECMO在术后短期内对患者病情稳定方面做出了独特的贡献,但期间带来的重大心脑血管意外事件却层出不穷,这类病情改变不仅不利于术后患者从危重状态中好转,并且对患者的肺移植术后的远期预后产生严重的后遗影响。主要表现为内出血、血栓形成、肢体远端坏死等,除了内源性的凝血系统被激活导致凝血机制紊乱,ECMO插管相关机械损伤的深静脉血栓形成也是常见的并发症。上述并发症单发或同时存在威胁着肺移植手术的成功,应在肺移植的围手术期时刻关注并预防性地应对。

患者在应用ECMO时出血和凝血同时存在最为常见,主要与促进高凝状态

的炎症反应相关,因此需要抗凝以避免源自非内皮表面回路的血栓栓塞形成。但是,过度的抗凝可能导致出血并发症,包括重要的器官出血、硬膜内外积血、易忽略的腹腔内出血等病情进展迅速的急症。ECMO的抗凝治疗监测显得格外重要且谨慎,ECMO运行中的抗凝药物的选择及抗凝水平的监测各异。肝素是最常见的抗凝剂,根据标准的体重方案使用,并由活化凝血酶时间监测,目标是50～75 s(1.5×～2.5×基础值)或抗凝血因子Ⅹa水平,目标为0.3～0.7 IU/mL。一些中心更倾向监测激活凝血时间,因为它在床边即可获取数值,而且测试时间很快,水平控制在180～220 s之间,保持血小板数量≥50×10⁹/L,如有必要及时补充凝血物质。但肝素诱导性血小板减少症(heparin-induced thrombocytopenia,HIT)使患者在ECMO支持时变得复杂,导致较高的血栓形成发病率和病死率。HIT的风险与肝素暴露的累积剂量有关。一些研究提示,在连续输注肝素以保持回路通畅的ECMO患者中,HIT的风险不容忽视,与V-V ECMO相比,在V-A ECMO上发生HIT的患者更有可能发生更严重的血小板减少和动脉血栓栓塞。

还有新型抗凝方案出现——直接凝血酶抑制剂,如注射用比伐卢定和阿加曲班可替代肝素治疗HIT,使用这些直接凝血酶抑制剂抗凝的患者被监测活化的部分凝血活酶时间控制在50～60 s。

四、ECMO术后联合连续肾脏替代治疗(CRRT)的体液管理

随着越来越多的ECMO支持肺移植手术开展,严重的血流动力学紊乱、炎症和病理生理学异常(原发性疾病与ECMO循环相互作用)时,会使术后患者处于器官衰竭的高风险中。其中急性肾损伤(AKI)尤为常见,影响术后的患者群体占比高达85%。肺移植患者术后有严重肺病和呼吸衰竭不能很好地耐受液体超负荷,液体清除是肾脏替代治疗最常应用的原因,其次是代谢紊乱的纠正,间歇血液透析(intermittent hemodialysis, IHD)、CRRT和腹膜透析(peritoneal dialysis, PD)都是清除多余液体和实现代谢控制的有效管理策略。目前,尚没有强有力的证据表明这些方式在生存率方面更优越。一般来说,CRRT推荐用于血流动力学不稳定或急性疾病患者,尤其是肺移植术后不能很好经受液体平衡和代谢状态快速波动的患者。在ECMO联合CRRT的优势是在更长的时间内提供更一致的流体清除,生命体征波动更少,持续时间更短。

液体超负荷已知是肺移植术后的不良结局和ECMO应用持续时间延长的独立危险因素,应将其视为考虑早期启动药物或机械容量清除策略的重要实施

指征。利尿剂可能对肾脏损伤较轻但仍无液体的患者有效,但其疗效通常不可预测,也可能有潜在的不良反应。移植受者在长期的终末期肺疾病的病程中,机体整体处于慢性缺氧和长期消耗体质性的血液高凝的状态。事实上,缓慢而持续的液体清除可能对肺和心脏功能有潜在的有益影响。一般而言,在危重患者中,有一个共识,即应根据临床特征和背景、肾脏满足代谢和液体需求的能力以及不良事件的潜在风险,对肾脏替代治疗的启动进行个体化设置。在存在或预计存在重大需求能力差异的情况下,无论AKI发生于哪个阶段,都应考虑肾脏替代治疗,除非有其他令人信服的理由而不考虑应用它,这些一般原则也应适用于ECMO病患者。这意味着,当出现或预期出现液体超负荷时,利尿剂治疗不太可能有效或安全,并且在AKI相关代谢紊乱阻碍心肺衰竭恢复的情况下,ECMO支持的肺移植术后就应考虑肾脏替代治疗。

在术中ECMO支持的患者中,可通过将血液过滤器或肾脏替代治疗引入ECMO循环或通过单独的导管独立地提供肾脏替代治疗。其桥接方法包括在ECMO回路中引入血液过滤器(直列式血液过滤器)或单纯CRRT。将血液过滤器集成串联到ECMO电路中相对容易,过滤器入口在ECMO的离心泵之后连接,出口重新连接到ECMO回路,以允许血液在进入氧合器之前返回ECMO循环中。与使用单独的CRRT相比,该技术需要相对较少的启动循环体积及驱动压力。然而,主要缺点是缺乏压力报警和无法实现超滤的精确控制。因此,外部注射泵是控制超滤和输送置换液所必需的。

五、ECMO在肺移植术后可行的撤机策略

ECMO为肺移植术后提供了相对理想的机体状况,但长期应用带来出血、血栓形成、凝血因子破坏等严重的并发症,已在长久的应用中显现出来。一旦术后循环、氧化相对稳定的情况下,应考虑对ECMO的应用进行拟撤机考虑。目前,对于其撤机方案未能有统一标准。至于对各类病情考虑各异的因素,临床管理者应在病情稳定时尽早使患者脱离ECMO的支持,不仅有利于尽快地使患者脱离重症危险期,也有利于术后患者心、肺功能的恢复。

来自国际体外生命支持组织的指南经验:ECMO的统一的撤机条件是ECMO使用最低流量在较低的呼吸机条件和血管活性药物下提供足够的支持,随着自然器官功能的改善,体外支持减少至低于总支持的30%时,提示移植后的心或肺功能可能足以允许脱离ECLS,并建议开始进行试验。① 在V-VECMO应用时,各项指标显示心功能正常,同时只进行自然气体交换测试,并将

呼吸机各项指标(速率、平台压力、PEEP、FiO$_2$)调整至最低支持力度,可根据血气分析结果适时调整。保持管路内血液流动通畅和抗凝,记录患者的血氧饱和度和二氧化碳分压。如果肺功能在呼吸机设置下持续1 h或更长时间未发生明显的改变,则说明患者机体已准备好脱机。② V-A ECMO的应用需要夹紧引流和回输管路,降低循环回路的流量。超声心动图对试脱机期间的心功能非常有帮助。但在试验期间应继续抗凝,并定期释放通路插管以避免凝血。

根据国内最新肺移植围手术期ECMO应用指南显示,肺移植术后患者达到以下标准时可考虑行撤机策略:患者呼吸、循环功能逐渐稳定,应尽快撤离ECMO。对于肺移植术后患者,如为V-V ECMO模式,逐渐降低ECMO血流量至2.5~3.0 L/min,然后短暂性(6 h)停止V-V ECMO供应,在原有机械通气条件不变的情况下,氧合仍维持满意,无二氧化碳潴留,影像学改善明显,可考虑脱离V-V ECMO。对于V-A ECMO模式,除肺功能恢复之外,需充分评估心功能恢复情况,通常的心功能恢复指标包括:低剂量血管活性药即可维持血流动力学稳定、自身脉压≥20 mmHg、床旁超声心动图指标改善(包括心脏每搏输出量、心室大小、主动脉速度时间积分、射血分数等),目前没有明确的超声标准指导撤离V-A ECMO。有研究认为,主动脉速度时间积分>10 cm,左室射血分数>20%,二尖瓣外侧环收缩期S波速度>6 cm/s,预示V-A ECMO能够成功撤离。

参 考 文 献

[1] 夏维,许红阳,毛文君,等.ECMO在肺移植患者术前过渡中的应用[J].中华危重病急救医学,2018,30(12): 1167-1172.

[2] Hayanga A J, Du A L, Joubert K, et al. Mechanical ventilation and extracorporeal membrane oxygenation as a bridging strategy to lung transplantation: significant gains in survival[J]. Am J Transplant, 2018, 18(1): 125-135.

[3] Hayanga A J, Aboagye J, Esper S, et al. Extracorporeal membrane oxygenation as a bridge to lung transplantation in the United States: an evolving strategy in the management of rapidly advancing pulmonary disease[J]. J Thorac Cardiovasc Surg, 2015, 149(1): 291-296.

[4] Biscotti M, Gannon W D, Agerstrand C, et al. Awake extracorporeal membrane oxygenation as bridge to lung transplantation: a 9-year experience[J]. Ann Thorac Surg, 2017, 104(2): 412-419.

[5] Javidfar J, Bacchetta M. Bridge to lung transplantation with extracorporeal membrane oxygenation support[J]. Curr Opin Organ Transplant, 2012, 17(5): 496-502.

［6］周飞虎,胡婕,薛超.撤离静脉-静脉体外膜肺氧合和静脉-动脉体外膜肺氧合的血流动力学支持策略［J］.中华重症医学电子杂志,2016,2(2):89-96.

［7］Hoyler M M, Flynn B, Iannacone E M, et al. Clinical management of venoarterial extracorporeal membrane oxygenation［J］. J Cardiothorac Vasc Anesth, 2020, 34(10): 2776-2792.

［8］Dalton H J, Reeder R, Garcia-Filion P, et al. Factors associated with bleeding and thrombosis in children receiving extracorporeal membrane oxygenation［J］. Am J Respir Crit Care Med, 2017, 196(6): 762-771.

［9］Guglin M, Zucker M J, Bazan V M, et al. Venoarterial ECMO for adults: JACC scientific expert panel［J］. J Am Coll Cardiol, 2019, 73(6): 698-716.

［10］Coster J N, Loor G. Extracorporeal life support during lung transplantation［J］. Indian J Thorac Cardiovasc Surg, 2021, 37(Suppl 3): 476-483.

［11］Verbeek G L, Myles P S. Intraoperative protective ventilation strategies in lung transplantation［J］. Transplant Rev (Orlando), 2013, 27(1): 30-35.

［12］任崇雷,李佳春.体外循环技术在非心脏外科的应用发展及思考［J］.中国体外循环杂志,2019,17(06): 321-322.

［13］Machuca T N, Collaud S, Mercier O, et al. Outcomes of intraoperative extracorporeal membrane oxygenation versus cardiopulmonary bypass for lung transplantation［J］. J Thorac Cardiovasc Surg, 2015, 149(4): 1152-1157.

［14］于慧智,李小杉,张慧敏,等.体外膜肺氧合在肺移植围手术期的应用进展［J］.器官移植,2020,11(6): 754-759.

［15］Squiers J J, Lima B, DiMaio J M. Contemporary extracorporeal membrane oxygenation therapy in adults: fundamental principles and systematic review of the evidence［J］. J Thorac Cardiovasc Surg, 2016, 152(1): 20-32.

［16］Jayaraman A L, Cormican D, Shah P, et al. Cannulation strategies in adult veno-arterial and veno-venous extracorporeal membrane oxygenation: techniques, limitations, and special considerations［J］. Ann Card Anaesth, 2017, 20(Supplement): S11-S18.

［17］Cashen K, Reeder R, Dalton H J, et al. Hyperoxia and hypocapnia during pediatric extracorporeal membrane oxygenation: associations with complications, mortality, and functional status among survivors［J］. Pediatr Crit Care Med, 2018, 19(3): 245-253.

［18］Reck D S P, D'Cunha J. Intraoperative support during lung transplantation［J］. J Thorac Dis, 2021, 13(11): 6576-6586.

［19］Chen H, Yu R G, Yin N N, et al. Combination of extracorporeal membrane oxygenation and continuous renal replacement therapy in critically ill patients: a systematic review［J］. Crit Care, 2014, 18(6): 675.

［20］Garcia J P, Kon Z N, Evans C, et al. Ambulatory veno-venous extracorporeal membrane oxygenation: innovation and pitfalls［J］. J Thorac Cardiovasc Surg, 2011, 142(4): 755-761.

［21］Reeb J, Olland A, Renaud S, et al. Vascular access for extracorporeal life support: tips and tricks［J］. J Thorac Dis, 2016, 8(Suppl 4): S353-S363.

［22］Narm K S, Lee S, Suh J W, et al. Risk factor analysis for intraoperative extracorporeal membrane oxygenation weaning failure after lung transplantation[J]. Ann Thorac Surg, 2018, 105(1): 242-248.

［23］ Gulack B C, Hirji S A, Hartwig M G. Bridge to lung transplantation and rescue post-transplant: the expanding role of extracorporeal membrane oxygenation[J]. J Thorac Cardiovasc Surg, 2014, 6(8): 1070-1079.

［24］ Hartwig M G, Walczak R, Lin S S, et al. Improved survival but marginal allograft function in patients treated with extracorporeal membrane oxygenation after lung transplantation [J]. Ann Thorac Surg, 2012, 93(2): 366-371.

［25］ Peek G J, Mugford M, Tiruvoipati R, et al. Efficacy and economic assessment of conventional ventilatory support versus extracorporeal membrane oxygenation for severe adult respiratory failure (CESAR): a multicentre randomised controlled trial[J]. Lancet, 2009, 374(9698): 1351-1363.

［26］ Esper S A, Welsby I J, Subramaniam K, et al. Adult extracorporeal membrane oxygenation: an international survey of transfusion and anticoagulation techniques[J]. Vox Sang, 2017, 112(5): 443-452.

［27］ Jiritano F, Serraino G F, Ten C H, et al. Platelets and extra-corporeal membrane oxygenation in adult patients: a systematic review and meta-analysis[J]. Intensive Care Med, 2020, 46(6): 1154-1169.

［28］ Schmidt M, Bailey M, Kelly J, et al. Impact of fluid balance on outcome of adult patients treated with extracorporeal membrane oxygenation[J]. Intensive Care Med, 2014, 40(9): 1256-1266.

［29］ Ostermann M, Joannidis M, Pani A, et al. Patient selection and timing of continuous renal replacement therapy[J]. Blood Purif, 2016, 42(3): 224-237.

［30］ Aissaoui N, Luyt C E, Leprince P, et al. Predictors of successful extracorporeal membrane oxygenation (ECMO) weaning after assistance for refractory cardiogenic shock[J]. Intensive Care Med, 2011, 37(11): 1738-1745.

［31］ 中华医学会器官移植学分会, 国家肺移植质量管理与控制中心. 肺移植围手术期体外膜肺氧合应用指南(2019版)[J]. 器官移植, 2019, 10(4): 402-409.

［32］ 中国心胸血管麻醉学会, 中华医学会麻醉学分会, 中国医师协会麻醉学医师分会, 等. 不同情况下成人体外膜肺氧合临床应用专家共识(2020版)[J]. 中国循环杂志, 2020, 35(11): 1052-1063.

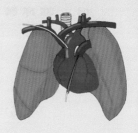

第六章

肺移植术后康复管理和并发症防治

　　随着外科技术的进步，肺移植手术的顺利完成已不再是最主要的障碍，术后管理、并发症防治和术后康复才是肺移植受者获得远期生存的决定性因素。这需要多个科室进行紧密的合作，制订详细谨慎的 ICU 监测策略、免疫抑制策略和康复策略，使患者安全度过"变幻莫测"的围手术期，以及平稳度过"且行且艰"的恢复期。其中，并发症的防治工作占据了肺移植术后康复的主导地位，这主要包括缺血再灌注损伤、原发性移植肺失功（PGD）、呼吸系统外并发症、抗体介导的排斥反应、急性细胞性排斥反应、慢性移植肺功能障碍（CLAD）、气道并发症、术后细菌、分枝杆菌、真菌和病毒感染以及恶性肿瘤。值得一提的是，评价肺移植的效果除了生存率，患者健康相关生活质量和快速康复也是重要的评价指标。肺移植术后患者的生活质量较术前明显提高，但生活质量的改善受各系统并发症的影响，仍低于正常人群。我们应结合肺移植术后的病理生理特点和临床经验，制d订和规划肺移植患者于术前、术中和术后各阶段的快速康复管理策略和疾病防治策略，了解患者术后生活质量和并发症现状及相关影响因素，旨在帮助预测患者的生存现状，发现其变化规律，进而进一步指导临床实践。

第一节　肺移植重症监护室管理

胡妍婷,梁琦强,黄曼

由于肺移植手术的特殊性,大部分肺移植术后患者需要在重症监护室(ICU)内密切监护治疗。肺移植患者到达ICU后,ICU团队需要获取患者的详细病史、供者相关信息、手术难点和特殊情况、患者当前氧合和循环状态,在术后1 h内完成综合评估,获取术后早期资料,制订个体化的治疗方案。治疗方案包括呼吸机撤离、镇痛镇静方案、血流动力学管理、早期营养和加速康复策略、并发症预防方案等。ICU医师的目标不是单纯地脱离呼吸机早日转科,而是通过专业的监测手段,对感染、排异、休克、肾损伤、疼痛、营养、康复的综合管理,让患者平稳度过围手术期。

一、术后机械通气和呼吸机撤离

肺移植术后患者需要维持一定时间的机械通气,因为肺移植造成的暂时性肺损伤导致短暂的气体交换障碍,表现为肺泡动脉氧分压差增加及二氧化碳清除障碍。患者到达ICU后1 h内完善胸片检查非常重要,影像学资料能提供有关移植肺的肺水肿、肺不张、气胸、横隔和纵隔位置。如发现异常表现,应采取适当措施。

(一) 机械通气

1. 肺保护性通气策略

肺移植术后机械通气需按照患者的特点调整呼吸机参数。鉴于小潮气量在急性呼吸窘迫患者的成功应用,肺保护性通气策略也适用于肺移植术后患者,包括限制潮气量($\leqslant 6$ mL/kg),控制气道峰压$\leqslant 30$ cmH$_2$O,维持呼气末正压(PEEP)$5 \sim 10$ cmH$_2$O($\leqslant 12.5$ cmH$_2$O),允许性高碳酸血症;尽可能降低氧浓度。避免高压力通气能减少气压伤和支气管吻合口并发症。另外,肺保护性通气策略也是治疗原发性移植肺失功(PGD)的重要手段。相关内容在后续章节详细阐述。

2. 单肺移植机械通气特点

单肺移植术后面临患肺过度充气的风险,尤其是慢性阻塞性肺病(COPD)患者。移植肺和自体肺有不同的顺应性,当两肺以相同的压力通气时,一侧肺过度膨胀,而另一侧肺可能膨胀不全。单肺移植后由于自体肺的顺应性好,移植肺进行充分气体交换的通气量可能导致自体肺过度膨胀、纵隔移位,静脉回流和心输出量减少而引起的血流动力学不稳定,甚至需要血管活性药物维持,该疾病被称为急性自体肺过度通气综合征(acute native lung hyperinflation, ANLH)。明显的纵隔移位导致移植肺受压,导致肺不张、低氧血症和高碳酸血症。对于COPD或肺气肿单肺移植患者,术后不应使用PEEP,或者应限定在较低的压力($< 5 \text{ cmH}_2\text{O}$),因为PEEP可能会使顺应性良好的自体肺过度膨胀。此外,单肺移植的患者早期拔管和早期使用无创呼吸机可以降低急性肺膨胀不全的风险。目前不推荐差异性双肺通气,但极少数患者可能通过支气管内单项活瓣及肺减容手术获益。

(二) 呼吸机撤离

肺移植患者术后早期拔管能让患者获益,大多数移植后没有通气困难的患者,可在术后数小时至数日内撤离呼吸机。部分患者因早期并发症延迟拔管,早期并发症范围很广,包括PGD、严重出血、严重心律失常、急性肺部感染、吻合口和胸膜并发症、肺外器官功能衰竭,这些并发症会在后续章节中提及,早期处理并发症可为拔除气管插管创造条件。

1. 有创呼吸机撤离指征

① 受者肺功能恢复,床边纤维支气管镜提示气道壁水肿改善、无明显或极少量水肿,胸部X线检查提示肺部无渗出或渗出明显减少。② 肺移植术后早期允许一定程度的高碳酸血症。③ 氧合指数:单肺移植时,$\text{PaO}_2/\text{FiO}_2 \geq 150 \text{ mmHg}$;双肺移植时,$\text{PaO}_2/\text{FiO}_2 \geq 200 \text{ mmHg}$。④ 血流动力学稳定,无明显低血压[不需要或小剂量血管活性药物,如多巴胺或多巴酚丁胺$< 5 \sim 10 \text{ μg/}(\text{kg} \cdot \text{min})$,去甲肾上腺素$< 0.1 \text{ μg/}(\text{kg} \cdot \text{min})$]。

拔管前应进行支气管镜检查,评估支气管吻合情况,清除气道黏液、淤血和分泌物。撤机锻炼的时机取决于患者术前状态及潜在疾病。拔管后患者需立即进行呼吸康复强化治疗,由于术中膈神经离断,大部分患者存在膈肌活动障碍并发症。患者有效腹式呼吸和咳嗽被抑制,只有早期锻炼重塑膈肌力量,才能确保患者顺畅呼吸和有效咳痰。对于病程长、全身情况差的患者,必须预料到中长期的机械通气时间。在这种情况下,早期气管切开术是需要考虑的。气管切开提供更多的活动能力并允许定期清洁气道。另外,对于拔管后因各种原因导致的再插管患者,在谨慎评估后如果仍然拔管困难,可选择气管切开。

2. 原发性肺动脉高压撤机特点

原发性肺动脉高压移植患者的围手术期治疗因为独特的病理生理学特点具有一定特殊性。原发性肺动脉高压患者右心室明显扩张,左心室因慢性压迫向左凸出。单纯肺移植使肺血管阻力恢复正常,可维持正常的心输出量,但会有诱发心力衰竭的风险。左心室无法适应正常心输出量,可能诱发急性左心衰竭,尤其在拔管时一过性容量过负荷的时候。这种临床改变可以让无症状患者在数小时内迅速发展为严重肺水肿。经食管超声心动图(TEE)对于建立针对疾病的正确鉴别诊断是必要的。

原发性肺动脉高压受者的血流动力学及氧合情况在术后早期通常不稳定,尤其是在单肺移植后。极微小的刺激也可引起肺动脉高压和低氧血症。因此,神经肌肉松弛、镇静和通气支持通常需持续24~48 h。随后,根据耐受情况逐渐停用肌松和镇静药物,进入脱机流程。撤机前需要做好必要预防措施避免拔管失败,具体措施包括:① 限制体液;② 拔管时保持高坐位;③ 适当使用左心室正性肌力药物(多巴酚丁胺)。一旦发现问题,予重新插管并使用高 PEEP 进行机械通气,减少心脏前负荷。但如果过于严格地限制体液,则会出现完全相反的情况,这可能是右心室流出障碍导致的。

3. 无创通气和高流量氧疗

无创机械通气(noninvasive mechanical ventilation, NIV)被越来越多地应用于肺移植术后机械通气。如果拔管后出现呼吸衰竭,NIV 是一种比较好的选择,能降低再次插管的概率。患者术后不能耐受拔管时,拔管后快速建立NIV 是一种十分有用的策略。主要益处包括:放松呼吸肌、降低呼吸频率、缓解呼吸困难及改善通气/血流比值异常。肺移植术后膈神经损伤的发生率较高,NIV 有助于改善术后膈神经功能障碍,预防术后气道损伤和感染。同时,NIV 也能够在患者俯卧位时进行有效的呼吸机支持。因此,序贯 NIV 脱机有利于术后肌力恢复,也有利于移植肺复张。但需要警惕的是,无法完全配合的 NIV 可能会造成吻合口损伤、气压伤,临床需关注患者的配合程度,综合评估。

对于严重低氧血症的患者,经鼻高流量湿化氧疗(high-flow nasal cannula oxygen therapy, HFNC)是一种应用越来越广泛的氧疗方式。HFNC 尽管不能降低重新插管的概率,但能降低90 d病死率。HFNC 能提高患者的肺泡通气量、减少呼吸功,并能够降低无效腔,同时具有加温和湿化功能,对比 NIV 更加舒适,耐受性好,避免腹胀、吸入性肺炎等。同时 HFNC 也有局限性,包括气道压不恒定,张口时效果下降。

二、脏器功能维护

肺移植术后围手术期是并发症相对频发的时期。在围手术期,ICU医生在维护脏器功能的同时需要面对许多常见并发症(表6-1-1)。

表6-1-1　肺移植术后早期ICU内常见并发症

呼吸衰竭	休　克	其　他
PGD(分为三期) 肺部感染 急性排异反应 支气管吻合口并发症 心源性肺水肿 肺栓塞 胸腔出血 膈神经损伤	低血容量性休克(出血) 分布性休克(感染、过敏) 心源性休克(右心衰、左心衰) 梗阻性休克(心包填塞、肺栓塞)	心律失常 胃食管反流 肠梗阻、出血、缺血 免疫抑制剂不良反应 神经系统并发症 ICU获得性肌无力 深静脉血栓形成

(一)个体化镇静镇痛

1. 镇静策略

肺移植术后镇静以浅镇静为主,维持 Richmond躁动-镇静评分(Richmond agitation Sedation scale, RASS)在−1~0分最佳,短期内使患者恢复清醒、保持镇静、交流和初步稳定是治疗的目标。术后早期建议生命体征稳定后停用所有镇静药物,充分评估神志和肌力后再使用。

目前尚无临床研究表明何种术后镇静药物预后最好。维持使用苯二氮䓬类药物因蓄积作用延长机械通气时间,已不被推荐。根据2017年Christopher等的多中心调查,肺移植术后57%的受访者选择丙泊酚,18%选择右美托咪啶,14%选择间断推注苯二氮䓬类。术后建议使用丙泊酚或右美托咪啶,通过滴注方式达到满意的镇静深度。另外,右美托咪啶呼吸抑制作用更少,除镇静作用外,还具有抗焦虑作用和轻微镇痛作用,在拔管后也可安全使用,但须关注窦性心动过缓相关不良反应。

部分紧急肺移植患者术前采用深镇静及肌松药物来辅助特定治疗,如俯卧位、控制性机械通气等。一旦列入等待名单,每天评估深镇静的必要性。一旦深镇静指征解除,迅速减停镇静药物。关注这些患者术后镇静药物蓄积作用,早期评估神志状态。建议对持续无法清醒的患者监测药物浓度,有条件的移植中心可采用量化脑电图进行镇静状态的客观评估,排查早期神经系统并发症。如果考虑镇静药物蓄积,必要时使用氟马西尼等拮抗剂。

2. 镇痛策略

肺移植术后疼痛管理应贯穿整个围手术期。大范围手术切口、操作引起的软组织挫伤、肋间神经损伤、全身多处有创置管等因素均会导致患者持续疼痛。患者可能因疼痛限制呼吸和咳嗽,抗拒早期康复锻炼。因此,充分镇痛至关重要。对于清醒患者,使用视觉模拟评分法(visual analog scoring, VAS)作为疼痛评估的工具,镇静患者使用行为疼痛量表和危重症患者疼痛观察工具(critical care pain observation tool, CPOT)进行评估。术后常规使用阿片类镇痛药物充分镇痛,镇痛评分控制在0~2分。

气管插管期间使用阿片类药物镇痛是安全的,并没有具体推荐,可按照各单位应用习惯使用。瑞芬太尼作为超短效阿片类药物,持续使用镇痛效果令人满意,撤离后迅速代谢,呼吸抑制发生率低,舒芬太尼和地佐辛等可供选择。对于气管插管拔除后接受无创呼吸机辅助通气的患者,建议缓慢停用阿片类药物,采用多模态镇痛方案。镇痛泵允许患者自行按压以在持续输注量的基础上增加额外输注剂量,达到个体化镇痛的效果,常用吗啡、舒芬太尼、氢吗啡酮等,使用前需做好药物宣教。

其他常用镇痛药物包括阿片类局部贴剂、曲马多、氟比洛芬等,对于可疑神经痛的患者可使用加巴喷丁和普瑞巴林。研究发现,术前存在抑郁或焦虑症状的患者,术后疼痛评分更高,这部分患者的疼痛评估需动态监测,必要时精神卫生科介入,加用抗焦虑或抗抑郁药物来改善疼痛。研究发现,慢性疼痛对于肺移植术后的生活质量影响较大,47.2%的患者在术后3个月存在慢性疼痛,建议进行长期随访观察。

3. 谵妄防治

谵妄是各种因素引起的一过性意识混乱状态,表现为意识障碍和认知功能改变,以精神症状为主要表现。谵妄患者意识水平高低不等,意识内容杂乱无章,是全身疾病和脑功能共同作用的结果。术后应激状态、嘈杂的ICU环境、急性疼痛、睡眠障碍等均可能诱发术后患者发生谵妄。美国两项回顾性研究表明,肺移植术后早期谵妄发生率达36%~44%。谵妄与肥胖、术前苯二氮䓬类药物使用、术中低血压(平均动脉压<60 mmHg)持续时间可能存在相关性。

谵妄分为兴奋型、抑制型和混合型。兴奋型谵妄以躁动、烦躁不安、试图拔除各种管路为特征;抑制型谵妄以感情淡漠、言语减少、嗜睡为特征;混合型则具备两者的典型特征。其中兴奋型谵妄需要区分糖皮质激素使用后的兴奋状态，前者定向力缺失而后者保留定向力。ICU医生可以通过ICU患者意识模糊评估法（confusion assessment method for intensive care unit, CAM-ICU）进行评定。肺移植术后谵妄患者可通过ESCAPE谵妄集束化方案进行管理。ESCAPE内容包括：（E）早期活动和改善ICU环境，包括提供眼罩、耳塞、音乐等；（S）睡眠管理，维持昼夜节律，维持睡眠节律和时间，可使用阿普唑仑和酒石酸唑吡坦；（C）浅镇静水平；（A）控制疼痛；（P）精神状态评估；（E）医务人员、患者家属积极与患者沟通，进行情感交流。及早脱离ICU环境有助于谵妄控制。

4. 肺移植神经系统并发症

肺移植术后早期神经系统并发症常见且严重影响预后。国外报道，早期神经系统并发症发生率为10%左右。对于术后长期在ICU的患者而言，神经系统并发症需要考虑的因素很多。脑血管意外是最常见的病因，包括脑出血、脑梗死、心脏来源的脑栓塞等。肺移植术后心房颤动、ECMO维持下抗凝方案被认为是脑卒中的相关风险因素。

除了脑血管意外，还需考虑各种急性代谢性脑病，包括脓毒症相关脑病、肝性脑病和非肝因素特发性高氨血症、长期维生素B_1缺乏引起的韦尼克脑病、肾功能不全导致的尿毒症脑病、电解质紊乱导致的脑水肿。免疫抑制药物神经系统并发症已被临床证实，包括钙调神经磷酸酶抑制剂导致的可逆性后部脑病综合征（posterior reversible encephalopathy syndrome, PRES）。PRES可发生在肺移植术后任何时期，与他克莫司/环孢素浓度并无相关性。PRES主要表现为视觉障碍、癫痫持续状态、脑水肿、脑积水。头颅磁共振成像（MRI）中有典型的枕叶高信号，但脑脊液无特异性表现。该疾病主要以对症治疗为主，包括控制癫痫、降低颅内压和神经保护。如果被证实则停用他克莫司，或将血药浓度控制在较低范围，目前尚无临床定论。经过积极对症治疗，PRES大多数是可逆的，但仍然会遗留部分神经系统后遗症。

肺移植术后使用免疫抑制剂的患者，机会性感染增多，需要关注各种病毒性脑炎，包括疱疹病毒6型导致的急性边缘性脑炎、巨细胞病毒相关性脑炎等。另外，隐球菌脑膜炎、组织胞质菌病以及曲霉菌、耶氏肺孢子虫也可能导致颅内感染。当存在不明原因发热和神经系统表现时，建议尽快完善脑脊液检查，包括宏基因测序。

（二）血流动力学管理

术后肺水肿非常常见，原因首先是供肺状态，脑死亡引起的神经源性肺水肿、创伤或复苏、机械通气、误吸反流等引起多种炎症介质的释放,均可能引起毛细血管通透性增加,导致肺水肿。尽管供肺在移植前充分评估,但因为不同地区的管理理念差异、脏器维护偏颇,均可能导致移植前供肺水肿存在。其次是移植后的缺血再灌注损伤,几乎所有肺移植要经历这个阶段,缺血再灌注损伤会引起炎症因子瀑布式级联反应,增加肺血管通透性,引起毛细血管渗漏,导致不同程度肺水肿,这种病理状态一般持续2~3 d,部分患者能自行恢复,严重患者可能出现PGD。

肺移植术后早期,精细化的容量管理在血容量低限情况下避免肺水肿加重,同时维持全身脏器必要的灌注。目前,ICU内容量监测的手段较多:血压、尿量、乳酸、中心静脉压、床旁超声、脉搏指示持续心输出量监测(PiCCO)、肺动脉漂浮导管等。为了减轻术后肺水肿程度,推荐多模态血流动力学监测,并实行限制性补液策略,通过每日患者容量状态评估,确定每日出入量,在循环相对稳定的情况下,保持容量负平衡状态。推荐每日监测如下:① 早期每日进行床边纤维支气管镜检查,评估支气管水肿充血程度;② 早期每日床边胸部X线检查评估双肺渗出情况;③ 床边B超监测胸腔内肺部超声B线情况、心脏充盈程度、下腔静脉和颈内静脉宽度和变异度;④ 每日观察患者结膜水肿、肺部听诊、肠鸣音、引流液性状、低垂部位和下肢水肿,并通过尿量颜色、尿比重、血细胞比容等评估患者的容量状态;⑤ 有条件的中心可通过PiCCO和肺动脉楔压监测容量和心脏功能。肺移植术后早期容量目标:① 平均动脉压65~75 mmHg;② 心排血指数2.2~2.5 L/(min·m²);③ 中心静脉压<7 mmHg;④ 肺动脉楔压<10 mmHg;⑤ 尿量>0.5 mL/(kg·h)。

目前,肺移植术后容量管理获益方案尚缺乏大型临床研究,容量复苏中最佳补液类型尚不清楚。尽管部分学者认为使用白蛋白会导致肺毛细血管内液体堆积,增加肺水肿风险,但根据当前临床有限的经验和证据,白蛋白依然被推荐使用,尤其在患者对利尿剂反应不佳的时候。

(三) 不同类型休克鉴别

许多肺移植术后患者会出现休克,需要大剂量血管活性药物维持血压。术后早期休克可能与再灌注损伤导致的炎症因子级联反应,导致全身毛细血管渗漏,引起有效循环容量不足相关。此时,休克可能伴随着PGD出现。随着炎症介质的清除,休克可在48~72 h内纠正。其他可能因素还包括术中限制性补液、镇静药物导致的相对容量不足、术区出血导致的失血性休克。部分与心脏损害乃至心肌梗死等心源性休克相关;少数患者可能出现急性感染,引起脓毒症和感染性休克。当患者休克存在多种因素无法鉴别时，可通过有创血流动力学监测来排查。

1. 低血容量性休克

低血容量性休克是相对容易鉴别、容易纠正的休克类型。随着对肺移植再灌注损伤性肺水肿认识的深入，术中限制性补液和术后持续多日的容量负平衡被认为是一种保护性因素，这导致术后早期低血容量性休克越来越多见。医生可通过皮肤、尿色、被动抬腿试验、补液试验等进行快速判断。在内环境、脏器灌注、血管活性药物剂量可控制的范围内，不推荐进行积极的容量复苏，早期限制性补液可能比积极液体复苏更能获益。

2. 失血性休克

术后出血是肺移植早期并发症之一，发生率为25%左右，但近年来随着术中止血技术和材料的改进而逐渐减少。出血可能与原发肺疾病导致的胸腔粘连、术前或术中ECMO维持性抗凝等因素相关。在胸腔引流管通畅的情况下，每小时引流量 > 200 mL 或者引流液颜色转变由暗红色转变为鲜红色需要警惕活动性出血。另外，还需警惕引流量突然减少，可能存在凝血块管腔堵塞，此时可通过挤压引流管、小负压吸引、床边胸腔B超评估是否存在积液。ICU医生需要结合血色素变化趋势、血管活性药物剂量、患者休克程度，与外科医生协商术中出血和止血情况，充分评估后确定是否需要再行手术止血。内科保守治疗包括积极输注血制品、促凝药物等。当前研究未发现输注悬浮红细胞与生存率之间的关系，也未发现输注血小板与术后血栓发生的关联。

3. 心源性休克

术前中重度肺动脉高压患者可能因术中肺动静脉阻断导致压力急剧增高，甚至直接导致术中心搏骤停。即使患者安全度过手术期，长期的肺动脉高压已导致了特殊的病理生理状态，右心室心肌扩张、左心室充盈不足并且被右心室压迫，在拔除气管插管后，回心血量增加，诱发急性左心衰竭，乃至心源性休克。

肺移植手术因打开心包吻合血管不可避免损害心肌，术后患者心肌酶谱往往一过性增高，尽管绝大部分患者能迅速回落，仍须警惕急性冠脉事件的可能。对于术前存在冠心病、结构性心脏病的患者，这种情况更多见。此类患者术后出现休克，须警惕心源性休克的可能。心电图动态监测和床边心脏超声检测可提示心源性休克原因，射血分数、心肌局部收缩异常、心脏瓣膜结构性异常、肺动静脉压力都可以提供临床诊疗思路。

肺移植术后心律失常也是常见的心源性休克原因。窦性心动过速可能与容量不足、疼痛、发热、应激相关，积极寻找并纠正始动因素后能缓解，一般不需要特殊处理。如果患者存在明显胸闷,且排查后归因于窦性心动过速,可使用β受体阻滞剂控制。最常见的是房性心律失常,包括频发室上性心动过速、心房扑动及心房颤动,可能与手术累及传导束、急性左心衰竭、急性冠脉事件、感染、电解质紊乱相关。目前研究认为,房性心律失常不是病死率增加的原因,它们是衰老、合并症和围手术期并发症的标志。对于血流动力学稳定的患者,可使用β受体阻滞剂或钙通道阻滞剂控制心率。对于血流动力学不稳定的患者需要考虑药物复律或电复律。尽管单纯的心律失常并不会导致心源性休克,但往往在心力衰竭及急性心肌梗死时合并心律失常,此时心源性休克的判断更加复杂。

较少见的引起心源性休克的原因是应激性心肌病。这些患者术前不一定存在心脏节律、结构、冠脉异常,但术后迅速出现心力衰竭和心源性休克。由于应激性心肌病是一种可逆性疾病,临床表现与急性心肌梗死非常相似,不易被识别,所以目前多以个案报道为主。超声心动图有时能捕捉到特异性表现,表现为左心室心尖部及中间段室壁运动异常,基底段室壁运动亢进,心尖部出现气球样改变,即章鱼壶样改变。但应激性心肌病一般是可逆的,在积极对症治疗去除应激因素后能够缓解。

总体而言,心源性休克的鉴别相对具有特异性,通过心肌酶谱、心房钠尿肽、超声心动图或PiCCO监测能够初步判断心脏情况。总体治疗和ICU常见其他原因(如心源性休克)的处理并无差异。早期限制性补液,减轻心脏负担,改善心力衰竭症状。适当使用药物,包括利尿剂、米力农,洋地黄类、左西孟旦等。如果保守治疗效果不佳,可考虑行V-A ECMO支持;如果患者已运行V-V ECMO,可将模式转化为V-A-V ECMO进行心肺联合支持。

4. 感染性休克

感染是肺移植术后30 d内第二大死因。术后最早期感染病原体主要来自供肺,手术导致支气管结构破坏后引起气道定植细菌一过性入血,发生脓毒症和感染性休克。随着早期ICU监护、全身多处动静脉置管、糖皮质激素和免疫抑制剂的应用,敏感菌感染逐渐过渡到难治的耐药菌感染,脓毒症及感染性休克也逐渐增多。

最常见的是肺部感染,其次是血流感染,可能与无法早期撤除的侵入性管路相关。当患者痰液和胸腔引流液性状改变,并伴随持续增高的感染指标时,须警惕新发感染。体温正常患者仍可能存在新发感染,因为长期使用糖皮质激素会掩盖体温波动。感染指标中(表6-1-2),白介素-6最早出现反应,其次是降钙素原和C反应蛋白。降钙素原在血流感染中敏感,但对于医院获得性肺炎及呼吸机相关性肺炎不敏感,这与患者全身炎症反应综合征、多脏器衰竭和原先感染相关。C反应蛋白对肺炎敏感，但反应时间和达峰时间滞后，而对于免疫抑制患者，尤其使用糖皮质患者，严重感染也不一定升高。白介素-6作为近年来备受瞩目的感染指标，优势在于感染后立即反应，对于局部感染（如胸腔积液）更为敏感，而对全身炎症反应的特异性不高。

表6-1-2 临床常见感染指标意义

感染指标	反应时间	达峰时间	临 床 意 义
C反应蛋白	4～6 h	36～50 h	肺炎敏感，但滞后
降钙素原	2～3 h	6 h	血流感染敏感，肺炎不敏感
白介素-6	立即反应	/	局部感染更敏感、免疫性疾病

感染性休克的定义和诊断按照脓毒症3.0标准进行，即脓毒症患者经充分容量复苏后仍存在持续性低血压，需血管活性药物维持平均动脉压≥65 mmHg且血清乳酸水平＞2.0 mmol/L。感染性休克的治疗包括去除感染病灶、适当的液体复苏、血管活性药物使用、经验性抗生素使用等。肺移植术后患者尽快拔除不必要的管路，定期更换管路位置并做好隔离护理能够减少导管相关性血流感染；针对肺部病灶，清醒患者需要刺激咳嗽，加强翻身拍背，必要时增加纤维支气管镜吸痰频率；气管插管患者可考虑适当镇静下的俯卧位通气。需要警惕非常见部位感染，包括胸腔、胃肠道和泌尿系统。目前感染性休克的早期补液策略已发生变更，限制性补液被认为是可行的，这对于肺移植患者有临床意义。液体复苏选择的补液类型，目前倾向于胶体。血管活性药物首选去甲肾上腺素，目标平均动脉压≥65 mmHg。除非难以纠正的低血压，不推荐联合使用特利加压素，考虑加重吻合口缺血，引起吻合口狭窄、气道软化等并发症。

早期抗生素使用必须结合供-受者气道分泌物培养结果，同时需要结合科室或医院环境常见细菌，采用经验性广覆盖策略，随后根据确定的病原学依据调整药物缩小覆盖范围。在耐药菌检出较多的中心，推荐使用碳青霉烯类联合棘白菌素类，存在金黄色葡萄球菌高危因素的患者可加用糖肽类或利奈唑胺。其他中心可采用头孢类/酶抑制剂复合剂联合棘白菌素类药物，术后早期开始两性霉素B雾化吸入。抗生素具体使用方案在专门章节中有详细阐述。

（四）急性肾损伤

尽管肺移植技术显著进步，但术后急性肾损伤（AKI）的发生率似乎并未下降。肺移植术后AKI发生率为52.5%,约10%的患者需要接受肾脏替代治疗。AKI的高危因素包括:① 有效循环容量不足;② 过度利尿;③ 心功能不全;④ 肾毒性药物(免疫抑制剂、抗生素);⑤ 围手术期脓毒症;⑥ 其他(动脉粥样硬化、急性间质性肾炎)。肺移植术后血流动力学不稳定及低氧血症刺激肾上腺素能神经并改变NO代谢,影响肾脏血流分布。此外,高碳酸血症会诱发外周血管扩张,降低全身血管阻力,导致肾素-血管紧张素-醛固酮系统(renin-angiotensin-aldosterone system, RAAS)的激活并直接收缩肾脏血管,引起肾脏灌注减少,诱发AKI。度过急性期后,诱发AKI的因素逐渐转变,脓毒症及感染性休克中炎症介质损伤肾小管,导致急性肾小管坏死,免疫抑制剂和抗生素的肾毒性可能诱导AKI转变为慢性肾功能不全。

AKI的诊断按照KDIGO指南进行分期,目前尚无有效的药物治疗,治疗限于解除诱因和肾脏替代治疗。对于诊断为AKI患者,循环不稳定时使用较高剂量血管活性药物维持较高的平均动脉压(>75 mmHg),维持适当的肾脏灌注;在适度补充容量后再使用利尿剂,避免激进的利尿策略;优先使用他克莫司而不是环孢素;避免静脉使用氨基糖苷类、两性霉素B等肾毒性强的抗生素,并积极根据内生肌酐清除率和CRRT处方调整抗生素用药剂量;积极纠正高碳酸血症;规范进行造影剂前后水化流程等。

肾脏替代治疗时机尚不明确,目前多项大型临床研究并不支持更早地进行肾脏替代治疗,另外由于免疫抑制等因素,我们倾向于保守的肾脏替代治疗策略。当患者出现保守治疗无效的高钾血症、严重代谢性酸中毒,利尿效果不佳的高容量状态,可考虑行肾脏替代治疗。鉴于肺移植患者早期活动的需要,尽量留置颈内透析置管,且做好护理。尽管大部分患者能恢复正常的肾功能,但仍有少数患者转变为慢性肾功能不全,需要终身肾脏替代治疗。

(五)凝血功能

凝血功能监测能提供早期活动性出血的证据,也能够指导抗凝药物使用,达到出血和凝血的平衡。术后常规检测凝血酶谱和血栓弹力图,ECMO和CRRT患者监测频率加强,同时ECMO患者需要每小时测定活化凝血时间(ACT)。肺移植术后早期出血可能导致凝血功能异常,当出血改善后凝血功能多可自行纠正。

肺移植患者因为长期使用激素、早期卧床、吻合血管壁破坏等原因,经常处于高凝状态,一般在胸腔引流液颜色变淡且量减少到200 mL以内后,考虑启动抗凝,每日使用20 mg低分子肝素抗凝开始,观察患者出血控制后增加至常规预防剂量,即每天40 mg。

肺移植术后的消化道出血原因包括应激性溃疡、使用非甾体抗炎药和糖皮质激素、使用抗凝药物。需要定期监测粪便隐血和血色素、血尿素氮等。

(六) 肝功能损害

肺移植术后肝功能损害可见于容量复苏后右心衰竭导致的肝脏淤血;药物性肝脏损害,如伏立康唑、对乙酰氨基酚、胺碘酮;其次,是术后长期肠外营养相关性肝病和脓毒症相关性肝损伤。此外,需要警惕免疫抑制情况下诱发的急性乙型病毒性肝炎,巨细胞病毒和EB病毒也会引起急性肝炎症状,但相对少见。术后要密切监测肝酶指标,包括谷丙转氨酶、谷草转氨酶、总胆红素、直接胆红素、间接胆红素、血氨、碱性磷酸酶、γ-谷氨酰转肽酶,同时建议术后定期复查乙型病毒性肝炎抗体和DNA。这些指标结合腹部超声和CT检查,能够初步判断患者是否存在胆源性或肝源性疾病。肝功能异常通常以治疗原发病和药物治疗为主,极少数患者需要进行血浆置换、血浆灌注等人工肝治疗。

肺移植术后高氨血症是早期相对少见但致命的疾病,发病率为1%～4%,但病死率高达50%～75%,需要引起临床医生警惕。特发性高氨血症被认为与肝病无明显相关性,主要认为与手术应激分解代谢旺盛,放大尿素循环和谷氨酰胺代谢基因缺陷。其次,可能与钙调神经磷酸酶抑制剂、支原体和解脲支原体感染相关。特发性高氨血症主要表现为意识水平下降、癫痫发作、情绪和性格改变、共济失调和呕吐等。特发性高氨血症的症状主要出现在术后2周内,容易与其他因素混淆。精神状态改变需要与镇静药物延迟代谢、术后淡漠型谵妄、代谢性脑病等相鉴别。对于肺移植术后患者不明原因的意识不清,需要监测血氨浓度,同时排查其他原因引起的脑病。如果怀疑特发性高氨血症,可完善支原体相关检查。血氨浓度≥92 μmol/L是需要处理颅内高压的临界值。早期降血氨治疗能够缓解脑水肿表现,包括使用乳果糖、门冬氨酸鸟氨酸和甘露醇等。对于可疑支原体感染需要使用喹诺酮类或大环内酯类治疗。保守治疗无效患者可考虑使用肾脏替代治疗,CRRT和间歇性血液透析都能够有效清除血氨,降低病死率。腹膜透析目前效果不确定,暂不建议使用。

三、早期营养和康复

肺移植术后早期(术后6个月内),手术切口和应激状态会增加围手术期所需的营养需求。营养应支持新的代谢需求,同时补充耗尽的能量储存并确保移植物存活。此外,早期并发症的处理中,包括感染、手术和消化系统并发症、PGD和排斥反应等都伴随着营养需求的改变,需要充分评估后及时调整营养方案。

(一)胃肠道功能评估

胃肠道功能评估工具采用2012年欧洲重症监护医学会提出急性胃肠损伤(acute gastrointestinal injury, AGI)分级标准。将急性胃肠损伤按严重程度分成4级。

Ⅰ级:存在胃肠道功能障碍和衰竭的风险。指有明确病因,胃肠道功能部分受损。常见症状为早期恶心、呕吐;休克早期肠鸣音消失;肠动力减弱。

Ⅱ级:胃肠功能障碍。定义为肠道不具备完整的消化和吸收功能,无法满足机体对营养物质和水的需求。常见症状为胃轻瘫伴大量胃潴留或反流;下消化道麻痹、腹泻;胃内容物或粪便中可见出血;存在喂养不耐受(肠内营养72 h未达到每日20 kcal/kg的目标)。

Ⅲ级:胃肠道功能衰竭。定义为给予干预处理后,胃肠道功能仍不能恢复,整体状况没有改善,对肠内营养持续不耐受,治疗后(红霉素、放置幽门后管等)亦无改善,导致多器官功能障碍综合征(multiple organ dysfunction syndrome, MODS)持续存在或恶化,临床上表现为治疗后肠内营养不耐受、持续存在胃潴留和持续胃肠道麻痹、肠道扩张出现或加重腹内压进展至Ⅱ级、腹腔灌注压下降。

Ⅳ级:胃肠道功能衰竭伴有远隔器官功能障碍。定义为AGI逐步进展,MODS和休克进行性恶化,随时有生命危险。原理是患者一般状况急剧恶化,伴远隔器官功能障碍,临床表现为肠道缺血坏死、导致失血性休克的胃肠道出血、需要积极减压的腹腔间隔室综合征(abdominal compartment syndrome, ACS),保守治疗无效,需要急诊剖腹手术或其他急救处理。

Ⅰ级患者治疗建议是在肠胃损伤后24~48 h尽早给予肠内营养。Ⅱ级以上应用胃肠动力药;开始或维持肠内营养。如果发生大量胃潴留或反流,常规考虑尝试给予少量的肠内营养。不耐受肠内营养的患者应给予补充肠外营养。Ⅳ级患者则禁食,并需要进一步外科干预。

肺移植术后开放营养前需进行胃肠道功能评估,以决定下一步营养策略。ICU医生需要每天对患者的腹部体征、营养状态、肠内营养耐受程度、肠外营养处方合理性及不良反应等追踪分析,通过监测前白蛋白、转铁蛋白等指标可以初步了解患者的代谢情况,床边B超可评估胃潴留情况,有条件的中心可通过代谢车等监测氮平衡状态,以指导营养处方开立。

（二）营养方案

没有并发症的情况下，肺移植术后患者通常留在ICU时间为1~3 d。在术后早期，患者处于高分解状态急性炎症过程可能会限制营养摄入，但此时过度喂养会影响撤机。在实践中，成人危重症营养支持指南适用于肺移植人群。对于能进食的重症患者，口服优先于肠内营养或肠外营养。如果无法口服，应在48 h内进行/开始早期肠内营养治疗，如果存在口服和肠内营养禁忌证，应在3~7 d内实施肠外营养；当间接量热法无法客观评估能量需求，每天25~30 kcal/kg的总能量目标可能是良好的目标。然而，热量需求应根据移植前的营养状况、并发症（如脓毒症、排斥）和特殊情况。例如，体重过轻的CF受者伴败血症可能每天需要总能量高达40~50 kcal/kg。因为很少有研究在肺移植受者中评估量化能量要求，总每日总能量推荐是从其他实体器官移植（SOT）和普通外科的数据中推断出来的，能量需求估计为静息能量消耗的1.35~1.75倍，相当于每天30~35 kcal/kg。在分解应激反应后，早期分解代谢阶段逐步转换到以补充的合成代谢恢复阶段身体消耗的储存和体重增加，这需要定期重新评估总能量要求。

在移植后的开始阶段，蛋白质分解代谢明显增加，营养治疗的重点应该是尽量减少损失，保持目前的体重。因此，患者每天应摄入1.3~1.5 g/kg蛋白质。然而，存在严重营养不良、高类固醇剂量、胸管引流漏、伤口愈合不良、感染或排斥的患者每天蛋白质需求可能会增加到2.5 g/kg。此外，氮平衡评估可以帮助监测蛋白质状况的改善，并评估蛋白质剂量是否应进一步调整。

（三）术后早期康复

关于住院期间患者康复方面的研究很少。因此，住院期间康复的大多数建议都是共识或基于经验的。ICU内术后24 h开始康复的重要性已得到广泛认可。早期康复是移植后ICU获得性肌无力的重要治疗策略。ICU获得性肌无力与卧床时间、机械通气的持续时间、镇静剂的使用、神经肌肉阻滞剂、皮质类固醇的使用以及约束后活动减少有关。进入ICU早期肌力下降，不及时干预会影响呼吸肌和四肢神经肌肉功能障碍，并增加病死率。早期的康复锻炼可减少患者的功能障碍。但一部分患者无法主动康复，可使用经皮神经肌肉电刺激，促进肌肉生长，增强肌肉力量，保持肌肉功能。以下是移植后住院期间康复的建议内容。

1. 肺移植后住院期间康复

术后约24 h开始。体位变换：床上各方向的翻身训练及卧位-坐位体位变化训练；床边坐位；床旁站立训练；运用专门的助行器行走。可以在康复治疗师辅助下完成逐渐过渡到独立完成，逐渐增加训练时间及强度。

2. 指导和鼓励咳嗽

由于切口疼痛和供体肺的失神经性咳嗽反射，患者需要指导和鼓励咳嗽，这对患者咳嗽的有效性起到关键作用。

（1）咳嗽技巧：控制咳嗽法、连续3次咳嗽。辅助咳嗽：Heimlich手法、前胸壁压迫法。

（2）体位引流：将患者摆在支气管出口垂直朝下的体位，使各大支气管中的痰液移动到中心气道，促进痰液排除。

（3）主动循环呼吸技术：可有效帮助体能较差或有气道狭窄的患者排痰，主要由呼吸控制，深呼吸和用力呼气技术。

（4）振动排痰：通过振动，使胸壁产生机械性振动，使得附着在气道内的分泌物脱落。

3. 膈肌功能康复

肺移植术后、机械通气、脓毒症都是ICU常见膈肌萎缩的原因，单侧膈肌麻痹早期常无明显呼吸困难的症状，但可发展为劳力性呼吸困难和运动能力受限；双侧膈肌瘫痪，可表现为严重的呼吸衰竭或者出现脱机困难。临床上评估膈肌功能的工具包括影像学（X线、CT、MRI）、超声、膈肌肌电图、跨膈压、颤搐性跨膈压、膈肌张力时间指数和肺功能指标（最大吸气压和体位肺活量）；在控制性机械通气过程中保留自主呼吸可显著改善膈肌的收缩力。临床上膈肌训练的方法有呼吸康复训练如缩唇呼吸、腹式呼吸、呼吸训练器等；膈肌起搏是另一种被动式呼吸肌锻炼方法，通过低频电脉冲刺激膈神经引起膈肌持续而有节律地收缩；分为植入式膈肌起搏器和体外膈肌起搏器，这可以增加患者膈肌功能移动度，改善通气功能。

4. 术后早期康复

术后早期康复还包括每日评估吸氧方式，氧浓度的需求。

5. 降低跌倒风险

建立足够的肢体力量和身体平衡感最大限度地降低跌倒的风险。

四、监护表单

ICU术后监护和术中麻醉监护是一脉相承的，对于病情重大变化的患者临床状态评估和后续诊疗方案制订都至关重要。术后监护包括心电监护、脉搏血

氧饱和度、有创血压、肺动脉楔压、每小时尿量及胸管引流量。部分中心采用
PiCCO模块进行更精细的血流动力学监测，但术后ECMO支持患者，PiCCO参
数将不再准确，ECMO会导致舒张末期容积指数和血管外肺水指数明显增加，需
要谨慎对待。对于使用ECMO的患者，须密切监测ECMO流量和转速、抖管情
况、ACT等。具体总结如**表6-1-3**和**表6-1-4**。

表6-1-3　肺移植患者入ICU后第1小时集束化监测内容

项目	监 测 内 容
生命体征	体温、心率、脉搏、血压、中心静脉压、外周血氧饱和度、瞳孔、肺动脉楔压、胸腔引流量、尿量
检验指标	血气分析、血常规、肝肾功能、心肌酶谱、凝血功能、血栓弹力图、感染指标（C反应蛋白、降钙素原、肝素结合蛋白、白介素-6等）
检查项目	心电图、床边胸片、纤维支气管镜、超声心动图
机械通气	气囊压力、气管插管深度、呼吸机参数（氧浓度、潮气量、PEEP、气道峰压和平台压）、肺顺应性
ECMO	管路位置、渗血情况、转速/流量、ACT

表6-1-4　ICU每日监护项目清单

脏器	监 测 项 目
肺脏	肺部体征、胸腔引流（量、性状、常规、生化、培养）、手术切口、呼吸机、外周氧饱和度、血气分析（PaO_2、$PaCO_2$）、胸片、肺部超声、纤维支气管镜、PiCCO（EVLW）
神经	神志、GCS、瞳孔、镇痛镇静药物、动态脑电监测、经颅多普勒超声
循环	水肿（结膜、低垂部位）、血压、中心静脉压、肺动脉楔压、Pro-BNP/BNP、乳酸、心肌酶谱、心电图、超声心动图、下腔静脉/颈静脉充盈程度、PiCCO（CO、dPmax、GEDV、PVPI等）、血管活性药物
感染	体温、痰液性状、感染指标（白细胞计数、中性细胞比例、C反应蛋白、降钙素原、白介素-6等）、内毒素、供+受者培养结果（痰、血、尿、粪）、G+GM试验、巨细胞/EB病毒抗体+DNA、血/肺泡灌洗液NGS、抗生素方案
免疫	激素用量、FK506浓度/剂量、淋巴细胞绝对值、细胞免疫+体液免疫状态
肾脏	每小时尿量、肌酐、尿素氮、血清胱抑素、血气分析（pH值、BE、HCO_3^-）、电解质、血/尿渗透压、内生肌酐清除率、肾脏损害药物
肝脏	皮肤颜色、腹部体征、肝功能（胆红素和肝酶指标）、肝损药物、乙肝病毒抗体+DNA

续 表

脏器	监测项目
凝血	皮肤出血点、隐血试验(胃内容物、粪便)、凝血谱、血栓弹力图、抗凝药物
营养	腹部体征、腹内压、粪便性状、BMI、血糖、胰岛素使用量、前白蛋白、视黄醇结合蛋白、转铁蛋白、饮水试验、热量摄入(进食、肠内营养、肠外营养)、营养代谢车
康复	四肢肌力、咳嗽反射、膈肌厚度和活动度(拔管后)
管路	动脉置管、PiCCO、肺动脉导管、深静脉置管、CRRT置管、ECMO置管、气管插管、胃管、鼻肠管、导尿管、胸腔引流管、外周静脉置管、PICC管

医务人员在诊疗操作过程中,需严格做好消毒防护,避免导管相关血流感染发生。患者情况稳定后,尽快拔除不必要的导管,撤离有创监测转变为无创监测能减少感染,减轻疼痛,提高床上锻炼的安全性。

第二节 肺移植术后缺血再灌注损伤与原发性移植肺失功

许红阳,唐建,徐鑫

原发性移植肺失功(PGD)是由缺血再灌注损伤引起的严重急性肺损伤,在肺移植术后早期发生,是死亡的主要原因。肺移植中缺血再灌注损伤表现为无菌性炎症、微血管通透性增加、内皮细胞功能障碍和肺水肿,并伴有肺血管阻力增加和氧交换障碍。目前,尽管在器官保存和肺移植受者围手术期支持方面取得了新的进展,PGD发病率在肺移植患者中仍高达30%。PGD的诊断为排他性诊断,当患者肺移植术后72 h内出现氧饱和度进行性下降、影像学检查出现肺弥漫性实变和渗出影、排除临床能够引起上述表现的其他相关疾病,可考虑诊断PGD。2016年,ISHLT更新了PGD的定义和分级。0级:氧合指数＞300 mmHg,影像学表现正常;1级:氧合指数＞300 mmHg,但影像学表现为肺弥漫性渗出病变;2级:氧合指数200～300 mmHg,影像学表现为肺弥漫性渗出阴影;3级:氧合指数＜200 mmHg,影像学表现为肺弥漫性渗出阴影(**图6-2-1**)。

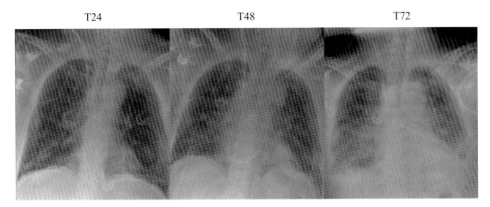

图6-2-1　肺移植术后24、48、72 h胸部影像学表现。引自：Van Slambrouck, et al. Cells, 2022, 11(4): 745.

肺缺血再灌注损伤和由此导致的PGD会给患者带来严重的不良后果，并增加肺移植对医疗系统的整体负担。PGD与机械通气时间、住院时间和总病死率有关。长期来看，PGD也是慢性移植肺功能障碍（CLAD）的主要危险因素。

一、PGD的危险因素

PGD的危险因素可分为供-受者固有危险因素，以及与器官摘除、保存和移植技术方面有关的危险因素。许多PGD危险因素之间可能存在复杂的相互作用。对先天免疫和获得性免疫在PGD病理生理学中作用的认识正在不断提高，并为PGD提供了令人兴奋的新见解和新的治疗靶点。

1. 供者与受者

对肺移植结果的研究表明，在移植后的前24 h内，供者因素占主导地位，供者死亡前合并有低氧血症、低血压、吸烟史以及包括年龄、种族和性别在内的人口统计学特征都与PGD风险增加相关。其中，供者吸烟史是PGD最重要的危险因素。其他如创伤、吸氧和长时间机械通气也是获得性PGD发生的危险因素。

受者危险因素大部分是固有的，包括原发肺部疾病（特发性肺纤维化、结节病和特发性肺动脉高压的受者比那些因慢性阻塞性肺气肿或囊性纤维化（CF）而接受移植的患者更有可能发生PGD）、平均肺动脉压增加、右心房压力增加、肺血管阻力和左心室舒张功能不全等。年龄也是目前研究者关注的热点。2016年ISHLT的声明中指出，一项大型多中心队列研究发现受者年龄与PGD风险之间没有关联。在一些可变因素中，受者的BMI是PGD最重要的可变危险因素,受者BMI为25～30 kg/m^{2}或＞30 kg/m^{2}时,PGD的绝对风险分别增加6%和11%。

2. 肺源的保存与手术过程

支持器官保存方法的大部分数据来自动物模型。标准方法为使用低钾的无细胞保存液,顺行和逆行灌注肺血管,FiO$_2$为30%～50%,使肺维持在肺总量的50%左右,低温保存器官在4～8 ℃。许多移植中心加用前列腺素作为抗炎药物,肝素作为抗血栓保存液。

一旦供者肺源的评估和获取完成,需要考虑手术相关的PGD风险因素,在制订肺移植受者治疗计划时,需要考虑哪些因素是可变的,哪些是固有的。供-受者之间适当的大小匹配已经被反复证明会影响PGD的发生率,肺体积过小PGD的发生风险会增加。其中固有风险包括体外循环的使用、输血、再灌注期间高吸氧量(FiO$_2$＞40%)等。

二、肺缺血再灌注损伤发生机制

肺缺血再灌注损伤背后的细胞机制是多因素的,先前缺血组织突然再充氧,通过再充氧激活的细胞通路导致了独特的再灌注损伤。再灌注导致局部和全身炎症反应的激活,从而损害局部组织功能,并可能导致多器官衰竭。以前人们认为肺的双重循环(肺和支气管循环),以及肺暴露在富氧空气中的肺泡通气使肺对缺血性损伤具有相对抵抗力。然而,现在已经证明肺缺血再灌注损伤促进了肺移植中PGD的发生和发展。目前肺缺血再灌注损伤的潜在机制和信号转导途径尚不清楚,还没有具体有效的治疗方法。以下总结了目前关于肺缺血再灌注损伤主要潜在机制。

1. 活性氧

活性氧(reactive oxygen species, ROS)的过量产生已被认为是预防和治疗肺缺血再灌注损伤的关键介质和潜在的治疗靶点。ROS是一类高活性的氧自由基,如超氧化物歧化酶(superoxide dismutase, SOD)和羟基自由基(HO·),以及非自由基,如过氧化氢(H$_2$O$_2$)。这些自由基以前只是被认为是有毒物质,但最近的研究表明它们在各种生理信号通路中发挥作用。ROS介导的肺缺血再灌注损伤概念最早于20世纪80年代提出,即氧气重新注入缺血肺时,再灌注损伤被触发。这个证据迅速支持了上述观点,即在缺血组织再灌注时,ROS的生成和清除速率之间的失衡。诸多信号通路改变也体现在ROS诱导的肺缺血再灌注损伤,如细胞凋亡的激活、钙超载和增加的先天免疫反应。肺缺血再灌注损伤可增加内皮细胞、肺泡Ⅱ型细胞、血管平滑肌细胞和巨噬细胞中ROS的产生。

ROS的产生涉及几个途径，包括烟酰胺腺嘌呤二核苷酸磷酸氧化酶（NOX）、黄嘌呤氧化酶（XO）、环氧合酶、一氧化氮合酶（NOS）和线粒体。线粒体和氮氧化物是SOD的主要产生者，可被SOD自发转化或加工成H_2O_2。H_2O_2还可进一步转化为羟基自由基，从而通过羰基化作用对蛋白质造成氧化损伤。SOD还可与NO反应生成过氧亚硝酸盐，它属于活性氮物种，可引起蛋白质、脂质和DNA的改变。多项研究表明，ROS过程实际上开始于再灌注前的缺血期。缺血期存在的剩余氧在ROS的产生中起关键作用，因为缺血介导的线粒体电子传递链发生障碍，促进剩余O_2转化为SOD。更好地理解肺缺血再灌注损伤背后的ROS介导的信号通路对于预防和治疗肺缺血再灌注损伤至关重要。

2. 细胞凋亡

肺缺血再灌注损伤诱导的炎症通过增加的促炎反应（TNF-α、IL-1β、IL-2和IL-8）介导细胞凋亡增加，从而导致肺功能障碍。除了缺血期的直接细胞毒性外，再灌注对肺细胞也有显著的损害。缺血期间从有氧代谢到无氧代谢的转变增加了乳酸和细胞内钙的积累，细胞内的pH值降低。三磷酸腺苷（adenosine triphosphate, ATP）的减少抑制了ATP依赖的细胞离子泵的功能，从而导致包括钠和钙在内的几种离子在细胞内的积累。钠的积累可以扰乱细胞膜上水的平衡，导致细胞内钙的增加，以及随后的血管收缩和膜磷脂的降解。细胞凋亡可以通过内在（线粒体）或外在（死亡受者）途径激活。线粒体内离子失衡可导致肿胀和凋亡的增加。具体就是线粒体钙超载导致线粒体膜破裂，继发肿胀和线粒体过渡点通透性增加，从而导致促凋亡因子的释放。在犬的肺缺血再灌注损伤模型中的研究表明，水肿形成的严重程度与凋亡肺细胞的存在直接相关。

3. 内皮功能障碍与血管通透性

内皮通透性增加是肺缺血再灌注损伤发生的重要原因。肺缺血再灌注损伤激活了微血管通透性的增加和压倒性的免疫反应，导致肺水肿和氧合功能受损。

内皮间隙的形成：肺缺血再灌注损伤诱导白细胞迁移到血管外间隙，通过释放ROS、蛋白酶和弹性蛋白酶，增加微血管通透性，增加内皮细胞之间的间隙。中性粒细胞黏附内皮细胞内层，触发由β₂整合素和钙依赖的细胞骨架重排介导的促炎反应，导致内皮细胞间间隙的形成。

离子通道：最近的研究表明离子通道在肺缺血再灌注损伤内皮功能障碍的发展中发挥了作用。泛连接蛋白、缝隙连接蛋白和瞬时受者电位通道（TRPC）6通路与增加内皮通透性有关，从而导致肺水肿增加。连接蛋白和泛连接蛋白是形成跨膜通道的蛋白质，而连接蛋白也参与缝隙连接的形成。

4.先天免疫反应和获得性免疫反应

肺缺血再灌注损伤可通过不同类型的肺细胞，包括内皮细胞、肺泡Ⅱ型细胞、血管平滑肌细胞和常驻巨噬细胞，激活不同程度的先天性和获得性免疫反应。这些免疫反应主要由趋化因子和细胞因子（TNF-α、IL-1β、IL-2和IL-8）的释放驱动。

（1）中性粒细胞浸润：第一种免疫反应是由先天免疫系统启动的，其特征是中性粒细胞浸润血管外和肺泡间隙。移植物与循环宿主中性粒细胞的浸润是肺缺血再灌注损伤发生和发展的关键步骤。这一过程主要是由供体肺上皮细胞、内皮细胞和巨噬细胞产生的趋化因子［IL-8和C-X-C基序趋化因子配体2（CXCL2）］的激活所驱动。

（2）中性粒细胞外陷阱（NETs）：是DNA的细胞外复合物，其中组蛋白和中性粒细胞颗粒蛋白被认为是中性粒细胞的效应功能单位。它们是由一种被称为"NETosis"的受调控细胞死亡程序产生的。

（3）血小板：肺缺血再灌注损伤期间细胞因子的流入启动血小板聚集和凝血，从而导致微血管收缩和微血栓形成。这一途径还激活了几种血管活性调节剂，包括5-HT、血栓素A_2、血小板激活因子和ROS，并促进了水肿的形成。

（4）补体：补体系统在激活天然免疫系统中起着重要作用，但不加控制的激活会导致肺缺血再灌注损伤的组织损伤。补体系统的激活通过产生过敏性毒素（C_{3a}和C_{5a}）来增强炎症反应，从而导致血管通透性增加，膜攻击复合物形成（C_{5b-9}）也与急性肺损伤有关。

（5）巨噬细胞活化与Toll样受体2和4：肺泡巨噬细胞作为肺缺血再灌注损伤初始免疫反应的一部分被激活。ROS介导肺泡巨噬细胞的激活，触发促炎细胞因子（IL-8、IL-12、IL-18和TNF-α）的释放，从而导致中性粒细胞募集和肺功能障碍。这些被招募的中性粒细胞和肺泡巨噬细胞进一步促进ROS的生成，创造一个自我持续的ROS释放周期。

三、预防PGD和治疗

（一）预防

目前，在人群中进行预防和治疗PGD发展的对照研究很少。为减轻缺血再灌注损伤，重点研究了肺的预防方法。因此，建议在缩短缺血时间、优化再灌注、调节前列腺素水平、血流动力学控制、激素替代、呼吸机管理和供体肺准备等方面采取一些措施。为了减少PGD的发生率，已经使用了一些策略如内源性细胞保护物质(前列腺素)、一氧化氮、表面活性物质、腺苷或抑制促炎介质和(或)消除自由基制剂的使用。此外,为了抑制中性粒细胞和中性粒细胞携带的介质,已经研究了氧自由基、细胞因子、蛋白酶、脂质介质、黏附分子和补体级联抑制剂。然而,到目前为止,这些研究大多是在动物身上进行的实验研究。

在肺移植期间,也要遵循几种程序来防止PGD的发展。这些措施包括限制冷缺血的温度和时间,以及延长再灌注时间。冷缺血最合适和可接受的温度和持续时间尚不完全清楚。一般来说,许多中心将器官储存温度设置为4～8 ℃,并认为最长8 h的缺血持续时间是可以接受的。缺血时间超过8 h会增加缺血再灌注损伤和PGD的风险。

(二) 治疗

1. PGD 的基本治疗策略

基本策略是争取时间治疗PGD相关的肺损伤,并实施支持性治疗以减少继发性器官损害。治疗原则与ARDS相似,包括肺保护性通气策略、吸入一氧化氮(INO)或前列环素,以及体外膜肺氧合支持(ECMO)。

(1)保护性通气:机械通气维持了充足的氧合,同时允许呼吸肌休息,对许多肺损伤患者来说是延长生命的。然而,机械通气可以加重原有的肺损伤或产生继发于机械剪切力的新发损伤。具体来说,就是机械通气力阻断了牵张敏感的阳离子通道,导致内皮通透性增加,NF-κB和MAPK通路激活,中性粒细胞浸润等机制。保护性呼吸机策略将机械应激对肺部炎症反应的影响降至最低,以改善预后。肺保护性通气策略减少了中性粒细胞浸润和促炎细胞因子反应。虽然目前没有标准化的通气方法,但保护性通气治疗策略应有助于减轻肺移植后的肺部炎症和再灌注损伤。

(2)INO:INO理论上可以纠正通气-灌注不匹配,并且在不影响全身血压的情况下,降低肺动脉压。一些早年病例证明了INO疗法可以纠正氧合,降低平均肺动脉压,并缩短机械通气的时间。对于持续性低氧血症和肺动脉压升高的患者,建议使用10～20 ppm的INO治疗3期PGD患者。但近些年对于INO的研究较少。

(3)ECMO:对于对所有常规治疗和INO无效的严重PGD患者,作为最后的救命手段,ECMO治疗被许多移植中心使用。ECMO纠正PGD引起的低氧血症,并通过提供必要的气体交换,帮助保护肺部免受侵略性机械通气的潜在有害影响和康复过程中的缺氧。在肺缺血再灌注损伤中,由于V-V ECMO不能减少肺动脉输出量和血管压力,V-A ECMO更有益。2005年,ISHLT共识提出

ECMO应在重度PGD开始的前24 h内使用。也有研究表明,与在术中使用体外循环相比,ECMO可以显著降低肺移植患者的住院病死率。

此外,患有严重PGD的受者很少进行再次移植,因为患者生存率很低,而且将稀缺的资源分配给可能结果不佳的患者存在伦理困境。

2. 新兴方案

(1)体外肺灌注(EVLP)技术:在肺移植的临床前和临床研究中的应用越来越广泛。EVLP是把供肺放置在常温中,并在用缓冲溶液灌注的同时进行通气支持,模拟在人体中肺的正常灌注及气体交换。市面上有4种EVLP系统:器官护理系统、XVIVO灌注系统和LS、Vivoline LS1以及肺辅助系统。在这些模式中,器官护理系统是一种移动系统,它允许器官在获取后立即放置在EVLP上。移动式系统的潜在好处是减少冷缺血时间,同时在运输过程中提供常温灌注。EVLP已被用于评估和改善供肺的质量,研究新的靶点和治疗干预措施以扩大供肺来源和降低肺缺血再灌注损伤。总体而言,由于EVLP而进行的肺移植在全球范围内有所增加。离体供肺的促炎状态通过多种途径促成肺缺血再灌注损伤,EVLP允许通过用缓冲溶液灌注或通过添加炎症的药理介质来清除促炎物质。已发现单用EVLP可以减轻供肺缺血再灌注后炎症反应的严重程度。它的作用包括减少受者T细胞的同种异体识别、浸润和启动。此外,在小鼠肺移植模型的EVLP回路中加入白细胞过滤器,导致嗜热性白细胞被捕获和IL-6表达降低。EVLP已成为多伦多肺移植计划的既定部分,至少用于该中心肺移植总量的20%。

随着EVLP在临床上取得成功,最近的研究工作集中在利用EVLP提供治疗药物,最终目标是增加可用供肺的数量,并进一步改善移植后的功能。体外肺靶向治疗有几个优点:可以使用药物而不用担心对其他生理系统的影响,对肺的治疗效果可以实时监测,并且有助于将大型动物模型结果转移到人类身上。同样,利用EVLP可以相对安全地研究基于基因治疗的干预措施。*IL-10*基因治疗已经被广泛研究以减少供肺的炎症。几种吸入剂,如β肾上腺素受体激动剂和七氟醚,也已在下腔静脉隆起术中进行了研究,取得了令人振奋的结果。在EVLP期间吸入β-肾上腺素受体激动剂可增加PaO_2和顺应性,而七氟醚已被证明可以减少TNF-α和肺水肿。EVLP作为实验室和临床环境中的一种工具,在肺缺血再灌注损伤的研究和治疗中发挥了重要作用,并将在未来几年继续发挥无价作用。

(2)0 ℃以下保存:在目前的方案中,移植肺在4 ℃的温度下保存8 h是可以接受的冷缺血时间。从理论上讲,由于代谢率较低,较低的温度(即<8 ℃)

被认为是器官保存的理想温度。过冷是指低于冰点的液体的非冰冻状态,新研制的过冷冰箱使器官在0 ℃以下的非冰冻状态下保存成为可能,而不需要冷冻保护剂。在4 ℃下,用这种新的过冷法保存的肺显示出比传统保存更好的器官功能。最近报道了一种新的低温保存技术,它将体外机器灌注与冷冻保护剂相结合,以促进肝脏的长期过冷保存。过冷技术与EVLP技术的结合有望成为更好的肺保存技术。

其他新的治疗途径包括通过有效的补体级联抑制介导补体级联,抑制血小板激活因子,通过替代机制减少血小板的激活,以及调控上皮细胞功能等。

第三节 肺移植术后肺外并发症

卫栋,史灵芝,吴波

随着手术技术、器官保护技术和术后管理能力的提升,肺移植已经成为治疗终末期肺疾病的有效治疗方法。无论患者术前适应证如何,移植后均可能发生呼吸系统以外的并发症,并且会影响患者术后生存率或生活质量。本节将围绕心血管系统、消化系统、泌尿系统、神经和精神系统和其他系统的并发症的概念、危险因素、诊断和治疗等方面进行阐述。

一、心血管系统并发症

肺移植术后循环系统并发症主要包括心力衰竭、心律失常和血栓性疾病等,其中心房颤动是最常见的心血管系统并发症。这些并发症会影响患者的术后康复,造成肺移植成功率的下降。

(一)心力衰竭

1. 危险因素

终末期肺疾病患者,尤其是存在肺动脉高压的患者,经常合并有不同程度的右心功能不全,随着肺移植手术完成后肺血管阻力的下降和乏氧状态的缓解,右心室壁厚度、右心房和右心室压力等都会趋于正常,右心衰竭常有所缓解,即使术前存在严重的右心功能不全,术后也极少发生严重的右心衰竭。肺移植术后左心衰竭则相对常见,有报道发生率约为6%。左心衰竭最常见于肺动脉高压患者,相当一部分术前存在左心功能不全。在肺动脉高压患者中,术前长期右心室容量高负荷、右心房和右心室增大,以及室间隔左偏会导致心肌僵硬、左心功能下降,肺移植术后短时间内肺动脉压力明显降低、右心室后负荷下降、室间隔回移,又会导致短时间内大量循环血量进入左心室,使左心容量负荷迅速增加。在镇静、肌松和呼吸机辅助呼吸的情况下,左心功能尚可耐受,一旦停用肌松剂、减量镇静药物和脱离呼吸机,左心室可能由于不能适应新的血流动力学而发生左心衰竭。

2. 临床表现和诊断

肺移植术后左心衰竭主要表现为肺循环淤血,突然出现严重呼吸困难、强迫体位、烦躁、大汗淋漓,同时咯粉红色泡沫样痰。通过胸部X线检查可发现心影增大饱满、肺门渗出影增多和肺水肿;超声心动图提示每搏输出量(stroke volume, SV)下降、左室射血分数(LVEF)下降、心肌收缩和舒张功能减退、肺动脉压力升高;实验室检查方面可发现脑钠肽(BNP)和N端脑钠肽前体(NT-proBNP)水平动态升高。

左心衰竭常在术后早期发生,需要注意与其他引起突发呼吸困难及肺部渗出增多的疾病(如PGD和急性排斥反应)相鉴别。PGD通常发生在术后72 h内,胸部X线检查以两肺弥漫性渗出为主要表现,心影增大不明显,气道水肿液为透明或淡黄色,心脏超声检查没有特异性表现,BNP水平一般不增高。肺移植超急性排斥反应相当罕见,一般发生在肺移植术后24 h内,多数在手术台上发生;急性排斥反应则可能在术后2 d到2年的任何时间内发生。两者主要表现类似于急性呼吸窘迫综合征(ARDS),其诊断常基于临床特征和肺活检发现,实验室检查和影像学特征均缺乏敏感性和特异性。

3. 治疗和预防

对于术前即存在心功能不全的患者,应在心力衰竭得到控制后再进行肺移植,对于部分严重右心功能不全的患者术后适当延长ECMO的使用可以减少心力衰竭风险。当患者术后出现急性左心衰竭,可以综合采取下列治疗方案:首先需要保持适当的镇静、镇痛,但应谨慎使用右美托咪定,避免发生心血管不良反应;予以强心及扩血管药物治疗,如洋地黄、多巴胺、多巴酚丁胺、硝酸甘油、米力农、重组人脑利钠肽和左西孟旦等;术后早期密切监测并维持液体平衡,在循环稳定情况下予以加强利尿,减轻心脏负荷和肺水肿,但需注意对肾脏的保护,必要时可联合使用CRRT;必要时延长ECMO和有创呼吸支持时间;已拔除气管插管患者可予以无创呼吸机支持,持续正压通气;对于存在心律失常的患者,尽快纠正心律失常,心率过快可使用地高辛控制心率,由于β受体阻滞剂有负性肌力作用,应谨慎使用。早期发现和药物预防可以降低发生心力衰竭的风险或减轻心力衰竭的程度,对于严重病例,还可以考虑使用主动脉球囊反搏(intra-aortic balloon pump, IABP)治疗。

(二)心律失常

1. 危险因素

心律失常是肺移植术后常见的心血管并发症,多于术后30 d内发生,首次发作一般在术后1～7 d,可反复发作。房性心律失常是肺移植后最常见的心律失常类型,术后早期发生率为16%～46%,长期随访发生率约14%。它们对术后住院时间有显著影响,并可能使总病死率升高。肺移植术后的慢性房性心律失常很少有报道,主要关注快速性房性心律失常,其中心房颤动占术后早期房性心律失常的85%～90%,其发生时间集中在术后2～7 d。与肺移植后早期心房快速心律失常相关的危险因素是存在房性心律失常的病史,其他还包括男性、高血压、高脂血症、冠状动脉疾病和使用血管活性药物。此外,ILD和肺纤维化患者,心脏超声检查提示左心房增大患者术后房性心律失常的风险增加,肺动脉压力升高对其影响尚不确定。手术方式对于术后早期或长期随访期间房性心律失常发生率也不确定,一般认为双肺移植术后早期发生房性心律失常类似或高于单肺移植。

在术后早期,心房快速心律失常的可能病因包括手术创伤、心房局部或全身炎症反应、电解质紊乱、血流动力学变化、疼痛或交感神经兴奋,以及血管活性药物和其他可能引起心律失常的药物应用。肺静脉是引起心房颤动的重要异位起搏点,是射频消融治疗心房颤动的主要靶区,但是移植术中的肺静脉离断,即使双肺移植中双侧肺静脉的离断,并未显示可减少心房颤动的发生。在肺移植术后的长期随访中,房性心动过速和心房扑动较心房颤动更为常见,这可能与肺静脉手术瘢痕造成的微折返和大折返有关。

2. 临床表现和诊断

房性心律失常临床表现主要为心悸、胸闷,心电监护示心率加快或减慢,失去正常的窦性节律,床旁心电图可快速诊断。

3. 治疗

心律失常的主要治疗原则是控制心室率、抗凝和复律。具体包括:纠正酸碱、电解质失衡,维持pH值、血钾在正常范围内;静脉注射西地兰控制心室率,口服或静脉应用β受体阻滞剂(合并心力衰竭、血流动力学不稳定慎用),应用地尔硫䓬需注意其会导致他克莫司浓度升高；抗凝一般在心律失常24～48 h内应用，如果手术团队认为抗凝风险高，则适当推迟抗凝时间，抗凝疗程则可根据CHADS-VASc评分方案决定；抗心律失常经典药物为胺碘酮，其适用性广，对血流动力学影响小、安全性高，但也需要注意胺碘酮的肺毒性和QT间期延长的不良反应，其他可选用的药物包括伊布利特、多菲利特和索他洛尔等；若心律失常无法在短时间内纠正，影响血流动力学稳定，可在有效抗凝基础上使用电复律治疗。另外，在排除左心房血栓的方法上，心脏MRI比经食管超声更为安全，后者有引起食管损伤、穿孔的风险；大多数受者的房性心律失常为阵发性，可治愈。

（三）静脉血栓栓塞症

1. 危险因素

静脉血栓栓塞症（venous thromboembolism, VTE）包括深静脉血栓形成（deep venous thrombosis, DVT）和肺栓塞（pulmonary embolism, PE），常发生于肺移植术后4个月内，前者发生率相对更高（0.4%～29.0% *vs.* 1.8%～8.3%），国内外统计结果类似。实体器官移植（SOT）受者患VTE的风险很高，不仅因为经典因素，也因为存在与移植本身直接相关的风险因素。与VTE相关的重要因素包括年龄、术前DVT病史、使用ECMO、ICU的天数和住院时间等。另外，单肺移植较双肺移植术后发生VTE风险更高，可能与两肺血流动力学不均衡、自体肺仍然存在肺动脉高压有关。有研究显示，采用肺移植器官分配评分系统（LAS）后，更多危重患者优先获得了移植机会，移植术后发生VTE的发生风险显著增加。本节主要讨论肺外并发症，即DVT。DVT的发生率往往被低估，通过常规筛查可以得到更确切的实际发病率，从而可能改善患者的长期生存率。

2. 诊断

根据发病时间，DVT分为急性期、亚急性期和慢性期。急性期是指发病14 d以内，亚急性期是指发病15～30 d，发病30 d以后进入慢性期。

DVT的诊断并不困难，其临床表现为左右不对称的上肢或下肢肿胀、疼痛，体检患肢呈现凹陷性水肿、软组织张力增高和皮温增高，尤其是放置ECMO管道的一侧下肢，但血栓形成早期可以没有明显症状。当血栓位于小腿肌肉静脉丛时，可出现直腿伸踝试验和压迫腓肠试验阳性。严重的下肢DVT，患者可出现股青肿，如不及时处理可能发生休克和静脉性坏疽。另外，静脉血栓一旦脱落，可随血流漂移引起肺栓塞。慢性血栓则可能导致血栓后综合征（post-thrombotic syndrome, PTS）。PTS是指急性下肢DVT发生6个月后出现的慢性下肢静脉功能不全,表现为患肢沉重、胀痛、静脉曲张、皮肤瘙痒、色素沉着和湿疹等,严重者可出现脂性硬皮病或溃疡等,影响患者的生活质量。辅助检查中,血浆D-二聚体浓度可以用于急性VTE的筛查、诊断和疗效评估,但其敏感度高,特异度差,手术、感染等情况都会使D-二聚体水平升高。当患者DVT临床低度可能性时,D-二聚体阴性可排除血栓。血管彩色多普勒超声检查的敏感度和准确度均较高,具有无创及可重复性,是DVT诊断首选方法,尤其对于股腘静脉血栓诊断的准确度高。对于DVT临床高度可能性而彩超检查阴性的患者,建议做血管造影或CT静脉成像检查。

3. 治疗和预防

肺移植术后DVT的早期治疗包括抗凝、溶栓和介入手术等。

1)抗凝

抗凝是DVT的基本治疗,可以抑制血栓生长、促使血栓自溶和血管再通,防治DVT再发,降低肺栓塞、PTS的发生率。抗凝药物主要分为胃肠外抗凝药物和口服抗凝药物。

(1)普通肝素:主要在ECMO转流期间或ICU内应用,普通肝素剂量个体差异大,一般静脉注射负荷剂量后微泵持续泵入,使用时需要频繁检测凝血功能并调整泵速,维持部分活化凝血酶原时间(APTT)延长至正常对照值的1.5～2.5倍。需要注意的是肝素可能会引起肝素诱导的血小板减少症(HIT),需监测血小板计数。一旦发生HIT,需要及时改为非肝素抗凝剂治疗,如阿加曲班静脉泵入。

(2)低分子量肝素(low-molecular-weight heparin, LMWH):出血不良反应少,HIT发生率低,使用时大多无须检测凝血功能或血小板计数。使用时按体重给药,治疗量为100 IU/kg,每12 h皮下注射1次。LMWH由肾脏清除,肾功能不全者慎用。

(3)维生素K拮抗剂:主要是华法林,主要用于低分子量肝素后口服序贯抗凝,两者重叠使用时待INR达标后可停用低分子量肝素。但是由于华法林和他克莫司间具有明显的相互作用,使用期间需要经常监测INR和他克莫司浓度,治疗窗口窄,现在逐渐被新型口服抗凝药所取代。

(4)利伐沙班和达比加群酯:是目前国内使用较为普遍的新型口服抗凝药。利伐沙班是直接Xa因子抑制剂,使用初期需给予负荷剂量15 mg(每日2次),共3周,后改为20 mg(每日1次)。达比加群酯是直接凝血酶抑制剂,使用前需要使用胃肠外抗凝至少5～14 d,随后口服150 mg(每日2次)。需要注意的是目前国内尚无新型口服抗凝药的特异性拮抗剂。因此,一旦患者发生出血事件应立即停药。

（5）其他抗凝方案：目前并没有针对肺移植受者VTE的抗凝方案与抗凝强度的专家共识或指南可供借鉴，尤其是新型口服抗凝药物在中国人中的使用还缺乏高质量研究，所以肺移植受者是否应按照标准剂量抗凝仍有待商榷。在实际的临床实践中，也常有采用低剂量抗凝方案，如利伐沙班15 mg（每日1次）或达比加群酯110 mg（每日2次）口服，尤其在心房颤动患者的抗凝治疗中。另外，普通患者中抗凝治疗的标准疗程为至少3个月，如果其发生血栓的高危因素持续存在，为降低血栓复发率，需要继续进行抗凝治疗。

2）溶栓和介入治疗

由于肺移植术后DVT一般都发生在术后1个月内，溶栓会带来极大的出血风险，这方面的报道极少。对于伴有低血压或休克的急性症状性栓塞患者，比如肺栓塞、心房内栓塞，可以考虑使用药物溶栓治疗。对于DVT重症或快速进展患者（如股青肿），可以采用经皮机械性血栓清除术，从而达到迅速清除或减少血栓负荷、解除静脉阻塞的作用，减少PTS的发生。髂、股静脉或下腔静脉内有漂浮血栓、急性DVT拟行药物或机械溶栓患者，可以考虑置入下腔静脉滤器，建议首选可回收或临时滤器，待发生PE的风险解除后取出滤器。

3）预防

对DVT的预防很重要，术后进行预防者VTE发生率显著低于未预防者。然而，如何预防、预防需要多久，目前尚无定论。出血和血栓形成都是肺移植术后的常见并发症，对于其中哪项构成更大的威胁缺乏共识，各中心均有不同的策略。对于没有活动性出血，经评估有中高血栓风险的肺移植患者，围手术期采用低分子量肝素抗凝通常是安全的。

二、消化系统并发症

消化系统并发症可发生于肺移植术后任何时期，主要包括胃食管反流病（gastroesophageal reflux disease, GERD）、胃轻瘫和艰难梭菌相关性腹泻等。在免疫抑制、并发症及迷走神经损伤等多种因素的作用下，肺移植术后胃肠道并发症的总体发生率较高，可直接或间接导致受者移植术后药物吸收障碍、营养不良并诱发慢性移植肺功能障碍（CLAD），进而严重影响患者的远期预后。早期诊断并积极干预对预防肺移植受者术后CLAD的发生，以及改善受者远期生存至关重要。另外，消化腺并发症常见的有胰腺炎、病毒性肝炎和药物性肝损等，主要与移植手术及术后免疫抑制状态有关，其中移植患者的病毒性肝炎防治有一定的特殊性，其他消化腺并发症诊治方法基本和正常人群一样。

（一）胃食管反流

1. 危险因素

GERD 是指胃内容物反流入至食管引起的疾病，可分为非糜烂性反流病（nonerosive reflux disease, NERD）和糜烂性食管炎（erosive esophagitis, EE），部分患者可并发巴雷特食管（Barrett's esophagus, BE）。GERD 对肺移植受者术后的生活质量和远期生存有重要影响，约有 1/3 的慢性肺病患者肺移植前存在 GERD，肺移植术后发生率则超过 50%。GERD 已被确定为早期异种移植物损伤的潜在危险因素和闭塞性细支气管炎综合征（BOS）的危险因素。肺移植术后 GERD 是食管动力缺乏、胃轻瘫、胃食管交界处解剖改变以及胸腹压力变化等因素相互作用的复杂结果，其危险因素包括食管下段括约肌（lower esophagus sphincter, LES）解剖异常、功能异常（如 LES 压力降低、松弛等）、位置异常（如裂孔疝）、运动异常或者胃排空障碍等。然而，这些因素如何引起肺移植术后 GERD 的机制尚不清楚。

2. 诊断

烧心和反流是 GERD 最常见的典型症状，胸痛、上腹烧灼感、上腹痛、上腹胀、嗳气等为 GERD 的不典型症状，在肺移植患者中也常表现为慢性咳嗽。食管钡餐检查可以显示有无黏膜病变、狭窄、食管裂孔疝等，但是敏感度较低，现在已经不推荐。对拟诊 GERD 患者可以先行内镜检查和活检。相对于先行诊断性治疗相比，先行内镜检查能有效缩短诊断时间，内镜检查还可以对 GERD 并发症、解剖结构等提供依据。反流监测（包括 pH 值监测、pH-阻抗监测、pH-阻抗-压力监测等）是目前诊断 GERD 的"金标准"，酸暴露时间百分比＞4.2% 作为异常酸反流的标准。另外，对于胸痛患者首先需要排除心脏因素后再进行 GERD 评估。对于拟诊 GERD 患者，可以采用相关反流问卷作为辅助工具。对于伴有典型反流症状的肺移植术后患者，如不适合进行内镜检查或内镜检查阴性时，可行质子泵抑制剂（proton pump inhibitors, PPI）诊断性治疗。虽然 PPI 试验灵敏度较高，特异度偏低，但是 PPI 试验可操作性强，在临床实践中具有较高的意义。PPI 治疗 2 周后若症状消失或明显改善则为 PPI 试验阳性，支持 GERD 诊断；如症状未改善，需鉴别其他引起胃烧灼的疾病，结合内镜和活检结果以明确诊断。

BE 是 GERD 的重要并发症，诊断需要依赖内镜和病理检查。组织学表现为正常复层鳞状上皮被化生的柱状上皮所取代。内镜和组织学检查除了可以确诊 BE，还可以明确其组织学类型，以及是否合并异型增生，有助于制订治疗和随访策略。需注意的是由于使用免疫抑制，BE 恶变的可能比一般患者更大。

一些难治性胃灼热患者需注意与感染性食管炎相鉴别,SOT术后由于免疫力低下,真菌性食管炎较为常见,巨细胞病毒(CMV)感染也有报道,内镜活检可以明确诊断。

3. 治疗

GERD的治疗目标主要是缓解或消除症状、愈合食管炎症、提高生活质量、预防复发和防治并发症。

1)生活方式干预

餐后保持直立,抬高床头15°～20°,不长时间弯腰;避免腹压增高,控制体重,保持大便通畅;睡前3 h不进食,减少夜间胃酸分泌;饮食调整,少量高蛋白、低脂肪和高纤维素饮食,减少咖啡因、酒精、酸辣食品、巧克力等。

2)内科药物治疗

(1)PPI:能够快速、持久抑制胃酸分泌,是治疗GERD的首选药物。肺移植术后多数患者会长期使用PPI,如果单剂量治疗无效,可改用双倍剂量,或改用另一种PPI。PPI的长期应用会导致胃内pH值升高,增加难辨梭状芽孢杆菌感染的机会。

(2)H_2受体拮抗剂:该类药物易受饮食影响,抑酸持续时间短,适用于轻症患者,肺移植术后使用较少。对于部分需严格控制胃酸分泌的患者,可在早晨PPI使用1次的基础上临睡前加用H_2受体拮抗剂1次,二者有协同作用。

(3)促动力药:可以增加LES压力、刺激食管运动和促进胃排空。临床常使用的为多潘立酮10 mg或莫沙必利5 mg,三餐前口服,一般应与抑酸药联合使用。

(4)联合用药和个体化用药:促动力药联合PPI在症状缓解方面的疗效较单用PPI更佳,是目前治疗GERD最常用的方法。对有精神心理症状的GERD患者,应对其进行焦虑和抑郁量表测评,实施心理干预或抗焦虑、抗抑郁治疗。

3)介入或手术治疗

经过8周双倍剂量PPI治疗失败的难治性GERD,可权衡利弊后行内镜或手术治疗。目前抗反流手术包括内镜下射频治疗、内镜下胃底折叠术和腹腔镜胃底折叠术等。国际上胃底折叠术已经开展了数十年,在IPF待移植患者、肺移植术后患者中均有报道,短期内体现了良好的效果,但是缺乏长期的随访结果。国内胃底折叠术开展较晚,在肺移植患者中的应用经验仍较少。

(二)胃轻瘫

1. 危险因素

胃轻瘫是一种临床综合征,其特征是非梗阻性的胃排空延迟。胃轻瘫在肺移植患者中很常见,但是有的中心只统计需要手术的胃肠道并发症,因此不同中心报道的发生率差别很大。多数患者胃轻瘫发生在术后早期,其发生与患者的原发病密切相关。有报道在囊性纤维化(CF)患者中,高达97%的患者术后出现了胃排空障碍。其他胃轻瘫的致病因素还包括术中迷走神经损伤、病毒感染和术后药物不良反应等。一些胃轻瘫患者存在幽门括约肌功能障碍,即幽门痉挛。有研究显示,在肺移植术后,尤其在双肺移植患者中幽门痉挛的发生频率较高,提示双侧迷走神经中断可能是肺移植术后患者发生胃轻瘫和幽门痉挛的重要原因。肺移植后的胃轻瘫是值得关注的问题,因为与其直接相关的并发症,特别是胃食管反流和误吸,与BOS的发展有关。

2. 诊断

胃轻瘫的主要症状包括进食后早饱、餐后饱胀、恶心、呕吐、嗳气和腹胀。胃轻瘫的诊断需要符合具有胃轻瘫症状、排除器质性疾病导致幽门梗阻以及确定胃排空延迟。其中最重要的诊断依据是胃排空时间,目前常用的胃排空检测方法有闪烁成像、稳定同位素呼吸测试和无线运动胶囊等。闪烁成像仍是目前国际上使用最广泛的方法,受试前患者停用72 h影响胃排空药物,如阿片类镇痛药、多潘立酮、甲氧氯普胺等,服用测试餐4 h后使用前后位伽马照相机拍摄测试餐食物潴留＞10%可基本确诊为胃轻瘫。肺移植术后早期患者,如果体力有限,可缩短为进餐3 h后评估,无法耐受固体食物的患者则无法进行该测试。

目前国内胃轻瘫诊断进展较慢,胃排空时间测定操作开展经验有限。因此,当无法完成胃排空检测时,与消化性溃疡、胃炎、胰腺炎等胃肠道疾病相鉴别显得尤为重要。

3. 治疗和管理

胃轻瘫的管理应包括评估和纠正营养状态、缓解症状、改善胃排空以及控制糖尿病患者的血糖水平。

(1)营养支持:饮食调整是胃轻瘫治疗的基本原则,营养支持方式的选择取决于疾病的严重程度。症状较轻的患者尽量维持经口营养,而严重的胃瘫可能需要使用肠内或肠外营养。能够经口进食的患者由于仍存在一定的胃排空功能,建议少量低脂肪和低纤维饮食,可以为固体匀浆或营养液。

(2)促动力药物:甲氧氯普胺是美国食品药品监督管理局批准的唯一的胃轻瘫治疗药物,一般疗程不超过3个月,并需要密切关注其锥体外系不良反应。一般从5 mg(每日3次)开始使用,最大不超过每日40 mg,临床改善即停药或减量。在国内,同类药物多潘立酮也常用于治疗胃轻瘫,其中枢不良反应较少,但同样可能会引起心脏QT间期延长。也有发现大环内酯类抗生素如红霉素可以短期内改善胃轻瘫症状,但对总体症状改善效果并不明显。

（3）止吐和镇痛治疗:除了促进胃动力治疗,通常还会进行恶心、呕吐和疼痛的对症治疗。最常用的止吐药包括吩噻嗪类(丙氯拉嗪)、组胺H_1受体拮抗剂(异丙嗪)、5-HT_3受体拮抗剂(昂丹司琼)和神经激肽NK1拮抗剂(阿瑞匹坦),上述药物在胃轻瘫中的使用缺乏高等级临床证据,使用时需注意其不良反应。此外,多种神经调节剂也被证实可有效治疗恶心、呕吐,包括加巴喷丁、三环类抗抑郁药、奥氮平、米氮平和苯二氮䓬类药物等。针灸治疗是目前治疗恶心、呕吐方面研究和使用最多的替代治疗手段,有报道显示出其较高的疗效。对于围手术期需要使用镇痛治疗的患者,应尽量避免使用阿片类镇痛剂,这类药物可能会延迟胃排空,加重恶心和呕吐的症状。

（4）幽门干预:有研究显示,局部注射肉毒杆菌毒素可以抑制幽门括约肌的痉挛,改善临床症状,但与对照组比较并未发现统计学差异。胃空肠吻合术、幽门肌切除术和胃大部切除术等方式也有报道用于胃轻瘫的治疗,通过仔细挑选和评估,特定的患者能通过这些手术干预缓解严重的胃瘫症状和提高生活质量。

（5）电刺激治疗:胃电刺激(gastric electrical stimulation, GES)通过提供高频、低能量电刺激胃,从而控制胃轻瘫症状,提高经口进食的耐受性,是目前较为常见的物理治疗方式。GES需要植入电刺激装置,局部并发症较多。以往经验显示GES对糖尿病性胃轻瘫疗效更好。无创迷走神经刺激无须植入电极,但是目前使用经验还很少。

肺移植术后发生胃轻瘫较为常见,为避免其引起PGD,应尽快缓解其症状,尝试采用多种手段的综合治疗。

（三）病毒性肝炎

肺移植术后病毒性肝炎会显著影响患者的预后。甲型病毒性肝炎一般自限,只要依靠支持对症治疗;其他类型的病毒性肝炎则需要积极治疗以最大限度恢复肝功能,并避免患者出现严重并发症。美国器官移植学会2019年发布了病毒性肝炎指南,指导肝移植和其他器官移植受者术后病毒性肝炎的诊断、管理和预防。国内主要感染类型为乙型肝炎病毒(hepatitis B virus, HBV)和丙型肝炎病毒(hepatitis C virus, HCV)感染,一般人群乙肝表面抗原(hepatitis B surface antigen, HBsAg)流行率为5%～6%,抗-HCV阳性率为0.4%～0.79%,但是近年来HCV感染率正在逐年上升。中国大陆还没有关于肺移植术后病毒性肝炎的相关研究和流行病学统计。中国台湾地区心脏移植患者中有8.3%的患者术前呈HBsAg阳性，这些患者中67.6%在移植术后发生了HBV再激活。据国内统计，血液透析人群抗-HCV阳性率为6.59%，因此肾移植中抗-HCV阳性率显著高于其他SOT，预计在心肺移植患者中抗-HCV阳性率和普通人群相近。

1. 乙型病毒性肝炎的管理

肺移植受者术前应常规筛查HBV，包括HBsAg、乙肝表面抗体（hepatitis B surface antibody, HBsAb）、乙肝e抗原（hepatitis B e antigen, HBeAg）、乙肝e抗体（hepatitis B e antibody, HBeAb）以及乙肝核心抗体（hepatitis B core antibody, HBcAb）；如果HBsAg阳性，还应该进一步检查HBV DNA、腹部超声和肝功能。对于HBsAg阳性的受者，应在移植后定期检查肝功能、甲胎蛋白和腹部B超，以排除肝癌的发生。

慢性乙型病毒性肝炎受者术前即应评估是否需要治疗，但即使术前无须治疗，术后由于有很高的再激活风险，应该马上开始抗病毒治疗。治疗上首选核苷类药物，包括恩替卡韦、替诺福韦和丙酚替诺福韦，肾功能不全的患者首选恩替卡韦或丙酚替诺福韦。治疗期间，应该保持对HBV的监测；而且一旦开始治疗，应终身治疗。

对于HBsAg阴性、HBcAb阳性的受者，其再激活风险较低，目前还没有对其是否需要抗病毒治疗达成共识。但是多数中心仍认为定期监测HBV DNA是必要的，一旦发现HBV DNA有上升就应开始进行抗病毒治疗。

对于HBsAg、HBsAb和HBcAb都是阴性的受者，如果接受HBcAb阳性供者，在肺移植中病毒传递的风险较小，可以考虑术后1年内预防性使用拉米夫定或恩替卡韦。

2. 丙型病毒性肝炎的管理

丙型病毒性肝炎的诊断主要通过血清学、RNA和基因型检测。抗-HCV在免疫缺陷患者中出现假阴性，在一些自身免疫病中会出现假阳性，此时通过HCV RNA检测有助于确诊其是否存在HCV感染。当HCV RNA检测无法进行时，可以进行HCV核心抗原检测以明确。肝活组织检查对丙型病毒性肝炎的诊断、炎症活动度和纤维化分期评价、疗效和预后判断等方面至关重要。MRI对肝脏的组织结构变化如出血坏死、脂肪变性及肝内结节的显示和分辨率优于CT和超声。

在以往干扰素（interferon, IFN）时代，丙型病毒性肝炎的治疗非常困难，直接抗病毒（direct-acting antivirals, DAA）对于慢性丙型病毒性肝炎的治疗是一个重大突破。所有患有慢性丙型病毒性肝炎的肺移植受者应考虑接受治疗，对于HCV基因型1或4感染的患者，治疗方案包括格卡瑞韦/哌仑他韦治疗12周或来迪派韦索磷布韦治疗12周；对于HCV基因型2、3、5或6感染的患者，建议使用格卡瑞韦/哌仑他韦治疗12周。治疗开始的时机需要综合考虑。

随着丙型病毒性肝炎治愈的可能性显著上升，很多国际中心开始尝试接受感染HCV的病毒血症供者，即使受者没有感染HCV，这一改变可以扩大供者来源，纳入很多优质的年轻供者。当供者是抗-HCV阳性、RNA阴性时，可以安全使用，术后3个月内定期监测HCV RNA即可；对于感染HCV的病毒血症供者，当获得受者知情同意情况下可以进行移植，术后可以选择预防性治疗或者定期监测HCV RNA。

（四）艰难梭菌感染

1. 危险因素

艰难梭菌感染（clostridium difficile infection, CDI）目前是住院人群中医疗相关腹泻的主要原因。在过去10年中，SOT受者被确定为一个高危群体，而肺移植受者发生率最高，为7%～31%。医院获得性CDI的危险因素包括肠道菌群失调、环境污染和宿主因素等，包括宿主在移植后处于免疫抑制状态。CDI最常在肺移植后半年内发生，常常出现在首次出院以后；早期的CDI是影响肺移植预后的危险因素，有研究表明术后90 d内发生的CDI与BOS密切相关。

2. 诊断

CDI可以表现为无症状携带，严重者也可表现为爆发性结肠炎，快速准确地诊断CDI是治疗成功和预防院内传播的关键。症状可由单一腹泻到发热、腹痛、腹胀、恶心和呕吐等全身性感染症状，重症患者出现伪膜性肠炎，严重的并发症有中毒性巨结肠、肠梗阻、肠穿孔和休克等。在大多数研究中，明显的腹痛、肠梗阻、血流动力学不稳定、白细胞增多和肌酐超基线50%作为严重CDI的标志。符合CDI危险因素和临床症状可考虑为临床诊断病例。如果进一步内镜检查发现伪膜性肠炎，或者核酸检测、细胞毒性试验阳性时可考虑为确诊病例。

肺移植患者出现腹泻的常见原因包括病毒感染（如巨细胞病毒、诺如病毒、轮状病毒等）、细菌感染（如大肠埃希菌、沙门菌等）、药物不良反应（如吗替麦考酚酯）、移植物抗宿主病和移植后淋巴增殖性疾病等，CDI需要与其进行鉴别。

3. 治疗

在多数CDI中，口服甲硝唑是一线治疗方案，需要注意它与他克莫司之间的相互作用。常见的治疗方案还包括口服万古霉素和非达霉素等，严重CDI患者最常使用万古霉素，替加环素也可以作为严重CDI的辅助治疗。粪菌移植（fecal microbiota transplantation, FMT）被推荐用于治疗难治性CDI，然而关于在移植人群中使用FMT的数据非常有限,主要是出于对感染性并发症的担忧。在SOT人群中预防复发性CDI尤为重要,这些患者更容易发生复杂性CDI,使得病死率明显升高。对于多次复发CDI,建议尝试粪菌移植。

三、泌尿系统并发症

对于接受肺移植的患者来说,均有发生急性肾损伤(AKI)或慢性肾病(chronic kidney disease, CKD)的风险,会导致短期和长期的病死率增加。引起肾功能受损的因素很多,有术前因素,也有手术因素和药物因素。呼吸衰竭对肾功能损伤潜在影响的病理生理学机制尚不清楚,推测可能是缺氧和高碳酸血症对肾脏血流、水盐代谢会产生影响。相比于心脏移植、肾脏移植,术前肾损伤相对少见,同时由于适应证和禁忌证的选择,极少会给术前需要血液透析的患者进行肺移植,但是肺移植术后仍然有显著的肾损伤风险。

(一)急性肾损伤

1.危险因素

AKI在肺移植术后极其常见,有报道显示肺移植术后有超过半数的患者会出现AKI,有5%～9%的患者在术后早期需要透析治疗。肺移植后AKI的风险因素包括受者有肾损伤病史、非慢性阻塞性肺疾病(COPD)适应证、肺动脉高压、右心衰竭、高LAS评分、再次肺移植、术前应用ECMO或机械通气、术中长时间使用体外循环等。肺移植术前有相当一部分患者需要机械通气,保护性肺通气可以降低患者透析的风险,从而进一步改善预后。术后发生PGD、循环容量不足、钙调磷酸酶抑制剂(calcineurin inhibitors, CNI)药物和其他肾毒性药物使用、大量失血和脓毒性休克等也是发生AKI的风险因素。肺移植术后早期常常需要液体限制,一旦发生PGD则会采取更为严格的液体限制措施,此时呼吸机的高压力支持和利尿剂加量使用都是额外的导致AKI的危险因素。术后AKI与住院时间延长、早期病死率升高以及患CKD的风险升高有关;透析依赖患者移植术后1年和5年病死率的风险比无透析患者高3～7倍。

2.诊断

目前国际上常用的关于AKI的诊断标准主要为RIFLE、AKIN和KDIGO 3套,KDIGO全称是改善全球肾脏病预后组织,其在前两套标准的基础上综合了其优点,提出了KDIGO分期标准,目前3套标准都有被各个肺移植中心采纳。

本书参考KDIGO标准,将肺移植术后早期AKI定义为符合下面其中一条:

① 在移植术后48 h内血清肌酐升高≥26.5 μmol/L；② 在移植术后7 d内血清肌酐升高超过基础值的1.5倍及以上；③ 移植术后尿量减少［＜0.5 mL/(kg·h)］且持续时间在6 h以上。AKI分期则见**表6-3-1**所示。

表6-3-1　AKI分期标准

分期	血清肌酐	尿　量
1期	48 h内上升≥26.5 μmol/L，或7 d内升至1.5～1.9倍基础值	尿量＜0.5 mL/(kg·h)，持续6～12 h
2期	7 d内升至2.0～2.9倍基础值	尿量＜0.5 mL/(kg·h)，持续＞12 h
3期	48 h内上升至≥353.6 μmol/L，或7 d内升至＞3倍基础值，或开始CRRT	尿量＜0.3 mL/(kg·h)，持续24 h或无尿12 h

3. 治疗和管理

前文所述发生AKI已知有很多风险因素，但很多情况是无法避免的，因此及时预测或发现AKI，减少对肾脏的再次损伤，是整个肺移植团队最需要关注的。

（1）降低肾毒性的暴露：多数肺移植术后患者需要使用抗生素，其中万古霉素、氨基糖苷类、两性霉素B和抗病毒药物会产生较为明显的肾毒性；碘造影剂在术后早期也会引起AKI风险增加；CNI类药物引起的肾毒性是难以避免的，其机制还未完全明确，如果可能的话可以考虑推迟CNI给药，但是考虑到排异的风险通常还是会将CNI维持在一个目标低限浓度。

（2）精细的容量管理：由于潜在的肾毒性，移植术后不建议患者使用人工胶体，使用晶体平衡液会减少AKI的发生率；应密切关注ICU内患者液体超负荷的情况，监测尿量和输液的液体平衡，特别是发生PGD的患者。

（3）掌握AKI血液净化的时机：采用CRRT或是间歇性血液透析(intermittent hemodialysis, IHD)并没有统计学差异，一般可以根据患者当时血流动力学稳定性做出选择。相比较而言，CRRT对循环液体管理更为方便，血流动力学更为稳定，最为常用。血液透析比腹膜透析更容易掌控液体和电解质平衡，因此后者极少采用。如果患者正在使用ECMO，则可以将CRRT直接接入ECMO管路静脉端，即膜肺之前，以避免空气和血凝块进入体内。在CRRT期间应注意电解质、微量元素和能量等的管理，比如避免低磷血症、热卡不足和水溶性维生素丢失。

（4）慢性肾病和肾移植：肺移植后AKI有很大可能发展为CKD，有研究随访了这部分患者，平均随访1.6年后，25%的患者发生CKD，其中AKI未恢复患者长期预后显著劣于没有发生过AKI的患者。对于这类患者，治疗核心策略是尽量减少或停用CNI药物，缺少其他有效的治疗方式。肺移植后透析依赖性肾衰竭患者预后差，除非他们再次接受肾移植，但预后依然不及其他肾移植患者。

（二）慢性肾病

1. 危险因素

肺移植术后需要终身服用免疫抑制剂，有利于移植物的长期存活，但以CNI药物为基础的免疫抑制方案最主要的缺点就是其肾毒性。此外，移植受者经常暴露于其他肾毒性药物和利尿剂，它们会加剧肾损害。我国尚无CKD筛查、诊断及防治专家共识或临床实践指南，本书建议参照KDIGO于2012年组织工作组制定的CKD评估及管理临床实践指南确定诊断和分级方法，将CKD定义为肾脏结构或功能异常，持续时间＞3个月，且这种结构或功能的异常对健康有影响（排除了单纯性肾囊肿）。

CKD在SOT后期很常见，在肺移植患者中肾功能的下降主要是在第1年，术后5年CKD的发生率超过50%，并且会导致病死率增加。引起CKD的危险因素包括：CNI药物使用、年龄、女性、肺气肿、移植前高血压或糖尿病、基线肾小球滤过率（glomerular filtration rate, GFR）下降、移植后急性肾衰竭、CMV感染和移植后高脂血症等。在不同肺移植中心报道的CKD发病率差异很大，主要是由于肾功能评估方法的不同和CKD诊断标准尚未一致。

2. 临床表现和诊断

肺移植术后CKD在临床上大部分为隐匿起病，无明显临床症状，偶有轻度水肿，血压可正常或轻度升高；也有部分患者呈现为慢性起病，可有疲乏、腰痛、眼睑或下肢水肿，伴有不同程度的蛋白尿；少数患者可由感染或使用肾毒性药物等诱因导致病情呈现为急性发作。

CKD的诊断标准包括出现持续超过3个月的肾损伤和（或）GFR下降。肾损伤标志包括白蛋白尿（尿白蛋白排泄率≥30 mg/24 h或尿白蛋白肌酐比值≥3 mg/mmol）、尿沉渣异常、肾小管相关病变、组织学异常、影像学结构异常或者有过肾移植病史。GFR下降指估测值＜60 mL/（min·1.73 m^2）。常用血清肌酐为基础估算GFR，但是血清肌酐受种族、肌肉含量、营养状态和药物等多种因素影响时，可以胱抑素C为基础估算的肾小球滤过率来判断是否为CKD，减少血清肌酐浓度呈现的"假性正常"。CKD可以根据GFR（表6-3-2）或者尿白蛋白（表6-3-3）进行分期，并且结合二者进行风险评估（表6-3-4）。

表6-3-2　CKD的GFR分期

GFR分期	GFR[mL/(min · 1.73 m²)]	表　述
G1期	≥90	正常或增高
G2期	60 ～ 89	轻度下降
G3a期	45 ～ 59	轻到中度下降
G3b期	30 ～ 44	中到重度下降
G4期	15 ～ 29	重度下降
G5期	<15	肾衰竭

表6-3-3　CKD白蛋白尿分期

白蛋白尿分期	尿白蛋白排泄率（mg/24 h）	尿白蛋白肌酐比值 mg/mmol	表　述
A1期	≥90	<3	正常或轻度升高
A2期	60 ～ 89	3～30	中度升高
A3期	45 ～ 59	>30	重度升高

表6-3-4　CKD中不同GFR和尿白蛋白分期影响预后的风险

		白蛋白尿分期		
		A1期	A2期	A3期
GFR分期	G1期	－	＋	＋＋
	G2期	－	＋	＋＋
	G3a期	＋	＋＋	＋＋＋
	G3b期	＋＋	＋＋＋	＋＋＋
	G4期	＋＋＋	＋＋＋	＋＋＋
	G5期	＋＋＋	＋＋＋	＋＋＋

注　－：低风险；＋：中风险；＋＋：高风险；＋＋＋：极高风险。

当出现GFR分期恶化且较基线下降超过25%或者估测GFR下降速度超过每年5 mL/(min·1.73 m^2)时,考虑存在CKD进展。对于肺移植患者来说,都应保持1年4次以上GFR监测。

CKD主要与下列疾病鉴别:无症状性血尿或(和)蛋白尿、感染后急性肾小球肾炎、原发性高血压肾损害、继发性肾小球肾炎和遗传性肾炎。一般通过病史、临床表现、实验室检查进行鉴别,必要时可以进行肾活检。

3. 治疗

CKD虽然无法逆转,但是仍需要综合病因、合并症和危险因素,防止其进展。

(1)谨慎用药:在肺移植术后,CNI类药物的肾毒性是导致慢性肾损害最核心的因素,因此应尽量减少CNI类药物的剂量或换用低肾毒性药物(如雷帕霉素)避免或延缓肾功能进一步下降。雷帕霉素是mTOR抑制剂,目前关于其在肺移植术后使用的高质量研究还不多,需要警惕其可能会影响伤口愈合和术后早期免疫抑制强度不足。患者应谨慎使用有潜在肾毒性和经肾排泄的药物,如RAS 系统阻断剂、利尿剂、非甾体抗炎药、二甲双胍、地高辛等。行静脉内含碘造影剂造影时注意避免使用高渗造影剂,尽可能使用最低剂量,检查前后充分水化。

(2)能量和营养支持:营养不良是CKD常见的并发症,应重点监测蛋白质摄入量和能量摄入量。推荐CKD 3~5期患者低蛋白饮食(每日0.6 g/kg)或极低蛋白饮食(每日0.3 g/kg),联合补充酮酸制剂,每日能量摄入为30~35 kcal/kg,注意控制钠、钾、磷的摄入,伴有糖尿病患者还应适当限制液体入量。

(3)血压、血糖控制:糖化血红蛋白的目标值可放宽至7.0%以上,收缩压≤140 mmHg。应根据GFR 水平调整胰岛素及口服降糖药剂量,以防止低血糖及其他不良反应的发生。血管紧张素转换酶抑制剂(angiotensin-converting enzyme inhibitors, ACEI)和血管紧张素Ⅱ受体拮抗剂(angiotension Ⅱ receptor blockers, ARB)具有降压和保护肾脏的作用,无蛋白尿患者还可选择钙通道阻滞剂,严重的高血压患者可以选择2种或2种以上降压药物联合治疗,但需要注意药物与CNI类药物之间的相互作用。

(4)血脂控制:血脂异常是促进CKD进展的重要因素,对于有冠心病、糖尿病、缺血性脑卒中或者冠心病高危的CKD患者应考虑使用他汀类药物,而不是根据血胆固醇或低密度脂蛋白来决定是否需要药物干预。考虑到与免疫抑制剂的相互作用,常用的他汀类药物主要有瑞舒伐他汀、阿托伐他汀和普伐他汀。

（5）高尿酸血症的治疗：CKD 继发高尿酸血症患者，当血尿酸＞480 μmol/L 时应干预治疗，措施包括低嘌呤饮食、尿量正常者多饮水、适当碱化尿液、避免长期使用可能引起尿酸升高的药物以及使用药物降低尿酸。

（6）CKD 并发症的防治：CKD 患者可定期进行贫血评估，必要时使用红细胞生成刺激剂和口服铁剂治疗；CKD 患者心血管病风险增高，脑钠肽、肌钙蛋白等指标可靠性降低，检查时应注意综合考虑；CKD 患者感染风险进一步增高，接种灭活的流感疫苗或肺炎疫苗仍有一定的获益。

（7）透析和肾移植：部分患者不可避免地进展成为终末期肾病，当有尿毒症临床表现和体征，GFR 下降至 5～8 mL/(min · 1.73 m^2) 时，应考虑开始透析治疗或评估肾移植，但其预后不及其他单纯肾移植的患者。

四、神经和精神系统并发症

（一）神经系统并发症

1. 危险因素

肺移植术后神经系统并发症极为常见，有中心报道术后 10 年内神经系统并发症发生率高达 92%，31% 的患者经历了较为严重的并发症。大多数神经系统并发症发生在肺移植术后 1 年以内，早期的严重神经系统并发症会显著影响肺移植成功率。肺移植术后神经系统并发症主要包括脑血管病、脑病、神经系统感染、中枢系统淋巴瘤、神经肌肉病和癫痫等。神经系统并发症发生的潜在机制为患者术前长期缺氧，伴或不伴高碳酸血症，导致存在潜在的神经细胞损伤和脑水肿，被称为终末期肺病患者的"前脑损伤"，在术中或术后早期再次经历缺血、缺氧以及大量炎症因子的激活，最终促进了术后神经系统并发症的发生。患者高龄、有冠心病史、长时间使用体外循环和术后严重 PGD 增加了术后早期出现严重神经系统并发症患者死亡的风险。

2. 诊断和治疗

肺移植术后的神经系统并发症和非肺移植患者临床表现和诊断基本一致。头颅 MRI、头颅 CT 和脑电图可以辅助诊断，但是仍有相当一部分神经系统并发症缺少特征性的诊断方法。

脑血管病严重栓塞事件相对更为常见，血栓来源主要为肺静脉和心房颤动血栓，可以通过经食管超声检查发现。处理上与普通患者基本一致，维持患者氧合指数、监测心电图、控制血压、血糖和体温；急性缺血性脑卒中进行抗血小板治疗、抗凝治疗在没有活动性出血情况下一般是安全的，溶栓或介入治疗则需要与专科医师共同决定;脑出血的治疗多数以内科保守治疗为主,如有凝血功能障碍则因尽快纠正凝血功能,停用抗栓药物,予以镇静、镇痛和降低颅内压,有外科手术指征时可以手术快速清除血肿、缓解颅高压和解除机械压迫。

肺移植术后的脑病常会表现得很严重,需要先排除脑卒中和中枢系统感染等,一般在术后早期尤其是发生低氧血症后出现;代谢性脑病则主要是由于药物(环孢素、泼尼松或地高辛等)引起,可表现为可逆性后部脑病综合征(posterior reversible encephalopathy syndrome, PRES,或称可逆性后部脑白质变性),特征是头痛、精神状态改变、局灶性神经系统缺陷、视觉障碍和癫痫发作,进行有创机械通气、停用CNI类药物、积极的降压治疗和维持电解质平衡可能会将症状完全治愈。

鉴于高龄患者在肺移植后出现神经并发症的风险增加,针对65岁以上老年患者应该术前完善相关的额外检查,包括外周血管检查和颈动脉多普勒超声检查。神经并发症出现在移植后的不同时期,对于高风险患者加强监护和观察,引入一些新的检测手段可能会改善部分患者的预后。

(二)精神系统并发症

1. 危险因素

焦虑和抑郁在肺移植患者中相当普遍,即使在成功肺移植后,仍可能会持续存在或恶化。改善生活质量是肺移植术后的主要目标,因此对患者的精神障碍进行干预是必要的。肺移植患者的精神障碍通常被认为是对身体疾病的一种正常的、可以理解的、可预测的反应。有研究发现,在等待肺移植的患者中,有50%存在精神障碍,但在现实中常常会被低估。患者的抑郁或焦虑与其严重的呼吸病史往往相吻合,如经历的呼吸困难、疼痛和应激事件。不过,移植前的精神障碍并不一定会降低肺移植后的生存率,而且多数情况随着手术后患者一般状况的改善,精神症状的发病频率和强度都会降低,甚至接近正常人群。与移植前的心理社会评估相比,移植后的心理社会功能可能能更好地预测长期结果。有研究显示,移植后抑郁水平升高患者的5年病死率比抑郁水平降低患者高15%。围手术期精神障碍常表现为术后谵妄,是一种急性的可逆性精神紊乱状态,发生率约1/3,其发生机制可能与集体炎症反应、创伤应激、缺血再灌注损伤有关,高龄、肥胖、低氧、ICU停留时间长等均是术后谵妄的危险因素。

2. 诊断和治疗

肺移植患者的精神症状会表现出非典型特征,如易怒、认知障碍、沮丧、头痛、胃肠道不适、疲劳、睡眠问题、食欲下降或模糊的躯体疼痛,总体上是诊断不足的。

术后谵妄表现为意识障碍、注意力障碍、认知能力改变和睡眠觉醒周期紊乱,推荐使用意识模糊评估法(confusion assessment method, CAM)进行早期快速筛查。术后间断使用苯二氮䓬类药物是ICU谵妄的危险因素,相对而言右美托咪定可防止精神障碍的发生。目前术后谵妄尚无理想的治疗方法,应以预防为主,如:围手术期维持患者生命体征稳定、保持氧合指数稳定;术前做好宣教,加强围手术期患者心理护理,消除患者的紧张和焦虑情绪;改善ICU居住环境;疼痛管理;缩短ICU住院天数。

术后抑郁症状不典型,一般可通过抑郁量表进行定期评估。较为严重的患者可由精神科医师开具抗抑郁药物治疗,再定期进行评估。因此,肺移植团队应包括健康心理学专家和社会工作者,可以在出现问题时进行干预,协助患者应对。

五、其他肺外并发症

肺移植术后在血液系统、内分泌系统、肌肉骨骼系统等方面都会出现一些移植相关并发症,这其中的多数并发症与免疫抑制状态或免疫抑制剂本身的不良反应有关。免疫抑制剂的使用贯穿患者终身,熟悉其潜在的并发症(表6-3-5),有助于提前干预或调整剂量,以减少相关并发症。下面将非感染并发症作一简单描述。

(一)糖尿病

1.危险因素

移植后糖尿病(post-transplant diabetes mellitus, PTDM)是SOT后的常见代谢并发症,以往曾成为移植后新发糖尿病,但由于存在相当一部分术前未诊断的患者,为将其统一纳入管理,现基本都采用PTDM。根据美国器官获取和移植网络的统计,有15%的成人会在肺移植术后5年发生PTDM,而来自ISHLT的数据显示存活5年的患者中有30%出现了PTDM。PTMD一般认为还是与2型糖尿病相对独立的一个诊断,二者临床表现和发生机制上有许多类似,但也有一些机制至今未被证实。

在引起PTDM的危险因素中,主要包括:围手术期应用大剂量糖皮质激素治疗,术后需长期应用可引起血糖升高的免疫抑制剂;移植后病毒感染;低镁血

表6-3-5　免疫抑制剂的潜在并发症和使用注意事项

药物	作用机制	代谢和消除	主要的潜在并发症	注意事项和监测
环孢素	抑制T细胞功能(抑制IL-2信号通路)	通过细胞色素P450(cytochrome P450, CYP)3A4代谢,主要通过胆道消除	肾毒性、高钾血症、低镁血症、高血压、中枢神经系统功能障碍(头痛、震颤、癫痫、昏迷、脑病)、肝毒性	• 定期监测血液水平 • 监测肾功能、钾、血细胞计数、血压、血糖、血脂 • 肾功能不全时调整剂量 • 如果与通过CYP3A4代谢或抑制CYP系统的药物联合使用,则调整剂量
他克莫司	抑制T细胞功能(通过FK506结合蛋白抑制IL-2信号通路)	通过CYP3A5代谢,通过胆道消除	肾毒性、高钾血症、高血压、糖尿病、心血管病(QT间期延长、高血压、心肌肥厚)、低镁血症、神经系统功能障碍(头痛、震颤、失眠、感觉异常、脑病、昏迷)、胃肠不适、贫血、血小板减少	
雷帕霉素	抑制mTOR(抑制T细胞,产生抗体和细胞因子)	通过CYP3A4代谢,通过胆道和粪便消除	血脂异常、高血压、血小板减少、贫血、全血细胞减少、DVT/PE、肺毒性	• 定期监测血液水平 • 监测治疗期间的血脂状况 • 监测血压和肾功能 • 避免围手术期使用(影响伤口愈合) • 评估呼吸道症状(排除肺毒性)
依维莫司	单孢菌与FK506结合蛋白复合物形成复合物,从而引起mTOR抑制	通过CYP3A4在肝脏中代谢,通过粪便消除	血脂异常、高血压、胃肠不适、发热、感染、疼痛、胃肠不适、贫血、血小板减少、全血细胞减少、DVT/PE	
霉酚酸酯	阻止鸟苷核苷酸的合成,选择性抑制T、B细胞的增殖和功能	通过肝脏代谢,通过肾脏消除	腹泻、骨髓抑制、进展性多灶性脑白质病(progressive multifocal leukoencephalopathy, PML,黑框警告)	• 定期监测血细胞计数 • 可以测量血药浓度
硫唑嘌呤	嘌呤拮抗剂,可能抑制DNA、RNA和蛋白质合成	通过全身和肝脏途径代谢:通过全身,肝脏和肾脏途径消除	白细胞减少症、胰腺炎、肝炎、骨髓抑制	• 定期监测血细胞计数和肝功能 • 避免合用别嘌呤醇 • 检查巯嘌呤甲基转移酶是否缺乏 • 从低剂量(50 mg/d)开始,并逐渐升级

症；其他引起2型糖尿病的危险因素。在一项研究中还发现囊性纤维化（CF）、支气管扩张和限制性肺病患者PTDM发病率显著升高。

与2型糖尿病不同的是PTDM患者的心血管事件更频繁，而糖尿病视网膜病变通常需要10年以上，不是PTDM患者的主要问题。无论是PTDM还是移植前糖尿病都会使患者的死亡风险显著增加。

2. 诊断和治疗

PTDM的诊断应符合以下任意一条：① 至少有1次浓度≥7 mmol/L；② 有高血糖的症状且随机血糖浓度≥11.1 mmol/L；③ 口服葡萄糖耐量实验（oral glucose tolerance test，OGTT）2 h血糖浓度≥11.1 mmol/L；④ 糖化血红蛋白≥6.5%。其中糖化血红蛋白不能在术后1年内单独用于诊断PTDM，原因是术后早期血红蛋白数量和质量不稳定，会干扰糖化血红蛋白的测定。

对于高危患者应该立即开始生活方式干预，比如减重、营养干预等。在移植后不同阶段PTDM的治疗和检测策略是不同的：在移植手术结束后，由于大剂量糖皮质激素和应激反应，需要频繁检测血糖，并通过静脉胰岛素治疗；在术后早期，随着营养摄入的增加、糖皮质激素逐渐降低，每天至少检测4次血糖，可以采用皮下注射胰岛素或口服降糖药，及时调整胰岛素用量；当使用大剂量糖皮质激素时（如急性排斥反应），须密切注意血糖，皮下注射控制不佳时可静脉注射胰岛素；当使用肠内/肠外营养时，根据营养速度调整胰岛素剂量，可考虑静脉注射胰岛素，稳定时可改用长效胰岛素和短效胰岛素皮下注射。

对于血糖的控制目标，一般认为严格的血糖控制（血糖目标为3.9～6.1 mmol/L）会引起低血糖风险增加，并且可能增加未来排斥反应的风险。正常血糖控制目标为3.9～10 mmol/L，ICU血糖控制目标为7.8～10 mmol/L，非ICU餐前血糖控制目标＜7.8 mmol/L以及随机血糖控制目标＜7.8～10 mmol/L。

也有部分患者术后随着时间的推移，只需要口服降糖药维持。在药物选择上，多数降糖药物如磺脲类、格列奈类、格列酮类以及葡萄糖苷酶抑制剂可用于PTDM的治疗，二甲双胍不适用于感染患者或者需要使用造影剂的患者。

（二）骨质疏松症

1. 危险因素

骨质疏松症和脆性骨折是器官移植的常见的并发症，特别是在移植后的第1年，随着移植术后时间增加，骨质疏松症的发生率会再次升高。在肺移植术后早期，肺移植患者尤其是原发病为COPD的患者，由于年龄、既往药物作用、内分泌功能异常等原因存在骨含量减少的基础，术中和术后使用了大剂量糖皮质激素、环孢素或他克莫司，会引起钙流失、肾功能异常、维生素D减少、甲状旁腺或性腺功能减退等一系列改变，进而使得骨吸收大于骨形成，最终导致骨质疏松甚至骨折；在移植术后的长期过程中，小剂量糖皮质激素、环孢素或他克莫司长期使用，存在肾功能下降、甲状旁腺功能亢进的风险，此时骨吸收和骨形成重新平衡，可能出现骨密度稳定或持续缓慢的下降。曾有研究显示，在肺移植术后的第1年，患者平均骨密度下降5%，骨折发生率高达18%。

2. 诊断和管理

肺移植术后骨质疏松症通常以腰背疼痛为首发症状，活动或负重时疼痛加重或活动受限；远期会发生骨折、股骨头坏死，是骨质疏松导致的常见严重并发症，此时的骨折为非外伤或轻微外伤下发生，被称作脆性骨折。双能X线吸收法（dualenergy X-ray absorptiometry, DXA）的测定值是目前全世界公认的诊断骨质疏松症的"金标准"，B超、CT、MRI都可以辅助进行骨质疏松和骨折的诊断。

对于移植相关骨质疏松的预防和管理，可遵循下列措施：① 完善术前骨密度评估，尤其是COPD受者，应纠正不良生活习惯、性腺功能减退、维生素D缺乏和继发性甲状旁腺功能亢进等因素，建议饮食中增加钙的摄入；② 预防移植后的骨质流失和骨折，建议使用骨化三醇或其他类似物补充维生素D，使用静脉滴注或口服双磷酸盐可以预防术后骨质流失。

（三）骨髓抑制

1. 危险因素

由于患者长期服用抗排异、预防感染以及其他药物，他们很容易发生骨髓抑制，常表现为白细胞减少、贫血和血小板减少等。骨髓抑制的原因可能是多因素的，因此对其产生机制进行识别是重要的，因为治疗手段可能有很大区别。术后早期贫血的原因很可能与手术本身引起的胸腔出血相关，另外免疫因素（过客淋巴细胞综合征、免疫抑制、移植后淋巴增殖性疾病或急性排异等）、感染因素（CMV、细小病毒B19、EB病毒或细菌感染等）、药物因素（磺胺甲恶唑、CNI、霉酚酸酯、更昔洛韦等）也会引起红细胞破坏增加和生成减少。

2. 诊断和管理

移植术后骨髓抑制的临床表现和诊断基本与普通人群一致，外周血计数、网织红细胞计数、库姆斯试验、骨髓活检是一般怀疑骨髓抑制时常用的检查方法。查找原因，对因治疗才能解决患者骨髓抑制的问题。

第四节　肺移植术后外科并发症防治

陈员,叶书高,乔坤

外科并发症作为肺移植术后早期并发症之一,具有发病快、病情凶险、处理困难等特点,在移植物存活和患者生存中仍然有着决定性的影响。作为移植科医生快速、准确、有效地诊断处理外科并发症至关重要。在临床上,通过手术技术的改良、准确的判断和及时恰当的处理,可以有效提高患者围手术期的生存率,减轻患者的痛苦,降低住院费用,减少住院天数,改善患者的长期预后。

一、胸腔内出血

胸腔内出血是肺移植术后最常见的手术并发症之一,也是再手术的主要原因。胸腔内出血可以在移植后的任何时间,即手术早期甚至术后几周出现。

1. 病因

常见的出血来源包括胸壁创面渗血、肋间血管或胸廓内动脉出血、肺动静脉吻合口出血、无名动脉或主动脉破裂大出血。血液很少来自血管吻合口,因为这通常在手术中得以解决。其主要来源是分离胸膜粘连后导致的胸壁创面渗血。

导致粘连出血的因素包括纤维化和血管性胸膜肺粘连(支气管扩张、肺结核、硅肺、以前的胸外科手术或者肺/胸腔反复感染)。广泛的胸膜肺粘连并形成侧支循环,术中分离难度高,分离创面大,从而导致止血困难、失血较多、凝血因子丢失过多,这无疑会增加术后胸腔内出血的概率。另外,移植期间的体外循环或ECMO的使用、移植后的ECMO使用以及需要抗凝药物或抗血小板药物的患者更容易出现凝血功能障碍,进而导致移植后出血的风险更大。

2. 临床表现和诊断

患者胸腔内出血后血压进行性降低、脉搏持续加快,补充血容量后血压仍不稳定,出现低血容量休克症状;持续、大量的胸腔血性引流液(如每小时引流量 > 200 mL,连续 2～3 h);血红蛋白计量、红细胞计数和血细胞比容进行性降低,引流液血红蛋白量和红细胞计数与外周血接近,且易凝固;出现低血容量休克症状但引流量不多怀疑胸管阻塞，可行胸部 X 线片检查、胸腔 B 超或胸部 CT 检测判断有无胸腔内积血（图 6-4-1）。

3. 处理方法

（1）如出血量少，可先采取保守治疗（如输注红细胞、新鲜血浆、纤维蛋白原或凝血酶原复合物等），减少或暂停肝素/低分子肝素的使用，积极纠正术后凝血缺陷。另外，在胸膜粘连的情况下，增加呼气末正压可能有助于填塞胸壁出血。

（2）如出现持续、大量的胸腔血性引流液（如每小时引流量 > 200 mL，连续 2～3 h）或胸腔内大量积血，应在补充血容量的同时及早开胸探

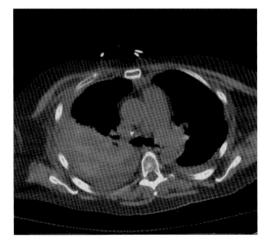

图 6-4-1 胸部 CT 检查显示双侧肺移植术后的右侧血胸。引自：Loor, Mattar, et al. Thorac Surg Clin, 2022, 32: 197-209.

查，术中重点检查血管吻合区域和肺门组织。

（3）如同时正在应用 ECMO，可在补充血容量的同时评估是否能撤除 ECMO，及早撤除 ECMO 能在一定程度上减少创面渗血。如 ECMO 需要继续使用或在需要大量血液制品的情况下，可进行充分的内科药物治疗或外科手术止血。

二、气道吻合口并发症

肺移植后常见的气道吻合口并发症包括缺血坏死、支气管缝线裂开、狭窄（支气管缝线狭窄/非缝线相关性狭窄）和支气管软化等。这类并发症的总发生率约为 15%。

1. 病因

气道吻合口并发症主要归因于在移植后早期的支气管缺血。支气管血液供应通常来源于肺动脉和支气管动脉，其在黏膜下形成血管丛。支气管动脉起源于降主动脉或肋间动脉，并通过与支气管相邻的肺门。小动脉分支穿透支气管壁的肌肉部分，形成肺动脉床小分支的黏膜下血管丛。在术中，支气管动脉切断后一般不必重建，供肺失去了正常肺在主支气管水平上的双血供应的支气管血流成分。植入的供肺支气管完全依赖于侧支灌注（肺动脉到支气管外循环），

直到受者支气管动脉进行血管重建（2～4周）。术后的一些因素，如肺缺血再灌注损伤、严重水肿、排斥反应、低心输出量、脓毒症、低血压、严重的血管收缩或脱水等，减少肺血流量或增加肺血管阻力，可能会减少这种脆弱的微循环中的血流，增加气道缺血的风险。另外，供者支气管过长也会加重吻合口的缺血。缩短供者支气管尽可能靠近继发性隆突已被证明可以减少吻合口缺血的发生。进行性缺血可导致支气管壁坏死，最终开裂。早期的缺血性改变会促使纤维化、肉芽组织形成和气道结构完整性受损。这些过程在临床上远期表现为狭窄和软化。

值得注意的是，术前和术后肺部感染同样被认为是气道并发症的重要风险因素。移植后吻合口感染易发展为裂开、狭窄、软化、瘘管和肉芽组织。

引起吻合口并发症的风险因素可归结如下：① 供-受者供肺大小不匹配；② 由于低心排或医源性因素引起的长期低灌注；③ 右侧气道吻合比左侧吻合更容易导致气道并发症；④ 供肺保存不当；⑤ 长时间的机械通气、高呼气末正压（PEEP）；⑥ PGD；⑦ 感染，尤其是真菌感染；⑧ 免疫抑制剂雷帕霉素的使用（糖皮质激素的使用没有影响）；⑨ 其他，如排异、冷缺血时间、吻合方法，目前还没有证据显示与气道吻合口并发症的发生有明确的关系。

2. 临床表现和诊断

气道吻合口并发症的局部表现呈现多样性和重叠性，可同时出现缺血性坏死、裂开、狭窄和软化中的一种或多种表现。临床上表现为不同程度的咳嗽、咯血、呼吸困难及肺部感染等；气管裂开者可出现气胸、纵隔气肿及急性大咯血；严重者可发生急性呼吸衰竭。一般通过支气管镜检查可予确诊。

吻合口裂开（图6-4-2）的发生率为1%～10%，是移植后1～6周内发生严重气道缺血的并发症。临床表现取决于裂开的严重程度（部分或完全）。最常见的情况是，通过胸腔引流管漏气，或出现气胸和皮下肺气肿。有更广泛开裂的患者表现为脓毒症，且大多数患者死于继发的感染和脓毒症。其他常见的表现包括呼吸困难、无法脱离机械通气、纵隔气肿、肺塌陷或持续漏气。诊断是基于支气管镜和CT检查。在CT影像上，吻合裂开表现为支气管周围

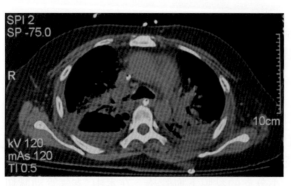

图6-4-2　CT影像提示右侧支气管吻合口裂开，多发局部气胸。引自：Nasir B S, et al. J Heart Lung Transplant, 2019, 38(9): 939-948.

空气和支气管壁不规则、管壁缺损、动态或固定支气管狭窄、纵隔气肿或其组合。CT检查有助于检测和评估少量的漏气,与支气管镜检查相比,CT检查对裂开检测的敏感度为100%,特异度为94%。支气管镜检查仍是诊断的"金标准"。开裂的处理取决于开裂的严重程度和临床表现。对于小裂口(直径<1 cm),可以保守治疗,保留胸腔引流管,进行抽吸性支气管镜检查,必要时进行适当的抗生素和抗真菌药物治疗。反复支气管镜检查不仅可以保持气道通畅,还可以监测愈合过程。严重的病例需要开放手术修复再吻合、皮瓣支气管成形术,甚至行再移植。这些手术的风险很高,而且结果通常都很差。

　　支气管狭窄(图6-4-3)是肺移植术后最常见的气道并发症,一般分为两种类型的支气管狭窄。第1种位于支气管吻合口或在吻合口2 cm范围内,并被归类为中央气道狭窄(central airway stenosis, CAS),即支气管缝线狭窄。第2种类型影响吻合口远端或肺叶支气管的气道,称为远端气道狭窄(distal airway stenosis, DAS),即非缝线相关性狭窄,并可伴或不伴有CAS。DAS在文献中描述得很少。DAS最常见于中间段支气管,导致完全狭窄或支气管中间段综合征(vanishing bronchus intermedius syndrome, VBIS)。

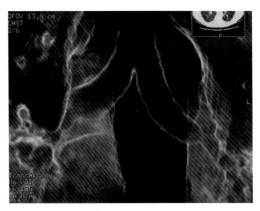

图6-4-3 双肺移植术后胸部CT三维重建显示右侧支气管缝合远端狭窄。引自:de la Torre M, et al. Rev Port Pneumol, 2015, 21(1): 36-40.

根据CT影像可以同时判断狭窄的程度和范围,特别是对于判断CAS是否合并有DAS比支气管镜检查更为直观。另外,肺活量测定可显示用力呼出25%～75%肺活量的呼气流量($FEF_{25\%～75\%}$)和呼气流量峰值(PEF)下降。

　　气道软化是指呼气时支气管管腔口径缩小超过50%。软化是由于气道内软骨支持的丧失。这些变化可能发生在吻合口甚至更广泛的气道。症状包括呼吸困难,尤其是卧位呼吸困难、呼吸频率增加、分泌物清除困难、反复感染,以及慢性咳嗽,常伴有"哮鸣音"特征。肺功能提示第1秒用力呼气容积(FEV_1)和PEF和中段呼气流速($MEF_{25\%～75\%}$)减少。动态吸气-呼气CT影像可提示软化症,但支气管镜检查是诊断的"金标准"。其治疗方法取决于气道狭窄和气道塌陷的严重程度。无症状的患者不需要任何治疗。有症状的患者可能需要夜间无创正压通气或气道支架植入术。这种情况的病因通常与供者气道过长有关,尽管有时它是特发性的。如上所述,可以通过在吻合时保持受者和供者支气管较短来避免这个问题。

3. 气道吻合口并发症的分级

为了便于对支气管镜检查结果进行标准化描述,建议采用 ISHLT 专家共识对每种类型的并发症进行分级(表 6-4-1)。分级主要根据累及气管支气管树的部位和严重程度。缺血表现为黏膜炎症浸润、充血和(或)黏膜形成伪膜。当临床怀疑存在气管炎症时,必须作出判断以区分轻度缺血还是感染性改变。坏死则表现为灰黑色失活斑块,累及支气管壁的深层。因为缺血和坏死本质上是同一过程的连续性,它们归类在相同的类型中,但以不同的严重程度来区分。裂开是吻合口处支气管壁的完全分离。在术后早期,裂开通常与不同程度的缺血和坏死有关。然而,开裂是一种独特类型的气道并发症。狭窄被定义为气道口径的固定减少。吻合口狭窄时,根据远端气道的口径来区分是病理性狭窄,还是单纯供-受者气道大小不匹配。最后,软化症被定义为在呼气时>50%的气道口径的动态降低。由于难以精准确定软化程度。该分级系统不能评估软化的严重程度。

表 6-4-1 气道吻合口并发症分级

并发症	分 级
缺血和坏死	
部位	a. 吻合口区(距吻合口≤1 cm) b. 吻合口至主支气管(包括右中间段和左主支气管远端,距吻合口>1 cm) c. 吻合口至叶或段支气管开口以下(距吻合口>1 cm)
程度	a. ≤50%支气管环长度的缺血 b. >50%支气管环长度的缺血 c. ≤50%支气管环长度的坏死 d. >50%支气管环长度的坏死
裂开	
部位	a. 软骨环部 b. 膜部 c. 软骨环部和膜部
程度	a. ≤25%支气管环长度范围的裂开 b. 26%～50%支气管环长度范围的裂开 c. 51%～75%支气管环长度范围的裂开 d. >75%支气管环长度范围的裂开

续　表

并发症	分　　　级
狭窄	
部位	a. 吻合口区 b. 吻合口及远端支气管 c. 仅有远端叶段支气管
程度	a. 支气管直径减少≤25% b. 支气管直径减少26%～50% c. 支气管直径减少51%～99% d. 支气管完全闭塞
软化	
部位	a. 吻合口区域（距吻合口≤1 cm） b. 弥漫性（包括吻合口及距吻合口＞1 cm）

4. 治疗

（1）一般治疗：改善患者的一般状况，予以营养支持、康复训练。通过抗生素的全身或联合局部治疗控制气管吻合口局部及肺内炎症，局部治疗药物包括雾化治疗阴性杆菌的妥布霉素、多黏菌素E和抗真菌感染的两性霉素B。存在呼吸道坏死的患者应同时给予全身和吸入的抗真菌药物进行预防。

（2）气管镜介入治疗：① 保持气管镜检查监测的频率，以评估呼吸道并发症的进展，及时诊断和治疗新的感染；尤其是对于吻合口裂开的患者需根据情况提高气管镜检查频率，每周1～3次。② 气管镜下球囊扩张是治疗气道狭窄的首选方法。单次球囊扩张通常不会产生持久的效果，必须以一定间隔进行多次扩张打破纤维狭窄。球囊扩张偶尔与支架植入同时进行，以保持扩张的直径，直到气道重塑。③ 由于大量坏死增生组织引起气道狭窄或闭塞，可以选择经气管镜氩等离子体凝固术（argon-plasma coagulation, APC）即刻恢复气道腔内的通畅；冷冻治疗也常应用于治疗气道狭窄，但须了解其延迟疗效的特点。④ 较严重的气管裂开可以考虑通过纤维或硬质支气管镜放置金属覆膜支架帮助封闭裂开区域，但须注意避免放置时的应力造成裂开的加重。待坏死区域愈合后需移除支架。由于放置和移除存在的潜在风险，不推荐支架植入作为常规治疗。⑤ 如果患者发生支气管软化，并有严重症状或功能障碍，通过保守治疗无法得到改善，则可考虑行气道支架置入。

（3）无创正压通气（NIPPV）治疗：对于存在支气管软化的患者，NIPPV是首选治疗,可滴定NIPPV所需压力值。NIPPV可以在夜间使用,也可以在白天间歇使用。另外,支气管狭窄患者,在气管镜介入治疗的间歇期,可以通过NIPPV的使用改善症状。

（4）外科治疗:对于严重的裂开或软化患者或那些不能采取其他保守措施的患者,可以考虑进行开放的外科修复或支气管再吻合术。术中需要用贲门周围、肋间肌或网膜瓣来支撑和加强吻合的修复。手术方法包括切除、重建和气管成形术。条件允许可考虑行二次移植。

三、血管吻合并发症

血管吻合并发症不太常见,只在1%～3%的肺移植中发现。然而,与此类并发症相关的病死率却很高。根据血管类型,可分为静脉吻合并发症和动脉吻合并发症。

1. 病因

静脉吻合并发症包括肺静脉狭窄和血栓形成。由于其解剖结构,下肺静脉,尤其是左下静脉更容易受累。有文献报道女性肺纤维化患者此并发症的发病率较高,可能与胸腔较小有关,使得吻合更具挑战性;并且对于较大的植入肺来说,空间相对有限。

动脉吻合并发症主要为肺动脉狭窄,不太常见,发现较晚,通常是由于供-受者血管大小不一致或缝合问题导致。严重的狭窄可能是由于动脉过长或吻合口错位而导致吻合口扭结。

血管并发症的发生与供-受者血管直径的匹配度、吻合技术等因素有着密切的关系。

2. 临床表现及诊断

肺静脉阻塞（图6-4-4）通常是一种早期并发症,发生在移植后的前几个小时,并引起严重症状。可观察到患者明显的缺氧、肺水肿和肺浸润。如果下叶受到更严重的影响,则有理由高度怀疑这种并发症,应与PGD（有时难以做到）、感染和排斥反应相区别。并应要

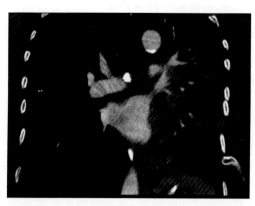

图6-4-4 CT血管造影冠状面显示左肺移植后完全下肺静脉阻塞。引自: de la Torre M, et al. Rev Port Pneumol, 2015, 21(1): 36-40.

求进行早期附加诊断测试。初始测试应为经胸或经食管超声心动图检查,尽管该测试仅在由经验丰富的操作员执行时有用。此外,也可以使用胸部CT血管造影,它还可以评估动脉缝合和远端血管,并进行重建。CT血管造影在大多数情况下能够确立诊断。

　　动脉缝合并发症虽然较少见,但可造成严重的临床症状,肺动脉吻合口狭窄(图6-4-5)可引起持续的肺动脉高压和无法解释的低氧血症。由于供-受者大小的差异,在CT血管造影上可以看到一定程度的相对狭窄,严重狭窄者则可见缝合处的扭结或血栓形成。

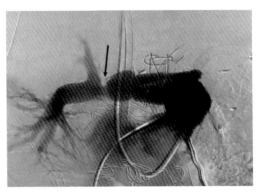

图6-4-5　肺血管造影显示右肺主动脉吻合口狭窄(箭头所示)。引自: Loor G, et al. Thorac Surg Clin, 2022, 32: 197-209.

　　血管吻合口并发症的3种检查方法归结如下。① 核素灌注扫描:能发现移植肺低血流灌注,但这些结果仅作为血管狭窄的参考而不作为诊断依据。② 超声心动图检查:经胸腔超声心动图检查不能提供满意的吻合口附近的肺动静脉图像,而经食管超声心动图检查能精准判断吻合口形态及功能情况。③ 血管造影:是血管吻合口狭窄影像学诊断的"金标准"。导管插入可以精准测量吻合口压力梯度从而指导对其功能评估。早期移植肺功能障碍要考虑与本病的鉴别诊断,先行核素灌注扫描;若怀疑有血管狭窄的可能,再行肺血管造影。

3. 治疗

　　血管吻合并发症的治疗取决于其严重程度。对于轻度梗阻,保守治疗已足够,尤其是双侧肺移植受者的一侧肺血管狭窄。有些狭窄可以用球囊扩张术治疗。血栓形成患者应接受抗凝治疗。如果血栓形成严重到足以导致肺梗死,即使知道预后不良,也应考虑手术干预。动脉或静脉吻合出现严重狭窄并出现临床问题时,需要急症介入导管(血管成形术、扩张加或不加支架)或手术。干预的类型取决于移植后经过的时间;血管内手术更常用于移植后数周发现的改变。对于早期诊断为呼吸和血流动力学严重损害的患者,应考虑紧急手术。由于长时间缺血导致的移植物梗死可能需要行解剖性肺切除,甚至需要再次移植。

　　然而,无论是再次移植,还是移植术后血管介入治疗都会导致较高的病死率,即使在专家手中也是如此。预后取决于早期诊断和选择最合适的治疗方法,以及并发症、移植后经过的时间和临床状况。

4. 预防

(1)尽可能使供-受者血管直径相匹配。

(2)改进手术技术:辨清供-受者血管的上下缘,以防止血管扭转畸形造成的狭窄;在保证吻合口没有张力的情况下供-受者两端血管尽可能留短可以避免成角畸形造成的血管狭窄。

四、胸膜并发症

大量肺移植患者在术后出现胸膜并发症,发病率为22%～35%,主要包括胸腔积液、气胸、乳糜胸、脓胸和血胸(血胸在第一部分已详细介绍)。许多患者以前有过涉及胸膜腔的手术,如肺切除术、活检术或胸膜固定术。潜在的疾病在胸膜并发症的发生率中起重要作用,如肺部感染(囊性纤维化)或以前的气胸患者。作为移植监测方案的一部分,经支气管活检也可能是慢性胸膜并发症的原因。免疫抑制剂可导致胸膜腔感染。

1. 胸腔积液

大多数肺移植受者在术后即刻出现积液。术后早期积液通常在移植肺同侧(**图6-4-6**)。术后即刻的胸腔积液是血液和淋巴引流的结合,富含中性粒细胞和乳酸脱氢酶,在接下来的7d内逐渐减少。

肺移植术后早期胸膜积液的原因有多种解释。众所周知,肺泡毛细血管在最初几天内通透性增加。这是由于移植后第2～4周发生的同种异体移植物缺血、去神经或毛细血管的破坏和重塑。胸腔积液通常自行消退。胸膜引流应保持在原位,直到24h输出量＜200mL。肺移植术后胸腔积液的其他原因包括术后液体正平衡与急性排斥反应。

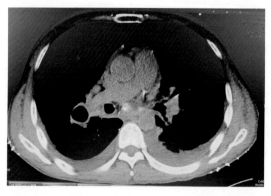

图6-4-6 胸部CT检查显示肺移植术后双侧胸腔积液

2. 气胸

根据既往文献报道,肺移植术后气胸的发生率为1%～10%,与肺移植术后病死率相关(**图**

6-4-7)。其病因包括：① 阻塞
性肺疾病单肺移植后自体肺过
度膨胀可引起自体肺气胸，或
PEEP引起已有的肺大疱破裂，
形成气胸。② 可以引起肺薄壁
损伤的因素均可引起气胸，如
支气管吻合口瘘、感染、排异及
支气管动脉循环缺失导致的缺
血等。

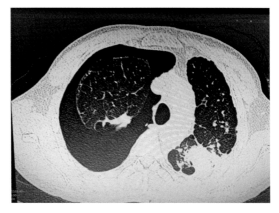

图6-4-7　胸部CT检查显示肺移植术后右侧气胸

　　患者可有胸闷、胸痛、呼吸
困难、刺激性干咳。影像学检查
是诊断气胸的重要方法，其中胸片是诊断气胸的常规手段。肺移植术后气胸首
先要排除支气管吻合口瘘，故支气管镜检查十分必要。单纯气胸可予胸腔闭式
引流治疗。此外，需针对病因进行治疗。

3. 乳糜胸

　　移植后乳糜胸的发病率较低，它通常是胸导管损伤的结果。适当的饮食结
合胸腔引流足以解决乳糜胸。淋巴管平滑肌瘤病可引起难治性双侧乳糜胸。术
后难治性乳糜胸可能导致营养不良、呼吸功能障碍和脱水。在某些情况下，使用
生长抑素、胸膜腹膜分流术和使用滑石等硬化剂的化学胸膜固定术可以有效控
制难治性乳糜胸。免疫抑制患者和显著的淋巴损失（蛋白质、体液、淋巴细胞）
的结合可能危及生命。如果乳糜引流过多且持续，则通过介入治疗进行淋巴栓
塞或再次手术来结扎导管和（或）密封泄漏。

4. 脓胸

　　脓胸是一种罕见的并发症，但它的发生与病死率增加有关。脓胸通常发生
在移植手术后的前6个月内，通常不发生在术后早期。脓胸的发展可能与通常
的问题有关：大手术、气道开放的"干净污染"手术、胸膜腔内的持续间隙、新肺
不能完全填充或适合受者的胸部，以及免疫抑制患者。一般来说，肺移植患者应
采集大量的胸膜标本并进行检验，因为免疫抑制可能会掩盖脓毒症的常见症状。

五、膈神经损伤

1. 病因

（1）分离粘连时造成神经损伤。

（2）术中冰屑、电凝等导致的神经损伤。

（3）其他原因。

2.临床表现及诊断

（1）术后呼吸功能恢复延迟,导致脱离呼吸机困难。

（2）可通过X射线透视检查腹肌功能,超声检查或神经传导检查来评估。

3.处理方法

患者采用腹式呼吸锻炼,坐位呼吸。

第五节 肺移植的免疫抑制策略

杨航,巨春蓉,吴波

如何进一步提高肺移植受者的长期生存率,始终是肺移植研究的方向。其中,对于免疫抑制剂的研究具有重要地位。免疫抑制剂是一把双刃剑,既可发挥抗排斥反应的作用,又可带来各种不良反应。目前,临床常用的免疫抑制剂分为免疫诱导药物和维持治疗药物两大类。合理的免疫抑制策略,是保障肺移植受者长期高质量生存的重要基础。

一、免疫抑制剂的应用原则

近年来,随着肺移植手术技术及术后管理日臻成熟,肺移植受者的短期生存率显著提高。然而,急、慢性排斥反应仍严重影响肺移植受者的长期生存。免疫抑制治疗可以减少肺移植术后排斥反应的发生率。各移植中心均有不同的免疫抑制治疗经验和方案,可以选择不同的药物组合,制订个体化的免疫抑制方案,但均需遵循免疫抑制剂应用的基本原则。免疫抑制剂的基本用药原则是在有效预防排斥反应的前提下,尽可能减小剂量,以期尽量减少药物相关不良反应。具体原则如下。

（1）肺移植术后普遍采用免疫抑制剂联合用药方案,即根据免疫抑制剂的不同作用机制,在增强抗排斥反应作用的同时弥补单药的不足,并减小单药剂量,以减少或避免不良反应。

（2）遵循个体化的用药原则,制订个体化用药方案,即根据不同个体,或同一个体不同时段,以及个体对药物的反应和耐受性来调整用药种类和剂量。

（3）由于存在个体内和个体间的药物代谢动力学差异,某些免疫抑制剂需要通过监测血药浓度,及时调整药物剂量。

（4）避免免疫抑制过度,以减少或避免因机体免疫功能过度低下所致感染、肿瘤的发生。

（5）肺移植术后早期易发生排斥反应,需较高的免疫抑制强度;随着术后时间的延长,维持期应酌情降低免疫抑制强度。

二、免疫抑制方案

（一）免疫诱导治疗

免疫诱导治疗是指在移植术前或术中予以强效免疫抑制剂（通常为生物制剂）治疗,目的是降低或调节T细胞对异基因抗原的免疫应答,减少急性排斥反应的发生风险。目前,临床上免疫诱导治疗主要是指抗体免疫诱导治疗,即在使用常规免疫抑制剂的基础上,加用以白介素-2受体拮抗剂（interleukin-2 receptor antagonists, IL-2 RA）为代表的单克隆抗体,或以抗淋巴细胞球蛋白抗体为代表的多克隆抗体。

对于高致敏或存在高危因素的受者,如供者特异性抗体（donor specific antibody, DSA）阳性、供-受者人类白细胞抗原（HLA）错配数较多、群体反应性抗体（panel reactive antibodies, PRA）水平高、有多次妊娠史或输血史、再次移植、接受ABO血型不相容供者、出现体液免疫介导的排斥反应等,尤其需要评估免疫诱导治疗。除增强免疫抑制、减少肺移植术后急性和慢性排斥反应发生外,免疫诱导治疗还可以作为免疫抑制剂联合应用方案的一部分,减少免疫抑制维持治疗药物的剂量和不良反应。然而,免疫诱导治疗可能增加严重感染和恶性肿瘤的发生风险,故需谨慎评估后应用。

目前,肺移植免疫诱导治疗常用以下3种制剂:① IL-2 RA:主要为巴利昔单抗（鼠/人嵌合的非耗竭性单克隆抗体）,能定向结合IL-2受体α链（CD25抗原）,阻断T淋巴细胞增殖信号的转导,从而抑制T细胞的增殖及活化。巴利昔单抗不会引起T细胞耗竭,不良反应较少,耐受性好。② 抗淋巴细胞球蛋白抗体:包括多克隆抗体和单克隆抗体。目前常用的多克隆抗体主要为马或兔抗人胸腺细胞球蛋白（rabbit anti-human thymocyte globulin, rATG）。rATG可耗竭循环中的T淋巴细胞,影响T淋巴细胞活化及其细胞毒功能。③ 阿仑单抗

（alemtuzumab）：是一种针对CD52的人源化单克隆抗体，同时清除T细胞和B细胞，其对T细胞的耗竭作用比rATG更强，可长达1年左右。根据ISHLT注册数据显示，接受免疫诱导治疗的受者比例持续上升，在2017年成人肺移植中，超过80%的受者接受了免疫诱导治疗；接受巴利昔单抗的受者比例逐渐上升，而接受rATG和阿仑单抗的受者比例呈下降趋势（图6-5-1）。

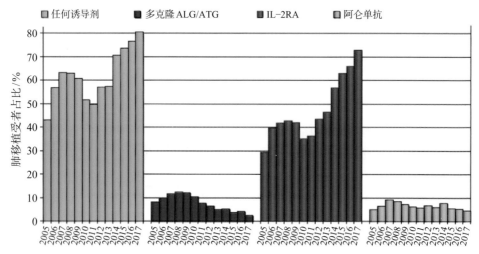

图6-5-1　成人肺移植受者免疫诱导治疗概况（2005年1月—2017年12月）。引自：Chambers D C, et al. J Heart Lung Transplant, 2019, 38(10)：1042-1055.

在无锡市人民医院的一项回顾性分析中，纳入了73例肺移植受者，分为两组：巴利昔单抗诱导治疗组（$n=30$）及对照组（$n=43$）。所有受者术后均采用他克莫司＋麦考酚酸类药物＋泼尼松三联免疫抑制方案预防排斥反应，随访12个月，结果显示，诱导治疗组的急性排斥反应发生率显著低于对照组（10% *vs.* 33%，$P < 0.05$）。Furuya等应用器官共享联合网络（UNOS）数据库，对6 117例双肺移植受者进行了回顾性分析，发现巴利昔单抗诱导组的中位生存时间显著长于阿仑单抗组（6.35年 *vs.* 6.3年，$P = 0.04$），两组受者的中位生存时间均显著长于未诱导组（5.21年）（$P < 0.01$）。此外，巴利昔单抗诱导组的住院时间显著短于阿仑单抗组（$P < 0.001$），移植后淋巴增殖性疾病（post transplant lymphoproliferative disorder, PTLD）、实体器官肿瘤及非巨细胞病毒（cytomegalovirus, CMV）感染的发生率均显著低于阿仑单抗组（$P < 0.001$）；但随访5年时，阿仑单抗组的FEV$_1$下降程度显著低于巴利昔单抗组（$P = 0.002$），再移植率也显著低于巴利昔单抗组（$P < 0.001$）。2004年7月—2015年6月的ISHLT注册数据显示，与未诱导

受者相比,应用IL-2 RA诱导的受者1年内排斥反应的发生率较低(29.1% *vs.* 34.2%, $P < 0.05$),而应用ATG和阿仑单抗诱导的受者与未诱导受者的排斥反应发生率无显著差异(31.6% *vs.* 36% *vs.* 34.2%, $P > 0.05$)。目前,还没有在肺移植中比较3种诱导制剂的随机对照试验。在肾移植受者中进行的前瞻性INTAC试验显示,rATG的所有感染不良事件发生率均高于阿仑单抗(81% *vs.* 60%, $P = 0.009$),阿仑单抗的严重感染不良事件发生率高于巴利昔单抗(35% *vs.* 22%, $P = 0.02$),3组受者的生存率没有显著差异。此外,rATG及阿仑单抗可使T细胞耗竭,可能与恶性肿瘤发生风险增加相关。肾移植相关的大型回顾性研究显示,rATG可导致黑色素瘤发生风险增加,阿仑单抗可导致非霍奇金淋巴瘤、结直肠癌和甲状腺癌发生风险增加。

尽管临床研究存在一定局限,但总体来说,肺移植免疫诱导治疗可减少排斥反应的发生,改善受者长期生存状态。在应用免疫诱导剂之前,需充分评估受者的免疫风险、感染风险及其他受者因素(如年龄、既往肝炎病史及恶性肿瘤病史等)。我国目前最常使用的免疫诱导剂是巴利昔单抗;而rATG除免疫诱导外,还用于治疗对大剂量糖皮质激素不敏感的A2级及以上级别的急性排斥反应。

(二)免疫抑制维持治疗

免疫抑制维持治疗是指术后长期甚至终身采用的免疫抑制治疗。目前,肺移植术后常用的免疫抑制维持方案包括以下4类药物,分别作用于淋巴细胞活化的不同阶段:① 钙调磷酸酶抑制剂(calcineurin inhibitor, CNI);② 细胞增殖抑制剂;③ 糖皮质激素;④ 雷帕霉素靶蛋白(mammalian target of rapamycin, mTOR)抑制剂。

1. CNI

CNI是目前免疫抑制维持治疗的基础,主要包括他克莫司(tacrolimus)和环孢素(cyclosporine)。他克莫司与FK结合蛋白12(FK binding protein 12, FKBP-12)结合,环孢素与亲环蛋白结合,两者均形成复合物,抑制钙调神经磷酸酶,从而阻止一系列淋巴因子的基因转录,最终抑制T淋巴细胞的活化。

已有大量研究表明,相比于环孢素,他克莫司在减少急性排斥反应和慢性移植肺功能障碍(CLAD)发生方面更具优势,可以改善受者的长期生存情况。一项比较他克莫司与环孢素的多中心、前瞻性随机对照试验表明,与环孢素相比,接受他克莫司治疗的肺移植受者术后3年CLAD风险显著下降(11.6% *vs.* 21.3%, $P = 0.037$),尽管两组之间的急性排斥发生率和3年生存率无统计学差异。另一项随机对照试验发现,接受环孢素治疗的肺移植受者,A3、A4级急性排斥反应及闭塞性细支气管炎综合征(BOS)的发生率显著高于接受他克莫司治疗的受者。由于循证医学的支持,他克莫司目前是免疫抑制维持治疗的首选CNI药物,而环孢素主要用于无法耐受他克莫司的受者。

他克莫司和环孢素具有相似的免疫抑制作用,但不良反应有差异,可根据受者的不同情况在两者之间进行切换。下列情况应当将他克莫司切换为环孢素:① 出现严重的神经毒性或精神症状;② 出现难以控制的糖尿病;③ 出现难以控制的重症感染或肿瘤,可尝试切换;④ 他克莫司治疗窗窄,治疗剂量接近于中毒剂量,血药浓度易受多种因素影响,对于血药浓度难以调整、波动过大者,可尝试切换。而下列情况应当将环孢素切换为他克莫司:① 出现难以控制的急性排斥反应;② 出现CLAD;③ 出现难以控制的高血压、高血脂;④ 出现严重的牙龈增生和多毛症。

2. 细胞增殖抑制剂

最常用的是麦考酚酸类药物,包括吗替麦考酚酯(mycophenolate mofetil, MMF)和麦考酚钠肠溶片(enteric-coated mycophenolate sodium, EC-MPS)。MMF是麦考酚酸(mycophenolic acid, MPA)的2-乙基酯类衍生物,麦考酚钠是MPA的钠盐,而MPA是高效、选择性、非竞争性、可逆性的次黄嘌呤单核苷酸脱氢酶(inosine monophosphate dehydrogenase, IMPDH)抑制剂,可抑制鸟嘌呤核苷酸的合成途径,抑制T淋巴细胞和B淋巴细胞的增殖,还可以抑制B淋巴细胞产生抗体。此外,硫唑嘌呤(azathioprine)是一种6-巯基嘌呤的前药,阻止嘌呤的从头合成和补救通路合成,从而抑制T淋巴细胞和B淋巴细胞的增殖,但近年来少用。

Speich等的研究发现,接受麦考酚酸类药物治疗的肺移植受者,相比于接受硫唑嘌呤,急性($P < 0.001$)、复发($P < 0.001$)和严重($P = 0.01$)排斥反应发生率均明显减少,BOS的发生率亦明显减少($P = 0.049$)。目前,缺乏肺移植中针对MMF及EC-MPS的随机对照研究。一项关于肾移植的大型回顾性研究显示,随访2年时,EC-MPS组的急性排斥反应及活检证实的急性排斥反应(biopsy-proven acute rejection, BPAR)发生率均显著低于MMF组($P = 0.021\ 2$,$P = 0.000\ 4$),且EC-MPS组的总体感染率低于MMF组,但差异无统计学意义($P = 0.065\ 3$),真菌感染率显著低于MMF组($P = 0.009\ 1$),而MMF组因胃肠道不良反应将药物减量或停药的情况明显多于EC-MPS组($P = 0.000\ 1$,$P = 0.013\ 0$)。在另一项肾移植研究中,EC-MPS组的BPAR发生率亦显著低于MMF组($P = 0.022\ 1$)。

3. 糖皮质激素

甲泼尼龙、泼尼松、泼尼松龙等糖皮质激素在免疫抑制维持治疗及急性排斥反应治疗中发挥重要作用,其应用历史悠久。糖皮质激素的免疫抑制机制是多方面的,包括减少T淋巴细胞数量,减少巨噬细胞活化,降低免疫球蛋白与细胞表面受体的结合能力,抑制白介素等细胞因子的合成与释放,降低T淋巴细胞向淋巴母细胞转化等。

尽管有少量研究表明,在肺功能稳定(6个月至2年)的肺移植受者中,撤除糖皮质激素是安全的,但一般仍建议保留糖皮质激素的治疗方案。

4. mTOR抑制剂

mTOR抑制剂属于新型抗细胞增殖药物,临床常用的药物主要为雷帕霉素(sirolimus)、依维莫司(everolimus)。mTOR是促进细胞周期从G_1期向S期发展所必需的信号通路。雷帕霉素和依维莫司与FKBP-12结合,形成免疫抑制复合物。该复合物与mTOR结合,抑制其活性,从而抑制细胞周期由G_1期向S期发展,抑制T细胞增殖。

mTOR抑制剂常用于肾功能不全的患者,通过减少CNI的剂量,降低CNI的肾毒性。Shitrit等将肾功能不全的肺移植受者分为两组,研究雷帕霉素对肾功能的影响。雷帕霉素组为雷帕霉素(谷浓度4～8 ng/mL)+低剂量CNI(环孢素谷浓度80～120 ng/mL或他克莫司谷浓度4～8 ng/mL),对照组应用标准CNI方案,随访18个月,雷帕霉素组的肌酐清除率显著改善(42.6 mL/min *vs.* 32.5 mL/min,$P = 0.05$),而对照组肌酐清除率下降(32.3 mL/min *vs.* 40.3 mL/min, $P = 0.02$)。但也有研究指出,mTOR抑制剂对肾功能的改善疗效不确切。由于mTOR信号通路可参与肿瘤的发生和发展,故mTOR抑制剂也用于肿瘤高危人群及已患有肿瘤的肺移植受者,但效果有争议。此外,雷帕霉素作为淋巴管平滑肌瘤病(lymphangioleiomyomatosis, LAM)的一种治疗手段,被尝试应用于原发病为LAM的肺移植受者,以期预防术后LAM复发,但缺乏循证学依据。

需要注意的是,mTOR受体抑制剂可抑制某些可能会影响血管生成、成纤维细胞增殖和血管通透性的生长因子产生,进而影响肺移植手术切口及吻合口的愈合,甚至可出现支气管吻合口裂开等严重情况,故建议在移植术后3个月后再应用mTOR抑制剂。

肺移植常用免疫抑制剂的药理学作用、不良反应、用药过程监测指标见**表6-5-1**,其作用靶点见**图6-5-2**。

目前,国内外肺移植术后最常用的免疫抑制维持方案是以CNI为基础的三联免疫抑制方案,即他克莫司/环孢素、吗替麦考酚酯/麦考酚钠肠溶片、糖皮质

表6-5-1　肺移植常用免疫抑制剂

免疫抑制剂	作用	药理学作用	不良反应	监测指标
巴利昔单抗	免疫诱导	抗CD25的单克隆抗体,与活化T细胞上的IL-2受体α链(CD25抗原)特异性结合	少见,偶有过敏反应	无
免抗人胸腺细胞球蛋白	免疫诱导,治疗排斥反应和CLAD	多克隆抗体,耗竭T细胞,影响T细胞活化及其细胞毒功能	白细胞和血小板减少,寒战,发热,呼吸困难,肺水肿,心动过速,低血压,静脉炎,皮疹,血清病,感染	生命体征,血常规,淋巴细胞绝对计数,$CD3^+$ T细胞计数
阿仑单抗	免疫诱导,治疗排斥反应和CLAD	抗CD25的单克隆抗体,与T细胞,B细胞,NK细胞上的CD52抗原结合	白细胞和血小板减少,头痛,寒战,发热,呼吸困难,低血压,静脉炎,瘙痒,皮疹,感染	生命体征,血常规,淋巴细胞绝对值
他克莫司	免疫抑制维持治疗	阻断NF-AT的信号转导,从而阻断淋巴因子的基因转录,抑制T细胞活化	肾毒性,神经毒性,高血糖,高血压,高血脂,电解质紊乱(尤其是低血镁和高血钾),血栓性微血管病和感染等	血药浓度(C_0),肾功能,电解质
环孢素	免疫抑制维持治疗	阻断NF-AT的信号转导,从而阻断淋巴因子的基因转录,抑制T细胞活化	基本同他克莫司,但略有差异:神经毒性及高血糖的发生率低于他克莫司,高血压和高血脂的发生率高于他克莫司,还可能发生牙龈增生和多毛等	血药浓度(C_0和C_2),肾功能,电解质

续　表

免疫抑制剂	作用	药理学作用	不良反应	监测指标
吗替麦考酚酯/麦考酚钠肠溶片	免疫抑制维持治疗	非竞争性、可逆性地抑制次黄嘌呤单核苷酸脱氢酶,从而抑制鸟嘌呤核苷的合成,抑制淋巴细胞增殖	恶心、呕吐、腹泻、腹痛、白细胞计数减少、血小板计数减少、贫血、巨细胞病毒感染和致癌等	药时 AUC、血常规
糖皮质激素	免疫诱导,治疗排斥反应,免疫抑制维持治疗	抑制 NF-AT 活性,阻断细胞因子(包括 IL-1、2、3、5、TNF-α 和 INF)转录,抑制 T 细胞、巨噬细胞分泌细胞因子	高血糖、高血压、高脂血症、精神症状、失眠、骨质疏松、股骨头坏死、液体潴留、库欣综合征、伤口愈合延迟和感染等	血糖、血压、血脂、骨密度
雷帕霉素	免疫抑制维持治疗	与哺乳动物雷帕霉素靶蛋白结合,抑制其活性,从而阻断细胞因子驱动的 T 细胞增殖,抑制细胞周期 G_1 期向 S 期发展	血小板减少、贫血、高脂血症、伤口愈合延迟、蛋白尿、肺炎、外周水肿、血栓性微血管病和感染等	血药浓度(C_0)、血脂、血常规、肺部影像学

注　CLAD:慢性移植肺功能障碍;NF-AT:活化 T 细胞核因子;TNF:肿瘤坏死因子;INF:干扰素。

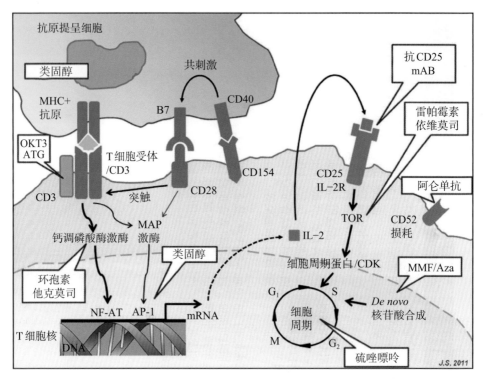

图6-5-2　肺移植常用免疫抑制剂及其作用靶点。引自：Alonso-Pulpón L, et al. Heart, 2012, 98 (11): 878-889.

激素。2018年，ISHLT注册数据显示，1年及5年随访时最常用的联合方案均为他克莫司＋麦考酚酸类＋糖皮质激素，而环孢素和硫唑嘌呤的应用占比在近10年中明显下降，如**图6-5-3**所示。通过不同种类药物的联合应用，优势互补，以达到增强免疫抑制效果的同时减少不良反应的目的。同一类药物（如他克莫司和环孢素）因作用机制类似不宜合用。但免疫抑制方案绝不是一成不变的，需根据受者的年龄、一般状态、药物代谢动力学、免疫抑制剂血药浓度、致敏状态、HLA配型、移植肺功能、排斥反应和其他并发症发生情况以及经济状况等多种因素来制订个体化的方案。在临床治疗过程中，需根据实际情况进行灵活的药物切换。

　　大多数免疫抑制剂在使用过程中需进行治疗药物监测（therapeutic drug monitoring, TDM），以评估受者的免疫状态，避免药物不良反应，并指导抗排斥反应方案的调整。TDM主要包括3项指标：服药后12 h血药浓度（C_0）、服药后2 h血药浓度（C_2）和药时曲线下面积（area under the curve, AUC）。他克莫司及

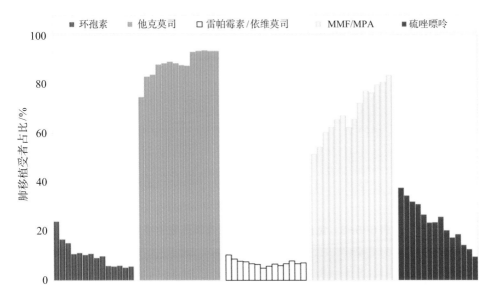

图6-5-3 成人肺移植受者免疫抑制维持治疗概况（2004年1月—2017年12月）。纳入的受者在1年随访中均存活，并且均服用泼尼松。引自：Chambers D C, et al. J Heart Lung Transplant, 2018, 37(10): 1169-1183.

雷帕霉素主要监测C_0，环孢素主要监测C_0、C_2，MMF主要监测AUC，EC-MPS的血药浓度测定较为繁琐，临床尚未广泛开展。CNI的目标C_0在肺移植术后早期维持在较高水平，随着时间推移而逐渐降低，出现排斥反应时可适当提升，而出现不良反应、并发感染或恶性肿瘤等情况时应酌情降低。CNI血药浓度在肺移植术后早期应每周至少监测1～3次，在肝肾功能不全、胃肠道功能障碍（吸收不良、腹泻等）、用药途径或合并用药改变等情况下需提高监测频率，随着术后时间的推移以及受者病情趋于稳定，可适当延长监测间隔。CNI目标浓度参考范围详见表6-5-2。

此外，肺移植术后合并用药复杂（尤其是处于围手术期的受者），需密切关注免疫抑制剂与其他药物之间的相互作用。肺移植术后侵袭性真菌感染的发生率高。三唑类抗真菌药物是普遍预防和抢先治疗的主要用药之一，而三唑类抗真菌药物可不同程度地提升CNI和雷帕霉素的血药浓度，禁止与雷帕霉素连用，与CNI联用时应注意减少CNI的剂量；而停用三唑类抗真菌药物时，也应注意提升CNI的剂量（表6-5-3）。提高CNI血药浓度的药物还包括钙离子阻滞剂（calcium channel blocker, CCB）、五酯胶囊等。降低CNI血药浓度的药物包括利福平等。

表6-5-2 CNI目标浓度参考范围(ng/mL)

药物浓度	年龄	1~3个月	4~6个月	7~12个月	>12个月
他克莫司 C_0	<55岁	10~15		8~12	6~10
环孢素 C_0	<55岁	250~350	250~300	200~250	150~200
环孢素 C_0	≥55岁	200~250		150~200	
环孢素 C_2	<55岁	1 200~1 600	1200~1 400	1 000~1 200	800~1 000
环孢素 C_2	≥55岁	1 000~1 200		800~1 000	

表6-5-3 免疫抑制剂与常见三唑类药物的相互作用

药物名称	伏立康唑	联合用药建议	泊沙康唑	联合用药建议
他克莫司	↑他克莫司 AUC 221%	将他克莫司减量至原剂量的1/3,并严密监测他克莫司血药浓度	↑他克莫司 AUC 358%	将他克莫司减量至原剂量的1/3,并严密监测他克莫司血药浓度
环孢素	↑环孢素 AUC 70%	将环孢素减量至原剂量的1/2,并严密监测环孢素浓度	↑环孢素血药浓度	将环孢素减量至原剂量的3/4,并严密监测环孢素浓度
雷帕霉素	↑雷帕霉素 AUC 11倍	禁止联用	↑雷帕霉素 AUC 9倍	禁止联用

第六节　肺移植术后抗体介导的排斥反应

郑翔匀,严浩吉,田东

抗体介导的排斥反应(antibody-mediated rejection, AMR)是同种异体移植排斥反应的一种形式,主要是指由于供-受者间多态性蛋白[主要包括Ⅰ型或Ⅱ型人类白细胞抗原(HLA)和ABO血型抗原等]抗原性不同,导致受者免疫应答形成的供者特异性抗体(donor-specific antibodies, DSA)作用于移植物从而通过多种机制造成移植物损伤。而DSA可以产生于不同时期,包括移植前(输血、怀孕或先前的器官移植等）和移植后（急性、慢性排斥反应等），导致了AMR的不同表型。目前，在肺移植中，AMR已被确定为急性移植肺功能障碍的一种重要形式，同时其也被证实在一定程度上参与慢性移植肺功能障碍（CLAD）的发生和发展，对肺移植受者的短期与长期生存均具有重要意义。

一、AMR分类

AMR是一类复杂的病理生理学反应，在肺移植术后各类型排斥反应的发生和发展中均有一定贡献。人们对肺移植术后AMR的认识表现为AMR在各型肺移植术后排斥反应中的不断诠释。下面将从4类肺移植术后排斥反应，包括超急性排斥反应、急性AMR、慢性AMR及非HLA抗体介导的排斥反应，分别阐述肺移植术后AMR的认识历程。

1. 超急性排斥反应

1996年，Frost等报道的超急性排斥反应（hyperacute rejection, HAR）是肺移植中对AMR最早的认识。该类患者在移植后数分钟或数小时内迅速发展为严重的移植肺功能障碍，伴有严重气体交换障碍、出血性肺水肿及弥漫性肺浸润影。实验室检查发现这些患者HLA抗体及淋巴细胞毒交叉配合实验呈阳性（图6-6-1）。1999年，Choi等在肺移植术后HAR的病例报告中，证明了供者特异性抗体沉积于内皮表面和血管壁内。这些报道引起了人们对AMR在肺移植术后HAR中作用的广泛关注。

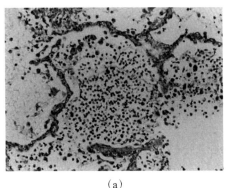
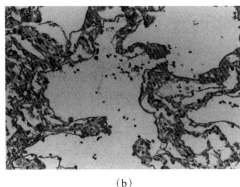

| (a) | (b) |

图6-6-1　超急性排斥反应病例的病理学检查。(a) 肺泡内出现大量中性粒细胞浸润（HE染色，×300）。(b) 肺泡结构破坏，出现急性肺水肿病理学表现，另可见肺泡间隔纤维蛋白沉积（HE染色，×300）。引自：Frost A E, et al. Chest, 110: 559-562.

早期对HAR的研究主要集中于治疗方面。最初对HAR患者采取大剂量免疫抑制剂抑制T细胞增殖活化的治疗方法，效果并不理想，患者仍发生严重的移植肺功能障碍。2001年的一项病例报告中，Bittner等使用血浆置换术和抗胸腺细胞球蛋白成功治疗了肺移植术后HAR。既往研究显示，血浆置换术、环磷酰胺、利妥昔单抗及抗胸腺细胞球蛋白等药物治疗效果较差，基于HAR病程短而剧烈的特性，对HAR而言应以预防为主，治疗为辅。

后续的研究则大多关于AMR在HAR中的作用机制，即致敏受者预存DSA与不匹配供者HLA结合通过补体级联反应为主的损伤机制造成移植肺功能障碍。2005年，Hadjiliadis等的一项多中心回顾性研究发现肺移植前受者体内存在较高水平的群体反应性抗体与肺移植术后不良的预后有关。该研究证实了AMR在肺移植术后HAR中发挥核心作用。通过对机制的研究寻找预防HAR发生的方法。2015年，Bosanquet等的一项单中心回顾性研究表明，如果通过交叉配型实验避免供体内潜在反应性HLA，则移植前致敏不会对术后结局产生负面影响。该研究显示了预防HAR的重要性。目前，随着移植前交叉配型实验的标准化以及HLA抗体检测方法的改进，已可较好地预防HAR的发生。该类病例已少见。

2. 急性抗体介导的排斥反应

在肺移植中，急性AMR最早发现于术后移植肺毛细血管炎。1998年，Badesch等报道了5例移植肺毛细血管炎患者，发病时间介于术后3周到数月不等，患者均出现肺泡出血和移植肺功能障碍，采用加强免疫抑制和血浆置换的治疗方案暂时改善了移植肺功能。作者提出体液免疫反应可能是这些患者的主要致病原因，但并未进行DSA检测以及移植肺组织抗体检测。2002年，Magro等报道了22例在肺移植后发生了相似的肺毛细血管炎的受者。对上述患者行血浆置换术治疗后移植肺功能得到改善，减轻了毛细血管损伤和补体沉积。该研究证实了1998年Badesch等的猜想（**图6-6-2**）。2005年，Astor等对40例发生肺毛细血管炎的肺移植受者进行了回顾性分析，患者均表现出以呼吸困难、低氧血症、X线影像学检查异常以及FEV_1减少为特征的临床综合征。其中17例（43%）患者对糖皮质激素治疗敏感，另18例不敏感患者中有12例（67%）经血浆置换术治疗有效，5例在3个月内死亡。这些结果提示术后移植肺毛细血管炎是急性肺移植排斥反应的一种形式。Astor等于2009年报道了第一例儿科肺移植术后肺毛细血管炎，在该儿童受者移植肺中检测到C4d沉积和B细胞浸润，且血清DSA阳性。该发现强烈支持以下假设，即肺毛细血管炎可能代表了肺移植术后AMR的一种形式。同年，Morrell等报道了一例31岁的急性AMR受者，其于

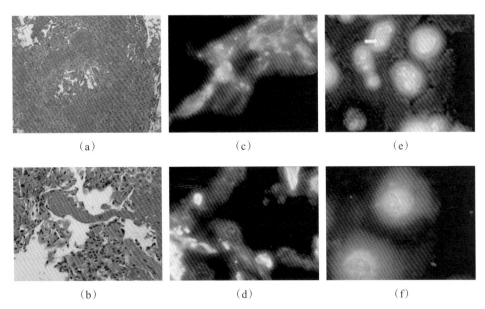

图6-6-2 肺毛细血管炎病例的病理学与免疫学检查。(a)(b)组织学检查显示肺泡间隔纤维蛋白改变伴广泛的肺泡内纤维蛋白沉积。(c)显示C1q沉积于毛细血管内皮细胞内，确证了抗内皮细胞抗体活性；(d)显示C5b-9也有类似的沉积模式。(e)(f)免疫荧光检测抗内皮细胞抗体。标本中内皮细胞呈明显颗粒状阳性。引自: Magro C M, et al. Am J Transplant, 2003, 3(10): 1264-1272.

术后1个月出现急性移植肺功能障碍，活检结果为急性肺炎伴毛细血管损伤、中性粒细胞浸润，同时C4d和血清DSA检测均为阳性，该患者对AMR标准疗法反应良好。该报道提示AMR在肺移植术后急性排斥反应中的作用。2013年，Witt等报道了21例急性AMR患者，这些患者均表现为临床同种异体移植肺功能障碍、急性肺损伤、DSA及毛细血管内皮C4d沉积阳性。共15例（71%）患者死亡，诊断后中位生存期为593 d，6例（29%）患者死于难治性AMR，另15例患者在出院时存活：其中1例患者诊断为AMR时同期被诊断为CLAD，其余14例受者中有13例在随访期间发展为CLAD。就当前经验而言，急性AMR是肺移植排斥反应的暴发形式，同时也是CLAD的危险因素，其具体作用与损伤机制尚未完全明确，仍需进一步的研究。

3. 慢性抗体介导的排斥反应

同其他实体器官移植（SOT）一样，AMR已被证实在一定程度上参与了慢性排斥反应的发病和后续进展。1998年，Smith等报道了一项纳入了339例肺移植患者的回顾性研究，结果显示肺移植后HLA-A基因座的不匹配和抗HLA抗体的产生与BOS密切相关。1999年,Jaramillo等的进一步研究表明,抗HLA Ⅰ类抗体在BOS的发生和发展中起着重要作用。2001年,Schulman等的一项单中心回顾性研究分析了152例肺移植术后BOS患者的危险因素,结果显示HLA-A基因座的不匹配是BOS的危险因素。2003年,Chalermskulrat等的一项单中心回顾性研究发现,HLA-A和HLA-B组合不匹配数与术后第4年BOS的发展阶段密切相关。同年,Andrés等发现Ⅰ类HLA抗体可激活气道上皮细胞并诱导可溶性生长因子的释放,刺激成纤维细胞增殖并诱导上皮细胞凋亡,而上述效应均为BOS进展中的主要事件。2005年,Maruyama等对 *Rag 1* 缺陷型小鼠(功能性T细胞和B细胞缺陷)进行同种异体气管移植,并用HLA抗体进行处理,结果显示移植后气管发生上皮细胞损伤,随后剥脱,管腔闭塞和纤维化。2009年,Fukami等使用HLA抗体处理正常肺部气道出现了类似结果。2010年,Hachem等的研究显示,相比持续存在DSA的患者,行抗体清除治疗患者的移植物功能和术后生存率均更佳。2017年,Verleden等评估了362名患者中DSA与无CLAD生存期及移植物生存之间的关联,结果发现DSA阳性患者的无CLAD生存期更短,持续存在DSA的患者移植物存活率更低(图6-6-3)。2020年,Iasella等的一项单中心回顾性研究评估了582例肺移植受者体内DSA的特征与结局,发现持续存在抗HLA-DQ抗体阳性以及C1q+ DSA阳性的肺移植受者无CLAD生存期更短。虽然以上证据均支持AMR在一定程度上参与了肺移植术后慢性排斥反应,但目前仍缺乏对肺移植中慢性AMR的准确定义,需要更多的研究提供相关证据。

4. 非HLA抗体介导的排斥反应

非HLA抗体已被证实在肺移植术后AMR中有一定的作用。1995年,Smith等发现肺移植术前检测到的抗上皮细胞抗体阳性与术后1年生存率降低有关。同年,Abdul-Karim等的研究表明,抗上皮细胞抗体的本质为抗巨细胞病毒IgM抗体。2002年,Magro等报道了22例肺移植术后肺毛细血管炎患者,这些患者PRA均为阴性,然而大多数患者的间接抗内皮细胞抗体检测为阳性,且抗体清除治疗有效。Magro等的进一步研究评估了25位肺移植术后发生临床排斥反应受者血清中的DSA,同时进行了抗内皮细胞抗体活性测试。结果发现,在缺乏HLA DSA且抗原可能源自内皮细胞的情况下,肺移植术后可能会发生AMR。后续研究主要集中在寻找肺移植中不同种类的非HLA抗体,如抗胶原蛋白Ⅴ、抗K-α₁微管蛋白、抗血管紧张素1型受体和内皮素A型受体等。2016年,Fernandez等报道了2例单肺移植受者(移植肺来自同一供者),其中一例具有预存非HLA抗体,而另一例受者没有。具有预存非HLA抗体的受者在术后立即发生AMR,不具有的受者直到术后第24天才表现出AMR。2例受者HLA DSA

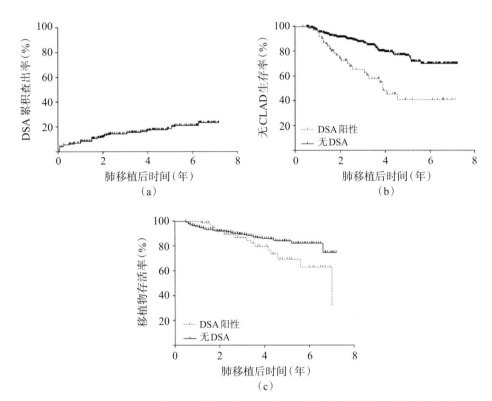

图6-6-3 DSA与肺移植受者预后。(a) 患者队列中DSA的累积查出率。移植后1年,有8%的患者出现了DSA,这个数字在移植后2、3、4、5年分别增加到了12%、14%、17%和19%。(b) DSA阳性受者表现出较差的无CLAD生存期($P < 0.000\ 1$)。(c) DSA阳性受者表现出较差的移植物存活率($P = 0.059$)。引自: Verleden S E, et al. Eur Respir J, 2017, 50(5): 1701248.

均为阴性,但病理学检查显示为典型的AMR,且对抗体清除疗法反应良好。来自同一供者的2例受者预存非HLA抗体的不同影响了AMR发生和发展的证据支持非HLA抗体能参与肺移植术后AMR(图6-6-4)。2017年,Cozzi等的一项多中心回顾性研究通过检测162例受者移植前后血清中AT1R和ETAR抗体表达,证实了非HLA抗体能影响肺移植术后AMR的发生以及移植肺结局。2018年的1例病案报告还提示了抗红细胞抗体的作用。该例受者在单肺移植术后6周出现AMR,有趣的是,该受者的供体特异性HLA抗体和目前公认的非HLA抗体均为阴性,但被发现具有新型抗A_1红细胞抗体。以上研究报道均显示非HLA抗体可引起肺移植术后AMR,然而各研究均具有较大局限。目前,关于非HLA抗体的具体类型以及作用机制仍处于探索阶段。

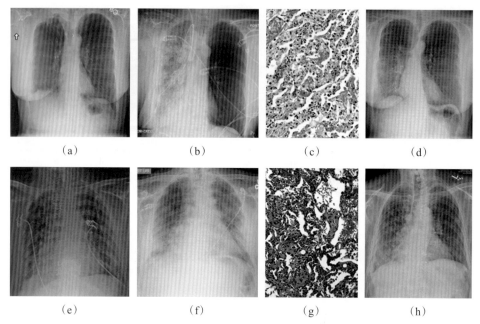

图 6-6-4　两例同供者单肺移植受者。(a) 受者 1 的移植前胸部 X 线检查;(b) 术后影像显示受者 1 中已移植的右肺呈现较高密度炎症浸润影;(c) 受者 1 的移植肺组织学检查表现为 AMR 特征(透明膜,中性粒细胞浸润)(HE 染色,×40);(d) 抗体清除治疗后受者 1 肺部较高密度炎症浸润影消退;(e) 受者 2 的术后胸部 X 线检查;(f) 术后第 24 天受者 2 影像学检查显示左肺炎症浸润影;(g) 术后第 24 天受者 2 移植肺活检标本组织学检查表现为 AMR 特征(HE 染色,×40);(h) 术后 3 个月受者 2 胸部 X 线检查。引自:Fernandez R, et al. Ann Thorac Surg, 2016, 102(4): e339-e341.

二、病理生理学机制

(一) 供者特异性抗 HLA 抗体与非 HLA 抗体

1. DSA

1) HLA Ⅰ类与Ⅱ类

HLA 基因位于 6 号染色体,是人类多态性最高的基因,其表达于所有有核细胞,是介导同种异体移植排斥反应的主要抗原。目前,已鉴定出 3 个经典Ⅰ类 HLA 基因座:HLA-A、HLA-B 以及 HLA-C,5 个Ⅱ类 HLA 基因座:HLA-DRβ、HLA-DQα 和 β、HLA-DPα 和 β,共包含 17 166 个 HLA 等位基因(12 544 个Ⅰ类等位基因和 4 622 个Ⅱ类等位基因)。当前,国际上通用的 HLA 分型包括 HLA-A、HLA-B、HLA-C 以及 HLA-DR,供-受者 HLA 亚类的错配给移植带来了巨大挑战。**表 6-6-1** 总结了肺移植中不同 HLA 亚类错配对临床结局的影响。

表6-6-1　HLA错配对肺移植术后临床结局的影响

HLA亚类	临床结局
HLA-A、-B、-DR 错配数≥4	更差的受者生存 更差的移植物生存 特发性肺纤维化 BOS
HLA-A 错配数≥1	更差的受者生存 更差的移植物生存 BOS
HLA-B 错配数≥1	更差的移植物生存 BOS 支气管肺隔离症 急性排斥反应
HLA-DR 错配数≥1	更差的受者生存 更差的移植物生存 BOS
其他亚类 （HLA-C、HLA-DQ） 错配数≥1	更差的移植物生存

引自：Ju L, et al. Front Med, 2019, 13(3): 298-313.

　　抗HLA抗体靶向HLA多态性区域中的特定表位。HLA Ⅰ表达于所有有核细胞，单体由一条α链和一个β$_2$微球蛋白组成，但表位仅存在于多态性α链中。HLA Ⅱ生理条件下表达于抗原递呈细胞表面，在炎性损伤，如缺血再灌注损伤、感染等时，其他有核细胞（支气管上皮细胞、内皮细胞等）发生表达上调。其单体由一条α链和一条β链组成，两者均具有多态性，尤其体现在HLA-DQ的β链，增加了DSA的临床复杂性。Ⅰ类和Ⅱ类HLA对受者临床结局均具有不利影响，这已在肾、肺及心脏移植中证实，且最近的研究特别强调HLA Ⅱ类抗体与移植物损害之间的关联。表6-6-2总结了SOT中Ⅰ类和Ⅱ类HLA的主要特征。

　　2）预存的抗HLA抗体与新生DSA

　　根据产生时期的不同，可将抗HLA抗体分为移植前产生的预存的抗HLA抗体和移植后产生的新生DSA，两者在AMR中的作用、机制以及阳性受者结局均不同，下文将分别介绍两种抗HLA抗体。

表6-6-2　HLA Ⅰ类和Ⅱ类的主要特征比较

特　征	Ⅰ类HLA	Ⅱ类HLA
HLA		
抗原	A、B、C	DR、DQ、DP
表位	α链	α链和β链
表达	所有有核细胞	抗原提呈细胞
预存DSA		
重要性	重要	不重要
反应细胞	T细胞	B细胞
移植决策	否	是
新生DSA		
检出时间	早期	晚期
IgG 亚类	IgG_1 和 IgG_3	IgG_2 和 IgG_4
补体结合能力	强	弱/无
阳性率	低	高,尤其是 HLA-DQ
AMR		
分型	急性	慢性、亚临床
表现	快速	缓慢
移植物功能障碍	快速	缓慢
C4d沉积	阳性	阴性
治疗	敏感	不敏感
移植物丢失	早	晚

引自: Zhang R. Clin J Am Soc Nephrol, 2018, 13(1): 182-192.

（1）预存的抗HLA抗体：产生原因通常包括过往输血、怀孕、结缔组织疾病或过往移植等，包括Ⅰ类和Ⅱ类HLA抗体，两者可能靶向特有或公共表位，从而激活以补体级联反应为主的损伤机制。在等待肺移植的受者中，约有10%可检出预存的抗HLA抗体阳性，对HLA-A、HLA-B和HLA-DR抗原均具反应性，常为可激活补体级联反应的IgG_1或IgG_3亚型。预存的抗HLA抗体的存在直接影响移植决策，目前已证实其为肺移植超急性排斥反应发生的关键原因。同时，也有研究发现预存的抗HLA抗体对急性AMR和慢性AMR具有一定贡献（**图6-6-5**）。

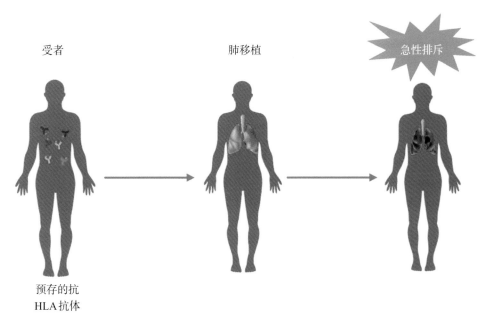

图6-6-5　预存的抗HLA抗体的存在是肺移植术后急性排斥反应的关键因素，术前须进行预存抗HLA抗体检测。引自：Ju L, et al. Front Med, 2019, 13(3): 298-313.

（2）新生DSA：已被确定为BOS的重要独立风险因素，新生的供者特异性抗HLA Ⅰ类和Ⅱ类抗体均与受者生存期缩短相关。新生的Ⅰ类DSA大多为IgG_1和IgG_3亚型，它们与急性AMR和早期移植肺功能障碍密切相关。大多新生DSA均为Ⅱ类，以HLA-DQ最多见。新生Ⅱ类DSA出现较晚，通常为不同补体结合的IgG_2或IgG_4亚型，其作用更具持久性，与慢性AMR相关。在一项纳入86例肺移植连续病例的回顾性分析中（**图6-6-6**），19例（22%）患者在1～6个月内发展为DSA：其中6例Ⅰ类DSA阳性，7例Ⅱ类DSA，6例双阳性。此外，共计63%的新生DSA阳性受者为抗HLA-DQ抗体阳性表型。值得注意的是，在既往肾移植的经验中，采取清除新生Ⅱ类DSA（尤其是抗HLA-DQ抗体）的疗效并不理想，反而使受者面临过度免疫抑制的风险，整体而言弊大于利。

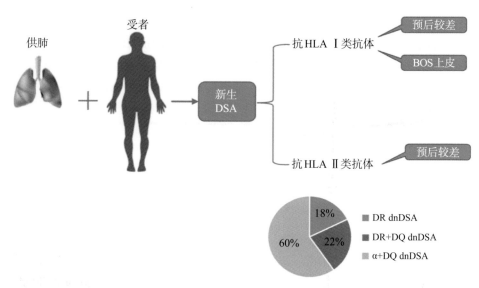

图6-6-6　肺移植术后受者体内新生Ⅰ类和Ⅱ类DSA与临床结局。Ⅰ类和Ⅱ类DSA均可降低受者生存率,而在Ⅱ类DSA中,抗HLA-DQ抗体占比更多。引自: Ju L, et al. Front Med, 2019, 13(3): 298-313.

2. 非HLA抗体

近年来发现的参与肺移植术后AMR的非HLA抗体主要包括抗胶原蛋白Ⅴ〔type Ⅴ collagen, Col(Ⅴ)〕、抗K-α₁微管蛋白、抗血管紧张素1型受体(angiotensin type 1 receptor, AT1R)和内皮素A型受体(endothelin type A receptor, ETAR),上述抗体既能促进同种异体移植排斥反应,也可以引发自身免疫反应,下文将详细介绍各自的作用及机制。

(1)抗Col(Ⅴ): Col(Ⅴ)是肺内的一种胶原蛋白,其与Col(Ⅰ)共同组装成异型原纤维,生理条件处于免疫隔离状态。而在同种异体移植肺的损伤和修复过程中,基质金属蛋白酶(matrix metalloprotease, MMP)的激活导致Col(Ⅴ)的暴露。在肺移植排斥反应发生过程中Col(Ⅴ)发生持续的暴露,已有研究证实,在人和大鼠同种异体肺移植排斥反应中,支气管肺泡灌洗液(BALF)中的Col(Ⅴ)水平升高(**图6-6-7**)。此外,最近发现诊断为急性或慢性排斥反应的肺移植受者,其血清和BALF来源外泌体内检测到Col(Ⅴ),而无排斥的稳定受者未检测到。关于其作用及机制,目前认为Col(Ⅴ)暴露后将引起一系列细胞、体液免疫,与原发性移植肺失功(PGD)和CLAD的发生发展密切相关,然而较多证据指向了Th17细胞免疫,Col(Ⅴ)特异性抗体的具体作用及机制尚不清楚。

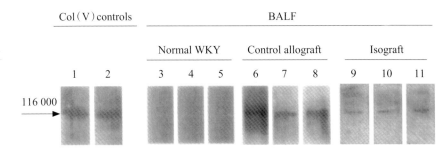

图6-6-7　Western 印迹检测同种异体肺移植大鼠BALF中Col（Ⅴ）片段。Normal WKY：正常WKY 大鼠；Control allograft：同种异体左肺原位移植（F344 → WKY）；Isograft：（WKY → WKY）。引自：Haque M A, et al. J Immunol, 2002, 169(3): 1542-1549.

（2）抗K-α₁微管蛋白：K-α₁微管蛋白是一种连接上皮表面间隙的细胞骨架蛋白。生理条件下同样处于免疫隔离状态，但在炎症和组织修复时会发生表达变化并且暴露于免疫系统中。值得注意的是，K-α₁微管蛋白与其特异性抗体的结合通过调控TCF5和c-*Myc*表达导致纤维化因子表达增加，细胞周期信号激活和纤维增生，这提示K-α₁微管蛋白特异性抗体在CLAD中具有重要意义（**图6-6-8**）。

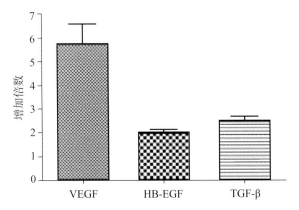

图6-6-8　抗K-α₁微管蛋白与AECs结合，导致3种肺纤维化因子（VEGF、HB-EGF、TGF-β）的表达增加。引自：Goers T A, et al. J Immunol, 2008, 180(7): 4487-4494.

（3）抗AT1R和抗ETAR：AT1R和ETAR表达于内皮细胞、上皮细胞、成纤维细胞和免疫细胞表面。当抗体与之结合，则导致内皮细胞和免疫细胞活化以及炎症因子和纤维化因子的释放。Cozzi等的一项多中心回顾性研究通过检测162例受者的移植前后血清中AT1R和ETAR抗体表达（**图6-6-9**），证实了两者能影响肺移植术后AMR的发生率及移植肺结局，但其具体机制尚未明确。

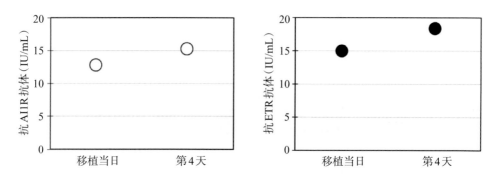

图6-6-9　162例受者移植前和移植后第4天时的AT1R和ETAR的水平。第4天采用10 IU/mL的阈值判断抗AT1R和抗ETAR阳性。引自：Cozzi E. Am J Transplant, 2017, 17(2): 557-564.

（4）其他非HLA抗体：近年，仍在持续发现新的非HLA抗体，例如：MHC Ⅰ类相关链A（MICA）的免疫反应与BOS的发生有关（**图6-6-10**）。最近的一项病例报告还强调了抗红细胞抗体在发生AMR的肺移植受者中的作用。

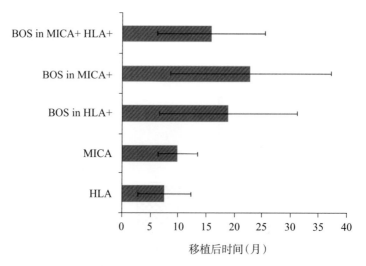

图6-6-10　受者体内HLA和MICA以及HLA+和MICA+受者的BOS发生情况。引自：Angaswamy N, et al. Hum Immunol, 2010, 71(6): 560-565.

（二）损伤机制

1. Fc段依赖性机制

当DSA或非HLA抗体与内皮细胞、肺泡上皮细胞及平滑肌细胞等细胞表面抗原结合时可通过Fc段依赖性机制造成移植物损伤，主要包括补体级联反应和抗体依赖性细胞介导的细胞毒作用（antibody dependent cell mediated cytotoxicity, ADCC）。该损伤机制在超急性排斥反应和急性AMR中尤其重要。补体级联反应如下所示。

（1）补体激活途径：包括经典激活途径、甘露糖结合凝集素（mannose-binding lectin, MBL）途径和补体旁路激活途径。

① 经典激活途径：C1q能识别并结合抗体上的补体结合位点（IgM或IgG的Fc结构域，结合能力从大到小排序依次为：IgM＞IgG$_3$＞IgG$_{1/2}$＞IgG$_4$）导致C1q构型改变，激活C1r和C1s，在Ca^{2+}存在下，形成具有酶活性的C1s。C1s将C4裂解为C4a和C4b，C4a呈液相扩散，C4b则暴露了α链内部硫醇酸酯基团。该基团可在大约几微秒内与抗体或细胞表面共价结合。若短时间内，无合适底物，结合位点自发水解，形成可溶性C4b扩散，大约95%的活化C4最终成为可溶性C4b。同时，C2被C1s裂解为C2a和C2b，C2a与C4b复合形成C3转化酶（C4b2a）。C3被C4b2a裂解为C3a和C3b，C3b与C4b2a相结合产生经典途径的C5转化酶（C4b2a3b）（**图6-6-11**）。

② MBL途径：MBL是一种高度近似C1q的血清蛋白，是一类具有球状结合区和胶原纤维的多聚体分子。其球状结合区可与细菌和酵母细胞壁上存在的末端甘露糖和N-乙酰氨基葡萄糖残基结合，再与C1r和C1s同源的蛋白酶：MBL相关丝氨酸蛋白酶（MASPs）结合，从而以类似于C1复合物的方式激活补体级联反应，后续反应与经典途径相同。除细菌、酵母细胞壁外，IgM和半乳糖基化的IgA也可通过MBL途径激活补体级联反应，这可能是MBL途径在AMR中的主要作用机制。目前已证明，MBL途径在AMR小鼠模型中对补体激活有

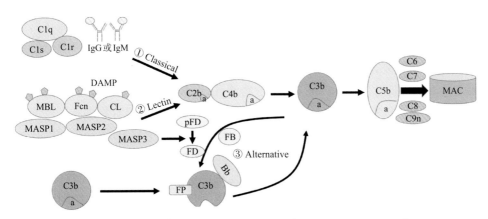

图6-6-11　补体激活途径。① Classical：经典途径；② Lectin：MBL途径；③ Alternative：替代途径。引自：Sarma V J, et al. Antoimmunity, 2006, 39(5): 387-394.

重要贡献（**图6-6-11**）。

③ 补体旁路激活途径：在生理条件下，血液中C3可受蛋白酶的作用水解生成少量C3b，其可与邻近的细胞膜结合。若与细胞壁上的脂多糖结合，则C3b的半衰期延长，使其能与B因子结合形成C3bB复合物，从而对D因子的作用更为敏感。D因子在炎症、损伤时增多，在Mg^{2+}存在时转化为活性形式，可使C3bB中的B因子裂解出无活性小片段Ba，从而生成旁路C3转化酶（C3bBb）。C3bBb与血清中活化的备解素（properdin, P）结合成C3bBbP，使其稳定性增加，半衰期延长。在生理条件下，C3bBb和C3bBbP使补体系统处于准激活状态；当AMR发生时，两者迅速全面激活补体系统，生成旁路途径C5转化酶（C3bnBb）（**图6-6-11**）。

（2）过敏毒素：在补体级联反应中，除参与C3、C5转化酶组装的补体片段外，还产生了许多具有炎症介质作用的活性片段，包括C3a、C4a及C5a，其被统称为过敏毒素。C3a和C5a均具有重要的炎性作用，其可与各自的G蛋白偶联受体C3aR和C5aR结合，同时C5a还可与其第二受体C5L2结合，从而发挥募集、激活炎症细胞（如中性粒细胞和巨噬细胞）和淋巴细胞等多种效应，造成肺泡上皮细胞、肺毛细血管的损伤，导致排斥反应（**图6-6-12**）。值得注意的是，C3a和C5a受体通常不表达于内皮细胞，而在炎症的情况下其表达可能增加。C4a的致炎作用并不显著，但有趣的是，近期一项研究表明C4a可以激活内皮细胞上的蛋白酶激活受体PARs-1和PARs-4，从而有助于AMR中的血管激活和损伤作用。

（3）终末补体复合物（TCCs）：以上3条补体激活途径的终末均形成C5转化酶，引起C5的α链中Arg-Leu键断裂，产生C5a和C5b，从而启动C5b-9复合物在胞膜脂质双层中的组装（**图6-6-13**）：C5b与C6结合时会形成C5b6复合物并可逆地结合到胞膜，其后C5b6与C7、C8、C9结合在胞膜上形成杂多聚体跨膜孔。该孔的组装通过不同阶段发生，即C5b-7、C5b-8和C5b-9。这些复合物统称为末端补体复合物（TCC）。C5b-7结合于脂质双层外表面，仅能极少地穿透膜，不会诱导细胞裂解。C5b-8可形成跨膜孔，但其不稳定、半衰期短，裂解能力低于C5b-9。TCCs中最终形成的补体复合物为C5b-9，该复合物细胞裂解能力最强，被称为膜攻击复合物（MAC）。目前证据显示，单个MAC形成的跨膜孔足以通过胶体渗透作用裂解红细胞，但是若须裂解有核细胞则需要多个MAC的共同作用。此外，MAC还能通过多种其他机制引起细胞死亡，如线粒体损伤、Ca^{2+}依赖的急性细胞死亡、Bid切割和胱冬裂酶（caspase）激活引起的细胞坏死等。除细胞死亡外，TCCs还能发挥多种病理生理学效应，如调控炎症、细胞凋亡、细胞增殖相关信号通路和原癌基因表达等，此处不再详述。

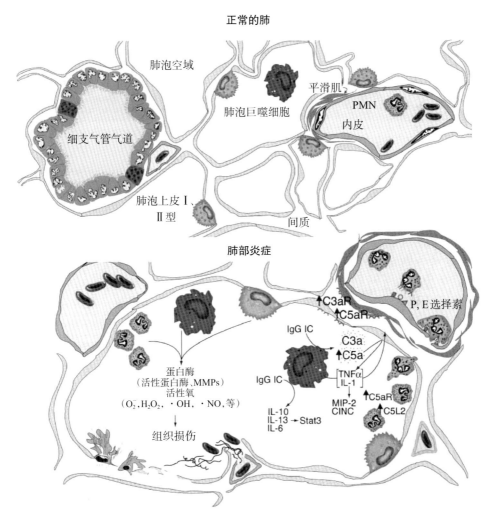

图6-6-12　C3a、C5a造成的肺部损伤示意图。补体激活产物C3a和C5a与它们各自的受体C3aR和C5aR/C5L2相互作用，引起PMN和巨噬细胞募集，并被激活释放炎性介质，如活性氧、细胞因子/趋化因子、髓过氧化物酶和弹性蛋白酶，导致血管通透性增加、平滑肌收缩和组织损伤。引自：Sarma V J, et al. Autoimmunity, 2006, 39(5): 387-394.

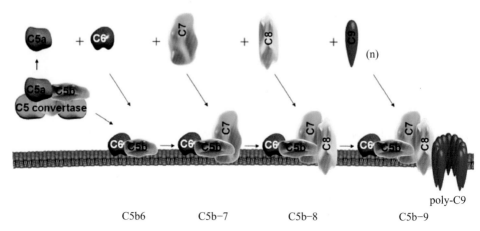

C5b6   C5b-7   C5b-8   C5b-9

图6-6-13 TCCs的组装。引自：Tegla C A, et al. Immunol Res, 2011, 51(1): 45-60.

2. 抗体依赖的细胞介导的细胞毒性作用

ADCC的一般机制可以概括为：自然杀伤（NK）细胞是ADCC中的主要效应细胞，抗体的Fc片段通过与NK细胞的FcγRⅢ（CD16）结合，从而使NK细胞识别抗体包被的细胞并引起细胞裂解。尽管已明确一般机制，但其在肺移植AMR中的研究仍然有限，一定程度上需要参考在其他实体器官移植（SOT）中的证据。人们很早便已经认识到体外ADCC阳性反应是移植排斥反应的风险因素。肾移植中的证据显示，致敏受者血清抗体提高了NK细胞对肾上皮的杀伤作用。另一项在肾移植的研究发现，利妥昔单抗的临床疗效与受者NK细胞的频率和功能密切相关。在一项混合淋巴细胞反应的分析中，显示NK细胞DSA依赖性分泌IFNγ，而通过阻断CD16A受体可抑制。CD16A由*FCGR3A*基因编码，该基因的常见遗传变异是在第158个氨基酸位点苯丙氨酸（F）取代缬氨酸（V），158V纯合子（VV）与IgG结合亲和力显著高于158F纯合子（FF）。有研究显示，在肺移植中具有高亲和力158 VV基因型的同种异体肺移植接受者发生CLAD或死亡的风险增加，尽管尚不清楚这是否代表AMR加剧。

3. 非Fc段依赖性机制

（1）抗HLAⅠ抗体与信号转导：HLAⅠ与其抗体结合，可调控胞内各种信号转导，这在慢性排斥反应中具有重要意义。具体机制如下：① 受者血清中高浓度的抗HLAⅠ抗体将触发内皮细胞死亡，然而低浓度的抗HLAⅠ抗体可通过激活PI3K/Akt通路、PI3K/cAMP依赖性PKA通路及Nrf-2介导的抗氧化通路抵抗补体介导的细胞死亡。②激活SCR/PI3K/Akt/mTORC1通路导致了一系列细胞增殖相关分子（S6K、S6RP、4EBP1和ERK1/2）的激活与上调、上皮细胞生长因子受体的上调以及MEK和ERK通路的上调导致内皮、平滑肌及肺上皮细胞的增殖。③促进Weibel-Palade小体的胞吐作用，导致vWF的分泌以及细胞表面P选择素的表达上调，从而引起炎症和血小板活化。④抗HLAⅠ抗体可活化肺泡上皮细胞，上调血小板衍生生长因子（PDGF），胰岛素样生长因子1（IGF-1）和成纤维细胞生长因子（bFGF）的分泌，促进成纤维细胞增殖。以上发现提示其在慢性排斥反应中的可能机制：Ⅰ类HLA抗体通过抵抗补体介导的细胞死亡抑制急性AMR的发生，使受者处于低抗体滴度的慢性病程，而DSA的不断作用又造成受者移植肺持续的损伤（炎症）与修复（细胞增殖与纤维化），最终导致以CLAD为典型表现的移植物功能障碍。

（2）抗HLAⅡ抗体与Th17细胞免疫：前有关Ⅱ类HLA抗体在AMR中的机制尚不清楚。更多的证据将其与内皮细胞、上皮细胞以及Th17细胞的促炎反应相关联，但在肺移植中仍无确切的报道。现有研究表明，抗HLA-DR抗体可激活心脏动脉内皮细胞中蛋白激酶C介导的信号转导，同时促进微血管内皮细胞中Akt、Erk和MEK的活化。同时，抗HLA-DR抗体可刺激内皮细胞分泌IL-6，而Akt的活化与IL-6的分泌有关。IL-6的分泌增加可促进Th17细胞的分化与促炎效应，而这与BOS的发病机制密切相关。此外，目前已证实HLA-DR在离体支气管上皮细胞中呈低表达状态，但在炎症因子（干扰素）的诱导下可表达上调。该研究提示移植肺的肺上皮细胞可以成为HLAⅡ类DSA结合和激活的靶细胞。

（3）miRNA和转录因子：最近的一项研究揭示了miRNA在BOS小鼠模型和新生DSA的肺移植患者抗HLA信号通路中的新作用。在小鼠模型中鉴定出两个miRNA（miR-16和miR-195），并在新生DSA肺移植受者的活检中证实了两者的表达失调。miR-16和miR-195与HLAⅡ类分子的上调有关，而这可能对BOS的发生和发展起促进作用。另一项肺移植领域的最新进展鉴定了转录因子Zbtb7a的表达。在临床诊断为慢性排斥之前，在活检组织中检测到Zbtb7a的表达升高（与稳定对照患者的活检组织中的表达相比）。值得注意的是，Zbtb7a仅特异性表达于肺泡巨噬细胞。在小鼠模型中已证实，敲减Zbtb7a可以延缓肺移植的慢性AMR的发生和发展，其机制是通过敲减Zbtb7a消除了肺泡巨噬细胞的抗原提呈。

三、诊疗与结局

（一）诊断

1. 病理学表现

在移植肺中，AMR的病理学检查主要表现为非特异性损伤（包括中性粒细胞边缘化、中性粒细胞毛细血管炎和动脉炎），这在多种疾病中具有相同表现，包括严重的急性细胞排斥反应、感染（尤其是细菌和病毒）、移植物保存损伤和药物反应。根据2013年ISHLT关于《肺AMR的病理学共识》，在出现以下组织病理学表现时应进一步行C4d免疫组织化学检查（图6-6-14）：① 中性粒细胞毛

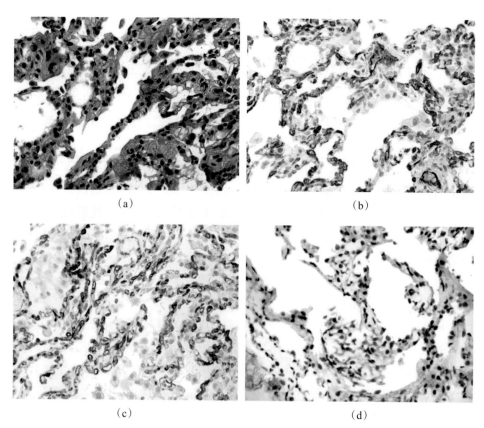

（a）
（b）
（c）
（d）

图6-6-14　肺移植术后AMR的病理学表现。(a) 经支气管活检高倍镜视野，未见细胞排斥反应或嗜中性粒细胞切缘（HE染色，×400）；(b) C4d染色显示间质性肺泡毛细血管弥漫性强而线性的染色（×400）；(c) 在(b)中研究后6周的C4d染色阳性（≥400）；(d) 在(b)中研究后3个月显示C4d染色阴性（≥400）。引自：Levine D J, et al. J Heart Lung Transplant, 2016, 35(4): 397-406.

细血管炎；② 中性粒细胞隔缘；③ 高级别急性细胞排斥反应（ZA3）；④ 持续/复发性急性细胞排斥反应（任何A级）；⑤ 急性肺损伤模式/弥漫性肺泡损伤；⑥ 高级别淋巴细胞性细支气管炎（B2R级）；⑦ 持续性低度淋巴细胞性细支气管炎（B1R级）；⑧ 闭塞性细支气管炎综合征（BOS）（C1级）；⑨ 没有感染或细胞排斥反应的动脉炎；⑩ 移植肺功能障碍，无形态学证据；⑪ 新生DSA阳性。2016年，《ISHLT对移植肺AMR的共识》认为2013年报告中概述的组织病理学特征仍然有效，但还需要进一步完善。

然而，补体分裂产物C4d（图6-6-15）的染色是诊断抗体介导的排斥反应最具争议的标准。在肾移植中，C4d染色已不再是AMR的必须标准，因为仍有部分AMR患者C4d染色阴性。而在肺移植中也证实了这一点，"C4d阴性"肺移植AMR患者仍具有较大占比，尚不清楚这是否代表一种独特的非补体依赖性机制介导的AMR或者与免疫染色的局限性有关。此外，C4d染色阳性除了在非抗体介导的排斥反应方面呈阳性，也存在于缺血再灌注损伤、急性细胞排斥反应和感染。对移植肺AMR的病理学诊断仍需进一步的研究提供更具特异性、敏感性的指标。

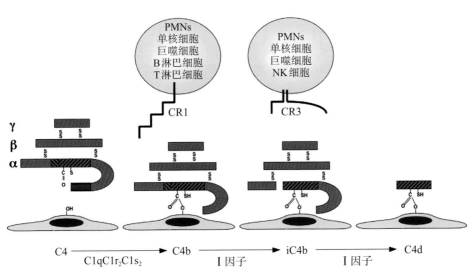

图6-6-15 C4d的产生过程。C4首先酶解为C4a和C4b，两者通过硫酯键与蛋白质或碳水化合物共价结合。C4b被I因子连续裂解，首先生成iC4b，然后再生成C4d结合到膜上。在反应过程中，CR1或H因子充当I因子的辅助因子。C4b和iC4b可激活具有补体受体CR1或CR3的细胞，C4d尚无已知受体。引自：Murata K, et al. Transplant Rev (Orlando), 2009, 23(3): 139-150.

2.临床诊断与分类

1）诊断标准

ISHLT于2016年召集了一个工作组来创建抗体介导的排斥反应的统一定义。该定义主要基于肾和心脏移植的经验。根据这一定义，肺AMR需要多学科联合确立诊断，需同时具有以下表现：① 同种异体移植功能障碍；② 供者特异性抗体；③ 特征性肺病理学表现；④ 毛细血管内皮细胞上的C4d沉积；⑤ 排除引起移植肺功能障碍的其他病因。

2）分类

肺移植术后AMR可分为临床AMR（clinical AMR）与亚临床AMR（subclinical AMR），两者可根据诊断确定性进一步细分，包括确定的（definite），很可能的（probable）和可能的（possible）（图6-6-16）。

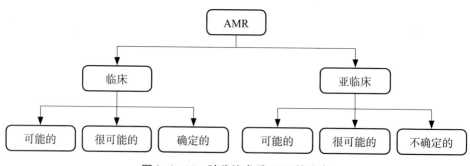

图6-6-16　肺移植术后AMR的分类

（1）临床AMR：定义为出现移植肺功能障碍（包括肺生理结构改变、气体交换特性、影像学特征或功能表现恶化）的AMR。临床AMR患者可能无症状，如仅发生较轻微的移植肺功能受损，并未达到表现出临床症状的阈值。根据另4条确立诊断标准、评估诊断确定性以进一步分类（表6-6-3）。

（2）亚临床AMR：定义为受者未出现移植肺功能障碍的情况下，检测到AMR的病理学特征、C4d阳性、DSA阳性中的一个或几个。当单独检测到DSA阳性而没有其他具有诊断意义的表现时，需加强对受者移植肺功能障碍的监测。根据另3条确立诊断标准、评估诊断确定性以进一步分类（表6-6-4）。

（二）治疗措施

肺移植中AMR的治疗方案更多地来源于其他实体器官移植（SOT）领域的经验，并且在肺移植中基于单个治疗方法的临床疗效证据较少，且暂无相关随机

表6-6-3　临床肺移植术后AMR

分　类	移植肺功能障碍	排除其他病因	病理学特征	C4d	DSA
确定的	+	+	+	+	+
很可能的	+	+	+	−	+
很可能的	+	+	+	+	−
很可能的	+	+	−	+	+
很可能的	+	−	+	+	+
可能的	+	+	+	−	−
可能的	+	+	−	−	−
可能的	+	+	−	+	−
可能的	+	−	+	+	−
可能的	+	−	+	−	+
可能的	+	−	−	+	+

引自：Levine D J, et al. J Heart Lung Transplant, 2016, 35(4): 397−406.

表6-6-4　亚临床肺移植术后AMR

分　类	病理学特征	C4d	DSA
确定的	+	+	+
很可能的	+	−	+
很可能的	−	+	+
很可能的	+	+	−
可能的	+	−	−
可能的	+	−	−
可能的	−	−	+

引自：Levine D J, et al. J Heart Lung Transplant, 2016, 35(4): 35, 397−406.

临床试验,很难比较各干预措施的疗效。当前,治疗方案通常为多种方法联合应用,并根据临床具体情况及患者敏感性进行个体化治疗。表6-6-5与图6-6-17总结了当前肺移植术后AMR常用的治疗方法及其作用机制,后文将分别详细介绍。

表6-6-5 肺移植术后AMR的治疗方法

治 疗 方 法	作 用 机 制
血浆置换术	清除循环抗体;减少过敏毒素沉积
糖皮质激素	转录水平调控白细胞基因
静脉注射用丙种球蛋白	调节Fcγ受体;灭活DSA;减少B细胞浸润等
利妥昔单抗	清除循环中除浆细胞外的B淋巴细胞
蛋白酶体抑制剂	促进浆细胞凋亡
补体抑制剂	抑制MAC形成

引自: Bery A I, et al. Ann Transl Med, 2020, 8(6): 411.

1. 血浆置换术

血浆置换术(plasmapheresis)是指采用手工或全自动血细胞分离机分离并丢弃受者原有血浆,用新鲜的冷冻血浆或白蛋白作为代替血浆进行置换,从而可清除循环抗体,还可减少过敏毒素的沉积。然而,血浆置换术并不能抑制抗体的产生,反而可能引起抗体的反跳性分泌亢进。尽管如此,血浆置换术可消除循环抗体的能力仍在AMR中具有积极的治疗效应,已应用于包括肺移植的多种SOT AMR。目前,已有多项回顾性分析研究血浆置换术治疗肺移植AMR的疗效,然而结果不尽相同,甚至存在矛盾。此外,因为血浆置换术很少作为AMR患者的单一疗法,并且各项研究的血浆置换术具体操作流程存在一定差异,研究结果的可信度并不高。

2. 免疫吸附治疗

免疫吸附(immunoadsorption)是近年来新的清除体内特异性抗体的方法。其原理是利用高度特异性抗原或者抗体及有特定物理化学亲和力的物质(配基)与吸附材料(载体)结合制成吸附剂,当血浆通过该吸附剂时,可选择性或特异性的清除循环中的预存抗体,阻断新生抗体的生成,从而减少靶器官的损害。早在2001年,Böhmig等学者已经报道了免疫吸附对肾移植受者AMR的疗效。目

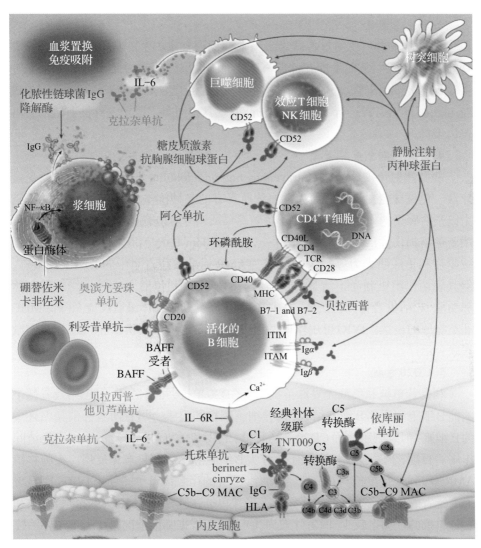

图6-6-17 抗体介导的排斥反应的治疗方法及其机制。本图展示了用于预防或治疗AMR的多个潜在靶标。已发表的研究中的治疗方法和靶标标注为紫色,而在未注册的研究中(ClinicalTrials.gov)所研究的治疗剂和靶标标注为蓝色。berinert和cinryze均为C1酯酶抑制剂;ITAM-受体酪氨酸激活基序;ITIM-受体酪氨酸基抑制基序;MHC-主要组织相容性复合体;NF-κB-核因子κB;TCR-T细胞受体。引自: Loupy A, et al. N Engl J Med, 2018, 379(12): 1150-1160.

前,免疫吸附已广泛用于肾脏疾病、风湿性疾病领域。相对于血浆置换,蛋白A免疫吸附技术不依赖于血浆供应,可以及时获取,提高治疗效率,并且避免了交叉感染和过敏等风险,患者耐受性更好。

3. 糖皮质激素

糖皮质激素主要通过在转录水平上调控白细胞内关于成熟、分化、趋化等功能的基因表达，从而发挥其抗炎与免疫抑制作用。目前，大剂量糖皮质激素冲击治疗已被应用于肾、心脏以及肺移植 AMR 的治疗方案。关于其疗效，Astor 等对 40 例肺移植患者进行了回顾性分析，发现其中对类固醇单一疗法有效的受者仅占 43%。

4. 静脉注射免疫球蛋白

静脉注射免疫球蛋白（intravenous immunoglobulin, IVIG）是一种被动免疫疗法。免疫球蛋白含有健康人群血清所具有的各种抗体，因而有增强机体抵抗力以预防感染的作用，传统上用于预防感染或治疗免疫缺陷综合征。然而，也可用于免疫损伤性疾病。例如，格林-巴利（Guillain-Barre）综合征、免疫性血小板减少症和重症肌无力等。IVIG 已成为 AMR 标准治疗方案中的一类干预措施，但其确切作用机制尚不清楚。目前可能的作用机制包括调节 Fc γ 受体的表达和功能、灭活供者特异性抗体、减少 B 细胞浸润、抑制补体级联反应及降低 MHC Ⅱ 类抗原的表达。IVIG 可用作单一疗法，但更常与血浆置换术和（或）糖皮质激素联合治疗。

5. CD20 单抗

利妥昔单抗和奥滨尤妥珠单抗均为 CD20 单抗，可与循环、淋巴结及骨髓中的前 B 细胞和成熟 B 细胞结合，诱导细胞凋亡和裂解。尽管两者会消耗循环中的 B 细胞，但浆细胞表面 CD20 表达很低，利妥昔单抗对已分化的浆细胞无清除作用。目前，利妥昔单抗多用于治疗大 B 细胞淋巴瘤和自身免疫病。在肺移植 AMR 中，利妥昔单抗与 IVIG 联合治疗 AMR 的疗效优于单一使用 IVIG，可显著提高受者的生存率。当前暂无奥滨尤妥珠单抗在肺移植 AMR 中的报道，有关利妥昔单抗的证据也较少，两者疗效尚无定论，需根据临床情况具体考虑个体治疗方案。

6. 蛋白酶体抑制剂

蛋白酶体是广泛存在的一种蛋白复合物，主要作用是降解细胞不需要的或受损的蛋白质，这一作用是通过肽键水解反应实现的。蛋白酶体可通过泛素化标记并降解错误折叠蛋白。朋替佐米单抗和卡非佐米单抗是目前应用相对广泛的蛋白酶体抑制剂，可结合并抑制浆细胞中的蛋白酶体，从而导致错误折叠和泛素化蛋白增加，引起浆细胞凋亡。目前，蛋白酶体抑制剂多用于治疗多发性骨髓瘤。研究显示，蛋白酶体抑制剂用于治疗肺移植术后 AMR 可清除患者体内 DSA 并改善移植肺功能。然而，目前尚无相关随机对照研究。

7. 补体抑制剂

依库丽单抗能与C5结合并抑制MAC形成。依库丽单抗在非典型溶血性尿毒症综合征中已有广泛研究。目前，在肺移植AMR中的研究显示，使用依库丽单抗作为治疗方案的一部分可引起受者内DSA耗竭且移植肺功能得到改善。除依库丽单抗外，还有其他补体抑制剂，如C1抑制剂（berinert和cinryze 59）、抗C1s人源化抗体（TNT009）等，但在肺移植AMR中暂无有效的证据。

8. 其他

抗胸腺细胞球蛋白会清除已存在的供者反应性记忆T细胞和NK细胞，并部分清除巨噬细胞。环磷酰胺是一种干扰DNA合成的烷基化剂，对T和B淋巴细胞具有杀伤作用。贝拉西普是一种选择性T细胞共刺激阻断剂，可与抗原提呈细胞上的CD80和CD86结合，从而阻断CD28介导的T细胞共刺激信号，抑制T细胞活化，导致Th细胞无法激活体液免疫。贝利木单抗和他贝芦单抗是抗B细胞活化因子，可抑制B细胞生长和分化。阿仑单抗是一种CD52人源化单克隆抗体。CD52存在于表达于所有B细胞、T细胞、NK细胞、多数单核巨噬细胞、部分粒细胞表面，阿仑单抗可通过结合CD52抑制上述细胞的各项功能。托珠单抗和克拉杂单抗分别是白介素-6受体（interleukin-6R, IL-6R）和IL-6的人源化单克隆抗体，其可通过抑制IL-6与IL-6R从而抑制B细胞向浆母细胞和浆细胞分化。上述药物靶点均位于抗体分泌过程中，发挥抑制浆细胞分泌抗体的功能，是肺移植术后AMR的潜在靶点，但尚无确切证据。

（三）临床结局与转归

尽管当前肺移植AMR的诊断技术和治疗方法上已取得一定进展，但其临床结局仍然较差。Astor等报告了40例发生肺移植术后的AMR患者，其1年和5年生存率分别为80%和40%。Otani等报道了9例肺移植术后AMR患者的治疗与转归，9例患者均施行目前的标准治疗方案，其中5例移植肺功能早期有所改善，然而最终7例发展为CLAD，6例在确诊后3年内死亡。Witt等报告了21例肺移植AMR患者，其中6例因难治性AMR死亡，另15例患者最终均发展为CLAD。在该研究中，共计71%（15/21）的患者死亡，肺移植AMR确诊后中位生存期为593 d。Aguilar等报道了73例抗体介导的排斥反应病例，尽管使用了标准治疗方案积极治疗，但30 d内的病死率仍达到26%。综上，目前肺移植术后AMR的生存并不理想，尤其表现在长期生存上，这与发生CLAD的风险提高有密切关联。

第七节 肺移植术后急性细胞性排斥反应

徐钰,荆蕾,田东

肺移植是终末期肺疾病唯一有效的治疗方法。随着手术技术的日臻成熟,肺移植显著增加。尽管国内外肺移植例数增长迅速,但术后生存率仍不理想。ISHLT数据显示:肺移植术后1年生存率仅75%左右,5年生存率55%;导致移植受者死亡的主要原因是各种并发症。其中,急性排斥反应是肺移植术后常见的并发症,29%的肺移植受者在移植后1年内至少出现1次急性排斥反应。急性排斥反应是导致移植肺功能障碍的主要原因,按其发生机制可分为急性细胞性排斥反应(acute cellular rejection, ACR)和抗体介导的排斥反应(又称体液性排斥反应)。其中ACR是急性排斥反应的主要类型,由T淋巴细胞识别移植物的主要组织相容性复合体(major histocompatibility complex, MHC)介导(**图6-7-1**),其病理学表现为血管周围或细支气管周围淋巴细胞浸润。

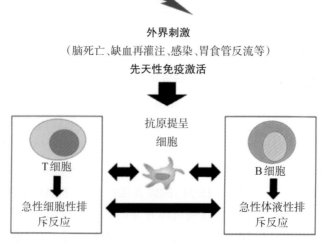

图6-7-1 ACR发生过程。急性细胞性排斥反应是由T细胞介导的免疫过程,受先天性免疫及急性体液性排斥反应影响。引自: Koutsokera A. Semin Respir Crit Care Med, 2018, 39: 183.

近年来，尽管移植免疫学领域取得了重大进展，但ACR仍然是肺移植术后常见并发症，多发生于术后6个月内。ISHLT报道，28%的成年受者和29%的儿童受者在肺移植术后1年内至少发生过1次ACR。肺移植术后等级≥A1级的ACR发生率为64%，而等级≥A2级的ACR发生率为40%。尽管ACR的直接病死率很低，但ACR与肺移植术后多种并发症及不良预后相关。ACR可以导致急性移植肺功能障碍，亦是慢性移植肺功能障碍（CLAD）的重要因素之一。另外，肺移植术后早期发生ACR也是支气管狭窄的风险因素。因此，及时诊断、合理治疗ACR对受者的长期生存和生活质量至关重要。

一、风险因素

1.年龄

2017年ISHLT关于儿科肺移植术的报告显示，与年龄更小的儿童相比，11～17岁受者发生ACR的频率更高。而1岁以下的儿童受者发病率最低。当比较儿童（11～17岁）和年轻人（18～34岁）时，ACR的发生率是相似的。这表明年龄和发生ACR的风险可能遵循双峰分布，非常小的儿童和老年人患ACR的风险最低。虽然需要进一步研究来确定年龄与ACR的关联，但可以假设，免疫反应或治疗依从性的年龄差异可能会导致观察到的ACR风险差异。

2.受者遗传多态性

几种宿主遗传特征已被确定为ACR的风险因素。研究证明，较高的趋化因子基因 $CCL4$ $L1$ 拷贝数与术后发生ACR风险相关；IL-10基因型、Toll样受体4的两种基因型（Asp299Gly和Thr399LL2）均对预防ACR有保护性作用；还有一种多态性脂多糖受体CD14（CD14-159 TT）与先天免疫反应增强有关，可导致ACR风险增加。

3.供-受者HLA配型

目前，肺移植的供-受者匹配是基于ABO血型相容性和供肺-胸腔尺寸。考虑到HLA分型耗时较长、供肺冷缺血时间以及供肺短缺等问题，目前HLA配型尚未在肺移植临床广泛应用。供-受者HLA匹配度和肺移植预后的关系尚无定论，但一些研究表明，随着供-受者HLA不匹配数量的增加，肺移植术后生存率下降。HLA不匹配超过4个位点的受者术后发生ACR风险高，B和DR-HLA位点不匹配更容易发生早期高级别排斥反应。相比较而言，HLA Ⅱ类错配比 Ⅰ类错配发生ACR的概率更高。

4. 免疫抑制药物

根据2017年ISHLT报告，成年患者接受IL-2 RA的比例逐渐增加，但过去10年中ACR发生率没有明显变化。而有研究显示，与抗胸腺球蛋白和巴利昔单抗相比，在接受抗CD-52的单克隆抗体——阿仑单抗治疗的受者中，术后ACR的发生率较低。免疫维持治疗方面，关于霉酚酸酯和硫唑嘌呤，一项队列研究报告了使用霉酚酸酯的受者ACR发生率显著减少和ACR的严重程度减轻。但一项随机、双中心试验显示，ACR ≥ A2级的发生率或6个月生存期没有差异。免疫抑制药物浓度未达到治疗水平可能是增加ACR风险的因素之一，他克莫司的血液浓度水平波动也是导致ACR发生的危险因素。

5. 术后感染

术后肺部感染（包括细菌、真菌和病毒感染）被认为会调节机体免疫系统和提高异体反应性。有研究表明，在一些社区获得性呼吸道病毒感染（community-acquired respiratory viruses, CARV）的肺移植受者中ACR发生率很高。CARV感染与移植物损伤导致的外泌体（表达 HLA 抗原和肺相关自身抗原）的释放有关，并增加了ACR发生的风险。巨细胞病毒（CMV）感染可激活Th1同种异体免疫应答引起移植物损伤。因此，供-受者CMV血清状况与ACR的发生率高度相关，其中将血清CMV阳性的同种异体移植物移植到血清CMV阴性的受者中发生ACR的风险最大。

二、临床表现

ACR的临床表现缺乏特异性，接近40%的ACR无临床症状，而是在接受监测活检时诊断出来的。当有症状时，ACR可表现为发热、咳嗽或咳痰。相对典型的临床表现为低氧血症，伴有不同程度的呼吸困难、全身不适、焦虑不安和乏力等，但难以与感染相鉴别。

三、辅助检查及诊断

1. 血清学检查

建议进行常规血清学检查，其目的主要在于排除导致急性移植肺功能障碍的其他可能原因。目前有报道，在ACR发生时，不同白细胞群包括淋巴细胞、嗜酸性粒细胞和嗜碱性粒细胞均有升高。有研究发现，急性排斥反应者和感染者的 $CD4^+$ T 淋巴细胞/$CD8^+$ T淋巴细胞比值均升高，差异无统计学意义；但急性排斥反应者的 CD4$^+$ T 淋巴细胞数量明显高于感染者,且差异有统计学意义。因此,监测肺移植受者 T 淋巴细胞亚群的比例、数量、功能及相关细胞因子可以评估受者的免疫状态,但目前仍无法对急性排斥反应和感染进行鉴别诊断。

2. 肺功能测定

肺功能改变在诊断 ACR 方面无特异性,但在临床型 ACR 患者中常伴有肺功能显著下降,常见的肺活量异常是气流受限。肺移植术后定期监测肺功能是非常必要的,可以早期发现并量化移植肺功能下降的程度,并促使进一步检查。通常,如果第 1 秒用力呼气容积(FEV_1)或用力肺活量(FVC)持续下降超过10%,且持续 48 h,提示需进一步检查。此外,气道振荡法检测肺功能的灵敏度较肺活量测定法高,且能识别 A2 级 ACR 相关的生理变化。

3. 影像学检查

影像学改变在诊断 ACR 方面同样缺乏特异性,其主要用途仍然在于排除其他病因,如肺炎或肿瘤。在发生 ACR 时,高分辨 CT 上可表现为磨玻璃影、小叶间隔增厚、胸腔积液等,但这些征象无特异性,须与其他疾病相鉴别。除了标准的胸片和高分辨率 CT 外,其他无创复合成像方式,如磁共振成像(magnetic resonance imaging, MRI)、单光子发射计算机断层扫描(single photon emission computed tomography, SPECT)、正电子发射断层扫描(positron-emission tomography, PET)、Tc-肼烟酰胺-IL-2 闪烁显像法、^{18}F-氟代脱氧葡萄糖正电子发射断层扫描等都具有一定的临床价值。

4. 支气管镜检查

支气管镜检查是诊断急性排斥反应最重要的技术,它可以区分急性排斥反应和其他潜在可导致同种异体移植肺功能障碍的病因(如气道狭窄或感染),通常包括支气管肺泡灌洗液(BALF)检查和经支气管镜肺活检。其中经支气管镜肺活检是目前临床上获取肺组织最常用且成熟的方法,具有快速、准确的特点,对全面评估及诊断 ACR 提供了强有效的手段,包括常规经支气管镜肺活检(transbronchial lung biopsy, TBLB)即直接肺活检,和经支气管镜冷冻肺活检(transbronchial cryobiopsy, TBCB)。

TBLB 是评估 ACR 的主要方法,也是确切有效的诊断技术,对肺移植术后肺部并发症的诊断或鉴别诊断有较大的价值,安全性相对较高,其主要并发症如气胸、操作相关出血等发生率均较低。需要注意,TBLB 的组织较小,通常含有小部分肺泡组织,活检过程中有时会受挤压而扭曲,造成人工假象导致诊断困难。不同病变的镜下病理形态可能会有交叉重叠或者同时并存,故诊断时要全面而仔细,做到临床、影像学及病理学相结合。目前,TBLB 公认的取材标准是

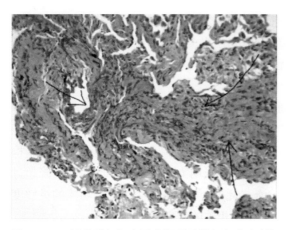

图6-7-2　活检肺组织内因夹捏所致的组织夹痕（箭头所示）（HE染色，×200）。引自：中华医学会器官移植学分会.器官移植,2019,10(4):384.

钳取不少于5块扩张良好的肺实质标本,取得的肺组织立即放入10%的中性甲醛固定液中,轻轻搅动,使肺泡膨胀,以避免造成无法解释的人工假象（图6-7-2）。移植肺TBLB的标本组织学处理应包括至少3个切面的石蜡切片,除了进行常规苏木精-伊红染色（HE染色）外,可以配合免疫组织化学染色及Masson三色染色、弹力纤维染色或银染等特殊染色,以便更好地观察肺泡、小气道或血管等组织。必要时结合微生物学、血清学甚至分子病理学技术进行诊断及鉴别诊断。

近年来,为了获取充足的活检肺组织,提高病理学检查的阳性率,TBCB技术逐渐应用于临床。TBCB可提供更大、更具诊断性的标本,3个冷冻切片标本足以进行组织病理学评估,并且减少了与操作程序相关的伪影。2013年,Fruchter等首次将TBCB与TBLB进行比较,使用冷冻活检时探针尺寸增加了3～5倍,会在活检部位造成更大的创伤,更易出现出血等并发症。由于技术要求限制,目前此项技术仅限在部分中心进行。

5. 快速现场细胞学评价

快速现场细胞学评价（rapid on-site evaluation, ROSE）是一项实时伴随于取材过程的快速细胞学判读技术。通过TBLB和防污染细胞刷等途径获取标本,以印片或刷片的方式制片,再进行染色、读片。靶部位取材时,在基本不损失组织标本的前提下,将部分取材印涂于玻片,制成细胞学片基,迅速染色并以专用显微镜综合临床信息立即判读。其判读内容包括:细胞形态、分类、计数、构成比、排列、相互关系、背景及外来物分析;具备相应功能,包括评价取材满意度、实时指导介入操作手段与方式、形成初步诊断或缩窄鉴别诊断范围、优化靶部位标本进一步处理方案、结合全部临床信息与细胞学背景进行病情分析与转归预判。如标本细胞学判读中见较多活化的淋巴细胞,提示淋巴细胞为主的免疫性炎症反应,要警惕急性排斥反应的可能。ROSE不能代替病理学检查,但能快速提供临床信息。

6. 病理学诊断及分级

移植肺组织病理学检查是目前诊断ACR的"金标准"，其灵敏度为72%～84%。1990年，ISHLT制定了肺移植排斥反应病理学分类分级，并于1996年和2007年分别进行了更新，目前仍沿用此分类分级标准详见表6-7-1。ACR可

表6-7-1　移植肺排斥反应活检诊断与分级标准

诊断级别	组织学表现
A级：急性排斥反应	
A0级：无排斥反应	正常肺实质，未见单核细胞浸润、出血和坏死的证据
A1级：轻微排斥反应	肺实质内可见散在、少发的血管周围单核细胞浸润，尤其是小静脉周可见由2～3层小而圆的浆细胞样和转化的淋巴细胞围成的环形带，无嗜酸性粒细胞及内皮炎性存在
A2级：轻度排斥反应	低倍镜下即可见多处小静脉和小动脉周围单个核细胞围管状浸润，浸润细胞包括小淋巴细胞、活化淋巴细胞、浆细胞样淋巴细胞、巨噬细胞及嗜酸性粒细胞等；单个核细胞可以在血管周围间质聚集，但未见明显浸润邻近肺泡间隔或肺泡腔。常见血管内皮下炎症细胞浸润，形成血管内皮炎；内皮炎、嗜酸性粒细胞的存在和同时存在的气道炎症有利于诊断轻度A2级，而不是轻微的A1级急性排斥反应
A3级：中度排斥反应	小静脉和小动脉周围可见密集的单核细胞浸润，形成明显的血管内皮炎；嗜酸性粒细胞甚至中性粒细胞常见；炎症细胞常扩展至邻近肺泡间隔以及肺泡腔，间隔扩张，单个核细胞聚集，肺泡腔可以出现少许纤维蛋白沉积及小的息肉状机化，但无透明膜形成
A4级：重度排斥反应	血管周围、肺间质及肺泡内可见弥漫的单核细胞浸润，伴随显著的肺泡细胞、肺细胞损害及内皮炎。肺泡腔内有较多坏死脱落的肺泡上皮细胞、巨噬细胞、透明膜形成、出血及中性粒细胞浸润，同时常伴有肺实质坏死、梗死或坏死性血管炎
B级：气道的炎症	
B0级：无气道炎症	无细支气管炎症证据
B1R级：低级别小气道炎症	支气管黏膜下见少许或散在的单核细胞，偶可见嗜酸性粒细胞，无上皮损害或上皮内淋巴细胞浸润证据
B2R级：高级别小气道炎症	支气管黏膜下可见大量活化的单核细胞及嗜酸性粒细胞、类浆细胞；黏膜上皮可见坏死、化生或淋巴细胞浸润，甚至形成溃疡或脓性渗出
BX级：无法评估	由于取样问题、感染、切片等原因，不能进行评估和分级

影响血管和小气道,其特征是单核细胞浸润血管和毛细血管(急性排斥反应)和(或)小气道(小气道炎症或淋巴细胞性细支气管炎)。根据血管周围是否有淋巴细胞浸润及程度,将其分为A0级(没有排斥)~A4级(重度排斥);支气管黏膜下是否有淋巴细胞浸润及程度,分为B0级(没有排斥)~B2R级(高级别小气道炎症)。移植肺急性排斥反应的病理学特征和移植肺急性排斥反应的小气道炎症病理学特征见**图6-7-3**和**图6-7-4**。

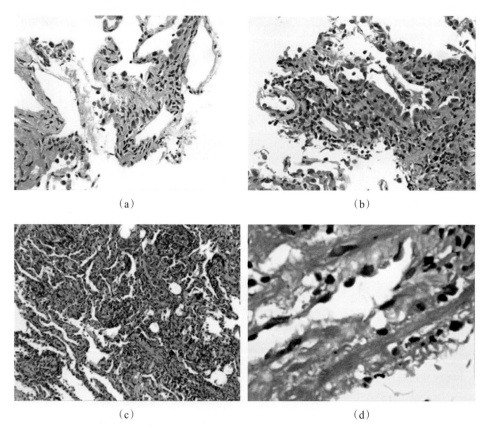

(a)　　　　　　　　　　　(b)

(c)　　　　　　　　　　　(d)

图6-7-3　移植肺急性排斥反应的病理学特征(HE染色,×200)。(a)示轻微急性排斥反应(A1级),在移植肺活检组织中的特征性表现为血管周围少数单个核细胞浸润,通常涉及小静脉,浸润的炎症细胞少而松散,未见血管周围密集的单个核细胞浸润;(b)示轻度急性排斥反应(A2级),移植肺活检组织中的特征性表现为小血管周围间质有明显的单核炎症细胞浸润,可见嗜酸性粒细胞及内皮炎;(c)示中度急性排斥反应(A3级),移植肺活检组织内的血管周围单个核炎症细胞浸润,且炎性浸润从小血管的周围间质扩展浸润进入肺泡间隔,并伴有肺泡间隔增宽和肺泡间隔内浸润的细胞数量增多;(d)示重度急性排斥反应(A4级,重度的小动脉分支血管内皮炎),小动脉内皮淋巴细胞浸润及局部内膜轻微水肿。引自:中华医学会器官移植学分会.器官移植,2019,10(4):385.

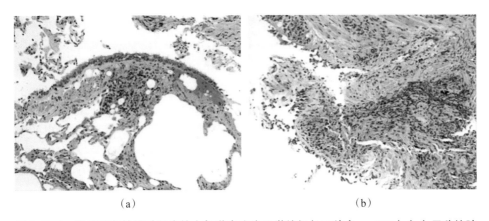

（a）　　　　　　　　　　　　　（b）

图6-7-4　移植肺急性排斥反应的小气道炎症病理学特征（HE染色，×200）。（a）示移植肺急性排斥反应的低级别淋巴细胞性细支气管炎（B1R级），细支气管黏膜外周轻度的、局灶片状的单个核细胞浸润，其远离呼吸上皮，无支气管黏膜上皮损伤；（b）示高级别淋巴细胞性细支气管炎（B2R级），与低级别相比，单个核细胞在黏膜下明显增多，并与上皮基膜相连，且通过基膜渗透进入被覆的呼吸上皮，可见上皮细胞坏死、脱落和凋亡。引自：中华医学会器官移植学分会.器官移植，2019，10（4）：385.

　　肺移植术后24 h内的ACR应与PGD和容量负荷过多等相鉴别。术后数周到数月的ACR需要与感染、体液排斥、气道并发症（如吻合口狭窄、气道软化和肉芽组织增生）、CLAD、血栓栓塞性疾病和原发病的复发等疾病相鉴别。针对性的血清学检查、HRCT、支气管镜检查、BALF病原学检查及TBLB有助于诊断。

7. 有应用前景的新型检测技术

　　肺组织活检是目前公认的诊断ACR的"金标准"，但仍属于有创检查。因此，寻找替代性的、创伤性小且特异度高的诊断方法成为近年来研究的主要焦点。微探头共聚焦激光显微内镜检查（probe-based confocal laser endoscopy, pCLE）、供者来源性细胞游离DNA（donor-derived cell-free DNA, dd-cfDNA）及微小核糖核酸（microRNA, miRNA）检测是目前有应用前景的检测方法。但这些技术仍需要更大规模的研究进一步验证其灵敏度和特异度，以评估此类技术在临床应用中的价值。

四、治疗

1. A1级ACR

A1级排斥反应和淋巴细胞性毛细支气管炎是闭塞性细支气管炎综合征

（BOS）的主要风险因素，其治疗也需谨慎。无临床症状的A1级ACR需确保药物浓度和免疫抑制维持药物的剂量在目标范围内，伴有明显临床症状的A1级ACR应给予糖皮质激素冲击治疗（泼尼松龙0.5～1.0 mg/kg）。

2. 分级≥A2级ACR

伴有临床症状的ACR分级≥A2级的患者，连续给予3 d左右的激素冲击治疗（5～10 mg/kg，每日最高剂量1 g）并随后逐渐减量已达成共识。另外，更换免疫维持方案（环孢素改为他克莫司，硫唑嘌呤改为霉酚酸酯）以及针对ACR高危因素（如病毒感染等）的治疗也是常用的方法。对激素冲击治疗敏感的ACR患者，其临床症状或体征通常在激素冲击治疗后的几天内改善，并在几周内恢复到基线水平。文献报道，激素冲击治疗后FEV_1提高10%已被用作治疗有效的标志。有数据显示，肺移植术后第1年85%的ACR病例是对激素治疗敏感的，而在第2年只有55%，这表明肺移植术后早期发生ACR可能对治疗有更好的反应。

3. 难治性ACR

部分患者经上述治疗后可能发展为难治性ACR。其定义为至少连续发生2次A2级以上ACR，但对至少2个疗程的静脉激素冲击治疗无效。目前，对难治性ACR的管理缺乏证据和共识，大多数中心似乎偏向于重复使用更高剂量的激素冲击治疗，并更换免疫维持方案（环孢素改为他克莫司，硫唑嘌呤改为霉酚酸酯）。其他治疗方法包括抗淋巴细胞抗体、阿仑单抗、环孢素雾化、应用环磷酰胺或氨甲蝶呤以及体外光化学置换疗法（extracorporeal photophoresis, ECP）等，但这些治疗目前仅存在于个案报道中，其有效性和安全性有待更多的数据支持和证明。

五、预后

成人肺移植术后，发生在术后第1个月内的死亡有3.2%是由急性排斥反应直接导致的，而术后1个月到1年之间的死亡有1.8%是由急性排斥反应导致的，而在随后的几年中进一步下降。尽管ACR的可归因性病死率较低，但ACR与其他不良后果密切相关。值得注意的是，CLAD是肺移植受者长期死亡的主要原因。早期ACR也是发展为支气管狭窄的风险因素。大多数研究表明，ACR的发作频率和组织学严重程度与BOS有关。难治性或复发性ACR受者中，21%的受者会在接下来的6个月内发生BOS。ACR的发作频率以及移植后ACR发生的时间点也与BOS的风险增加相关，晚期ACR（术后180 d）具有更高的风险。

六、小结

ACR 作为肺移植术后的常见并发症,尽管它的直接病死率很低,但它是远期发生 CLAD 的高危因素,进而影响远期生存率。因此,识别 ACR 的高危因素,尽早诊断、及时治疗十分重要。ACR 的临床表现缺乏特异性,肺移植术后早期需严密观察患者的情况,并进行全面的诊断评估。移植肺组织病理学检查是目前诊断 ACR 的"金标准",经支气管镜活检是目前最常用的方法,但是否对肺移植受者术后常规进行该有创检查仍存在争议。因此,寻找非侵入性替代性诊断方法成为近年来的研究焦点,但目前仍未找到优于组织病理学检查的技术。在治疗 ACR 的过程中平衡免疫抑制不足导致排斥反应以及免疫抑制过度诱发感染极具挑战性,需密切监测受者的免疫状态并优化监测策略,实现 ACR 的早期诊断和个性化治疗。

第八节 慢性移植肺功能障碍的
分类、诊断和治疗

黄桁,田东

慢性移植肺功能障碍(CLAD)是肺移植术后限制受者远期结果的最重要因素,约一半的受者在术后 5 年内可能罹患 CLAD,这直接导致了肺移植受者 5 年总体生存率仅为 54%,远低于其他实体器官移植(SOT)。作为一个"包罗万象"的术语,CLAD 被用来描述一系列移植术后肺功能显著且持续恶化的临床表现,其主要表型包括闭塞性细支气管炎综合征(BOS)和限制性移植肺综合征(restrictive allograft syndrome, RAS)。近几十年来,国际上对 CLAD 的理解发生了极大的变化,现在普遍认为 CLAD 并非一种单纯的同种异体免疫介导的排斥反应,而是多种同种异体免疫依赖和非依赖性机制共同作用的综合征。尽管如此,关于 CLAD 的研究仍面临诸多挑战,包括令人困惑的术语使用、复杂重叠的临床表型、百里无一的预测指标、多因素参与的致病机制和收效甚微的治疗策略。2019 年,国际心肺移植学会(ISHLT)发表的《最新共识文件》针对 CLAD 推出了全新的定义和分期系统,针对 CLAD 及其各类表型的管理模式和探索方向也随之变得更加明朗和迫切。本节将对 CLAD 的最新定义和分期系统进行详细介绍，并从国内外临床病理学观察和动物实验等方面概述 CLAD 及其主要表型的诊断方法、致病机制、风险因素和治疗策略，为 CLAD 综合管理模式的建立和未来研究设计的方向提供更多参考和见解。

一、CLAD 的定义

（一）术语演变

自 1983 年临床肺移植取得第一次远期成功后，闭塞性细支气管炎（obliterative bronchiolitis, OB）被认为是肺移植术后同种异体肺功能障碍的主要组织学模式，通常表现为肺功能的持续性、阻塞性下降，最终发展为不可逆的肺功能障碍。ISHLT 工作组于 1993 年提出 BOS 这一术语来描述 OB 的临床表现，并将其定义为第 1 秒用力呼气容积（FEV_1）至少持续 3 周下降至基线值的 80% 以下（排除其他混杂因素，如感染）。2001 年，ISHLT 工作组进一步建立了更加完善的 BOS 分期系统，并创新性地提出 BOS 0-p 期作为诊断移植肺功能障碍的"警戒阶段"，以提示肺移植医生针对肺功能衰退的原因立即开展调查。两种分期系统见表 6-8-1。可以说，BOS 及其分期系统的引入为世界各地肺移植中心的临床决策和研究设计提供了统一、可重复的诊断模式，极大地促进了临床 BOS 相关领域的发展。

由于进展过程常与急性细胞排斥反应（ACR）、人类白细胞抗原（HLA）不匹配、自身免疫通路有关。因此，BOS 曾一度被普遍认为是肺移植术后慢性排

表 6-8-1　1993 年和 2003 年经典 BOS 分期系统

1993 年 BOS 分期系统		2003 年 BOS 分期系统	
0 期	$FEV_1 \geqslant 80\%$ 基线值	0 期	$FEV_1 > 90\%$ 基线值和 $FEF_{25\%\sim75\%} > 75\%$ 基线值
		BOS 0-p	FEV_1 为 81%～90% 基线值和（或）$FEF_{25\%\sim75\%} \leqslant 75\%$ 基线值
1 期	FEV_1 为 66%～80% 基线值	1 期	FEV_1 为 66%～80% 基线值
2 期	FEV_1 为 51%～65% 基线值	2 期	FEV_1 为 51%～65% 基线值
3 期	$FEV_1 \leqslant 50\%$ 基线值	3 期	$FEV_1 \leqslant 50\%$ 基线值

引自：Cooper J D, et al. J Heart Lung Transplant, 1993, 12(5): 713-716; Estenne M, et al. J Heart Lung Transplant, 2002, 21(3): 297-310.

斥反应(chronic rejection)的特征性表现,甚至是慢性排斥反应的同义词。随着研究的深入,越来越多的证据表明许多非免疫依赖性因素在BOS发病中也扮演着重要角色。此外,OB病变主要由纤维瘢痕组织组成,免疫应答细胞(如淋巴细胞)在移植肺组织的浸润实际很少,这表明BOS的肺通气障碍并不是完全由持续性免疫应答引起的排斥过程。2003年,Gerhardt等报道了一部分BOS患者经阿奇霉素治疗后,肺功能得到了明显改善,这进一步证明了BOS并不是单纯慢性排斥反应的表现形式。越来越清楚的是,既往术语BOS、BO和慢性排斥反应在临床上既不能同义互换,也不能完全描述肺移植术后的复杂生物学和慢性临床表现。

2010年,Woodrow等定义了一组"限制性BOS"患者,至此,限制性肺功能障碍开始真正走进人们视野。事实上,在此之前的许多队列都观察到了这种与BOS完全不同的生理学通气障碍模式。然而,1993年和2001年的BOS分期系统都没有描述这种限制性实体的定义。随后,Sato等在2011年报道了一组肺移植受者肺功能限制性下降并伴有胸膜改变和(或)间质纤维化的患者数据,并正式引入RAS这一术语来描述这种持续性、限制性的肺功能下降,并将其定义为FEV_1至少持续3周下降至基线值的80%以下,总肺活量(total lung capacity,TLC)下降至基线值的90%以下。

由于认识到肺移植术后慢性通气障碍模式具有多样性,CLAD作为一个概括性的术语逐渐被各专家用来描述移植肺气道和实质一系列病理学变化导致的肺功能显著和持续性恶化(>3个月,伴或不伴胸部影像学改变)。尽管如此,在很长一段时间内,由于CLAD的定义和标准没有达成广泛共识,CLAD和BOS/OB之间的界限变得十分模糊。

(二) CLAD的定义

2014年,Verleden等发表了一份共识来定义和诊断CLAD,并识别其不同表型。基于肺功能测定(pulmonary function test, PFT),该共识根据FEV_1和(或)FVC的下降程度定义了"疑似"CLAD和确诊CLAD。随后,通过PFT、经支气管镜肺活检(TBLB)、支气管肺泡灌洗和影像学技术对CLAD进行分型。在该定义中,CLAD表型仅包括BOS和RAS,然而这两种综合征可能暗含着多种相互转化和重叠的生物学途径。总的来说,该共识第一次为肺移植医生提供了一个系统的CLAD诊断和分型程序,也初步奠定了后续CLAD定义修订的基调和方向。2019年,ISHLT工作组召集了世界范围内的肺移植专家对CLAD进行了全方位的讨论,并推出了全新的CLAD定义系统和诊断程序。

1. 最新定义

CLAD被定义为患者FEV_1值相对基线值显著且持续下降20%以上，基线值设为肺移植后2个最佳FEV_1值的平均值，2次测量时间至少间隔3周。

2. 诊断程序

（1）可能的CLAD（possible CLAD）：患者FEV_1相对基线值下降20%以上（无论FVC有何变化）。此时应立即触发一系列基础检查程序，在排除一些非CLAD因素的干扰后，对通气缺陷的模式进行初步判断。事实上，许多中心在FEV_1相对基线值下降10%以上时，就将这种情况列为潜在/疑似CLAD了。

（2）很可能的CLAD（probable CLAD）：尽管对感染、气道狭窄和误吸等继发原因进行了适当治疗，患者的FEV_1相对基线值仍下降20%以上（无论FVC有何变化），且肺功能下降持续时间超过3周但少于3个月。在这种情况下，需要临时重新评估CLAD的临床分期和表型，并开展潜在的研究和治疗，必要时可启动一系列临床试验和诊断性治疗方案。

（3）确定的CLAD（definite CLAD）：患者FEV_1相对基线值仍下降20%以上（无论FVC有何变化），且肺功能下降持续时间超过3个月。在这种情况下，应根据肺功能检查和影像学检查结果，进一步确认CLAD的具体表型，包括BOS型、RAS型、混合型和未定义表型。

在CLAD诊断的任何阶段都有必要及时根据患者的实际情况进行详细的病因调查，并开展积极的监测和干预，以排除任何引起肺功能障碍的可治疗性因素。如果CLAD确诊发生在新近感染、排斥和误吸期间，必须完成适当的临床对症治疗，对于上述治疗不敏感的患者，最新共识建议增加至少8周的阿奇霉素治疗，这种情况下CLAD可能是部分可逆的。根据定义，任何阶段的CLAD患者如果FEV_1恢复到基线值的80%以上，都将被排除在CLAD的诊断之外。因此，在肺功能显著和持续下降3个月时，重新评估CLAD患者的分期和表型是极其必要的，并应该将评估结果与初始分期和表型进行详细比较，以及时发现疾病进展、表型转化和表型混合。详细诊断程序见**图6-8-1**。

（三）临床分期

一旦患者符合CLAD诊断标准，则需根据FEV_1下降程度确定其临床分期。由于混合表型的出现，最新CLAD定义系统将不再使用既往经典BOS分期。事实上，经典BOS分期和最新CLAD分期系统具有一定相似性，为了更好地反映不同阶段CLAD的预后差异，经典BOS分期中的BOS 3期将被CLAD 3期（FEV_1为35%～50%基线值）和CLAD 4期（$FEV_1 \leqslant 35\%$基线值）所替代。BOS

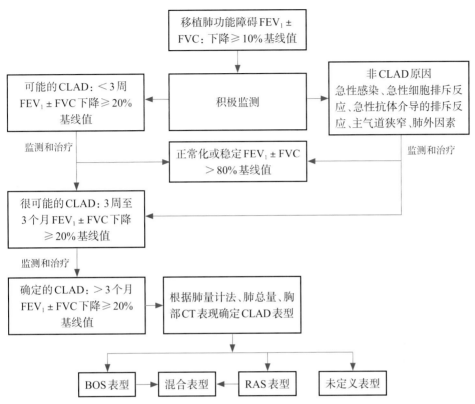

图 6-8-1 2019 年 ISHLT 工作组针对 CLAD 的最新版诊断程序。引自：Verleden G M, et al. J Heart Lung Transplant, 2019, 38(5): 493-503.

0-p 期已从分期系统中删除，因为患者 FEV_1 相对基线值下降 ≥ 10% 时便开始病因调查已经成为最新 CLAD 定义中的常规考虑。详细分期内容见**表 6-8-2**。

表 6-8-2 2019 年 ISHLT 工作组针对 CLAD 的最新版分期

CLAD 分期	肺量计法
0 期	目前 FEV_1 > 80% 基线值
1 期	目前 FEV_1 为 65% ~ 80% 基线值
2 期	目前 FEV_1 为 50% ~ 65% 基线值
3 期	目前 FEV_1 为 35% ~ 50% 基线值
4 期	目前 FEV_1 ≤ 35% 基线值

引自：Verleden G M, et al. J Heart Lung Transplant, 2019, 38(5): 493-503.

二、CLAD 的表型

根据肺通气障碍的不同模式,《最新ISHLT共识》将CLAD划分为3种主要表型,包括BOS、RAS和混合表型(mixed BOS and RAS)。此外,在充分考虑所有既定表型的诊断标准后,可能仍然难以将一些患者归类为某种特定子集,这类表型被定义为"未定义表型"。关于混合表型和未定义表型的证据仍十分缺乏,本节主要介绍BOS和RAS的相关信息。

(一) BOS

BOS是CLAD最主要也是最早发现的表型,占全部病例的65%~75%,患者的中位生存时间为3~5年。尽管CLAD的表现形式发生了许多变化,但BOS的定义在过去几十年里保持着相对不变。当患者FEV_1至少持续3周下降至基线值的80%以下,同时$FEV_1/FVC < 0.7$,且没有影像学上的浑浊表现时即可确诊(排除其他混杂因素,如吻合口狭窄、ACR和感染)。

值得注意的是,BOS临床诊断必须建立在CLAD基础之上。当患者符合CLAD诊断标准后,才能触发基于PFT和胸部影像学的分型。虽然目前对BOS有着明确的定义,但临床随访中移植医生仍需高度警惕,因为肺功能受限的证据并不具有实时性,CLAD确切发病时间的估算一直都极具挑战性,移植医生通常在受者发病几个月后才注意到它的出现。此外,在已经确诊的BOS患者中,移植医生可能观察到TLC和(或)胸部影像学的变化,这可能提示BOS正在向另一种表型转化,这需要对"BOS患者"进行重新评估和分型。

BOS的组织学特征是OB,这是一种影响膜性和呼吸性细支气管的炎症和纤维增生过程,主要表现为黏膜下层致密的嗜酸性玻璃样纤维化,进而导致部分或完全腔内阻塞。由于病变常在移植肺内呈不规则分布,TBLB对OB的诊断具有显著局限性,故BOS的确诊并不一定需要组织学确认。

阿奇霉素反应性移植肺功能障碍(azithromycin responsive allograft dysfunction, ARAD)和纤维性BOS(fibrous BOS, fBOS)是Leuven移植组提出的一种BOS亚型概念。ARAD描述的是一种可治疗性移植肺功能障碍,早期BOS患者在服用阿奇霉素后FEV_1可能有部分改善,甚至恢复到基线值的80%以上,其影像学主要表现为小叶中心性改变,包括结节和树芽征,更重要的是,患者支气管肺泡灌洗液(BALF)中存在广泛增多的中性粒细胞,这可能与淋巴细胞性细支气管炎(lymphocytic bronchiolitis, LB)相关。相反,fBOS患者对阿奇霉素几乎没有任何反应,且BALF中检出的炎症反应较少,组织学上表现为气道纤维化。fBOS的影像学特征似乎更符合典型BOS，即空气潴留和不规则不透明区域。据报道，经历ARAD并康复的患者可能最终也会发展为fBOS，此时阿奇霉素对BOS患者的肺功能改善体现在延缓作用而非逆转。事实上，CLAD具有不可逆性或部分可逆性，当ARAD改善效应超过了基线值的界限，这类患者将不再被诊断为CLAD，也不包括在BOS的亚型之内。关于BOS的亚型目前具有很多不确定性，最新的《ISHLT共识》并没有介绍这两种亚型，未来研究可以从组织学特征、药物反应和通气障碍模式等方面进行深入观察，进一步推进BOS亚型的鉴别和特异性治疗策略的制订。

（二）RAS

RAS是CLAD的另一种主要表型，占全部病例的25%～35%，其预后相对BOS明显更差，中位生存时间仅为6～18个月。与BOS不同，RAS表型主要表现为限制性通气障碍，其诊断也相对更加复杂，根据2019年ISHLT工作组针对RAS的共识报告，其定义标准为：① 患者FEV_1相对基线值持续下降20%以上，基线值被定义为至少间隔3周的2次FEV_1最高测量值（不一定是连续的）的平均值。② 同时，患者TLC相对基线值下降10%以上，基线值被定义为最佳FEV_1测量时或接近最佳FEV_1时的2次TLC平均值。③ 胸部影像上存在持续性浑浊。如果在进行3个月的适当治疗后，限制性生理表现和影像学浑浊仍持续存在，则可确诊RAS。值得注意的是，这个定义标准仅适用于原发性的RAS。如果RAS是在BOS后发展起来的（即混合型CLAD），则应将BOS阶段最后一次测量的TLC作为RAS诊断的基线值，以尽量减少空气潴留对FVC测量的影响。

组织学上，RAS的主要特征是周围肺组织炎症、纤维化和弹性组织变性，常累及脏胸膜、肺泡、间质和小叶间隔，纤维化性非特异性间质性肺炎和组织性肺炎在一些研究中也有报道。值得注意的是，有研究表明81%的RAS患者存在急性和（或）组织弥漫性肺泡损伤（diffuse alveolar damage, DAD），特别是在RAS发病1年内的组织标本中。因此，移植3个月后经TBLB发现的DAD可能代表了RAS的早期阶段。尽管RAS具有与BOS不同的组织学特征，但很大一部分RAS患者标本中包含有OB病变。因此，CLAD的生理学表型需要根据炎症和纤维化的主要分布部位来确定，当两者兼有时则可诊断为混合型CLAD。

由于相关数据的缺乏，目前并未发现RAS的特征性亚型。有趣的是，在Paraskeva等的研究中，在排除了BOS/OB诊断后，25%的CLAD患者出现了急性纤维蛋白组织性肺炎（acute fibrinoid organizing pneumonia, AFOP），其中大多数CLAD患者具有限制性表型。众所周知，AFOP患者的病程更为剧烈，中位生存期仅为101 d左右。除该研究外,肺移植术后AFOP很少被报道,目前尚不清楚AFOP是一种独立的实体,还是一种极具侵袭性的RAS亚型。

综上,既往经典BOS分期系统已不再适用于最新CLAD定义,当患者符合CLAD诊断标准后,以BOS和RAS为主要代表的4种表型和CLAD 0~4分期将用于描述每种受者的疾病状态。例如,根据PFT和影像学结果,一名患者诊断为CLAD 2期疾病(FEV_1为50%~65%),表型为BOS(阻塞性生理,无影像学浑浊),而另一名患者诊断为CLAD 1期疾病(FEV_1为65%~80%),表型为RAS(限制性生理,TLC下降≥10%,影像学持久性浑浊)。4种基本表型的识别和诊断见表6-8-3。

表6-8-3 2019年ISHLT工作组针对CLAD的表型鉴别

表 型	阻塞性生理 ($FEV_1/FVC < 70\%$)	限制性生理 (TLC 下降≥10% 基线值)	CT影像学混浊
BOS	是	否	否
RAS	否	是	是
混合	是	是	是
未定义	是 是	否 是	是 否

引自: Verleden G M, et al. J Heart Lung Transplant, 2019, 38(5): 493-503.

三、CLAD 的发病机制

近几十年来,国际上对CLAD的理解有了翻天覆地的变化,随着最新CLAD定义的推出,进一步探索CLAD的发病机制并发展适当的预防和治疗策略对每种表型都是极其必要的。现在普遍认为CLAD并非一种单纯的同种异体免疫介导的排斥反应,而是多种同种免疫和非同种免疫因素共同作用的结果,其中的机制包括组织损伤和修复失衡、先天免疫、细胞免疫、体液免疫和自身免疫等,CLAD的生理病理学机制如图6-8-2所示。

(一)组织损伤和修复机制

基于既往研究对CLAD的理解,目前认为CLAD的基本发病机制为组织损伤和修复失衡导致损伤组织的再生中断,取而代之的是纤维增生。BOS的发病

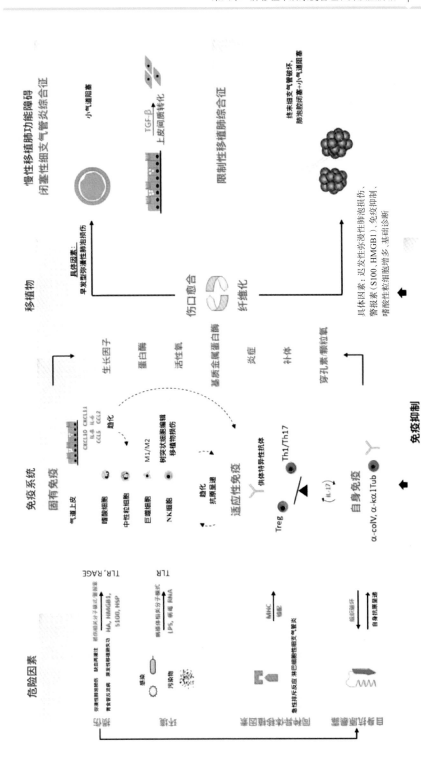

图6-8-2 CLAD的病理生理学机制。引自：Royer P J, et al. Transplantation, 2016, 100(9): 1803-1814.

主要是小气道的闭塞和进展性肺血管血脑粥样硬化的结果，小气道上皮细胞和上皮下结构的早期病变导致上皮再生和组织修复过程破坏和纤维增生。在更严重的情况下，小气道内的纤维黏液样肉芽组织会导致部分甚至完全的腔内阻塞。RAS和BOS在损伤修复机制上有很大程度的重叠，可能主要包括纤维增生过程，特别是对终末细支气管的影响。此外，RAS损伤模式中的非特异性纤维蛋白富集反应可能触发促炎细胞的流入，导致成纤维细胞被招募和激活，最终促使细胞外基质的重构。

具体而言，在炎症阶段，白细胞在干扰素（IFN）诱导的ELR-CXC趋化因子（CXCL9/MIG、CXCL10/IP10和CXCL11/ITAC）的介导下聚集，这些趋化因子与共同受体CXCR3相互作用，将细胞毒性淋巴细胞招募到损伤部位，这与后续发展的CLAD密切相关。在经TBLB和BALF发现的损伤中，CLAD患者受损的上皮和内皮细胞ELR-CXC趋化因子的表达显著增加。当移植肺损伤部位被细胞毒性淋巴细胞覆盖后，这些细胞毒性淋巴细胞有可能识别同种异体HLA标志物，进一步使肺部损伤延续和非正常再生。中性粒细胞引起的炎症反应是CLAD发生的标志之一，CXCL8是一种有效的中性粒细胞趋化因子。体液CXCL8表达水平在CLAD发生前显著升高，在假单胞菌感染和误吸期间，CXCL8表达也有所增加，这增强了损伤修复与CLAD发生机制的关联。然而，在小鼠模型中CXCL8促进气道阻塞的作用并不完全依赖于中性粒细胞，其配体CXCR2与HIF-1α介导的气道缺血和血管生成有关。因此，CXCL8的一个重要作用可能是促进血管生成，进而导致CLAD发展过程的纤维增生。

在增生阶段，成纤维细胞形成的肉芽组织使上皮细胞在损伤部位增殖并最终覆盖伤口，而CLAD的特征表现是正常上皮组织被纤维化组织所替换，在BOS中这种纤维化发生在气道中心，在RAS中则影响气道和实质。铜绿假单胞菌感染可诱导上皮损伤，并通过IL-1α依赖途径驱动成纤维细胞增殖，这极大地增加了CLAD的风险。血小板源生长因子（platelet derived growth factor, PDGF）在CLAD患者BALF中显著升高，动物模型研究显示，抑制PDGF的表达可以降低肌成纤维细胞增殖、平滑肌增殖和阻塞性改变。另一种血管生成标志物血管内皮生长因子（vascular endothelial growth factor, VEGF）被证明在RAS患者中的表达降低，且TBLB提示血管损伤，伴有毛细血管减少和小淋巴细胞及浆细胞存在，这与动静脉纤维内膜增厚相关。此外，转化生长因子-β（transforming growth factor-β, TGF-β）、肝细胞生长因子和胰岛素样生长因子-1也可以促进纤维增生，并参与了CLAD的发展。

（二）免疫学机制

1. 先天免疫

先天免疫在CLAD中的作用越来越受到研究者的关注，肺与外界环境持续相通，其先天免疫系统会不断受到细菌、病毒等病原体或污染物的直接刺激，进而通过广泛的病原体受体识别来启动炎症反应，激活适应性免疫系统，这种免疫系统的连续激活可能会触发CLAD。Toll样受体（toll-like receptor, TLR）多次被证明在肺移植后参与激活同种免疫反应的过程，TLR2、TLR4和TLR9涉及细菌和病毒的识别，并在CLAD的发生和发展中起着重要作用。在小鼠模型中，通过激活移植肺中TLR4或TLR3可触发纤维化机制，进一步导致OB。有研究发现，TLR4可与TGF-β_1协同促进成纤维细胞的激活，可见TLR4信号通路除了激活同种免疫反应外，可能在同种异体移植纤维化中发挥重要作用。

缺血再灌注损伤能够诱导固有免疫和炎症反应的发生，其作用机制可能是通过活化TLR及其接头蛋白MyD88介导的信号途径；PGD可显著增加OB的发病率，其机制也可能与这一途径密切相关。除此之外，肺移植受者胃食管反流（gastroesophageal reflux, GER）中存在的内毒素和环境污染物也是TLR的强激活因子。近年来，人们注意到与交通有关的空气污染是CLAD发展的风险因素。Suzuki等研究发现，OB的发生依赖补体系统的活化，补体调节蛋白CD55及CD46在OB患者及模型小鼠中显著下调，而BALF中补体C3a的表达上升。其他细胞质受体如RIG-1和Mda5通过Ⅰ型IFN的表达对呼吸道病毒感染做出应答，但它们在肺移植后CLAD发生中的具体作用仍有待研究。

警报素是一类对固有免疫细胞具有趋化和激活作用，并促进适应性免疫应答的内源性生物介质，它可以帮助理解CLAD的发病机制及其表型鉴别。当支气管血流因PGD或GER受损时，细胞内分子将从受损细胞中释放出来，在缺血条件下受损或坏死细胞通过TLR和晚期糖基化终末产物受体介导的信号分泌高迁移率族蛋白B1（high-mobility group box 1, HMGB1），随后先天免疫系统被激活。晚期糖基化终末产物受体对HMGB1的识别主要通过中性粒细胞浸润在早期移植肺功能障碍中发挥重要作用，也可以通过激活先天免疫参与了CLAD的发展。其他警报素如S100蛋白、热休克蛋白和透明质酸等在CLAD患者（尤其是RAS）BALF中的表达水平显著升高，并可能通过先天免疫激活参与CLAD。有趣的是，S100A8、S100A9、S100A12、S100P和HMGB1等警报素可以区分BOS或RAS亚型，这表明这些分子在这两种病理学的发展中具有特定的作用。

呼吸道上皮细胞（airway epithelial cells, AEC）是抵御外界刺激的第一道防线。在实体器官移植中，多种同种异体依赖性或非依赖性因素会诱导 AEC 分泌促炎细胞因子、趋化因子和生长因子。AEC 主要通过产生基质金属蛋白酶（MMP）诱导大量肺损伤、上调共刺激分子或主要组织相容性分子（MHC）Ⅱ类分子的表达，最终具有吸引和激活移植肺内固有免疫和（或）适应性免疫细胞的能力。此外，IL-8 与 BOS 受者肺泡中性粒细胞增加引起的炎症反应有关。假单胞菌感染后产生的 IL-1α 与成纤维细胞的激活有关。单核细胞特异性趋化蛋白 CCL2 在 CLAD 患者中显著上调，CXCL9 和 CXCL10 在急性肺损伤时产生，并在同种异体移植物中传播炎症。

IL-8 仍然是肺移植后中性粒细胞募集和激活的主要中介，GER、环境污染暴露和感染等产生的刺激物均可诱导 IL-8 的上调。活性氧或 MMP 及其他蛋白酶作为中性粒细胞的主要介质，其局部持续存在也可以诱导上皮损伤，而这种损伤先于 CLAD 瘢痕形成，这使得肺泡中性粒细胞成为预测 CLAD 的生物标志物。一些研究表明，巨噬细胞在人类或动物模型中浸润后可降低 CLAD 的发生风险，且巨噬细胞活化的时间变化与肺微生物群的改变相关，这些变化是否像小鼠研究中建议的那样与 CLAD 的发展相关还有待评估。也有研究发现，嗜酸性粒细胞可能通过活性氧的释放促进 CLAD，进而导致移植肺破坏，且这种损伤更多与限制性表型相关。

最近，NK 细胞成为实体器官移植界关注的焦点之一，被认为与肺移植后的急性和慢性排斥反应密切相关。与免疫系统的许多其他组成部分不同，NK 细胞几乎不受常规免疫抑制疗法的影响。NK 细胞借助膜受体（CD16、CD32 和 CD56）通过抗体的 Fc 区域识别 IgG 包裹的细胞。然而，NK 细胞的活化也可能与抗体无关。例如，激活的内皮细胞在其表面表达趋化因子 CX3CL1 或重组人膜结合型趋化因子，与 NK 细胞上存在的趋化因子受体 CX3CR1 相互作用。此外，人类 MHC Ⅰ类链相关蛋白 MICA 和 MICB 在应激条件下由上皮细胞表达，并作为 NK 细胞上激活受体 NKG2D 的配体；一旦激活，NK 细胞将释放一系列细胞溶解蛋白和趋化因子，进而迁移并破坏移植肺。有趣的是，在小鼠肺移植模型中，NK 细胞杀伤异体树突细胞可诱导移植物耐受，在人类中，NK 细胞对杀伤细胞免疫球蛋白样受体激活能力的缺乏与 BOS 的发育有关，提示 NK 活性可以长期维持移植物功能。

2. 细胞免疫

在针对同种抗原（和自身抗原）的细胞免疫反应中，抗原提呈细胞向脾脏及患部淋巴结等次级淋巴器官迁移，在受者 T 细胞识别同种异体的 MHC 后，T 细胞获得第二共刺激信号,使T细胞大量增殖活化。Th1型免疫反应在一定程度上与CR相关。研究显示CLAD患者外周血或BALF源Th1细胞/细胞因子和颗粒酶B的水平显著增加。Th1型细胞因子主要为IFN-γ、IL-2、IL-12和其他淋巴细胞因子,这些细胞因子主要诱导炎症反应,然而过度的炎症会导致不受控制的组织损伤,而经典范式Th1/Th2平衡就是用于阻碍这种过度炎症。Th2型细胞因子包括IL-4、IL-5和IL-13,主要是促进黏膜免疫、过敏和体液免疫。虽然Th2型免疫图谱在一些动物模型中有利于获得免疫耐受,但也有证据表明Th2型免疫反应在纤维增生性疾病和慢性排斥反应中起重要作用。此外,CC趋化因子CCL2/MCP-1可以影响Th2细胞的极化,且在ACR和CLAD患者的BALF中显著增加,而中和CCL2抗体会缓解气道阻塞。

Th17细胞因子IL-17在CLAD的发病机制中发挥着重要作用,Th17偏态细胞因子(TGF-β、IL-1β、IL-6和IL-23)和IL-17水平在CLAD患者中均有升高。在小鼠移植模型中,IL-6的中和作用导致Th17细胞减少,这与移植气道闭塞的显著减少相关。同样,在一个轻微不匹配的肺移植模型中,大多数小鼠发生OB,而IL-17的中和作用阻止了OB的进展。在病理学类似RAS的HLA完全不匹配肺移植模型中,受体IL-17的基因缺失显著降低了排斥反应的炎症成分,但对纤维化程度的影响较小。人体和动物模型中Th17细胞和CLAD发展之间的关系已经被几个研究组报道,这种细胞学异常与肺部慢性炎症和中性粒细胞增多有关,并可能通过气道纤维化、支气管相关淋巴组织增生、中性粒细胞趋化或自身抗体的扩大而促进CLAD。

调节性T(regulatory T, Treg)细胞包含广泛的免疫抑制群体,其主要功能是维持免疫稳态和外周耐受,在决定适应性免疫或进行性功能障碍的结果方面扮演着重要的角色。作为CD4$^+$T辅助细胞的一个亚群,Treg细胞可以促进转录因子FoxP3的高表达,并具有缓解免疫效应的能力。在人类肺移植中,TBLB肺组织或外周血中Treg细胞的存在与慢性功能障碍的缓解有关。对BALF细胞进行的流式细胞术研究表明,CD4$^+$FoxP3$^+$ Treg可以区分肺移植受者稳定和进展CLAD。在另一项采用类似方法的研究中,不同表型的亚群(如CD3$^+$CD4$^+$CD25^{high}FoxP3$^+$CCR7$^+$)是决定患者具有长期移植物稳定性的关键。特异性T淋巴细胞亚群(CD4$^+$CD25^{high}CD127^{low}、CD4$^+$CD25^{high}FoxP3$^+$和CD4$^+$CD25^{high}IL-2$^+$ T淋巴细胞亚群)在肺移植后早期外周血中出现的频率较高,对CLAD具有抑制作用。另一些研究指出,无论是BOS,还是RAS,外周血Treg计数都较低,较高的Treg计数可能预示着在接下来的3个月出现CLAD的风险也较低。基于这种保护性,Th17/Treg细胞平衡可以决定肺移植受者的结局。事实上，小鼠肺移植模型已经显示出Treg细胞过继转移后，Th17免疫功能下降，各种实验方法被提出来刺激Treg细胞的活性，调节Th17/Treg细胞平衡。相反，免疫抑制药物被认为会损害Treg细胞群，进而影响Th17/Treg细胞平衡，促进CLAD的发展。

除Treg细胞外，有研究还发现了可以分泌IL-10或TGF-β的调节性B细胞。在异位气管移植小鼠模型中，调节性B细胞参与呼吸道疾病的调节，并能抑制OB的发展。未来需要更多的研究来挖掘这些调节性细胞群对CLAD发展的影响，并开发能够维持或扩大这些细胞群的免疫抑制疗法。此外，外泌体作为一种常见的免疫排斥机制的触发因子近年来开始受到强烈关注。外泌体包含自身抗原、共刺激分子、MHC Ⅱ类分子、转录因子和20S蛋白酶体，当供肺受到PGD、病毒感染或ACR所引起的损伤时，应激性外泌体会从供肺组织中释放出来，进而激活细胞免疫。随后，供肺的抗原性增强，导致对同种抗原和自身抗原更强烈的免疫反应，最终导致CLAD。

3. 体液免疫

许多证据表明体液免疫与CLAD之间具有密切关联，在CLAD患者肺组织中可以观察到B细胞的积聚。研究发现，肺移植后B细胞产生的同种异体抗体增加了OB的发病风险，降低了患者生存期。此类B细胞诱导的体液免疫主要针对MHC分子及次要组织相容性抗原，产生的抗体与供者抗原及补体因子C1q相结合，诱导了补体系统的激活和肺组织降解，这也提示利用补体激活可能控制CLAD发生。

一些研究已经将循环供者特异性抗体（DSA）的发展与CLAD联系起来。在既往报道中，DSA阳性患者CLAD发生率较高，生存率较低。这种肺功能障碍可能主要是由针对DQ抗原的新生DSA驱动的。最具代表性的DSA是抗HLA抗体，它可以参与同种免疫并与CLAD的发生有关，移植前HLA抗体阳性患者被发现生存较差。HLA抗体可能通过多种途径诱导免疫应答和移植物损伤，包括补体依赖机制和补体非依赖机制诱导内皮细胞内信号转导，最终通过MHC结合力引发纤维增生和炎症反应，并产生进一步的同种异体免疫损伤。在与气道上皮细胞结合后，抗HLA Ⅰ类分子诱导细胞死亡和释放纤维生长因子，进而激活成纤维细胞和肌成纤维细胞，并诱导炎症级联反应和细胞外基质再生。使用高灵敏度的固相抗体检测免疫分析法持续监测肺移植术后新生DSA对于早期CLAD的检测可能是有效的，然而通过DSA来区分BOS和RAS的研究很少。据报道，相比BOS，持续性DSA阳性在RAS患者中更加常见，这可能与肺纤维化有很强的关系。

4. 自体免疫

许多研究报道了肺相关自身抗原与免疫应答之间的关系。已确定的免疫原性抗原包括Ⅰ型胶原、Ⅴ型胶原（Col Ⅴ）和K-α_1微管蛋白。肺隐蔽的超级抗原（SAgs）导致的免疫应答可能与CLAD的发病有关，Tregs可能通过抑制自身反应性淋巴细胞来对抗组织特异性SAgs。这就可以解释，当肺移植损伤合并Treg缺失时，会导致肺限制性自身免疫（lung-restricted autoimmunity, LRA）。

Col Ⅴ是一种肺限制性非MHC抗原，在血管周围/支气管结缔组织中表达，并与Ⅰ型胶原纤维结合，使其对免疫细胞隐蔽。在肺移植小鼠模型中，移植肺中发现的Col Ⅴ特异性T细胞介导了同种异体排斥反应，且Col Ⅴ特异性T细胞反应强度与BOS的发生率和严重程度紧密相关，Th17细胞和单核细胞等辅助细胞介导的对Col Ⅴ的新生自身免疫可能最终导致进行性气道阻塞。有趣的是，这种Col Ⅴ自身免疫反应依赖于IL-17和许多其他因素，且Col Ⅴ反应性T细胞的过继转移足以在没有同种反应性的情况下诱导OB。一些研究报道了移植后外周免疫耐受机制的丧失，结果表明这种过程主要是由Treg减少和IL-10对自身抗原应答的缺失介导的。此外，Col Ⅴ特异性免疫反应的肺移植受者发生PGD和CLAD的风险增加，而口服对Col Ⅴ对移植肺耐受性具有保护作用。与Col Ⅴ类似，肺限制性抗Kα_1T抗体也与CLAD的发展相关。研究表明，对Col Ⅴ和Kα_1T的应答均可诱导1/17型免疫反应，这可能会使同种异体移植损伤加剧或持续，最终促进CLAD的发展。然而，没有证据表明BOS和RAS之间的自身抗体存在差异。

（三）基于CLAD的移植肺改变

1. 淋巴样增生

BOS和RAS在疾病过程中都存在慢性炎症和组织重塑。在此过程中，免疫细胞（如淋巴细胞）持续浸润到移植肺组织内，并与基质细胞相互作用，形成类似淋巴滤泡的三级淋巴组织（tertiary lymphoid structures, TLS）。TLS是近年来在某些自身免疫病、移植物以及慢性炎症反应刺激区域中发现的一种新生淋巴组织，其结构和功能高度类似于淋巴结和脾脏等二级淋巴器官。TLS可能通过各种效应机制促进慢性炎症，如破坏组织和产生抗体。支气管相关淋巴组织（bronchus-associated lymphoid tissue, BALT）是肺部代表性的TLS。一般来说，这种新生组织是限制炎症进展的一种保护因素，如果炎症长期持续，过度的淋巴结样增生则可能是有害的。上皮细胞和内皮细胞等基质细胞激活免疫反应，移植肺中的基质细胞通过表达异位淋巴趋化因子和黏附分子诱导免疫细胞。Sato

等仔细观察了CLAD患者的肺内淋巴组织,发现淋巴组织在移植肺中主要沿肺淋巴管方向分布。解剖学上,这些淋巴组织主要沿气道或围绕支气管血管束,或靠近胸膜和小叶间隔这些都是RAS的受累部位。对CLAD患者的组织学检查表明,肺内淋巴组织在RAS组比BOS组更常见,提示RAS患者移植肺中的可能存在更多的淋巴滤泡。然而,在维持同种异体移植耐受的移植肺中,BALT的诱导与局部免疫沉默有关。此外,诸多研究进一步证实了淋巴样增生与移植受者Th17介导的自身免疫、局部细胞免疫和体液免疫紧密相关。CLAD复杂过程可能触发不同的机制,淋巴样新生可能是局部慢性免疫反应进展的关键点,进一步参与建立不同的CLAD表型和解剖改变。

2. 纤维化

CLAD的最主要的病理学特征为OB。随着RAS表型的出现,目前还不清楚BOS和RAS两种表型是如何在患者中产生差异的,但很可能是由于多种因素导致了移植肺的纤维增生,促进BOS和RAS进展和耐药的一个重要机制是持续损伤和异常纤维化重塑的恶性循环。肌成纤维细胞通过在肺移植后OB中产生大量的细胞外基质,在纤维增生性气道重塑中发挥核心作用,这可能与MMP有关。免疫细胞通过肌成纤维细胞表达的MMP-9或MMP-2的产生促进气道重构,这些肌成纤维细胞可能来源于组织常驻成纤维细胞、外周血单核细胞、供者来源的间充质干细胞和移植肺中的上皮-间充质转化(epithelial-to-mesenchymal transition, EMT)。有研究表明,肺移植后OB病变中肌纤维母细胞来源于受者和供者的成纤维细胞,提示微嵌合现象的存在。总之,肺移植后纤维化进程十分复杂,需要更深入的研究来阐明CLAD两种表型的纤维化机制。

四、CLAD 的风险因素

CLAD的风险因素包括同种抗原依赖性和非依赖性因素,许多BOS的风险因素都是基于具有不同级别证据的研究提出的。ISHLT工作组在2014年对这些证据进行了系统的总结,进一步确认了影响BOS发病的因素。与BOS相比,RAS特异性风险因素的证据数量要少得多,这可能是因为RAS是最近几年才被定义的。尽管如此,许多风险因素在BOS和RAS之间是共享的。

(一) BOS的风险因素

1. ACR

肺活检上A2级或以上的ACR与BOS的发展有关,晚期ACR、ACR发病频率和严重程度的增加已被发现是BOS的风险因素,这一点早在1995年就已被证实。轻微ACR(A1级)对BOS的意义是有争议的,但现有研究表明,A1级排斥反应与BOS进展独立相关,且多次发生A1级排斥反应的患者BOS发病更早。与非轻微ACR类似,对轻微ACR进行增强免疫抑制可降低BOS的发病风险。有研究表明,静脉注射类固醇后转为口服类固醇与BOS的发生没有相关性,而缺乏全身类固醇治疗会促进BOS的发生。

对于淋巴细胞性支气管炎(LB),由于不同病理学家的评分差异较大,可能存在感染共存和经支气管活检小气道取样不充分,因此既往LB和BOS之间的关系存在争议。然而,最近的研究已经确定LB是BOS发展的一个风险因素,而这一风险的增加可能与BALF源中性粒细胞增多有关。许多研究均发现,较高的B级排斥反应累积评分与BOS的发展高度相关。

2. 体液免疫和自体免疫因素

体液免疫相关抗体在BOS发病机制中扮演者重要角色。移植前预存和新生HLA抗体引发的同种免疫反应与BOS的发展存在关联,在BOS发展前1年便可检测到这类同种异体抗体的表达。在BOS患者的肺泡壁和气道上皮中,可以观察到供者特异性的反应性T淋巴细胞和HLA Ⅱ类分子水平的显著升高。此外,HLA分子的产生可能先于肺功能下降和BOS发育。

较高级别BOS患者的血清中含有自身抗体,可对多种自身抗原产生反应。特异性识别Col Ⅴ的T细胞可诱导细支气管周围和血管周围炎症,这些反应可以被$CD4^+CD45RC^{high}$ Treg细胞抑制,这可能解释了通过Col Ⅴ诱导的口服耐受抑制排斥反应和气道病理。一项前瞻性研究对肺移植受者的外周血单核细胞进行了7年监测,结果显示Col Ⅴ特异性反应与BOS发病率和严重程度有很强的相关性,Col Ⅴ反应性的诱导与异常GER和BOS的发育有关。此外,有研究对BOS受者进行了回顾性分析,发现供者特异性HLA抗体的出现与自身抗原(Col Ⅴ和$K-\alpha_1$微管蛋白)抗体有很强的相关性。

3. PGD

PGD是一种术后72 h内的急性移植肺损伤,也是受者早期死亡的主要原因。许多研究证明,PGD会显著增加后期BOS的发生风险,也是BOS的独立预测因素。Daud等根据PGD的ISHLT共识定义,发现PGD分级与BOS 1有显著相关性。且该研究组最近的研究表明,移植后24、48和72 h PGD的严重程度与BOS风险呈正相关。此外,PDG 3级且移植后存活超过90 d的患者具有最高风险的BOS,这进一步支持了PGD的急性肺损伤可能会在数月或数年后诱发BOS的假说。有趣的是,尽管PGD已被确定为BOS的风险因素,但并没有观察到

PGD 与 ACR 或 LB 的类似关系。

4. GER

由于受肺动力学的影响,前肠功能的改变在肺移植受者中很常见。多项研究已报道,GER 在晚期肺部疾病患者中存在较高的患病率,且可能伴误吸的 GER 与亚急性和 CLAD 有关。重要的是,胃酸反流在肺移植后可能进一步恶化,误吸可能持续性损伤气道上皮,进一步降低移植后患者的生存率。尽管不同研究对 GER 的定义不同,但一致认为异常 GER 的存在和严重程度与 BOS 风险增加紧密相关,通过阻抗测试检测的非酸反流的存在将使 BOS 的风险增加近 3 倍。因此,ISHLT 工作组建议对新发 BOS 患者进行 GER 常规检测,我们也需要更多的关于 BALF 标志物的研究来支持 GER 和 BOS 的关联,以促进 BOS 患者抗反流手术的选择。

5. 病毒感染

社区获得性呼吸道病毒(community-acquired respiratory viruses, CARV)和 β-疱疹病毒可引起肺移植受者严重感染和并发症。巨细胞病毒(CMV)是 β-疱疹病毒家族的一种,超过 75% 的实体器官移植受者在移植后发生原发性或活化性 CMV 感染。大量研究表明,移植肺 CMV 感染与 BOS 发生显著相关,CMV 感染同时激活先天和适应性免疫,引起上皮细胞上 HLA Ⅰ 类和 Ⅱ 类抗原的上调,并刺激和增强异体免疫反应和促炎细胞因子的产生。在一项前瞻性单中心研究中,尽管对高危受者进行了短期预防,CMV 肺炎在移植后 6 个月内的发生率为 21%,BOS 的发生风险显著增加。CARV 包括甲型流感病毒、乙型流感病毒、呼吸道合胞病毒及副流感病毒等,其感染者一般症状轻微,但仍可引起重大呼吸道疾病,或导致急性呼吸功能不全和死亡。大量的回顾性研究表明,多达 60% 的 BOS 患者与 CARV 感染有关。然而,这种结论也存在争议,在一项针对 576 名儿童肺移植受者的大型回顾性研究中,尽管观察到 CARV 对生存有显著影响,但在移植后 1 年并没有发现 CARV 感染和 BOS 发展之间的直接关联。

6. 细菌和真菌感染

细菌感染可触发移植肺炎症和持续性同种或自身免疫反应,进而增加 BOS 的发生风险,尤其是在脓毒性肺疾病的受者中极为常见。瞬时细菌气道定植可显著增加 BALF 中性粒细胞和其他肺部炎症指标的水平。有研究报道了铜绿假单胞菌定植显著增加了 BOS 的发病率,而 Vos 等发现持续性假单胞菌定植比新生定植的 BOS 发生风险更大。

超过一半的侵袭性曲霉菌等真菌感染发生在肺移植术后 1 年。一项包含 160 例肺移植受者的研究仔细评估了各种感染对生存超过 6 个月患者的影响,结果显示真菌肺炎或肺炎是BOS的独立预测因素。有研究报道,曲霉菌定植可能发生在BOS诊断之前,且在多因素Cox回归分析中,曲霉菌定植与随后的BOS发展独立相关。此外,BOS患者确诊后出现新生或持续性曲霉定植,其晚期BOS或死亡风险将显著增加。

7. BALF源中性粒细胞

与稳定患者相比,BOS患者可能出现早期和持续性的BALF源中性粒细胞增多症;如果多同时伴有下呼吸道感染,那么患者的预后将变得更为消极。Neurohr等发现,BALF源中性粒细胞增加≥20%可预测后续BOS的发生,中位发病时间为支气管镜检查后232 d。随后,诸多研究也将中性粒细胞增多与BOS联系起来,并证明了一部分(15%～20%)中性粒细胞增多患者对阿奇霉素可产生显著的临床反应,尽管这种BOS亚型已不再满足CLAD的诊断标准。

(二) RAS的风险因素

许多风险因素在BOS和RAS之间是共存的,上文中BOS的风险因素,如ACR、LB、铜绿假单胞菌定植、病毒感染和中性粒细胞增多等,在RAS患者中同样会增加患病风险。有趣的是,除了重度LB,这些风险因素在RAS患者中的患病率与BOS相比没有明显差异。有研究表明,女性更有可能发生RAS,且RAS患者平均年龄比BOS小,一些基础疾病包括COPD和IPF也可能增加RAS的患病风险。除此之外,外周血和BALF源嗜酸性粒细胞增多也与RAS发展相关,这有可能促使嗜酸性粒细胞成为鉴别BOS和RAS的有效生物标志物。

许多证据支持DSA和AMR作为RAS的风险因素,Todd等发现新生HLA抗体与RAS发病率相关。随后的研究表明,大量AMR的存活患者后续可能发展为RAS。Verleden等证明,DSA不仅与无CLAD率和移植物存活率降低相关,而且与RAS特异性相关。Walton等提供的进一步证据表明Eplet水平HLA-DRB1/3/4/5$^+$ DQA/B的错配与RAS特异性相关,而与BOS无关,这进一步支持DSA作为RAS的风险因素。然而,这些研究结论并未达到完全一致,有研究表明只有35%的RAS患者具有供者特异性HLA抗体,且C4d染色不明显。

五、CLAD的诊断

CLAD的早期诊断目前仍然具有许多挑战,在任何阶段我们都不建议被动地等待CLAD确诊。事实上,许多患者确诊时已经出现了不同程度的BOS或RAS进展。准确的早期检测对一切潜在预防和治疗策略的制订都是迫切需要的。既往肺移植患者通常采用肺组织标本进行OB的诊断,随着研究的深入,标准化的PFT因其可操作性和可重复性已经成为诊断CLAD的主要途径,联合多种辅助检查,一种CLAD的综合诊断模式正在逐步形成。

(一)临床症状和体征

BOS的炎症过程主要通过纤维性瘢痕导致气道部分或完全阻塞,致使肺功能不可逆下降。临床上,早期BOS患者的症状多为隐匿性发作,伴有运动时呼吸困难、持续和(或)反复的非生产性咳嗽、发热、咳痰、乏力、活动后氧饱和度降低等非特异性症状,且听诊时有爆裂音;而晚期BOS患者则可能出现平静时呼吸困难和其他与支气管扩张相似的体征或症状。随着时间的推移,随访时可发现患者劳力性呼吸困难加重,并伴有肺功能迅速下降。

RAS以肺泡、胸膜和肺实质小叶间隔的炎症和纤维化为主要特征,除一些BOS的基础症状外,RAS可能表现为气短(隐匿或急性起病)、发热、胸膜炎、胸闷和体重减轻,听诊有轻轻微的粗爆裂音。此外,一些RAS患者可能伴有急性低氧血症呼吸衰竭,类似于成人呼吸窘迫综合征。相对这种急性发病,另一类RAS患者以"阶梯"模式的疾病进展为特征。该类患者在病程中可能出现急性低氧血症反复发作并需要住院和(或)机械通气,急性加重后是相对稳定的临床间歇期,此时肺功能逐渐改善、保持稳定或继续下降。通常RAS的症状要比BOS更严重,即使经过适当治疗,RAS最终也极大可能会由肺功能不可逆恶化进展为呼吸衰竭。

临床症状是诊断CLAD的最直接方法,然而这些早期症状和体征是非特异性和即时性的。通常在临床症状出现之前,患者就已经出现了CLAD。在大多数肺移植机构中,受者在移植后6~12个月都将接受持续随访,与呼吸系统有关的症状和体征在患者的整个随访过程中有着重要的警示作用,对下一步检查计划的制订也极具参考价值。

(二)经组织学诊断

既往BOS确诊主要通过OB组织学证据。TBLB是诊断和鉴别术后移植肺并发症最基本的方法。OB病理学观察主要表现为细支气管黏膜下有致密嗜酸性透明变纤维瘢痕组织,伴部分或完全腔内阻塞。这种组织可以是同心或偏心的,也可能与平滑肌和气道壁的弹力破坏有关,可延伸至细支气管周围间质。远端肺泡腔中的胆固醇肉芽肿和(或)泡沫状组织细胞通常与OB有关,移植肺组织血管粥样硬化也常见于活检标本。典型特征见**图6-8-3(a)**。

RAS病理学显示为限制性的病变,通常是由迟发性DAD发展为终末期肺纤维化(无论有无胸膜受累),活检主要显示为外周的肺间质和肺泡腔内充满透明变纤维和散在单核细胞,且纤维化范围往往比典型机化性肺炎更大,有时可表现为急性肺损伤和间质增宽的早期纤维化,并逐渐演变为间质和肺泡纤维化。有趣的是,限制性通气障碍的肺组织活检和尸检分析经常显示BO和纤维弹性组织增生共同存在,这种组织增生可能是胸膜实质性或散在肺实质性,这与非移植患者病理学所见的实质纤维化有本质的不同。在一个活检样本中同时发现两种病理学改变,这可以合理解释BOS和RAS两种表型的共同存在,即混合型CLAD。典型特征见**图6-8-3(b)**。

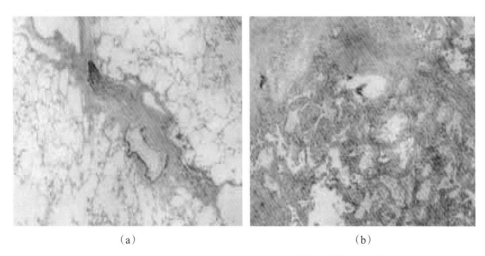

　　　　　　(a)　　　　　　　　　　　　　　　　(b)

图6-8-3　(a) BOS的组织学典型特征;(b) RAS的组织学典型特征。引自:Sato M, et al. J Heart Lung Transplant, 2011, 30(7): 735-742.

然而,TBLB在临床应用时可获取的组织较小,通常仅包含少量肺泡组织,不明显的病理学特征将导致诊断敏感度较低(常低于40%)。活检过程中肺组织可能会受到捏压或牵拉而扭曲变形,这也会造成人为诊断阻碍。此外,活体肺叶移植(LDLLT)受者的气道相对较小,这可能会增加支气管镜检查的困难。再者,目前尚无法完全避免TBLB的固有风险(如气胸、疼痛和出血等),况且长期随访过程反复活检对患者无疑是痛苦和繁琐的。相比之下,开胸肺活检所造成的创伤和生理学影响要大得多,并且受到受者临床状况的严格制约。因此,TBLB可能是CLAD最后的确诊手段,但可能不会在随访的整个周期内进行,且诊断时需要在病理学异常的基础上,积极结合辅助检查结果做出判断。

（三）经肺功能诊断

作为一种易于操作和重复的肺功能受限监测方法，PFT 已经成为诊断 CLAD 的主要途径。最新定义指出，当患者 FEV_1 至少持续 3 周下降至基线值的 80% 以下，同时 $FEV_1/FVC < 0.7$，且没有影像学上的浑浊表现时，则可诊断 BOS。基于 2001 年经典 BOS 分期，有研究表明，在 BOS 发病的前 2 年，按 FEV_1 标准检测 BOS 0-p 期阳性率为 71%，在单肺移植受者检测 BOS 的特异度为 93%。其他 PFT 指标对 CLAD 也具有一定诊断价值，25% 和 75% FVC 时的平均用力呼气流量（$FEF_{25\%\sim75\%}$）被认为是 BOS 的另一个敏感预测因子，然而 $FEF_{25\%\sim75\%}$ 是否比 FEV_1 对早期发现 BOS 更敏感，尤其是在单肺移植受者中，仍存在争议。在上述研究中，$FEF_{25\%\sim75\%}$ 对 BOS 0-p 期的预测值较低，相比之下，Nathan 等报道的 $FEF_{25\%\sim75\%}$ 对单肺移植受者 BOS 0-p 期有 80% 的敏感度和 82.6% 的特异度。

通过体积描记法测定 TLC 是监测限制性通气缺陷的首选方法。在确诊为明确的 CLAD 基础上，RAS 被定义为患者 TLC 相对基线值下降 10% 以上，且胸部影像上存在持续性浑浊。尽管 TLC 是诊断 RAS 主要手段，但 TLC 监测并不是肺移植术后的标准程序，许多中心并不能在整个随访过程中提供这一检查，且一部分患者也无法进行身体体积描记法。在缺乏 TLC 的情况下，FVC 相对基线下降 20% 以上或 $FEV_1/FVC > 0.7$ 也可作为 RAS 诊断的替代指标；反之，$FEV_1/FVC < 0.7$ 则被诊断为 BOS。然而，对于 COPD 的单肺移植，或双侧肺移植后存在吻合口狭窄的患者，即使出现 RAS，其 FEV_1/FVC 值也可能保持在 0.7 以下。在这种情况下，TLC 可能是限制性肺功能障碍 PFT 诊断的唯一手段。此外，当 BOS 向混合表型转化时，FEV_1/FVC 值也会保持在 0.7 以下。此时，胸部影像学持续不透明的发展以及 TLC 下降 10% 以上可能是混合表型诊断的最佳指标。

如何有效、便捷地鉴别 BOS 和 RAS 这两种主要表型一直是 CLAD 领域的重要课题。Todd 等采用 FVC 值来区分 RAS 和 BOS，并发现 $FVC/FVC_{best} < 0.8$ 最有可能被诊断为 RAS；反之，则最有可能被诊断为 BOS。然而，患者 FVE_1 的降低可能导致 FVC 降低，这无疑降低了鉴别这两种表型的准确性。此外，阻塞性通气缺陷也可在整个病程中发展为限制性模式，与呼吸系统及其他系统症状一起降低肺功能测定的诊断特异度。

作为诊断肺移植术后肺功能受限的最主要方法，PFT 检查应该贯穿整个随访过程。对于 FEV_1 稳定或 FEV_1 缓慢下降的稳定性 CLAD 患者，建议至少每 3 或 4 个月测量一次肺功能。家庭肺活量测定是一项有用的技术，患者和移植医生可以根据早期肺功能变化来排查 CLAD，并及早确定干预时间和策略。最新

ISHLT工作报告建议在移植后3个月和6个月以及移植后每年开展TLC测量，FEV_1下降超过10%时也应常规进行TLC测量。评估和（或）筛查儿童肺功能变化具有挑战性，4岁以下儿童可能无法进行PFT检查。因此，一些儿科中心可能会采用通气/灌注扫描和吸气/呼气高分辨率CT等PFT替代手段。由于其他非移植因素混杂效应的存在，单纯通过PFT来评估CLAD极可能导致误诊。因此，其他辅助检查手段应该得到充分利用。

（四）经影像学诊断

1. 胸部X线检查

胸部X线检查应在随访期间常规进行，特别是当受者CLAD发作或出现临床症状时。与早期ACR略有不同，早期CLAD胸部X线检查基本表现正常，总体上表现为外周血管纹理减少，轻度或中度肺容积损失，当CLAD进展时可观察到亚节段性肺不张。晚期CLAD的不规则和不透明区域可能增大，包括与感染有关的结节状或斑片状肺泡混浊，以及肺中上段胸膜阴影伴纤维化。研究表明，常规的胸部X线检查在诊断CLAD时既不敏感，也不特异，并不能有效鉴别术后的排斥和感染。尽管如此，一些胸片上的非特异性异常警惕信号可以帮助判断是否需要进行深入检查来诊断CLAD。典型特征如图6-8-4所示。

2. CT检查

除了PFT，CT也被视为CLAD的核心检查手段，并能提供一些区分感染、排斥、或其他急性和慢性表现的基础证据。与临床症状和PFT等间接测量法相比，

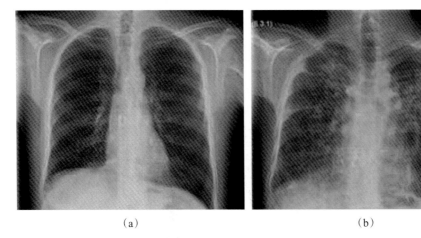

　　　　　　　（a）　　　　　　　　　　　　　　　（b）

图6-8-4　（a）BOS的X线检查典型特征；（b）RAS的X线检查典型特征。引自：Sato M, et al. J Heart Lung Transplant, 2011, 30(7): 735-742.

胸部CT检查可以直接检测到CLAD引起的小气道和肺间质和(或)实质改变。一般来说，在BOS患者中CT的影像学表现包括支气管扩张、支气管增厚和呼气相空气潴留。相比之下，RAS患者的CT影像学主要显示胸膜增厚、肺周围性实变、结构扭曲、毛玻璃样混浊及肺容积损失，且这些异常改变更容易出现在肺上叶。一些研究也报道了在RAS患者胸部CT中发现间隔线和非间隔线、间质网状影、牵引性支气管扩张和肺门收缩等。典型特征如**图6-8-5**所示。

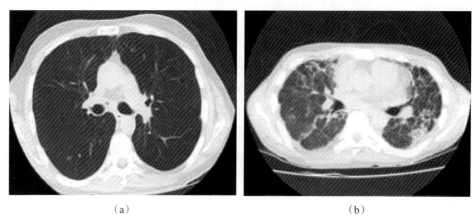

(a) (b)

图6-8-5 (a) BOS的CT检查典型特征；(b) RAS的CT检查典型特征。引自：Sato M, et al. J Heart Lung Transplant, 2011, 30(7): 735-742.

高分辨率CT(high-resolution CT, HRCT)可以发现传统胸片上不敏感的实质改变、胸膜改变和支气管扩张，呼气相空气潴留和(或)马赛克衰减高度提示BOS的存在。HRCT上与毛细支气管炎相关的树芽征被认为是区分NRAD和BOS的主要特征。基于此，在阿奇霉素获得疗效前，便可通过HRCT对肺功能受限的可逆性进行鉴别。RAS患者的HRCT表现取决于疾病进展，早期阶段HRCT最主要的特征是中央和周围的毛玻璃样浑浊，晚期以支气管扩张、中央及周围性实变、肺容积损失及肺门收缩较为明显。因此，对于TLC下降、FVC损失或胸部X线片上持续浑浊的患者，建议在没有造影剂的情况下进行吸气薄层HRCT扫描，持续性多叶性浑浊伴或不伴胸膜改变是RAS确诊的标志。

作为一种传统的影像学技术，单纯CT/HRCT对早期小气道和间质改变的敏感度存在争议。一些新的尝试逐渐在CLAD中得到运用，如吸气和呼气双相CT容量测定法、CT和容量评分法、半定量CT、通气/灌注单光子发射CT。尽管关于CT在症状出现前预测CLAD的价值有限，但在发病时诊断疾病进展方面仍具有很多优势。根据最新ISHLT工作报告，建议所有肺移植患者在随访6个月时进行第一次CT检查。当患者首次确诊为CLAD时，应进行重复CT检查，以更好地发现空气潴留和各种细微浑浊。

3. 其他影像学检查

磁共振成像（MRI）是一种广泛应用且功能强大的成像技术，可以用来评估肺功能和解剖结构。有研究表明，3He-MRI对早期OB的诊断可能比PFT更为敏感，氧气敏感性3He-MRI可以通过监测肺内氧分压来区分正常肺和BOS肺，还可以通过估算表观扩散系数并进行高时间分辨率的动态通气成像，进一步提高的敏感度和特异度。典型特征见**图6-8-6**。氧增强T1-mapping MRI可以提供有关肺实质通气、灌注和扩散能力的信息，相比3He-MRI更具有成本优势，基于T1-mapping MRI的氧传递系数被证明可成为检测CLAD早期发病的标志物。此外，基于傅里叶变换法的MRI可以在正常呼吸时基于快速获取的图像提供通气和灌注相关信息，这在CLAD定量诊断中具有重要意义。在最近的一项研究中，超极化[1-13C]丙酮酸MRI被报道为肺移植急性排斥反应的敏感工具，它可以提供实时的代谢评估，并可能比CT更早地预测排斥反应。该技术可能为未来的CLAD早期诊断开辟新的视野。总之，MRI是一种具有较大前景的技术，可以在没有辐射暴露和使用造影剂的情况下进行连续评估，但其在CLAD诊断中的具体应用尚未完全建立。

在其他实体器官移植中，PET可用于诊断急性或慢性排斥反应。在肺部疾病领域，18F-FDG PET/CT越来越多地被用于预测特发性肺纤维化（IPF）和弥

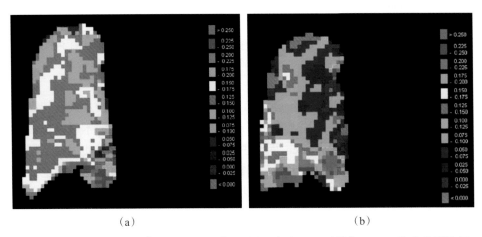

（a）　　　　　　　　　　　　　　（b）

图6-8-6　（a）正常肺的3He-MRI检查典型特征；（b）BOS肺的3He-MRI检查典型特征。引自：Gast K K, et al. Eur Radiol, 2008, 18(3): 530-537.

漫性实质肺疾病的预后。与PFT相比，PET可以在呼吸系统疾病发作时更直观地判断自体肺和移植肺的解剖学标记。目前，^{18}F-FDG PET是检测肺移植患者ACR的一种有争议的方法，但对CLAD的研究显示了积极的结果。既往病例报告显示吡非尼酮治疗后的RAS患者在^{18}F-FDG PET显像中呈高代谢活性，提示纤维增生活性和胸膜实质改变。最近，Verleden等对接受^{18}F-FDG PET/CT扫描的患者进行了一项回顾性研究，结果显示，与BOS患者相比，RAS患者移植肺^{18}F-FDG摄取增加。基于此，^{18}F-FDG PET/CT也许可以用来区分CLAD的两种表型，报告的敏感度为76%，特异度为87%。虽然^{18}F-FDG PET/CT扫描在检测CLAD方面具有很大的潜力，但高昂的费用可能会限制其在随访期间的常规使用，其预测价值而不仅仅是诊断价值也需要在未来得到更多证实。典型特征如图6-8-7所示。

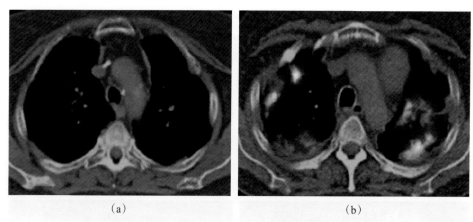

(a)　　　　　　　　　　　　(b)

图6-8-7　（a）BOS的^{18}F-FDG PET/CT检查典型特征；（b）RAS的^{18}F-FDG PET/CT检查典型特征。引自：Verleden S E, et al. Transplantation, 2019, 103(4): 823-831.

近年来，肺部超声已被用于肺移植的临床研究和基础研究，且具有较高的敏感度，对肺移植受者进行常规肺部超声检查可能是一种可行的术后并发症的诊断方法和监测工具。Davidsen等报道了第1例在肺移植环境中使用肺部超声来支持RAS诊断的案例。典型特征如图6-8-8所示。另一项动物研究也描述了可以通过肺部超声检测OB，主要表现为胸膜下实变伴超声B线。肺部超声可能是一种检测肺移植患者CLAD的有用的辅助手段，但它对CLAD早期发病的诊断和预测具有较大局限性。

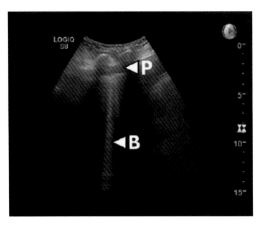

图6-8-8　BOS的超声检查典型特征。引自: Davidsen J R , et al. Ultrasound Int Open, 2017, 3(3): E117-E119.

（五）经生物标志物诊断

在过去十年中,许多研究都在寻找CLAD的生物标志物以提高诊断和鉴别表型,同时识别导致CLAD的早期生物学过程,从而进行早期干预,改善不可避免的呼吸功能退化。许多生物标志物被证明与CLAD的发病高度相关。其中,外周血和BALF源生物标志物可以为移植肺生物学样本提供更大的观察窗口,也是CLAD发病机制研究重要的风向标。

1. BALF 源生物标志物

（1）细胞计数: BALF源细胞学上的异常一直被认为是CLAD发生的标志之一,在没有感染或细菌定植的情况下,早期持续的BALF源中性粒细胞增多（>15%）可能是BOS发病的重要信号。DiGiovine等在1996年首次报道了与肺功能稳定或ACR患者相比,BOS患者BALF源中性粒细胞水平显著升高。随后,中性粒细胞在BOS患者中普遍存在,并可作为BOS进展的预测因子这一观点在多个研究中得到证实。随着CLAD研究的动态发展,BALF源中性粒细胞在BOS和RAS表型中均有增加,这可能暗示了两种实体发病机制中的一个共同途径。混合型CLAD的出现可能使BALF源中性粒细胞在BOS和RAS表型之间更加缺乏区分度,故联合其他CLAD相关BALF源细胞群的研究显得极为必要。

嗜酸性粒细胞在CLAD患者BALF中的水平也会升高,尤其是RAS表型患者,并且这种细胞学改变与较差的远期总体生存和无CLAD生存显著相关,也是CLAD进展和移植后总病死率增加的重要风险因素。理论上,外周血和BALF源嗜酸性粒细胞增多与ACR相关,而ACR是CLAD的重要风险因素,即使在ACR

得到控制的情况下,高水平嗜酸性粒细胞对CLAD患者生存的影响仍然存在。

(2) 趋化因子:主要作用是作为白细胞趋化剂,从血液中吸引效应细胞到组织损伤部位发挥作用。在CLAD患者中最受关注的是IFN诱导的ELR基序趋化因子,包括CXCL9/MIG、CXCL10/IP-10和CXCL11/ITAC。多项研究表明,BALF源CXCR3水平的持续升高与CLAD风险增加和远期预后变差密切相关,而这种变化可能在CLAD发生的3~9个月之前出现。在有症状的轻微ACR发生时,CXCL9水平与CLAD发生风险呈正相关。相比起来,RAS患者BALF源CXCL10水平显著高于BOS患者,这表明CXCR3配体复合物在RAS表型中可能发挥更显著的作用。RAS患者肺组织中CXCL9和CXCL10的高表达进一步证明该配体复合物可能参与了RAS的发生和发展。有趣的是,CXCL10与游离细胞总DNA的联合分析可能具有区分RAS和BOS及预测CLAD患者生存的能力。

(3) EMT:大量研究已经证明EMT是多种肺部疾病(如哮喘、COPD和IPF)致病的重要途径,TGF-β是上皮细胞损伤中EMT的主要诱导因子。早在1999年,El-Gamel等就发现BOS患者的气道和肺活检组织中TGF-β表达水平显著升高,之后的研究表明BALF源TGF-β增高是BOS的独立预测因素。事实上,由TGF-β高表达介导的EMT促进炎症和纤维化进而导致CLAD发生的作用,已得到多种动物模型、细胞培养、外周血、BALF和TBLB研究的支持。最近有研究发现,RAS患者BALF中TGF-β水平也被证明是升高的;且TGF-β水平越高,患者的预后越差。

基质金属蛋白酶-9(MMP-9)是一种促进炎症细胞通过ECM和内皮层进行迁移的蛋白,进一步触发炎症反应并导致细胞外基质增殖。多项研究表明,BALF源MMP-9水平在BOS患者中显著升高,当在BOS、RAS和无CLAD患者间进行对比时,发现BALF源MMP-9水平在两种表型中均高于对照组,且BOS患者MMP-9水平显著高于RAS患者。此外,在BOS确诊前140 d,BALF源MMP-9水平升高。对ARAD患者给予3~6个月的阿奇霉素治疗不仅减少了BALF源中性粒细胞数量,也降低了MMP-9的表达水平。因此,BALF源MMP-9在未来可能是一个有效的预测因子,尤其是针对BOS表型。

2. 外周血源生物标志物

供者来源循环游离DNA(donor derived circulating cell free DNA, ddcfDNA)是器官移植术后患者循环体液中来自供者细胞凋亡或坏死的游离DNA,在一定程度上反映了供者器官的损伤情况。研究表明,移植后前3个月较高水平的平均血浆ddcfDNA与CLAD发生和全因病死率的显著增加有关。许多文献指出,

ddcfDNA是一种能够区分不同肺损伤表型的生物标志物,这使得它可能成为早期诊断CLAD的潜在工具。由于研究样本较小,目前还没有发现血浆ddcfDNA区分不同表型CLAD的实用价值。然而,在BALF样本中,ddcfDNA显示出了能够鉴别BOS和RAS的能力,且在BOS患者中检测到的ddcfDNA水平明显高于RAS患者。

血清高水平KL-6与IPF及其他肺间质性疾病引起的肺损伤密切相关,KL-6对成纤维细胞具有趋化和抗凋亡作用,可能在肺纤维化的发展过程中发挥作用。研究表明,BOS患者KL-6水平升高可能代表着持续慢性炎症相关的肺-血液屏障的通透性受损,且KL-6具有区分BOS与ACR和感染的能力。RAS患者血清KL-6水平显著高于BOS患者,这些证据与RAS的纤维化特性一致。

越来越多的证据表明,同种免疫因子参与了CLAD的发病和预后,尤其是新生DSA。研究表明,44%的DSA患者(持续性或短暂性)会发展为CLAD,而低水平DSA患者罹患CLAD的比例只占19%。Koutsokera等发现,移植1年后出现Ⅱ类新生DSA与移植后3年发生CLAD显著相关。多伦多肺移植组在他们的队列中发现了47%的累积新生DSA的发生率,且主要是DQ-DSA,这与CLAD的发生和发展关系密切。DSA中最主要的抗体抗原是HLA,肺移植后早期HLA-G表达与移植肺的长期接受相关,然而通过支气管和肺泡上皮细胞或肺泡巨噬细胞表达的BALF可溶性HLA-G浓度与ACR和BOS的存在有关。也有研究发现,新生DSA和RAS的发展之间存在关联,但抗HLA抗体或非抗HLA抗体(K-α₁微管蛋白和Col Ⅴ)是否在RAS纤维化中发挥作用,目前尚不清楚。DSA是肺移植受者随访的常规检测指标,这也使其成为目前唯一用于临床实践的生物标志物。然而,DSA检测和CLAD诊断之间的时间阶段在个体之间具有较大差异,这也表明DSA依旧是一个不完美的生物标志物。

(六) 其他诊断方法

呼气一氧化氮(exhaled nitric oxide, eNO)是CLAD患者另一个值得关注的指标。与稳定或健康受者相比,eNO值在BOS患者中显著升高。与PFT相比,eNO测定也许可以提前8～9个月诊断BOS。目前,呼出气体的生物标志物变化不能完全预测BOS的发生,但它们可以作为警告信号,提示临床立即进行可重复性的无创检查。单次呼吸灌注测试可以检测到肺腺泡的早期不均匀性分布,这主要与更严重的CLAD相关。纯氧、氮气和惰性气体混合物可用作呼吸测试的吸入气体。在大多数情况下,单次呼吸灌注测试早期检测双肺移植受者CLAD的阳性预测值为80%,阴性预测值为100%,结合FEV₁值可提高敏感度和特异度。气道高反应性在肺移植术后比较常见,通常采用乙酰甲胆碱激发试验(methacholine challenge test, MCT)进行检测。研究显示,3个月时MCT阳性和支气管高反应性可以预测肺移植术后3年内CLAD的发生和发展,且阳性受者更有可能出现BOS。因此,MCT可能成为常规监测移植肺的补充方法。

六、CLAD的治疗和预防

近几十年来,世界范围内的移植中心对CLAD的治疗和预防进行了大量探索,且大多数工作都集中在BOS上。然而,关于CLAD的逆转始终没有得到突破性的进展。尽管如此,诸多研究显示,适当的早期预防和治疗策略很大程度上可能延缓病程进展、降低肺功能下降速度和提高受者的生活质量。相比起来,由于缺乏被广泛接受和标准化的定义,迄今为止还没有有效的前瞻性随机对照试验可以指导RAS的治疗,故临床移植医生对RAS和BOS使用了类似的治疗方案,然而目前仍然缺乏强有力的证据来支持任何方案对这两种表型的疗效。

(一) CLAD的治疗

1. 增强免疫抑制

增强免疫抑制是CLAD的核心治疗策略,三联免疫治疗方案是大多数肺移植受者的共同选择,包括钙调磷酸酶抑制剂(他克莫司或环孢素)、抗代谢药物(吗替麦考酚酯或硫唑嘌呤)和糖皮质激素(逐渐减少到低剂量)。高剂量皮质类固醇是ACR的标准治疗措施,但目前并没有乐观数据支持高剂量糖皮质激素作为CLAD的有效治疗药物。在一组由10名不断进展的BOS患者组成的队列中,没有任何患者对重复高剂量甲泼尼龙治疗有积极反应。《BOS的共识文件》明确指出,持续高剂量皮质类固醇并不能改善BOS,且常常伴有大量且严重的不良反应。然而,在临床肺移植术后的免疫抑制策略中,短期减量的皮质类固醇药物依旧可以作为一种经验型选择与其他药物联合使用。

对于肺移植术后免疫抑制的维持治疗,最基本的药物为钙调磷酸酶抑制剂(CNI),主要包括环孢素A和他克莫司。CNI主要通过干涉T淋巴细胞表面受体向核内的信号转导,阻断涉及T淋巴细胞激活的*IL-2*基因的转录。环孢素A和他克莫司作为长期维持用药,对于维护移植肺功能和预防CLAD有重要作用。目前,在一些病例系列中,将环孢素A换为他克莫司似乎更能减缓患者肺功能的损失速度,这种假设也得到了许多共识文件的支持。有间接证据表明,与环孢素相比,他克莫司可能会减少感染、恶性肿瘤、肾毒性或高血糖的发生风险,然而并没有大型随机试验可以支持这种替代方案。

细胞周期抑制药物也是肺移植术后常用的长期维持免疫抑制用药之一，主要包括硫唑嘌呤和吗替麦考酚酯（MMF），它们不仅可以干涉T淋巴细胞的核苷酸代谢，而且可以抑制B淋巴细胞的增殖。近年来，MMF的使用已经超过了硫唑嘌呤。与硫唑嘌呤相比，MMF能显著延缓CLAD的肺功能下降速度，但目前并没有大量证据证明MMF在显著降低CLAD发生率方面的绝对优势。根据国际移植经验，术后早期MMF的AUC目标浓度应该维持在30～60 μg/L，具体血药浓度根据受者年龄、骨髓受抑制的程度、免疫状态及是否合并感染等情况进行调整。

全淋巴照射（total lymphoid irradiation, TLI）是一种用于对免疫抑制治疗无反应的难治性同种异体移植排斥的治疗方法。2005年，Fisher等在37名BOS患者（大多数为2级和3级）中尝试了TLI疗法，其中有27人对TLI耐受良好，且肺功能下降速度显著降低。最近，Lebeer等进行了一项具有14年使用TLI治疗进展BOS经验的回顾性研究，结果显示TLI治疗可显著缓解患者的肺功能下降，特别是那些进展迅速的患者，且不良反应或不良事件的发生率较低。总的来说，尽管目前关于TLI的参考依据多为小型观察性的单中心经验，但这种方式在治疗进展性和难治性BOS中的益处是值得期待的。

体外光分离置换法（extracorporeal photopheresis, ECP）可以通过减少可能导致免疫反应介导的排斥反应的致敏淋巴细胞的数量，进而阻碍BOS的发生和进展。在ECP中，首先收集外周血淋巴细胞并采用光敏剂进行预处理，然后使用紫外线A激活光敏剂促进异常淋巴细胞凋亡，最终促进免疫耐受和抗原特异性Treg细胞的产生。有限的数据表明，在传统免疫抑制方案的基础上，ECP可能逆转、降低或稳定25%～61%的BOS患者肺功能下降，但其作用机制尚不清楚，可能是诱导了宿主反应的改变，如诱导克隆特异性的抗淋巴细胞免疫反、改变细胞因子的产生和（或）诱导Treg细胞。目前的研究显示，ECP对RAS表型、无显著中性粒细胞增加、肺功能快速下降的患者没有明显的益处，但移植医生应强烈考虑对进展性和难治性BOS患者进行ECP治疗。

抗淋巴细胞和抗胸腺细胞制剂能消耗T细胞，并可通过非消耗机制延长T细胞功能。阿仑单抗是一种人源CD52靶向的细胞溶解抗体，可导致淋巴细胞持续（6个月或更长）的快速消耗。有研究比较了阿仑单抗和巴利昔单抗诱导治疗BOS的影响，结果发现使用阿仑单抗与较低的BOS发生风险相关。值得注意的是，阿仑单抗治疗后的感染并发症比较常见（约73%），这极大地限制了阿仑单抗在BOS患者中的使用。

2. 阿奇霉素

阿奇霉素是目前研究最多、最成熟的治疗CLAD的药物，具有抗炎和免疫调节的作用。Gerhardt等在2003年首次报道了一项小型试点研究的结果，使用阿奇霉素（每周3次，250 mg）辅助治疗BOS，结果发现，6例患者中的5例在短期随访期内肺功能得到了显著改善，这引起了人们对阿奇霉素作为一种不良反应相对较少的免疫调节剂和抗生素的浓厚兴趣。Vos等的回顾性研究发现，在接受阿奇霉素治疗的BOS患者中，40%的患者在3～6个月后 FEV_1 升高10%以上。截至目前，阿奇霉素对CLAD患者肺功能下降的改善已经被许多中心证实，根据《BOS的共识文件》，不同研究中有30%～83%的CLAD患者对阿奇霉素治疗有反应，一些患者甚至可能会出现肺功能缺陷的完全逆转（将不再诊断为CLAD），而这部分患者最大的特点是BALF源中性粒细胞水平显著增高。此外，许多观察性研究描述了阿奇霉素对早期BOS患者病死率的积极影响；然而并不是所有患者对阿奇霉素有反应，一些患者平均 FEV_1 并没有增加甚至继续下降。大多数研究没有提到阿奇霉素的不良反应，只有5%的患者可能出现恶心、腹泻、消化不良和结肠炎。

作为常规免疫抑制治疗的辅助用药，阿奇霉素对CLAD的延缓或逆转起到了很大作用，然而关于其预防价值和治疗价值目前仍没有定论。Vos等针对预防性阿奇霉素进行了第一个随机对照试验。该项目研究了阿奇霉素（250 mg，每周3次，连续2年）在83例肺移植受者中预防BOS的效果。结果表明，接受阿奇霉素治疗的患者中有12%出现BOS，而接受安慰剂治疗的患者中有44%出现BOS。Gan等进行的双盲安慰剂对照试验也得出了类似的结果。明确阿奇霉素的预防或治疗价值对CLAD的管理有着决定性的作用。根据《最新的ISHLT共识文件》，当患者出现肺功能下降的时候，应在早期积极开展阿奇霉素试验，以便在发病早期通过药物干预尽可能地延缓CLAD进展。

3. 孟鲁司特

部分CLAD患者在使用预防性阿奇霉素和增强免疫抑制方案后，FEV_1 依旧进展性下降，此时白三烯受体拮抗剂如孟鲁司特也许可以被用作挽救性治疗方案，以防止肺功能进一步下降。孟鲁斯特具有广泛的抗炎特性，尤其是针对嗜酸性粒细胞、单核细胞和对糖皮质激素不敏感的中性粒细胞，并可减轻上皮下和肺纤维化。早期研究在2组已经接受阿奇霉素的BOS患者中进行了孟鲁司特干预。在接受孟鲁司特治疗的患者中，FEV_1 下降率明显低于对照组，这证明了孟鲁司特对阿奇霉素治疗无效的进展性BOS患者中的应用前景。Ruttens等随后进行了一项随机对照试验，结果显示孟鲁司特与安慰剂相比没有生存益处，但确实减缓了迟发型1期BOS患者FEV₁的下降速度。口服孟鲁司特与吸入氟替卡松和阿奇霉素组成的FAM三联疗法，可以通过抑制气道慢性炎症反应，进而减缓肺功能衰退，其他方案如吸入布地奈德联合孟鲁斯特和N-乙酰半胱氨酸也有相似的治疗效果和机制。Vos等根据最新的表型定义对153例患者进行了分型，发现孟鲁司特显著降低了3个月和6个月后CLAD患者FEV₁的下降速度。在FEV₁改善或稳定的患者中，无进展CLAD和无CLAD患者的总体生存都得到了改善。多因素风险模型表明，3个月孟鲁斯特治疗后患者无反应/无进展是CLAD诊断后的独立风险因素。缓慢进展的BOS患者对孟鲁斯特可能有更好的应答，而肺功能快速下降的患者和RAS表型的患者对孟鲁斯特应答的可能性较小。孟鲁斯特是否可用于CLAD的预防治疗，是否与阿奇霉素类似或有协同作用，目前尚不清楚，但可能是未来研究的主题。考虑到CLAD药物治疗的医疗需求，这些积极发现是极其重要的。

4. 吡非尼酮

吡非尼酮是一种新的吡啶酮类化合物。体外和体内研究均表明其具有强大的抗纤维化作用，可抑制TGF-β和TNF-α的合成，进而防止纤维化和瘢痕的形成。同时，吡非尼酮能够抑制T淋巴细胞的增殖及活化，并抑制树突细胞的增殖和功能。近年来，一些动物研究和个案报道初步表明吡非尼酮有望治疗CLAD。例如，在小鼠肺移植模型中，吡非尼酮对树突细胞和同种异体排斥反应有一定的抑制作用。也有案例报道，在随访的6个月内，吡非尼酮在BOS表型中可促进FEV₁的稳定。Vos等的研究显示，肺移植术后CLAD予阿奇霉素等传统手段治疗无效者，服用吡非尼酮至少3个月不仅延缓了肺功能FEV₁的下降速率，而且使FVC及TLC得到显著改善。同时，该研究表明吡非尼酮对RAS型患者疗效更好，RAS诊断后的3年总生存率为54.5%。RAS表型的病理生理学机制在一定程度上与特发性肺纤维化相似，这可以解释吡非尼酮对RAS表型可能存在的优势。最近的一项队列研究也指出，吡非尼酮对CLAD患者显示出了良好的安全性，显著延缓了FEV₁的下降速度，且结果类似于既往报道的特发性肺纤维化。因此，吡非尼酮是CLAD（尤其是RAS）有前景的治疗药物，用于治疗CLAD的剂量与肺纤维化剂量相同。但目前的研究结果仅能证明吡非尼酮在CLAD患者中似乎是安全的，并可能降低患者肺功能下降的速度。除了一项正在进行的欧洲多中心随机对照的吡非尼酮治疗BOS的3期临床试验，目前并没有更大的随机试验来评估其实际的临床益处。

5. 抗反流手术

如前文风险因素部分所述，GER在晚期肺部疾病患者和肺移植受者中非常普遍,并被认为是BOS的危险因素之一。胃底折叠术可合理应用于有明确GER异常的肺移植患者,并可防止反流和胃分泌物吸入,许多研究都报道了这种抗反流手术对CLAD患者的改善作用。Davis等报道的26例GER异常的BOS患者中有16例进行了腹腔镜Nissen胃底折叠术,随后FEV_1得到明显改善;更重要的是,16例中有13例不再符合BOS标准。此外,Cantu等发表了一项对457例肺移植受者的回顾性分析,其中GER异常发生率为76%,14例在移植后90 d内接受胃底折叠术的患者在移植后1年和3年明显改善了BOS的发病率。基于既往经典的BOS分期,有研究表明,行抗反流手术的患者发生BOS 1期的概率没有明显改变,但进展至2期或3期的可能性有所降低。然而,目前没有前瞻性随机对照临床试验来验证这些抗反流手术对BOS患者的影响,但仍建议对新发BOS患者进行常规GER监测,并根据实际情况积极选择胃底折叠术来稳定GER相关的肺功能下降。

6. 肺再移植

肺再移植在肺移植受者中相对少见,符合指征的患者不到5%。然而对于CLAD患者的不可逆呼吸功能受损(BOS或RAS表型),再移植也许是唯一能够挽救患者生命的选择。由于目前供者资源短缺,肺再移植可能存在许多伦理争议,但其对CLAD患者潜在的益处已经在严格甄选的候选者中得到了证实。BOS患者肺再移植的结果似乎优于PGD或气道并发症导致的再移植,如果在有经验的中心进行,那么BOS再移植的结果有望接近首次肺移植的结果。据报道,BOS患者肺再移植术后1年生存率为60%~78%,2年生存率为53%~64%,5年生存率为44%~61%。有研究评估了29例肺再移植患者的生存情况,结果发现患者术后1年和5年生存率分别为89%和64%,与同期391例首次肺移植患者观察到的1年和5年生存率相当。当然,体外循环和体外膜肺氧合(ECMO)在再移植中具有较高的比率。Verleden等开展了一项重要的多中心合作,评估了CLAD表型对CLAD行肺再移植后的生存影响。该队列主要由BOS表型患者构成(还包括34%的RAS表型)。结果显示,与再移植的BOS患者相比,RAS表型的患者更有可能再发展成CLAD,且生存期更差。这表明肺再移植也许是进展性BOS患者最后挽救性的治疗选择,对于RAS患者的肺再移植也应给予高度关注。肺再移植的安全性目前还没有得到充分的研究。有研究显示,肺再移植患者中有10%在180 d内死亡,死因包括感染、呼吸衰竭和多器官衰竭。与初次移植患者相比,再次移植患者术后死亡风险增加。无论怎样,目前肺再移植通常是CLAD患者存活的唯一希望,建议将难治性终末期BOS患者转诊给移植外科医生进行再次移植评估。

（二）CLAD的预防

在移植前和(或)术后早期尽快解决CLAD的重要风险因素是预防CLAD发生发展的最基本措施之一。当肺功能开始下降时,临床移植医生必须迅速作出反应,触发一系列常规监测来确定肺功能受损的根本原因,且这一过程必须贯穿移植始终。针对风险因素的预防策略主要侧重于病毒、细菌或真菌感染、ACR和GER的管理。例如,定期接种疫苗以预防常见病毒感染,常规预防性抗菌和抗真菌方案。此外,缺血再灌注损伤也可以极大地促进CLAD的发展,新的器官保存技术将避免冷缺血时间延长的问题。反流和误吸是CLAD的一个公认的风险因素。因此,术后常规监测GER并减少这些误吸事件是维持受者肺功能的一个重要的预防策略。

除了处理早期风险因素,CLAD预防策略是维持免疫抑制方案的重要选择。由于肺是实体器官中最具免疫原性的器官,目前维持肺移植免疫治疗的最佳形式和组合并不十分明确的。一些证据表明,特定的免疫抑制剂在防止CLAD进展方面可能比其他药物更有利。最新的《ISHLT共识》提出了一些替代性的方案,如用他克莫司代替环孢素,以及大于8周的阿奇霉素试验。迄今为止,已发表的一项比较环孢素和他克莫司的多中心研究指出,接受环孢素或他克莫司治疗患者的生存率没有明显差异,然而环孢素组具有更多发生ACR的趋势。ISHLT登记数据表明,与硫唑嘌呤相比,使用MMF免疫抑制方案的ACR率较低。然而,一项涉及22个中心的随机开放试验发现两种药物术后3年ACR、BOS和生存率相似。总的来说,目前,CLAD的免疫抑制方案的选择目前仍是基于其他实体器官移植的经验,探究针对肺移植的最佳免疫抑制药物组合对CLAD的管理至关重要,这需要在世界范围内更多中心的权威数据。

他汀类药物通常被用于治疗高胆固醇血症,同时也被用作免疫调节剂。研究显示,他汀类药物能够降低肺移植后OB的风险。在大鼠肺移植模型中,普伐他汀被证实能够抑制MHC Ⅱ的上调,阻断下游免疫系统效应机制,从而延长同种异体移植物的生存。在体外试验中,他汀类药物被报道可以诱导成纤维细胞凋亡并抑依赖肿TNF-α的成肌纤维细胞浸润,可见,他汀类药物在炎症、免疫反应和纤维增生中可能具有复杂的作用。其他研究表明,辛伐他汀可以减缓中性粒细胞浸润和支气管上皮细胞来源的重塑因子,可能有助于减缓肺移植后的OB并延长受者生存。总的来说,他汀类药物可能通过免疫调节及抗纤维化作用延缓CLAD的病程进展,但要确定他汀类药物在肺移植中的具体作用,进一步的研究和临床实验是必须的。

同是大环内酯类药物的雷帕霉素和依维莫司能够抑制淋巴细胞和间充质细胞增殖的生长因子。雷帕霉素和依维莫司是mTOR抑制剂,在肾移植术后常规添加到免疫抑制方案中,然而mTOR抑制剂对肺移植受者的益处存在争议。鉴于mTOR抑制剂具有强大的抗纤维化作用,这些药物可能会改变BOS的进展。对CNI肾毒性继发肾功能不全的患者,依维莫司也许可改善肾功能,但其对预防BOS的作用尚不确定。在肺移植中,雷帕霉素和依维莫司都是术后90 d内的禁忌证,这与支气管吻合并发症有关。总的来说,mTOR对BOS的影响尚不清楚,目前并不被认为是预防BOS或减缓疾病进展的首选药物。

总的来说,目前,CLAD及其表型的治疗和预防策略没有明显的界线,基于其他实体器官移植的经验,许多有潜力的治疗方式(尤其是药物治疗)在CLAD的管理中已经崭露头角,目前迫切需要世界范围内的权威移植中心的数据和经验,来共同探讨CLAD的综合治疗策略。新兴的研究方向和治疗选择也值得尝试,如外泌体、尼达尼布及间充质干细胞等在CLAD中的诊断和治疗价值,同时积极探索免疫抑制药物的最佳组合。如此一来,阻碍肺移植术者远期生存的最大困难才能迎刃而解。

七、CLAD的未来

CLAD作为限制肺移植术后远期生存的最主要并发症,近几十年来一直是肺移植基础和临床领域最重要的课题。最新的《ISHLT工作组共识》对CLAD定义进行了规范,对最新诊断方式和治疗策略进行了经验总结,这对于世界肺移植学者重新理解CLAD有着重要意义。尽管如此,CLAD相关研究依旧伴随着许多棘手的问题。

CLAD的术语使用和定义规范一直是混乱且晦涩的,随着研究的不断深入,这个一直戴着"慢性排斥反应"面具的CLAD逐渐浮出水面。尽管ISHLT工作组给出了目前为止最客观的CLAD规范定义,但作为一种临床诊断,CLAD在患者分类及准确发病时间方面的主观性不能被很好地消除,尤其是针对混杂因素引起的FEV_1下降,未来其他肺功能测试也可能帮助CLAD及其表型的鉴别,如用力呼气流量和一氧化碳扩散能力。此外,部分进展严重而缺乏肺功能测定数据的患者,这些类似于CLAD的临床实体更需要一份精准的定义。

关于诊断方式,应加强无创性、定量性和其他生物标志物检测在临床中的应用,以减少侵入性操作对长期随访患者造成的不可避免的损伤,田东等对这些无创检测手段进行了详细的介绍。寻找特异性和预测性的CLAD生物标志物的工作一直没有停止,尽管目前不管是外周血,还是BALF源的因子都无法精准预测和诊断CLAD,但这些关于生物标志物的工作都是有希望和潜力的,也是深入研究CLAD发病机制的风向标。因此,尚需要大规模的多中心合作去验证这些标志物潜在的价值。在个体水平,也需要多个生物标志物的组合来排除混杂因素的影响,如体内平衡/系统信号对血液特定信号的干扰。相比明确诊断,更期待早期预测性的生物指标和临床标签的出现,以触发CLAD发病前的各种预防策略。

CLAD的表型是决定特异性治疗策略的基础。目前,CLAD的分期和分型是处于动态变化的,这意味着许多既往经典研究的结论可能需要基于最新定义进行重新审视。BOS和RAS表型的病理形式千变万化,其发病机制更是错综复杂,其中RAS作为一种相对新兴的实体可能面临着更多的挑战。目前来看,首先应该进一步基于最新定义,确定不同表型的确切患病率、特异性危险因素和临床结局。同时,应着力探索不同表型患者的病理学、蛋白质组学、免疫学、遗传学和表观遗传学概况,以明确不同表型之间的鉴别要点,阐明重叠或差异的生物学机制,这既是表型特异性治疗的根本,也是BOS和RAS进一步分型的重要依据。

在CLAD的预防和治疗方面,尚需要更多的随机对照干预性实验来验证热点管理策略在CLAD中的具体作用。对于CLAD的高危因素,经明确诊断后需及时处理。尽管目前没有任何一种药物可以完全逆转CLAD,但许多尝试性的干预措施可以延缓其进展速度。探索新的药物可能,维持有效的免疫抑制治疗,并根据BOS或RAS的表型选择最佳用药组合,是降低肺功能下降速度和提高受者远期生存率的关键。我们相信,明确CLAD及其表型的预测和诊断,深入探究其发病机制和免疫途径,厘清不同治疗策略和组合之间的利弊,提高肺移植受者远期预后的目标将会水到渠成。

第九节 肺移植术后气道并发症

卫栋,杨航,史灵芝

自1963年James Hardy教授实施第1例肺移植手术以来,气道并发症(airway complications, ACs)一直是肺移植术后导致患者死亡的重要病因之一。随着吻合技术、供肺保存以及综合医疗管理水平的提高,肺移植术后急性气道损伤发生率已明显降低。尽管如此,国外大型流行病学调查显示,肺移植术后ACs发生率仍有1.4%～32%,是术后再入院的主要原因之一,术后早期发生ACs的患者生存率明显低于其他患者。国内报道的肺移植术后ACs资料较少,近期一篇来自无锡的单中心研究显示肺移植术后中央气道狭窄发生率达到23.2%。

一、气道并发症的分类

ACs的分类方式繁多(表6-9-1),根据发病时间可分为早期ACs和晚期ACs,根据病因可分为缺血性ACs、感染性ACs、医源性ACs和原发性ACs;根据解剖学位置可分为吻合口ACs和吻合口后ACs;而根据描述不同,又可分为气道的坏死、裂开、瘘、感染、狭窄、肉芽组织和断裂。

表6-9-1　历年来发表的气道吻合口并发症分类方法

分类方法 分类/分级		亚类/亚级
Couraud (1992年)	1级:吻合口完全愈合	—
	2级:吻合口无坏死, 黏膜未完全愈合	A:黏膜部分愈合 B:黏膜未愈合
	3级:吻合口坏死	A:吻合口0.5 cm内局部坏死 B:吻合口严重的坏死
Shennib (1994年)	1级:黏膜愈合无坏死	
	2级:溃疡或肉芽	A:黏膜溃疡(<半周) B:黏膜溃疡(>半周) C:肉芽(造成狭窄<50%直径) D:肉芽(造成狭窄>50%直径)
	3级:部分坏死	A:黏膜下及软骨坏死(<半周) B:黏膜下及软骨坏死(>半周) C:肉芽修复(造成狭窄<50%直径) D:肉芽修复(造成狭窄>50%直径)
	4级:全层坏死	A:全层坏死(<半周) B:全层坏死(>半周) C:肉芽修复(造成狭窄<50%直径) D:肉芽修复(造成狭窄>50%直径)
	5级:狭窄和软化	A:纤维瘢痕狭窄(造成狭窄<50%直径) B:纤维瘢痕狭窄(>50%直径) C:吻合口软化(范围在吻合口1 cm内) D:弥漫性软化(范围累及所有供体支气管近端)

续　表

分类方法 分类/分级		亚类/亚级
TEGLA （2004年）	1级：伪膜厚度	轻度：限于黏膜溃疡 中度：伪膜形成,50%以上的损伤区域有血供、炎症 重度：伪膜形成,损伤区域几乎无血供、炎症
	2级：损伤程度	周长：＜50%或＞50% 范围：局限于主支气管或延伸至叶/段支气管
	3级：肉芽组织	无或有（位置和范围）
	4级：缝线松弛	无或有（位置）
	5级：吻合口/支气管 并发症	A：有无缺损或裂开（位置、数量、大小） B：有无狭窄（位置、程度） C：有无软化（范围）
Santacruz （2009年）	1级：狭窄	支气管吻合口狭窄：＜50%直径或＞50%直径 非吻合口支气管节段性狭窄：＜50%直径、＞50% 直径或中间段支气管消失综合征
	2级：坏死和裂开	A级：无明显黏膜坏死 B级：存在黏膜坏死脱落,支气管壁无坏死 C级：吻合口2 cm内支气管壁坏死 D级：广泛支气管壁坏死,范围超过吻合口2 cm
	3级：肉芽增生	肉芽导致支气管狭窄＜50% 肉芽导致支气管狭窄＞50%
	4级：软化	弥漫气管支气管软化 吻合口1 cm范围软化
	5级：瘘	支气管胸膜瘘 支气管纵隔瘘 支气管血管瘘
	6级：感染	吻合口感染 非吻合口感染（气管、支气管）
MDS （2014年）	M大体观	M0：瘢痕组织 M1：突出软骨 M2：炎症/肉芽肿 M3：缺血/坏死 范围：（a）吻合口局部；（b）从吻合口延伸到中间 段支气管或左主支气管末端,不累及叶支气管； （c）从吻合口延伸到叶或段支气管；（d）累及叶、 段支气管而不累及吻合口

分类方法 分类/分级		亚类/亚级
MDS （2014年）	D 直径	D0：固定狭窄＜33% D1：呼气时狭窄（软化）＞50% D2：固定狭窄从33%～66% D3：固定狭窄＞66% 范围：同M
	S 缝合	S0：无裂开 S1：局部裂开（＜25%） S2：广泛裂开（25%～50%） S3：大范围裂开（＞50%） 部位：E，前壁；F，其他部位

　　1992年，来自法国的Couraud等首次提出支气管吻合口愈合分类方法，根据术后第15天气管镜检查时吻合口的表现，将愈合程度分为1～3级，其中吻合口出现坏死的3级愈合患者各种ACs发生率明显更高。1994年，Shennib等进一步完善了ACs的分类体系，包括近期和远期的各种并发症，特别强调了缺血坏死的气道宏观表现。Chhajed等则提出了根据气管镜下表现，将并发症分为伪膜厚度、损伤程度、肉芽组织、缝隙松弛和吻合口/支气管并发症，称为TEGL分类法。Santacruz等在2009年提出的6分类法则强调了一种并发症可能是另一种并发症的延续（如裂开和狭窄等），一种ACs可能导致另一种并发症（如吻合口感染、肉芽组织过多而导致支气管阻塞等），以及许多患者可能合并多种并发症等概念。法语区呼吸学会组织专家组在2014年制定了ACs的MDS分类法。该分类法首次提出了一种组合定义方法，根据气管镜下表现（M）、吻合口直径变化（D）和吻合口愈合情况（S）分别分级，形成同时描述病变类型、程度和位置的分期方法。

　　众多的分类方法使得各中心报道的ACs发生率存在极大差异，并对整体诊疗经验的总结造成困扰。理想的分级系统应该建立在这些现有分类方法的优势之上，涵盖早期和晚期ACs，并且每一种并发症都在严重程度、范围和位置方面可以客观描述。这种分类应该是可重复的、描述清晰的并和临床预后相关的，从而可以实现多中心研究。因此，2018年ISHLT发布了《成人和儿童肺移植术后ACs管理共识：定义、分级系统和治疗》，共识中对常见的ACs命名进行了统一，分为缺血坏死、裂开、狭窄和软化，并对危险因素、管理和治疗等进行了总结。

二、气道并发症的发病机制和风险因素

（一）ACs的病理生理学机制

术后早期气道吻合口局部支气管缺血和供者微血管的排斥反应所致的气道缺氧是造成气道吻合口并发症的主要原因。支气管血液供应通常来源于肺动脉和支气管动脉,它们在黏膜下的分支形成血管丛,其中支气管动脉主要起源于降主动脉或肋间动脉,在支气管附近的肺门处走行。在肺移植术中,支气管动脉切断后一般不予重建。因此,肺移植后气道血供只能依赖于低压、低氧肺动脉系统的逆行血流。此时,如供者支气管过长,则会进一步加重支气管吻合口的缺血。在心肺联合移植中,气管吻合口附近的血供可以由冠状动脉提供,因而吻合口并发症会相对更少。此外,远端的气道微血管容易受到排斥反应的影响。动物模型提示,当发生排斥反应时支气管微血管会不可逆损伤,局部缺血和缺氧持续数天后出现微血管和气道异常重塑,这些微血管的丧失可能与后期的CLAD直接相关。

供肺气道经受者支气管循环血运重建通常发生在肺移植术后2～4周,在新生血管形成之前,减少肺血流量或增加肺血管阻力的因素都会加重供肺支气管的缺血,如供肺保存不良、肺缺血再灌注损伤、严重水肿、排斥反应、感染、炎症和长期正压通气等。供肺气道缺血最初表现为黏膜改变,进行性缺血可导致支气管壁坏死,最终开裂。早期的缺血性改变还会促使纤维组织增生、肉芽组织形成和气道结构完整性受损。这些过程在临床上远期表现为狭窄和软化。

（二）ACs的风险因素

引起ACs的风险因素众多,包括供-受者因素、手术技术、排斥和感染等,其中多数最终导致了支气管缺血从而产生了各种ACs。国内外各风险因素的重要性可能会略有差异,以无锡报道为例,多因素分析显示气道存在真菌感染、冷缺血时间较长、机械通气时间较长是导致肺移植术后中心气道狭窄的主要风险因素。

1. 供-受者因素

供者机械通气时间50～70 h会导致吻合口并发症增多,身高不匹配的供-受者往往支气管周长也不匹配,亦会增加ACs的风险。

2. 受者低灌注

肺移植术中和术后往往存在低血压,为了减少移植肺缺血再灌注损伤,还会刻意控制在较低的血压。低血压、低心输出量或其他医源性因素所致的长时间低灌注会引起气道吻合口附近的缺血,从而增加ACs的风险。

3. 右侧支气管吻合口

右侧支气管吻合口出现并发症的风险是左侧2倍以上。一方面,左右两侧支气管动脉存在解剖差异,多数情况右侧支气管动脉仅有1支,左侧则一般有2支支气管动脉,受者提供的右侧吻合口血供更差。另外,右侧手术时仅保留2个供体支气管软骨环进行吻合相对更难,如果留下更多的软骨环,由供体肺动脉逆行提供的血供会更差,较左侧吻合口更容易发生ACs。

4. 供肺保存因素

供肺保存不当或冷缺血时间过长,引起肺血管内皮水肿和肺缺血再灌注损伤,都会导致气道缺血风险增加。近年来,低钾右旋糖酐液和Celsior®的应用以及"顺行+逆行"灌注技术的改良均改善了供肺保存情况。一般认为缺血时间过长会导致气道缺血的增加,但是目前还不清楚其中的具体相关性。相反,在实践中发现序贯式双肺移植(BSLT)中,第2侧吻合口并发症并未增多。

5. 机械通气

机械通气对供-受者来说都是不可避免的。研究表明,长时间的机械通气,特别是使用高水平呼气末正压(PEEP)时,会影响支气管黏膜血流,尤其是供肺逆向低压肺动脉血流,从而破坏术后早期气道黏膜和吻合口愈合。

6. 排斥反应

有研究显示,在急性细胞性排斥反应(ACR)发生时,黏膜水肿、血管阻力增加,会引起移植物黏膜下血流量减少。ACR患者有更高的支气管狭窄发生率,尚未发现ACR与吻合口裂开有关,也未发现ACR糖皮质激素治疗与病死率或吻合口并发症发生率增加有关。因此,ACR发生时应及时开始规范化激素治疗。

7. 感染

无论是供-受者支气管内,包括曲霉菌、假丝酵母菌、根霉菌和毛霉菌等在内的真菌感染或定植,都可能与ACs的发生有关。即使术中注意无菌技术进行支气管吻合,但是吻合口局部缺血损害了黏膜屏障的完整性,从而使定植的微生物侵入支气管壁并引起局部感染,进一步加重黏膜缺血和坏死。

8. 药物

哺乳动物雷帕霉素靶蛋白(mTOR)受体抑制剂是常用的抗增殖药,会破坏气道愈合并显著增加ACs的发生风险,应在支气管镜证实气道愈合后使用。以往认为类固醇的使用会影响吻合口愈合,但目前研究显示术前类固醇的使用并不影响吻合口的愈合。抗纤维化药物吡非尼酮和尼达尼布在理论上可能会增加支气管吻合口愈合不良的风险,增加围手术期出血风险,但是多个临床实践都证实直到肺移植的那一刻,抗纤维化药物的使用是安全的,不会增加围移植期并发症。

9. 手术

外科技术对ACs的影响是显著的,尤其是在肺移植开展早期,外科医生尝试了各种方式来减少吻合口并发症。目前普遍认为保留过长的移植肺支气管会使得吻合口附近缺血加重,而且应避免过度游离供体支气管外周淋巴和脂肪组织,减少供体支气管骨骼化,尽量保留支气管微循环。"套叠"吻合会增加吻合口狭窄的风险,除非是供-受者支气管大小明显不匹配,大小较匹配的供-受者支气管一般采用"端端"吻合。膜部一般采用连续缝合。而软骨部则有各种缝合方式,无论是单线连续缝合,还是间断缝合目前都有广泛使用。对于需要行肺叶移植或减容的患者,由于其支气管残端张力较高,有发生残端瘘的风险。支气管动脉重建能在一定程度上改善支气管血供,但显著增加手术难度、延长手术时间。支气管吻合口外常规使用网膜、肋间肌瓣或脂肪垫等包裹能在一定程度上减少吻合口裂开的严重程度,但未能对ACs发生率产生显著影响,目前多采用供-受者支气管周围淋巴和脂肪组织进行包裹。

三、气道并发症的诊断和分级

气道吻合口并发症的局部表现呈多样性和重叠性,本节回顾了以往文献发表的5种分类系统,但没有一种被广泛采纳。早期ACs主要是缺血坏死和裂开,大多数ACs发生较晚,尤其是狭窄和软化,一种并发症往往是另一种并发症的连续过程或可能导致另一种ACs,许多患者可能合并出现多种并发症,一般可通过支气管镜检查和影像学检查确诊。临床表现为不同程度的咳嗽、咯血、呼吸困难及肺部感染等;支气管裂开者可出现气胸、纵隔气肿及急性大咯血;严重者可发生急性呼吸衰竭。现根据《ISHLT的2018共识》,将ACs归纳为气道缺血坏死、吻合口裂开、气道狭窄和软化四类,各并发症再按照累及范围和严重程度进一步分级,以a、b、c、d表示(表6-9-2)。

表6-9-2　肺移植术后气道吻合口并发症分级

并发症	分　　　　级
缺血和坏死	
部位	a. 吻合口区(距吻合口≤1 cm) b. 吻合口至主支气管(包括右中间段和左主支气管远端,距吻合口＞1 cm) c. 吻合口至叶或段支气管开口以下(距吻合口＞1 cm)

并发症	分　级
程度	a.≤50%支气管环周长度的缺血 b.51%～100%支气管环周长度的缺血 c.≤50%支气管环周长度的坏死 d.51%～100%支气管环周长度的坏死
裂开	
部位	a.软骨环部 b.膜部 c.软骨环部和膜部
程度	a.≤25%支气管环周长度的裂开 b.25%～50%支气管环周长度的裂开 c.51%～75%支气管环周长度的裂开 d.76%～100%支气管环周长度的裂开
狭窄	
部位	a.吻合口区 b.吻合口及远端支气管 c.仅远端叶段支气管
程度	a.支气管横截面积减少≤25% b.支气管横截面积减少25%～50% c.支气管横截面接减少51%～100% d.支气管完全闭塞
软化	
部位	a.吻合口区（距吻合口＜1 cm） b.弥漫性（距吻合口≥1 cm）

（一）气道缺血和坏死

气道缺血和坏死发生在移植术后早期,发生率超过50%。由于缺血和坏死本质上是同一过程的连续表现。因此,它们被包括在同一类型中,但可以根据不同的严重程度进行区分。

1. 诊断

肺移植术后早期常规进行气管镜检查可明确气道缺血和坏死是否发生、累及范围和严重程度,需要区分缺血和感染性改变。缺血表现为气道黏膜炎症浸润和充血水肿,可以伴有黏膜脱落形成伪膜,而坏死表现为黏膜灰黑色失活斑块,累及支气管壁的深层(图6-9-1)。

2. 分级

根据缺血坏死部位分为:a. 吻合口区(距吻合口≤1 cm);b. 吻合口至主支气管(包括右中间段和左主支气管远端,距吻合口>1 cm);c. 吻合口至叶或段支气管开口以下(距吻合口>1 cm)。

根据缺血坏死严重程度分为:a. ≤50%支气管环周长度的缺血;b. 51%～100%支气管环周长度的缺血;c. ≤50%支气管环周长度的坏死;d. 51%～100%支气管环周长度的坏死。

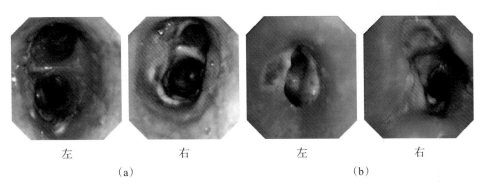

<table>
<tr><td>左</td><td>右</td><td>左</td><td>右</td></tr>
<tr><td colspan="2">(a)</td><td colspan="2">(b)</td></tr>
</table>

图6-9-1　双肺移植术后吻合口早期黏膜缺血和坏死。(a) 术后1周,左侧吻合口区<50%支气管环周长度缺血,右侧吻合口至主支气管区≤50%支气管环周长度缺血。(b) 术后2周,左侧吻合口区≤50%支气管环周长度缺血,右侧吻合口至主支气管区51%～100%支气管环周长度的坏死。

(二) 吻合口裂开

支气管吻合口裂开的发生率为1%～10%,包括部分裂开和完全裂开,是肺移植后1～6周内发生严重继发于气道缺血、黏膜坏死的并发症。早期明确气道缺血的程度和范围,以及发现吻合口缝隙松弛都是吻合口裂开的重要预测指标。吻合口裂开的结局取决于裂开的严重程度,程度较轻的裂开多能愈合,严重的病例可能死于继发感染和脓毒症。

1. 临床表现和诊断

部分患者发生吻合口裂开并无明显症状,往往在支气管镜检查中偶然发现。严重的吻合口裂可表现为呼吸困难、不能脱离机械通气、纵隔气肿、皮下气肿、气胸、肺不张或胸管持续漏气。同时,吻合口裂开可因合并感染或支气管周围脓肿而出现其他相应的临床表现。支气管镜检查是诊断吻合口裂开的"金标准",而CT检查有助于检测和评估支气管裂口以外的情况,可以观察到支气管周围空气征、支气管壁不规则、管壁缺损、动态或固定的支气管狭窄和纵隔气肿中一种或几种征象，高分辨率CT检查可以发现毫米级的支气管壁缺损（图6-9-2）。胸部X线检查只能发现气胸、纵隔气肿或皮下气肿的征象，无法判断是否存在吻合口裂开。

2. 分级

根据裂开部位分为：a. 软骨环部；b. 膜部；c. 软骨环部和膜部。

根据裂开严重程度分为：a. ≤25%支气管环周长度的裂开；b. 26%～50%支气管环周长度的裂开；c. 51%～75%支气管环周长度的裂开；d. 76%～100%支气管环周长度的裂开。

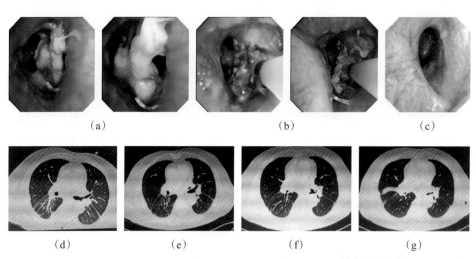

(a)　　　　　　　(b)　　　　　　　(c)

(d)　　　　　(e)　　　　　(f)　　　　　(g)

图6-9-2　双肺移植术后左侧吻合口缺血坏死后出现吻合口裂开的气管镜和CT表现。(a) 术后1个月，气管镜检查显示左侧吻合口软骨部大量脱落黏膜形成伪膜，伪膜下方支气管吻合口裂口显示不清；(b) 术后2～3个月，使用氩气刀烧灼清理堵塞左侧吻合口的伪膜；(c) 术后4个月，左侧支气管吻合口裂口愈合，吻合口狭窄＞50%；(d) 术后早期，左侧吻合支气管连续，无明显异常表现；(e) 术后1个月，CT检查可见左侧支气管前壁缺损，支气管外侧形成憩室；(f) 术后2～3个月，CT检查可见左侧支气管前壁缺损扩大，支气管内脱落伪膜阻塞部分管腔；(g) 术后4个月，CT检查可见左侧支气管吻合口瘘口基本愈合，支气管狭窄。

（三）气道狭窄

气道狭窄是肺移植术后最常见的ACs，通常见于坏死或裂开愈合之后肉芽和纤维过度增生，也可见于早期无ACs的患者。一般分为两种类型：① 位于支气管吻合口或在吻合口2 cm范围内，称之为中央气道狭窄；② 位于吻合口远端或肺叶支气管的气道，称为远端气道狭窄，可伴或不伴中央气道狭窄。以往研究往往并不区分中央气道狭窄和远端气道狭窄,发病率估计在1.6%~32%之间,最常见于中间段支气管,导致完全闭塞或中间段综合征(vanishing bronchus intermedius syndrome, VBIS)。

1. 临床表现和诊断

气道狭窄可能是无症状的,多数患者会出现肺活量下降、呼吸困难、咳嗽或反复肺部感染。气管镜检查是诊断气道狭窄的"金标准",但是它只能明确狭窄的位置和程度,无法提供狭窄区域延伸范围和远端气道的通畅程度,无法为进一步球囊扩张或支架置入治疗提供充分资料(图6-9-3)。胸部CT影像可同时判断狭窄的程度和范围,特别是对于不伴有软化的气道狭窄,判断中央气道狭窄是否合并远端气道狭窄较支气管镜检查更为直观。肺功能检查可以发现用力呼气流量和呼气峰流速的下降,流速-容积环可呈现一个双凹的表现。

2. 分级

根据狭窄部位分为:a. 吻合口区;b. 吻合口及远端支气管;c. 仅远端叶段支气管。

根据狭窄严重程度分为:a. 支气管横截面积减少≤25%;b. 支气管横截面积减少26%~50%;c. 支气管横截面积减少>50%但未闭塞;d. 支气管完全闭塞。

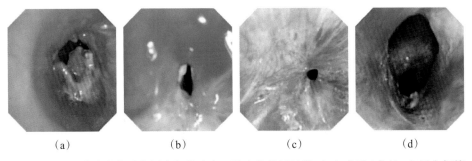

| (a) | (b) | (c) | (d) |

图6-9-3 双肺移植术后左侧支气管吻合口狭窄的发展过程。(a)术后1个月,左侧支气管吻合口缺血坏死后黏膜脱落形成伪膜,合并感染;(b)术后3个月,左侧支气管吻合口伪膜脱落;(c)术后4个月,支气管吻合口纤维过度增生,导致吻合口区狭窄,直径减少>50%但未闭塞;(d)经气管镜下球囊扩张治疗后,支气管吻合口狭窄改善。

(四)气道软化

由于气道内软骨支撑的丧失,呼气时支气管管腔缩小超过50%,被称作气道软化。这些变化可能发生在吻合口甚至更广泛的气道,常常与气道狭窄合并存在。

1. 临床表现和诊断

气道软化的症状包括呼吸困难（尤其是卧位）、呼吸频率增加、咳痰困难、反复感染以及慢性咳嗽，常伴有哮鸣音。肺功能提示 FEV_1、呼气峰流速和呼气中期流速减少25%～75%。动态吸气-呼气CT扫描可提示软化症，但支气管镜检查是诊断的"金标准"。如果患者在正压机械通气下进行支气管镜检查，可能会遗漏诊断。

2. 分级

根据软化发生部位分为：a. 吻合口区（距吻合口＜1 cm）；b. 弥漫性（距吻合口≥1 cm）。但由于难以准确测量软化程度，故不对严重程度进行分级。

（五）其他

除了上述4种并发症，在常见文献描述中还经常可看到支气管瘘、吻合口感染和吻合口肉芽增生等并发症的描述。支气管瘘发生率很低，故未单独列入ACs类型，包括支气管胸膜瘘、支气管纵隔瘘和支气管血管瘘，其中相对常见的是移植肺减容后的残端瘘，支气管瘘的临床表现和诊断与吻合口裂开基本一致。吻合口感染在肺移植术后十分常见，吻合口附近局部缺血后细菌和真菌过度生长，会影响气道愈合，严重者可导致支气管裂开或气道狭窄。一般将吻合口感染归于肺移植术后感染并发症，不单独列入ACs。吻合口肉芽增生一般认为是黏膜缺血坏死后组织重塑或局部感染造成的，在本分类中可视作归入了气道狭窄。

四、气道并发症的预防和治疗

ACs的预防措施首先应尽可能消除或减少引起ACs的风险因素，如尽可能选择大小匹配的供肺、保留不超过2个供肺的主支气管软骨环、缩短手术后机械通气时间、避免机械通气PEEP过高和预防气道感染等。当患者出现ACs时，应改善受者一般状况，予以营养支持、康复训练。全身或联合局部应用抗生素控制气管吻合口局部及肺内炎症。局部治疗包括：妥布霉素、多黏菌素E雾化治疗革兰氏阴性杆菌感染，两性霉素B雾化治疗真菌感染。存在呼吸道黏膜坏死的受者应同时给予全身和吸入性抗真菌药物进行预防。其他治疗手段包括支气管镜介入治疗、手术治疗和无创正压通气（NIPPV）等。

1. 吻合口缺血坏死和裂开

吻合口缺血坏死和裂开是一个连续的过程，目前还没有公认的最佳治疗方法，其处理方式主要由黏膜坏死和吻合口裂开的严重程度所决定。如果坏死仅涉及黏膜而非支气管壁,且未发现漏气,则应行保守治疗,控制感染,加强支气管镜监测。建议积极治疗任何形式的气道感染,包括全身用药及局部吸入抗真菌药物,并尽可能减少类固醇剂量,以促进气道愈合。建议每2～3天行支气管镜检查,以评估ACs有无进展并诊断有无新的气道感染;如出现气胸时应及时行胸腔闭式引流。在大多数情况下,部分裂开且没有局部脓肿形成的支气管裂开会愈合;但部分患者可能会出现吻合口狭窄、过度肉芽组织增生或支气管软化,需要继续处理相应并发症。

较严重的气管裂开可以考虑通过纤维或硬质支气管镜放置金属覆膜支架帮助封闭裂开区域,或放置金属裸支架刺激局部组织增生,待坏死区域愈合后移除支架,但须注意避免放置时的应力加重裂开程度。由于支架放置可能存在一些风险,包括支架移位、过度的肉芽组织增生导致的支架内狭窄以及继发感染;支架移除时,可能导致黏膜损伤、出血和吻合口破裂等,因此不推荐支架置入作为常规治疗。此外,聚氨酯覆膜支架可能促进细菌定植而导致呼吸道感染,硅酮支架也须避免安放,因其不会促进新的上皮化,且放置硅酮支架所需的扩张压力可能扩大支气管破损。

当内科保守和内镜治疗不成功时,手术是最终的治疗手段,即使多种外科尝试的结果不尽如人意。由于此时局部组织质量差,存在局部炎症、缺血和感染,气道的再吻合十分困难,需要用贲门周围、肋间肌或网膜瓣等组织来支持重建的吻合口。如果患者的肺功能良好,并且没有严重的胸膜腔感染,也可以考虑行肺切除术,同时使用带血管的皮瓣覆盖残端防止进一步发生残端瘘。再移植也被认为是一种选择,但受限于器官的稀缺以及患者的临床情况,再移植术往往难以实现。

2. 气道狭窄

气道狭窄在临床上的发生率很高。目前临床诊疗主要参照临床案例及专家意见,缺少更高等级的证据。根据气道狭窄的表现和位置不同,可采取不同的策略,如球囊扩张术、支气管内支架置入、激光治疗、高频电刀、氩气刀和冷冻治疗等。气道狭窄是国内肺移植手术后最常见的ACs,近年来主要采用球囊扩张为基础,必要时辅以激光或高频电刀环形切开狭窄环的治疗策略,对支架置入持谨慎态度。

球囊扩张术一般作为最初选择,虽然并不总是有效,但它是一种侵入性最小的技术。在少数情况下,仅球囊扩张术即可缓解患者的症状;单次球囊扩张通常不会产生持久的效果,必须以一定时间间隔反复多次扩张从而打破纤维狭窄。球囊扩张也可与支架置入一起进行,以保持扩张的直径,直到气道重塑。支气管内支架置入术是最广泛报道的治疗肺移植受者气道狭窄的干预措施。但由于肺移植受者置入支气管支架的各种风险,应尽可能避免支架置入,仅考虑在需要依赖频繁球囊扩张(≥2次/月)改善症状的患者中实施。也有研究表示,对于远端气道狭窄,支架置入并不能改善患者气道通畅情况或减少支气管镜介入次数。

由肉芽组织增生导致的气道狭窄可通过各种气道清创技术处理。激光、电灼、氩气刀可立即恢复管腔通畅,但对纤维狭窄应慎用。冷冻治疗也用于气道狭窄,但效果有延迟,不适合急需改善症状的患者。其他治疗手段还包括气管支气管腔内近距离放疗、丝裂霉素C及外科手术,但是这些方法的有效性还有待更多的验证。

3. 气道软化

气道软化治疗是肺移植术后ACs中的一个挑战,目前还没有关于治疗气道软化的共识。由于治疗的主要目的是改善症状和生活质量,无症状的气道软化不需治疗,而应考虑处理相关危险因素。如果患者不是危重患者,NIPPV是首选的治疗方法。NIPPV已被证实可以改善气道软化患者的呼吸困难症状,促进分泌物的排除、改善气道硬度、增加肺容量和减少呼吸的吸气相做功,并可通过增加腔内压力起到气动支架的作用。NIPPV所需的压力可通过支气管镜下滴定动态观察来确定。NIPPV可在夜间使用,也可在白天间歇使用。对于危重患者,例如那些需要稳定气道以脱离机械通气支持的患者,或者患者有严重的呼吸困难并经保守治疗及NIPPV治疗无改善,可考虑气道支架置入或手术矫正。支架置入首选通过硬性支气管镜放置可移除的硅酮支架。由于支架的长期使用可能导致相关并发症,尤其是移位和支架内堵塞,需要密切监测。对于支架置入有效的患者,可考虑外科手术以减少长期气管内支架的不良反应,手术方式包括气管外支架加固或局灶软化段切除术。对于弥漫性的气道软化,则无法通过支架置入或手术治疗。

第十节 肺移植术后细菌和分枝杆菌感染的管理和预防

郭丽娟,姚烽,陈文慧

各种病原微生物引起的感染是肺移植术后常见并发症,也是目前国内肺移植术后最主要的病死原因。肺由于频繁暴露于环境病原微生物,细菌、病毒、真菌和分枝杆菌等引起的肺部感染最为常见。肺移植术后具有多重耐药病原体感染的高风险,细菌的耐药给治疗带来了严峻的挑战。我国是全球结核病高负担国家,非结核分枝杆菌感染亦呈明显上升趋势。非结核分枝杆菌在肺移植受者呼吸道的定植和感染的鉴别困难,需结合临床和影像学判断。抗分枝杆菌治疗疗程长,与抗排异药的相互作用等问题均需全面权衡。因此,充分评估识别高危患者、提高诊断意识和水平、规范治疗是降低术后细菌和分枝杆菌感染的发病率及病死率、延长患者生存时间的重要措施。

一、肺移植术后细菌感染的管理和预防

肺移植术后1年内感染是最主要的病死病因。由于频繁地暴露于环境中可吸入的病原微生物、肺部去神经化、纤毛运动能力下降、咳嗽减少,导致感染的概率增加。肺炎是肺移植患者最常见的感染,细菌性肺炎位于首位,其次是病毒、真菌和分枝杆菌等引起的感染。

(一)流行病学

移植后90 d内是患者最容易发生感染的时期。在最近的流行病学研究中发现,75%的感染发生在移植后的第1年内,近一半的感染(42%)发生在移植后的3个月内,其中细菌感染最常见。细菌感染是肺移植术后最主要的并发症,术后第1个月是细菌感染发生的高峰时间。由于缺乏标准的诊断和特征性的临床表现,肺移植受者术后并发症和各类感染结局的报道差别很大。

(二)临床诊断

肺移植术后细菌感染的诊断,首先要判断是细菌感染还是细菌定植。细菌感染还要区分感染的部位,是血流感染还是呼吸道感染,不同部位感染的治疗方法不完全相同。最后要判断感染的严重程度,患者的症状、体征和炎症指标可帮助判断,细菌培养可定量或半定量检测细菌的数量,也是判断感染严重程度的重要参考。

1. 感染部位

1)呼吸道感染

呼吸道感染是移植后早期最常见的并发症,包括气管支气管炎、吻合口感染和肺炎,发病率和致死率均较高。肺移植术后1个月内,92%的患者发生至少1次呼吸道细菌感染,其中73%的患者发生不伴随肺炎的气管支气管炎,19%的

患者发生1次以上的肺炎。细菌感染的来源分别为供者来源、受者来源或医院内获得。研究表明，85%的肺移植术后支气管肺泡灌洗液（BALF）病原学阳性。有呼吸道感染和无呼吸道感染的患者BALF中微生物培养阳性率无统计学差别。因此，需审慎鉴别定植和感染，肺移植术后微生物学出现阳性结果必须结合患者的临床症状、支气管镜下表现来评估肺部感染。如果既往培养结果为铜绿假单胞菌，可以作为经验性抗感染策略的指导。

（1）气管支气管炎和吻合口感染。气管支气管炎的定义：微生物学标本培养阳性，胸部X线检查正常或轻度间质性渗出，符合以下2项或以上的标准：体温≥38 ℃或＜36 ℃，白细胞计数＞11×10^9/L或＜4×10^9/L，氧合指数（PaO_2/FiO_2）下降至少30%和有脓痰。吻合口感染是气管支气管炎的一种特殊类型，主要病因是吻合口缺血。气管支气管炎和吻合口感染的诊断参照《ISHLT共识》。细菌性气管支气管炎分为临床诊断和确诊两类。支气管镜下表现对诊断具有至关重要的意义。避免使用微生物阴性的气管支气管炎。微生物培养阳性时，需要注意鉴别感染与定植。

（2）肺炎：其定义和诊断分别参考《中国成人医院获得性肺炎与呼吸机相关性肺炎诊断和治疗指南（2018年版）》和《中国成人社区获得性肺炎诊断和治疗指南（2016年版）》。在取得微生物学标本时已经经验性应用抗菌药物和可能的排斥反应、PGD的存在，肺移植的患者很难完全应用标准的《医院获得性肺炎（hospital acquired pneumonia, HAP）/社区获得性肺炎（community acquired pneumonia, CAP）诊断指南》，具有肺移植术后肺炎的特征。

肺移植患者在诊断肺炎（包括细菌性肺炎）而尚未满足微生物学诊断标准时，需要确定或排除急性排斥。BALF细胞分类对细菌感染的鉴别有一定意义。如果细胞分类以中性粒细胞为主伴随细菌吞噬现象（HE染色和革兰氏染色）提示细菌性肺炎，而以淋巴细胞或嗜酸粒细胞为主提示急性排斥反应，但需除外巨细胞病毒或其他非典型病原菌。

肺炎是术后2～6个月和6个月以上最常见的细菌感染部位，其发生率分别为28%和47%。肺移植后肺炎可能反复发生。

2）血流感染

肺移植术后血流感染主要发生在术后早期，也是最危险、病死率最高的感染，主要是导管相关性血流感染和肺部感染导致的血流感染，前者与围手术期置入深静脉导管、动脉导管、脉搏指示持续心输出量（pulse indicator continous cardiac output, PiCCO）、ECMO等密切相关，治疗首先应拔除或更换导管。后者有肺部感染为基础，致病细菌通过肺小血管或毛细血管入血，手术、气管镜等操作不当也增加了细菌入血的风险,血培养可发现与痰培养、胸腔积液培养相同的细菌。无论是导管相关性血流感染还是肺部感染导致的血流感染,都会在短时间内出现感染性休克,导致患者死亡。

据报道,肺移植血流感染相关病死率为6%～25%。在2003—2012的10年间,2 257个实体器官移植病例中发生了157次院内获得性血流感染事件,病原菌主要为葡萄球菌和肠球菌(67.5%),其中肺移植抗甲氧西林金黄色葡萄球菌(methicillin resistant *Staphylococcus aureus*, MRSA)血流感染的发生率高。韩国学者研究显示,肺移植术后1个月内最常见的细菌感染是导管相关的血流感染(42%)。美国杜克大学为期6年的研究发现,肺移植患者中血流感染发生率为25%(44/176),前3位的病原菌分别为金黄色葡萄球菌、铜绿假单胞菌和假丝酵母菌。在一项北美的回顾性多中心研究中,肺移植患者的血流感染发生率为11.5%(35/305),肺部感染来源占46%,血管导管来源占41%。血流感染28 d病死率为25%(14/56),机械通气和异常的精神状态是独立的危险因素。

2. 病原学

(1)病原谱:肺移植围手术期的致病菌以院内获得性感染的细菌为主,致病菌包括革兰氏阴性菌和革兰氏阳性菌,其中以革兰氏阴性菌更为常见。围手术期常见的革兰氏阴性菌为鲍曼不动杆菌、铜绿假单胞菌、肺炎克雷伯菌、嗜麦芽窄食单胞菌;常见的革兰氏阳性菌为金黄色葡萄球菌。国外研究肺移植术后各种类型的呼吸道感染中,最常见的细菌病原是铜绿假单胞菌,呼吸机相关性肺炎(ventilator-associated pneumonia, VAP)中多药耐药性(multiple drug resistant, MDR)铜绿假单胞菌占66.7%。来自法国的一项研究发现,44%的肺移植患者在ICU发生HAP,占第一位的病原菌是肠杆菌科菌(30%),其次是铜绿假单胞菌(25%)和金黄色葡萄球菌(20%)。

我国大规模的HAP流行病学数据较少。3项对大型综合医院HAP病原学的调查结果显示,我国HAP病原谱的构成与欧美国家有很大差异,主要体现在鲍曼不动杆菌最多,占16.2%～35.8%,铜绿假单胞菌占16.9%～22.0%,金黄色葡萄球菌占8.9%～16.0%,肺炎克雷伯菌占8.3%～15.4%。

肺移植术后的病原谱随时间而改变。肺移植术后1～6个月,会出现病毒(如巨细胞病毒)和真菌的感染。6个月后细菌感染的风险下降,且以社区获得性感染为主。在肺移植患者的整个生命周期中,因持续接触医院环境,包括门诊和住院患者,以及频繁的抗生素暴露均会导致医院内相关的感染,通常患者感染的是耐药病原体。高达50%的肺移植患者将发展为闭塞性细支气管炎综合征(BOS),目前病因仍然不明确。最新研究数据显示,感染(病毒、细菌和真菌)和细菌定植是BOS的重要风险因素。

供肺阳性病原学与肺移植术后肺炎发生率和30 d病死率无关，仅有21%供肺微生物学阳性的受者发生呼吸道细菌感染，革兰氏阳性菌（主要为葡萄球菌和链球菌）和肠杆菌科是最主要的致病菌。

（2）耐药性：肺移植术后的细菌性肺炎具有多重耐药病原体感染的高风险，而细菌的耐药给治疗带来了严峻的挑战。

肺移植围手术期以HAP/VAP常见的耐药细菌为主，包括耐碳氢霉烯鲍曼不动杆菌（carbapenem-resistant *Acinetobacter baumannii*, CRAB）、耐碳氢霉烯的铜绿假单胞菌（carbapenem-resistant *Pseudomonas aeruginosa*, CRPA）、产超广谱ß－内酰胺酶（extended-spectrum b-lactamases, ESBLs）的肠杆菌科细菌、MRSA及耐碳氢霉烯的肠杆菌科细菌（carbapenem-resistant enterobacteriaceae, CRE），特别是耐碳氢霉烯的肺炎克雷伯菌（carbapenem-resistant *Klebsiella pneumoniae*, CRKP）。我国多中心细菌耐药监测网中的中国细菌耐药网（China surveillance network for bacterial resistance, CHINET）和中国院内感染的抗菌药物耐药监测（Chinese antimicrobial resistance surveillance of nosocomialinfection, CARES）数据均显示，在各种标本中CRAB的分离率高达60%～70%，CRPA的分离率为20%～40%，产ESBLs的肺炎克雷伯菌和大肠埃希菌的分离率分别为25%～35%和45%～60%，MRSA的分离率为35%～40%，CRE的分离率为5%～18%。

关于肺移植后MDR细菌感染的文章较少，其流行病学、发生率、风险因素、气道内定植、诊断策略并不确定。鲍曼不动杆菌的耐药率高，是肺移植术后感染的突出问题，感染MDR鲍曼不动杆菌的肺移植受者治疗效果差。Kovatz 等发现，肺移植术后1年内MRSA 感染占25%。Tebano 等发现，呼吸道标本中MDR 细菌占51%（90/179），广谱抗生素的暴露史、气管切开状态、ICU停留时间＞14 d是获得MDR的危险因素。不同地区病原菌分布不同，尤其MDR细菌的分布有差异。目前，我国肺移植后感染病原谱及耐药菌的数据更少，因此有待于完善我国肺移植MDR细菌的流行病学特点。中日友好医院肺移植受者中MDR的革兰氏阴性杆菌的威胁远远大于革兰氏阳性球菌，其中CRAB、CRPA和CRKP为主要的耐药菌。

供肺MDR革兰氏阴性杆菌的定植是肺移植的相对禁忌证，是否应用取决于肺移植的紧迫性和移植后是否有可治疗措施，应避免供肺的活动性感染。对所有高危受者需要进行及时、有效的抗生素治疗（供肺存在血流感染时，需在移植前24～48 h应用有效抗生素）。

受者耐药菌的定植会增加术后感染的风险,但也并非移植禁忌。及时发现携带者、接触隔离、手卫生和抗生素控制方案都是重要的防治措施,并分析分离菌株耐药的表型和基因型特征。

（3）病原学诊断:参照《HAP指南》,根据临床需要选择检测项目。最基本的病原学检测申请项目为:标本直接涂片检查,包括细菌、真菌、分枝杆菌;培养包括普通细菌、厌氧菌、真菌和分枝杆菌培养。

（三）管理和预防

1. 一般原则

目前,并没有针对肺移植术后管理的综合指南。因此,各个中心的预防抗感染措施、诊断策略和治疗方法均有差异。术前存在细菌感染的受者应予以抗感染治疗,感染控制后再行肺移植手术;术中抗感染方案要根据受者和供者已知的细菌种类和药敏结果选择;若无受者和供者的细菌种类和药敏结果,常规术中预防性抗感染方案需经验性覆盖铜绿假单胞菌、MRSA;术后应监测痰、BALF培养和血培养,提高细菌检出率;术后抗细菌感染应根据药敏试验来选择药物,配合气道廓清、呼吸康复、营养支持、脏器功能支持和免疫调节等综合治疗。

2. 抗感染策略

（1）抗菌药物选择原则。

选择抗菌药物前需了解本地区的病原学分布特点,以保证有效的感染控制,尤其是院内获得性感染高发的ICU。随着越来越多MDR细菌的出现,抗感染治疗面临更大的挑战。在选择抗菌药物方案时,应考虑以下风险因素:既往和目前的抗排异方案;既往的感染疾病史、住院史;微生物学数据和之前的抗感染方案;本地区的流行病学;确定的与病死率相关的危险因素(机械通气、血流感染和肌酐水平增高)。

我国不同地区和不同等级医院的病原学及其耐药性差别较大,可参照《我国HAP/VAP指南》。针对我国CRE尤其是CRKP流行的耐药机制是产碳青霉烯酶(主要是KPC),可选择头孢他啶/阿维巴坦。多黏菌素B主要的不良反应是肾毒性和神经毒性,后者包括神经肌肉阻滞,可出现呼吸困难,危及生命。由于术后早期的细菌性感染主要来自供肺,因此在术前评估供肺时,必须参考供者的细菌培养结果,且术中即刻送检供肺的细菌培养,以尽早获得供肺来源的细菌种类和药敏结果,指导术后治疗。

（2）吸入性抗菌药物:呼吸道细菌感染是肺移植术后最常见的部位,MDR

的肺炎克雷伯菌、鲍曼不动杆菌、铜绿假单胞菌是最常见的致病菌。因此,雾化吸入抗生素可作为联合治疗的选择。可用于雾化吸入的抗菌药物主要为阿米卡星、妥布霉素和多黏菌素。一些研究显示,雾化多黏菌素E治疗MDR革兰氏阴性杆菌引起的肺炎是有效和安全的。多黏菌素E推荐30~60 mg基质(相当于100~200万IU),溶于2~4 mL生理盐水中,每8~12 h 1次。阿米卡星推荐400 mg×2次/d或25 mg/kg×1次/d。妥布霉素推荐300 mg×1次/12 h。药物(尤其是多黏菌素E)应现用现配。

3. 不同部位细菌感染的治疗

(1)肺部感染:最常见,除抗生素联合治疗方案外,还应加强支气管镜清理气道,要谨慎操作,避免细菌入血导致血流感染。

(2)支气管感染:患者症状相对较轻,细菌毒力相对较低,感染较局限,应定期行支气管镜清理气道,避免痰液潴留导致肺不张。

(3)吻合口感染:一般以真菌感染为主,可以合并细菌感染,患者症状较轻,但治疗周期较长,需要抗细菌治疗联合抗真菌治疗。

二、肺移植术后结核分枝杆菌感染的管理和预防

分枝杆菌感染是肺移植术后严重的感染性疾病,随着对疾病诊断方法,尤其是病原学诊断的进步,临床发现肺移植术后结核分枝杆菌感染并不罕见,且发生率高于其他实体器官移植。随着肺移植受者增多及目前我国结核病防控的严峻形势,发病人群将会进一步增加。而由于肺移植患者长期抗排异药物使用,抗结核药物除导致肝、肾功能损害外,还与抗排异药代谢相互干扰,导致肺移植结核病患者疾病致死率显著高于非移植患者。同时,由于抗结核药与抗排异药物相互作用,间接使移植物丢失的发生率增高。因此,肺移植患者分枝杆菌病亟须得到临床医生的重视,需要制订规范的预防、诊疗和管理原则,以提高肺移植术后结核分枝杆菌感染诊治水平,降低疾病相关病死率。

(一)流行病学

因长期使用抗排异药物导致细胞及体液免疫功能缺陷。实体器官移植术后结核病发生率是正常人群20~74倍,病死率是正常人群10倍,高达31%。在结核病流行地区,实体器官移植术后结核病发生率是低流行地区的数倍,可达15.2%。而与其他器官相比,由于肺是开放器官,同时是结核常受累的器官,肺移植术后结核病的发生率约是其他实体器官移植的5.6倍。我国是结核病高发

地区,肺移植术后患者的结核病防控形势更为严峻。肺移植术后结核病发生的高危因素包括使用淋巴细胞清除抗体、强化的免疫抑制治疗、慢性肾功能不全、贫血、糖尿病和高龄等。

(二)诊断

肺移植术后结核感染可分为潜伏感染和活动性感染。活动性感染一般来源于3个途径:受者潜伏结核感染复燃、供者来源结核感染及新发结核感染。

1. 潜伏感染

潜伏结核感染(latent tuberculosis infection, LTBI)是由于机体在结核感染早期或治疗过程中,免疫功能将结核分枝杆菌局限于免疫保护环境(如肉芽肿)中,避免活动性结核感染的情况。LTBI在机体免疫功能低下等情况下可能发生突破,导致活动性结核感染。

2. 活动性结核

(1)受者潜伏结核感染复燃:LTBI是肺移植受者感染的主要途径之一,尤其是在结核流行区域,供-受者均面临合并LTBI可能。资料显示,LTBI复燃率在5%~15%。在免疫抑制人群,复燃率更高,且病情进展更快。对供-受者除完善胸部影像学、结核相关免疫及病原学检测外,要注意结核预防接种史、接触史等流行病学资料的收集。

(2)供者来源结核感染:肺移植术后供者来源结核感染虽不常见,但由于其常发生于肺移植术后早期(3个月内),在强化免疫抑制治疗阶段或急性排异反应治疗过程中,由于机体免疫力低下,导致供者来源结核分枝杆菌感染发生。同时,由于术后早期强化免疫抑制阶段,导致结核感染与其他细菌感染、排异反应等鉴别困难,常造成诊断及治疗的延迟。因此,供者来源结核感染病死率高于LTBI复燃。

(3)新发结核感染:由于肺移植受者长期处于免疫抑制状态,是结核感染的高危人群。在结核流行区域,由于再暴露概率高,新发结核感染同样是肺移植术后结核感染的主要形式。

3. 临床诊断

由于免疫抑制剂的使用,肺移植术后结核分枝杆菌相关的细胞免疫应答反应减弱,甚至缺失,从而导致临床症状不典型和实验室检查灵敏度降低。临床上,发热是最常见的症状,但不具有特异性,播散性较局灶性更为常见,且症状更为典型,可伴有盗汗、体力下降等。

(1)病原学检测:对于肺移植术后结核病的诊断,病原学诊断具有更为重要的意义，早期诊断和治疗可改善患者预后。但由于免疫抑制状态导致的细胞免疫应答低下，间接病原体监测方法，包括结核菌素皮肤试验（tuberculin skin tests, TST）和γ干扰素释放试验（interferon gamma release assay, IGRA）的灵敏度均受到影响，联合应用可提高阳性率，且可用于肺移植前后，仍是经典的筛查方法。供-受者出现 TST 和（或）IGRA 阳性，但无活动性结核证据，认定为存在 LTBI。直接病原学检测，包括抗酸涂片及染色、分枝杆菌液体培养、结核分枝杆菌鉴定及耐药点检测等，尤其是分子生物学方法，具有快速、灵敏度高的特点，可作为肺移植术后早期强化免疫抑制阶段常规的病原学监测应用，有助于活动性结核病的早期诊断。

（2）影像学检查：影像学检查对结核病诊断具有重要参考和补充价值。胸部 X 线检查可发现多发于上叶尖后段、下叶背段病变，病变具有多样性（可表现为渗出、增殖、纤维化和干酪性病变或混合出现），易合并空洞病变，也可合并胸腔积液、胸膜增厚等改变。但由于肺移植术后免疫抑制，结核病的影像学改变常不典型，胸部 X 线检查的诊断价值有限，CT 检查对临床判断意义更显著。一项对肺移植术后结核病胸部 CT 影像研究显示，磨玻璃影伴实变最为多见（42%）；其次为空洞及小叶中心结节/树芽征（31.5%），且上叶分布分别占比 50%和 66.6%。而在普通人群，结核病影像学检查最常见为叶段分布特点的树芽征（82%～100%），且活动性结核标志的空洞性病变高达 58%。与获得性免疫缺陷综合征（acquired immune deficiency syndrome, AIDS）患者结核感染相比，肺移植术后肺结核感染胸部影像特点与免疫抑制剂导致的免疫功能缺陷人群影像学表现类似，纵隔淋巴结增大仅占比 15.7%，远低于 AIDS 患者的 60%。该研究未观察到胸腔积液。

肺移植术后结核病的诊断需密切结合临床和影像学检查，并高度依赖于病原学诊断。此外，相比正常人群，肺移植患者由于免疫功能低下，需警惕有无合并肺外结核感染的情况，各器官结核病表现不同，受免疫抑制影响临床表现各异，需针对具体病例进行分析。

（三）预防和治疗

由于肺移植术后结核病病死率高及导致移植肺功能障碍等后果，针对肺移植术后结核病感染途径，对肺移植患者进行规范预防和积极筛查，是预防肺移植术后结核病以及降低其发生率、病死率的重要措施。

1. 高危受者预防

供-受者活动性结核病是肺捐献和移植的禁忌证。对于受者，如既往有活动性结核病史,需经过足量、足疗程正规治疗,并经过移植术前评估,临床、病原学及影像学无明确活动证据,可接受移植手术;无明确结核病史受者,术前需接受详细流行病学史调查、相关症状追述、TST、IGRA检验,有条件者可进行直接病原学检测等。对于供-受者存在LTBI的肺移植,受者围手术期需接受严格的流行病学史、用药史、接触史及病原学、影像学筛查,除外活动性结合可能;同时,进行预防性抗结核治疗,目前推荐方案为异烟肼单药。异烟肼单药预防不良反应主要是肝功能异常,患者依从性好。LTBI患者结核预防疗程从术前开始,并延续到术后9～12个月,期间因移植或其他原因中断治疗,应重新评估,除外潜伏结核活动可能。利福平作为单药预防方案所需疗程较异烟肼疗程短4个月,患者更易接受完整疗程的预防治疗。研究显示,其预防效果与长疗程异烟肼方案比较无明显差异。考虑利福平与抗排异药物的相互作用导致其在移植术后应用受限,有作者对比了LTBI肺移植受者术前异烟肼+利福平3个月,与未预防治疗受者相比,可以获得很好的预防效果,但是否优于经典方案,尚需进一步研究证实。综上,利福平可作为LTBI肺移植受者的二线预防用药。

2. 治疗

对于活动性结核受者,术前必须经过充分的抗结核治疗且有效,才能接受肺移植手术。肺移植术后治疗活动性结核,由于抗结核药物本身的不良反应,抗结核药与抗排异药(尤其是钙调蛋白酶抑制剂(CNI)及mTOR抑制剂)的相互作用明显,抗结核治疗复杂度高。对于发现早、病情不严重的患者选用不含利福霉素类的抗结核方案,可降低由于药物导致的移植排异风险。对有肺移植术后活动性结核的患者进行抗结核治疗研究显示,不含利福霉素类的抗结核方案可以有效控制结核活动及病情,利福霉素在这些患者中可作为结核分枝杆菌耐药或因药物不良反应不能耐受的替代用药,其中利福布汀与抗排异药物相互作用低,可作为治疗选择。其他新型抗结核药,如利奈唑胺等,对肺移植后结核病患者的应用尚无经验及研究。肺移植后活动性结核治疗应以联合、足量、足疗程为基本原则,肺结核疗程6～9个月,骨、关节结核疗程6～9个月,中枢神经系统结核为9～12个月,严重血行播散结核为6～9个月,但应个体化分析,与患者接受抗结核方案、疗效等综合考虑。同时,由于肺移植患者为免疫抑制人群,在无明确排异或抗结核药物不良反应不能耐受的情况下,应尽可能遵照治疗原则,不应减量或缩短治疗疗程,以免导致结核诱导耐药或潜伏后复发。

综上,肺移植患者是结核感染的高危人群,常见于术后早期,疾病相关病死率高。目前,我国是结核病高发地区,对肺移植术后结核感染的管理,预防更重于治疗,围手术期充分评估并识别高危患者、规范的预防性抗结核治疗及术后管理对结核感染的早期诊断,是降低发病率及病死率、延长患者生存时间最重要的措施。对于肺移植后活动性结核的治疗,在兼顾免疫抑制强度情况下,联合、足量和足疗程治疗是基本治疗原则。

三、肺移植术后非结核分枝杆菌感染的管理和预防

非结核分枝杆菌(non-tuberculous mycobacteria, NTM)感染常见于慢性肺病患者及免疫抑制人群,是肺移植术后较为常见的机会性致病菌感染,发病率近年有逐渐增高的趋势。肺移植术后NTM感染由于其病原谱广、药敏差异大、临床表现各异,同时抗NTM药物不良反应大、与抗排异药物相互作用多、疗程长导致患者依从性差等特点,使肺移植术后NTM感染诊断困难,与肺移植患者的病死率增高、BOS发生密切相关。与结核分枝杆菌相比,NTM致病力较弱,但对于肺移植术后NTM防治仍处于初级阶段,尚缺乏针对肺移植术后NTM感染的大规模流行病学资料和诊治指南。

(一)流行病学

流行病学资料显示,肺移植术后NTM感染可见于9%～22%的肺移植受者,显著高于其他实体器官移植受者;且随着移植术后时间,累积发病率逐渐增高,尤其是在肺移植术后5年内。近年来,随着移植免疫诱导治疗的临床应用日趋普遍,NTM感染发生率也呈升高趋势。同时,由于免疫抑制剂的广泛使用,人群NTM发病率呈上升趋势,我国结核病流行病学调查结果显示,NTM分离率由2000年的11.1%上升至2010年的22.9%。肺移植术后NTM发病率和菌种分布与当地NTM人群的流行病学特征相关。早期报道中,鸟分枝杆菌(MAC)是最为常见的菌种,占所有NTM感染的70%,其次为脓肿分枝杆菌。但近年来,脓肿分枝杆菌发病率呈增高趋势,有肺移植术后NTM队列研究显示,菌种构成分别为脓肿分枝杆菌44%,MAC 37%,戈登分枝杆菌9%,龟分枝杆菌7%。

(二)诊断

NTM可感染人体不同器官,导致不同类型疾病,肺移植术后常见感染部位是肺,还可见于淋巴组织、皮肤和软组织等,临床表现因不同部位及感染菌种不同而有所差异,播散性NTM病也较为常见。NTM感染多为肺移植术后机会性

感染,但其临床特征与其他实体器官移植不同,肺移植术后NTM感染以NTM肺病常见,发病距移植中位时间也相对较短,一篇对肺移植术后NTM感染的研究指出,发病中位时间为97 d,主要为NTM肺病。在肾移植患者,NTM播散性感染比例最高,发病中位时间为39个月。

临床上,诊断首先要区分NTM病,还是NTM定植,尤其是对于非无菌部位,如呼吸道分泌物标本,分离得到NTM,在仅有病原学证据而无对应临床和影像学等表现时,考虑存在NTM定植可能,不能诊断NTM病。关于NTM肺病诊断,在存在临床和胸部影像学表现的疑诊患者,至少2次痰标本和1次BALF、肺活检符合NTM组织病理表现+组织/痰/BALF病原学培养阳性,可诊断NTM肺病。但对于肺移植术后免疫抑制患者,尤其是在早期强化免疫抑制阶段,肺内标本分离NTM应给予相应的治疗。

1. 临床表现

NTM感染与结核分枝杆菌感染具有一定的相似性,部分临床及影像表现不易区分,需借助病原学进行鉴别诊断。

(1)NTM肺病:可导致该病的菌种较多,MAC、脓肿分枝杆菌仍是肺移植受者最常见的致病菌。NTM病原谱具有地方流行性特点,如我国南方地区MAC多见,北方地区脓肿分枝杆菌多见。临床表现特异,可有发热、咳嗽等症状,胸部CT影像可见渗出实变病灶及单发/多发薄壁空洞。

(2)NTM皮肤软组织病:肺移植术后NTM皮肤感染可见报道,但发生率不高。主要菌种包括海分枝杆菌、偶发分枝杆菌、龟分枝杆菌、脓肿分枝杆菌和溃疡分枝杆菌等。临床表现为伤口感染、伤口延期愈合,可表现为Bairnsdale溃疡、广泛性皮肤红斑、皮肤播散性和多中心结节病灶。

(3)NTM淋巴结炎:主要菌种包括鸟-胞内分枝杆菌、瘰疬分枝杆菌。临床多见于颈部淋巴结,早期多为无痛性淋巴结肿大,需与淋巴结结核及移植后淋巴组织增生性疾病相鉴别,随着疾病发展,常并发瘘管形成。临床发生率低于淋巴结结核。

(4)其他:包括NTM手术伤口感染、泌尿生殖系统感染、NTM骨病及播散性NTM感染等,在肺移植术后患者中发生率低。

2. 影像学表现

胸部CT检查在NTM肺病诊断及疗效随访中具有重要意义。NTM肺病最常见的胸部CT表现为多发结节性病变,HRCT对上述病变观察更为细致。一篇对63例NTM肺病胸部CT的研究中,将主要胸部CT表现分为小叶中心结节型(支气管播散)、淋巴管周围结节型(淋巴播散)、随机分布结节型(血行播散)、混合型和无结节型5种影像学分型,其中81%表现为结节型,31.7%可观察到纵隔淋巴结增大。在不同菌种分析中,MAC常表现为小叶中心结节型,偶然分枝杆菌常表现为随机分布型。

3. 病原学特征

（1）抗酸染色：抗酸杆菌涂片阳性仅能确定分枝杆菌,不能区分结核分枝杆菌和NTM,部分诺卡菌也可表现抗酸染色阳性；同时,涂片抗酸染色灵敏度低,菌量达到104～106个/mL时方可检出。

（2）分枝杆菌培养：灵敏度高于抗酸染色,且对于培养阳性菌,可进行菌种鉴定及部分药敏试验,对指导临床诊治具有重要作用。但分枝杆菌培养周期较长,对于重症患者,可能延误治疗时机。

（3）分子生物学方法：通过细菌的DNA序列识别实现菌种鉴定,具有灵敏度高、检验周期短、菌种鉴定准确等特点,促进了NTM快速鉴定的临床应用。这种方法大大缩短了诊断周期,有助于结核分枝杆菌与NTM的鉴别诊断,但无法提供NTM的药敏信息。

4. 病理学特征

NTM感染病理与结核分枝杆菌具有一定的相似性,均为以肉芽肿性炎症、类上皮细胞和朗格罕细胞形成为主要特点,但NTM一般无结核分枝杆菌典型的干酪样坏死改变。组织涂片齐-内染色的抗酸杆菌阳性率不高,但可借助分子病理学技术对涂片进行原位杂交试验,可将NTM鉴定至菌种。

（三）预防和治疗

1. NTM预防

NTM是一种在供水系统中普遍存在的机会性致病菌,因其极易在供水系统内大量繁殖且很难将其在水源中杀灭。因此,在医院感染预防中,做好供水消毒是主要的预防措施。尤其是对于手术患者,伤口、皮肤软组织感染,重点在于术中预防。对于住院患者,做好院内用水及医疗器械的消毒工作,包括禁止医疗器械、导管等使用自来水灌注、禁止手术室使用自来水来源的冰块等具体措施。不建议常规给予抗NTM预防用药。

2. NTM治疗

（1）肺移植术前NTM病治疗：供-受者活动性NTM肺病是肺移植禁忌证,但供者由于NTM筛查率低,NTM病诊断困难,肺移植术后供者来源NTM感染相对少见。在肺移植供者NTM感染的研究中,仅有34%的供者进行了气道分泌物抗酸染色,阳性率为1.45%。术前诊断活动性NTM病的肺移植受者,常认为是肺移植的禁忌,需在术前进行最少6个月,一般需12个月的规范化治疗后方可接受手术。但研究发现,相当比例的肺移植受者在接受移植前,由于病情进展而无法等待疗程结束。多数研究在患者接受至少3个月的规范化抗NTM治疗后接受手术。研究结论也指出经过合理规范的围手术期和桥接治疗,可以获得较好的预后和生存。即使经过12个月规范抗NTM治疗受者,若手术切除肺发现有NTM相关肉芽肿性、钙化性或坏死性病变的,为防止复发,需接受至少3个月新型大环内酯类药物(如阿奇霉素500 mg/d)治疗。

(2)肺移植术后NTM病治疗:治疗原则是多药联合的长疗程治疗。

对于术后切除肺发现有肉芽肿性、钙化性或坏死性病变,高度怀疑NTM病的受者,应在术后采集肺部标本,如BALF进行分子生物学方法检测。如PCR结果阴性,为防止术后NTM复发,建议接受新型大环内酯类药物治疗至少3个月;如PCR结果阳性,给予治疗用药,根据患者的临床情况,药物耐受及药物的相互作用,进行2~3种药物联合抗NTM治疗,疗程3~6个月后评估病情,视临床情况调整用药。

肺移植术后新发NTM病受者必须接受规范化抗的NTM治疗,达到治愈和预防复发的作用。不同NTM菌种,抗NTM药物选择不同,疗程需要结合菌种、感染部位及不同临床表现,选择合理用药方案。一般疗程分强化期和巩固期,如临床考虑为普通感染,疗程可6~12个月,前3~6个月(至少3个月)为强化期,选择2~3种药物联合治疗,后续巩固期选择1~2种药物治疗;对于严重肺移植术后NTM病,强化期疗程可达6~12个月,巩固期为12~18个月,对于脓肿分枝杆菌感染,常表现为皮肤软组织感染、伤口长期不愈合,强化期可达12个月。其中,强化治疗期因药物种类多及相互作用影响较大、消化道等不良反应发生率高、巩固期疗程长,均是导致患者中断治疗的原因。

(3)抗NTM药物。

抗NTM药物主要包括以下7类。① 新型大环内酯:阿奇霉素、克拉霉素;② 喹诺酮:莫西沙星、环丙沙星、加替沙星、左氧氟沙星等;③ 利福霉素:利福平、利福布汀;④ 乙胺丁醇;⑤ 氨基糖苷:链霉素、阿米卡星、妥布霉素;⑥ 头孢西丁;⑦ 其他:包括四环素类(米诺环素、多西环素)、碳青霉烯类(亚胺培南)、新型抗生素(替加环素、利奈唑胺)等。

抗NTM药物选择最主要结合不同NTM菌种药敏进行选择,其中,大环内酯类是基础用药。有研究指出,在肺移植术后脓肿分枝杆菌患者治疗强化期,有高达73%的患者因各种原因出现药物治疗中断或调整,所以,在药物选择同时需兼顾与抗排异药物相互作用(如利福霉素类显著降低CNI类抗排异药血药浓度,其中利福布汀相互作用最低可作为首选,大环内酯类可轻度升高CNI类抗排异药浓度等)及患者长期使用的药物耐受性,综合选择治疗方案,提高患者用药依从性,达到规范足疗程治疗的目的,降低远期复发率。

综上,NTM感染是肺移植术后机会性感染,临床并不罕见,且发病率呈增高趋势,随着微生物诊断手段的进步,临床诊断率逐步提高。因NTM感染有容易复发等特点,肺移植术后NTM感染的管理包括控制NTM感染源、强化移植前受者NTM病治疗和术后监测预防,以及联合足疗程规范化治疗。

第十一节　肺移植术后真菌感染的预防和处理

王晓华,余荷,巨春蓉

目前,肺移植领域发展较快,肺移植例数虽然快速增长,但是和肝、肾等其他实体器官移植(solid organ transplantation, SOT)相比,肺移植术后受者的生存率仍不理想。其中,感染是术后早期死亡的首位原因,其中侵袭性真菌感染(invasive fungi infection, IFI)的病死率高于细菌及病毒感染。与IFI相关的高病死率促进了中心各自的抗真菌预防策略的实施。ISHLT感染理事会已委托召集该领域的国际和多学科专家委员会来解决这一问题。

侵袭性真菌病(invasive fungal disease, IFD)是指真菌侵入人体,在组织、器官或血液中生长、繁殖,并导致炎症反应及组织损伤的疾病。在肺移植及心肺移植受者中,IFD已成为术后死亡的重要原因。2009年,中华医学会实体器官移植学分会结合我国移植受者的临床特点,参考国内外相关指南,制订了《实体器官移植患者侵袭性真菌感染的诊断和治疗指南》,并于2017年进行修订。近年来,随着诊断和治疗水平的不断提高,对于SOT受者的IFD预防、评估和治疗方面均取得了长足的进步。然而,由于新型免疫抑制剂及不断更新的预防策略的应用,SOT术后真菌感染的模式发生了显著的变化。真菌耐药性的出现,导致标准化抗真菌治疗效果越来越不明显,大大增加了临床治疗的难度,严重影响了受者的预后。而肺通过气道直接与外界相通,作为对外开放的器官,时刻暴露于真菌孢子等多种病原体。因此,作为免疫缺陷患者,移植受者IFD的风险显著高于其他SOT受者。另外,感染还可能具有免疫相互作用,其在急性排斥和慢性同种异体移植肺功能障碍中起作用。因此，中华医学会肺移植学分会结合近期的国内外临床证据，并参考2013年中国侵袭性真菌感染工作组的制订的《血液病/恶性肿瘤患者侵袭性真菌病的诊断标准与治疗原则（第四次修订版）》、美国感染性疾病学会（Infectious Diseases Society of America, IDSA）2016年制订的《假丝酵母菌感染临床实践指南》、2010年《隐球菌感染临床实践指南》、2016年《曲霉感染临床实践指南》、2014年欧洲临床微生物与感染性疾病学会制订的《实体器官移植受者中侵袭性真菌感染》、2008年欧洲癌症研究和治疗组织/侵袭性真菌感染协作组/美国国立变态反应和感染病研究院真菌病研究组（European Organization for Research and Treatment of Cancer/Invasive Fungal Infections Cooperative Group and by the National Institute of Allergy and Infectious Diseases Mycoses Study Group, EORTC/MSG）制订的《侵袭性真菌病修订定义》等文件，在2019年版《器官移植受者侵袭性真菌病临床诊疗规范》的基础上制订本规范，以期为肺移植及心肺移植学科的同道提供帮助。

在本《规范》中，以术语"IFD"代替了此前的"IFI"。"感染"着重描述的是病原菌与宿主的一种共存状态，而"病"描述的则是病原菌在体内侵袭、繁殖造成器官组织损伤的病理学现象，更能反映一种机体的发病状态。

一、肺移植受者IFD的流行病学特点

1. 发生IFD的重要致病菌及发生率

国内及欧美流行病学研究显示，肺移植及心肺移植受者IFD的发生率与肝、肾等其他SOT受者不同；同时，也因受到免疫抑制程度、各移植中心的环境以及预防性药物的使用情况等因素的差异而不尽相同。国际多中心、大样本、前瞻性临床研究显示，其他SOT受者术后IFD病原体以假丝酵母菌最多见，而且多发生在术后早期，而肺移植后IFD最常见的病原体是曲霉属（占44%，最常见的是烟曲霉），假丝酵母菌属（占23%，最常见的是白假丝酵母菌）和其他真菌，如丝孢菌属（赛多孢菌属）（占20%）。在无预防时，耶氏肺孢子菌感染的发病率达15%，但随着预防策略的广泛应用，发病率已显著下降。多数IFD发生在肺移植后前3～12个月。曲霉属是全球普遍存在的腐生霉菌，存在于土壤、灰尘、水和食物中，在死亡和腐烂的环境物质中特别常见。人类感染的主要途径是通过吸入这些分生孢子，然后沉积在肺部的气道或肺泡中。曲霉菌属导致的感染谱变异较多。侵袭性曲霉菌病（invasive aspergillosis, IA）发生于3%～15%的患者，而58%的这类感染为气管支气管炎或支气管吻合口感染，

32%为侵袭性肺曲霉病(invasive pulmonary aspergillosis, IPA),22%为弥漫性感染伴肺外累及。烟曲霉是曲霉菌感染的主要致病因子,占76.4%,其次为黄曲霉(11.8%)和土曲霉(11.8%)。假丝酵母菌属感染常引起真菌血症、纵隔炎和胸腔感染。新型隐球菌、荚膜组织胞质菌和粗球孢子菌引起肺炎,倾向于播散到其他器官系统,包括脑。耶氏肺孢子菌通常会引发肺炎。除此类已明确的病原体外,最近几年出现的少见真菌包括根霉菌(Rhizopus)、毛霉菌(Mucor)、根毛霉(Rhizomucor)、小克银汉霉(Cunninghamella)、赛多孢菌、镰孢菌(Fusarium)、拟青霉(Paecilomyces)、帚霉菌(Scopulariopsis)、枝顶孢菌(Acremonium)、木霉(Trichoderma)等。这些占大约27%的真菌感染,更容易为播散性,预后更差。在这些少见的真菌中,毛霉病的发病率显著低于曲霉病。但是,与其他SOT受者相比,肺移植受者中肺毛霉菌病更常见。然而,区分定植和感染可能很困难。研究显示:在95例肺移植受者的支气管肺泡灌洗液(BALF)中分离出非曲霉菌,只有1例可能与侵袭性毛霉病(invasive mucormycosis)有关。对肺移植受者回顾性研究显示,大多数患者可能是毛霉定植,30%的"定植"患者被治疗;在92%的"定植"患者中,进一步分离物显示毛霉菌阴性。在囊性纤维化(CF)的移植受者中,赛多孢子菌属倾向于定植呼吸道,并可能与支气管或肺部感染有关。但是,对于患有严重CD4淋巴细胞减少症($< 100 \times 10^6/L$)的肺移植受者,赛多孢菌导致的肺炎和真菌血症/播散的发生率显著升高。国际上,有多个肺移植受者播散性赛多孢子菌病导致死亡的病例报道。

总体而言,上述任何一种侵袭性真菌感染不仅通过直接和间接途径影响移植肺的功能,而且显著增加移植受者的病死率。研究显示:真菌性气管支气管炎患者的病死率高达25%,而侵袭性肺曲霉病患者的病死率高达80%。随着更有效抗真菌药物的使用,此类患者的病死率下降。目前,肺移植受者IFD 3个月的总体病死率高达22%,而1年病死率高达44%。

2. 真菌定植的发生率及特点

在术前等待肺移植的患者中,关于真菌定植的所有信息都来自观察性研究,其中大多数来自单中心。因此,对等待接受肺移植的患者中真菌定植确切患病率的可信度是有限的。在所有系列中,CF人群的存在极大地增加了肺移植受者的真菌定植率:CF受者真菌定植率为42%~76%。相比之下,非CF患者的真菌定植率为21%~40%。病原体方面,曲霉是最常见的定植菌;其中,烟曲霉最常见(59%),其次是黄曲霉(35%)。在移植第1年内近1/3的患者发生曲霉定植。曲霉菌定植的重要性依赖于进展为侵袭性肺病的潜力,尽管大多数曲霉定植的病例不发生IA。重要的是,曲霉菌定植也可能是闭塞性细支气管炎综合征

（BOS）的风险因素。由于CF患者痰多，相关数据在此人群中较为信实。关于非CF人群的数据很少，研究报告患病率≤52%。然而，CF在中国属于少见病甚至是罕见病，缺乏相关的数据；但是在中国的患者中，支气管扩张合并感染与CF患者相似，这其中的小部分人群可能属于CF患者。因此，针对这部分人群，可以借鉴CF患者的数据。

3. 发生IFD的风险因素

肺移植受者IFD的风险因素既不同于普通人群，也不完全同于其他SOT受者，其高危因素主要包括以下几点。① 肺移植及心肺联合移植术后长期、大剂量免疫抑制剂的使用是发生IFD的首要高危因素。② 肺作为一个与外界相通的开放性器官，直接暴露于空气中的真菌孢子。因此，其IFD的发生率显著高于其他脏器。③ 肺移植及心肺联合移植手术过程中的暴露、术后来源于供者肺及气道的病原体均是受者感染的主要感染源之一。④ 手术本身对气道黏膜屏障的破坏、气道黏膜肿胀、吻合口水肿，使气道分泌物引流不畅，而气道分泌物本身就是真菌良好的培养基。⑤ 疼痛刺激、神经受损等多种因素，使受者咳嗽、咳痰能力下降，痰液引流不畅，痰液作为细菌良好的培养基，引流不畅即可导致肺部感染发生率显著增加。⑥ 手术使得相应的神经组织如膈神经、迷走神经和喉返神经等受到一定损伤，气道纤毛的摆动能力显著下降、对黏液和病原微生物的清除能力下降等多种因素，使得肺移植术后肺部感染的发生率更高。⑦ 移植相关的医疗技术、不同的环境、受者人群原发病类型等特殊风险因素（支气管扩张合并感染等受者人群、术前真菌的定植等）的存在，构成了肺移植及心肺联合移植受者不同于其他SOT群体IFD易感性的特点。

肺移植受者术前曲霉定植及术后曲霉感染的发生率显著高于其他真菌。因此，对于肺移植术后IFD的风险因素的研究较为透彻。对于肺移植及心肺移植受者术后发生曲霉感染的高危因素，除了上述因素之外，还包括以下主要几点：① 既往有曲霉定植；② 鼻窦等肺外曲霉感染；③ 取出肺后发现曲霉感染；④ 单肺移植患者；⑤ 巨细胞病毒（CMV）既往感染或新发感染者；⑥ 气道病变（包括气道吻合口狭窄、缺血、软化、坏死或瘘形成等）。

二、肺移植/心肺联合移植受者IFD的诊断

鉴于我国目前没有肺移植相关的IFD大规模循证医学资料，诊断标准参照欧洲EORTC/MSG联合发布的IFI修订定义，并参考我国相关指南中所推荐的诊断标准和治疗方法，沿用分层诊断体系，以宿主因素、临床特征和微生物学或组

织感染真菌病理学依据3项指标为诊断要素,保留了原有的确诊(proven)、临床诊断(probable)和拟诊(possible),增加了未确定(undefined)诊断。肺移植受者IFD具体诊断依据见表6-11-1。

表6-11-1 临床诊断IFD的依据

项目	诊 断 依 据
宿主因素	1. 近期中性粒细胞缺乏(中性粒细胞计数＜500×10^6/L)并持续10 d以上 2. 肺移植受者 3. 应用糖皮质激素超过3周[0.3 mg/(kg·d)以上,变应性支气管肺曲霉病除外] 4. 90 d内应用过抗T淋巴细胞制剂如抗淋巴细胞免疫球蛋白、阿仑单抗等 5. 侵袭性真菌感染病史 6. 受者原发病为CF或支气管扩张合并感染者 7. 受者患有遗传性免疫缺陷(如慢性肉芽肿或联合免疫缺陷病)
临床标准	1. 肺真菌病。CT检查至少存在以下3项之一:① 致密、边界清楚的病变,伴或不伴晕征;② 空气新月征;③ 空洞 2. 气道真菌病。支气管镜检发现以下表现:气管和支气管溃疡、结节、伪膜、斑块或结痂 3. 鼻窦真菌病。至少符合以下1项:① 局部出现急性疼痛(包括放射至眼部的疼痛);② 鼻部溃疡伴黑痂;③ 从鼻窦侵蚀骨质,包括扩散至颅内 4. 中枢神经系统真菌病。符合以下至少1项:① 影像检查提示局灶性病变;② MRI或CT检查提示脑膜强化 5. 播散性假丝酵母菌病。此前2周内出现假丝酵母菌血症,并伴有以下至少1项:① 肝或脾牛眼征;② 眼科检查提示进展性视网膜渗出
微生物学标准	1. 直接检查(细胞学、直接镜检或培养):① 在痰、BLAF、支气管刷取物、窦吸取物中发现至少以下1项提示曲霉感染,即发现真菌成分显示为曲霉或培养提示曲霉;② 痰或BLAF经培养新型隐球菌阳性或经直接镜检、细胞学检查发现隐球菌 2. 间接检查(检测抗原或细胞壁成分):① 曲霉:血浆、血清、BLAF或脑脊液检测半乳甘露聚糖抗原阳性;② IFD(隐球菌病、接合菌病除外),血清1,3-β-D-葡聚糖检测阳性 3. 血浆、血清、BLAF检测隐球菌荚膜多糖抗原阳性

1. 确诊

(1)深部组织真菌感染:至少符合1项宿主因素、1项临床标准、1项微生物学标准和1项病理学诊断依据。① 霉菌:相关组织存在损害时(镜下可见或影像学证据确凿),在针吸或活检取得的组织中,采用组织化学或细胞化学方法检获菌丝或球形体(非酵母菌的丝状真菌);或在通常无菌而临床表现或放射学检查支持存在感染的部位,在无菌术下取得的标本,其培养结果呈阳性。② 酵母菌：从非黏膜组织采用针吸或活检取得标本，通过组织化学或细胞化学方法检获酵母菌细胞和（或）假菌丝；或在通常无菌而临床表现或放射学检查支持存在感染的部位（不包括尿道、鼻旁窦和黏膜组织），在无菌术下取得的标本，其培养结果呈阳性；或脑脊液经镜检（印度墨汁或黏蛋白卡红染色）发现隐球菌或抗原反应呈阳性。③ 肺孢子菌：肺组织标本染色、BLAF或痰液中发现肺孢子菌包囊、滋养体或囊内小体。

（2）真菌血症：① 血液真菌培养出现或获得霉菌（不包括曲霉属和除马尔尼菲青霉的其他青霉属）、假丝酵母菌或其他酵母菌阳性；② 同时，临床症状及体征符合相关致病菌的感染。

2. 临床诊断

至少符合1项宿主因素、1项临床标准和1项微生物学标准。

3. 拟诊

至少符合1项宿主因素、1项临床标准，缺乏微生物学标准。

4. 未确定

至少符合1项宿主因素，临床证据及微生物结果不符合确诊、临床诊断及拟诊IFD的标准。

肺移植术后IFD诊断推荐意见如下：① 确诊IFD需要得到来自正常无菌部位或感染部位标本培养出的微生物学证据（Ⅰ-B）。② 血培养酵母菌或酵母样菌（毛孢子菌属和镰刀菌属）结果阳性，可以考虑诊断IFD（Ⅰ-B）。③ 鉴别真菌菌株的种类对于选择抗真菌治疗方案，预测受者预后至关重要（Ⅰ-A）。④ BLAF半乳甘露聚糖抗原检测可用于IA的诊断，在条件允许时应尽量检测（Ⅰ-B）。⑤ 怀疑IPA时，推荐做高分辨率胸部CT检查，其敏感度高于胸部X线检查（Ⅰ-B）。⑥ 血清或脑脊液隐球菌抗原检测和血、尿培养阳性是隐球菌感染的主要确诊手段（Ⅰ-B）。⑦ 检测隐球菌感染，磁共振成像（MRI）检查的敏感度高于CT检查（Ⅰ-B）。

成人心肺移植受者曲霉病诊断建议如**表6-11-2**所示。

表6-11-2　成人心肺移植受者曲霉病诊断建议总结

建　　议	推荐等级	证据水平	适用于心脏移植	适用于肺移植
血清GM不应被用于IA诊断	Ⅰ	C	√	√
BAL-GM可被用于IA诊断	Ⅰ	B	√	√

续 表

建 议	推荐等级	证据水平	适用于心脏移植	适用于肺移植
BAL-GM阳性最佳临界值未知 使用1.0的临界值会增加特异性 使用0.5的临界值可优化灵敏度但可能出现假阳性,因此应谨慎解释结果	I	B	√	√
BAL-GM可用于区分定植和IFD	I	C		√
BAL-GM可用于移植中心,由常规预防转为先发治疗	II	C		√
不建议常规使用BAL-PCR	II	C	√	√
BAL-PCR应仅与其他真菌诊断方式(如,胸部CT检查、BAL-GM、培养)联合用以诊断IA	II	C	√	√
不建议使用BAL-BDG	III	B	√	√
只有2个典型的影像学特点:① 移植后早期(3个月内)出现树芽状结节和支气管壁增厚;② 移植后晚期(>1年)出现肺实质结节	II	C		√

注 BAL:支气管肺泡灌洗;BDG:β-D-葡聚糖;CT:计算机断层扫描;GM:半乳甘露聚糖;IA:侵袭性曲霉病;IFD:侵袭性真菌病;PCR:聚合酶链反应。

三、介入肺病学在肺移植受者IFD中的作用

近年来,由于下呼吸道耐药病原感染患病率增加,加之疑难病与呼吸危重症在诊断层面的迫切需求,促进了诊断性介入肺病学的蓬勃发展,使介入诊断能力成为评价一个呼吸或肿瘤中心综合实力的重要参考,并带动一批新技术设备应用于临床。作为诊断性介入肺病学"实时伴随技术"的快速现场评价(rapid on-site evaluation, ROSE)技术也获得前所未有的关注和发展。在诊断性介入肺病学操作中,ROSE是一项实时伴随于取材过程的快速细胞学判读技术。靶部位取材时,在基本不损失组织标本的前提下,将部分取材印涂于玻片,制成细胞学片基,迅速染色并以专用显微镜综合临床信息立即判读。其判读内容包括:细胞形态、分类、计数、构成比、排列、相互关系、背景及外来物分析。作为一种细胞学载体,ROSE具备相应功能,包括:评价取材满意度、实时指导介入操作手段

与方式、形成初步诊断或缩窄鉴别诊断范围、优化靶部位标本进一步处理方案、结合全部临床信息与细胞学背景进行病情分析与转归预判。加上呼吸危重症救治中对微生物病原学结果的急切需求，使ROSE技术几乎成为欧美现代化介入肺病诊疗中心的"标配"。

ROSE不完全是"看到病原微生物本身"在部分真菌（如曲霉、隐球菌、肺孢子菌及假丝酵母菌）感染，ROSE可根据微生物形态学直接判读其感染病原体；而对其他多数感染性疾病如结核病，ROSE判读应结合临床信息根据细胞学背景进行。ROSE不仅是实时病情分析，还可辅助进行病情发展（疾病转归）预判。

ROSE包括细胞学评价（cytological ROSE, C-ROSE）和微生物学评价（microbiological ROSE, M-ROSE）。M-ROSE的主要目的是：提供部分微生物病原的形态学依据。如假丝酵母菌属的属间鉴别、曲霉属的属间鉴别、耶氏肺孢子菌、其他类型的真菌、球菌和杆菌的形态学、中性粒细胞球菌和杆菌的细菌吞噬现象。提供细胞分类与计数及其比例等精确的细胞学背景。

呼吸ICU建立起来后，如何获得真正的感染致病原是困扰呼吸科与感染科医生的一大问题。痰培养的临床意义日趋受到弱化，呼吸ICU往往需要通过气管镜来采集真正意义上含有感染源的标本。M-ROSE优势还体现在微生物形态学和中性粒细胞、巨噬细胞或淋巴细胞吞噬细菌这两大方面，而且它可以提供明确的细胞学背景。M-ROSE对于真菌（尤其是处于菌丝时相的真菌）的确认相对容易，而且具有极高的灵敏度与特异性。这些容易确认的真菌包括隐球菌、芽生菌、组织胞质菌、青霉菌和耶氏肺孢子菌。

介入肺病学作为一种依靠先进、安全的诊断和治疗程序在肺部感染诊断方面发挥着重要作用。传统病原微生物检测技术如涂片和培养都相对不敏感，且检验过程耗时较长；组织病理学是诊断IFI的"金标准"，然而它需要时间。测序技术和生物信息学的快速发展使病原微生物宏基因组测序技术（microbial metagenomics sequencing, mMGS）不断成熟，mMGS仅需从样品中直接获取少量遗传物质并进行测序，通过将测序读数与准确的参考基因组数据库联系起来即可鉴定病原体。但是，目前的测序技术在真菌的检测方面，由于受到技术的影响，结果不尽理想。

四、肺移植受者IFD的预防

鉴于肺移植受者发生IFD的高危因素的特殊性，一旦发生IFD，病情进展迅速,不但影响移植物功能,还可严重威胁受者的生命。由于目前临床上缺少快速、特异的诊断手段,为降低IFD的发病率和病死率,对肺移植受者采取合理的预防措施,达到保护移植物功能良好和受者长期存活的目的,同时还可以节省医疗费用。

1. 一般预防

① 优化手术和免疫抑制治疗方案;② 减少不必要的侵入性操作,尽早拔除留置导管,缩短静脉通道保留时间等;③ 严格控制医院内和医院外的环境因素;④ 无论是院内还是院外,应注意环境防护,避免解除绿色植物、鲜花、潮湿的土壤、禁忌园丁园艺活动,以减少真菌孢子的暴露及吸入。

2. 靶向预防

靶向预防是肺移植受者出现了某些特定情况时所采取的具有针对性的防范措施,肺移植受者预防药物的选择应根据移植器官的特性,选用与免疫抑制剂相互作用小、安全、高效和低毒的药物。推荐意见如下(表6-11-3):

(1) 在特定的时期,例如围手术期、大剂量免疫抑制剂使用阶段等,予以相应的药物治疗预防(I-C)。

(2) 中国公民逝世后器官捐献供肺移植受者常规应用抗真菌药物进行预防治疗,包括采用复方磺胺甲噁唑预防耶氏肺孢子菌性肺炎(I-A)。

(3) 对于存在高危因素的肺移植受者,应使用局部和(或)系统性抗真菌药物进行预防(I-B);局部用药主要以雾化两性霉素B,后者主要包括唑类药物(I-B)。

表6-11-3 心肺移植受者IFD预防建议总结

建 议	推荐等级	证据水平	适用于心脏移植	适用于肺移植
所有分离到曲霉并且正在考虑移植的患者应进一步检查以确认精确的感染类别(例如,曲菌球、定植、ABPA)	I	C		√
在考虑移植的潜在受者,霉菌气道定植可以不治疗	I	C		√
移植前曲霉在任何部位的定植均应在移植后早期接受普遍预防	I	C		√
肺内曲菌球的存在应谨慎评估移植时机及选择手术方式	I	C		√

续　表

建　议	推荐等级	证据水平	适用于心脏移植	适用于肺移植
所有被认为适合移植的曲霉病患者应该在移植前开始抗真菌治疗,并在移植后继续治疗	I	C		√
任何移植中心使用普遍预防或靶向预防的决定应取决于当地的流行病学特点、移植后时间、真菌诊断的能力	II	B		√
常规环境预防和避免真菌孢子的暴露均适用于任何一个移植中心	II	B		√
根据当地的流行病学特点,应在移植后早期(2周内)考虑用对假丝酵母菌有全身活性的药物进行常规预防	II	B		√
在移植后早期(即前2周内),应该使用抗真菌活性的常规预防或抢先治疗	II	B		√
如果使用抢先治疗策略,应该联合 BALF-GM监控和TDM	II	C		√

注　ABPA:过敏性支气管肺曲霉病;BAL:支气管肺泡灌洗;IFD:侵袭性真菌病;NAMB:雾化两性霉素B;PE:先发治疗;TDM:治疗药物监测。

　　肺移植术后,真菌感染的主要病原体为曲霉。因此,针对曲霉,《IDSA指南》给出了相应的预防药物建议(表6-11-4)。剂量方面,泊沙康唑口服悬浮液200 mg×3次/d,口服片剂第1天300 mg ×2次,之后300 mg×1次/d;静脉用药第1天300 mg ×2次,之后300 mg×1次/d。伏立康唑第1天6 mg/kg×1次/12 h,之后4 mg/kg。

表6-11-4　成人肺移植受者曲霉病预防用药建议

药　物	证　据　等　级
泊沙康唑	强推荐;高级别证据
伊曲康唑	强推荐;中级别证据
伏立康唑	强推荐;中级别证据
卡泊芬净	弱推荐;低级别证据
米卡芬净	弱推荐;低级别证据

五、肺移植受者IFD的治疗

肺移植受者IFD的治疗分为拟诊治疗、临床诊断治疗、确诊治疗及加强治疗4级。IFD病情进展迅速,而肺移植受者由于免疫功能低下,其临床特征表现滞后,抗体反应迟缓,故应重视拟诊治疗和临床诊断治疗。

(一)肺移植受者IFD的治疗级别

1.拟诊治疗

又称经验治疗。当诊断证据不足、又高度怀疑IFD时,为避免不必要的致命性并发症,降低病死率,在充分、全面衡量移植受者的整体状况后,可以根据以往的经验给予受者适当抗真菌治疗。

2.临床诊断治疗

又称先发治疗。针对临床有宿主因素、环境因素或临床特点的高危移植受者进行连续监测(影像学和微生物学相关项目),发现阳性结果立即开始抗真菌治疗,以避免因免疫反应低下延误诊断和治疗,同时避免经验治疗带来的用药过度和滥用。

3.确诊治疗

又称为目标治疗,是针对明确的真菌种类选择抗真菌药物进行特异性抗真菌治疗。

4.加强治疗

严重肺部真菌病常可危及受者的生命,需加强治疗。如发生低氧血症,应转入ICU,立即减少或停用霉酚酸(MPA)类和钙调磷酸酶抑制剂(CNI)类药物,尽早采取积极措施,包括面罩吸氧、呼吸机支持、特异性抗真菌治疗等。

(二)肺移植IFD抗真菌治疗药物

目前,临床应用的抗真菌药物有多烯类、三唑类、棘白菌素类和氟胞嘧啶,各类药物的适应证、常用剂量和疗程详见表6-11-5。选择抗真菌药物应充分考虑用药的安全性(表6-11-6)、药物之间的相互作用(表6-11-7)及特殊情况下药物剂量的调整(表6-11-8)。

(三)不同类型真菌病的特异性治疗

1.侵袭性假丝酵母菌病

(1)血流感染:① 非中性粒细胞减少患者,推荐使用棘白菌素类药物进行初始治疗（卡泊芬净：负荷剂量 70 mg × 50 mg/d；米卡芬净：100 mg/d），也可以考虑使用两性霉素 B 脂质体，不过要考虑其肾毒性（Ⅰ-C）。② 对于病情不重、没有氟康唑耐药株出现的非中性粒细胞减少患者，可以选择氟康唑［静脉注射或口服，负荷剂量 800 mg 或 12 mg/kg，400 mg/d 或 6 mg/（kg·d）］作为棘白菌素类药物的替代治疗（Ⅰ-A）。③ 肺移植受者不常出现中性粒细胞减少，在这类患者中一旦出现假丝酵母菌血症，需要强制使用棘白菌素类药物或两性霉素 B 脂质体进行治疗（Ⅰ-B）。④ 必须每天至少进行 1 次血培养，连续 2 次以上培养结果为阴性，才能确认假丝酵母菌血症治愈（Ⅰ-C）。⑤ 单纯性假丝酵母菌血症，确认治愈后再治疗 14 d，对于病情复杂的患者则需要更长的时间（Ⅰ-C）。

（2）肺部假丝酵母菌感染：肺内原发性假丝酵母菌感染罕见，除非患者免疫功能特别低下，同时合并存在吻合口假丝酵母菌感染，而后蔓延至肺内。而大多数假丝酵母菌感染主要由于血流感染继发，也常见于免疫功能特别低下者。治疗原则同血流感染。

（3）肺移植出现吻合口、气管支气管假丝酵母菌感染的患者，推荐使用雾化两性霉素 B 脂质体 25 mg，每周 3 次，同时反复使用支气管镜清除杂物（Ⅰ-C）。

（4）假丝酵母菌心内膜炎患者，无论是原发还是人工瓣膜，均推荐 1 周内（甚至更早）进行手术治疗（Ⅰ-B）。

2. 侵袭性曲霉病

（1）对于肺移植受者，在高度可疑 IA 时，应早期进行抗真菌治疗（Ⅰ-C）。

（2）根据不同的移植后时间、受者的免疫状态、受者原发病类型、既往是否有曲霉定植及所使用的免疫抑制剂，抗菌治疗应高度个体化（Ⅰ-C）。

（3）推荐伏立康唑或两性霉素 B 脂质体作为初始治疗（Ⅰ-C）。伏立康唑的初始剂量，应该参考患者的基因代谢型，适当减少剂量。具体经验性剂量调整，参考表 6-11-8。

（4）对于病情危重的患者，推荐伏立康唑注射给药，以保证生物利用度；对于肾功能受损或病情稳定的患者，可口服给药，并推荐监测血浆浓度保持在 2～4 mg/L（Ⅰ-B）。用药过程中注意肝毒性的监测并注意其与免疫抑制剂的相互作用（Ⅰ-C）。

（5）如患者无法用伏立康唑（如肝毒性、严重的药物相互作用、无法耐受及对三唑类过敏等），则推荐使用两性霉素 B 脂质体（Ⅰ-C）。

（6）如果病情严重（肺炎或播散性疾病），在保证伏立康唑有效浓度的基础上，可选用伏立康唑加卡泊芬净联合治疗（Ⅰ-C）。

（7）对于单药初始治疗失败的患者，强烈推荐采用抗真菌药物联合治疗（Ⅰ-C）。

（8）应根据临床表现和高解析度增强 CT 检查定期监测治疗效果（Ⅰ-C）。

表6-11-5 各类抗真菌药物的抗菌谱、适应证、常用剂量及疗程

抗真菌药物	抗菌谱	适应证	常用剂量	疗程
多烯类				
两性霉素B	白色假丝酵母菌++ 光滑假丝酵母菌+ 近平滑假丝酵母菌++ 热带假丝酵母菌++ 克柔假丝酵母菌++ 烟曲霉+ 新生隐球菌++ 毛霉++	适用于敏感真菌所致的侵袭性真菌感染且病情呈进行性发展者,如败血症、心内膜炎、脑膜炎(隐球菌)、腹腔感染(包括与透析相关者)、肺部感染、尿路感染和眼内炎等	先试给1~5mg,每5mg/d逐渐增加,当增至每次0.6~0.7mg/kg时即可暂停增加剂量	疗程1~3个月,也可长至6个月,视病情及疾病种类而定
两性霉素B脂质体	同上	同上	维持剂量为3~5mg/(kg·d),从小剂量开始逐渐增量	疗程视病种病情而定
三唑类				
氟康唑	白色假丝酵母菌++ 光滑假丝酵母菌+ 近平滑假丝酵母菌++ 热带假丝酵母菌++ 新生隐球菌++	全身性假丝酵母菌病	第1天400mg,以后200mg/d	视临床反应而定
		隐球菌病	第1天400mg,以后200~400mg/d	视临床及真菌学反应而定;隐球菌性脑膜炎治疗期为脑脊液检查转阴后再持续6~8周

续　表

抗真菌药物	抗　菌　谱	适　应　证	常　用　剂　量	疗　程
氟康唑		黏膜假丝酵母菌病	建议首剂 200 mg/d，以后 100 mg/d	口咽部感染为 7～14 d；食管、支气管、肺部、尿道感染等为 14～30 d
		免疫功能正常者的地方性深部真菌病，球孢子菌病，类球孢子菌病，孢子丝菌病和组织胞质菌病	第 1 天 400 mg，以后 200 mg/d	视临床反应而定
伊曲康唑	白假丝酵母菌++ 光滑假丝酵母菌+ 近平滑假丝酵母菌++ 热带假丝酵母菌++ 克柔假丝酵母菌+ 烟曲霉+ 新生隐球菌++	曲霉病、假丝酵母菌病、隐球菌病和组织胞质菌病	第 1～2 天每天 2 次，第 3～14 天每天 1 次；每次 200 mg 静脉滴注；之后口服序贯，200 mg，2 次/d	直至具有临床意义的中性粒细胞减少症消除
伏立康唑	白假丝酵母菌++ 光滑假丝酵母菌++ 近平滑假丝酵母菌++ 热带假丝酵母菌++ 克柔假丝酵母菌++ 烟曲霉++ 新生隐球菌++	侵袭性曲霉病；非中性粒细胞减少者的假丝酵母菌血症；对氟康唑耐药的假丝酵母菌引起的严重侵袭性感染（包括克柔假丝酵母菌）；由足放线病菌属和镰刀菌属引起的严重感染。本品应主要用于治疗有进展性、可能威胁生命的感染的患者	静脉滴注：每天 2 次；第 1 天每次 6 mg/kg，以后改为每次 4 mg/kg；口服给药：每天 2 次；第 1 天每次 400 mg，以后改为每次 200 mg	疗程视患者用药后的临床和微生物学反应而定

续表

抗真菌药物	抗菌谱	适应证	常用剂量	疗程
泊沙康唑	白假丝酵母菌++ 光滑假丝酵母菌++ 近平滑假丝酵母菌++ 热带假丝酵母菌++ 克柔假丝酵母菌++ 烟曲霉++ 新生隐球菌++ 毛霉++	预防13岁及以上高危患者曲霉和假丝酵母菌感染	每天3次，每次200 mg	粒细胞缺乏前开始使用，直到中性粒细胞计数增加≥0.5×10⁹/L后7 d
		口咽假丝酵母菌感染	首剂200 mg，然后100 mg/d	一般为14 d
		曲霉病、镰刀菌病和接合菌病引起的对其他药物不能耐受或对其他药物耐药的真菌感染	每天2次，每次400 mg，或 每天4次，每次200 mg	依据患者基础疾病的严重程度及患者免疫抑制状态的恢复、临床疗效等决定
棘白菌素类				
卡泊芬净	白假丝酵母菌++ 光滑假丝酵母菌+ 近平滑假丝酵母菌++ 热带假丝酵母菌++ 克柔假丝酵母菌++ 烟曲霉+	对其他治疗无效或不能耐受的侵袭性曲霉病	第1天70 mg，以后改为50 mg/d	取决于疾病的严重程度、被抑制的免疫以及对治能恢复情况以及对治疗的临床反应
米卡芬净	白假丝酵母菌++ 光滑假丝酵母菌+ 近平滑假丝酵母菌++ 热带假丝酵母菌++ 克柔假丝酵母菌++ 烟曲霉+	由曲霉和假丝酵母菌引起的真菌血症，呼吸道真菌病，胃肠道真菌病	曲霉病：50～150 mg/d； 假丝酵母菌病：50 mg/d	取决于受者的免疫能恢复情况以及对治疗的临床反应

续　表

抗真菌药物	抗　菌　谱	适　应　证	常用剂量	疗　程
氟胞嘧啶				
5-氟胞嘧啶	白假丝酵母菌++ 光滑假丝酵母菌++ 近平滑假丝酵母菌++ 热带假丝酵母菌++ 克柔假丝酵母菌+ 新生隐球菌+	临床上本品用于假丝酵母菌和隐球菌感染，单用效果不如两性霉素B，可与两性霉素B合用以增强疗效（协同作用）	口服：50~150 mg/（kg·d）	疗程自数周至数月

注　表中的"+"表示对药物的敏感程度。

表6-11-6　各类抗真菌药物的代谢途径、注意事项和常见不良反应

抗真菌药物	代　谢　途　径	评价/注意事项	常见不良反应
多烯类			
两性霉素B	(1) 不通过肝脏CYP450酶代谢 (2) 两性霉素B脂质体10%以原型经尿液及粪便排出，因脂质体增加了组织的吸收，降低了清除率	(1) 严重的输液反应和肾脏毒性，包括电解质丢失 (2) 盐负荷可减轻肾毒性 (3) 输液毒性的处理：解热剂、抗组胺剂及哌替啶替换 (4) 与免疫抑制剂同时使用会加重肾功能损害及电解质紊乱 (5) 可用于接合菌治疗	(1) 静脉滴注过程中或滴注后发生寒战、高热，严重头痛、食欲不振、恶心、呕吐，有时可出现血压下降、胀痛等 (2) 几乎所有患者均可出现不同程度的肾功能损害 (3) 低钾血症、血液系统反应，肝毒性、心血管反应，神经系统毒性反应、过敏性休克，皮疹等变态反应偶有发生

续表

抗真菌药物	代谢途径	评价/注意事项	常见不良反应
两性霉素B脂质体	同上	(5)与两性霉素B相比,减少了输液反应及肾脏毒性	同上
三唑类			
氟康唑	(1)通过肝脏以及胃肠道的细胞色素P4503A4同工酶代谢 (2)主要经原型以原型排出,尿中约80%为原型,11%为代谢物	(1)对克柔假丝酵母天然耐药 (2)过去10年里,对氟康唑耐药的光滑假丝酵母菌从9%上升至14% (3)对霉菌(如曲霉菌、接合菌)疗效欠佳	(1)安全性和耐受性良好,最常见的不良反应为胃肠道症状,包括恶心、腹痛、腹泻胃肠胀气 (2)其次为皮疹,过敏性反应为少见
伊曲康唑	(1)主要通过肝脏内YP3A4酶类代谢成多种代谢产物 (2)从粪便中排出的原形药物约为剂量的3%~18%,极少从尿中排出	具有负性收缩特性,禁用于明显心脏收缩功能不全者	(1)耐受性良好,最多的是胃肠道反应,如消化不良、恶心、腹痛和便秘 (2)较少的有头痛,可逆性肝酶增高(例如,月经失调、眩晕等)和变态反应(例如,潮红、寒战、导麻疹和血管神经性水肿)
伏立康唑	经肝脏细胞色素P450同工酶代谢,CYP2C19在代谢中有重要作用	(1)大量循证证据支持其作为侵袭性霉菌感染的首选 (2)侵袭性假丝酵母菌感染的一线选择	耐受性良好,最常见的不良事件为视觉障碍,发热,皮疹,恶心,呕吐,腹泻,头痛,吸血症,周围性水肿,腹痛以及呼吸功能紊乱
泊沙康唑	(1)主要在肝脏代谢,在肝脏经过葡萄苷酸转化为无生物学活性的代谢物 (2)77%的药物以原形从大便中排泄,约14%从尿中排泄	(1)用于抗广谱侵袭性真菌感染的挽救治疗(但未被美国食品药品管理局批准) (2)尚未对其用于侵袭性真菌感染起始治疗做出评价 (3)需和食物同时服用 (4)不能进食或不能耐受口服营养品的患者,应适用其他抗真菌药物	耐受性良好,常见的不良反应为头疼和胃肠道中度恶心、呕吐、腹痛或腹泻等与胃肠系统相关的症状,少见有QT同期延长,肝转氨酶升高

续　表

抗真菌药物	代谢途径	评价注意事项	常见不良反应
棘白菌素类			
卡泊芬净	(1) 主要在肝脏内代谢为非活性产物 (2) 蛋白结合率大约为97%，在注射后30 h只有少量被代谢或生物转化	(1) 作为侵袭性曲霉病的挽救治疗有45%的成功率 (2) 作为持久性中性粒细胞减少性发热的经验性治疗，疗效与两性霉素B脂质体相似，但毒性降低 (3) 优越的安全性 (4) 光滑假丝酵母菌的耐药率为3%~15%	(1) 耐受性良好，常见的不良反应为皮疹、皮肤潮红、瘙痒、热感、发热、面部浮肿、支气管痉挛、静脉炎、恶心、呕吐等 (2) 可见呼吸困难、喘鸣、皮疹恶化等过敏反应的报道 (3) 也可见转氨酶升高、血清碱性磷酸酶升高、血钾降低、嗜酸粒细胞增多、尿蛋白升高、尿红细胞升高等
米卡芬净	(1) 有8个代谢产物，主要经肝脏代谢 (2) 由细胞色素P450的CYP1A2、2B6、2C和3A催化后经尿液和粪便排泄	(1) 作为起始治疗假丝酵母菌血症和侵袭性假丝酵母菌病，疗效与卡泊芬净相似 (2) 优越的安全性	(1) 耐受性良好，常见不良反应为静脉炎、关节炎、血管疼痛、寒战、头痛、高血压、心悸、腹泻、稀便、皮疹和斑丘疹 (2) 临床上少见的还有血液学异常、休克、过敏样反应、肝功能异常或黄疸、急性肾衰竭等
氟胞嘧啶			
5-氟胞嘧啶	有80%~90%的药物不吸收，随粪便排出	(1) 通常联合其他抗真菌药物使用 (2) 白色假丝酵母菌耐药率约10%	(1) 恶心、呕吐、腹泻和皮疹常见；较少者有精神错乱、幻觉、头痛、头晕和嗜酸性粒细胞升高； (2) 肝毒性，大多表现肝功能升高； (3) 白细胞或血小板减少，偶有全血细胞减少、骨髓抑制和再生障碍

表6-11-7　各类抗真菌药物与免疫抑制剂间的相互作用

抗真菌药物	钙调磷酸酶抑制剂（CNI）类	雷帕霉素靶蛋白抑制剂（MTI）类
多烯类		
两性霉素B以及两性霉素B脂质体	两者合用时可能会增加肾毒性,应避免合用	暂未发现
三唑类		
氟康唑	血CNI浓度增加,清除率降低；应监测血CNI浓度,并及时调整CNI剂量	血MTI浓度增加。肾移植受者口服氟康唑200 mg,血雷帕霉素浓度大大增加,需监测血药浓度并调整MTI剂量
伊曲康唑	血CNI浓度增加,并可能持续至伊曲康唑停药后一段时间,期间需监测血CNI浓度、药物作用及不良反应,必要时应当减量	血MTI浓度增加,应谨慎合用
伏立康唑	（1）CNI的浓度峰值（C_{max}）和药物浓度曲线下面积（AUC）均升高 （2）当已经接受CNI治疗的受者开始使用伏立康唑治疗时,建议他克莫司的剂量减至常规剂量的1/3,环孢素的剂量减半,并严密监测血药浓度 （3）停用伏立康唑后仍需严密监测血CNI的浓度,如有需要可增大CNI的剂量 （4）如CNI和伏立康唑合用病例中发现血CNI浓度急剧升高,必要时需同时停用CNI和伏立康唑	MTI的C_{max}和AUC均升高,建议严密监测血MTI药浓度
泊沙康唑	（1）血CNI浓度增加,清除率降低 （2）能使他克莫司C_{max}和AUC显著升高（分别为121%和358%,$P = 0.001$）；环孢素清除率降低16%~33% （3）与他克莫司合用时,建议他克莫司的剂量减至常规剂量的1/3 （4）与环孢素合用时,建议环孢素的剂量减至常规剂量的3/4	MTI的C_{max}和AUC均升高,建议严密监测CNI血药浓度

续　表

抗真菌药物	钙调磷酸酶抑制剂（CNI）类	雷帕霉素靶蛋白抑制剂（MTI）类
棘白菌素类		
卡泊芬净	（1）能使他克莫司的12 h血药浓度下降26% （2）环孢素能使卡泊芬净的 AUC 增加约35% （3）与他克莫司合用时，建议对血他克莫司浓度进行标准检测，同时适当调整他克莫司的剂量 （4）与环孢素合用时会出现血丙氨酸氨基转氨酶和天冬氨酸氨基转移酶一过性升高，一般不推荐两者合用，除非利大于弊	暂未发现
米卡芬净	能增加血环孢素浓度	能增加血雷帕霉素浓度

表6-11-8　各类抗真菌药物在肝、肾功能受损时的剂量调整

抗真菌药物	肝、肾功能受损时的剂量调整
多烯类	
两性霉素B	肾：肌酐清除率＜50 mL/min时需要将剂量减少50% 肝：不需要剂量调整
两性霉素B脂质体	肾：不需要剂量调整 肝：不需要剂量调整
三唑类	
氟康唑	肾：肌酐清除率＜50 mL/min时需要将剂量减少50% 肝：不需要剂量调整
伊曲康唑	肾：肌酐清除率＜30 mL/min时，可发生环糊精蓄积，禁用静脉制剂，可用口服制剂替代 肝：不需要剂量调整
伏立康唑	肾：肌酐清除率＜50 mL/min时，可发生环糊精蓄积，慎用静脉制剂，可用口服制剂替代 肝：轻至中度肝功能不全时，负荷剂量不变，维持剂量减半；重度肝功能不全时，避免使用
艾莎康唑	肾：不需要剂量调整 肝：不需要剂量调整

续　表

抗真菌药物	肝、肾功能受损时的剂量调整
泊沙康唑	肾：不需要剂量调整 肝：不需要剂量调整
棘白菌素类	
卡泊芬净	肾：不需要剂量调整 肝：中度肝功能不全时需要减量（首剂 70 mg，以后 35 mg/d）
米卡芬净	肾：不需要剂量调整 肝：不需要剂量调整
氟胞嘧啶	
5-氟胞嘧啶	肾：肌酐清除率＜50 mL/min 时需要延长给药时间间隔至 12～24 h；肌酐清除率＜10 mL/min 时需要延长给药时间间隔至 24～48 h 肝：不需要剂量调整

3. 侵袭性隐球菌病

（1）对于所有播散性隐球菌脑病或脑膜炎患者，无论宿主因素如何，均需要三阶段治疗方案（诱导、巩固和维持）。标准疗法是两性霉素 B 脂质体加氟胞嘧啶联合治疗 6 周，然后用氟康唑巩固治疗（每天 400 mg，持续 8 周）。

（2）对于扩散性肺浸润、急性呼吸衰竭患者：① 诱导治疗，两性霉素 B 脂质体 3～4 mg/(kg·d)（Ⅰ-B）；② 巩固治疗，氟康唑 400～800 mg/d，8 周（Ⅰ-B）；③ 维持治疗，氟康唑 200 mg/d，6～12 个月（Ⅰ-B）。

（3）对于局灶性肺部感染或无症状患者偶然发现的肺部感染：推荐应用氟康唑 400 mg/d［6 mg/(kg·d)］治疗，疗程为 6～12 个月（Ⅰ-B）。

（4）由于肺移植受者使用他克莫司、环孢素 A 等药物，因此根据药物的相互作用，氟康唑的剂量应该适当减少。

4. 侵袭性毛霉病

（1）鉴于毛霉病的罕见性，缺乏随机治疗研究。但由于毛霉病可能迅速传播，一旦怀疑此疾病就应该开始治疗。

（2）毛霉对许多抗真菌剂有耐药性；有效药物仅包括两性霉素 B 脂质体，泊沙康唑和艾沙康唑。大剂量两性霉素 B 脂质体被认为是一线治疗，也可以采用泊沙康唑和两性霉素 B 脂质体联合治疗。

（3）对于局部感染者，手术清创具有重要的补充作用，特别是对鼻脑型或软组织受累的毛霉病。

（4）针对高危因素（糖尿病控制、中性粒细胞减少的逆转、糖皮质激素等免疫抑制剂的减少和停用去铁胺）的治疗很重要。

（5）泊沙康唑和艾沙康唑都可以作为毛霉病难治性病例中的挽救性治疗或协同治疗。

5. 赛多孢子菌病

赛多孢子菌病的预后很差（特别是对于 *S. Prolificans*），病死率通常超过60%，合并播散性疾病的总病死率为87.5%。AmB和棘白菌素对赛多孢子菌感染没有显著疗效。伏立康唑是体外对赛多孢子菌最有效的药物；泊沙康唑和米卡芬净具有中等疗效。

（四）不同部位真菌病的特异性治疗

1. 吻合口真菌感染

（1）移植后早期，吻合口真菌感染的发生率为4.9%～24.6%。该感染定义为支气管镜检查吻合口有坏死或伪膜，以及发现侵袭性真菌的活检证据。

（2）吻合口检查中严重真菌伪膜的发生率约为15%，肺移植术后大约一半早期支气管镜检查可发现真菌性伪膜。

（3）移植肺易患吻合口真菌感染（如假丝酵母菌属和曲霉菌属）。这种感染可能在临床上表现为肺功能改变，主诉呼吸杂音或咳痰困难。气道内壁不规则，胸部影像学检查提示气腔外空气征，或支气管镜检查时存在伪膜时应怀疑本病。通过吻合口真菌培养，染色和活组织检查可确诊。呼吸道分泌物曲霉培养阳性与随后发生的吻合口并发症密切相关。因此，需要对这些患者进行普遍或有针对性的抗真菌预防。

（4）曲霉和假丝酵母菌占吻合口感染的大多数，在受者中所占比例分别为2.1%和2.8%，占所有吻合口感染的93%。

（5）有报道关于罕见的接合菌相关吻合口感染病例。肺移植受者中有接合菌感染相关的吻合裂开的实例。

（6）IFD的经验性治疗应针对最常见的病原体（假丝酵母菌属和曲霉属），采用伏立康唑、两性霉素B或棘白菌素治疗。如果怀疑是接合菌，可以采用两性霉素B，泊沙康唑和艾沙康唑治疗。最终的确定性治疗应根据真菌培养结果和抗真菌药物敏感性进行调整。

2. 真菌性肺炎

真菌性肺炎最常见的病原体是曲霉属；一线治疗是伏立康唑，其他治疗方案还有两性霉素B制剂（脱氧胆酸盐或脂质体）。棘白菌素类通常仅作为部分侵袭性曲霉菌病的挽救治疗方案。曲霉球可以通过手术切除进行治疗，但需要结合患者的术后时间、机体的免疫状态、是否合并有气道等其他部位的曲霉感染，同时需要采用全身抗真菌治疗。

3. 真菌性纵隔炎/胸膜腔感染

肺移植后真菌性纵隔炎和真菌性胸腔感染是罕见的。在胸腔积液（胸膜炎）或胸骨不稳、红斑或脓性（纵隔炎）的情况下可怀疑该病。影像学检查可证明液体积聚和（或）胸膜增厚。必须通过液体或组织培养，以及染色或病理学检查来确认诊断。手术清创和排出受感染液体（引流）是关键，应辅以全身抗真菌治疗。经验性抗真菌治疗应针对2种最常见病原体（假丝酵母菌属和曲霉属），使用超广谱三唑类（伏立康唑）或两性霉素B或棘白菌素类。确认治疗应基于真菌培养结果和抗真菌药敏结果。

4. 全身播散性真菌感染

肺移植受者播散性真菌感染的特征是血流感染或多个不连续部位的累及。围手术期术后早期最常见的病原是假丝酵母菌属，通常与留置血管导管有关。曲霉属与之相比较少，血培养中很少检测到血管IA，但通常表现为多灶性疾病，在肺外部位形成脓肿，例如中枢神经系统疾病。不太常见的是新生隐球菌、丝孢菌属、毛霉和镰刀霉。唑类（包括氟康唑），两性霉素B和棘白菌素类是有效的治疗方法，但应以真菌培养结果和药敏结果为指导。

5. 真菌性气管支气管炎

（1）真菌性气管支气管炎：包括溃疡性气管支气管炎和吻合口感染，主要病原体包括曲霉和假丝酵母菌。目前的指南建议伏立康唑作为一线治疗，同时，可以雾化抗真菌药（AmB脱氧胆酸盐或雾化AmB脂质体）作为辅助或基础治疗。但是，目前国内没有两性霉素B的雾化制剂，只能采用注射剂代替雾化剂。因此，存在许多潜在问题（剂量、装置、肺部沉积），将其作为单药治疗选择之前需要慎重考虑。在获得进一步证据之前，曲霉支气管炎的治疗应遵循其他部位曲霉病治疗的既定指南。

（2）在外科干预受限的情况下，可以尝试针对真菌尤其是接合菌纲感染的足量、有效、优化的全身治疗前提下经呼吸内镜局部治疗。应耐心地为每位患者制订个体化治疗方案，再由有丰富操作经验的医师进行细致操作。该治疗可在病灶局部形成药物高浓度，而多病灶治疗需要多点局部精准喷药。目前，国内单中心（天津医科大学总医院呼吸与危重症医学科冯靖教授等）治疗经验：每周期治疗包括2周内至少5次喷药，而后密切随访；应知药物溶液需要至少3周以上的吸收时间，影像学上病灶才可能逐渐好转。而针对接合菌纲感染等难治性病灶往往需要2个甚至更多的治疗周期。

（3）可用于注入的抗真菌药包括两性霉素B（作为胶浆或溶液）、唑类（咪康唑、伊曲康唑、伏立康唑等唑类药物也为可选药物）、碘化钠和制霉菌素（与两性霉素B共同制成胶浆），短期反应率为70%～100%。需通过调整患者体位避免直接渗流到支气管树中（患者术后仍应较长时间保持体位，以尽量多地将药液保留于病灶部位）。

六、小结

真菌感染对肺移植的发病率和病死率有很大影响。肺移植受者属于免疫缺陷人群，而肺通过气道与外界相通，直接暴露于真菌孢子，感染的风险更高。积极预防、规范诊治可以改善移植物功能，降低真菌感染相关病死率。肺移植受者的真菌感染可表现为气管支气管炎、吻合口感染，肺实质感染、播散性感染或血流感染等。最常见的病原是曲霉属和假丝酵母菌属。因此，经验性治疗应针对这两种最常见病原，但最终治疗应始终以真菌培养和抗真菌药敏结果为指导。本章节参考国际指南，结合中国相关经验及数据，将为中国肺移植受者IFD的防治提供循证依据和理论指导。

第十二节 肺移植术后病毒感染的预防和管理

刘红梅,陈文慧,吴波

肺移植受者术后感染的风险高并伴随终身，特别是呼吸道病毒感染呈季节性和散发模式传播，症状不典型，从症状及影像学上很难鉴别是哪种病原体感染，具有非特异性特点。呼吸道病毒感染是影响肺移植受者预后的重要因素，需要早期预防、早期诊断和早期治疗。

呼吸道病毒感染对于肺移植患者是伴随终身的威胁，不仅发病率高，而且在术后近期、远期都是主要的致死性原因之一。呼吸道病毒感染可呈季节性模式或散发模式传播，肺移植受者是易感人群，除了病毒感染造成的巨大威胁，还会诱发免疫损伤，导致移植后淋巴增殖性疾病（post-transplant lymphoproliferative disorder, PTLD)、急性和慢性排斥反应、CLAD等并发症的发生。与其他SOT受者相比,肺移植受者发生感染的概率更高,与移植肺直接暴露于外界环境、术后强效免疫抑制治疗及供肺的质量、受者的基础状况、术后患者气道黏膜纤毛功能受损及没有咳嗽反射相关。因此,预防感染在术后近期和远期医疗中都非常重要。

肺移植受者术后近期的病毒感染主要来自医院内感染和潜伏病毒的复发,由于常规采用了巨细胞病毒(cytomegalovirus, CMV)预防的措施,术后30 d内基本没有CMV感染。术后远期病毒感染常见为CMV感染与社区获得性呼吸道病毒感染。在瑞士全国3 500多个SOT受者中,肺移植受者的临床感染高于其他器官移植受者(肺移植受者每年感染1.7次 vs. 所有SOT受者每年感染1.3次)。在肺移植感染受者中,约60%由细菌引起,而病毒感染占30%。最常见的病毒病原体是呼吸道病毒,主要是小核糖核酸病毒、流感和呼吸道合胞病毒(respiratory syncytial virus, RSV)和疱疹病毒[包括CMV、单纯疱疹病毒(herpes simplex virus, HSV)和水痘-带状疱疹病毒(varicella-zoster virus, VZV)](**图6-12-1**)。针对肺移植受者,病毒感染可一年四季均有发作,各种病毒感染引起的呼吸道症状均不典型,没有一种病毒感染和一种临床综合征完全对应。由于检测方法的差异或缺失,呼吸道病毒感染的发生率被低估而且每个移植中心对病毒的检出率不同。病毒感染可能导致患者病情进展迅速,早期发展为呼吸衰竭,因此早期诊治降低病死率和并发症至关重要。

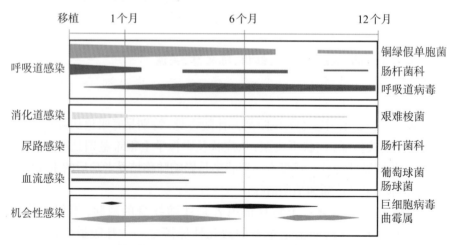

图6-12-1 瑞士移植队列研究中肺移植受者感染的时间,基于463个肺移植受者感染286次的时间分布。引自:Munting A, et al. J Thorac Dis, 2021, 13(11): 6673-6694.

一、巨细胞病毒

CMV在肺移植受者术后呼吸道病毒感染中最常见，也是肺移植受者重要的死亡原因之一。如果没有预防策略，CMV感染通常发生在移植后的前3个月。目前，肺移植受者CMV病的发病率为5%～40%，这取决于血清学状态和使用的预防策略。CMV为β疱疹病毒组DNA病毒，主要通过乳汁、唾液、粪便、尿及其他分泌物等途径传播，输血也是重要的传播途径。人类血清中阳性率为30%～97%，免疫功能正常的人群感染CMV后，表现为发热或无症状，CMV可在多种细胞中终身潜伏，成为再次活化的储备。肺移植受者术后继发CMV感染的发生率远远高于正常人群。CMV感染后可通过直接效应和间接效应对人体产生危害。在直接效应方面，CMV感染或潜伏状态下病毒再活化，播散入血后导致CMV综合征或终末器官病变；在间接效应方面，CMV影响患者的免疫功能，增加其他病原体如细菌、真菌和其他病毒感染的风险，如EB病毒感染的风险增加，进而诱发淋巴瘤或淋巴系统增殖异常综合征，或诱发急、慢性排斥反应。

（一）CMV感染的主要风险因素

1. 供−受者血清CMV抗体的状况

血清CMV抗体（CMV IgG）阴性受者，接受CMV IgG阳性供者的器官（即供者阳性/受者阴性，D^+/R^-）为CMV感染极高风险人群。D^-/R^-移植受者CMV感染的发生率最低（＜5%）。

2. 其他风险因素

包括受者的免疫力低下（免疫抑制剂维持治疗和抗淋巴细胞抗体的应用）、合并其他病毒感染、急性排斥反应、高龄和移植肺功能障碍等。术前受者CMV IgM阳性或CMV IgG呈4倍以上增高者为高危，结果为临界值或不确定时，可按阳性考虑。ABO血型不合器官移植、接受淋巴细胞清除性抗体治疗的受者均可视为高危患者。

（二）CMV感染的实验室诊断

1. CMV聚合酶链反应（PCR）检测

主要用于检测CMV DNA。标本来源包括外周全血、血浆、房水、脑脊液、痰液、BALF、尿液、粪便及组织标本等。外周血CMV核酸定量（quantitative nucleic acid, QNAT）检测可提供病毒存在的直接证据，达到快速诊断，是临床诊断CMV感染的重要手段。PCR定量检测阈值 > 10^3 拷贝/mL为病毒复制阳性。

2. CMV抗原检测

检测外周血白细胞中的pp65抗原负荷量的半定量试验。抗原检测比病毒培养敏感度高,但样本采集后需要尽快处理,在白细胞减少的患者中应用受限。

3. CMV血清抗体检测

检测血清中的CMV IgG或IgM。血清CMV IgG阳性仅提示既往CMV感染史,可作为CMV病危险度分层的主要依据。移植前供者(D)及受者(R)血清CMV IgG情况评估,D^+/R^- 者术后发生CMV病的风险最高,风险程度依次为:$D^+/R^- > D^+/R^+ > D^-/R^+ > D^-/R^-$。CMV IgM是近期感染CMV的回顾性指标,若短期内CMV IgM进行性升高,则提示患者近期有过CMV感染,有助于临床回顾性诊断。

4. CMV培养

在BALF或呼吸道分泌物、尿液、咽拭子等体液中培养CMV阳性结果,仅提示CMV在该部位发生过感染,并不代表CMV病。因其灵敏度低、培养周期较长,因此临床应用受限。

5. 宏基因组新一代测序技术

宏基因组新一代测序技术(metagenomics nextgeneration sequencing,mNGS)不依赖于传统的微生物培养,直接对临床样本中的核酸进行高通量测序,然后与数据库进行比对分析,根据比对到的序列信息判断样本包含的病原微生物种类,能够快速、客观地检测临床样本中的病原微生物(包括病毒、细菌、真菌和寄生虫),具有检测周期短,检测全面等优点。目前,mNGS在临床中的应用及数据解读仍需要大样本观察。

6. 病理学活组织检查

可检测到典型的CMV包涵体,用于确诊组织侵袭性CMV病,但需要通过侵袭性的手段获取组织样本。怀疑CMV病但血液检查结果为阴性时(如某些胃肠道CMV病)、怀疑其他病理学改变(如移植物排斥反应)或者其他病原体感染时,尤其是当常规抗CMV治疗无效时,需要进行病理学活检。

(三)CMV感染的临床类型

1. CMV感染

通过体外培养、分子技术、血清学改变确定体内有CMV复制,有或没有临床症状,定义为CMV感染。

2. CMV 病

CMV病指有CMV感染的证据并伴有临床症状。可分类为病毒综合征,即发热、不适、白细胞减少,和(或)血小板减少或组织侵袭性(终末器官)疾病。

3. CMV 肺炎

CMV肺炎分为急进型和缓进型。急进型在移植后1～2个月多见。临床表现为发热、咳嗽、活动力下降、呼吸衰竭。病情进展快,可迅速恶化甚至死亡;肺部影像学表现主要为两肺广泛毛玻璃样阴影及多发粟粒样小结节,直径为2～4 mm。缓进型多在移植后3～4个月发生,症状与急进型相似,但是较轻,且进展缓慢,病死率低;胸部X线检查表现为弥漫性间质性肺炎、间质纤维化。

(四) CMV 感染的预防方案

各移植中心预防CMV感染的方案不尽相同,通常采用普遍性预防(universal prophylaxis)或抢先治疗(pre-emptive therapy)策略。前者是在移植后特定时期(通常是3个月内)对所有CMV感染高危患者进行抗病毒预防;后者则是在实验室检查结果阳性或临床迹象表明存在早期CMV复制的情况下实施抗病毒治疗,防止无症状CMV感染向CMV病进展。鉴于CMV感染的多重危害性,应对高危受者选择普遍性预防。

1. 普遍性预防

对于高危受者(尤其是CMV D^+/R^-者)及移植术后存在CMV感染风险的受者,应接受普遍性预防。口服缬更昔洛韦是成年肺移植受者普遍性预防优先选用药物,替代方案包括静脉滴注更昔洛韦、口服更昔洛韦等。静脉注射用免疫球蛋白(IVIG)和CMV IgG用于心、肺移植受者辅助性预防。

普遍性预防方案在移植后10 d内即开始。用药时间参考供–受者CMV感染风险分层。对于接受CMV阴性输血或去白细胞输血治疗的低危(CMV D^-/R^-)受者,可以不采用普遍性预防。长期接触抗病毒药物的患者具有发生迟发性CMV病的潜在风险,CMV血清学检查D^+/R^-者及接受淋巴细胞清除抗体治疗者均是迟发性CMV感染或CMV病的高危因素。

2. 抢先治疗

定期进行实验室检查,明确CMV 病毒复制时立即开始抗病毒治疗。对于CMV D^+/R^-的极高风险受者,抢先治疗效果可能不及普遍性预防。抢先治疗的推荐流程见表6-12-1。

3. 常用抗CMV 病毒药物

(1)缬更昔洛韦:是抗CMV感染的一线预防用药,服用方便,主要不良反

表6-12-1　CMV抢先治疗的推荐流程

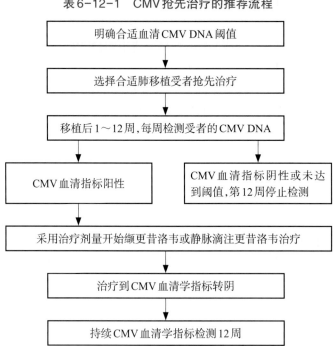

应为骨髓抑制,以白细胞减少最常见。预防用药剂量为900 mg,每日1次。治疗剂量为900 mg,每日2次。成人剂量应根据肾功能状态[内生肌酐清除率(endogenous creatinine clearance rate, Ccr)]进行调整。① 40 mL/min≤Ccr<60 mL/min时,预防剂量为450 mg,每日1次;治疗剂量为450 mg,每日2次。② 25 mL/min≤Ccr<40 mL/min时,预防剂量为450 mg,隔日1次;治疗剂量为450 mg,每日1次。③ 10 mL/min≤Ccr<24 mL/min时,预防剂量为450 mg,每周2次;治疗剂量为450 mg,隔日1次。④ Ccr<10 mL/min时,预防剂量为100 mg,每周3次(血液透析后);治疗剂量为200 mg,每周3次(血液透析后)。注意缬更昔洛韦片剂不可劈开使用,剂量更小时建议使用口服液体制剂。

(2)口服更昔洛韦:仅用于预防,用药剂量为1 000 mg,每日3次。口服生物利用度低,服药负担重,有骨髓抑制及耐药风险高等不良反应,不推荐用于CMV的预防及抢先治疗。

(3)静脉滴注更昔洛韦:是抗CMV病或CMV综合征的一线治疗用药,可以用于预防、抢先治疗和CMV病治疗。预防用药剂量为5 mg/kg,每日1次;治疗剂量为5 mg/kg,每日2次。主要不良反应为骨髓抑制。

(4)膦甲酸钠:是抗CMV二线治疗药物,肾毒性大,不推荐用于普遍性预防和抢先治疗。用于UL-97突变型更昔洛韦耐药的CMV病治疗,剂量为60 mg/kg、每日3次,或90 mg/kg、每日2次,静脉滴注。

（5）西多福韦:是抗CMV三线治疗药物,肾毒性大,不推荐用于普遍预防和抢先治疗。用于UL-97和（或）UL-54突变型更昔洛韦耐药的CMV病治疗,剂量为5 mg/kg、每周1次,2个疗程后改为每2周1次。

（6）心肺联合移植:所有受者推荐普遍性预防。药物选择:缬更昔洛韦口服或更昔洛韦静脉滴注,亦可采用CMV特异性IgG辅助治疗。对于肺移植的极高危受者（CMV D$^+$/R$^-$）用药时间为3～6个月,心肺联合移植为12个月。

（五）CMV病的治疗

1. 一线推荐方案

一线抗病毒药物为静脉滴注更昔洛韦。初始剂量为5 mg/kg,每日2次;治疗2～3周或DNA转阴、临床症状好转后,剂量可减半或序贯给予口服缬更昔洛韦。中重度患者可酌情减少免疫抑制剂用量。

2. 更昔洛韦耐药CMV感染或CMV病的治疗

更昔洛韦耐药的CMV病越来越普遍,耐药的风险因素包括CMV D$^+$/R$^-$、长期口服更昔洛韦（>3个月）、高病毒载量（>10^{3}拷贝/mL）及高效免疫抑制剂的应用。确定更昔洛韦耐药性的检测方法有2种,即病毒耐药表型和基因型检测。*CMV*基因突变是病毒耐药的基础机制。病毒*UL-97*激酶基因和*UL-54*聚合酶的突变是目前较为特异的检测位点。如果*UL-97*基因发生了突变,病毒则对更昔洛韦耐药而对西多福韦和膦甲酸钠较为敏感。*UL-54*和预先存在的*UL-97*均突变则增加更昔洛韦抗药性,且常合并不同水平的其他药物交叉抗药性。

更昔洛韦耐药的治疗方案十分有限,包括降低免疫抑制剂用量、应用CMV特异性IgG、加大更昔洛韦用量、换用或联合使用其他的抗病毒药物等。使用更昔洛韦或缬更昔洛韦（普遍性预防或抢先治疗）较长疗程后仍发生CMV病或CMV DNA定量检测滴度不下降者,以及标准更昔洛韦治疗无效的CMV病患者,则高度怀疑更昔洛韦耐药,应进行*CMV*基因型检测,其准确性优于耐药表型检测。对发生CMV耐药的患者可减少免疫抑制剂的用量,将钙神经蛋白抑制剂（CNI）类药物换为雷帕霉素,也可将霉酚酸类药物换为咪唑立宾。

CMV耐药的经验性治疗包括加大静脉滴注更昔洛韦剂量（增至10 mg/kg,每日2次）或联用全效剂量膦甲酸钠。具体治疗参考*CMV*基因型检测结果,必要时可选择西多福韦。CMV特异性IgG可作为抗病毒治疗的辅助用药。CMV治疗中更昔洛韦耐药患者的监测和治疗推荐流程见**表6-12-2**。

表6-12-2 CMV治疗中更昔洛韦耐药患者的监测和治疗推荐流程

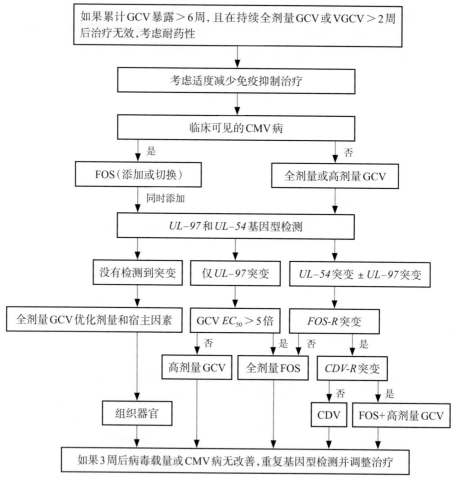

注 GCV：更昔洛韦；VGCV：缬更昔洛韦；FOS：膦甲酸钠；CDV：西多福韦；EC_{50}：半数有效浓度；全剂量GCV为5 mg/kg，高剂量GCV为10 mg/kg，静脉滴注，每日2次（根据肾功能调整剂量）。

（六）儿童肺移植术后CMV感染或CMV病的防治

CMV感染是儿童肺移植后最常见的感染类型之一，儿童CMV病的临床表现与成人相比无明显特殊。血清学的危险分层同成人。使用过大剂量的免疫抑制剂尤其是多克隆抗体，如兔抗人胸腺细胞免疫球蛋白（antithymocyte globulin, ATG）会明显增加CMV感染的风险。

1. 儿童肺移植术前筛查

小于12月龄的婴幼儿可能已经被动获得母体抗体，对小于12月龄的婴幼儿受者行尿液CMV培养,结果阳性则考虑CMV感染;如结果阴性,采用"最高风险"原则,应密切监测患儿血清学状态,预防CMV感染。

2. 儿童肺移植术后CMV感染的防治

儿童尤其是年龄较小的儿童,CMV感染防治的主要药物为静脉滴注更昔洛韦,病情稳定后改为口服缬更昔洛韦。药物剂量的调整依据患儿体质量或体表面积。儿童缬更昔洛韦的口服用量(mg)= 7 × 体表面积(body surface area, *BSA*)× Ccr。因该药的儿童剂型尚未在我国上市,故对于体质量偏小的患儿,缬更昔洛韦的准确剂量较为困难。其他二三线用药包括膦甲酸钠、西多福韦等。CMV特异性IgG同样是辅助用药。成人移植受者CMV感染的普遍性预防和抢先治疗原则亦适用于儿童受者,但不能完全照搬成人的用药方案。静脉滴注更昔洛韦预防性疗程为14 d至3个月。

二、社区获得性呼吸道病毒感染

常见的社区获得性呼吸道病毒感染包括流感病毒、呼吸道合胞病毒、副流感病毒、鼻病毒、人类偏肺病毒、腺病毒和冠状病毒等,已被确认为导致肺移植受者严重并发病和死亡的原因。

(一)肺移植人群呼吸道病毒感染

1. 共同特点

(1)肺移植受者中呼吸道病毒感染的季节性通常遵循普通人群的季节性。

(2)这些病毒可引起一系列疾病,从轻微的鼻充血和流涕到更严重的气管支气管炎、细支气管炎和肺炎。没有哪种病毒仅与一种临床综合征相关(即流感样疾病、咳嗽等)。因此,诊断策略最初应该是广泛的,筛查所有已知可能的病毒。

(3)部分肺移植受者通常表现为轻度或非典型症状,可无发热,仅有呼吸急促的主观症状或肺功能测试中的细微变化。

(4)肺移植受者病毒脱落的时间通常会延长。即使使用抗病毒药物,也会出现长时间的病毒携带。因此,可能导致耐药风险的出现。

(5)与免疫功能正常的宿主相比,肺移植受者的感染并发症风险更高。呼吸道病毒感染是发生真菌和细菌性肺炎的重要风险因素。

(6)呼吸道病毒感染可能是急性和慢性排斥反应的风险因素,在肺移植受者中风险最大,尽管文献中有关该主题的数据相互矛盾。

（7）肺移植受者特别是儿童可能是呼吸道病毒感染引起更严重并发症的最大风险因素,但也有相矛盾的临床数据。

（8）这些潜在的医院内病原体,可以由患有轻度上呼吸道疾病或无症状的工作人员或访客传播。流感病毒在移植病房的医院内传播与移植后早期的病死率显著相关。

2. 诊断肺移植受者呼吸道病毒感染的简要建议

（1）所有怀疑患有呼吸道病毒感染的患者应进行鼻咽拭子、灌注或抽吸,并送检筛查。

（2）如果存在诊断不确定性,特别是临床或影像学证据表明下呼吸道受累时,应送支气管肺泡灌洗液（BALF）检测。

3. 实验室检测方法

核酸扩增测定法可从单个样品中同时检测多种呼吸道病原体,因此是免疫受损患者的首选测试方法。多重PCR分析的优势在于可以快速鉴定常规方法无法发现的病毒,需注意检测试剂盒在灵敏度和特异度上是不同的。PCR检测可以区分流感病毒亚型,并可以量化病毒载量。快速抗原检测具有快速（＜15 s）检测的优势,但灵敏度欠佳（50%～60%）且预测值低。直接荧光抗体（direct fluorescent antibody, DFA）测试对某些病毒的敏感性接近PCR,但因缺乏某些病毒（鼻病毒、冠状病毒）的试剂而受到限制。血清学检查对诊断急性感染没有帮助,但可用于流行病学研究。尽管以往认为病毒培养是优选的诊断方法,但目前在常规临床实践中并未使用。mNGS能够快速、客观地检测临床样本中的混合病原微生物,检测全面。

（二）流感病毒

1. 流行病学和危险因素

流感病毒（influenza virus）是一种正黏病毒科RNA病毒,在具有免疫能力和免疫功能低下的患者中有明显的发病率和病死率。3种主要的病毒株与人类感染有关,分别是A/H$_1$N$_1$、A/H$_3$N$_2$和B型流感病毒。2009年,A/H$_1$N$_1$流感引起了全球大流行。

与普通人群相比,SOT受者流感并发症和病死率的风险更高,尤其是肺炎的发生率（移植受者高达22%～49%）。其中肺移植受者有最高的流感发病率,每年为41.8‰（肾移植受者为每年4.3‰）。重症流感患者可能出现同种异体移植肺功能障碍和急性排斥反应。重症流感发病率为16%～20%,ICU住院率和归因病死率分别为11%～16%和3%～8%。

肺移植受者发生重症流感的风险因素包括使用抗淋巴细胞球蛋白、糖尿病、肺炎、细菌和真菌合并感染以及移植后早期感染（<3个月）。院内获得性流感为入住ICU的风险因素。使用流感疫苗和早期抗病毒治疗与减少流感相关并发症（肺炎、入住ICU、使用有创通气和死亡）相关。

2. 预防

已知或怀疑患有流感的患者应与其他患者隔离，采取标准预防措施和飞沫预防措施。流感疫苗接种是预防流感的关键措施。流感疫苗有2种，为灭活流感疫苗和鼻内减毒活疫苗（live attenuated influenza vaccine, LAIV）。由于有传播疫苗病毒株的潜在风险，LAIV在肺移植受者中是禁用的。成人的标准护理是季节性接种1剂肌内注射3价或4价流感疫苗，对于9岁以下的儿童，建议间隔4周使用2剂。在肺移植受者中，接种甲型H_1N_1流感疫苗与随后的流感发生率降低相关（1.3%，而未接种疫苗的患者为25%）。即使接种疫苗的患者患上了流感，与未接种疫苗的患者相比，疾病严重程度和鼻咽拭子的病毒载量也有所降低。因此，强烈建议所有肺移植受者和家庭成员接种流感疫苗。肺移植受者对流感疫苗的耐受性良好，疫苗接种的不良反应通常较轻且时间短。最近的随机对照试验发现，使用高剂量疫苗或间隔5周使用2剂标准剂量疫苗的加强策略可增强SOT受者的免疫原性。

在禁忌证或预期的疫苗反应减弱的情况下，用奥司他韦进行病毒预防可能是流感疫苗替代方法。一项针对移植受者的随机对照试验发现，预防措施的有效率达80%。如果与流感患者密切接触，肺移植受者需接受奥司他韦预防治疗。

肺移植受者预防流感的简要建议如下：

（1）在医疗机构中感染流感的患者需要通过标准预防措施和飞沫预防措施加以隔离。

（2）应该向所有肺移植受者和家庭成员接种灭活的流感疫苗。

（3）在流感季节，建议对有流感疫苗接种禁忌或对疫苗没有足够反应的患者（例如移植后早期，急性排斥反应治疗期），使用奥司他韦75 mg每日1次，持续12周（必要时按照肾功能调整）。

（4）在与流感患者密切接触的肺移植受者（特别是免疫抑制增强的患者），建议对暴露后的患者给予奥司他韦预防。

3. 治疗

两种药物被批准用于治疗流感病毒，即M_2抑制剂和神经氨酸酶抑制剂。M_2抑制剂（金刚烷胺和金刚乙胺）对B型流感病毒没有活性，A/H_1N_1和A/H_3N_2流感病毒对其的耐药性很高，因此不推荐使用这些药物治疗流感。神经氨酸酶抑制剂包括口服奥司他韦,吸入扎那米韦和静脉帕拉米韦(表6-12-3)。拉尼米韦是一种长效吸入神经氨酸酶抑制剂,在日本已获准用于预防和治疗流感。大多数研究表明,奥司他韦的早期治疗与病死率降低,入住ICU以及实体器官移植(SOT)受者的结局有关。吸入的扎那米韦的可用数据较少,但似乎同样有效。在SOT受者中使用静脉扎那米韦的经验有限。对于SOT受者,静脉使用帕拉米韦被批准单剂使用,可能需要重复剂量和(或)降级用口服奥司他韦。神经氨酸酶抑制剂的治疗可能与减少肺移植受者同种异体移植肺功能障碍的发生率有关。鉴于早期给予抗病毒药物的有益作用,应在微生物学确认之前,对所有与流感相关症状的患者凭经验开始使用奥司他韦或扎那米韦治疗。巴洛沙韦是一种经FDA批准的单剂量流感治疗药物,其作用机制是抑制帽状结构(cap)依赖性核酸内切酶。巴洛沙韦已显示出在健康受试者中治疗单纯性流感的有效性,但缺乏用于移植受者的数据。

表6-12-3　神经氨酸酶抑制剂治疗流感的推荐剂量

药物	成人	成人按照肾功能调整剂量		儿童≥1岁	
		肾功能	剂量	体重	剂量
奥司他韦	75 mg×2次/d	Ccr≥30 mL/min	75 mg×2次/d	≤15 kg	30 mg×2次/d
		Ccr<30 mL/min	75 mg×1次/d	16~23 kg	45 mg×2次/d
		血液透析/CAPD	透析后30~75 mg	24~40 kg	60 mg×2次/d
		CRRT	75 mg×2次/d	>40 kg	75 mg×2次/d
扎那米韦	10 mg×2次/d(5 mg×2次/d吸入)	不需要调整剂量		被批准用于治疗≥7岁儿童,剂量同成人	

注　CAPD为连续性腹膜透析;CRRT为连续性肾脏替代治疗;Ccr为内生肌酐清除率。

在标准疗程之外是否继续抗病毒治疗的决定通常取决于患者是否有持续的临床症状。尽管早期(<48 h)抗病毒药物治疗可带来更好的疗效,但无论症状持续时间长短,患者仍可从治疗中受益。在严重病例的情况下,一些专家建议加倍剂量(肾功能正常者可以每日2次使用150 mg奥司他韦),虽然在一项大型随机对照试验中并未发现在普通人群中大剂量使用奥司他韦治疗流感的益处。药代动力学研究还没有观察到奥司他韦与免疫抑制药物(他克莫司、环孢素和

霉酚酸酯）之间的相互作用。在威胁生命的感染或口服吸收不良的情况下，可以静脉注射药物帕拉米韦或扎那米韦，尽管这些药物尚缺乏在肺移植受者中使用的经验。

免疫抑制和接触奥司他韦是产生病毒耐药性的风险因素。在接触奥司他韦的患者中，A/H_1N_1病毒的大多数耐药性是由$H275Y$突变引起的，这导致帕拉米韦的IC_{50}升高，但保留了扎那米韦活性，大多数耐药性检测方法只能检测到$H275Y$。对神经氨酸酶抑制剂耐药在A/H_3N_2流感和B型流感病毒中并不常见。尽管有适当的抗病毒治疗，但在有持续的临床症状的情况下，需要进行病毒耐药性测试。神经氨酸酶抑制剂治疗流感的推荐剂量见表6-12-3。

肺移植受者治疗流感的简要建议如下：

（1）怀疑感染流感时，移植受者应接受神经氨酸酶抑制剂（奥司他韦或吸入扎那米韦）的抗病毒治疗。

（2）尽管早期（<48 h）抗病毒药物治疗可带来更好的结局，但有症状患者均应接受抗病毒治疗，无论症状出现时间长短。

（3）抗病毒治疗的持续时间应至少为5 d。如果持续出现临床症状，抗病毒治疗可能会延长。

（4）在严重病例情况下或对治疗反应不佳的情况下，可考虑加倍剂量的奥司他韦。

（5）在某些情况下（插管患者，口服吸收问题）也可以使用静脉注射药物（帕拉米韦或扎那米韦）。

（6）尽管进行了抗病毒治疗，但仍存在临床症状和（或）病毒散发时，应考虑进行耐药性检测。

（三）呼吸道合胞病毒

1. 病毒学和流行病学

呼吸道合胞病毒（RSV）是肺炎病毒属中的副黏病毒科RNA病毒，通过接触受污染的分泌物传播，包括接触大颗粒飞沫和污染物。在世界范围内引起季节性的年度流行，在某些热带地区常年发病。在2岁时，几乎所有儿童经历了原发感染，终身都可发生再感染。移植后或增加免疫抑制后早期感染RSV与疾病的严重程度增加有关。

2. 预防

使用标准的接触预防措施将已知或疑似RSV的患者与其他患者隔离开。已证明RSV特异性人源化单克隆抗体帕利珠单抗的预防对具有特定潜在疾病的24月龄以下的高危婴幼儿有效,美国儿科学会于2014年发布了有关其使用的最新建议。除了对24月龄以下的婴幼儿(在RSV季节期间严重免疫功能低下)进行预防,没有针对免疫功能低下的成人个体提出具体建议。调查数据表明,儿科移植中心普遍采用以抗体为基础的预防措施。尽管正在开发各种疫苗制剂,但尚无批准的预防RSV的疫苗。

3. 治疗

利巴韦林是一种具有抗RSV活性的核苷类似物,雾化形式是目前FDA批准的在某些高危人群中治疗RVS引起的下呼吸道疾病的唯一的药物,也可以口服和静脉注射。皮质类固醇和免疫调节剂(包括IVIG和帕利珠单抗)可作为辅助治疗方法。包括口服利巴韦林加皮质类固醇,口服或静脉注射利巴韦林,吸入利巴韦林加甲泼尼龙,以及IVIG和帕利珠单抗的治疗方案。雾化的利巴韦林给药麻烦且昂贵,越来越多的证据表明口服利巴韦林在肺移植受者中的功效。但口服利巴韦林具有明显的不良反应,包括溶血性贫血、白细胞减少症和神经心理症状,在怀孕期间禁忌使用。Presatovir(原名GS-5806)是一种新型口服RSV融合抑制剂,目前正在研究其治疗RSV的疗效。

肺移植受者RSV诊断、治疗和预防的简要建议如下:

(1)应使用标准和接触预防措施将已知或疑似RSV的患者与其他患者隔离。

(2)对24月龄以下且在RSV流行季节、免疫功能严重受损的婴幼儿,可以考虑使用帕利珠单抗预防。

(3)对于患有上呼吸道或下呼吸道RSV感染的肺移植受者,建议采用雾化或口服利巴韦林治疗。

(4)对于上呼吸道或下呼吸道RSV感染的肺移植受者,可以考虑在利巴韦林基础上添加皮质类固醇和IVIG。

(四)副流感病毒

1. 病毒学和流行病学

副流感病毒(parainfluenza virus, PIV)是一种肺炎病毒属RNA病毒,有4种导致人类疾病的血清型(1~4型)。PIV 1型和2型倾向于在秋季和冬季在温暖地区零星传播,3型则常年出现;4型最罕见,其流行病学仍在确定中。病毒通过分泌物或污染物在人与人之间传播。PIV导致的病情可以很严重,尤其在小儿移植受者和肺移植受者中。尽管在肺移植受者中所有呼吸道病毒感染与发展为闭塞性细支气管炎综合征(BOS)的风险增加相关,但与PIV与下呼吸道疾病的相关性最显著。

2. 预防

应使用标准和接触预防措施将已知或疑似PIV感染的患者与其他患者隔离开。该病毒没有批准的疫苗,也没有公认的预防性抗病毒药物。

3. 治疗

利巴韦林吸入形式已被用于治疗肺移植受者PIV导致的下呼吸道感染。一些专家还考虑同时使用IVIG和糖皮质激素。吸入的DAS181是一种重组融合蛋白,目前正在进行治疗PIV下呼吸道感染的临床研究。

肺移植受者PIV诊断和治疗的简要建议如下:

(1)利巴韦林治疗肺移植受者PIV引起的下呼吸道感染。

(2)辅助疗法包括IVIG和糖皮质激素。

(五)人类偏肺病毒

2001年发现的人类偏肺病毒(human metapneumovirus, hMPV)是一种RNA副黏病毒,其临床特征类似于RSV,可导致移植受者的重症疾病。该病毒没有疫苗预防,预防重点放在严格的感染控制措施上,包括接触预防措施。病例报告和动物数据表明,利巴韦林单药或与IVIG联合可考虑用于重症hMPV的治疗,但支持治疗仍是治疗的主要手段。

肺移植受者诊断和治疗人类偏肺病毒的简要建议:

可以考虑用利巴韦林 ± IVIG和皮质类固醇治疗人类偏肺病毒下呼吸道感染的肺移植受者。

(六)鼻病毒

人鼻病毒(human rhinoviruses, hRV)是微小RNA病毒科的成员,是成人和儿童上呼吸道感染的最常见原因。人鼻病毒和肠道病毒同属微小RNA病毒科,因目前的分子诊断分析通常不能区分这两个属,归类为小核糖核酸病毒感染。鼻病毒感染可以在某些致死病例的移植患者中引起重大临床疾病。大多数死亡病例与合并感染有关,感染后可以具有轻微临床症状但病毒持续时间长,尤其是在肺移植受者中。可能会造成医院内传播,当前尚无批准的预防或治疗措施。

(七)腺病毒

腺病毒(adenovirus, AdV)是一种无包膜的双链DNA病毒,分为A~G共7个亚属,目前已发现至少90个基因型。由于不同人腺病毒(HAdV)的组织嗜性不同,其中与呼吸道疾病相关的HAdV主要有B亚属(HAdV-3、7、11、14、16、

21、50、55），C亚属（HAdV-1、2、5、6、57）和E亚属（HAdV-4）。腺病毒可在淋巴组织中潜伏，表现为终身无症状感染，有人认为腺病毒病的发生可能是由于潜在感染的重新激活，而不是新发感染。对于新发感染，潜伏期从2 d到2周不等，具体取决于血清型。在移植人群中，SOT受者的发病率为5%～10%。临床表现无特异性，包括上呼吸道症状、结膜炎、发热、肠炎、肝炎和脑炎。腺病毒肺炎和肝炎相关的病死率高达75%。在一项对SOT受者的前瞻性研究中，在移植后的第1年，7.2%的患者中发现了腺病毒感染。在肺移植受者中，腺病毒感染与移植肺功能障碍、死亡或进展为BOS有关。

目前，还没有特异性的抗腺病毒治疗药物，尽管已证明SOT受者中的一些小病例播散性腺病毒感染使用西多福韦和辅助静脉注射免疫球蛋白治疗是成功的。减少免疫抑制似乎是对患有播散性疾病的器官移植受者的重要干预措施。临床上以对症支持、免疫调节治疗和针对并发症的治疗为主。

（八）冠状病毒（coronavirus）

对人类冠状病毒（HCoV）的诊断有限。随着多重核酸检测技术（NAT）的发展，诸如OC43、229E、HKU1、NL63、严重急性呼吸综合征（SARS）和中东呼吸综合征（MERS）等菌株已被发现影响移植患者的预后。2003年，冠状病毒SARS出现，导致下呼吸道感染很常见，病死率为15%～20%。中东呼吸综合征冠状病毒（MERS-CoV）于2012年6月被发现，在免疫功能正常的人群中病死率高达40%。

2019年12月全世界流行的新型冠状病毒（2019-nCoV）主要侵犯上呼吸道及肺部，经过飞沫和接触传播，传染性强对普遍人群易感；与其他呼吸道病毒相比，2019-nCoV出现肺炎的概率更高、毒力强、进展快，临床表现为发热和咳嗽等呼吸道症状，由于大量的细胞因子释放随后出现ARDS和高凝状态、脓毒症休克等全身多系统病变。一项涉及482例SOT受者感染的国际临床研究显示，患者整体病死率为20.5%，而肺移植受者病死率为33%。影像学表现与其他典型呼吸道病毒表现差异大，如怀疑应尽早行胸部CT检查。针对2019-nCoV目前尚无成熟的特异性抗病毒药物，一旦发生病变，只能根据受者的临床情况进行相应并发症的预防及治疗。只有30%～50%的SOT受者在接种2剂疫苗后能够产生抗体反应，这表明大多数移植受者在接种疫苗后仍有感染2019-nCoV的风险。目前，人类发现的新型冠状病毒变异株已超过千种，世界卫生组织根据变异株的风险程度已提出5个"关切变异株"。目前，奥密克戎（omicron）株感染病例已取代德尔塔（Delta）株成为主要流行株，其传播力增强，但致病力减弱。不断出现的新型冠状病毒变异株对未来的潜在威胁不容忽视，现有的疫苗、中和抗体等预防和治疗面临挑战。

在一项关于降低病死率的随机试验中，辅助性皮质类固醇显示出一些益处。免疫抑制剂的调节是治疗的重要组成部分，专家建议减量或暂时中止抗代谢药物，但维持钙调磷酸酶抑制剂和皮质类固醇。2022年，我国卫健委发布了《新型冠状病毒肺炎诊疗方案》，明确推荐奈玛特韦片/利托那韦片、安巴韦单抗/罗米司韦单抗、静注COVID-19人免疫球蛋白和康复者恢复期血浆等抗病毒治疗方案。

（九）EB病毒

EBV（Epstein-Barr virus, EBV）是 γ 疱疹病毒的DNA病毒，唯一宿主是人类，主要侵袭B细胞与口咽部上皮细胞。与EBV感染相关的移植后淋巴组织增生性疾病（PTLD）是SOT受者的严重并发症，总体病死率高达50%，为移植术后死亡的重要原因之一。PTLD多见于肺移植受者，5年内累计发病率为3.4%～9.4%。PTLD的临床表现是异质性的，从局部病变到播散性疾病，其特点是结外发病率高。

1. 流行病学特点

EBV主要通过飞沫传播，还可能经由EBV血清学阳性的供者或输注未去除白细胞成分的血制品感染。在90%～95%的成人受者血清中可检测到EBV抗体，亚洲成人EBV血清学阳性率超过95%。人体感染EBV后90%以上无临床症状，少数患者在机体免疫力低下时可出现发热、肝脾淋巴结肿大及脏器功能受损等表现，导致EBV病。感染EBV后可导致体内被感染的B细胞克隆性增生。此过程在免疫功能正常的个体中受到B细胞凋亡触发机制（主要由EBV特异性细胞毒T细胞诱导）调控，但SOT受者上述B细胞凋亡触发过程受到抑制，导致异常B细胞克隆性增生，造成PTLD。PTLD为SOT或造血干细胞移植受者因免疫抑制状态而发生的淋巴组织或浆细胞由良性组织增生为恶性肿瘤的淋巴系统增殖性疾病，属于免疫缺陷相关淋巴组织增生性病变。PTLD为一组异质性病变，各种疾病形式具有不同的生物学和临床特征，恶性侵袭性淋巴瘤进展迅速，如未得到及时有效治疗，预后极差，病死率很高。超过70% PTLD的发生与EBV感染相关。

SOT受者术后1年内即免疫抑制最强的阶段EBV相关PTLD的发生率最高，肺移植受者PTLD发生率为3.0%～8.0%。PTLD发生的风险因素包括：① 移植时受者EBV血清学阴性；② 年龄＜5岁的婴幼儿；③ 接受强效免疫抑制方案、接受抗CD3单克隆抗体和多克隆抗淋巴细胞抗体治疗；④ CMV血清学D^+/R^-或合并CMV病；⑤EBV血清学D^+/R^-是发生PTLD的高危因素。

2. 临床表现

（1）非PTLD EBV感染综合征：EBV感染后可表现为传染性单核细胞增多症（发热、乏力、渗出性咽炎、淋巴结肿大、肝脾肿大、非典型性淋巴细胞增多）、器官特异性疾病（如肝炎、肺炎、胃肠道症状）及血液系统异常（如白细胞减少、血小板减少、溶血性贫血和噬血细胞综合征等），有些表现可能与PTLD完全一样，无法鉴别。EBV相关移植后平滑肌肿瘤可发生于PTLD之后，中位发病时间是移植后48个月，儿童更早。累及部位不典型，当累积多个部位时呈现多发性而非转移性表现。

（2）EBV相关PTLD：临床表现多样，几乎任何器官都可能出现局灶病变，并常累及移植器官。无论移植类型如何，胃肠道总是最常见的受累部位，中枢神经受累占4%～15%。常见非特异性症状包括发热或盗汗、消瘦、乏力、厌食、嗜睡和咽痛等，移植肺受累可能出现相关的气急、咳嗽等。阳性体征包括淋巴结肿大、肝脾肿大、扁桃体肿大或炎症、皮下结节、局灶性神经系统体征或多发肿块等。

3. 诊断

发生在肺移植受者的PTLD组织形态学比较复杂，主要包含各阶段的淋巴细胞及浆细胞增殖。因此，在诊断PTLD之前，必须除外各类感染等原因。血清学检测EBV特异性抗体，判断移植前供-受者EBV血清学状态，以评估PTLD的发生风险。临床检测的EBV抗体包括早期抗原（early antigen, EA）、病毒衣壳抗原（viral capsid antigen, VCA）IgA、VCA IgM、VCA IgG。病变组织EBV检测，具有较高的特异度和敏感度。EBV编码的小RNA（EBV-encoded small RNA, EBER）原位杂交检测EBV感染细胞更敏感。PCR方法监测EBV DNA载量对于EBV相关的PTLD诊断、了解疾病状态及疗效判断具有指导意义。外周血中异形淋巴细胞及单个核样淋巴细胞增多对诊断传染性单核细胞增多症样PTLD有帮助。PTLD累及骨髓时可出现外周血细胞减少（少数患者白细胞数增多），骨髓穿刺检查可进一步明确血常规异常的原因。颈、胸、腹及盆腔CT及PET/CT检查可进一步明确病变的范围及性质，并按照Ann Arbor分期方法进行临床分期。如有头痛、局灶神经系统异常表现或视力改变时，需行头部MRI检查。因中枢神经系统病变对治疗及预后有重要影响，常规进行头部MRI或CT检查以早期发现无症状病变。由于胃肠道受累较常见，如有消化道出血、持续腹泻、原因不明的腹痛、消瘦等症状，应及时行消化道内镜检查。组织病理学检查是诊断PTLD的"金标准"。2016年，WHO更新了PTLD的病理学分类，包括早期病变PTLD（多表现为非破坏性淋巴浆细胞增生，包括浆细胞增生和传染性单核细增多症样副皮质区增生)、多形性PTLD(表现为结构破坏性的淋巴浆细胞增殖,但又不符合严格意义上的恶性淋巴瘤的诊断标准。表现与霍奇金淋巴瘤样病理学特征相类似,组织化学染色可见CD20、CD30强表达,CD15通常不表达)、单形性PTLD(表现为常见的B细胞淋巴瘤的特征,如弥漫大B细胞淋巴瘤、Burkitt细胞淋巴瘤和浆细胞淋巴瘤等),少数类型也可为T细胞淋巴瘤,如肝脾T细胞淋巴瘤,甚至为罕见的复合型淋巴瘤)、经典霍奇金淋巴瘤型PTLD(在大量小淋巴细胞及一定的嗜酸性粒细胞、浆细胞和组织细胞背景中,可见到典型的HRS细胞,这些细胞强表达CD30、CD15,弱表达PAX5,一般不表达CD20)。儿童多形性PTLD较常见,成人以单形性B细胞淋巴瘤为主,最常见的组织学亚型为弥漫性大B细胞淋巴瘤。病理学诊断还可以结合EBER原位杂交等检测,以明确与治疗相关的重要标志物(如CD20)的表达情况、病毒来源(供者或受者)、EBV克隆性等。在同一患者的不同病变部位,其组织病理学特征可能不同,即使同一病变组织内部可能重叠出现PTLD不同组织类型。如果患者PET/CT表现为多病灶,尽可能多处活检以进一步精确诊断。霍奇金淋巴瘤样多形性PTLD的诊断必须与经典霍奇金淋巴瘤类型PTLD相鉴别。经典霍奇金淋巴瘤类型PTLD不以黏膜相关淋巴组织受累为早期表现,而霍奇金淋巴瘤样PTLD常以此为首发表现。2016年WHO的PTLD组织学分类见表6-12-4。

表6-12-4　2016年WHO的PTLD组织学分类

类　　型	组织学分类
早期病变	浆细胞增生性PTLD 传染性单核细胞增多症样PTLD 旺炽性滤泡增生性PTLD
多形性PTLD	
单形性PTLD (依据类似的淋巴瘤分类)	
B细胞淋巴瘤	弥漫性大B细胞淋巴瘤 Burkitt淋巴瘤 浆细胞骨髓瘤 浆细胞瘤样 其他
T细胞淋巴瘤	外周T细胞淋巴瘤,非特指型 肝脾T细胞淋巴瘤 其他
经典霍奇金淋巴瘤型PTLD	

EBV阴性PTLD发病机制与EBV阴性淋巴瘤相似,其治疗方法与EBV阳性PTLD有所不同。因此,每例标本都必须进行EBV检测,用EBV编码的特异RNA进行原位杂交是诊断EBV阳性与否的"金标准"。

PTLD临床分期常用的是根据淋巴结区受累部位或范围进行的Ann Arbor-Cotswold改良分期系统,儿童受者也可以采用Murphy系统。在治疗过程中,可将PTLD分为持续性(治疗中临床表现、组织学及影像学改变均持续存在)、进展性[病变原发位点的扩大和(或)增加病变新位点]或复发性PTLD。

4. 预防

(1)一般预防:肺移植供–受者移植前均应行EBV血清学检测,EBV血清学阴性的受者应优先选择EBV阴性的供者。对发生PTLD高风险的人群(如原发性CMV感染)应警惕EBV感染的存在,并密切观察PTLD相关的临床表现(发热、腹泻、淋巴结肿大和移植肺功能障碍等),情况允许时尽量减少免疫抑制剂的用量。对于EBV血清学阴性的受者,在发现EBV载量增加时即应减少免疫抑制剂的用量。当怀疑移植物急性排斥反应时,免疫抑制剂加量前应谨慎排除PTLD,监测EBV DNA载量,必要时积极采集组织病理学证据。

(2)抗病毒药物:无明确证据支持肺移植高危受者(EBV D$^+$/R$^-$)常规预防性应用抗病毒药物(如阿昔洛韦、更昔洛韦等)能够降低PTLD的发生风险。接受抗病毒治疗的受者仍可出现EBV载量升高并发生PTLD。

(3)免疫预防:输注免疫球蛋白可以在短期内降低PTLD的发生风险,但证据有限。

(4)EBV病毒载量监测和抢先治疗:PTLD高风险人群(尤其是EBV D$^+$/R$^-$)需进行定量EBV载量监测。建议移植术后1周内检测1次;术后3～6个月内每个月1次;第9、12个月各1次;急性排斥反应经治疗后增加1次。1年以后不再需要常规检测。常规监测病毒载量升高时采用抢先治疗策略可以降低PTLD的发生率。抢先治疗策略包括减少免疫抑制剂用量、加用抗病毒药物,加用或不加用免疫球蛋白,还包括给予低剂量利妥昔单抗(rituximab, RTX)和过继免疫治疗,但目前只有减少免疫抑制剂用量是得到充足证据支持的干预措施。在EBV D$^+$/R$^-$的肺移植受者中,可预防性应用抗病毒药物和(或)免疫球蛋白。

5. 治疗

EBV相关PTLD的最佳治疗方法尚未确定。减少免疫抑制剂剂量作为一线治疗方法,可使部分早期病变、病灶局限的病例获得完全缓解,但多数仍需要联合其他治疗方法,包括局部治疗手术切除、放射治疗(放疗)和多种系统的治疗手段。

（1）减少免疫抑制剂剂量：是PTLD治疗的第一步，应尽早开始。如情况许可，应将免疫抑制剂减少至最低允许剂量。减少免疫抑制反应不佳的预测指标包括年龄偏大、肿块较大、进展期病变、血清乳酸脱氢酶水平高、多器官功能异常、多器官受累等。减少免疫抑制剂剂量可增加移植器官排斥反应的风险，心肺移植受者尤其常见。治疗反应在减少免疫抑制治疗后2～4周内出现，观察等待时间一般不超过4周；如受者未获得完全缓解，应进行下一步治疗。对于不能减少免疫抑制剂剂量或进展迅速的病例，应即刻施行其他治疗。

（2）手术切除或局部放疗：单一病灶PTLD（Ann Arbor 分期Ⅰ期）的肺移植受者，手术切除和（或）放疗联合减少免疫抑制剂剂量是一种有效的治疗方案。但若病变属高侵袭性，如Burkitt PTLD仍首选化学治疗（化疗）。肠穿孔、肠梗阻、难以控制的消化道出血等并发症需要急症手术干预。某些特定部位（眼、中枢神经系统）或自然杀伤（NK）细胞或T细胞淋巴瘤 PTLD、存在危及生命的梗阻或压迫症状、化疗和单克隆抗体治疗无效的病变需要考虑放疗。

（3）抗B细胞单克隆抗体（抗CD20单抗）：多数EBV相关PTLD来源于B细胞并表达CD20，提供了抗B细胞单克隆抗体（抗CD20单抗）RTX的治疗靶点。RTX单药治疗减少免疫抑制无效的CD20阳性PTLD的总缓解率为44%～79%，完全缓解率为20%～55%。与标准CHOP方案（环磷酰胺＋多柔比星＋长春新碱＋泼尼松）疗效相似，但耐受更好，无严重感染相关的不良反应及治疗相关的死亡。但RTX单药治疗容易复发，远期疗效不理想，且对高肿瘤负荷、多个结外部位受累、EBV阴性及晚期发生的PTLD疗效较差。

（4）细胞毒性化疗方案：化疗不但可以杀伤异常增殖的淋巴细胞，且具有免疫抑制作用，能够防治移植物排斥反应。对RTX治疗反应差的病例以及病理学类型为T细胞淋巴瘤、Bufkitt PTLD或霍奇金淋巴瘤的病例均应积极考虑化疗或RTX联合化疗，通常采用CHOP或CHOP样方案。为了提高RTX单药治疗的长期有效性并避免单纯化疗的不良反应，对于减少免疫抑制剂剂量无效的CD20阳性的PTLD患者，可采用RTX加化疗如R-CHOP方案联合序贯治疗。

（5）其他治疗方法：① 抗病毒药物和静脉注射免疫球蛋白：更昔洛韦抑制EBV的作用是阿昔洛韦的10倍。不支持单用阿昔洛韦或更昔洛韦治疗PTLD。IVIG联合更昔洛韦或阿昔洛韦作为一种辅助治疗手段治疗早期PTLD。② 过继性免疫治疗：过继性输注EBV特异性细胞毒T细胞耐受较好，无移植物毒性报告，尤其是原发中枢神经系统PTLD、难治性或一般状况较差的病例可考虑使用。

6.EBV载量监测

病情稳定以后，前半年EBV载量可每1～2周监测1次，影像学可每2～3

个月监测1次,半年后可适当延长监测时间。无论是早期还是晚期EBV相关PTLD,均应以减少甚至停用免疫抑制剂作为PTLD治疗的第一步。IVIG联合更昔洛韦或阿昔洛韦可作为治疗早期PTLD的一种辅助手段。如果不存在RTX治疗预后不良因素,CD20阳性的成人PTLD患者,在减少免疫抑制剂剂量后可使用RTX治疗。对于减少免疫抑制剂剂量干预失败同时存在RTX单药治疗预后不良因素者,若RTX初始治疗未获得完全缓解,可选用RTX联合化疗方案治疗。

7. 预后

PTLD预后比较差,尽管大多数患者死亡原因与疾病进展有关,但仍有高达40%的患者最终死于与疾病进展不相关的原因(主要是感染)。不良预后因素包括高龄、晚期疾病、不良体能状态、高乳酸脱氢酶、中枢神经系统浸润、T或NK细胞PTLD、EBV阴性PTLD、合并感染HBV或HCV、单克隆疾病、低白蛋白等。继发于SOT后CD20阳性的PTLD患者,R-CHOP联合序贯治疗预后显著优于单用CD20单抗治疗。心肺移植受者发生PTLD,若CD20单药治疗无效,提示预后不良。

(十) 细小病毒B19

人类细小病毒B19(human parvovirus B19)为一种单链DNA病毒,属于细小病毒科(Parvoviridae),嗜红细胞病毒属(Erythrovirus)。它是体积最小的DNA病毒之一,与多种疾病的临床表现相关。细小病毒B19感染在世界范围内都有发生,病例可以是散发性的,也可以是聚集性暴发。目前已被证实的细小病毒B19传播方式包括:① 呼吸道传播,细小病毒B19容易通过呼吸途径在人与人之间传播,这是最常见的传播方式;② 垂直传播,在妊娠期间感染了细小病毒B19,可将该病毒传播给胎儿;③ 血液传播,可通过含该病毒的血液或血制品传播。欧美的数据显示,大约60%的成年人曾经感染过细小病毒 B19。对于移植受者,细小病毒B19感染还可通过以下途径:① 受者来源,受者处于亚临床感染状态,术后免疫功能降低,细小病毒B19再燃;② 供者来源,捐献者处于细小病毒B19活跃期;③ 血液和(或)血液制品来源。细小病毒B19因其特殊理化性质,常规方法不能有效去除,潜在污染的血液及血液制品可能被用于移植手术。

1. 临床特征

细小病毒B19感染的潜伏期为4~18 d。临床表现差异很大,与被感染者年龄、血液系统和免疫系统状态有关。主要临床表现如下。

(1)非特异性综合征:发热、肌痛、鼻炎、头痛、咽痛、厌食、呕吐、腹泻和腹痛。

（2）血液系表现：白细胞减少、血小板减少、暂时性红细胞再生障碍。部分重症患者会出现重度贫血,甚至诱发充血性心力衰竭导致死亡。

（3）皮肤改变：可有典型的面颊红斑疹(即所谓的掌掴面颊疹),并伴相对的口周苍白圈,也有麻疹样皮疹、融合性皮疹和水疱疹。

（4）关节症状：表现为急性关节炎,在无皮疹的情况下易被误诊为急性风湿性关节炎。成年女性中的关节痛和或关节炎更为常见。通常呈对称性,最常累及手、腕、膝和足等小关节;症状特征可与类风湿高度相似而容易误诊为类风湿关节炎。但关节症状多数在3周内消失,少数会持续较长时间。

（5）其他脏器：可以诱发心肌炎、肝炎等。

对于免疫功能正常者,细小病毒B19感染多无表现或症状轻微且具有自限性,儿童细小病毒B19感染主要表现为传染性红斑,成人主要表现为关节病,这些表现与免疫复合物引起的Ⅲ型变态反应有关;而对于免疫功能不全或免疫抑制的感染者,如器官移植受者,临床表现多为发热伴进行性贫血,可导致纯红细胞再生障碍性贫血(pure red cell aplasia, PRCA)。在免疫正常人群感染细小病毒B19极少有贫血表现,可能是由于机体在病毒感染后2周内即可产生特异性抗体中和病毒,而红细胞寿命长达120 d,可掩盖短暂的造血功能障碍。移植受者感染后因不能产生足够的中和抗体及时清除病毒,病毒血症持续存在,进而发生PRCA。

2. 诊断与治疗

细小病毒B19感染的确诊主要根据骨髓细胞学检查、血清学检查及病毒DNA检测结果。免疫正常人群感染细小病毒B19可产生特异性抗体IgM、IgG,可通过血清学检查确诊;而免疫功能抑制受者特异性抗体产生不足,存在假阴性可能。mNGS可通过高通量测序,相对全面获取病原体信息。

目前,SOT术后细小病毒B19感染的诊断尚无明确标准,美国移植学会推荐当出现以下情况时应考虑感染的可能性：① 网织红细胞减少性贫血伴或不伴有EPO抵抗性贫血;② 发热、关节痛和皮疹;③ 器官侵袭性疾病,如肝炎、心肌炎、肺炎、神经系统疾病或血管炎;④ 血细胞减少。疑似细小病毒B19感染的初步筛查应包括血清学(IgM、IgG)和血清/全血定量PCR检测细小病毒B19。当强烈怀疑细小病毒B19感染且血清学和血清PCR呈阴性时,应进行骨髓检查。

体外实验表明西多福韦可能抑制病毒复制,但需要进一步的研究来评估临床疗效。美国移植学会推荐治疗方案：① 细小病毒B19感染的患者可给予IVIG 400 mg/kg,连续治疗5 d;② 总剂量为2g/kg的基础上可以缩短每日高剂量IVIG的疗程(2~4 d),但每天1g/kg的剂量似乎与较高的肾毒性和其他不良反应的发生率有关；③ 诊断后应尽量减少免疫抑制剂剂量；④ 第1次IVIG疗程无反应或有症状复发，可给予额外的IVIG疗程；⑤ 尽管细小病毒B19感染的复发率很高，但应用IVIG预防复发尚无明确数据支持。肺移植受者中常见的呼吸道病毒感染见**表6-12-5**。

表6-12-5　肺移植受者中常见的呼吸道病毒感染

病　毒	隔离建议	预防干预	抗病毒治疗选择
巨细胞病毒	标准预防措施 接触隔离 飞沫隔离	更昔洛韦、缬更昔洛韦	更昔洛韦、缬更昔洛韦、膦甲酸钠
流感病毒	标准预防措施 接触隔离 飞沫隔离	每年接种灭活疫苗 神经氨酸酶抑制剂[1]	神经氨酸酶抑制剂[1]
呼吸道合胞病毒	标准预防措施 接触隔离 飞沫隔离	24个月以下儿童应用帕利珠单抗 成人无预防干预	雾化或口服利巴韦林[2] ±抗体基础的治疗[3] ±糖皮质激素
副流感病毒	标准预防措施 接触隔离 飞沫隔离	无	雾化利巴韦林[2] ±IVIG ±糖皮质激素
鼻病毒	标准预防措施 接触隔离 飞沫隔离	无	雾化或口服利巴韦林[2] ±IVIG
人类偏肺病毒	标准预防措施 接触隔离 飞沫隔离	无	无特效药物 支持治疗为主 利巴韦林±IVIG±皮质类固醇
冠状病毒	标准预防措施 接触隔离 飞沫隔离	无	无特效药物 支持治疗 皮质类固醇
腺病毒	标准预防措施 飞沫隔离 接触传播	无	西多福韦±IVIG 支持治疗
EB病毒	标准预防措施 飞沫隔离 接触传播	无	减少免疫抑制剂量±IVIG ±其他

续　表

病　　毒	隔离建议	预防干预	抗病毒治疗选择
细小病毒B19	标准预防措施 飞沫隔离 接触传播	无	减少免疫抑制剂量 ± IVIG

注　① 奥司他韦或扎那米韦；② 也可以使用口服或静脉注射利巴韦林，但应监测患者是否出现溶血性贫血，这些制剂在治疗RSV中的疗效的数据少于雾化利巴韦林；③ IVIG、帕利珠单抗、RSV-Ig(不再生产，但在某些地方可能仍然可用)。

　　抗病毒治疗基础上均需根据病情选择是否减少免疫抑制剂的剂量。

(十一) 博卡病毒

　　博卡病毒是一种单链DNA病毒，属于细小病毒属，2005年首次在儿童鼻咽分泌物中分离。病毒通常在疑似上呼吸道感染的儿童鼻咽分泌物中检出，常有多种合并感染病毒。一项最近的对住院儿童的前瞻性研究显示人类博卡病毒是检测到的排名第4位常见的病毒，发生率为9.9%，在其之前依次为RSV(39.8%)、鼻病毒(30.6%)和腺病毒(15%)。75%的博卡病毒感染与其他病毒感染并存。人博卡病毒也可在轻度呼吸道症状的成人中检出。该病毒与轻到重度的普通感冒、支气管炎、支气管肺炎或哮喘恶化有关，博卡病毒也可合并脑炎。在免疫缺陷患者中，该病毒可导致严重的肺炎。目前治疗无特效药物，以支持治疗为主。

(十二) 疱疹病毒

　　人疱疹病毒是一种大DNA病毒，可导致临床(急性)或非临床(慢性或潜伏)感染。疱疹病毒急性感染后，疱疹病毒在组织中长期持留，在特定条件下再活化。常见的致患者疱疹病毒包括单纯疱疹病毒(HSV)1型和2型、水痘-带状疱疹病毒(α疱疹病毒)、疱疹病毒6和7、EBV及CMV。

　　水痘-带状疱疹病毒感染(例如水痘)，通过接触及气溶胶传播，在儿童是常见的自限性良性疾病。然而，播散性水痘-带状疱疹病毒感染可导致9%～50%的病死率，肺炎是其中最常见和严重的并发症。播散性疾病的风险在淋巴瘤或免疫缺陷患者或孕妇中增加。诊断建立在临床表现(皮疹、肺部症状和水痘患者接触史)上。对于不确定的病例，可通过血清学评估帮助确立诊断。双肺可见散在的圆形结节，也可见不同大小的(直径1～10 mm)散在小钙化。有报告在肺移植受者中，可有纵隔淋巴结病和小叶间隔增厚，治疗上可给予阿昔洛韦抗病毒治疗。

（十三）其他呼吸道病毒

随着分子诊断技术的使用，已经分离出更广泛的呼吸道病毒。如冠状病毒变种（HKU1、NL63）、多瘤病毒（WU、KI病毒）、流行性腮腺炎病毒、麻疹病毒、肠病毒和汉坦病毒等，这些病毒在移植受者中尚未得到广泛研究，临床影响尚未得到充分评估。

呼吸道病毒是肺移植患者呼吸道感染最常见的原因和死亡原因。因此，在患有严重下呼吸道疾病的患者中鉴别诊断应考虑到这些呼吸道病毒感染。关于这些病毒的影响，仍有许多要研究和学习的地方。如需要包括宏基因组学在内的现代分子诊断工具的前瞻性研究，以了解呼吸道病毒疾病的真正流行病学和临床范围，以确定预防性干预措施的功效和成本。即使在轻度或无症状的情况下，也需要研究感染的长期后果，这在肺移植受者中尤为重要。

在高风险情况下，扩大病毒疫苗覆盖率，暴露后抗病毒预防的管理以及在高风险情况下使用个人防护设备（如戴口罩），强调采取足够的医院感染控制措施的重要性可能会减少肺移植受者病毒感染负担。

三、典型病例

患者，男，60岁，2020年3月21日来院就诊。3年前因咳嗽、活动后喘息在医院诊断为ILD，给予吡非尼酮胶囊6粒×3次/d口服，间断应用甲泼尼龙等药物治疗。4个月前喘息症状加重，给予氧疗及药物治疗效果差，因行肺移植手术到我院就诊。既往发现血糖增高4年余，最高血糖浓度13.0 mmol/L，未给予药物治疗，未定期监测。在我院查肺部CT图像示：① 双肺弥漫间质性改变；② 双肺肺气肿、肺大疱。心脏超声：① 三尖瓣轻度反流；② 左心室松弛功能减退；③ 肺动脉高压（轻度）。入院诊断检查：① 特发性肺纤维化；② 肺动脉高压（轻度）；③ 呼吸衰竭；④ 2型糖尿病。完善相关检查和评估后于2020年3月26日全身麻醉下行单肺移植术＋右全肺切除术＋胸膜粘连烙断术＋心包开窗术。术后1个月内出现呼吸困难加重考虑急性排斥反应，肺部感染泛耐药肺炎克雷白杆菌，右肺吻合口溃疡，大量黄白色伪膜播散到远端，给予500 mg甲泼尼龙冲击治疗，抗感染及抗曲霉治疗后病情好转出院。2020年11月20日患者出现头皮疱疹伴头皮疼痛，考虑带状疱疹病毒感染，因肾功能不全未用药。2020年12月8号患者因胸闷、气喘加重半月入院。在胸外科治疗，给予哌拉西林/他唑巴坦4.5 g q8 h，左氧氟沙星0.5 g×1次/d静脉滴注。因发热体温38.5 ℃，胸闷加重2020年12月22号转入呼吸ICU，白细胞计数8.4×10^9/L，CRP 94 mg/L，PCT 0.6 ng/mL，血尿素氮24.8 mmol/L，血肌酐439 mmol/L，pro-BNP 10 500 ng/L，他克莫司血药浓度9.6 ng/mL。肺部CT检查示右肺多发斑片阴影，右肺下叶空洞。传统细菌培养为泛耐药肺炎克雷白杆菌，血G+GM实验阴性，再次行BALF二代测序提示肺炎克雷白杆菌序列数31902，小孢根霉序列数323，耶氏肺孢子菌序列数1619，人类单纯疱疹病毒1型序列数49025，人类单纯疱疹病毒5型序列数3204，细环病毒1350。给予美平1.0 g×1次/12 h联合替加环素100 mg×1次/12 h静脉点滴，泊沙康唑片剂第1天300 mg×1次/12 h，以后300 mg×1次/d。两性霉素B雾化吸入，每周2次气管镜，导航引导下进入右肺下叶空洞处给以两性霉素B 10 mg加灭菌注射用水20 mL灌注治疗，更昔洛韦及丙球抗病毒治疗，减少免疫抑制剂剂量。患者体温正常后，因经济问题转回当地治疗。2021年2月随访肺部CT示右肺空洞较前缩小。2021年4月电话随访，患者因再次肺部感染呼吸衰竭死亡。**图6-12-2**为该患者术前、术后的CT影像学表现。

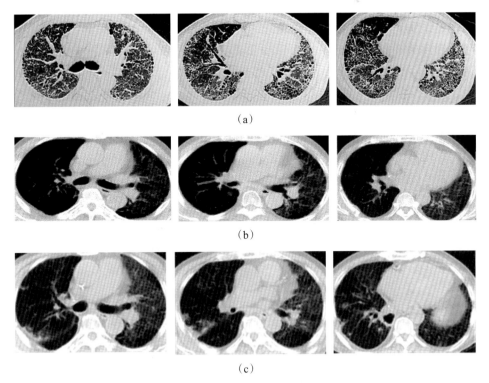

(a)

(b)

(c)

图6-12-2　（a）3月23日肺部CT为肺移植术前，双肺多发弥漫网格阴影，磨玻璃样病变合并肺大疱；（b）2020年10月肺部CT检查，右肺无明显病变，左肺多发网格状纤维化改变；（c）2020年12月肺部CT检查提示右肺多发斑片阴影，右肺下叶背段空洞。

第十三节　肺移植术后恶性肿瘤

姜凯元,梅建东,蒲强

由于肺移植技术和术后管理的不断提升,患者术后短、中期生存率都有显著提高。慢性移植肺功能障碍(CLAD)和慢性肺部疾病成为影响患者长期预后的主要障碍。据2019年国际心肺移植学会(ISHLT)最新报告,恶性肿瘤是肺移植受者术后5～10年第二大最常见的死亡原因,病死率为17.3%,10年后病死率为17.9%。流行病学调查表明,实体器官移植(SOT)的患者罹患癌症的风险是普通人群的3～4倍。

免疫抑制和抗肿瘤免疫监视功能在移植后癌症发展中扮演着极其重要的角色,而肺移植受者比其他SOT患者接受的免疫抑制更强,因此肺移植受者罹患癌症的风险更高。肺移植受者中最常见的癌症有非黑素瘤皮肤癌(nonmelanoma skin cancer, NMSC)、移植后淋巴组织增生性疾病(PTLD)和肺癌。此外,乳腺癌、结直肠癌和膀胱移行细胞癌等也有所报道,但数量较少。更为罕见的是肺移植供者来源性肿瘤,主要是供者来源性肺癌。

肺移植后癌症发生和发展的相关危险因素较多,主要分为两类:一类是传统的危险因素(移植适应证、吸烟史、癌症史和阳光照射等);另一类是移植受者特有的危险因素(免疫抑制、致癌病毒和某些疾病的特异性关联等)。移植后致癌病毒主要包括人类疱疹病毒8型(human herpesvirus 8, HHV-8)、EB病毒(EBV)、人乳头状瘤病毒(human papilloma virus, HPV)等。患者的年龄、性别和移植类型也与肿瘤发生有关。总的来说,器官移植诱发新生癌症的主要机制包括免疫抑制药物的直接促癌特性、肿瘤细胞免疫监视受损和致癌病毒重新激活。

一、非黑色素瘤皮肤癌

SOT受者有极大的风险发展为各种皮肤疾病,特别是NMSC约占95%。肺移植受者中,NMSC是术后最主要恶性肿瘤之一,病理类型以鳞状细胞癌(squamous cell carcinoma, SCC)为主,其次是基底细胞癌(basal cell carcinoma, BCC)。肺移植后NMSC的5年累积发病率为26%,10年累积发病率高于40%。

一般人群中,BCC∶SCC的发病率为4∶1;但在移植患者中,这一比例逆转,SCC更常见,发病率增加了65～250倍,而BCC发病率仅增加10～16倍。主要是因为在具有免疫能力的人群中,SCC的先天免疫基因表达高于BCC。肺移植受者遭受的免疫抑制更强,与其他SOT患者相比,罹患皮肤癌的风险显著增加,并且移植患者NMSC更具侵袭性,具有较高的复发率、转移率和病死率,其中复发率超过80%,3年转移率高达46%,病死率比一般人群高30～52倍。

(一)危险因素

肺移植患者NSMC高发的危险因素包括日晒、药物诱导、高龄、肤色、性别、免疫抑制、皮肤癌病史、遗传因素等,且发病率随生存时间的延长而增加。

1. 紫外线辐射

紫外线辐射是NMSC最重要的危险因素。紫外线辐射会导致局部和全身免疫抑制,与免疫抑制治疗共同促进皮肤癌变。紫外线辐射还是一种角质形成细胞诱变剂,像肿瘤细胞的启动子,SCC与长期日晒明显相关。NMSC的发病部位主要倾向于暴露在阳光下的部位,SCC主要是手背和脸部,BCC主要表现在脸部、胸上部和背部。男性的外耳、头皮和颈部皮肤癌风险可能较女性大。肿瘤发病部位还与年龄有关,40岁以下的移植受者80%的NMSC位于手背、前臂或躯干上部,而年龄较大的患者肿瘤多位于头部。

2. 免疫抑制

免疫系统在移植术后的肿瘤发展中极其重要,肺移植受者比其他SOT接受了更多的免疫抑制以防止同种异体移植物的排斥反应(常用药物包括钙调磷酸酶抑制剂、抗代谢药物和类固醇),且长期的免疫抑制会增加NMSC的发病风险。NMSC发病与免疫抑制方案有关,硫唑嘌呤是一种新嘌呤合成抑制剂,其代谢物6-硫代鸟嘌呤取代了一小部分DNA鸟嘌呤成为一种紫外线发色团,具有选择性紫外线光敏性和诱变特性,有助于肿瘤的进展。具有类似不良反应的抑制剂还有6-巯基嘌呤。使用依维莫司的患者被认为比使用钙调磷酸酶抑制剂的NMSC患病风险更低,特别是在肾移植受者中。而环孢素在皮肤恶性肿瘤发展中的作用仍存在争议。

3. 抗真菌药物

侵袭性曲霉病是肺移植受者感染相关发病率和病死率的重要原因。伏立康唑、伊曲康唑、泊沙康唑和其他抗真菌药物可用于预防和治疗,但是这些抗真菌药物与SCC的发生有关。长期使用伏立康唑治疗可能引起多种急慢性光毒性反应和光化性角化病,导致免疫监测受损的患者发生SCC。由于药物抑制全反式视黄醇（维生素A）代谢而引起的光毒性类维甲酸化合物的积累可导致光毒性反应。伏立康唑的主要代谢物伏立康唑N-氧化物（voliconazole nitrogen oxides, VNO），可能使角质形成细胞对紫外线A辐射敏感，其导致的SCC风险呈剂量依赖性升高。伏立康唑可作为肿瘤发生的启动子，上调芳基烃受体依赖的COX-2通路，诱导紫外线介导的DNA损伤或破坏DNA损伤修复。长期暴露于伏立康唑的患者还会出现其他皮肤疾病如假卟啉病、盘状红斑和加速光老化。BCC的发病多与依曲康挫和波沙康唑有关，两种药物通过抑制Hedgehog信号通路从而导致BCC的发生和发展。

4. 病毒

除了日照、免疫抑制和伏立康唑外，其他因素如致癌病毒的免疫控制也与皮肤癌的发生和发展有关。HPV已被证明与NMSC的发展有关。在80%使用免疫抑制的NMSC患者中发现了HPV DNA，同时在50%的免疫能力较强的个体中也发现了HPV DNA。既往研究表明，皮肤白皙、男性和高龄也是NMSC发病的危险因素。

（二）诊断和预防

病变部位的组织活检是诊断的"金标准"。紫外线照射是主要的危险因素之一，因此防晒显得尤其重要，合理使用防晒霜能够有效降低光化性角化病和SCC的发病率。肺移植患者应该在移植前后接受皮肤癌环境暴露的相关教育，建议患者避免阳光曝晒，特别是在上午11点至下午3点之间，使用防护服或对高强度的防晒霜。由于防晒可能导致患者维生素D含量不足，应额外补充维生素D的摄入。

对肺移植患者需谨慎使用伏立康唑，特别是居住在阳光充足地区的老年患者。而对于需要长时间使用伏立康唑的患者，应定期在皮肤科随访，密切监测患者以促进早期诊断和治疗。建议每6～12个月进行一次皮肤癌筛查，对于既往有皮肤癌病史的患者，每3～6个月进行一次筛查，持续5年，因为95%的局部复发和转移都发生在这一时间段。由于移植人群不断增长，预期寿命越来越长，医疗资源分配存在挑战。Harwood等提出了一种循证风险分层方法，包括皮肤类型、移植年龄和晒伤史。他们建议对高危人群第一次NMSC检查后，每4个月进行筛查；若1年内未发现癌症，则可以减少到每年筛查一次。

化学预防包括维生素A、烟酰胺和卡培他滨。维生素A在器官移植受者中的应用是安全的，但通常只用于有潜在NMSC风险的患者。研究表明，患者接受维A酸治疗后SCC和光化性角化病的发病率显著减少，为了达到疗效，建议长期使用,但是停药后是否出现反弹性SCC仍令人担忧。烟酰胺是维生素B₃类似物,能增强DNA修复,减少紫外线引起的炎症,并且烟酰胺的耐受性好,不良反应小。卡培他滨是一种口服化疗前药物,代谢物5-氟尿嘧啶(5-fluorouracil,5-FU)可抑制胸苷酸合成酶,从而干扰DNA合成,导致细胞死亡。它可以单独使用,也可以与α/β羟基酸或局部维甲酸联合使用,以减少角质层厚度,增加渗透。霉酚酸酯可抑制皮肤癌的发展,其代替硫唑嘌呤治疗也能降低NMSC的发病率。

哺乳动物雷帕霉素靶蛋白(mTOR)抑制剂和减少钙调神经磷酸酶剂量的免疫抑制方案可降低皮肤癌的发生率。mTOR抑制剂具有部分逆转其他免疫抑制剂致瘤作用的能力,能够在降低移植后恶性肿瘤风险的同时提供足够的免疫抑制。

伏立康唑应谨慎用于肺移植患者,尤其是对高危患者(皮肤白皙、高龄、有皮肤病史)应接受替代的抗真菌治疗,伊曲康唑和泊沙康唑可用于部分患者。防晒和定期的皮肤病学筛查以促进皮肤癌的早期发现和治疗。同时,应对患者进行健康教育,使用化学预防干预,提高患者的依从性。

(三)治疗

1. 手术治疗

器官移植者的NMSC治疗指南主要基于免疫耐受人群的治疗建议。手术是NMSC的主要治疗方法,可以清除癌变肿瘤以及周围皮肤组织。对于侵袭性SCC或BCC,建议采用术中冰冻切片评估手术或Mohs显微手术进行切除,保存未受累组织或广泛手术切除,术后辅以免疫放射治疗。Mohs显微手术是高危、手术后切缘阳性和复发肿瘤的首选治疗方法,手术切缘至少为4 mm,高危患者可达10 mm。可触及的局部淋巴结病变应通过细针穿刺或开放性活检来评估。如果呈阳性,则须进行区域淋巴结清扫,并通过分期排除远处转移的存在。肺移植受者在切除术后发生并发症的风险增加,最常见的并发症有手术部位感染、伤口裂开以及创口出血。

2. 放化疗

放疗用于不完全切除、广泛的神经周围浸润或不能耐受手术的患者。考虑到免疫抑制患者的SCC具有更强的侵袭性,更高的神经周围浸润率、淋巴血管浸润率和复发率,应给予免疫抑制患者早期术后放疗,放疗边缘4～5 cm,以囊括可能的亚临床扩散。常见的化疗方案为含铂或紫杉烷类单药或联合治疗方案。

3. 西米普利单抗

局部晚期或转移性疾病的治疗选择有限。西米普利单抗是一种针对程序性死亡受体1（programmed death-1, PD-1）的高亲和力、高效人单克隆抗体，可用于转移性SCC或局部晚期SCC的治疗，这些患者不适合根治性手术或放疗。考虑到PD-1抑制剂的移植排斥潜在风险，目前并未应用于肺移植患者中。

4. 表皮生长因子受体抑制剂

表皮生长因子受体（epidermal growth factor receptor, EGFR）抑制剂也可用于治疗晚期SCC。EGFR在原生组织中的激活可诱导细胞增殖、分化、迁移和抑制细胞凋亡。西妥昔单抗和帕尼单抗等EGFR抑制剂可通过减少血管生成、侵袭性和转移性扩散。EGFR抑制剂有一定的不良反应，如会引起皮疹、腹泻和黏膜炎等。

5. Hedgehog通路抑制剂

针对晚期BCC，已研发Hedgehog通路抑制剂维莫德吉（vismodegib）和索尼德吉（sonidegib）等全身疗法。这些药物通过拮抗抑制Hedgehog信号通路，能够调控细胞的增殖、分化和组织形成等过程。此疗法多伴有肌肉痉挛，建议预先使用左旋肉碱预防。维莫德吉已成功应用于移植患者，但仍需要进一步的研究以评估平滑抑制剂在肺移植患者使用其他免疫抑制剂时的安全性。关于NMSC非手术的治疗指征总结如表6-13-1所示。

表6-13-1 NMSC的非手术治疗与指征

治疗方式	指 征
放疗	不可切除的肿瘤 不完全切除的肿瘤 神经浸润 多个肿瘤 复发肿瘤
EGFR抑制剂	晚期SCC
西米普利单抗	转移性SCC 局部晚期SCC
Hedgehog抑制剂	局部晚期和转移性BCC

二、移植后淋巴增殖性疾病（PTLD）

PTLD是一系列异常B细胞增殖反应导致的从良性多克隆到增生再到恶性淋巴瘤的疾病谱，包括多种疾病形式的综合征，是SOT中癌症相关死亡最常见的原因。PTLD是肺移植后第二常见的恶性肿瘤,仅次于非黑色素瘤皮肤癌。移植后的免疫抑制和EBV感染是PTLD发病的主要原因。由于胸腔器官移植的免疫抑制水平显著高于其他实体器官,肺移植受者PTLD的发生率为5%～15%。由于儿童移植后免疫力更低,PTLD发病率明显高于成人。既往研究显示肺移植后第1年内PTLD发生率最高,但近期的研究发现SOT术后PTLD中位发病时间为30～40个月。尽管早期EBV DNA筛查、术后护理和免疫抑制都明显改善,但是由于感染并发症或迟发型难治性PTLD,患者病死率仍可达50%以上。

PTLD的临床表现主要取决于器官系统、受累的程度和肺移植后时间。主要与淋巴增生的全身影响有关,包括淋巴结压痛、发热和出汗、疲劳、鼻窦疼痛、咳嗽、头痛、腹痛和神经功能障碍。超过一半的肺移植受者在移植后1年内发生PTLD,早发性PTLD病变更常见于胸部,包括异体移植肺内或纵隔淋巴结,呈单个或多个肿块或结节。迟发性PTLD更多见于胸腔外,表现为淋巴结外器官受累,包括神经系统、皮肤、胃肠道、肺、肾、皮肤和骨髓,其中由于胃肠道淋巴结丰富,受累最为常见(22%～25%)。此外,一些临床急症表现为肠穿孔或爆发性PTLD伴类似感染性休克的感染性疾病。

(一) 危险因素

PTLD的危险因素包括EBV感染、免疫抑制、受者年龄以及遗传因素等。

1. EBV感染

1985年,Ho等首次报道EBV感染在PTLD中起着不可或缺的作用,EBV血清阴性的受者接受了来自EBV血清阳性供者的同种异体移植后发生PTLD的风险最高,发病率是正常人的10～76倍。

EBV通常感染鼻咽上皮细胞,移植后由于宿主接受免疫抑制限制了机体抗病毒免疫功能,导致EBV复制和B细胞增殖失控。EBV来源的细胞因子会抑制宿主对病毒的免疫,细胞因子下调细胞毒性T细胞反应,并通过EBV膜潜伏蛋白诱导抗凋亡途径防止细胞死亡。在裂解性感染时期,病毒白介素(interleukin,IL)-10(与人IL-10同源)会减少细胞毒性T细胞活性所需的IL-12和γ干扰素(interferon gamma, IFN-γ)的释放。同样,EBV分泌的可溶性受体会抑制集落刺激因子-1(colony-stimulating factor-1, CSF-1)。抗凋亡的刺激来源于细胞表面的死亡受体信号阻断,线粒体内B淋巴细胞瘤-2基因的扩增和细胞内NF-κB的激活(如**图6-13-1**)。

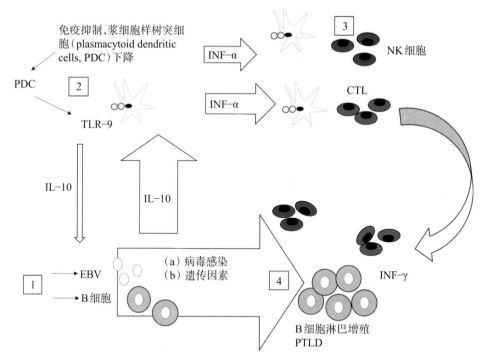

图6-13-1　EBV感染B细胞的机制。引自：Neuringer I P. Clin Dev Immunol, 2013, 2013: 430209.

　　抗病毒反应主要是由细胞毒性T细胞介导的，在肺移植术后的免疫抑制患者中，EBV特异性T细胞的数量比健康对照组高4~5倍。在儿童肺移植患者中，EBV载量高的儿童，CD8$^+$T细胞和EBV特异性CD8$^+$T细胞数量显著增多。除了EBV特异性T细胞的免疫衰竭外，Wiesmayr等还发现PTLD的儿童肺移植患者存在NK细胞反应受损，NKp46和NKG2D表达降低，PD-1表达增加，从而限制了T细胞反应。其他病毒因素还包括丙型肝炎病毒（HCV）、巨细胞病毒（CMV）、HHV-8等。

　　2. 免疫抑制

　　免疫抑制方案的选择，如环孢素、他克莫西、OKT3（一种用于预防和治疗急性排斥反应的抗人成熟T细胞共同分化抗原CD3的单克隆抗体）和抗胸腺细胞球蛋白（ATG）等也会影响PTLD的发展。研究表明，患者接受环孢素和霉酚酸酯治疗比接受mTOR抑制剂治疗的发病风险要高。环孢素可以破坏DNA修复机制，通过转化生长因子β（TGF-β）刺激诱导侵袭性细胞表型，增加血管内皮生长因子浓度促进血管生成。

3.人类白细胞抗原（HLA）

Wheless等还提出HLA等位基因和几种细胞因子基因的遗传变异也与PTLD有关。供-受者的HLA-A26和B38单倍型是PTLD发展的独立危险素，但供者的HLA-A1、B8和DR3单倍型具有保护作用。此外，细胞因子的多态性也被认为是PTLD的危险因素，包括IL-10、IL-6、IFN-γ、TGF-β、肿瘤坏死因子α（TNF-α）等。

4.其他因素

由于器官移植类型不同，PTLD的发病情况也不同，发病风险从低到高依次是肾、胰腺、肝、心脏、肺、小肠。早期PTLD主要与血清学阴性的原发性EBV感染、CMV感染、免疫抑制的联合增强和诱导治疗有关。而迟发性的PTLD与更强的免疫抑制、高龄和男性相关。PTLD主要发生在诊断为COPD、IPF、艾森曼格综合征和α-1抗胰蛋白酶缺乏症患者中。

（二）PTLD的分类

根据世界卫生组织（WHO）造血和淋巴组织肿瘤分类，将PTLD分为4类：早期病变（包括浆细胞增生、传染性单核细胞增多症样PTLD）、多形性PTLD、单形性PTLD（B细胞和T/NK细胞类型）和经典霍奇金淋巴瘤样PTLD（表6-13-2和图6-13-2）。

表6-13-2　移植后淋巴增生性疾病的WHO分类

非破坏性PTLD（早期病变,5%）	多形性PTLD	单形性PTLD		经典霍奇金淋巴瘤型PTLD
		B细胞亚型（>70%）	T/NK细胞亚型（<5%）	
浆细胞增生		弥漫性大B细胞瘤 伯基特淋巴瘤	周围T细胞淋巴瘤 NK细胞淋巴瘤	
传染性单核细胞增多症		类似浆细胞瘤 其他	其他	

1.早期病变

早期病变通常发生在移植后1年内，此时淋巴组织在定义上保持正常形态，呈现浆细胞增生和传染性单核细胞增多。前者EBV阳性免疫母细胞呈片状多型、成熟的浆细胞；后者表现为皮质旁扩张，可见不同数量的淋巴细胞。

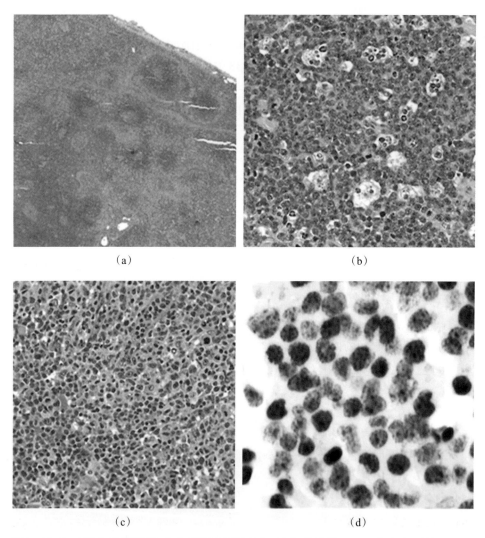

图6-13-2 PTLD病理类型。(a) PTLD早期病变;(b) 单形性PTLD;(c) 多形性PTLD;(d) EBV阳性感染PTLD。引自: Singavi A K. Nat Rev Dis Primers, 2016, 2: 15088.

2. 单形性PTLD

单形性PTLD是最常见的类型,可分为特异性B细胞和T/NK细胞瘤。B细胞型PTLD较为常见,包括弥漫性大B细胞淋巴瘤(diffuse large B-cell lymphoma, DLBCL)、伯基特淋巴瘤(Burkitt lymphoma, BL)、浆细胞骨髓瘤和浆细胞瘤样PTLD。T淋巴细胞淋巴瘤很少见,包括外周T细胞淋巴瘤、肝脾T细胞淋巴瘤等。90%的T细胞PTLD为EBV阴性,而大多数NK细胞PTLD为EBV阳性。与

B细胞型PTLD相比,T/NK细胞型PTLD通常发生较晚,预后较差。

3. 多形性PTLD

多形性PTLD的淋巴组织结构被破坏,可见破坏性的淋巴结外肿块。淋巴样细胞具有多形性,包括核异型性小到中型的淋巴细胞、免疫母细胞和成熟浆细胞,可观察到细胞坏死。

4. 经典霍奇金淋巴瘤

经典霍奇金淋巴瘤(classical Hodgkin's lymphoma, cHL)是最罕见的淋巴瘤,组织病理学显示里-施细胞(Reed-Sternberg cell)处于可变的炎症细胞环境中。

(三)诊断与预防

PTLD患者的检查多显示淋巴结肿大、扁桃体突出、肝脾肿大、肠梗阻和神经功能障碍等。肺移植后的结节和肿块可能是由感染或PTLD引起的。因此,对于无法解释的全身炎症或肺结节,必须及早发现并即刻检查。诊断PTLD可通过组织活检,病理学评估应包括形态学分析、免疫表型、细胞遗传学以及EBV编码RNA原位杂交评估等。实验室检查包括全血细胞计数、综合代谢指标、乳酸脱氢酶、尿酸、EBV载量、HIV和肝病血清学。影像学检查主要包括CT和PET,PET有助于发现潜在病变和评估治疗反应方面,但疾病分期通常采用CT检查。

预防PTLD的关键步骤包括识别高危患者、常规监测EBV载量、抗病毒预防、适当减少高危患者的免疫抑制。移植前评估时,应该进行血清学检查确认患者是否有原发性EBV或CMV感染史和风险。移植后,对于需要提升免疫抑制等级或进行T细胞疗法的患者,也应进行监测病毒载量。Malouf等人报道EBV血清阴性患者的减少免疫抑制剂剂量和进行预防性抗病毒治疗后,肺移植受者PTLD的发生率显著降低,从4.2%下降到0.76%。当EBV载量升高时,减少免疫抑制剂用量,同样可降低PTLD发病率,监测外周血中EBV可在适当时间进行干预,防止PTLD的发展。肺移植后常规进行抗病毒预防,主要针对EBV和CMV,也可以增加EBV的化疗预防。在肾移植患者中,更昔洛韦被证明优于阿昔洛韦,预防性使用可降低83%的PTLD发病风险。肺移植后延长抗病毒预防可能会在早期免疫抑制最强的时候降低EBV的血清转化,产生有益的结果。识别PTLD易感危险因素和常规检测EBV载量有助于早期诊断,改变总体病死率。

(四)治疗

由于疾病的多样性和缺乏前瞻性的Ⅱ期和Ⅲ期研究,没有统一适用于治疗

PTLD的指南。治疗主要根据患者的个体风险、临床表现、疾病阶段和发病部位而定。目标是根治PTLD,同时保持移植器官的功能。

1. 减少免疫抑制

一般来说,PTLD的初始治疗是减少免疫抑制(immune suppression reduction, ISR),通常只对一半的患者有效,并且在治疗后几周才能看到成效。既往报道了许多其他的治疗方案,如使用利妥昔单抗、化疗、局部放疗、手术治疗、EBV特异性细胞毒T淋巴细胞(cytotoxic T lymphocytes, CTL)治疗和其他新型的治疗。

对于大多数PTLD患者,ISR是第一步治疗,能够部分恢复CTL清除EBV感染的淋巴细胞能力,但可能增强移植排斥反应。据报道,患者对ISR的总体应答率为0~74%,而持续缓解率不到30%。个体ISR的使用剂量基于多个因素,包括疾病程度、排斥反应风险、临床症状和实验室数据等。早期病变和多形性PTLD患者对ISR反应较好;而单形性病变,特别是Bcl-6表达的患者反应较差。尽管ISR有风险,但在大多数情况下仍考虑ISR作为治疗PTLD的第一步。

2. 利妥昔单抗

利妥昔单抗是一种靶向B细胞表面蛋白CD20的嵌合单克隆抗体,能够用于多种B细胞淋巴瘤的治疗。利妥昔单抗应用于临床后,PTLD患者的3年生存率从30%~50%提升至60%以上,患者总体缓解率为44%~68%,中位生存时间长达42个月。Evens等报道利妥昔单抗治疗组总生存率为73%,3年无进展生存率为70%。常见的不良反应主要有过敏、恶心、呕吐、发热、寒战、中性粒细胞减少、B淋巴细胞损伤以及CMV再激活的敏感性增加。

在利妥昔单抗出现之前,化疗是ISR治疗失败患者的主要治疗方法。以蒽环类药物为基础的多药化疗如CHOP(利妥昔单抗、环磷酰胺、阿霉素、长春新碱和泼尼松)。由于多药化疗的毒性,通常用于CD20或EBV阴性的肿瘤,利妥昔单抗无反应的CD201 B细胞肿瘤、T细胞淋巴瘤、侵袭性肿瘤,如Burkitt淋巴瘤型PTLD和经典霍奇金淋巴瘤。CHOP治疗后1、3、5年生存率分别为58%、36%和24%。与单独使用利妥昔单抗治疗相比,以蒽环类为基础的化疗与更高的感染和治疗相关病死率相关。通常将利妥昔单抗和CHOP联用(R-CHOP,利妥昔单抗、环磷酰胺、阿霉素、长春新碱和泼尼松)。尽管治疗相关病死率(treatment-related mortality, TRM)高达25%~50%,但是多药化疗的总体缓解率要明显高于单纯使用利妥昔单抗,达到65%~100%。考虑到TRM的风险,化疗应该作为ISR或ISR+利妥昔单抗治疗失败、多器官受累或临床状态迅速下降患者的首选方案。主要的不良反应有恶心、呕吐、贫血、中性粒细胞减少、肺损伤、感染和败血症。

3. 序贯性治疗

目前,许多专家推荐序贯或分阶段治疗PTLD。首先,患者接受ISR或ISR+利妥昔单抗,8周后对患者反应进行评估;如果反应不足,则追加治疗。一项前瞻性研究报道70名ISR失败的患者接受了4周利妥昔单抗治疗,然后再进行4个周期CHOP化疗。利妥昔单抗治疗后,总体缓解率(overall response rates, ORR)为60%,完全缓解率(complete response rates, CRR)为20%,化疗后ORR为90%,CRR为68%。对于利妥昔单抗治疗后达到CR的患者可不进行化疗,而未完全缓解的患者R-CHOP比CHOP疗效更好。通过序贯疗法,大多数患者能够达到CR,避免了CHOP相对较高的治疗相关毒性。

4. 化放疗和手术

对于局限于单一部位的PTLD患者,可通过放疗或手术治疗。当放疗与ISR联用时,Ann Arbor Ⅰ期的局限病灶可能被治愈。对于中枢神经系统和局限期PTLD的患者,通过放疗可以达到CR。放疗的纳入可缩短部分患者的化疗周期,同时为化疗不耐受的患者提供了一种新的选择。

5. 抗病毒药物

抗病毒药物如阿昔洛韦和更昔洛韦,已被研究预防和治疗PTLD。这些药物需要EBV胸苷激酶(EBV's thymidine kinase, EBV-TK)的激活。EBV-TK是一种在病毒细胞溶解酶诱导下表达的蛋白,能够启动病毒复制。但感染潜伏期的B细胞外泌体是通过细胞DNA聚合酶复制,不受抗病毒药物的影响,因此抗病毒药物对感染潜伏期的B细胞无效。但是精氨酸丁酸盐可诱导感染潜伏期的B细胞产生EBV-TK,随后更昔洛韦能够识别并清除这些细胞,精氨酸丁酸盐和更昔洛韦的联用能够取得更好的结果,但仍需进一步的试验来证明其临床效益。在临床试验之外,抗病毒药物目前不被推荐用于常规预防或治疗PTLD。

6. EBV特异性CTL过继T细胞治疗

EBV特异性CTL过继T细胞治疗已成功用于PTLD。PTLD发病机制可能来自EBV感染或CTL反应受损,而EBV特异性CTL可能恢复这种反应。EBV重新激活导致的PTLD需要来自受者的EBV特异性CTL来靶向攻击感染的B细胞。ISR失败的患者,自体EBV特异性CTL联合利妥昔单抗和(或)化疗已显示出一定的疗效。而异基因造血细胞移植后的PTLD通常来自供者,此时有效的免疫治疗需要供者提供的CTL来靶向攻击肿瘤。与HLA匹配的同种异体CTL可以提供更好的结果,可从捐赠者处获取并保存于冷冻库中。在一项Ⅱ期临床试验中,该疗法应用于SOT的晚期PTLD患者,6个月生存率达80%。由于EBV特异性CTL在治疗PTLD方面缺乏共识,目前只推荐在临床试验中使用该方法。

7. 其他治疗方法

其他新型治疗和预防 PTLD 的方法如抗细胞因子的单克隆抗体和 mTOR 抑制剂(如雷帕霉素),针对 IL-6 的单克隆抗体,还有其他有望成为靶标的 IL-10 和 INF-α 也在研究之中。mTOR 信号通路的激活与 PTLD 亚型有关,雷帕霉素在 PTLD 中表现出抗 B 细胞增殖特性。然而,与非 mTOR 抑制剂相比,移植后使用 mTOR 抑制剂与 PTLD 的风险增加相关。这一通路及其抑制剂在 PTLD 中的临床意义有待进一步研究。

三、肺癌

肺癌在肺移植中发病风险最大,其次是心脏、肝和肾移植。与普通人群相比,肺移植受者的患肺癌风险增加了 5 倍,发病率为 1%～9%。慢性阻塞性肺疾病(COPD)和间质性肺疾病(ILD)是肺移植的主要指征,并且这两种适应证都与移植后肺癌发生相关。肺移植后支气管癌的发生率为 0.25%～4.0%,而肺癌每年的发生率为 0.75%。肺移植患者确诊肺癌的平均年龄为 58 岁,基础诊断为 COPD 占 76%,特发性肺纤维化(IPF)占 19%。相比于双肺移植患者,肺癌更常见在单肺移植患者的自体肺,约 91%,绝大多数为非小细胞肺癌,腺癌是最常见的组织学类型。

由于患者终末期肺部疾病的因素,与一般人群相比,这些患者罹患肺部恶性肿瘤的风险已经增加,可能在移植时已经存在隐匿性支气管癌。一项多中心研究显示,在 8 000 例肺移植中,69 例确诊为支气管肺癌。术后发现肺结节后诊断肺癌的发生率为 1.2%,ILD 的肺移植患者肺癌患病率为 4.1%,IPF 的肺移植患者肺癌患病率为 4.2%。因为免疫抑制对促进侵袭性肿瘤行为和转移的不良作用导致肺移植患者的肺癌预后情况差。

随着肺移植患者生存期的延长,加之供者标准的扩大,近年来肺移植患者的肺癌发生率呈一定的上升趋势,肺恶性肿瘤的问题越来越受到关注。

(一) 危险因素

肺移植患者肺癌发生的危险因素可来自受者或供者,遗传、细胞和环境因素都发挥着重要作用。

1. 环境和供-受者因素

受者的危险因素主要与职业和环境接触有关,烟草是主要原因,与石棉和二氧化硅的环境接触也有关。移植受者的基础疾病 IPF、COPD 和肺气肿也与术后肺癌相关。供者风险因素主要是边缘供者肺,包括吸烟和老年的捐赠者。由于供者器官的极端短缺,移植中心纳入更多的年龄更大且有吸烟史的供者,这是供者来源性肺癌的主要危险因素。据报道,自体肺的存在是移植患者术后发生肺癌强有力的危险因素,单肺移植患者的肺癌发病风险是双肺移植患者的5.3倍;若双肺移植的供者有吸烟史,受者同样存在肺癌风险。

2. 癌症病史

因癌症病史进行移植的受者存在肿瘤复发转移的风险,如细支气管肺泡癌(bronchioloalveolar carcinoma, BAC)伴肺内转移。BAC肺外扩散的趋势较慢,表现为肺内转移,是一种适合通过肺移植治疗的疾病。一项来自67个中心的26名受者因BAC进行了肺移植,5年无复发生存率为35%,中位复发时间为移植后12个月。

3. 免疫系统

免疫缺陷与患癌风险之间的联系越来越强。肺癌的发病率在HIV患者中增加了约2.7倍,在移植受者中增加了1.4～5.4倍。免疫抑制治疗也是术后肺癌发生的危险因素。随着肺移植术后受者生存期的延长,长期免疫抑制降低了机体的抗肿瘤免疫反应,使移植受者罹患恶性肿瘤的风险增加。此外,移植后受者再次吸烟导致肺癌事件发生率也较高。

4. 病毒因素

病毒癌基因介导的恶性转化也可能导致肺癌的发生。间皮瘤和非小细胞肺癌中检测到猴空泡病毒40相关DNA序列,大约20%的肺癌检测中含有HPV DNA,大部分是鳞状细胞癌,最常见的血清型是HPV16和18。病毒E6蛋白已被证明在HPV16感染的肺腺癌细胞株中表达,这说明HPV感染可能是肺癌发展的辅助因子。然而,HPV DNA检测在肺移植患者中的频率尚不清楚,移植后肺癌的病毒病原学仍是推测。有肺结核病史的受者肺癌患病率也较高,复发性或慢性感染的炎症可能是肺癌发展的潜在因素。

(二) 诊断与预防

大多数肺移植受者有非特异性呼吸系统症状,如咳嗽、呼吸困难、胸痛,还可能伴有与转移性病灶部位有关的症状或体征,咯血和声音嘶哑较为少见。常见的影像学表现为新发的肺结节、肿块和胸腔积液,这些表现多见于单肺移植受者的自体肺。感染可能是胸部肺结节的常见原因,但是在肺移植受者中必须考虑到肿瘤性疾病,特别是COPD或IPF的患者。由于肺部疾病或术后改变,肿瘤可能在常规胸片中被忽略,对于高危患者应进行胸部CT检查。

肺癌诊断是基于胸部影像学检查发现结节或肿块,但大多数结节和肿块是由感染引起的。Schulman等对159例肺移植患者随访3个月后,发现了15例新发结节或肿块,10例为感染性,2例为淋巴瘤,2例为肺癌,1例为肺梗死。单个结节多由肺癌或PTLD引起,而多个结节多由感染引起。**图6-13-3**展示了1例移植后患者肺癌的影像学图像。PET/CT除了有助于诊断和分期还可以区分结节是否为恶性,但是在没有病理诊断的情况下,很难得出恶性肿瘤的结论,PET/CT阳性的肺结节应进行下一步检查。部分专家建议对肺移植患者所见的结节和肿块进行组织学检查直至明确诊断,但是对于呼吸储备有限的患者,侵入性操作危险性较高。CT引导下经胸肺活检有极高的敏感度和特异度,诊断的准确性随着结节活检次数的增加而增加。纤维支气管镜联合支气管活检已成功应用于肺移植受者的排斥反应和感染评估。若活检不成功或不确定后仍怀疑为恶性,可定期胸部CT监测结节的进展。

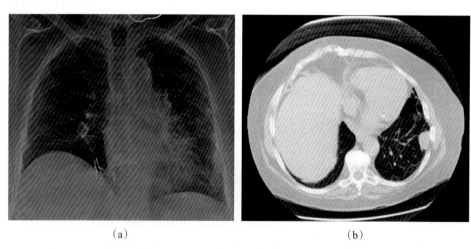

(a)　　　　　　　　　　　(b)

图6-13-3　(a)患者右肺移植后X线片提示间质性病变,左肺外侧下区细微变化;(b)进一步胸部CT检查提示左肺基底部胸膜性肿块,诊断为小细胞癌转移至肺门淋巴结。引自:Robbins H Y. Clin Chest Med, 2011, 32(2): 343-355.

关于肺移植患者的肺癌筛查尚无共识性指南,因COPD和IPF而进行单肺移植的患者其影像学检查发现恶性病变尤为明显。自体肺的瘢痕和结节可能掩盖癌变表现,肿瘤诊断相对更晚。建议每年进行1~2次胸部CT扫描,以便早期发现肺癌并切除。如果患者有潜在肺癌风险,应行PET/CT和脑MRI,以确定是否有恶性肿瘤及转移。如果考虑有肿瘤风险,则应像肺癌患者一样进行癌症分期,纵隔淋巴结评估也应考虑在内。移植前癌症筛查仍不理想,肺移植前受者应该进行多学科的严格讨论和评估。

恶性肿瘤病史是肺移植的绝对禁忌证,在列入移植等待名单之前,需对癌症患者进行2～5年的无疾病随访。肺癌的预防措施与危险因素的改变有关,移植患者术前和术后都应该严格戒烟。单肺移植导致原发性肺癌高发,使一些移植专家偏爱双肺移植,但这会限制器官供应的数量,增加等待移植名单中患者的等待时间而造成更大的损失,因此应慎重考虑。

尽管免疫抑制是恶性肿瘤发展的重要危险因素,但对肺癌患者的管理仍缺乏既定的建议。通常对移植后恶性肿瘤的临床管理策略是采用具有抗增殖作用的方案,如霉酚酸酯或mTOR抑制剂(依维莫司或雷帕霉素)。在小鼠模型中,雷帕霉素已被证明可以抑制人类NSCLC细胞株的生长和转移。

(三)治疗

移植后肺癌的治疗十分困难。当降低免疫抑制可取时,优先考虑使用包含mTOR抑制剂的免疫抑制方案,这类免疫抑制药物具有潜在的抗肿瘤作用,在调节细胞存活、代谢、生长和蛋白质合成方面起着至关重要的作用,但它们在非小细胞肺癌治疗中的作用尚不清楚。

1. 手术治疗

虽然手术切除是早期非小细胞肺癌的首选方式,但报告的病例中不到一半接受了手术切除,近1/3的病例仅接受了姑息性治疗。采用手术切除或化疗进行治疗时应考虑患者有无合并症、呼吸储备是否良好,根据实际情况制订方案。如果患者肺功能足够,Ⅰ期肺癌建议手术切除,预后更佳,而大多数病例诊断时已发生淋巴结转移,Ⅱ期或Ⅲ期肺癌患者大多会在1年内复发并死亡。

2. 放化疗

化疗和放疗的适应证遵循成果的临床指南。化疗时应考虑免疫抑制剂和细胞毒性药物之间的相互作用,以及患者的具体状况。监测肌酐清除率和骨髓毒性风险可能影响卡铂和顺铂的使用。肺移植后肺癌的化疗预后普遍较差。

3. 免疫检查点抑制剂治疗

近年来,免疫检查点抑制剂治疗已成为晚期非小细胞肺癌的重要治疗选择,患者总体生存期得到改善,但是这些药物在肺移植后肺癌中的研究不足。即使免疫检查点抑制剂可以增强抗肿瘤免疫作用,但也可能促进排斥反应,加速移植肺衰竭,仍需要进一步研究以确定安全性和有效性。

四、供者相关性肿瘤

肺移植后肿瘤大多是受者自发性的,很少与供者相关,但器官移植过程中存在癌症传播的情况。据美国器官获取和移植网络/器官共享网络(OPTN/UNOS)报道供者传播恶性肿瘤发生率不超过0.05%,皮肤基底细胞癌、子宫颈原位癌和微小浸润性甲状腺滤泡癌等癌症的传播风险较小(<0.1%);而恶性黑色素瘤、乳腺癌(>0期)、结肠癌(>0期)、小细胞肺癌、肾细胞癌(直径>7 cm)以及转移性癌等传播风险较高。

(一)供者相关性肿瘤的分类

供者传播癌症的诱发途径主要有两种,一是受者先前没有的供者恶性细胞转化引起的(如供者来源性肺癌);二是供者中先前已知或未知的恶性肿瘤导致的肿瘤传播引起的。部分学者还将供者传播性肿瘤划分为供者传送肿瘤(donor transmitted tumors)和供者衍生肿瘤(donor derived tumors)。供者传送肿瘤是指肿瘤通过器官移植进入受者体内所形成的肿瘤,供者衍生肿瘤是指供者的造血细胞或淋巴细胞等通过移植器官进入受者体内所形成的肿瘤,此种区分具有医学伦理和实践意义。

(二)供者筛选

肺移植捐赠者都要经过严格的筛选,包括癌症等疾病的家族史,以及多项影像学检查和实验室检测,供者传播肿瘤的低发生率表明目前针对恶性肿瘤的供者筛查是有效的。尽管有如此完善的程序,但这并不意味着每个患有肿瘤的供者都会被排除。既往基于严格的供者筛选标准,供者来源性恶性肿瘤较为罕见。但近年来,供者的极度短缺迫使许多移植中心考虑采用扩展标准的供者器官(供者年龄: 55~60岁,吸烟史>20包年,PO_2/FiO_2: 301~350,以及癌症病史等),这使供者传播的恶性肿瘤发生率有所提升。评估边缘性供者捐赠器官的潜在风险和获益存在许多挑战,特别是对于有恶性肿瘤病史的捐赠者,因为癌症患者的治疗选择有限,而且某些获得性恶性肿瘤的预后很差。因此,采用扩展标准供者器官时应谨慎,尽量降低供者疾病传播的风险。

(三)既往相关报道

大多数肿瘤的传播发生在移植的初期阶段,由于反复的免疫抑制,为外来癌细胞提供了绝佳的生长条件。对于有癌症病史和恶性肿瘤供者的器官移植,要重视患者的术后随访,特别是对于免疫力低下的受者。肺移植中,供者相关性肿瘤主要是供者的肺癌,但相关报道较少。De Soyza等报道过1例戒烟20年的患者因囊性纤维化(CF)行肺移植,术后第13个月发现供者来源的肺癌转移病灶,化疗无效死亡。Schwarz等报道了1例19岁患者因重度肺动脉高压行紧急双肺移植,供者有30包年吸烟史,术后3.5年发现局部晚期鳞状细胞癌。Beyer等报道过1例54岁、100包年吸烟史的女性患者,因终末期COPD行双侧序贯肺移植,供者有45包年吸烟史,术后33个月,发现供肺非小细胞肺癌。可见受者和供者的吸烟史是肺癌发生的一个重要潜在危险因素。长期缺乏捐赠者导致等待移植名单上的病死率高达50%,如果将有癌症病史或吸烟史的供者排除在外,供者数量将进一步减少,并且由于移植转诊和移植适应证的增加,等待移植名单中的患者将面临更大的压力。因此,不可能将有潜在危险因素的捐赠者排除,通过对供者术前仔细评估可以尽量降低供者传播肿瘤的发生率。

(四)治疗与肿瘤起源分析

对于供者来源性的肺癌,癌细胞在受者接受免疫抑制治疗时有扩散的潜在风险。如果发现癌细胞扩散,可减弱或停止免疫抑制治疗,也可以切除含有肿瘤组织的部分移植物,而对化疗敏感的肿瘤可采用化疗。分析肿瘤细胞来源对确定是否继续免疫治疗、再移植以及其他抗肿瘤治疗具有重要意义。可以通过以下方法可对移植后恶性肿瘤的起源进行分析:① 比较肿瘤与供–受者组织起源的相似性;② HLA表型;③ 免疫球蛋白表型;④ DNA指纹分析;⑤ 荧光原位杂交;⑥ 微卫星DNA等。供者传播的肿瘤细胞很快会在受者体内发生全身转移,只有极少部分患者能够通过切除移植物或降低免疫抑制等治疗取得一定疗效。故早期对供者起源肿瘤细胞的认识、及时诊断和治疗能延长移植物的生存时间和受者的生存率。随着供者人群的老龄化和显著的吸烟史,密切监测肺移植受者是否存在潜在的供者获得性肺癌是很重要的。

五、其他恶性肿瘤

肺移植后的恶性肿瘤除了常见的NMSC、PTLD和肺癌,还有其他较少报道到的肿瘤,如乳腺癌、前列腺癌、结直肠癌和膀胱移行细胞癌等。

1. 乳腺癌

与正常人群相比,肺移植术后乳腺癌和结直肠癌的发生率较低,但其预后较差。对于有乳腺癌病史的受者,尽管在免疫抑制治疗的条件下,移植后疾病复发率仍较低；但是一旦复发，患者5年和10年癌症特异性生存率只有66.3%和49.7%。先天性、适应性免疫系统在预防妇女乳腺癌复发方面发挥了重要作用。

2. 结直肠癌

CF肺移植受者结直肠癌发生率显著高于其他非CF受者，通常出现在移植后早期，肿瘤相较于一般人群更具侵袭性。这可能是由于其潜在的遗传因素加上肺移植后持续免疫抑制所致，前者肠CMV感染、假膜性结肠炎和其他胃肠道感染等并发症的风险较高。此外，在其他SOT中，结肠肿瘤的发生率高于一般人群。鉴于许多患者会在早期检出结肠息肉，肺移植后应该早期进行肠镜筛查，以检测和切除癌前病变，防止发展为结直肠恶性肿瘤。

3. 膀胱移行细胞癌

肺移植后膀胱移行细胞癌与年龄、吸烟史和低液体量摄入有关。特别是在以色列，由于阳光充足、天气炎热，患者有一定程度的脱水风险，皮肤癌和膀胱移行细胞癌发生率相对较高。唇癌在肺移植受者中的发病率高于普通人群，其危险因素与皮肤癌类似，与硫唑嘌呤、长时间免疫抑制、吸烟史及紫外线辐射等有关。

4. 卡波西肉瘤

肺移植后发生卡波西肉瘤也有所报道。研究表明，HHV-8感染与移植受者卡波西肉瘤之间存在密切联系。卡波西肉瘤通常采用免疫抑制治疗的降级治疗，mTOR抑制剂在卡波西肉瘤治疗中有潜在作用，以雷帕霉素和依维莫司为基础的治疗方案已被证实有效，其他治疗方式还包括放疗和化疗。

六、肿瘤肺移植病例

患者入院8年前诊断为COPD，病情进行性加重，有明显气促、呼吸困难，自备吸氧机吸氧治疗（无法脱氧）。其间发生右侧气胸，经胸腔闭式引流术后病情好转。2019年5月至我院评估，完善肺移植相关术前检查。2019年6月2日急诊，在全麻下行同种异体右侧单肺移植术，术中见右肺广泛肺气肿并局部肺大疱形成。手术过程顺利，术后予以抗感染、雾化祛痰、抗排异、止痛、纤维支气管镜吸痰等对症治疗。期间反复出现细菌感染，予以加强抗感染治疗后好转。术后受者右肺进行病理检查，发现右肺下叶支气管扩张病灶周围大细胞神经内分泌癌。患者术后3个月内胸部CT影像学表现如**图6-13-4**所示；术后半年随访胸部CT提示左肺气肿，散在肺大疱，伴少许慢性炎症。移植肺

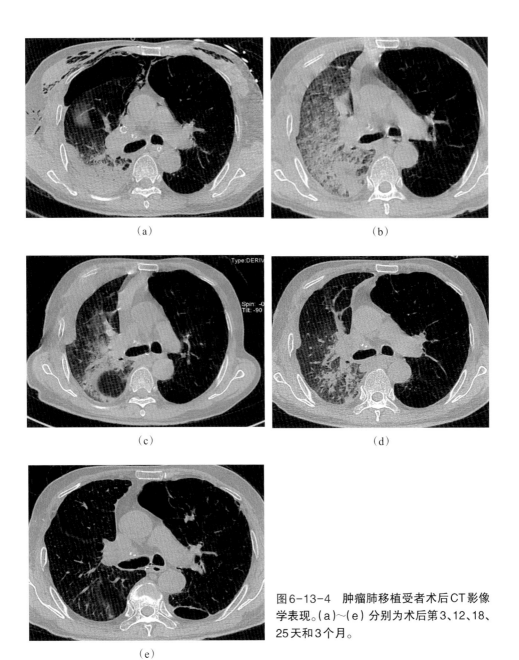

（a）

（b）

（c）

（d）

（e）

图6-13-4　肿瘤肺移植受者术后CT影像学表现。（a）~（e）分别为术后第3、12、18、25天和3个月。

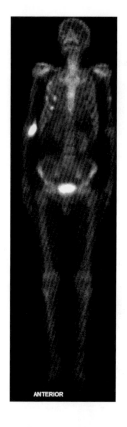

散在慢性炎症伴局部支气管轻度扩张。右侧胸腔少量积液，部分包裹，邻近肺组织受压。肝内多发稍低密度结节影，边缘强化，转移待排。纤维支气管镜检查未发现明显异常，取右肺灌注液及右下叶基底段支气管组织送检，病理结果提示右下基底段：小血管周围淋巴细胞浸润，部分区疑间皮细胞增生。进一步行腹部CT及彩超检查，皆提示肝脏多发占位，结合腹部MRI考虑转移瘤，PET/CT提示胸4椎体及肝脏病变伴糖代谢增高，多系恶性肿瘤（图6-13-5）。患者病情进行性加重，并出现肝衰竭及肝昏迷，术后9个月时因肿瘤转移去世。

死亡诊断：① 右肺下叶大细胞神经内分泌癌伴全身多发转移；② 肝衰竭；③ 高氨血症；④ 呼吸循环衰竭；⑤ COPD；⑥ 右肺移植术后；⑦ 低蛋白血症；⑧ 糖尿病。

图6-13-5　肿瘤患者肺移植术后6个月PET/CT影像学表现

第十四节　肺移植术后患者生活质量

周海琴，周淑芳，卫栋

评价肺移植的效果除了生存率，越来越多的学者开始关注患者的健康相关生活质量，并将其作为评价指标之一。国外已有大量的相关调查和研究关注肺移植患者的生活质量及其影响因素，研究结果证明，肺移植术后患者的生活质量较术前明显提高，但生活质量的改善受各系统并发症的影响，仍低于正常人群。由于国内肺移植起步晚，该领域的调查研究较少，但随着国内肺移植的快速发展，肺移植人群越来越多，了解患者术后生活质量现状及相关影响因素具有重要的临床意义，旨在帮助预测患者的生存现状，发现其变化规律，进而进一步指导临床。

一、肺移植术后生活质量测量工具的应用

肺移植技术发展的最终临床目标不仅是为了延长患者的生存时间,更是为了改善患者的生活质量。近年来,国际上对肺移植患者生活质量的研究很多,各种测量工具被应用,包括诺丁汉健康量表(Nottingham health profile, NHP)、健康指数指标(euro qol, EQ-5D)、标准博弈法(standard gambl, SG)、健康公用事业指数(health utilities index, HUI)、幸福指数(happiness index, HI)以及视觉模拟量表(visual analogue scale/score, VAS)等。尽管工具不同,肺移植对健康相关生活质量(health-related quality of life, HRQOL)的影响是重要且有意义的,能观察到的最大改变是身体健康和功能领域。即使特定于肺的调查问卷已经开发出来,但很少使用特定于移植的测量工具。尽管通用测量工具可以用来评估患者整体的生理、心理和社会功能,但并不能解决肺移植独特的情感和行为方面的问题,并不能敏感地捕捉到移植特有的问题。然而,不管是使用呼吸特定的或是通用的测量工具,能观察到的患者生活质量的改善是持久且一致的,最常用的通用生活质量测量工具是健康调查简表(SF-36)。美国已有学者依据圣乔治呼吸问卷(St.George's respiratory questionnaire, SGRQ)、匹兹堡睡眠质量指数(Pittsburgh sleep quality index, PSQI)等制订了肺移植特异性生活质量量表(the lung transplant quality of life survey, LT-QOL),经过一致性检验信效度良好。

虽然众多研究均证实肺移植术后患者比术前有更好的生活质量,但大量研究证明,与正常人群相比,肺移植患者术后生活质量仍存在明显缺陷。Tarabeih等对427例肝、肺、心脏、肾移植患者进行了生活质量调查,得出肺和肾移植患者HRQOL显著低于心脏和肝移植患者,而肺移植患者的担忧和忧虑明显少于肝和肾移植患者。尽管肺移植术后患者的生活质量得到了改善,但还是受到感染、排异和闭塞性细支气管炎综合征(BOS)进展的影响。免疫抑制治疗引发的严重并发症,如感染、恶性肿瘤及心血管、代谢、肾脏并发症,限制了患者的自由和生活质量。生活质量的改善取决于术后并发症的发生率,包括感染和排异,除了会导致躯体方面(physical component summary, PCS)HRQOL限制的增加,还可能导致抑郁和焦虑。同时,对捐赠者的罪恶感和责任感也会影响患者的生活质量。在一项针对28例肺移植患者为期至少55个月的生活质量跟踪调查研究中,研究者发现大约移植43个月后,患者呼吸困难、焦虑和抑郁增加,并且幸福感降低,同时与长期服药有关不良反应的数量增加。研究还指出,此时间点的变化与BOS的发病率高有关。在另一项280例肺移植患者生活质量的横断面研

究中,研究者同样指出肺移植人群中有30%的患者术后5～6年由于BOS的进展生活质量各维度明显下降。2017年,国内单中心应用SF-36对217例肺移植患者进行了生活质量的横断面调查。结果显示,患者生活质量各维度得分从高到低分别为社会功能(81.57±25.88)分、生理功能(79.24±19.47)分、躯体疼痛(75.90±18.76)分、精力(71.71±19.08)分、精神健康(71.56±18.26)分、情感职能(64.67±40.46)分、生理职能(55.65±41.73)分、总体健康(54.82±16.28)分,生活质量各维度除精力和精神健康维度外,其他维度得分均低于国内常模(**图6-14-1**)。其后,该中心对60例肺移植患者进行了为期1年的生活质量跟踪调查。结果显示,肺移植术后3个月,患者的PCS及心理方面(mental component summary, MCS)HRQOL均有显著改善,3～12个月间PCS HRQOL未见明显改善,MCS HRQOL观察到持续显著改善,患者的年龄、婚姻状况、居住地、疾病诊断、移植类型、睡眠障碍、胃肠道并发症和BODE指数均与HRQOL相关。随后,该中心又对LT-QOL进行了汉化及信效度检验,证实中文版LT-QOL具有良好的信效度,适合中国文化背景下肺移植患者术后生活质量的评估。中文版LT-QOL共包括3个维度、11个方面、40个条目,症状维度包括肺部症状(4个条目)、胃部症状(4个条目)、吞咽功能(3个条目)、咳嗽(2个条目)、腹泻(2个条目)、食欲(2个条目);情感健康维度包括焦虑抑郁(9个条目)、担心未来健康(5个条目)和一般生活质量(2个条目);功能维度包括性功能问题(3个条目)和认知限制(4个条目)。

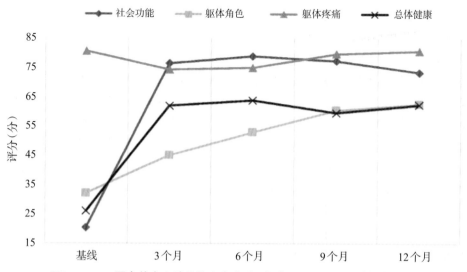

图6-14-1　国内单中心肺移植患者术后1年内PCS HRQOL变化轨迹图

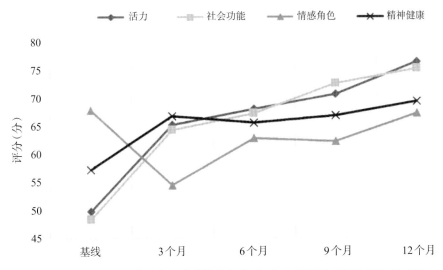

图6-14-2　国内单中心肺移植患者术后1年内MCS HRQOL变化轨迹图

1. 肺移植术后患者PCS HRQOL

在欧洲和美国,研究者大都应用SF-36对肺移植患者生活质量进行研究。在德国的一项研究中,研究者应用SF-36对61例患者进行了纵向重复测量,比较了患者移植前和肺移植术后8周、6个月和12个月的生活质量。移植后6个月,患者生理功能、生理职能和总体健康维度得分比移植前提高≥20分;但移植后6~12个月,几乎没有改善。在美国的一项研究中,106例肺移植术后存活2个月的患者被列入研究,分别在移植后2、7和12个月进行了SF-36测量,同样观察到了移植后前6个月PCS的早期改善,在移植后2~7个月生活质量各维度(精神健康除外)表现出实质而显著的改善,7~12个月几乎没有变化。Kugler等指出,肺移植术后躯体症状的经历会对患者HRQOL的所有维度产生影响,出现BOS的患者主要表现为生理功能的显著受限。闵群惠等对肺移植患者生活质量的影响因素研究指出,躯体方面生活质量的影响因素为照顾者、是否发生血液系统并发症和腹泻天数。在美国一项多中心巨细胞病毒预防的前瞻性随机对照试验研究中,131例成人患者在移植前和移植后3、6、9和12个月接受了SF-36测量,研究同样得出,肺移植受者的PCS HRQOL有显著改善,改善的程度术后3个月最大,且贯穿于术后第1年。国内一项单中心对60例肺移植患者术后1年HRQOL的纵向研究显示,患者在移植后3个月PCS HRQOL明显改善,但在移植后3~12个月变化不明显,与国外的研究结果相似。其他研究同样指出,尽管免疫抑制剂的影响使患者经常发生严重的并发症,在通用测量结果中肺移植患者生活质量仍是有很大改善的,生活质量最大的改善维度是生理功能。另有研究指出,肺移植术后生活质量改善的同时改善了患者的肺功能和6 min步行距离。各项研究中生活质量各维度的改善结果并不一致。例如,肺移植术后疼痛有的显示不缓解,有的证明早期反而恶化,有的则指出随着时间的推移疼痛趋于改善。

2. 肺移植术后患者MCS HRQOL

在肺移植的每个阶段,从初次手术评估到术后康复,多重多样的心理和社会问题会危害患者的适应能力,影响治疗效果。所有这些担忧和困难都可能导致患者身体、家庭、心理和(或)社会经济困难,从而影响HRQOL。与其他任何外科手术相比,器官移植对自我表现和个人身体形象的心理和社会影响更大。Kugler等指出,肺移植术后躯体症状会负面影响患者的心理健康,免疫抑制药物会对患者HRQOL的认知产生负面影响,出现BOS的患者主要表现出精力受限。闵群惠等指出,肺移植患者MCS HRQOL的影响因素为是否发生血液系统并发症和工作状态。肺移植术后MCS HRQOL的改变与PCS HRQOL形成鲜明对比,经常表现为改善小或没有明显改善,肺移植对患者心理状态的改善不明显。Girard等研究指出,疼痛患者的抑郁得分较高,但并没有发现因疼痛而出现焦虑。Dew等指出肺移植术后第1年患者出现最常见的精神症状是重度抑郁(26%~30%)、恐慌、适应障碍和广泛性焦虑症。Van den Berg等报告指出,肺移植术后1~2年出现BOS的患者明显表现出抑郁和焦虑症状。Kugler等指出,肺移植术后出现糖尿病同样让患者表现出心理紧张。反过来,肺移植术后患者的抑郁症状会使患者出现更加明显和更高水平的症状相关痛苦。Vermeulen等指出,肺移植术后至43个月,患者都表现出更低水平的焦虑、抑郁水平以及更高水平的幸福感;然而43个月后患者再次出现焦虑和抑郁水平,以及更低的幸福水平,这主要是因为肾衰竭、糖尿病、药物治疗引起的高脂血症以及BOS的出现。Limbos等发现,尽管应用SF-36和医院焦虑抑郁量表均测量到了生活质量和焦虑抑郁评分的改善,肺移植患者中亚临床焦虑和抑郁症患病率仍普遍高于正常人群。在对肺移植患者抑郁和焦虑的研究方面,抑郁似乎是降低的,对焦虑的影响没有被观察到。Copeland等对肺移植患者术后第1年生活质量进行连续、前瞻性、多中心分析研究发现,移植术后SF-36 MCS HRQOL没有改善,仍低于正常人群,移植术后第1年,虽然患者的社会功能和情感职能维度有所改善,但精神健康和精力维度得分持续偏低,缺乏MCS HRQOL改善的结果与其他研究一致。阮亮等研究同样指出,焦虑、抑郁、医学应对方式采用屈服应对是影响肺移植患者术后生活质量的主要因素。

国内单中心研究显示,睡眠障碍以及有胃肠道并发症的患者术后MSC HRQOL更差。

二、影响肺移植患者生活质量的因素

(一)原发病及人口学因素

国内单中心研究显示,老年、未婚、居住地为城市、原发病为尘肺病与患者的HRQOL相关。肺移植生活质量效益可因患者的诊断而不同。例如,在肺移植前,ILD患者可能长期暴露于免疫抑制药物,使他们移植后更容易受到免疫抑制的不利影响,而CF患者可能会因其疾病的肺外部症状而产生不良的健康影响。尽管有这些差异,相比肺移植前,肺移植仍可为患者带来预期的生存和生活质量的改善。Copeland等认为,不论何种原发病,肺移植术后患者生活质量都有不同程度的改善。Singer等研究也指出肺移植改善患者生活质量的变化会因原发病有所不同,但不同年龄组之间没有差异。肺移植受者年龄总体在增长,年龄增长有两个主要原因。首先,许多移植中心放宽了肺移植的适应标准,使老龄被认为是相对的,而不是绝对的移植禁忌证。其次,在美国和其他几个国家,用肺分配评分(LAS)取代了等待时间的肺分配,增加了ILD患者的移植比例,这些患者比其他患者年龄大。尽管患者的人口学在不断变化,但实体器官移植(SOT)老年和年轻患者之间的器官移植后生活质量效益的纵向对比研究甚少,原发病对肺移植生活质量效益的影响也没有很好地阐述,肺移植生活质量结果是否因性别而有差异还有待得出确切的结论。

(二)心理社会因素

肺移植患者的社会心理因素研究,使用了广泛的社会心理测量方法,包括医院焦虑抑郁量表、贝克抑郁量表、郑氏抑郁症自我评定量表以及状态特质焦虑量表。大多数患者主要是抑郁或焦虑症状,很多患者在肺移植前后都表现出这些症状。如肺移植前存在焦虑或沮丧情绪的在肺移植之后更容易出现。

焦虑是肺移植患者的常见症状。焦虑发作与肺部疾病的症状和体征密切相关,主要表现为心动过速、发汗以及呼吸困难。终末期肺病患者移植前的认知和精神障碍很常见。认知功能障碍越来越被认为是危害肺移植患者术后长期健康和生活质量的一个重要并有可能改变的结果。认知和精神障碍是肺移植患者功能独立、生活质量以及长期健康和生存的主要威胁。对患者来说,认知障碍可能比死亡更难以接受,Hoffman等发现肺移植患者的轻度认知功能障碍很常见,研究中82%的患者移植前和86%的患者移植术后6个月发生轻度认知功能障碍,22%的患者有中度到重度认知受损。Fraser等认为肺移植术后认知能力可能会进一步下降,年龄的增长和低教育水平被认为是移植后认知功能下降的风险因素。Cohen等研究则报告,67%的肺移植患者有轻度认知功能障碍,5%有中度认知功能障碍,没有观察到严重认知功能障碍。肺移植患者中,分别有21%和3%的患者有中到重度的焦虑和抑郁。Fraser等认为轻度认知障碍是肺移植术后患者主要的现存问题,肺移植术后认知功能差与供肺总缺血时间延长、移植类型和体外循环有关。供肺缺血时间延长是肺移植术后远期认知功能障碍的潜在危险因素。此外,移植后患者的体能康复和心理康复是防止长期认知和精神损害的潜在保护因素。研究存在的差异最可能的解释是评估工具的不同,未来的多中心纵向研究应该将实用、敏感的筛选试验与正式的神经心理学测试相结合,以更好地描述移植和相关治疗对认知功能的影响。

(三)肺移植类型

肺移植类型是否影响肺移植患者生活质量研究的结果喜忧参半,有的甚至评估移植类型产生了混淆的结果。关于单、双和心肺联合移植比较的结果,虽然模棱两可,相比较于单肺移植,双肺和心肺联合移植似乎结果更好。有2项应用欧洲生存质量量表和BG评估生活质量的研究显示,双肺和心肺联合移植获得更高的健康指数。一项应用SF-36的研究证明,单肺移植患者比双肺移植痛苦,生活质量差;然而另一项应用SF-36的报道结果却相反。国内应用SF-36研究显示,左单肺移植与患者的HRQOL相关。唯一使用SGRQ的研究,证明双肺移植的生活质量比单肺移植好。在一项应用SF-36对多器官移植患者的生活质量对比研究中,肺移植患者在大多数维度展现了更好的生活质量改善。Vasiliadis等发现双肺移植患者的总体健康、精力和社会功能等维度比单肺移植患者差。Copeland等报告则指出,肺移植类型不影响肺移植对患者的生活质量改善,得出单肺移植和双肺移植患者都经历了躯体方面得分的大幅改进,两组之间没有统计学差异,但双肺移植患者的PCS HRQOL高于单肺移植患者。肺移植类型对肺移植患者生活质量的影响还有待确定通过大量样本的观察来确定,或者使用呼吸道特定测量工具观察肺功能的差异更为敏感。

(四)肺移植相关并发症因素

1. 胃肠道并发症

肺移植术后的胃肠道并发症经常发生,并且在随访中可能出现各种不同类型的并发症。除了伴随疾病，许多因素，如肺移植的适应证、术前泼尼松治疗及原有的合并症、术中体外循环以及免疫抑制方案的使用，没有明确的危险因素可以确定胃肠道并发症的发生。各项研究报告的胃肠道并发症发生率差异很大，为21%～59%。Grass等研究总结了17年中肺移植术后胃肠道并发症的发生率和类型，分析了各种与患者相关的特征，以及移植术前、术中和术后的风险因素。胃食管反流病（GERD）是肺移植术后主要和次要并发症中最常见的胃肠道并发症，10.7%的患者术后发生胃轻瘫。Grass等研究指出双侧肺移植和早期移植期为严重胃肠道并发症的独立危险因素。GERD是最常见的胃肠道并发症，它的病理生理是多因素的，如由于手术或冷却导致迷走神经损伤引起的功能性幽门狭窄和胃瘫，或由于潜在疾病（囊性纤维化）或与药物治疗不良反应相关的胃和食管蠕动受损。GERD可能会使移植肺功能退化并导致慢性移植肺功能障碍（CLAD）。肺移植术后BOS和慢性肺功能下降与GERD引起的吸入有关。据研究估计，肺移植患者的GERD患病率为50%～75%。术后因素（如使用阿片类镇痛药、活动能力的下降、麻醉等）可诱发肺移植患者肠功能障碍引发便秘。肠功能障碍也可能表现为腹泻，主要原因可能是免疫抑制药物的不良反应。国内研究显示，肺移植术后3、6、9、12个月，患者胃肠道并发症的发生率分别为55.8%、51.2%、8%、43.3%。患者的胃肠道并发症主要表现为恶心、呕吐、腹泻、GERD等，可能是由于大多数胃肠道并发症的症状轻微，尚未给患者带来明显的身体不适，没有对患者的PCS HRQOL产生明显影响。然而，任何轻微并发症的发生，无疑都会给患者带来紧张、焦虑等不良情绪，不仅会影响患者的身体功能，还会导致患者的睡眠障碍。睡眠障碍会使患者的焦虑、易怒、抑郁和其他负面情绪增加，从而影响患者的MCS HRQOL。

2. BOS

研究一致发现，肺移植患者的生活质量受到BOS的负面影响，生活质量随着时间的推移而下降。BOS表现为渐进性呼吸困难，以及持续的或反复发作的咳嗽相关性运动耐力下降。一些患者可能会抱怨疲劳和无成效的咳嗽；一些患者的肺功能和呼吸衰竭的速度很快；另一些人则经历缓慢的进展或间歇性的功能丧失后肺功能维持稳定。早期的症状和体征是非特异性的。FEV_1的下降会出现在其他临床症状前。BOS即使治疗最终也会逐渐导致呼吸衰竭。BOS对患者的生理功能、精神健康和精力维度影响最大。在有BOS与没有BOS患者的对比研究中，Gross等应用SF-36研究发现BOS患者的生活质量表现出了下降，尤其是在生理功能、社会功能和躯体疼痛维度；Van den Berg等应用NHP量表的横断面研究发现，有BOS的患者精力和生理功能维度的限制更大，在移植后1

年和2年的BOS患者中出现了抑郁和焦虑症状。Vermeulen等也同样应用NHP得出BOS患者持续经历了活力和身体活动的限制,在行走过程中呼吸困难更明显,还发现在BOS发病前3～6个月,抑郁症的感觉显著增加,而焦虑情绪并没有显著增加。尽管BOS对肺移植的长期结果不太有利,但即使发生了BOS,肺移植患者的生活质量也比移植前好。感染和排异会增加BOS发生的风险,肺移植术后应增强免疫抑制治疗和控制感染以阻止BOS的发生和进展。根据现有的临床资料,没有一种免疫抑制剂策略可以有效改善BOS患者的肺功能。在增强免疫抑制治疗方案后,患者的肺功能下降似乎有稳定的趋势。预防治疗是BOS治疗干预最有用的方向,未来应集中研究预防和治疗肺移植的严重并发症以期获得BOS的有效干预方案,还应努力制订旨在改善生活质量的具体的心理和躯体方面的干预措施。

3. 感染

肺移植术后患者需终身服用免疫抑制剂,且肺是开放性器官,肺移植患者较其他器官移植患者更易发生呼吸道感染,肺移植患者发生细菌性、病毒性以及真菌性感染的风险增加。感染性并发症的风险增加,继发于高水平免疫抑制以及移植对宿主肺防御能力的不利影响,如咳嗽反射受损和黏膜纤毛清除能力降低。细菌性感染可见肺孢子虫病,病毒性感染可见巨细胞病毒感染,感染并发症中细菌性肺炎最常见,其次是巨细胞病毒感染,真菌性感染最常见的是曲霉和假丝酵母菌感染。移植肺功能的丧失会导致肺功能急剧下降,严重影响肺移植患者的生活质量,只有做好预防才有望降低感染机会,以减少移植物功能的丧失,如急性和慢性排斥反应。

4. 疼痛

Girard等研究指出,术后疼痛的发生率为49%,特别是患者年龄越大,越有可能进行单肺移植,更有可能发生肺气肿;28%的患者从未使用过止痛剂控制疼痛,38%的人需要使用止痛剂,34%的人每天需要使用。Wildgaard等研究指出,术后39个月的肺移植患者中,18%有疼痛,其中71%使用了轻度止痛剂,除了手术疼痛,患者还感受到了其他部位的疼痛。大多数患者在拎重物、工作或其他活动中感到疼痛,在开车、做饭甚至在办公室坐着超过半小时也会感到疼痛。50%的患者感觉疼痛使生活受干扰,57%感觉睡眠受干扰,54%感觉生活质量受到影响。胸部手术后持续疼痛是一种重要的临床负担,胸骨切开术报告疼痛发生率为20%～30%,胸廓切开者25%～60%有开胸术后疼痛综合征。胸廓切开手术被认为是引起严重持续术后疼痛的最高风险。持续的术后疼痛可能包括术前、术中和术后的许多致病性因素,尽管神经损伤可能是一个关键因素,但是由于研究方法的不一致,开胸术后疼痛综合征发展的相对作用并不明确。然而,还有一些尚未探索的机制可能涉及慢性神经性疼痛的发展,包括免疫和炎症反应。

5. 其他并发症

多项研究指出,在手术后3～6个月患者会受到药物不良反应的困扰,包括有令人痛苦的恶心、味觉的改变、震颤、呕吐以及胃痛、胃烧灼感或手脚麻木等,震颤、多毛症、库欣面容以及肌肉无力是肺移植术后3个月最常见的。肺移植术后免疫抑制剂的使用,包括钙调磷酸酶抑制剂和类固醇。震颤在肺移植患者中很常见,对精细的运动有很大的影响,进而影响日常生活活动。目前肺移植患者肾衰竭的统计数据相差很大,为10%～83%。其他并发症包括移植排斥反应、吻合口并发症、胸腔并发症(如气胸和胸腔积液)、原发性移植肺失功(PGD)、原发疾病复发、药物引起的肺毒性以及静脉血栓栓塞症。排斥症状如发热、胸痛、气短、寒战和咳嗽。免疫抑制剂的使用(特别是类固醇)会使骨质疏松的发生风险增加。肺移植术后心血管并发症相当常见,包括房性心律失常、血流动力学不稳定、冠状动脉疾病以及缩窄性心包炎。25%～35%的肺移植患者出现房性心律失常,心房颤动是最常见的。心律失常的发作与住院时间延长和病死率增加有关。

综上所述,对于大多数终末期肺病患者而言,肺移植使患者的生活质量发生了具有临床意义和统计学意义的改善。未来针对肺移植患者生活质量的研究应该应用肺移植特异性生活质量量表,不仅能捕捉移植相关并发症和治疗不良反应,还应该与其他类型SOT患者的生活质量进行比较。通过建立共同的标准,生活质量工具可纳入现有的肺移植注册系统,这样可以解决样本量的限制和有助于更好地理解肺移植对生活质量的影响,有助于干预措施的识别,甚至引导肺器官分配。尽管我们理解中的肺移植领域生活质量是进步的,许多重要的问题仍然存在。未来需要应用新的研究方法和工具解决这些问题并获得更全面的理解,这对提供患者循证的咨询非常重要,确定干预措施旨在从移植获得最大化生活质量受益,努力探索把以患者为中心的结果合并到临床决策中,更广泛地量化肺移植净效益。

三、常用的生活质量评价量表

患者的健康状况调查问卷(SF-36)如表6-14-1所示,肺移植特异性生活质量量表(LT-QOL)如表6-14-2所示。

表6-14-1 患者健康状况调查问卷(SF-36)

填表说明:

这份问卷是要了解您对自己的生活质量、健康情况以及日常活动的感觉如何,请您一定回答所有问题。所有问题都请您按照自己的标准、愿望,或者自己的感觉来回答,如果某个问题您不能肯定如何回答,就选择最接近您自己真实感觉的那个答案。注意所有问题都只是您最近两星期内的情况。请选择一个最能体现您目前健康状况的答案编号前打"√"。

---

1. 总体来讲,您的健康状况是:

　　① 非常好　　　　② 很好　　　　③ 好　　　　④ 一般　　　　⑤ 差

2. 跟1年以前比您觉得自己的健康状况是:

　　① 比1年前好多了　　　　② 比1年前好一些　　　　③ 跟1年前差不多

　　④ 比1年前差一些　　　　⑤ 比1年前差多了

3. 以下这些问题都和日常活动有关。请您想一想,您的健康状况是否限制了这些活动? 如果有限制,程度如何?

　　(1) 重体力活动。如跑步举重、参加剧烈运动等:

　　　　① 限制很大　　　　② 有些限制　　　　③ 毫无限制

　　(2) 适度的活动。如移动一张桌子、扫地、打太极拳、做简单体操等:

　　　　① 限制很大　　　　② 有些限制　　　　③ 毫无限制

　　(3) 手提日用品。如买菜、购物等:

　　　　① 限制很大　　　　② 有些限制　　　　③ 毫无限制

　　(4) 上几层楼梯:

　　　　① 限制很大　　　　② 有些限制　　　　③ 毫无限制

　　(5) 上一层楼梯:

　　　　① 限制很大　　　　② 有些限制　　　　③ 毫无限制

　　(6) 弯腰、屈膝、下蹲:

　　　　① 限制很大　　　　② 有些限制　　　　③ 毫无限制

　　(7) 步行1 500米以上的路程:

　　　　① 限制很大　　　　② 有些限制　　　　③ 毫无限制

　　(8) 步行1 000米的路程:

　　　　① 限制很大　　　　② 有些限制　　　　③ 毫无限制

　　(9) 步行100米的路程:

　　　　① 限制很大　　　　② 有些限制　　　　③ 毫无限制

　　(10) 自己洗澡、穿衣:

　　　　① 限制很大　　　　② 有些限制　　　　③ 毫无限制

4. 在过去4个星期里,您的工作和日常活动有无因为身体健康的原因而出现以下这些问题?

　　(1) 减少了工作或其他活动时间:

　　　　① 是　　　　　　　　　② 不是

（2）本来想要做的事情只能完成一部分：

　　　　① 是　　　　　　　　　② 不是

（3）想要干的工作或活动种类受到限制：

　　　　① 是　　　　　　　　　② 不是

（4）完成工作或其他活动困难增多（比如需要额外的努力）：

　　　　① 是　　　　　　　　　② 不是

5. 在过去4个星期里，您的工作和日常活动有无因为情绪的原因（如压抑或忧虑）而出现以下这些问题？

（1）减少了工作或活动时间：

　　　　① 是　　　　　　　　　② 不是

（2）本来想要做的事情只能完成一部分：

　　　　① 是　　　　　　　　　② 不是

（3）干事情不如平时仔细：

　　　　① 是　　　　　　　　　② 不是

6. 在过去4个星期里，您的健康或情绪不好在多大程度上影响了您与家人、朋友、邻居或集体的正常社会交往？

　　① 完全没有影响　　　　② 有一点影响　　　　③ 中等影响

　　④ 影响很大　　　　　　⑤ 影响非常大

7. 在过去4个星期里，您有身体疼痛吗？

　　① 完全没有疼痛　　　　② 有一点疼痛　　　　③ 中等疼痛

　　④ 严重疼痛　　　　　　⑤ 很严重疼痛

8. 在过去4个星期里，您的身体疼痛影响了您的工作和家务吗？

　　① 完全没有影响　　　　② 有一点影响　　　　③ 中等影响

　　④ 影响很大　　　　　　⑤ 影响非常大

9. 以下这些问题是关于过去1个月里您自己的感觉，对每一条问题所说的事情，您的情况是什么样的？

（1）您觉得生活充实：

　　　　① 所有的时间　　　　② 大部分时间　　　　③ 比较多时间

　　　　④ 一部分时间　　　　⑤ 小部分时间　　　　⑥ 没有这种感觉

（2）您是一个敏感的人：

　　　　① 所有的时间　　　　② 大部分时间　　　　③ 比较多时间

　　　　④ 一部分时间　　　　⑤ 小部分时间　　　　⑥ 没有这种感觉

（3）您的情绪非常不好，什么事都不能使您高兴起来：

　　　　① 所有的时间　　　　② 大部分时间　　　　③ 比较多时间

④ 一部分时间　　　⑤ 小部分时间　　　⑥ 没有这种感觉

（4）您的心里很平静：
　　① 所有的时间　　　② 大部分时间　　　③ 比较多时间
　　④ 一部分时间　　　⑤ 小部分时间　　　⑥ 没有这种感觉

（5）您做事精力充沛：
　　① 所有的时间　　　② 大部分时间　　　③ 比较多时间
　　④ 一部分时间　　　⑤ 小部分时间　　　⑥ 没有这种感觉

（6）您的情绪低落：
　　① 所有的时间　　　② 大部分时间　　　③ 比较多时间
　　④ 一部分时间　　　⑤ 小部分时间　　　⑥ 没有这种感觉

（7）您觉得筋疲力尽：
　　① 所有的时间　　　② 大部分时间　　　③ 比较多时间
　　④ 一部分时间　　　⑤ 小部分时间　　　⑥ 没有这种感觉

（8）您是个快乐的人：
　　① 所有的时间　　　② 大部分时间　　　③ 比较多时间
　　④ 一部分时间　　　⑤ 小部分时间　　　⑥ 没有这种感觉

（9）您感觉厌烦：
　　① 所有的时间　　　② 大部分时间　　　③ 比较多时间
　　④ 一部分时间　　　⑤ 小部分时间　　　⑥ 没有这种感觉

（10）不健康影响了您的社会活动（如走亲访友）：
　　① 所有的时间　　　② 大部分时间　　　③ 比较多时间
　　④ 一部分时间　　　⑤ 小部分时间　　　⑥ 没有这种感觉

10. 请看下列每一条问题,哪一种答案最符合您的情况?

（1）我好像比别人容易生病：
　　① 绝对正确　　　② 大部分正确　　　③ 不能肯定
　　④ 大部分错误　　　⑤ 绝对错误

（2）我跟周围人一样健康：
　　① 绝对正确　　　② 大部分正确　　　③ 不能肯定
　　④ 大部分错误　　　⑤ 绝对错误

（3）我认为我的健康状况在变坏：
　　① 绝对正确　　　② 大部分正确　　　③ 不能肯定
　　④ 大部分错误　　　⑤ 绝对错误

（4）我的健康状况非常好：
　　① 绝对正确　　　② 大部分正确　　　③ 不能肯定
　　④ 大部分错误　　　⑤ 绝对错误

表6-14-2　肺移植特异性生活质量量表（LT-QOL）

填表说明：

　　这份问卷是要了解您对自己肺移植术后的症状、功能以及情感健康方面的情况，请您一定回答所有问题。所有问题都请您按照自己的标准、愿望，或者自己的感觉来回答，如果某个问题您不能肯定如何回答，就选择最接近您自己真实感觉的那个答案。注意所有问题都只是您过去4周内的情况。注意请在您的答案编号前打"√"。

请回顾过去4周，以下症状和状况您可能经历的情况？请选择最合适您的选项。

1. 我呼吸急促
   - ① 一点也没有
   - ② 只有当我感染的时候
   - ③ 一个月有几天
   - ④ 一个星期有几天
   - ⑤ 几乎每天都有

2. 我有气喘发作
   - ① 一点也没有
   - ② 只有当我感染的时候
   - ③ 一个月有几天
   - ④ 一个星期有几天
   - ⑤ 几乎每天都有

3. 我感到胸闷
   - ① 一点也没有
   - ② 只有当我感染的时候
   - ③ 一个月有几天
   - ④ 一个星期有几天
   - ⑤ 几乎每天都有

4. 我感到胸痛
   - ① 一点也没有
   - ② 只有当我感染的时候
   - ③ 一个月有几天
   - ④ 一个星期有几天
   - ⑤ 几乎每天都有

5. 咳嗽
   - ① 从来没有
   - ② 1～2次
   - ③ 几次
   - ④ 相当频繁
   - ⑤ 非常频繁

6. 我有痰液咳出
   - ① 从来没有
   - ② 1～2次
   - ③ 几次
   - ④ 相当频繁
   - ⑤ 非常频繁

7. 我吞咽食物有困难
   - ① 从来没有
   - ② 1～2次
   - ③ 几次
   - ④ 相当频繁
   - ⑤ 非常频繁

8. 我吞咽液体有困难
   - ① 从来没有
   - ② 1～2次
   - ③ 几次
   - ④ 相当频繁
   - ⑤ 非常频繁

9. 我吞咽时有呛咳
   - ① 从来没有
   - ② 1～2次
   - ③ 几次
   - ④ 相当频繁
   - ⑤ 非常频繁

10. 我对味觉的改变感到困扰
    - ① 从来没有
    - ② 1～2次
    - ③ 几次
    - ④ 相当频繁
    - ⑤ 非常频繁

11. 我胃口不好
    - ① 从来没有
    - ② 1～2次
    - ③ 几次
    - ④ 相当频繁
    - ⑤ 非常频繁

12. 我有反酸
    - ① 从来没有
    - ② 1～2次
    - ③ 几次
    - ④ 相当频繁
    - ⑤ 非常频繁

13. 我有恶心呕吐
    - ① 从来没有
    - ② 1～2次
    - ③ 几次
    - ④ 相当频繁
    - ⑤ 非常频繁

14. 我有胃部胀气

　　① 从来没有　　　② 1～2次　　　③ 几次　　　④ 相当频繁　　　⑤ 非常频繁

15. 我有胃部痉挛或疼痛

　　① 从来没有　　　② 1～2次　　　③ 几次　　　④ 相当频繁　　　⑤ 非常频繁

16. 我总是害怕离厕所太远

　　① 从来没有　　　② 1～2次　　　③ 几次　　　④ 相当频繁　　　⑤ 非常频繁

17. 我有腹泻

　　① 从来没有　　　② 1～2次　　　③ 几次　　　④ 相当频繁　　　⑤ 非常频繁

在过去4周里,以下陈述适合您的程度? 请选择最合适您的选项

18. 我担心我的健康会变差

　　① 一点也不　　　② 有一点　　　③ 有些　　　④ 相当　　　⑤ 非常

19. 我对自己未来的健康感到不确定

　　① 一点也不　　　② 有一点　　　③ 有些　　　④ 相当　　　⑤ 非常

20. 我担心发生感染

　　① 一点也不　　　② 有一点　　　③ 有些　　　④ 相当　　　⑤ 非常

21. 我担心我的肺移植无效或者发生排斥

　　① 一点也不　　　② 有一点　　　③ 有些　　　④ 相当　　　⑤ 非常

22. 肺移植手术后,我计划未来有困难

　　① 一点也不　　　② 有一点　　　③ 有些　　　④ 相当　　　⑤ 非常

以下问题是关于您的感受和经历,在过去4周里,您以下感受和经历的频率是? 请选择最合适您的选项

23. 您感到沮丧吗?

　　① 从来没有　　　② 1～2次　　　③ 几次　　　④ 相当频繁　　　⑤ 非常频繁

24. 您情绪低落吗?

　　① 从来没有　　　② 1～2次　　　③ 几次　　　④ 相当频繁　　　⑤ 非常频繁

25. 不能停止或控制住担心

　　① 从来没有　　　② 1～2次　　　③ 几次　　　④ 相当频繁　　　⑤ 非常频繁

26. 沮丧的感觉影响到您的日常了吗?

　　① 从来没有　　　② 1～2次　　　③ 几次　　　④ 相当频繁　　　⑤ 非常频繁

27. 感觉紧张、焦虑或不安

　　① 从来没有　　　② 1～2次　　　③ 几次　　　④ 相当频繁　　　⑤ 非常频繁

28. 您感到无精打采吗?

　　① 从来没有　　　② 1～2次　　　③ 几次　　　④ 相当频繁　　　⑤ 非常频繁

29. 感到害怕,好像有什么可怕的事情要发生

　　① 从来没有　　　② 1～2次　　　③ 几次　　　④ 相当频繁　　　⑤ 非常频繁

续　表

30. 放松困难
　　① 从来没有　　② 1～2次　　③ 几次　　④ 相当频繁　　⑤ 非常频繁
31. 容易生气或易激惹
　　① 从来没有　　② 1～2次　　③ 几次　　④ 相当频繁　　⑤ 非常频繁
32. 健忘,如忘记最近发生的事情,忘记东西放哪了,忘记约会?
　　① 从来没有　　② 一小部分时间　　③ 一些时间　　④ 多数时间　　⑤ 所有时间
33. 对说过和做过的事情反应迟钝?
　　① 从来没有　　② 一小部分时间　　③ 一些时间　　④ 多数时间　　⑤ 所有时间
34. 在任何活动上长时间集中注意力有困难?
　　① 从来没有　　② 一小部分时间　　③ 一些时间　　④ 多数时间　　⑤ 所有时间
35. 做集中注意力和思考的事有困难?
　　① 从来没有　　② 一小部分时间　　③ 一些时间　　④ 多数时间　　⑤ 所有时间

在过去4周里,您以下问题的程度是怎样的? 请选择最合适您的选项

36. 无法放松和享受性爱?
　　① 一点也不　　② 有一点　　③ 有些　　④ 相当　　⑤ 非常
37. 性欲缺乏?
　　① 一点也不　　② 有一点　　③ 有些　　④ 相当　　⑤ 非常
38. 难以唤起性兴奋?
　　① 一点也不　　② 有一点　　③ 有些　　④ 相当　　⑤ 非常

在过去4周里,以下陈述适合您的程度? 请选择最合适您的选项

39. 我能够享受生活
　　① 一点也不　　② 有一点　　③ 有些　　④ 相当　　⑤ 非常
40. 我满意我现在的生活质量
　　① 一点也不　　② 有一点　　③ 有些　　④ 相当　　⑤ 非常

第十五节　肺移植术后快速康复管理

赵洁,胡雨婷,庄莉,杨莉

近年来,随着我国肺移植迅速发展,肺移植数量及质量紧跟国际水平。其中,肺移植患者康复的状态直接关系到手术治疗的效果,是移植术后患者生存率及生活质量的一个重要环节。

一、术后快速康复的标准

快速康复外科（ERAS）是一种用多模式、多学科方法去护理外科术后患者的方法系统工程。而ERAS的实施通常由多学科团队来完成，其中包括内科、外科、麻醉科医师以及ERAS协调员（医师助理或护士）、康复师和其他相关工作人员。ERAS最开始用于结直肠手术，但目前已被证明在几乎所有外科手术中都有良好的改善效果。基于已公开的数据，ERAS可以在很大程度上减少术后并发症，缩短30%～50%的住院时间，同时可减少患者再次入院次数以及住院费用，造福患者的同时也减轻了政府医疗保健支出的财务压力。肺移植ERAS目前能够查阅和参考的文献及数据较为有限，故而在管理过程中多数以参考普胸手术后的ERAS原则为主体，并同时结合肺移植术后的病理生理特点进行。术后快速康复的顺利进行，需要制订准入和排除及退出标准，需要制订和根据患者病情执行术前、术中和术后各阶段的康复计划。

其中术前准备包括术前咨询、营养筛查、戒烟戒酒、高危患者康复、予以碳水化合物饮食、避免术前镇静、预防静脉血栓栓塞、预防低体温，且供肺选择也很关键；术中准备包括短效麻醉、局部麻醉等；术后康复主要根据患者的早期并发症进行处理，包括恶心和呕吐控制、阿片类药物保留镇痛、等容液体管理、微创手术、早期胸腔引流、避免导尿管和早期手术后动员，特别是术后肺康复、术后营养、术后血栓管理以及心理康复辅导等。本节旨在为肺移植术后快速康复提供临床参考意见，以期提高肺移植患者的预后疗效。

二、肺移植患者快速康复管理策略

（一）准入及排除和退出标准

通常认为，肺移植ERAS准入标准包括：具备肺移植指征；血流动力学稳定；美国麻醉医师协会（American Society of Anesthesiologists, ASA）分级＜3级；神志清楚，意识及精神状态能配合诊疗；无心、脑、肾、肝等重要脏器功能障碍。

肺移植ERAS排除和退出标准：出现急性原发性移植肺失功（PGD）；围手术期出现严重并发症；血流动力学不稳定；意识障碍及精神状态不稳定；无法理解和遵医嘱执行相关加速康复计划者；评估团队认为不适合接受ERAS的患者。

（二）术前康复准备

1. 评估团队

强调多学科团队制订康复计划和进行康复工作。目前本中心采用多学科协同制订方案：呼吸科和胸外科医师评估病情以及建立术后管理体系＋康复科医师和康复治疗师根据专科医护评定的病情进行康复专项评估和方案制订＋呼吸治疗师根据病情进行呼吸辅助支持及方案调整＋呼吸科医护根据康复治疗师及呼吸治疗师的评估配合术前、术后的康复计划实施＋必要时营养科和精神卫生科介入辅助＋其他策略（图6-15-1）。

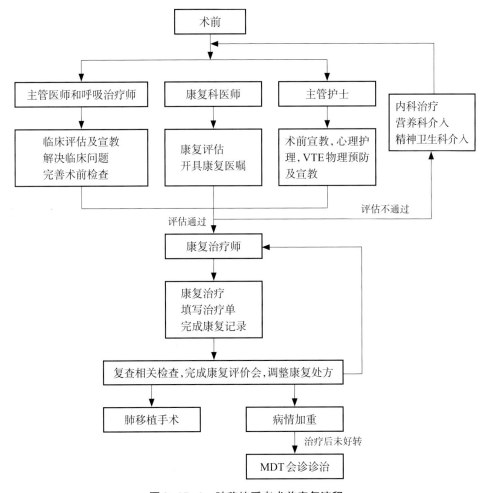

图6-15-1　肺移植受者术前康复流程

2. 术前宣教

（1）术前告知宣教：ERAS路径可有效缩短住院时间及降低术后并发症的发生率，ERAS正式教育是否优于非正式教育目前尚不确定，但理想情况下，患者应接受书面和口头两种形式。患者及其家属或护理人员都应该与手术团队及术后管理团队有沟通。

（2）术前心理评估和宣教：若患者理解，请精神卫生科专科医师进行专科会诊以及评分，给予专科指导意见。主管医护与患者及家属充分沟通并告知术前、术中和术后病情发生和发展可能的风险，术前、术中和术后康复过程中需要面临并克服的困难，以及肺移植手术的经济负担等，使得患者特别是在术后ERAS上力求达到事半功倍的效果。

（3）术前营养评估和宣教：肺移植患者常在术前因长期消耗和进食不佳导致营养不良，术前充分评估营养以及进行适当的干预甚为重要。常规的营养筛查包括营养风险筛查（nutritional risk screening, NRS）、营养不良通用筛查工具（malnutrition universal screening tool, MUST）筛查和主观全面评定（subjective global assessment, SGA）。ERAS营养管理部分包括术前营养准备、手术当天液体和碳水化合物量的管理以及手术前避免禁食，术后尽早开始饮食及口服营养液。本中心常使用NRS筛查工具进行评分。若NRS＞3分，即刻启动营养支持。

（4）术前戒烟：吸烟患者术后，特别是肺部术后发生并发症的风险是从来不吸烟患者的2倍，术前停止吸烟4周及以上可明显降低术后并发症的发生率。因此，建议术前停止吸烟至少4周。

（5）戒酒：酗酒可使得围手术期患者发生心功能、凝血功能及免疫功能异常的风险增加。对于肺癌术后患者，可明显增加术后并发症的发生和缩短术后生存时间。术前严格禁止饮酒4周虽未证实可降低病死率，但可明显降低术后并发症的发生率。因此，仍建议术前4周戒酒。

3. 营养补充

营养筛查非常有必要，ERAS营养管理部分从术前开始进行。

（1）口服营养补充（oral nutritional supplement, ONS）：在大手术后的不良结果中，营养不良是一个重要的潜在可改变的风险因素。常规术前和（或）术后采用ONS方式，以减少营养不良和（或）体重减轻，是避免胸部手术后发生并发症的非常重要的因素。但术前使用免疫增强型营养品并没有证据支持优于ONS。ESPEN（欧洲肠外肠内营养学会）指南推荐若达到以下任何一个条件时，都应考虑延后患者手术而先予以营养支持：6个月内体重丢失＞10%、BMI＜18.5 kg/m²

和白蛋白<30 g/L（无肝、肾功能不全）。且建议术前予以5～7 d ONS后再进行手术。

（2）营养给予方式：根据病情选择给予营养支持的方式，包括肠外营养和肠内营养。特别强调关注肺移植前患者是否存在误吸风险，建议进行吞咽功能的评定。若存在误吸风险，必要时建议留置鼻饲管辅助进行营养支持，增加营养成分的同时减少因误吸出现的吸入性肺炎可能。本中心ONS目前常用安素蛋白粉和瑞能营养液；若不能耐受，会根据具体症状请营养科会诊后进行营养成分调整。

4. 纠正贫血

贫血可增加术后并发症和死亡风险，建议术前使用铁剂纠正缺铁性贫血。输血和使用促红细胞生成素，不能作为常规的纠正贫血的方法。

5. 术前肺康复

术前运动能力弱与术后近期和远期临床不获益均有关。研究表明，术前规范康复计划锻炼后，可明显减少术后肺部并发症及住院时间。由于个体的异质性，很难规定统一的术前康复计划、频率和疗程，需要根据患者自身情况制订个人计划。在本中心，术前由康复科医师根据病情评估制订术前康复计划，并在术后尽早进行肺康复计划和实施［表6-15-1，由本中心树兰（杭州）医院康复科凌弘医师团队和呼吸与危重症医学科方欣护士长护理团队提供］。

6. 术前静脉血栓栓塞症（VTE）评估

① 本中心予以caprini评分进行VTE风险评估；② caprini评分低风险患者建议加强活动和双足血栓操锻炼等；③ caprini评分中高风险患者若无禁忌证，予以弹力袜和气压泵等物理预防；④ caprini评分为高风险患者，评估是否有禁忌证及出血风险后使用抗凝药物预防血栓；⑤ 常规进行双下肢深静脉彩超检查（必要时进行深静脉留置管及双上肢静脉B超检查）、凝血类+D二聚体和血栓弹力图检查，若不能排除VTE则进行肺动脉CT血管造影（CTPA）等检查辅助明确诊断；⑥ 若患者存在家族病史或既往有血栓病史，建议进行血栓易感基因等检查。

（三）手术当天

1. 术前进食和碳水化合物

有证据表明，患者术前2 h进食无渣液体并不会增加胃肠道负担、减少胃酸pH值或手术并发症的发生。同时，为了减少术后胰岛素抵抗和并发症的发生，术前进食碳水化合物可以增加患者幸福感，并减少恶心、呕吐等胃肠道反应，但

表6-15-1　肺移植康复评估及处方

| 姓名 | *** | 年龄 | 70岁 | 身高 | 174 cm | 体重 | 59.7 kg |

诊断　ILD　　　　　　　　　　日期　2021年8月30日

一、评估

1. **意识水平**　清晰　模糊　昏迷
2. **吞咽功能评定**　洼田饮水试验2级　VVST　VFSS　FEES
3. **呼吸能力评估**

肺功能	VT　　　　　　　　MV　　　　　　FEV$_1$　　　　　FVC　　　　　　f FEV$_1$/PVC%　　　　FEV$_1$%　　　　PEF　　　　　（不配合）				
胸廓形态	正常胸	桶状胸	漏斗胸	鸡胸	三凹征
气促Brog评分（0～10）分：9分　　劳累Brog评分（0～10）分：9分　　mMRC评分：3级/ 4级					
呼吸衰竭	无：	氧疗：2 L/min	高流量FiO$_2$		
	有：	Ⅰ型	Ⅱ型		
呼吸模式	腹式	胸式	胸腹式		
呼吸节律	正常	异常	浅快	深长	
呼吸机	无创	面罩	FiO$_2$	时间：	
	有创	气管插管	气管切开	时间：	
MV MODE	SIMV　　FiO$_2$　　　PEEP　　　PS　　　VT　　　f　　　MV BIPAP　FiO$_2$　　　PEEP　　　PS　　　VT　　　f　　　MV ASB　　FiO$_2$　　　PEEP　　　PS　　　VT　　　f　　　MV					

4. **气道廓清能力评估**

咳嗽	干咳/湿咳		PEF：		L/min
咳嗽效力	经口（MMRC）：　4/4级		痰液：1级　2级　3级 痰量：无　少量　中等量　大量		
	气切：　　/3级		痰液：1级　2级　3级 痰量：无　少量　中等量　大量		
备注					

5. **心功能评估**　　mMRC评分：3/4级　　NYHA分级　　BNP　　心肌酶谱
6. **运动功能评估**　ICU-MRC评分：60分　ADL评分：90分　PFIT评分：12分　SPPB评分
　　　　　　　　　6WMT：中度

7. **生活质量评估**　　生活质量量表(SF–36)

8. **心理评估**　　　　自我焦虑量表2　　　自我抑郁量表7

9. **影像学检查**：　　X线片/CT　　　　　MRI　　　　　　膈肌超声

10. **BODE指数(0~10分)**　　FEV_1% 3　　6MWT 1　　mMRC 3　　BMI 0(19.7)7

总结：

1. 患者意识　__清楚__，__能__ 配合康复综合评定

2. 患者　__不存在__ 吞咽问题，__不需要__ 吞咽训练

3. 患者心功能　__Ⅲ__ 级，建议心肺康复，注意心梗风险

4. 患者呼吸控制　__弱__，气道廓清　__弱__，需要呼吸康复介入

5. 患者运动能力　__弱__，建议康复体能训练指导

6. 患者　__不存在__ 心理抑郁问题，__不存在__ 心理焦虑问题

7. 患者自理能力　__大部分自理__，需要康复宣教

二、主要解决的问题

1.肺容量减少　2.痰液滞留　3.活动能力显著下降　4.运动耐力下降

三、康复目标

近期目标

促进气道清洁；增加容量，改善通气；改善运动耐力；改善活动能力；维持四肢关节活动度及肌容积

远期目标

回归家庭，回归社会

四、康复处方

需要康复治疗__5__次/周，持续__1__周，内容如下：

1. **术前宣教**

2. **一般治疗**　戒烟、环境因素(使用空气湿化、空气滤过系统，避免吸入刺激性气体，温度、湿度控制)、氧疗、食疗、按摩

3. **药物治疗**

4. **吞咽功能训练**　低频电刺激　针灸　直接吞咽训练　间接吞咽训练

5. **呼吸能力训练**　缩唇呼吸　呼吸控制　腹式呼吸　呼吸肌及辅助呼吸肌放松训练
膈肌起搏器　Video-Resp

6. **气道廓清训练**　体位引流　ACBT(主动循环呼吸技术)　有效咳嗽训练　胸部扣拍及震动排痰仪

7. **体位管理**　头低位、前倾位　床–椅转移　床旁坐站转移

8. **日常生活能力训练**　节能技术

续　表

9. 运动训练		
柔韧性训练	方式： 拉伸颈部前屈、后伸、侧屈、旋转 肩关节内收、外展 拉伸胸肌、背阔肌、肱三头肌、前扩肌 拉伸臀大肌、股四头肌、胫前肌、比目鱼肌、腓肠肌 时间：3～5 min	
有氧训练	方式： 房间内步行 时间：每天20～30 min 强度：10 min内步行600 m 原地踏步：每组80个，2～3组 频率：每天 时间：10～15 min	
肌力训练	方式： 上肢：0.5 kg抗阻 下肢：臀桥 频率：每天 强度：每组10～20个，2～3组	
柔韧性训练	方式： 拉伸颈部前屈、后伸、侧屈、旋转 肩关节内收、外展 拉伸胸肌、背阔肌、肱三头肌、前扩肌 拉伸臀大肌、股四头肌、胫前肌、比目鱼肌、腓肠肌 时间：3～5 min	
10. 营养调理		
11. 心理调整及干预		

目前糖尿病患者的数据不足。故建议术前对于胃肠排空无障碍患者，建议手术麻醉前2 h进无渣饮料，但限制术前6 h进食固体食物。

2. 抗生素的预防和备皮

建议患者术前60 min常规给予抗生素预防感染。最好在术前夜间或当天进行沐浴，肥皂与氯己定作用相似，均可以很好地预防手术部位的感染。同时，备皮时氯己定预防皮肤感染的作用要优于聚维酮碘。

3. 健康宣教

再次进行术后快速康复健康宣教(包括心理健康宣教),方法同术前。

4. 麻醉前用药

肺移植患者多以老年及肺功能受损患者为主,长效和短效苯二氮䓬类药物可导致过度镇静、上气道阻塞和降低术后认知功能以及成功拔管率。针对患者术前焦虑情况,建议避免术前常规使用镇静剂,而应使用非药物治疗(如音乐、碳水化合物、褪黑素等方法)缓解患者的焦虑状态。

5. 预防静脉血栓

患者若无禁忌,建议使用物理方法预防。

6. 预防术中低体温

术中低体温会增加术中及术后脏器功能恢复延缓以及术后感染等风险。胸部手术术中低体温发生率高(35%~50%),术中应持续监测体温,避免低体温和高热。建议在术中使用升温设备及措施(术前房间预热、热毯、静脉液体加温等),使得患者术中体温保持在36 ℃以上的正常体温。

7. 手术方式

保留肋间肌和神经的开胸手术,可以避免术后疼痛和更好地保留胸部肌肉的功能,以及使手术创面尽可能减少,均有利于术后ERAS。陈静瑜等认为,双侧前胸切口不横断胸骨开胸双肺移植,手术创伤小,且安全可靠,减少了胸骨愈合的并发症,术后恢复快,有助于患者术后肺功能的提高,值得在我国进一步推广应用。

(四) 优化和执行术后康复管理

1. 早期活动和物理康复

术后早期运动建议在术后24 h后尽早进行,可减少肺部并发症、血栓并发症以及肌肉功能丧失等。ERAS在一些患者的术后早期活动中可能会反复头晕、恶心甚至晕倒,40%~50%的患者在大手术后可能会出现直立不耐受。当前,直立不耐受的致病机制仅得到了部分评估,认为主要是由于交感神经对运动反应的受损以及副交感神经反应的增强所致。建议术后及早进行物理康复和功能康复的计划(图6-15-2)。

2. 其他

(1) 术后镇痛:开胸术后镇痛不足常会导致咳嗽不良造成肺炎或呼吸衰竭、心律失常等并发症。缓解疼痛建议采取多种方式联合:良好的局部麻醉可减少阿片类药物的使用,糖皮质激素可预防术后恶心、呕吐以及引发的疼痛,推

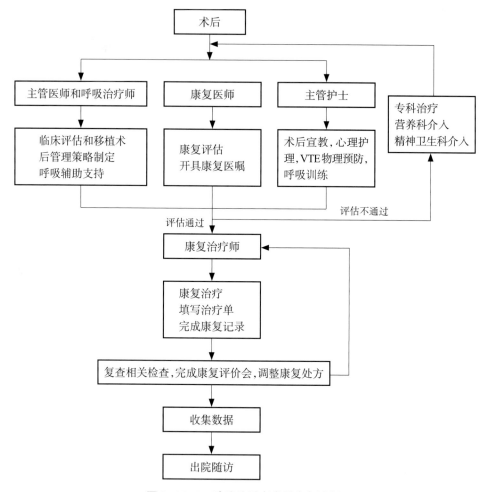

图6-15-2　肺移植受者术后康复流程

荐椎旁阻滞优于胸部硬膜外镇痛，建议常规使用对乙酰氨基酚和非甾体类药物预防疼痛，对于长期慢性疼痛或阿片类药物服用者可考虑使用氯胺酮，加巴喷丁不能作为常规推荐药物。本中心术后使用地佐辛微泵维持可使疼痛明显缓解，使用丁丙诺啡贴有效缓解镇痛。做好合适的镇痛，有利于更好的术后康复。

（2）围手术期液体管理：液体管理包括术前、术中和术后3个阶段，肺部手术的液体管理比较复杂，容易出现间质性肺水肿甚至急性呼吸窘迫综合征。建议术后尽早开放胃肠营养和饮食，并密切监测术后液体的进出量，以及心功能的各项评估指标。

（3）心房颤动的预防：胸部术后心房颤动和心房扑动发生率约为12%，高龄、男性、高血压、COPD、高加索人群、心功能不全和心瓣膜病变的患者则更易发生。术前使用β受体阻滞剂的患者术后应继续使用；低镁血症患者应予补充镁剂。尽管目前关于术前使用地尔硫䓬或术后使用胺碘酮来预防术后心房颤动的证据不多，但我们仍然推荐使用，可改善预后。

（4）术后胸管：胸管留置增加了患者疼痛并限制活动，尽可能少地留置胸管可改善患者预后。不建议术后常规使用负压吸引辅助引流。建议早期拔管，普胸手术后即使每天引流量在450 mL，如果引流液是清亮的，拔除引流管也是安全的。但肺移植患者术后引流量对于胸管拔除影响的判断，需要在临床中根据患者的实际情况进行管理和决定。

（5）导尿管留置：除非出现术后尿潴留和需要硬膜外镇痛，否则没有必要为了监测尿量而留置导尿管。

（6）术后恶心和呕吐管理：肺移植术后恶心和呕吐是不容忽视的症状，影响患者的自我感受和术后恢复的进度。建议使用非药物方式（如术前碳水化合物的摄入，术中麻醉药物的选择等）为主，逐步开放胃肠道功能进食，采取从流质到半流质到软食递进方式，以及少食多餐进食。必要时使用止吐药物控制症状；术前可单次使用8 mg地塞米松可减少术后24 h止吐药物的使用。开放胃肠功能前和过程中，一定要评估吞咽功能以及关注有无误吸可能。

（7）精神和心理健康管理：关注肺移植患者术前和术后的心理健康状况，术前积极进行健康宣教，评估精神状态；术后关注患者心理状态的变化，强调患者康复陪护的正向引导和鼓励，必要时请精神卫生科专科会诊辅助诊疗策略。

（8）静脉血栓栓塞症（venous thrombus embolism, VTE）的管理：VTE是实体器官移植（SOT）术后常见的并发症，器官移植的复杂性本身，如手术复杂性、免疫抑制剂、CMV等特殊感染等，都造就了VTE形成的一个复杂的环境风险因素。不同SOT术后VTE的发生率有所不同：肾移植为2%～14%，肝移植为3%～5%，心脏移植为18%～34%，肺移植为8%～29%。有研究统计发现，701例肺移植术后患者发生VTE概率是43.8%，其中97.7%发生深静脉血栓（DVT），71.3%的DVT来自上肢。肺移植患者术后VTE发生的危险因素包括男性、高龄、合并糖尿病、肺炎、合并同时进行的心脏搭桥手术以及未完全确定的间质性肺疾病和雷帕霉素的使用等。VTE的发生预示着肺移植患者较差的生存率（$HR = 1.7$，95%可信区间：$1.28～2.26$），与深静脉血栓的位置无关。

建议肺移植术后患者若无禁忌证，均要进行药物和物理预防血栓，对于VTE高危人群建议在评估出血风险基础上使用低分子肝素持续4周。

（9）术后无创机械通气使用和高流量氧疗：肺移植患者术后肺功能常迅速

改善，但二氧化碳潴留还会持续较长时间，中枢化学感受器反应较为迟钝，高碳酸血症大约需要1个月才能逆转。使用无创正压通气预防术后呼吸肌疲劳和再插管风险，目前尚不能完全证明均有显著临床益处，建议使用无创呼吸机后持续监测血氧饱和度和心率呼吸，定时评估患者对治疗的反应、血气分析指标以及患者自我感受等，以便将通气设置调整到最佳。高流量鼻导管氧疗对于肺移植术后作用的循证文献资料有限，目前可能是肺移植术后一个安全的替代呼吸的疗法。

（10）术后营养：肺移植术前常存在低蛋白血症及营养不良，经历肺移植手术创伤和免疫抑制剂使用后蛋白质的分解加速，术后患者胃肠功能否快速恢复到正常以及康复时需要能量消耗等，严重影响肌肉蛋白的合成。肠内营养是重要的营养给予方式，可以提供营养、帮助胃肠道正常功能的恢复、减轻术后氧化应激和炎症反应，以及调节免疫功能。

（11）益生菌治疗：肠道菌群尽管分布在肠道中，但对远端器官如大脑、肺、肝等都有着重要影响，其中肠肺轴日益受到关注。肠道微生态的稳定，即肠道菌群的健康和完整性对于维持肺部的健康有重要作用。肺移植术后肠道益生菌的补充必不可少：① 肠道菌群通过肠肺轴参与调控肺部多种疾病，包括病毒性肺炎、哮喘、肺结核、COPD等；② 肺移植术后经常需要使用预防细菌、真菌、病毒的药物会引起肠道菌群失调，而维持正常的肠肺轴将有利于缓解肺部疾病；③ 肺移植术后免疫抑制剂使用后，会增加患者感染风险，若存在明显肠道菌群失调，患者更易发生因肠道菌群入血后产生的菌血症甚至感染性休克；④ 肠道益生菌的补充可促进肺移植术后肠道功能的恢复，利于术后快速康复。

（12）呼吸和肢体康复锻炼：本中心采用多学科联动以及医护联动康复计划（胸外科+呼吸内科+康复科+呼吸治疗科），即胸外科主要以评估术后创口情况为主，呼吸专科主要进行病情评估和把握以及根据患者具体情况随时进行多学科康复计划协调和实施工作，康复科从康复角度评估并进行肢体和呼吸锻炼（表16-5-1），呼吸治疗师评估和把关患者术后呼吸支持的判断和调整工作；呼吸内科专科护士做好肺移植术后患者每天（特别是术后7～10 d）的饮食、服药、心理、康复、疼痛、二便（大小便）、排痰等全程医生诊治工作的配合和细致的护理工作。

三、典型病例

患者，男性，70岁，因"反复咳嗽咳痰气短6年，加重3个月余"就诊。2015

年出现干咳,伴活动后胸闷气短,当地查肺部HRCT提示"间质性肺疾病"(具体不详),患者及家属未重视且未治疗。2018年起因自述胸闷、气急加重,当地医院予以口服激素半年(具体诊治不详),自述因自觉症状改善不明显自行停药。2021年4月,患者症状较前明显加重,在当地医院就诊,评估病情并诊断"特发性肺纤维化",予口服吡非尼酮(具体服用方法不详)出现胃肠道反应,后改用尼达尼布(150 mg×2次/d),因腹泻明显,自述不能耐受,服用尼达尼布1个月后自行停用,后口服中药治疗至今(具体不详)。患者咳嗽伴有胸闷、气急症状自觉持续进展,为进一步诊治,于2021年8月27日于树兰(杭州)医院呼吸与危重症科-肺移植中心就诊。入院后经肺移植术前充分评估,有肺移植指征,于2021年9月9日患者在全麻下行双肺移植术。患者既往体质良好,无高血压、糖尿病史,无重要脏器疾病史,无手术外伤史。有吸烟史13年,已戒烟24年,无饮酒史。

术前罕见病基因检测:拒绝。

术后双侧病肺病理检测:① 普通型间质性肺炎晚期改变;② 阻塞性支气管炎;③ 机化性肺炎。免疫组织化学染色(2021年11月30日):CK(Pan)(−),LCA(+),CD56(−),Syn(−)。

针对该患者,本中心实行多学科联动的康复策略,具体分为术前、术中和术后3个阶段。

第一步:康复计划和执行

如表6-15-2所示。

第二步:手术中

术前禁食和肠道准备以及预防性抗感染(详见麻醉和手术章节)。

该患者手术时采用胸部两前侧小切口(未横断胸骨)、保留肋间肌和神经的双肺移植术,术中使用ECMO、体外循环。术毕,左供肺冷缺血时间为6.5 h,右肺冷却时间为7.5 h,手术共历时5 h 3 min。术中总出血约200 mL,输血浆600 mL。(注:患者手术切口的方式、手术时间、供肺冷缺血时间以及术中出血情况,对肺移植术后康复有较为重要的影响!)

第三步:术后康复管理

术后,主管医师、康复医师、主管护士和呼吸治疗师以及其他专科医师多方共同管理。

(1)主管护士工作:每日记录并上报患者的液体进出量,监测尿量、胸管引流量及呼吸机使用情况。较多时间由相对固定的高年资护理人员陪护,可获得患者很高的信任度,护理人员时常鼓励患者可使其在心理上更加坚定快速康复的信心。

表6-15-2　患者肺移植术前康复评估和策略表

评 估 项 目		评 估 内 容	康 复 策 略
营养损伤评估表		2分	口服安素蛋白粉营养支持
血栓评估（Caprini评分）		4分	排除深静脉血栓（DVT）后，予以物理预防，暂不予药物预防性抗凝
心理评估		汉密尔顿焦虑量表7分，汉密尔顿抑郁量表7分，无心理抑郁和焦虑	专科建议暂无特殊治疗；本中心医护充分且反复进行告知：肺移植手术及术后面临的问题和需要克服的困难等
康复评定	吞咽功能	洼田饮水试验2级，吞咽功能正常	康复处方：呼吸能力训练、气道廓清能力训练、运动训练
	咳嗽效力	痰液2级，痰量少量	
	6分钟步行试验（6MWT）	步行距离421 m，最低血氧饱和度82%，中度心功能不全，PFIT 12分，运动能力弱	
	日常生活能力（activity of daily living，ADL）	90分	

注　呼吸能力训练，即缩唇呼吸、呼吸控制、腹式呼吸、呼吸肌及辅助呼吸肌放松训练；气道廓清能力训练，即ACBT（主动循环呼吸技术）、有效咳嗽训练。运动训练，即柔韧性训练、有氧训练、肌力训练；PFIT为物理功能ICU测试评分（physical function ICU test-scored）。

（2）康复师定期对患者进行康复及心理评定，规划科学的康复处方。

（3）主管医师：根据查房、每次检验结果、临床表现、主管护士和康复师汇报情况调整治疗措施。

（4）呼吸治疗师：根据每天的病情，调整无创呼吸机和high-flow的使用。

（5）其他。① 精神卫生科医师：术后评估患者的睡眠及情绪，必要时使用药物（特别是抗焦虑药物和助睡眠药物）进行干预，以期让患者有最佳的睡眠状态。② 疼痛科：若患者常规镇痛方式不佳，特别是数字疼痛评分3分以上，予以专科会诊并提出指导意见。③ 营养师：常规营养干预后不足请营养师会诊，进行营养策略的调整。④ 病房楼层健康管理人员：负责每日病房的清扫和消毒工作。⑤ 护工：辅助家属及医护人员进行患者的早期康复护理工作。

该患者术后30 h内拔除ECMO，术后第5天拔人工气道，予无创通气+高流量鼻导管交替辅助通气，术后第6天，转入呼吸科普通病房，行新一轮营养、VTE、康复、心理等综合评估，调整相关的药物剂量，予心理辅导及康复治疗，并于当天撤导尿管，拔除左侧胸腔闭式引流管及胃管，继续地佐辛10 mL（2 mL/h）微泵镇痛、阿普唑仑0.4 mg 每晚1次助眠及经口营养液支持。术后第8天予停用地佐辛，伤口敷丁丙诺啡透皮贴剂5 mg镇痛。术后第10天右侧胸腔留置导管拔除。术后第14天，患者夜间睡眠不佳，予精神卫生科会诊，停用阿普唑仑，予氯硝西泮1 mg+舍曲林50 mg 每晚1次。

第一次康复评估

患者转入普通病房后，开启术后康复模式，根据评估结果予合理的肺功能恢复康复方案，康复科医师每周进行评估，必要时调整方案，如**图6-15-3**和**图6-15-4**所示。

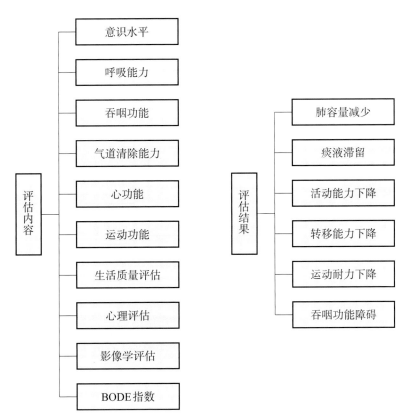

图6-15-3　患者肺移植术后第一次具体评估内容（2021年9月15日）

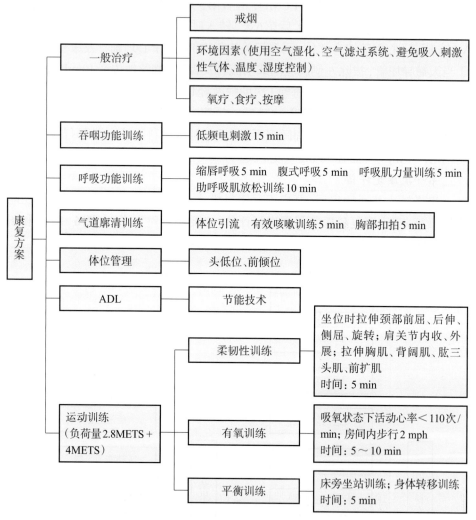

图6-15-4 患者肺移植术后第一次康复处方（2021年9月15日）

第二次康复评估（2021年9月27日）

项目同前，评估结果示：① 肺容量减少；② 痰液滞留；③ 活动能力下降；④ 转移能力下降；⑤ 运动耐力下降；⑥ 吞咽功能障碍（表6-15-3）。

第三次康复评估（2021年10月6日）

评估结果示：① 肺容量减少；② 活动能力下降；③ 运动耐力下降；④ 常生活活动能力障碍。调整康复处方，内容如表6-15-4所示。

2021年10月19日，患者肺移植术后第39天，复查2021年10月12日肺部

表6-15-3　患者第二次评估后的康复计划

一般治疗	戒烟、环境因素（使用空气湿化、空气滤过系统、避免吸入刺激性气体、温度、湿度控制）、氧疗、食疗、按摩		
吞咽功能训练	低频电刺激15 min、声门上吞咽手法5 min		
呼吸功能训练	前倾位缩唇腹式呼吸5 min×2组、胸部扩张手法训练5 min、膈肌肌抗阻呼吸训练5 min、深慢呼吸5 min		
气道廓清训练	体位引流；有效咳嗽训练10～15 min；胸部扣拍5 min，2组		
ADL	节能技术		
运动训练运动	柔韧性训练	坐位时拉伸颈部前屈、后伸、侧屈、旋转；肩关节内收、外展；拉伸胸肌、背阔肌、肱三头肌、前扩肌 时间：5 min	
	有氧训练	1. 房间内步行2 mph　时间：5～10 min，2组 2. 踩车　强度：主动模式；阻力：3～5级；时间：5～10 min	
	肌力训练	1. 靠墙静蹲　时间：1 min，2～3组 2. 臀桥　时间：10个/组，2～3组/d 3. 上肢传统抗阻训练（TRT）　举矿泉水瓶；频率：每天；强度：10～20个/组，2～3组	
	平衡训练	床旁站立训练　时间：5 min	

注　无特殊注明频次，康复治疗每周5次，持续1周。

表6-15-4　患者第三次评估后的康复计划

一般治疗	戒烟、环境因素（使用空气湿化、空气滤过系统、避免吸入刺激性气体、温度、湿度控制）、氧疗、食疗、按摩	
吞咽功能训练	低频电刺激15 min	
呼吸功能训练	前倾位缩唇腹式呼吸5 min，2组；胸部扩张手法训练5 min；膈肌肌抗阻呼吸训练5 min	
气道廓清训练	体位引流；有效咳嗽训练10～15 min；胸部扣拍5 min，2组	
ADL	节能技术	
运动训练运动	柔韧性训练	坐位时拉伸颈部前屈、后伸、侧屈、旋转；肩关节内收、外展；拉伸胸肌、背阔肌、肱三头肌、前扩肌 时间：5 min

续　表

	有氧训练	1. 平坦路面步行500 m/d　时间：5～10 min，2次/d 2. 踩车　强度：主动模式；阻力：3～5级；时间：5～10 min
运动训练	肌力训练	1. 深蹲训练　强度：10组/次　间隔1 min，2～3组/d 2. 弹力带训练　频率：每天；强度：10～20个/组，间隔1 min，2～3组

CT，显示两肺少许渗出，右胸少量积液伴右肺下叶部分膨胀不全，右肺叶间裂包裹性积液，较前相比积液吸收，影像报告如**图6-15-5**和**图6-15-6**所示。2021年10月15日支气管镜检查，显示双侧支气管均通畅，移植术后支气管改变，未见明显分泌物（**图6-15-7**）。2021年10月18日肺功能检查显示：① 轻度限制性通气功能障碍（FVC 67%pred）；② 最大自主通气量下降（68%pred）；③ 肺弥散性功能中度下降（DL$_{CO}$ 43%pred）。

经主管呼吸科医师根据患者检查结果及当前情况进行综合评估：患者情况稳定，达到出院标准，予出院回家。

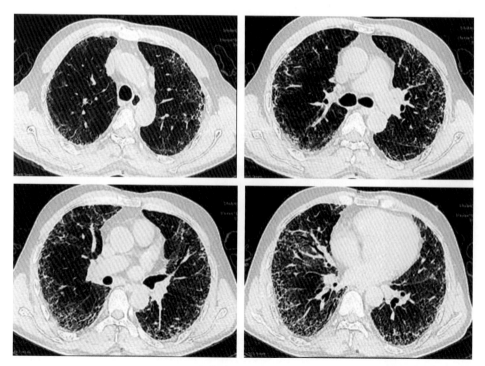

图6-15-5　患者肺移植前（2021年8月26日）CT影像学表现

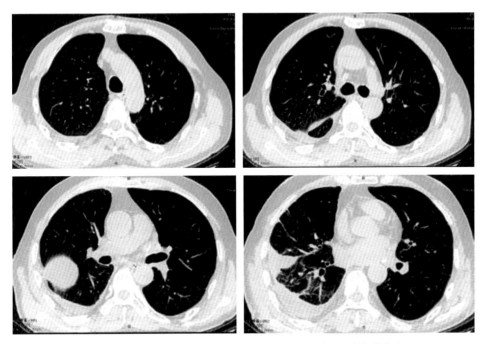

图6-15-6　患者肺移植后（2021年10月12日）CT影像学表现

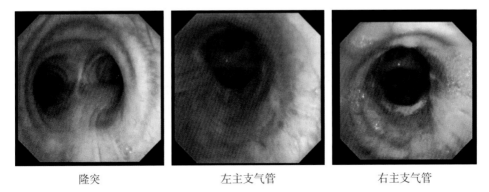

| 隆突 | 左主支气管 | 右主支气管 |

图6-15-7　患者气管镜检查（2021年10月15日）显示双侧支气管通畅，吻合口恢复可

------------------------------　**参 考 文 献**　------------------------------

[1]　Fuehner T, Kuehn C, Welte T, et al. ICU care before and after lung transplantation[J]. Chest, 2016, 150(2): 442-450.

[2]　Beer A, Reed R M, Bölükbas S, et al. Mechanical ventilation after lung transplantation. An international survey of practices and preferences[J]. Ann Am Thorac Soc, 2014, 11(4):

546-553.

[3] Kim S Y, Jeong S J, Lee J G, et al. Critical care after lung transplantation [J]. Acute Crit Care, 2018, 33(4): 206-215.

[4] King C S, Valentine V, Cattamanchi A, et al. Early postoperative management after lung transplantation: Results of an international survey [J]. Clin Transplant, 2017, 31(7).

[5] Wilkey B J, Abrams B A. Mitigation of primary graft dysfunction in lung transplantation: current understanding and hopes for the future [J]. Semin cardiothorac Vasc Anesth, 2020, 24(1): 54-66.

[6] Snell G I, Yusen R D, Weill D, et al. Report of the ISHLT Working Group on primary lung graft dysfunction, part I: definition and grading — A 2016 Consensus Group statement of the International Society for Heart and Lung Transplantation [J]. J Heart Lung Transplant, 2017, 36(10): 1097-1103.

[7] De Perrot M, Bonser R S, Dark J, et al. Report of the ISHLT Working Group on Primary Lung Graft Dysfunction part III: donor-related risk factors and markers [J]. J Heart Lung Transplant, 2005, 24(10): 1460-1467.

[8] Porteous M K, Lee J C, Lederer D J, et al. Clinical risk factors and prognostic model for primary graft dysfunction after lung transplantation in patients with pulmonary hypertension [J]. Ann Am Thorac Society, 2017, 14(10): 1514-1522.

[9] Van Raemdonck D, Hartwig M G, Hertz M I, et al. Report of the ISHLT Working Group on primary lung graft dysfunction Part IV: prevention and treatment: a 2016 Consensus Group statement of the International Society for Heart and Lung Transplantation [J]. J Heart Lung Transplant, 2017, 36(10): 1121-1136.

[10] Den Hengst W A, Gielis J F, Lin J Y, et al. Lung ischemia-reperfusion injury: a molecular and clinical view on a complex pathophysiological process [J]. Am J Physiol Heart Circ Physiol, 2010, 299(5): H1283-H1299.

[11] Pak O, Sydykov A, Kosanovic D, et al. Lung ischaemia-reperfusion injury: the role of reactive oxygen species [J]. Adv Exp Med Biol, 2017, 967: 195-225.

[12] Smail H, Baste J M, Gay A, et al. Role of inflammatory cells and adenosine in lung ischemia reoxygenation injury using a model of lung donation after cardiac death [J]. Exp Lung Res, 2016, 42(3): 131-141.

[13] Laubach V E, Sharma A K. Mechanisms of lung ischemia-reperfusion injury [J]. Curr Opin Organ Transplant, 2016, 21(3): 246-252.

[14] 赵开健, 吴小庆, 陈静瑜, 等. 肺移植术后早期心血管并发症分析 [J]. 中华心血管病杂志, 2013, 41(4): 310-314.

[15] Kamler M, Herold U, Piotrowski J, et al. Severe left ventricular failure after double lung transplantation: pathophysiology and management [J]. J Heart Lung Transplant, 2004, 23(1): 139-142.

[16] Kahan E S, Petersen G, Gaughan J P, et al. High incidence of venous thromboembolic events in lung transplant recipients [J]. J Heart Lung Transplant, 2007, 26(4): 339-344.

[17] 范立, 吴波, 王红梅, 等. 肺移植术后静脉血栓栓塞症的发生率及影响因素 [J]. 中华医学杂志, 2019, 99(24): 1848-1852.

[18] Davis C S, Shankaran V, Kovacs E J, et al. Gastroesophageal reflux disease after lung

transplantation: pathophysiology and implications for treatment[J]. Surgery, 2010, 148(4): 737−744; discussion 744−745.

[19] Te H, Doucette K. Viral hepatitis: Guidelines by the American Society of Transplantation Infectious Disease Community of Practice[J]. Clin Transplant, 2019, 33(9): e13514.

[20] Rocha P N, Rocha A T, Palmer S M, et al. Acute renal failure after lung transplantation: incidence, predictors and impact on perioperative morbidity and mortality[J]. Am J Transplant, 2005, 5(6): 1469−1476.

[21] Mateen F J, Dierkhising R A, Rabinstein A A, et al. Neurological complications following adult lung transplantation[J]. Am J Transplant, 2010, 10(4): 908−914.

[22] Thomas J, Kostousov V, Teruya J. Bleeding and thrombotic complications in the use of extracorporeal membrane oxygenation[J]. Semin Thromb Hemost, 2018, 44(1): 20−29.

[23] Crespo M M, McCarthy D P, Hopkins P M, et al. ISHLT Consensus Statement on adult and pediatric airway complications after lung transplantation: Definitions, grading system, and therapeutics[J]. J Heart Lung Transplant, 2018, 37(5): 548−563.

[24] Camargo Jde J, Camargo S M, Machuca T N, et al. Surgical maneuvers for the management of bronchial complications in lung transplantation[J]. Eur J Cardiothorac Surg, 2008, 34(6): 1206−1209.

[25] Herridge M S, de Hoyos A L, Chaparro C, et al. Pleural complications in lung transplant recipients[J]. J Thorac Cardiovasc Surg, 1995, 110(1): 22−26.

[26] Ferrer J, Roldan J, Roman A, et al. Acute and chronic pleural complications in lung transplantation[J]. J Heart Lung Transplant, 2003, 22(11): 1217−1225.

[27] Sweet S C. Induction therapy in lung transplantation[J]. Thanspl Int, 2013, 26(7): 696−703.

[28] Penninga L, Penninga E I, Moller C H, et al. Tacrolimus versus cyclosporin as primary immunosuppression for lung transplant recipients[J]. Cochrane Database Syst Rev, 2013, 31(5): CD008817.

[29] Fernandez-Castillo J C, Cypel M. Immunosuppressive therapy in lung transplantation[J]. Curr Pharm Des, 2020, 26(28): 3385−3388.

[30] Treede H, Glanville A R, Klepetko W, et al. Tacrolimus and cyclosporine have differential effects on the risk of development of bronchiolitis obliterans syndrome: results of a prospective, randomized international trial in lung transplantation[J]. J Heart Lung Transplant, 2012, 31(8): 797−804.

[31] Speich R, Schneider S, Hofer M, et al. Mycophenolate mofetil reduces alveolar inflammation, acute rejection and graft loss due to bronchiolitis obliterans syndrome after lung transplantation[J]. Pulm Pharmacol Ther, 2010, 23(5): 445−449.

[32] Chung P A, Dilling D F. Immunosuppressive strategies in lung transplantation[J]. Ann Transl Med, 2020, 8(6): 409.

[33] Levine D J, Glanville A R, Aboyoun C, et al. Antibody-mediated rejection of the lung: a consensus report of the International Society for Heart and Lung Transplantation[J]. J Heart Lung Transplant, 2016, 35(4) : 397−406.

[34] Valenzuela N M, Reed E F. Antibodies in transplantation: the effects of HLA and non-HLA antibody binding and mechanisms of injury[J]. Methods Mol Biol, 2013, 1034: 41−70.

[35] Magro C M, Klinger D M, Adams P W, et al. Evidence that humoral allograft rejection in

lung transplant patients is not histocompatibility antigen-related [J]. Am J Transplant, 2003, 3(10): 1264−1272.

[36] Witt C A, Gaut J P, Yusen R D, et al. Acute antibody-mediated rejection after lung transplantation [J]. J Heart Lung Transplant, 2013, 32(10): 1034−1040.

[37] Verleden S E, Vanaudenaerde B M, Emonds M P, et al. Donor-specific and -nonspecific HLA antibodies and outcome post lung transplantation [J]. Eur Respir J, 2017, 50(5): 1701248.

[38] Fernandez R, Chiu S, Raparia K, et al. Humoral human lung allograft rejection by tissue-restricted non-HLA antibodies [J]. Ann Thorac Surg, 2016, 102(4): e339−e341.

[39] Ju L, Suberbielle C, Li X, N. et al. HLA and lung transplantation [J]. Front Med, 2019, 13(3): 298−313.

[40] Murata K, Baldwin 3rd W M. Mechanisms of complement activation, C4d deposition, and their contribution to the pathogenesis of antibody-mediated rejection [J]. Transplant Rev (Orlando), 2009, 23(3): 139−150.

[41] Sun H, Greenland J R, Kopchaliiska D, et al. OR24 Recipient FCGR3A−158V homozygous genotype is associated with an increased risk of chronic lung allograft dysfunction [J]. Hum Immunol, 2016, 77: 19−20.

[42] Loupy A, Lefaucheur C. Antibody-mediated rejection of solid-organ allografts [J]. N Engl J Med, 2018, 379(12): 1150−1160.

[43] Yusen R D, Edwards L B, Kucheryavaya A Y, et al. The registry of the International Society for Heart and Lung Transplantation: thirty-second official adult lung and heart-lung transplantation report—2015; focus theme: early graft failure [J]. J Heart Lung Transplant, 2015, 34(10): 1264−1277.

[44] Castleberry A W, Worni M, Kuchibhatla M, et al. A comparative analysis of bronchial stricture after lung transplantation in recipients with and without early acute rejection [J]. Ann Thorac Surg, 2013, 96(3): 1008−1017; discussion 1017−1008.

[45] Mangi A A, Mason D P, Nowicki E R, et al. Predictors of acute rejection after lung transplantation [J]. Ann Thorac Surg, 2011, 91(6): 1754−1762.

[46] Palmer S M, Baz M A, Sanders L, et al. Results of a randomized, prospective, multicenter trial of mycophenolate mofetil versus azathioprine in the prevention of acute lung allograft rejection [J]. Transplantation, 2001, 71(12): 1772−1776.

[47] Johansson I, Mårtensson G, Nyström U, et al. Lower incidence of CMV infection and acute rejections with valganciclovir prophylaxis in lung transplant recipients [J]. BMC Inf Dis, 2013, 13: 582.

[48] 张稷, 徐东菁, 郑明峰, 等. 肺移植术后发生急性排斥反应者和感染者的外周血 T 淋巴细胞亚群检测 [J]. 中华器官移植杂志, 2008, (3): 182−183.

[49] Greer M, Werlein C, Jonigk D. Surveillance for acute cellular rejection after lung transplantation [J]. Ann Transl Med, 2020, 8(6): 410.

[50] Tian D, Shiiya H, Takahashi M, et al. Noninvasive monitoring of allograft rejection in a rat lung transplant model: Application of machine learning-based (18)F-fluorodeoxyglucose positron emission tomography radiomics [J]. J Heart Lung Transplant, 2022, 41(6): 722−731.

[51] Stewart S, Fishbein M C, Snell G I, et al. Revision of the 1996 working formulation for the standardization of nomenclature in the diagnosis of lung rejection[J]. J Heart Lung Transplant, 2007, 26(12): 1229-1242.

[52] Roden A C, Aisner D L, Allen T C, et al. Diagnosis of acute cellular rejection and antibody-mediated rejection on lung transplant biopsies: a perspective from members of the Pulmonary Pathology Society[J]. Arch Pathol Lab Med, 2017, 141(3): 437-444.

[53] Verleden S E, Vos R, Vanaudenaerde B M, et al. Chronic lung allograft dysfunction phenotypes and treatment[J]. J Thorac Dis, 2017, 9(8): 2650-1659.

[54] Sato M. Chronic lung allograft dysfunction after lung transplantation: the moving target [J]. Gen Thorac Cardiovasc Surg, 2013, 61(2): 67-78.

[55] Verleden G M, Glanville A R, Lease E D, et al. Chronic lung allograft dysfunction: Definition, diagnostic criteria, and approaches to treatment — A consensus report from the Pulmonary Council of the ISHLT[J]. J Heart Lung Transplant, 2019, 38(5): 493-503.

[56] Sato M, Waddell T K, Wagnetz U, et al. Restrictive allograft syndrome (RAS): a novel form of chronic lung allograft dysfunction[J]. J Heart Lung Transplant, 2011, 30(7): 735-742.

[57] Meyer K C, Raghu G, Verleden G M, et al. An international ISHLT/ATS/ERS clinical practice guideline: diagnosis and management of bronchiolitis obliterans syndrome[J]. Eur Respir J, 2014, 44(6): 1479-1503.

[58] Verleden G M, Raghu G, Meyer K C, et al. A new classification system for chronic lung allograft dysfunction[J]. J Heart Lung Transplant, 2014, 33(2): 127-133.

[59] Tian D, Huang H, Wen H Y. Noninvasive methods for detection of chronic lung allograft dysfunction in lung transplantation[J]. Transplant Rev (Orlando), 2020, 34(3): 100547.

[60] Glanville A R, Verleden G M, Todd J L, et al. Chronic lung allograft dysfunction: Definition and update of restrictive allograft syndrome — a consensus report from the Pulmonary Council of the ISHLT[J]. J Heart Lung Transplant, 2019, 38(5): 483-492.

[61] Sato M, Hwang D M, Waddell T K, et al. Progression pattern of restrictive allograft syndrome after lung transplantation[J]. J Heart Lung Transplant, 2013, 32(1): 23-30.

[62] Gracon A S, Wilkes D S. Lung transplantation: chronic allograft dysfunction and establishing immune tolerance[J]. Hum Immunol, 2014, 75(8): 887-894.

[63] Dettmer S, Shin H O, Vogel-Claussen J, et al. CT at onset of chronic lung allograft dysfunction in lung transplant patients predicts development of the restrictive phenotype and survival[J]. Eur J Radiol, 2017, 94: 78-84.

[64] Verleden S E, Gheysens O, Goffin K E, et al. Role of ^{18}F-FDG PET/CT in restrictive allograft syndrome after lung transplantation[J]. Transplantation, 2019, 103(4): 823-831.

[65] Shtraichman O, Diamond J M. Emerging biomarkers in chronic lung allograft dysfunction [J]. Expert Rev Mol Diagn, 2020, 20(5): 467-475.

[66] Crespo M M, McCarthy D P, Hopkins P M, et al. ISHLT Consensus Statement on adult and pediatric airway complications after lung transplantation: definitions, grading system, and therapeutics[J]. J Heart Lung Transplant, 2018, 37(5): 548-563.

[67] Awori Hayanga J W, Aboagye J K, Shigemura N, et al. Airway complications after lung transplantation: Contemporary survival and outcomes[J]. J Heart Lung Transplant, 2016, 35(10): 1206-1211.

［68］ 杨航,卫栋,张稷,等.肺移植术后中心气道狭窄危险因素分析［J］.器官移植,2022,13 (2):240-245.

［69］ Ruttmann E, Ulmer H, Marchese M, et al. Evaluation of factors damaging the bronchial wall in lung transplantation［J］. J Heart Lung Transplant, 2005, 24(3): 275-281.

［70］ 吴波,郑明锋,张稷,等.肺移植术后气道狭窄并发症的诊断和治疗［J］.中华器官移植杂志,2012,33(7):422-425.

［71］ Stjarne Aspelund A, Hammarstrom H, Inghammar M, et al. Microbiological findings in bronchoalveolar lavage fluid from lung transplant patients in Sweden［J］. Transpl Infect Dis, 2018, 20(6): e12973.

［72］ Husain S, Mooney M L, Danziger-Isakov L, et al. A 2010 working formulation for the standardization of definitions of infections in cardiothoracic transplant recipients［J］. J Heart Lung Transplant, 2011, 30(4): 361-374.

［73］ 中华医学会呼吸病学分会感染学组.中国成人医院获得性肺炎与呼吸机相关性肺炎诊断和治疗指南［J］.中华结核和呼吸杂志,2018,(41):255-280.

［74］ 中华医学会呼吸病学分会.中国成人社区获得性肺炎诊断和治疗指南［J］.中华结核和呼吸杂志,2016,(39):253-279.

［75］ Tebano G, Geneve C, Tanaka S, et al. Epidemiology and risk factors of multidrug-resistant bacteria in respiratory samples after lung transplantation［J］. Transpl Infect Dis, 2016, 18(1): 22-30.

［76］ 中华医学会器官移植学分会. 器官移植术后结核病临床诊疗技术规范（2019版）［J］. 器官移植,2019,10(4):359-363.

［77］ Getahun H, Matteelli A, Abubakar I, et al. Management of latent *Mycobacterium tuberculosis* infection: WHO guidelines for low tuberculosis burden countries［J］. Eur Respir J, 2015, 46(6): 1563-1576.

［78］ Subramanian A K, Theodoropoulos N M. Infectious Diseases Community of Practice of the American Society of T. Mycobacterium tuberculosis infections in solid organ transplantation: Guidelines from the infectious diseases community of practice of the American Society of Transplantation［J］. Clin Transplant, 2019, 33(9): e13513.

［79］ 中华医学会器官移植学分会.器官移植受者非结核分枝杆菌病临床诊疗技术规范（2019版）［J］.器官移植,2019,10(4):364-368.

［80］ 中国侵袭性真菌感染工作组.血液病/恶性肿瘤患者侵袭性真菌病的诊断标准与治疗原则（第4次修订版）［J］.中华内科杂志,2013,52(8):704-709.

［81］ Pappas P G, Kauffman C A, Andes D R, et al. Clinical practice guideline for the management of candidiasis: 2016 update by the Infectious Diseases Society of America ［J］. Clin Infect Dis, 2016, 62(4): e1-e50.

［82］ Perfect J R, Dismukes W E, Dromer F, et al. Clinical practice guidelines for the management of cryptococcal disease: 2010 update by the Infectious Diseases Society of America［J］. Clin Infect Dis, 2010, 50(3): 291-322.

［83］ Patterson T F, Thompson 3rd G R, Denning D W, et al. Practice guidelines for the diagnosis and management of aspergillosis: 2016 update by the Infectious Diseases Society of America［J］. Clin Infect Dis, 2016, 63(4): e1-e60.

［84］ Gavalda J, Meije Y, Fortun J, et al. Invasive fungal infections in solid organ transplant recipients［J］. Clin Microbiol Infect, 2014, 20 (Suppl 7): 27-48.

［85］ De Pauw B, Walsh T J, Donnelly J P, et al. Revised definitions of invasive fungal disease from the European Organization for Research and Treatment of Cancer/Invasive Fungal Infections Cooperative Group and the National Institute of Allergy and Infectious Diseases Mycoses Study Group (EORTC/MSG) Consensus Group［J］. Clin Infect Dis, 2008, 46(12): 1813-11821.

［86］ 中华医学会器官移植学分会. 器官移植受者侵袭性真菌病临床诊疗技术规范（2019版）［J］. 器官移植, 2019, 10（3）: 227-236.

［87］ Ruiz-Camps I, Aguado J M, Almirante B, et al. Guidelines for the prevention of invasive mould diseases caused by filamentous fungi by the Spanish Society of Infectious Diseases and Clinical Microbiology (SEIMC)［J］. Clin Microbiol Infect, 2011, 17 Suppl 2: 1-24.

［88］ Aguado J M, Ruiz-Camps I, Munoz P, et al. Guidelines for the treatment of Invasive Candidiasis and other yeasts. Spanish Society of Infectious Diseases and Clinical Microbiology (SEIMC). 2010 Update［J］. Enferm Infecc Microbiol Clin, 2011, 29(5): 345-361.

［89］ Razonable R R, Humar A. Cytomegalovirus in solid organ transplant recipients-Guidelines of the American Society of Transplantation Infectious Diseases Community of Practice ［J］. Clin Transplant, 2019, 33: e13512.

［90］ 中华医学会器官移植学分会. 器官移植受者巨细胞病毒感染临床诊疗规范（2019版）［J］. 器官移植, 2019, （2）: 142-148.

［91］ Torre-Cisneros J, Aguado J M, Caston J J, et al. Management of cytomegalovirus infection in solid organ transplant recipients: SET/GESITRA-SEIMC/REIPI recommendations［J］. Transplant Rev (Orlando), 2016, 30: 119-143.

［92］ American Academy of Pediatrics Committee on Infectious Disease, American Academy of Pediatrics Bronchiolitis Guideliness Committee. Updated guidance for palivizumab prophylaxis among infants and young children at increased risk of hospitalization for respiratory syncytial virus infection［J］. Pediatrics, 2014, 134(2): 415-420.

［93］ Manuel O, Estabrook M, American Society of Transplantation Infectious Diseases Community of Practice. RNA respiratory viral infections in solid organ transplant recipients: Guidelines from the American Society of Transplantation Infectious Diseases Community of Practice［J］. Clin Transplant, 2019, 33(9): e13511.

［94］ Allen U D, Preiksaitis J K. Post-transplant lymphoproliferative disorders, Epstein-Barr virus infection, and disease in solid organ transplantation: Guidelines from the American Society of Transplantation Infectious Diseases Community of Practice［J］. Clin Transplant, 2019, 33(9): e13652.

［95］ 中华医学会器官移植学分会. 器官移植受者EB病毒感染和移植后淋巴组织增生性疾病临床诊疗规范（2019版）［J］. 器官移植, 2019, 10: 149-157.

［96］ Shtraichman O, Ahya V N. Malignancy after lung transplantation［J］. Ann Transl Med, 2020, 8(6): 416.

［97］ Rashtak S, Dierkhising R A, Kremers W K, et al. Incidence and risk factors for skin cancer following lung transplantation［J］. J Am Acad Dermatol, 2015, 72(1): 92-98.

［98］ Collins L, Asfour L, Stephany M, et al. Management of non-melanoma skin cancer in transplant recipients［J］. Clin Oncol (R Coll Radiol), 2019, 31(11): 779-788.

［99］ Stasko T, Brown M D, Carucci J A, et al. Guidelines for the management of squamous cell carcinoma in organ transplant recipients［J］. Dermatol Surg, 2004, 30(4 Pt 2): 642−650.

［100］ Neuringer I P. Posttransplant lymphoproliferative disease after lung transplantation［J］. Clin Dev Immunol, 2013, 2013: 430209.

［101］ Perez-Callejo D, Torrente M, Parejo C, et al. Lung cancer in lung transplantation: Incidence and outcome［J］. Postgrad Med J, 2018, 94(1107): 15−19.

［102］ Wong G, Au E, Badve S V et al. Breast cancer and transplantation［J］. Am J Transplant, 2017, 17(9): 2243−2253.

［103］ Meyer K C, Francois M L, Thomas H K, et al. Colon cancer in lung transplant recipients with cf: Increased risk and results of screening［J］. J Cyst Fibros, 2011, 10(5): 366−369.

［104］ Singer J P, Singer L G. Quality of life in lung transplantation［J］. Semin Respir Crit Care Med, 2013, 34(3): 421−430.

［105］ Singer J P, Soong A, Chen J, et al. Development and preliminary validation of the lung transplant quality of life (LT-QOL) survey［J］. Am J Respir Crit Care Med, 2019, 199(8): 1008−1019.

［106］ 闵群惠,周海琴,吴春华,等.肺移植患者生活质量现状及影响因素研究［J］.护理学杂志,2019,34(6): 27−30.

［107］ Zhu X, Liang Y, Zhou H, et al. Changes in health-related quality of life during the first year in lung transplant recipients［J］. Transplant Proc, 2021, 53(1): 276−87.

［108］ 梁永春,周海琴,朱雪芬,等.肺移植特异性生活质量量表的汉化及信效度检验［J］.中华护理杂志,2022,57(6): 688−695.

［109］ Copeland C A F, Vock D M, Pieper K, et al. Impact of lung transplantation on recipient quality of life: a serial, prospective, multicenter analysis through the first posttransplant year［J］. Chest, 2013, 143(3): 744−750.

［110］ 阮亮,郝元涛,陈丽花,等.肺移植患者术后生命质量及其影响因素研究［J］.中国实用护理杂志,2017,33(6): 428−432.

［111］ Cohen D G, Christie J D, Anderson B J, et al. Cognitive function, mental health, and health-related quality of life after lung transplantation［J］. Ann Am Thorac Soc, 2014, 11(4): 522−530.

［112］ Vasiliadis H M, Collet J P, Poirier C. Health-related quality-of-life determinants in lung transplantation［J］. J Heart Lung Transplant, 2006, 25(2): 226−233.

［113］ Wildgaard K, Iversen M, Kehlet H. Chronic pain after lung transplantation: a nationwide study［J］. Clin J Pain, 2010, 26(3): 217−222.

［114］ Ljungqvist O, Scott M, Fearon K C. Enhanced recovery after surgery: a review［J］. JAMA Surg, 2017, 152(3): 292−298.

［115］ Engelman D T, Ben Ali W, Williams J B, et al. Guidelines for perioperative care in cardiac surgery: Enhanced Recovery After Surgery Society recommendations［J］. JAMA Surg, 2019, 154(8): 755−766.

［116］ Weimann A, Braga M, Carli F, et al. ESPEN guideline: clinical nutrition in surgery［J］. Clin Nutr, 2017, 36(3): 623−650.

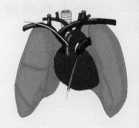

第七章

其　他

　　肺移植术后，临床医师需要连续监测移植物和受者的恢复情况和整体状态。随着影像学技术的发展，已经有多种技术运用于移植前后的评估，临床医师应充分把握各种影像学手段的特点，并根据具体需求进行选择，为整个肺移植过程提供更多辅助信息。本章也撰写了移植肺活组织检查病理学临床操作、移植肺并发症的病理学诊断标准及诊断性介入肺病学快速现场评价技术在移植肺病理诊断中的初步应用等内容，揭示移植肺并发症的本质及其病理特征并指导临床予以针对性治疗。此外，儿童肺移植经过数十年发展已经取得与成人肺移植相似的预后，常见的适应证包括囊性纤维化（CF）、特发性肺动脉高压、非特发性肺动脉高压和肺表面活性物质蛋白缺乏等。儿童肺移植由于更突出的供肺短缺问题，匹配的供肺选择需尤为重视。总的来说，未来肺移植科学的发展，需要基于伦理法律体系完善化和全球合作密切化的基础上，在供肺维护、等待移植受者的术前康复和提高长期生存率的治疗方案等领域，进行持续创新。器官机械灌注技术在肺移植领域发展迅速，并且在维护、修复和治疗领域涌现出大量创新性研究。虽然老龄肺移植受者是全球肺移植中心面临的共同问题，但随着机械心肺辅助循环器械的广泛应用，将为终末期肺疾病患者提供更多的治疗选择。中国肺移植学者应当积极参与到国际器官移植的发展进程中并与全球同行共谋发展。

第一节 儿童肺移植

范立,杨航,吴波,陈静瑜

儿童肺移植是不可治愈的儿童终末期肺部疾病和肺血管疾病的一种治疗方法。自20世纪80年代儿童肺移植取得重大突破以来,儿童肺移植的疗效已在全世界得到了认可。一般认为受者年龄＜17岁的肺移植均可定义为儿童肺移植。儿童肺移植的患者多为大龄患儿。儿童肺移植可以取得与成人肺移植相似的预后,可以有效延长患者的生存时间,提高患者的生活质量。由于儿童肺移植年龄段特殊,带来比成人肺移植更大的挑战。早期评估肺移植、仔细选择受者、在合适的时机列入等待名单对于手术的成功和患者的生存获益至关重要。

一、儿童肺移植的历史和现状

世界上第一例成人肺移植由 Hardy 教授在1963年完成。1968年,Denton Cooley 医生第一次尝试为儿童患者实施肺移植手术。患者是一名2月龄儿童,术后存活了14 h。这次手术实际上是一台心肺联合移植,患者诊断为完全性房室间隔缺损合并肺动脉高压。大约20年后,多伦多总医院的 Cooper 教授在1987年成功完成了世界第一例独立的儿童肺移植手术,患者是一名16岁的家族性肺纤维化的儿童。

从此以后,儿童肺移植在所有年龄段儿童取得成功,包括婴儿。但大多数儿童肺移植的患者年龄≥11岁。如今,全世界已经有40家以上的中心成功开展了儿童肺移植,每年儿童肺移植的数量已经超过100例。据国际心肺移植学会(ISHLT)统计,截至2017年6月30日,世界范围内共有2 436例患儿接受了肺移植和735例患儿接受了心肺联合移植。

儿童肺移植的生存率,尤其是围手术期的生存率相比过去已有明显提高。数据显示,全世界大多数儿童肺移植都是在成人肺移植中心完成的,但是有儿科专家参与的中心以及肺移植数量较多的中心成功率更高。尤其对于儿童肺移植第一大适应证肺囊性纤维化(CF)的患者,有儿科 CF 专家参与的中心,肺移植术后长期结局更好。

儿童肺移植在解剖学、生理学、社会心理学、流行病学方面都有其特殊点。首先,由于儿童肺移植供-受者身材都很小,在器官匹配上有难度,支气管和血管吻合对于外科手术有挑战。其次,儿童,尤其是婴儿的免疫系统不成熟,并且仍在成长,这一点与成人不同。有研究显示,儿童肺移植术后发生急、慢性排异反应的风险相比成人更低。也有研究显示,特殊的感染,尤其是季节性的呼吸道病毒感染,对于儿童威胁很大。营养、胃食管反流与儿童肺移植受者的生存率直接相关。此外,在复杂的术后管理过程中,父母的支持对儿童肺移植的成功很重要。不可靠的社会心理环境对于儿童肺移植的长期成功是一个障碍。以上这些因素,都是评估一个儿童肺移植受者的重要方面。

二、儿童肺移植的适应证

儿童肺移植合适的供者器官需要更长的等待时间,所以儿童患者应该更早被推荐进行肺移植评估。所有终末期肺疾病和肺血管疾病的儿童,若最大限度的内科治疗仍无法治愈,预期生存时间<2年,都应该被推荐进行肺移植评估。无肺移植的预期生存时间必须与肺移植术后的预期生存时间相权衡,还要考虑到在肺移植等待名单上的潜在时间。儿童患者通常会被推荐至有儿童肺移植经验的成人肺移植中心进行肺移植评估。

肺移植作为终末期肺病的最终治疗方法,为了取得最大限度的生存获益,受者的选择必须非常谨慎和严格。儿童肺移植的适应证与成人不同,成人肺移植的主要适应证为慢性阻塞性肺疾病(COPD)和间质性肺疾病(ILD)。儿童肺移植常见的适应证包括CF、特发性肺动脉高压(IPAH)、非IPAH、肺表面活性物质蛋白缺乏、儿童ILD、特发性肺纤维化(IPF)、先天性心脏病、闭塞性细支气管炎(BO)、再次肺移植等。其中,终末期CF是儿童肺移植的第一大适应证,在儿童肺移植的原发病诊断中大约占57%。

大部分儿童肺移植受者为5岁以上儿童。不同年龄段儿童的肺移植适应证有所不同。CF在11～17岁的年龄较大的儿童和青少年中,占肺移植适应证的68%～70%,在6～10岁的年龄较小的儿童中占50%～53%,在年龄<5岁的低龄儿童中大约只占5%。在1～5岁的儿童中,肺移植的第一大适应证是各种原因引起的肺动脉高压,大约占37%。在6岁以上儿童中,肺动脉高压数量较少,CF依然是肺移植的第一大适应证,尽管由于内科治疗的发展,近年来CF的患者数量有所减少。年龄<1岁的婴儿肺移植,最常见的适应证是先天性

心脏病和肺动脉高压，其次是肺表面活性物质蛋白B缺乏。此外，肺表面活性物质蛋白B缺乏以外的儿童ILD也是儿童肺移植的适应证。儿童肺移植的适应证不仅在不同年龄段上有差别，在不同地域上也有差别，这种地域的差别必然会导致不同的肺移植推荐指征、不同的疾病管理方法以及不同的器官分配原则。

每一位接受儿童肺移植评估的患儿及其家属都需要接受肺移植相关的教育。患儿本身要有意愿接受肺移植手术，并接受术后的长期随访。患儿和家庭的支持对于肺移植手术的成功非常重要，在列入等待名单之前就应该建立。患者对药物治疗的依从性也应该在列入等待名单之前就进行评估，患者依从性差是肺移植术后发生慢性移植肺功能障碍（CLAD）以及长期结局不佳的主要原因，尤其是青少年。青少年对于所有实体器官移植（SOT）都是一个特殊的患者群体。

1. CF

CF是白种人最常见的遗传疾病。这种疾病是由于编码CF跨膜转导调节因子（cystic fibrosis transmembrane conductance regulator, CFTR）蛋白的基因突变导致的。CFTR蛋白是呼吸道上皮细胞负责离子转运的氯通道。异常的CFTR可以导致气道干燥、黏液稠厚、纤毛清除能力变差，进而导致黏液阻塞气道、慢性气道感染、慢性肺部感染。CF导致的慢性呼吸衰竭是患者死亡的重要原因。CF的治疗方法包括通过物理疗法进行气道清除、通过雾化治疗湿化气道降低分泌物黏稠度、抗感染治疗、控制急慢性感染、治疗CF的合并症（如营养不良和糖尿病）等。基因靶向治疗可以帮助修复导致CF的*CFTR*缺陷。

近年来CF患者的生存时间已经显著延长，中位生存时间超过41年。尽管如此，肺移植依然是儿童和青少年终末期CF的重要治疗方法。CF是儿童肺移植的第一大适应证，也是成人肺移植的第三大适应证。已接受最大程度内科治疗的终末期CF患者出现以下情况需要进行肺移植评估：① 第1秒用力呼气量（FEV_1）＜30%预计值；② 6 min步行距离＜400 m；③ 非缺氧加重期存在肺动脉高压（右心导管测得肺动脉平均压＞25 mmHg或超声心动图测得肺动脉收缩压＞35 mmHg）；④ 其他终末期CF的临床征象，如难以恢复的急性加重、气胸、威胁生命的咯血、需要无创通气（NIV）的急性呼吸衰竭。终末期CF患者出现以下情况需要被推荐行肺移植手术：呼吸衰竭（单纯低氧血症或合并高碳酸血症）、需要长期NIV、肺功能快速下降、频繁住院治疗、心功能Ⅳ级。

肺功能快速下降的低体重的年轻女性CF患者预后差，应该更早被推荐进行肺移植评估。已通过肺移植评估、列入等待名单的CF患者，仍然要应用CF

研究领域内最佳的药物治疗,以稳定患者的病情、延长等待肺移植的时间。对于等待肺移植的儿童CF患者,CF的肺外表现必须得到关注,例如终末期CF相关肝病的患者,需要评估肝肺联合移植。其他常见的CF肺外表现包括糖尿病、慢性鼻窦炎、CF相关骨病、肠道疾病[如反复发作的远端肠梗阻综合征(distal intestinal obstruction syndrome, DIOS)]。

2. IPAH

IPAH是儿童肺移植的第二大适应证,也是1~5岁儿童的第一大适应证。儿童肺动脉高压定义为3月龄以上儿童平均肺动脉压>25 mmHg,并且肺血管阻力超过3 wood单位。在肺动脉高压的疾病分类中,儿童患者常见的类型包括IPAH、遗传性肺动脉高压、先天性心脏病相关性肺动脉高压,均属于第一大类肺动脉高压。IPAH是一种可以快速进展导致死亡的疾病,从诊断到死亡的自然病程通常在3年以内。儿童肺动脉高压的进展往往比成人更快。近年来,肺动脉高压靶向药物的发展在一定程度上延长了患者的生存时间。然而,大多数儿童肺动脉高压患者的结局都是死亡。因此,肺移植仍然是这类患者的重要治疗方法。对于成人肺动脉高压患者,一般建议心功能Ⅲ或Ⅳ级可以考虑肺移植。然而,成人的手术指征并不完全适用于儿童。对于儿童肺动脉高压患者,出现右心压力升高或咯血预示死亡风险增加,应当列入肺移植等待名单。

3. ILD和肺表面活性物质蛋白缺乏

儿童ILD与成人有显著不同。儿童ILD被定义为一组影响2岁以下儿童、以呼吸急促和低氧血症为主要症状的异质性疾病,并且胸部影像学显示弥漫性肺间质病变。儿童ILD可以分为两个亚组,一组特异性影响婴儿,一组非特异性影响婴儿。

肺表面活性物质蛋白缺乏是一种罕见的疾病,但在接受肺移植的儿童ILD患者中是常见的。肺表面活性物质蛋白缺乏包括四大类疾病,肺表面活性物质蛋白B(surfactant protein B, SP-B)缺乏、肺表面活性物质蛋白C(surfactant protein C, SP-C)缺乏、ATP结合盒转运子A3(ABCA3基因)以及甲状腺转录因子(NKX2.1基因)突变。肺表面活性物质蛋白缺乏的临床表现包括新生儿期的严重低氧性呼吸衰竭(典型SP-B缺乏),婴儿期逐渐进展的呼吸急促、低氧血症、弥漫性肺间质病变(典型SP-C缺乏)。基因测序技术可用于诊断这类疾病。SP-B缺乏被普遍认为进展更快、更为凶险,是一种致死性疾病,肺移植是唯一可行的治疗方法。

需要行肺移植的其他重要的儿童ILD包括肺泡毛细血管发育异常合并肺静脉移位、新生儿慢性肺病(支气管肺发育异常)等。

4. BO 和再次肺移植

BO是指细支气管炎症导致的阻塞性肺病,病理上描述为支气管周围的纤维化闭塞细支气管腔。BO的病因是气道感染性或非感染性疾病导致的炎症和纤维化。儿童感染后BO往往与严重的病毒感染(腺病毒)或支原体感染有关。儿童非感染性BO往往继发于自身免疫病、吸入性损伤、史-约综合征(Stevens-Johnson syndrome)等。此外,移植也是BO的一个重要的原因,BO可发生于儿童骨髓移植术后。各种原因导致的BO最终都会表现为呼吸衰竭,是肺移植的适应证。

肺移植术后CLAD可以再次行肺移植治疗。CLAD依然是肺移植受者术后长期生存的阻碍,且治疗手段有限。因此,肺移植术后CLAD是再次肺移植的重要适应证。儿童再次肺移植应该得到更多的关注,因为预期的移植物存活时间和良好的临床结局并不足以让儿童生长到成人。儿童再次肺移植的指征可以分为两种情况,一种是CLAD,包括闭塞性细支气管炎综合征(BOS)和限制性移植肺综合征(restrictive allograft syndrome, RAS);另一种是CLAD以外原因导致的移植物衰竭。儿童再次肺移植的数量很少,过去20年间仅有大约100例儿童再次肺移植的报道。再次肺移植的患者主要为年龄较大的儿童以及青少年。如果再次肺移植的时间距离初次肺移植至少超过1年,并且再次肺移植之前患者没有机械通气,那么儿童再次肺移植的成功率会大大提高。等待再次肺移植的儿童患者最好没有第二个器官衰竭。

三、儿童肺移植的禁忌证

儿童肺移植的禁忌证包括:解剖学上的禁忌证、医学上的禁忌证以及非医学上的禁忌证。

(1)解剖学上的禁忌证:包括严重的胸廓畸形(脊柱侧弯可能除外)、严重的气管支气管软化、弥漫性经胸膜全身至支气管动脉侧支循环、滑石粉胸膜固定术、严重的主动脉肺动脉侧支循环(例如肺动脉闭锁合并主动脉肺动脉侧支循环)、严重的肺切除术后综合征。

(2)医学上的禁忌证:包括人类免疫缺陷病毒感染、丙型肝炎、任何活动性病毒感染、洋葱伯克霍尔德菌(基因型3)感染。

(3)非医学上的禁忌证:如严重的社会心理和经济问题。

儿童肺移植的绝对禁忌证与成人肺移植相似,但是相对禁忌证在各家肺移植中心之间有所不同。各家肺移植中心将CF患者列入等待名单的原则并不相同,取决于CF患者在肺移植术前定植的呼吸道病原体。所有CF患者应该仔细评估潜在的感染风险。新洋葱伯克霍尔德菌慢性感染的CF患者,肺移植术后结局更差,然而其他种类的洋葱伯克霍尔德菌慢性感染的CF患者,肺移植术后生存率与其他CF患者相似。其他重要的呼吸道病原体,例如非结核分枝杆菌(nontuberculous mycobacteria, NTM),也经常定植于肺移植术前的CF患者中(多达20%)。NTM在CF患者呼吸道中定植并非肺移植的绝对禁忌证,然而需要将定植的NTM进行分类。有些肺移植中心将耐药的脓肿分枝杆菌定植视为肺移植的禁忌证,但是在移植感染病学专家的帮助下,可以探讨恰当的治疗策略并实施。

以往大多数儿童肺移植中心都将肺移植术前机械通气视为肺移植的禁忌证,因为此类患者肺移植术后的结局不佳。然而最新的数据显示,对于谨慎选择的儿童,在有经验的肺移植中心,儿童肺移植术前应用体外生命/肺支持(extracorporeal life/lung support, ECLS),特别是应用于清醒患者,并不会导致肺移植术后的不良结局。

四、儿童肺移植的供体分配

儿童肺移植的供者接受标准主要参考了成人肺移植的经验。儿童肺移植发展最大的限制就是供者短缺。由于缺乏合适的供者器官,儿童肺移植的等待时间往往会特别长。解决供肺短缺的策略包括使用边缘供肺(扩大标准的供肺)、离体肺灌注(EVLP)以及缩小移植物的尺寸(例如肺叶移植)。由于身材较小的儿童供者短缺更为严重,缩小移植物尺寸的策略在儿童肺移植中引起了特殊的关注。

对于儿童肺移植来说,为列入等待名单的患儿寻找合适的供者是非常难的。难度主要来源于患儿身材大小的限制。肺叶移植可以突破这种身材大小的限制。人类第一例肺叶移植是由东京医科大学在1966年完成。这项里程碑式的成就引导了活体肺叶移植(LDLLT)在儿童肺移植中的应用。由于供者极度短缺,日本积累了大量LDLLT的经验。日本大约29%的肺移植是肺叶移植,其中京都大学Hiroshi Date教授团队数据报道,124例LDLLT受者术后5、10和15年的生存率分别为80.8%、72.6%和61.7%。然而,由于肺叶移植难度大,且对供者有潜在危害,LDLLT的例数在全世界仍较少。

供–受者尺寸不匹配会对肺移植术后结局造成很严重的影响。移植物过大导致的术后并发症包括肺膨胀不全、段或亚段气道扭曲、黏液清除障碍、反复感染的潜在风险。移植物过小导致的潜在术后并发症包括持续性气胸、移植物过伸、肺活量下降、血流动力学储备下降、原发性移植肺失功（PGD）的可能性增加、CLAD的发展。一项大规模儿童肺移植数据显示,由于供–受者尺寸不匹配,大约有69%的儿童和青少年都使用了缩小尺寸的供肺。全尺寸和缩小尺寸的双肺移植患者之间,短期和中期生存率没有显著性差异。2013年曾经发表过一个病例报告,将1个供体分配给2个CF儿童,同时完成2例双肺叶移植,2位患者术后都具有良好的肺功能,均已存活5年以上,并且没有CLAD的迹象。然而,这样的方法并不是解决儿童肺移植供者短缺的常规方法。

认识到儿童肺移植供者的短缺,美国从2000年开始应用肺分配评分（LAS）进行供者分配,目的是让患者从肺移植中获益最多,并减少肺移植等待期病死率。这种分配方式与传统的基于等待时间的分配方式完全不同。然而,LAS只应用于12岁以上的患者,针对婴儿和12岁以下的儿童患者,有3项特殊规定:① 儿童供者优先分配给儿童患者;② 12岁以下的患者可接受更远距离的器官分配;③ 12岁以下的危重患者优先得到分配。

五、儿童肺移植的桥接治疗

在儿童心脏移植中,儿童心室辅助装置的使用率非常高,可以有效降低危重患者心脏移植等待期的病死率。儿童心室辅助装置的应用也有利于提高儿童心脏移植术后的生存率。然而在儿童肺移植中,这种桥接治疗的应用较少,桥接治疗相关的研究也较少。一项单中心回顾性研究显示,无论应用机械通气或体外膜肺氧合（ECMO）进行桥接治疗,都不能提高肺移植围手术期生存率和术后1年生存率。然而,欧洲也有研究显示,非卧床ECMO作为桥接治疗应用于成人肺移植,能够取得好的结局。此外,美国有少量应用体外肺辅助装置（paracorporeal lung assist device, pLAD）作为儿童肺移植桥接治疗的报道。

通常在肺移植等待名单上,身材较小的儿童需要等待更长一段时间才能分配到一个合适的供者。ECLS可以作为儿童肺移植术前的一种桥接治疗方法。患儿在进行充分的评估之后,列入肺移植等待名单,等待期间若出现快速进展的呼吸衰竭,ECLS可以用于稳定患儿的病情,直到分配到一个合适的供者。通常适合应用ECLS进行桥接治疗的患者,仅存在单一器官的衰竭,并拥有良好的康复潜力。儿童肺移植术前应用ECLS进行桥接治疗的禁忌证包括脓毒性休克以及多器官衰竭。

大数据显示,儿童肺移植术中应用ECMO不会增加术后病死率。来自澳大利亚和瑞士的研究进一步支持了ECLS作为儿童肺移植术前桥接治疗的应用,尤其是高度选择的儿童,最好是清醒的儿童。如果患儿在肺移植术前应用 ECLS的过程中始终保持清醒,可以避免身体机能的退化,并且有可能进行物理 治疗,这些都有利于肺移植术后的康复。因此,在大多数肺移植中心,考虑到潜 在的并发症,患儿术前应用ECLS被认为是优于长期机械通气的一种更好的选 择。尽管如此,相比于不需要应用ECLS的患者,需要应用ECLS的患者肺移植 术后的结局是更差的。

六、儿童肺移植的手术方式

早期试验性的肺移植手术主要为非体外循环下的单肺移植。1957年,体外 循环技术被应用于犬的肺移植模型。1988年,Patterson完成了第一例成功的双 肺移植。

儿童肺移植常用的手术切口为双侧胸廓切开术,也被称为蛤蚌式 (Clamshell)切口,尽管正中胸骨切开术在体重<15 kg的儿童中的使用逐渐增 多。蚌壳式切口可以充分暴露双侧肺门、心脏和大血管。常温体外循环通常在 升主动脉和心房置管建立,心脏停搏不是常规应用,除非同时进行心脏内手术, 例如房间隔缺损修补术等。肺动脉高压合并房间隔缺损的患者可以不在肺移植 同期行房间隔缺损修补术,因为患者右心室的舒张末高压在肺移植术后仍会持 续一段时间,不关闭房间隔缺损有利于术后恢复。儿童肺移植的手术方式通常 为序贯式双肺移植术(BSLT),不做支气管动脉的重建。

七、儿童肺移植的免疫抑制治疗

免疫抑制治疗是预防移植肺排异的基石。大多数进行肺移植的儿童都 接受免疫诱导治疗,最常用的是白介素-2受体拮抗剂。与成人相似,儿童肺 移植术后通常维持三联免疫抑制治疗(环孢素/他克莫司、吗替麦考酚酯、类 固醇激素)。如今,他克莫司比环孢素更为常用。国际小儿肺移植合作组织 (International Pediatric Lung Transplant Collaborative, IPLTC)对于儿童肺移植术 后免疫抑制治疗的方法已经达成了一致,推荐的免疫抑制剂包括他克莫司、吗替 麦考酚酯和泼尼松龙。

没有一种免疫抑制治疗适用于所有人,儿童患者的免疫抑制治疗更加需要 精细化的管理。因此,推荐个体化的治疗方法,尤其对于移植肺功能良好、没有 CLAD迹象的儿童。

八、儿童肺移植的预后

儿童肺移植的中位生存时间是5.4年,术后5年生存率超过53%。儿童和青少年CF患者肺移植术后的5年生存率超过75%。尽管如此,终末期CF儿童患者肺移植术后能否存活仍然是难以预测的。多项成人研究显示,成人肺移植治疗CF是有生存获益的,但是对于儿童CF,肺移植术后的生存数据主要基于单中心报告。有研究显示,肺移植治疗CF有明确的生存获益,儿童年龄(<18岁)并不会对术后生存率造成负面影响。在这项研究中,CF患者无肺移植的5年生存率为33%,肺移植术后5年生存率为67%。然而,另一项研究数据显示,肺移植并不能延长儿童CF患者的生存时间。

儿童肺移植的成功率与移植中心的手术例数有关,每年5例以上的移植中心患者生存率更高。双肺移植较单肺移植有明显优势。在患者特征方面,男性患者较女性患者生存率更高,尤其是受者与供者均为男性的情况。不同原发病的患者术后生存时间无明显差异。术前气管插管和激素使用是术后不良结局的高危因素。婴儿肺移植数量很少,可能是术后不良结局的危险因素;但对于婴儿,术前气管插管不会导致术后不良结局。

总体而言,儿童肺移植的术后生存率与成人相当。儿童肺移植的术后生存率近年来有明显提高,主要原因在于术后早期生存率的提高,得益于手术技术和术后早期管理的进步。

九、儿童肺移植的并发症

儿童肺移植术后早期死亡的原因包括PGD、非CMV感染、手术并发症和多器官衰竭。术后1年以上死亡的主要原因则是BOS。儿童肺移植术后BOS的发生率与成人肺移植相似,其他并发症的发生率也与成人肺移植相似。儿童肺移植术后并发症的发生率取决于手术后的时间。术后1年内最常见的并发症是高血压和糖尿病。术后5年内,约37%的患者出现BOS,约30%的患者出现慢性肾功能不全。术后恶性肿瘤非常罕见。

无论成人还是儿童,CLAD的发展都是肺移植术后长期生存的主要障碍。BOS是CLAD最常见的形式,儿童肺移植术后5年内大约50%的存活儿童会发展为BOS。BOS是肺移植术后5年内死亡的主要原因(>40%),也是儿童肺移植术后远期死亡的主要原因。在传统的BSLT中,气道依赖于肺动脉的静脉血逆行灌注。因此,气道缺氧被认为是BOS发生的重要原因。于是,支气管动脉重建技术应运而生。通过支气管镜检查发现,与传统肺移植技术相比,应用支气管动脉重建技术的儿童患者,尽管BOS的发生率并没有明显下降,术后气道缺血的发生率明显下降,在成人患者中也能得到同样的结论。

迄今为止,尚无有效的方法治疗肺移植术后CLAD,无论对于成人还是儿童,可以尝试的治疗方法包括更换或增加免疫抑制剂、应用大环内酯类药物、体外光分离置换法(extracorporeal photopheresis, ECP)以及全淋巴照射(total lymphoid irradiation, TLI)。终末期移植肺衰竭最终的治疗选择是再次肺移植。再次肺移植对于BOS或PGD的患者是否可行? 儿童再次肺移植的数据非常有限。一家儿童肺移植中心提供了再次肺移植的经验。该中心再次肺移植的2年生存率是58%,明显低于初次肺移植的2年生存率。另一项儿童再次肺移植的研究显示,在802例肺移植中,81例是再次肺移植,其中62%的患者再次肺移植的适应证是BOS,其余适应证包括急性排异和PGD,再次肺移植的5年生存率为28%,明显低于初次肺移植。然而,再次肺移植生存率低的主要是受初次肺移植术后不到1年的患者。对于初次肺移植术后超过1年的患者,再次肺移植的生存率与初次肺移植相当。此外,再次肺移植术前机械通气也是再次肺移植术后死亡的高危因素。

感染相关并发症在所有年龄段的儿童中都很常见,儿童肺移植术后1年以内大约50%的死亡与感染相关。儿童肺移植术后CMV感染风险很高。然而,各家肺移植中心对于儿童肺移植术后CMV感染的管理并没有统一的方法,因为国际指南中也没有专门针对儿童的诊疗规范。儿童肺移植术后肺部真菌感染也十分常见,并且肺部真菌感染降低了术后1年生存率。呼吸道病毒感染在儿童肺移植术后发生率很高,主要来源于兄弟姐妹或其他同龄儿童,呼吸道病毒感染同样也会降低术后1年生存率。为了减少肺移植术后发生疫苗可预防的疾病,儿童患者在列入肺移植等待名单之前就应该接种疫苗。通常在这些儿童中,肺移植术前的疫苗接种是不完全的。儿童肺移植患者的疫苗接种指南,各家肺移植中心都不相同,目前并没有统一的指南。强烈建议儿童肺移植患者的家庭成员也应进行疫苗接种。

虽然免疫抑制剂有利于保护移植物功能,但是儿童肺移植术后免疫抑制剂相关的不良反应十分常见。因此在临床实践中,必须优化治疗策略,减轻免疫抑制剂相关的不良反应,例如肾毒性。可以通过密切监测药物浓度,在不影响移植物功能的前提下,适当降低钙调磷酸酶抑制剂的目标浓度,避免急性可逆性的或慢性不可逆性的肾损伤。

十、儿童肺移植病例

1. 病例一

患儿，女，8岁，身高110 cm，体重18.4 kg，体表面积0.744 m²，因"反复咳嗽、呼吸困难7年，加重1个月"入院。入院前7年余，患儿9月龄时无明显诱因下出现咳嗽、气促、呼吸困难，诊断为重症肺炎、气胸，住院治疗。住院期间有机械通气治疗史。出院后患儿仍反复咳嗽，活动耐量低，仅能无间断平路行走约500 m、爬楼约2层。2年前患儿再次出现咳嗽加重，伴有气促、呼吸困难，胸部CT检查提示双肺弥漫性间质性改变伴感染，给予对症支持治疗后好转出院。但患儿病情仍经常反复，多次于当地医院住院治疗。1个月前患儿再次出现咳嗽、呼吸困难加重，诊断为呼吸衰竭、重症肺炎、弥漫性肺间质性病变、*SFTPC*基因相关疾病：肺表面活性剂代谢失调2型、营养不良、佝偻病、心功能不全，给予对症治疗6 d，治疗效果欠佳。患儿出院后规律服用泼尼松片抗感染治疗，长期氧疗，仍阵发性咳嗽，伴有活动后气喘，要求行肺移植治疗。入院诊断：双肺弥漫性间质病变、*SFTPC*基因相关疾病：肺表面活性剂代谢失调2型、呼吸衰竭、肺部感染、营养不良、佝偻病。2019年7月29日患儿完成肺移植评估。6MWT（吸氧2.5 L/min）：230 m，最低SpO₂ 90%。肺功能检查：无法完成。胸部CT检查（图7-1-1）：两肺间质纤维化并少许感染，双侧肺气肿、肺大疱，纵隔内稍大淋巴结。心电图检查：窦性心律不齐。心脏超声检查：继发孔型房间隔缺损（不能排除卵圆孔未闭可能）。经肺移植术前讨论，患儿符合肺移植指征，无手术禁忌证，列入等待名单，等待合适供者。

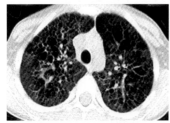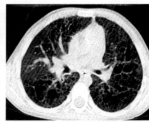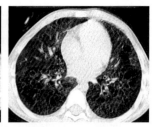

图7-1-1 病例一患儿术前CT影像学表现

患儿于2019年9月26日等到合适供者，行BSLT。手术切口采用双侧第四肋间横断胸骨的蛤蚌式切口，先行左肺移植术，因左侧供肺偏大，切除舌段减容，再行右肺移植术，因右侧供肺偏大，切除中叶减容。左肺冷缺血时间为190 min，右肺冷缺血时间为260 min。术中失血200 mL，输血375 mL。术中免疫诱应用甲强龙200 mg,预防真菌感染应用卡泊芬净50 mg,预防细菌感染应用美罗培南0.25 g。术后免疫抑制维持应用甲强龙(术后前3 d)、泼尼松(术后3 d以后)、他克莫司、吗替麦考酚酯。术后抗真菌治疗先后应用卡泊芬净静脉滴注、泊沙康唑口服。术后抗病毒治疗先后应用更昔洛韦静脉滴注、缬更昔洛韦口服。术后1个月患儿病情平稳(**图7-1-2**),予以出院。

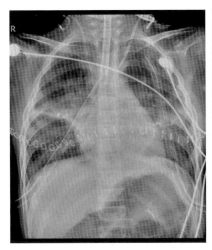 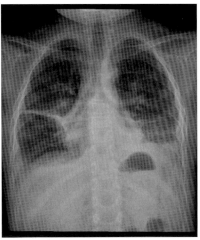

图7-1-2　病例一患儿双肺移植术后1 d(左)和1个月(右)胸部X线检查影像学表现

2. 病例二

患儿,男,2岁,身高88 cm,体重13.8 kg,体表面积0.583 m²,因"发热、皮疹伴呼吸困难、憋喘9个月"入院。患儿9个月前无明显诱因下出现发热、全身皮疹伴瘙痒,当地医院予地塞米松抗炎抗过敏、丙种球蛋白中和抗体等治疗。因患儿吸气性呼吸困难严重,予气管插管机械通气、甲强龙冲击治疗。2019年4月18日行气管切开。2019年5月17日因气管切开拔管困难,带气切套管出院。2019年6月患儿因呼吸困难、憋喘住院,予甲强龙抗炎,口服阿奇霉素、利奈唑胺抗感染,雾化布地奈德、异丙托溴铵扩张气道。2019年10月,患儿再次因呼吸困难、憋喘住院,发现二氧化碳潴留明显,诊断Ⅱ型呼吸衰竭,予呼吸机辅助呼吸。出院后,患儿在家间断吸氧,长期雾化布地奈德、异丙托溴铵,口服甲泼尼龙、阿奇霉素、孟鲁司特,仍有反复呼吸困难,要求行肺移植治疗。入院诊断:闭塞性细支气管炎(BO)、Ⅱ型呼吸衰竭、气管切开术后、气管软化、中毒性表皮坏死松解症恢复期。患儿入院后完成肺移植评估(**图7-1-3**),经肺移植术前讨论,患儿符合肺移植指征,无手术禁忌证,列入等待名单,等待合适供者。

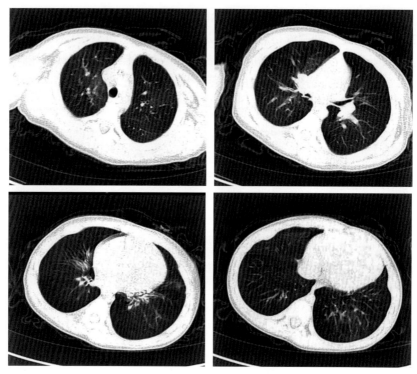

图7-1-3 病例二术前CT影像学表现

　　患儿于2020年6月10日等到合适供者,行BSLT。手术切口采用双侧第4肋间横断胸骨的蛤蚌式切口,先行右肺移植术,再行左肺移植术。右肺冷缺血时间为5.5 h,左肺冷缺血时间为7 h 20 min。术中失血200 mL,输血550 mL。术后入ICU加强监护及治疗,予咪达唑仑镇静、瑞芬太尼镇痛、经口气管插管接呼吸机辅助呼吸。患儿发热,体温最高为39.0 ℃。心电监护显示,心率130次/min,呼吸32次/min,血压102/60 mmHg,SpO₂ 98%。抗感染治疗方案:阿奇霉素、多黏菌素B、万古霉素抗细菌,卡泊芬净抗真菌。术后1 d,患儿出现感染性休克,体温持续升高达39.5 ℃,予降温毯应用;血压下降至70～80/45～55 mmHg,予白蛋白、生理盐水扩容,调整呼吸机参数,去甲肾上腺素升压,患儿血压上升至95～105/60～70 mmHg,体温下降至37.5～38.0 ℃。予加强抗感染治疗,继续应用阿奇霉素、多黏菌素B、万古霉素、卡泊芬净抗感染,加用达托霉素控制阳性菌菌血症,继续去甲肾上腺素维持血压,拔除PICC管道防治导管相关感染。患儿生命体征平稳,转出ICU后,继续呼吸机辅助呼吸,他克莫司、甲强龙免疫抑制,多黏菌素B、达托霉素联合抗细菌,卡泊芬净抗真菌,瑞芬太尼镇痛,咪达唑仑镇静,心电监护显示,心率 112次/min,呼吸 22次/min,血压 104/62 mmHg,SpO$_2$ 98%。痰细菌培养:鲍曼不动杆菌、铜绿假单胞菌。调整抗感染治疗方案:雾化多黏菌素E、卡泊芬净改口服泊沙康唑、更昔洛韦改口服缬更昔洛韦。患儿病情好转(**图7-1-4**),逐步脱机拔管,从间断脱机到完全脱机,将4号气切套管更换为3.5号气切套管,先试堵管,最终成功拔除气切套管,顺利出院。

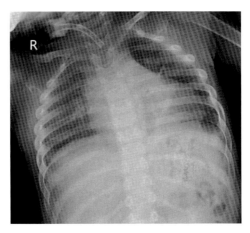

图7-1-4 病例二患者术后2个月胸部X线检查影像学表现

第二节 肺移植影像学检查

李丹,田东

肺移植手术会对受者的呼吸系统进行结构重建,并在术后使用多种药物,以促进受者与移植物间相互适应并恢复功能,所以要求临床医师在术前对受供者情况进行详细评估,并在术后及时发现排斥反应及各种并发症。随着影像技术的发展,已经有多种影像学技术运用于移植前后的评估。胸部X线检查或腹部平片价格低廉,简便易行,还可进行床边操作;CT辐射剂量较高,但检查时间短,所需患者配合度低,肺部细微结构显示清晰,使用最为广泛;磁共振成像(MRI)及血管成像软组织对比好,无辐射;核素通气灌注显影可进行功能成像,但检查时间长,流程较复杂;超声设备便携,价格低廉,但受透声窗的影响,主要用于胸腔积液诊疗定位。

一、术前评估

1.供者相关评估

术前胸片和CT检查常作为供者筛选评估的重要手段。据报道,有 12% 潜在供者因胸部X线检查异常而在筛查中被排除。常见的异常表现是肺实变、肺不张、挫伤、胸腔积液或气胸,同时可以发现肺部可能合并的肿瘤,以及评估解剖结构(变异)。此外,由于供者短缺,近年来,体型不匹配供者肺叶移植及活体肺叶移植(LDLLT)逐步开展,术前影像学检查可对供者拟移植肺叶和受者胸腔尺寸进行匹配评估,并评估供-受者血管、气管解剖结构,为术者提供更详尽的信息。

2. 受者相关评估

在我国肺移植受者中最多见的疾病是特发性间质性肺炎(39.0%),然后依次是慢性阻塞性肺疾病(COPD)、尘肺病和淋巴管肌瘤病等,这些原发疾病及进展情况都可以利用影像学进行评估与鉴别。此外,在大多数情况下,受者如果情况十分危重,移植后往往预后也欠佳,所以肺移植受者的相关评估,如是否合并重要器官终末期衰竭以及伴随癌症等,也十分重要。

特发性间质性肺炎是涵盖多种病理类型的肺间质性疾病,其中以特发性肺纤维化最为常见,病因不明,影像上为寻常性间质性肺炎,典型表现为分布于两肺胸膜下及下叶基底段为主的网格状、蜂窝状影(**图7-2-1**),常合并牵引性支气管扩张,伴轻微或无磨玻璃影,纵隔淋巴结可稍增大。影像变化与疾病进展相关,可对患者预后进行评估。

尘肺病是长期吸入含粉尘的空气,粉尘潴留肺内,引起肺组织弥漫性病变,其中最常见的种类为硅肺,可使用高千伏摄片和CT检查获得肺部影像,发现直径<3 mm的多发结节或磨玻璃影,常分布于两肺上叶或肺门旁,肺门及纵隔淋巴结增大并钙化,后期结节可融合呈团块灶。

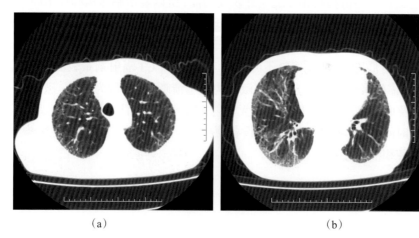

(a)　　　　　　　　　　　　　(b)

图7-2-1　患者,男性,62岁,两肺见索条状及蜂窝状影,分布以两肺上叶胸膜下(a)及两肺下野(b)为主。

支气管扩张主要指支气管壁破坏,管径不可逆增粗,可以是因为先天疾病,如囊性纤维化(CF)所致,也可由于感染破坏支气管壁或肺纤维化牵拉支气管壁所致,多发生于两肺下叶、右肺中叶及左肺舌段。表现为受累支气管壁增厚,管径增粗(**图7-2-2**),可见双轨征、印戒征等,同时常合并周围肺野斑片状影及索条状影。

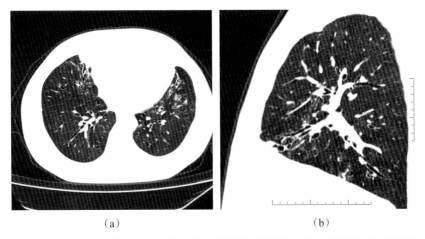

(a)　　　　　　　　　　(b)

图7-2-2　(a)CT轴位图,示多发支气管增粗,周围见斑片状模糊影;(b)CT矢状位图,示支气管增粗,部分呈串珠样。

慢性阻塞性肺疾病晚期在影像上表现主要是肺气肿(**图7-2-3**),两肺野透亮度增高,胸廓前后径增宽,气管轴位呈刀鞘样改变,并可合并感染、肺动脉高压等表现。

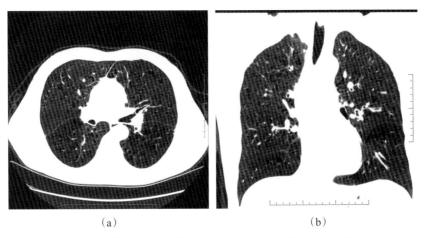

(a)　　　　　　　　　　(b)

图7-2-3　患者,男性,56岁,吸烟30余年,胸闷2年。CT示[(a)轴位、(b)冠状位],两肺弥漫斑片状透亮度增高影,为小叶中心型肺气肿。

结节病为系统性疾病,90%的结节病患者可累及胸部,通常表现为纵隔、双肺门淋巴结增大,以隆突下、双侧肺门及气管旁淋巴结多见(图7-2-4),典型者淋巴结无明显坏死,分布较对称,同时未治疗者增强CT提示淋巴结强化明显且均匀,肺内可表现为支气管血管束增厚伴结节或增厚的小叶间隔内多发细小结节。由于淋巴结增大也常见于肺部感染性疾病、COPD、淋巴瘤和肿瘤转移患者,所以在怀疑结节病时需对其他病因加以鉴别。在结节病中,由于肿大淋巴结的葡萄糖代谢很高,PET较难与其他疾病相鉴别,如CT能同时发现有明显特征的肺间质性改变,则较有意义,但最终仍须组织病理学检查明确诊断。

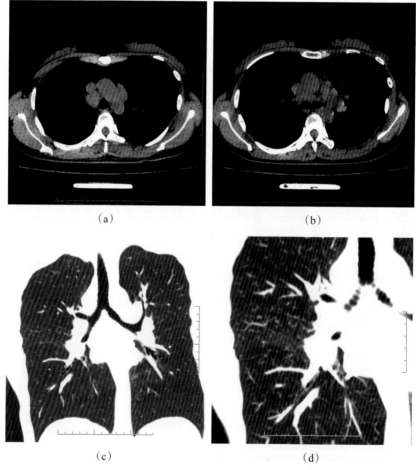

（a）　　　　　　　　　　　　（b）

（c）　　　　　　　　　　　　（d）

图7-2-4　患者,女性,35岁,咳嗽2个月余。(a)(b)纵隔窗腔气间隙、主动脉弓左侧、主肺动脉窗多发软组织结节影;(c)(d)肺窗两肺弥漫肺结节,部分位于胸膜下。

CF为常染色体隐性遗传性疾病,以往报道多发生于白种人,亚洲人罕见。由于上皮细胞水电解质跨膜转运异常,该病可累及多系统,常见于呼吸和消化系统,90%的患者在新生儿期就会累及肺部。肺部影像改变由气道内分泌物黏稠、排出不畅导致气道阻塞所致,常表现为继发炎症及支气管扩张,累及全肺,广泛分布,尤其两肺上叶多见。此外,由于小气道受累、黏液栓形成,肺内也常出现通气障碍,表现为马赛克样灌注。

淋巴管肌瘤病较罕见,多发生于育龄期女性,可独立存在或与结节性硬化症相关联。CT平扫可见两肺弥漫分布囊腔影,直径2～20 mm,多为圆形,囊壁周围见点状小叶中央动脉,早期周围肺实质较正常,后期部分囊性灶增大增多,可融合,双肺下叶可出现间质性改变,可合并气胸、胸腔积液(多为乳糜性质)及纵隔淋巴结增大(图7-2-5)。

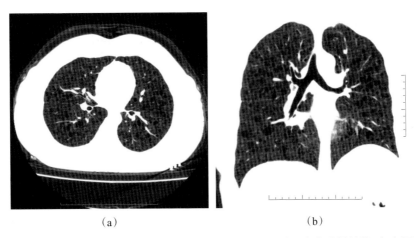

(a) (b)

图7-2-5　患者,女性,43岁,胸闷1年。(a) CT示两肺多发大疱样结构;(b)冠状位,肺尖至肺底肺大疱样结构分布均匀。

二、移植术后并发症

在移植术后不同时期,不同解剖结构出现的并发症种类多有不同,所以本节根据并发症涉及主要结构、影像表现和发生的时间依次阐述。

(一)血管及气道吻合口相关并发症

此类并发症可出现于术后任何时间,但随着外科手术技巧的改进及药物的更新,其发生率已大大降低,其中吻合口哆裂和血栓形成多出现在术后早期,而狭窄多出现于术后较晚的阶段。

1. 移植后早期（第1周）

肺静脉血栓形成比较罕见，在对比剂增强CT或MR检查中栓子可以直接显示为位于肺静脉或从肺静脉一直延伸至左房的充盈缺损，常合并间质性肺水肿，偶可见肺梗死。

由于术后患者卧床及血液高凝状态，所以肺动脉栓塞以早中期最为常见，但可在移植后任何阶段出现。肺动脉CT血管成像由于成像时间短、准确率高，已作为临床怀疑肺动脉栓塞时的首选检查方法。急性肺动脉栓塞常表现为各级肺动脉管腔中央出现条形充盈缺损，对比剂常环绕在相对低密度的充盈缺损周围，有时合并肺梗死（**图7-2-6**）。肺通气灌注扫描表现为多个肺野灌注缺损而没有通气障碍。

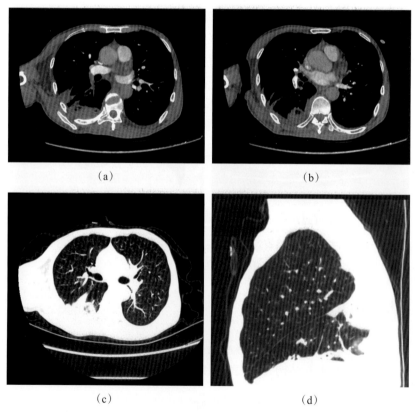

(a)   (b)

(c)   (d)

图7-2-6　肺动脉CT血管成像轴位图示（a、b）右肺动脉分支可见条形低密度影，部分位于肺动脉分支中央（b），在周围对比剂衬托下，呈双轨征，并可见胸腔积液；右肺下叶胸膜下见楔形密度增高影，其内见磨玻璃密度（反晕征）（c、d）。

2. 移植后中期（1周至2个月）

支气管吻合口哆裂发生率约2%，是术后1～4周最常见的早期气道并发症，原因主要为受者的支气管动脉被离断，术后初期支气管吻合口的血供来自供者肺动脉循环侧支逆行灌注，吻合口供血欠佳。胸部X线检查可以显示气胸或纵隔气肿等继发征象，CT影像常可以直接显示局部气道壁缺损、气道不规则。但对于临床符合而CT影像学表现为阴性的患者，仍需支气管镜检查证实。

肺动脉狭窄在肺移植各期均可出现，通常表现为呼吸短促，有时伴有肺动脉高压和右心衰竭。严重肺动脉狭窄可导致肺梗死和移植肺功能障碍。CTA和MRA可以显示血管狭窄的程度和范围。肺通气灌注扫描提示相应区域肺动脉灌注减少，而相应肺野通气相对正常。

3. 移植后晚期（＞2个月）

气道狭窄最多见于术后2～9个月，但可在移植术后任何时期发生，高危因素为缺血、感染、手术技巧等。根据狭窄发生的位置，气道狭窄可分为吻合口狭窄和非吻合口狭窄。两者分布范围差异较大，前者所占比例较高，后者发生率相对较低。非吻合口狭窄多发生于在吻合口的远侧，其中中间段支气管是最常受累的气道，常延伸至段或亚段支气管。在所有支气管狭窄的患者中，2%的患者出现中间段支气管消失综合征。此类气道并发症一旦诊断，患者的生存期仅约25个月。所以肺移植术后需尽早发现气道狭窄、准确评估范围并进行治疗，以帮助患者尽可能保留肺功能。目前，纤维支气管镜检查仍是诊断各类气道并发症的"金标准"，但其作为有创检查，有发生多种并发症的可能，同时还需要患者较好的配合。而CT气道三维重建技术作为无创检查，可清晰显示气道异物、先天病变或肿瘤等引起的气管异常，准确率极高。因此，CT气道三维重建技术可以有效监测肺移植患者术后支气管狭窄性病变的发生及进程，并可显示纤维支气管镜无法进入的狭窄段以远的气道，能更全面评估气道受累范围，为临床进一步行球囊或支架治疗提供决策依据。

支气管软化是一种在呼气时出现的动态支气管狭窄。CT可以使用极低的剂量，通过呼气相CT或动态CT发现气道塌陷、吻合口或其他气道段的短暂狭窄。与吸气末CT图像相比，当呼气相气管横截面积减少50%以上，即可诊断支气管软化。由于气体排出受阻，相应肺野气体滞留，也可表现出肺野透亮度局限增加，此时应注意与闭塞性细支气管炎（BO）鉴别。

（二）胸膜并发症

1. 移植后早期（第1周）

胸腔积液是肺移植术后常见并发症。普通胸部X线检查即可诊断，立位表现为肋膈角变钝或膈面及肋膈角消失,大量胸腔积液,整个肺野变白,纵隔向健侧移位,CT、MR成像或超声更可清晰显示积液量及位置,指导胸腔闭式引流的穿刺位置(图7-2-7)。

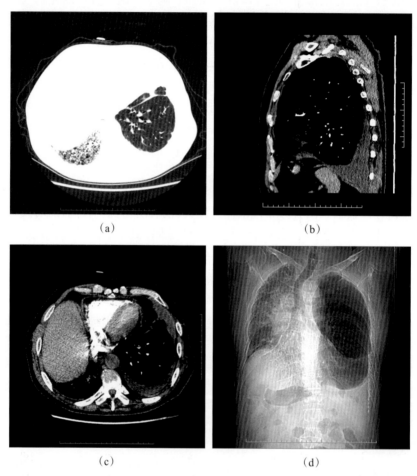

(a)

(b)

(c)

(d)

图7-2-7　患者,男性,52岁,单侧肺移植术后4 d,CT示左侧胸腔后部弧形液性密度影(a~c),卧位平片(d)可见左侧膈面及肋膈角显示不清,下肺野密度增加。

气胸一般在移植术后数天内可自行消失;部分患者气胸会持续2周以上。普通胸片即可显示,但CT对少量气胸更敏感,并可帮助寻找持续气胸的原因:如吻合口断裂、支气管胸膜瘘等。

血性胸腔积液在普通胸片中难以与一般胸腔积液相鉴别。但由于血液CT值为35～70 Hu,高于普通胸腔积液,故测量CT值有助于鉴别胸腔积液的性质。

2. 移植后中期（1 周至 2 个月）

乳糜胸通常是由于术中胸导管受损导致。但据报道,乳糜胸在淋巴管肌瘤病肺移植术后患者中也较常见。移植术后,当患者胸腔积液持续增多时,需排除乳糜胸。乳糜胸在影像学中很难与其他原因引起的渗出液相鉴别,其诊断主要还是基于临床和胸腔积液成分的实验室检查。

脓胸在术后患者中的发生率为 4%～7%,是胸膜并发症中唯一与病死率升高相关的并发症,早期诊断和治疗十分关键。在术后 4 周内,胸腔积液重新出现,且当患者变换体位时,其位置固定,说明积液被包裹,就需要考虑脓胸。在胸部平片上,脓胸由于包裹往往与胸壁分界不清,其边缘与胸壁形成钝角。如病原体为产气菌,包裹积液内有时会出现气体。CT 和 MR 可以显示胸膜增厚和强化。胸膜外脂肪可出现水肿。MR 和超声均能显示脓腔的分隔和脓液不均匀的质地。

3. 移植后晚期（> 2 个月）

有研究表明,胸膜增厚多出现在心肺同种异体移植模型,而在自体移植的模型中并未发现,显示胸膜增厚可能与慢性排斥反应有关。在胸部 X 线片上,表现为胸壁内侧条形密度增高影和双侧肋膈角变钝或消失。在 CT 影像上,常表现为胸膜区弧形片状软组织影。盘状肺不张常表现为相应的肺段体积缩小、肺纹理聚集,局部支气管血管束进入不张的肺,这一表现被称为彗尾征。

（三）以肺实质改变为主的并发症

当肺泡内出现大量渗出时,肺内病变常表现为磨玻璃密度、实变或两者兼而有之,且边界通常欠清。

1. 移植后早期（第 1 周）

超急性排斥反应罕见,在 CT 影像上常表现为移植术后数小时内移植物多发实变,同时移植物功能丧失。

当较大供肺移植给较小的受者时,可导致节段不张;而供肺体积较小时,术后早期可能发生肺扭转,中晚期可能出现原发性肺气肿。肺扭转表现为肺门结构、气道和血管系统错位,相应受累肺叶不张或肺实质缺血梗死。胸部 X 线检查表现为肺门结构模糊,相应肺叶密度增高;增强 CT 影像可以显示肺动脉及相邻气管狭窄,肺门周围软组织影,受累的肺叶可以出现磨玻璃影、实变和小叶间隔增厚。

PGD 也被称缺血再灌注损伤,多出现在术后 24 h 之内,术后 5～10 d 消失,但增加继发闭塞性细支气管炎综合征（BOS）的风险。胸部 X 线检查和 CT 影像学表现为分布在肺门周围或两下肺的实变,也可累及肺间质结构。组织病理学检查显示急性肺损伤和弥漫性肺泡损伤。

2. 移植后中期(1 周至 2 个月)

急性排斥反应一般发生于术后 5～10 d,患者出现发热、低氧血症及肺功能降低 10% 以上,组织病理学检查可发现血管周围和肺间质内淋巴细胞浸润。胸部 X 线检查可显示肺泡受累、小叶间隔增厚以及胸腔积液。CT 影像学表现可见边界模糊的小叶中心型磨玻璃结节、小叶间隔增厚,或散在磨玻璃密度影和实变区,其中小叶间隔增厚可能是最早出现的急性排斥反应征象。急性排斥反应对类固醇治疗反应迅速,治疗后磨玻璃影可迅速吸收。

在移植中期,最常见的往往是细菌感染,包括肠杆菌、金黄色葡萄球菌和铜绿假单胞菌,而机会性感染(如曲霉和假丝酵母菌感染)反而较少,可累及支气管吻合口。胸部 X 线检查和 CT 影像可以显示磨玻璃密度和实变,有时实变区内可见通畅的支气管影,被称为空气支气管征;此外,还可见小叶中心结节和树芽征。

移植后肺动脉栓塞可导致肺梗死。肺梗死的典型 CT 影像学表现为分布在肺野外周的楔形实变,尖端指向肺门,外周合并出血时可见大片磨玻璃影环绕,后期有时可见反晕征;增强后常可以观察到相应肺动脉的栓子,并出现胸前积液(图 7-2-6)。

急性纤维蛋白性机化性肺炎是一种与急性和慢性排斥反应有关的肺损伤。影像学表现缺乏特异性,胸部 X 线检查和 CT 影像学表现为非特异性斑片状或弥漫性实变和磨玻璃密度影。诊断主要依靠肺组织学检查。在激素治疗期间,CT 可以检测和随访治疗效果。

3. 移植后晚期(>2 个月)

移植后晚期的感染多为机会感染,包括真菌、病毒和分枝杆菌感染。仅仅依靠影像学检查很难鉴别各种感染。巨细胞病毒(CMV)感染最早可于移植后 1 个月发生,但移植后数月到数年内出现更为常见。胸部 X 线检查可显示肺间质改变和结节状密度增高影。最典型的 CT 影像学表现是弥漫的磨玻璃密度影,也可见到小叶中心小结节、胸腔积液或实变。真菌感染包括曲霉和假丝酵母菌感染,当 CT 显示实性结节周围有一圈磨玻璃影环绕,即晕征时,应高度怀疑曲霉病。

(四) 以肺间质病变为主的并发症

肺实质受累时,胸部 X 线检查和 CT 影像上主要表现为淡薄云雾状密度增高影;当肺间质受累时,主要表现为短线样或索条状密度增高影,也可表现为网格样影、胸膜下线或网格伴结节。

术后早期液体超负荷和肺静脉狭窄皆可导致肺水肿,两肺出现斑片状模糊影,并合并间质性肺水肿,在胸部 X 线检查中典型表现为克利 B 线(Kerley

B-line），多见于双侧肋膈角，垂直于侧胸壁的1～2 cm短线。CT影像学表现常显示为小叶间隔增厚，这种增厚的小叶间隔比较光滑，无明显结节。

术后中期急性排斥及感染也可表现为间质性病变。

限制性同种异体移植综合征多发生于术后晚期，通常被称为上叶纤维化，被认为是一种CLAD的表现。近来，已确定其组织病理学表现为胸膜肺的弹力纤维增生。胸部X线检查和胸部CT表现类似于胸膜肺弹力纤维增生症，特点是主要发生于中上肺野的胸膜下网状条索状影，并继发支气管扩张和胸膜增厚，受累肺叶体积缩小，结构扭曲（**图7-2-8**）。

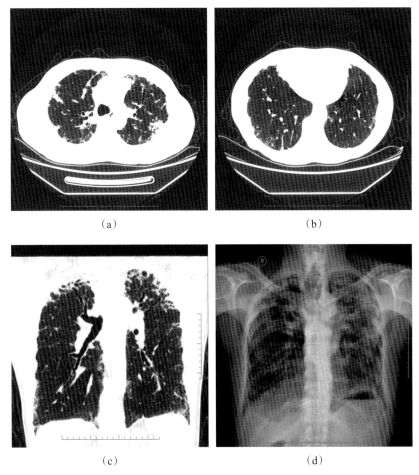

（a）　　　　　　　　　　（b）

（c）　　　　　　　　　　（d）

图7-2-8　患者，男性，66岁，活检证实胸膜肺弹力纤维增生症。(a)(b)两肺胸膜下见条片状密度增高影，冠状位CT(c)及立位胸部X线片(d)显示分布以两肺上野胸膜下明显。

（五）表现为气体潴留的并发症

气体潴留CT影像学表现为与周围正常肺野相比，多发的局限斑片状透亮度增加，常被称为马赛克样灌注。同时，在呼气相CT，相应气体潴留区透亮度不会减低。

这种并发症多出现在移植术后晚期，常见种类包括前面章节所述的气道狭窄和软化。此外，还有闭塞性细支气管炎（BO），该病通常被认为是一种慢性排斥反应，移植后5、10年的发生率分别为48%和76%。临床肺活检仍是诊断的"金标准"。但事实上，病灶分布不均，故经支气管镜活检的阳性率低。手术活检虽提高诊断率，但创伤大且昂贵。CT可以清晰显示肺部改变，如马赛克样的密度减低、轻微支气管扩张、支气管壁增厚和呼气相CT相应肺野密度无变化。在肺通气灌注扫描中，可以观察到通气相示踪剂延迟排出。肺活量测定比其他方法更敏感，但CT可作为BO的辅助诊断和评估方法，并可与其他并发症区分开来。

（六）表现为肺结节的并发症

肺结节指肺内直径＜3 cm的圆形病变，而直径＜3 mm者称为微小结节。

移植中期肺结节并发症的常见原因有感染和经支气管镜活检。对于后者，结节出现的位置与活检穿刺点有关，常表现为胸膜下2 cm内或活检区出现实性密度或伴空洞的结节。由于伴随出血，结节周围也常出现晕征。

移植晚期，以结节为主要表现的疾病为移植后淋巴增生性疾病、转移瘤、球形肺不张和复发性结节病。大约5%的肺移植受者在术后1年内发生移植后淋巴增生性疾病。该病可累及全身各系统，可表现为肺内结节或肿块，同时多见胸腔积液。移植后淋巴增生性疾病发生在腹部时累及脾及淋巴结较少，病灶多出现在结外器官。PET可以更准确地进行疾病分期，并监测治疗效果。复发性结节病可以出现在移植的中晚期，表现同前章节所述。

（七）肺移植术后腹盆腔并发症

发生在腹盆腔的并发症并不少见，发生率占所有并发症的7%～62%，主要有以下几种。

1. 胃食管反流（GER）

在肺移植术后，由于胃食管动力异常，一半以上的患者可出现GER。有学者认为GER可引起继发的胃内容物吸入，与BO的发展有关。因此，术前和术后均需评估和处理。食管碘水或钡剂造影均可显示GER，在造影检查X线透视下,可动态观察到对比剂逆行性反流至食管下段,在部分患者中甚至可反流至下咽部。

2. 消化道溃疡

消化性溃疡通常是一种严重的术后并发症,据报道发生率为14%,是移植后消化道出血最常见的原因。围手术期灌注不足被认为是术后消化道溃疡发生的主要原因,干预不及时易出现消化道出血和穿孔。虽然内镜检查是诊断消化道溃疡的"金标准",但对于不能忍受内镜检查的患者,透视上消化道检查往往是有益的。常规的上消化道钡餐造影可以检测出消化道的糜烂和溃疡。当怀疑有消化道出血或穿孔时,增强CT常能准确查找腹腔游离气体或肇事血管,偶尔可以直接显示消化道壁局部缺损。

3. 急性假性结肠梗阻

急性假性结肠梗阻(Ogilvie syndrome)的影像学特征包括在排除机械肠梗阻的情况下,部分或全部结肠扩张,盲肠、升结肠和横结肠受累最常见,也可以累及乙状结肠和直肠,但通常不累及小肠;可与麻痹肠梗阻相鉴别,同时须注意是否合并肠道穿孔。

4. 肠系膜缺血

肠系膜缺血易出现在吸烟导致的COPD患者肺移植后,可能与此类患者肠系膜血管易出现粥样斑块有关。此外,在术后早期,延长心肺转流和低心输出量会进一步增加肠系膜缺血的风险。CT增强扫描的影像学表现包括肠壁增厚和异常增强,以及腹水、肠积气和门静脉气体。

5. 感染性肠炎和结肠炎

感染性肠炎和结肠炎通常由MCV或梭状芽孢杆菌引起。MCV可感染消化道的任何部分,尤以食管和结肠最常见,其影像学改变缺乏特异性,通常呈节段分布,肠壁增厚,肠镜可见溃疡形成。由于免疫抑制引起的其他腹部机会性感染包括单纯疱疹病毒、真菌(如假丝酵母菌和毛霉菌)、细菌以及寄生虫,当这些病原体播散时,常影响胃肠道和实质性器官。

小肠梗阻在肺移植术后多见,多发生在术后1个月,常需要手术处理,其影像学表现为梗阻部分小肠近侧的小肠扩张(肠管直径$2.5 \sim 3 \ cm$),而远侧的肠管萎陷。腹部立位X线检查可显示积气扩张的小肠,但增强CT检查可以对其进一步评估。

移植术后,因为药物毒性或潜在的疾病,还可以出现肝炎、胰腺炎及胆囊炎等。肝炎的影像学表现无特异性,主要是肝体积增大和门脉系统周围水肿,后者在CT增强中可见门脉周围并行的细条形稍低密度,门脉期较明显。MRI表现为T_2加权图像门脉周围细条形较高信号,增强后与CT表现相似。胰腺炎及胆囊炎表现也与其他病因所致的影像表现相似。

肠壁囊样积气罕见,其腹部查体往往无症状或症状比较轻微,主要累及结肠,特别是升结肠和横结肠,也可出现气腹,但不影响预后,可保守治疗。

第三节　移植肺病理学表现

杨树东,郭晖,吴波

肺移植患者术后病情瞬息万变,种类繁多,成功的肺移植依赖于术后对患者的仔细监测,对并发症予以早期诊断和治疗。肺移植术后各种并发症都有其各自的特征和不同的发病原因。因此,精准的病理诊断对于临床实践和科学研究都具有非常重要的意义。

一、移植肺组织病理学概述

1. 检查目的

临床肺移植后针对移植肺并发症进行移植肺活组织检查(活检)病理学诊断,指导临床针对性治疗。

2. 技术特点

经支气管镜肺活检(TBLB)是诊断性介入肺病学中最基本、最常用且成熟有效的诊断技术,也是评价术后移植肺并发症的主要方法,对移植肺并发症的诊断与鉴别诊断具有重要作用。TBLB的安全性较高,其主要并发症为气胸、操作相关性出血等,但发生率较低;而脑部空气栓塞等其他并发症罕见。需要注意的是,TBLB活检组织小,通常仅含有少量肺泡组织,活检过程中有时会受到捏夹、牵拉而扭曲变形,造成人为假象导致诊断困难。不同并发症相应的病变在镜下或存在交叉重叠,故诊断时要全面细致,在详细观察病理学改变的基础上,与临床表现、影像学和病原学等各项检查密切结合作出判断。

支气管肺泡灌洗(BAL)是另一种有效的细胞学和感染病因学诊断手段,可在上述TBLB同时进行。可以根据临床诊断的需要多次重复进行,非常有利于协助移植肺感染的诊断,但对急性排斥反应的诊断缺乏明确的临床意义。此外,

楔形活检、再次移植时切除的移植
肺或尸检移植肺解剖学检查则能对
移植肺进行全面的病理学诊断。

3.TBLB标本的要求

移植肺TBLB至少需要钳取5
粒扩张良好的肺组织,取得的肺组
织立即置于10%中性甲醛固定液中
固定并轻微震荡,活检肺组织充分
接触固定液使肺泡自然膨胀。在夹
持活检标本时务必轻柔,以避免夹
捏标本导致的组织牵拉变形或皱缩
等人为假象(**图7-3-1**)。

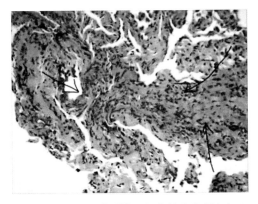

图7-3-1　移植肺活检组织中的人为假象(HE
染色,×200)。箭头所示为活检移植肺组织内
因夹捏所致的组织夹痕。

4.移植肺活检标本处理及染色技术

移植肺TBLB标本组织学处理中应包括至少3个连续切面的石蜡切片,切
片厚度为2～3 μm。染色方法包括HE染色、Masson三色染色、弹力纤维染色或
银染色,可以更好地观察肺泡、小气道或血管等组织结构及其病变;C4d和巨细
胞病毒(CMV)免疫酶组织化学染色可以协助诊断移植肺抗体介导的排斥反应
(AMR)和CMV感染因素;必要时可同时结合微生物学、血清学甚至分子病理
学技术进行诊断及鉴别诊断。

二、移植肺病理学诊断标准

(一)移植肺排斥反应诊断及分级标准

国际心肺移植学会(ISHLT)对移植肺排斥反应的病理学诊断及分级标准
自1991年提出后不断予以补充和更新,目前是2007年ISHLT更新的移植肺排
斥反应诊断及分级标准(**表7-3-1**)。

(二)移植肺急性排斥反应

1.移植肺排斥反应A0级(无急性排斥反应)

A0级为正常肺实质组织,未见单核细胞浸润、出血或坏死。

2.移植肺排斥反应A1级(轻微急性排斥反应)

A1级特征为肺实质内见散在的、少许的血管周围单核细胞浸润[**图7-3-2
(a、b)**]。血管,特别是小静脉,被小而圆的浆细胞样和活化的淋巴细胞围绕,在

表7-3-1 移植肺排斥反应诊断及分级标准（ISHLT，2007年）

诊断及分级	病 理 学 表 现
A0级：无急性排斥反应	活检肺组织内无单核炎症细胞浸润、出血及坏死等提示急性排斥反应的病理学表现
A1级：轻微急性排斥反应	活检肺组织内可见零星的、围绕小血管周围的炎症细胞浸润，表现为小血管尤其是微小静脉分支周围有小圆形的、浆细胞样的和不同分化阶段的、活化的淋巴细胞环绕形成2～3层袖套样的、围管状的浸润，但浸润细胞中无嗜酸性粒细胞和未形成血管内皮炎表现
A2级：轻度急性排斥反应	在低倍镜下即可见肺组织内的细小动脉和细小静脉分支管腔周围环绕着混合性炎症细胞浸润，包括小淋巴细胞、活化的淋巴细胞、浆细胞样细胞、巨噬细胞甚至嗜酸性粒细胞，时常可见上述动、静脉血管分支的血管内皮炎表现。虽然血管周围环绕的炎症细胞浸润可以扩展到紧邻血管外周的间质组织内，但尚未浸润到紧邻的肺泡间隔和肺泡腔内；往往未伴有细支气管壁的淋巴细胞浸润
A3级：中度急性排斥反应	肺组织内的细小动脉和细小静脉分支管腔周围可见密集的单核炎症细胞袖套样环绕浸润，炎症细胞中常混合有嗜酸性粒细胞和中性粒细胞；常伴有上述血管分支的血管内皮炎；细小血管周围和支气管周围浸润的炎症细胞可扩展进入紧邻肺泡间隔和肺泡腔内；肺泡间隔内可见从零星至多数炎症细胞浸润，在肺泡间隔炎性浸润显著的部位可见多数肺泡巨噬细胞和或Ⅱ型肺泡上皮细胞聚集浸润
A4级：重度急性排斥反应	肺组织内的细小血管管周、肺组织间质内和肺泡间隔等通气部有密集的单核炎症细胞浸润并有显著的血管内皮炎和肺泡上皮细胞损伤，甚至可见肺泡腔内脱落有崩解坏死细胞、巨噬细胞、透明膜、出血的红细胞和中性粒细胞等，并伴有肺实质的坏死，梗死或纤维素样坏死性血管炎；血管周围环绕的炎症细胞可以因为扩展浸润进入紧邻肺组织而减少；注意这一阶段的血管周围和肺实质组织内显著的炎症细胞浸润需要与移植肺的缺血/再灌注损伤相鉴别

移植肺的小气道炎症：淋巴细胞性细支气管炎（lymphocytic bronchiolitis）	
分 级	病 理 学 表 现
B0-无炎症	无小气道的炎症
B1R-低级别炎症	细支气管黏膜下层内局灶或带状聚集的单核炎症细胞浸润，其中可有或无嗜酸性粒细胞；无黏膜上皮层内炎症细胞浸润和黏膜上皮损伤
B2R-高级别炎症	细支气管管周及黏膜下层有单核的、活化的炎症细胞浸润，并常伴有嗜酸性粒细胞和浆细胞样的淋巴细胞；细支气管黏膜上皮伴有从上皮层内炎性浸润、坏死至化生等多样的损伤表现；注意：大量的中性粒细胞浸润则提示急性感染因素
BX-无法分级的炎症	包括标本不合格、感染因素、切片位置和角度不佳或其他人为因素导致的无法准确判断细支气管炎症及其性质

续 表

慢性气管性排斥反应：闭塞性细支气管炎综合征 （obliterative bronchiolitis, OB/bronchiolitis obliterans syndrome, BOS）	
分 类	**病 理 学 表 现**
C0：无OB的 依据	无OB相应的病理组织学改变
C1：有OB的 相应表现	终末性和呼吸性细支气管管壁出现嗜酸性变、透明样纤维化及不同程度的管腔狭窄；伴不同程度的炎症细胞浸润和不同程度的管壁平滑肌细胞坏死和弹力纤维断裂等损伤，进而下游的支气管分支内黏液瘀滞和泡沫样组织细胞聚集加重支气管管腔的堵塞
慢性血管性排斥反应	
又称为加速性移植物血管硬化（accelerated graft vascular sclerosis ）或移植相关血管病（transplant-associated vasculopathy, TAV），可见肺组织内的动脉和静脉分支内膜纤维性增生增厚，在老年受者移植肺中更为常见；但总体而言，由于TBLB肺组织量极少，这一病变主要见于开放肺活检组织或切除的移植肺解剖标本中	
急性抗体介导性排斥反应（体液性排斥反应）	
移植肺活检组织中出现小血管内皮炎和肺泡间隔毛细血管炎时提示急性抗体介导性排斥反应，但必须注意这些病变并非特异性，在建立抗体介导性排斥反应的诊断前需要考虑或排除其他多种可能性；对于怀疑急性抗体介导性排斥反应者，可进行C4d、C3d、CD31和CD68免疫组织化学染色以明确	
非排斥反应病变和其他鉴别诊断因素	
移植肺巨细胞病毒肺炎	肺泡间隔炎症细胞浸润和小血管管周炎症浸润和小血管管周间质水肿，其中以肺泡间隔的炎症浸润表现更为明显；肺组织内炎症浸润细胞中往往可见中性粒细胞和伴有或不伴有微脓肿；肺泡上皮细胞形态异型及有时可见胞核内和胞质内病毒包涵体
肺孢子菌肺炎	可见类似于急性排斥反应的肺组织间质炎症细胞浸润；肉芽肿性炎症、弥漫性肺泡损伤甚至局灶性坏死
肉芽肿性肺炎	可能发生于分枝杆菌、真菌或疱疹病毒感染，亦可见于上述肺孢子菌肺炎时（见上文）。
机化性肺炎	可见伴有不同程度肺间质炎症的肺泡内纤维样组织增生填塞（可能继发于感染、缺血/再灌注损伤、先前的严重急性排斥反应以及某些特发性/隐源性肺损伤等多种情况后）
缺血-再灌注损伤	常见于肺移植术后早期，常伴有急性肺损伤和中性粒细胞浸润；部分病例具有小血管和肺组织间质炎性浸润，可进展为机化性肺炎（见上文）。

续 表

非排斥反应病变和其他鉴别诊断因素	
大气道的炎症	最常见于感染或气管反复抽吸检查等情况下；可见大气道黏膜增生的、非特异性的瘢痕组织（同时也需要进一步检查小气道的类似病变）
气管相关淋巴组织	可见远端支气管和终末细支气管管周尤其是其分支部位，可见黏膜下无明显生发中心的淋巴细胞群集团，无支气管黏膜上皮损伤，无嗜酸性粒细胞和中性粒细胞浸润
吸烟者型呼吸性细支气管炎	可见呼吸性细支气管周围沉积有吞噬了棕黄色或黑色颗粒的巨噬细胞，也可见吸烟所致的其他慢性病变如支气管黏膜上皮细胞黏液样、杯状细胞样化生及呼吸上皮黏液化、支气管上皮鳞状化生、支气管周围纤维增生和不同程度炎症，这一病变可来源于供肺
肺泡间隔纤维化	部分伴发于晚期的上叶肺组织纤维化，目前认为为非特异性改变且难以明确解释其病因

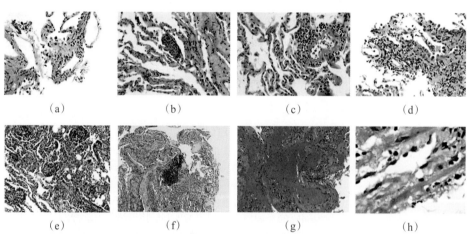

（a）　　　　　　（b）　　　　　　（c）　　　　　　（d）

（e）　　　　　　（f）　　　　　　（g）　　　　　　（h）

图7-3-2　移植肺急性排斥反应的病理学特征。（a、b）轻微急性排斥反应（A1级），在移植肺活检组织中的特征性表现为血管周围少数单核细胞浸润，通常涉及小静脉，浸润的炎症细胞少而松散，未见血管周围密集的单个核细胞浸润（HE染色，×200和×400）；（c）轻度急性排斥反应（A2级），移植肺活检组织中的特征性表现为小血管周围间质明显的单核炎症细胞浸润扩张（HE染色，×400）；（d）轻度急性排斥反应（A2级），移植肺活检组织中的特征性表现为小血管周围间质有明显的单核炎症细胞浸润，可见嗜酸细胞及内皮炎（HE染色，×200）；（e、f）中度急性排斥反应（A3级），移植肺活检组织内的血管周围单核炎症细胞浸润，且炎性浸润从小血管的周围间质扩展浸润进入肺泡间隔，并伴有肺泡间隔增宽和肺泡间隔内浸润的细胞数量增多（HE染色，×200和×100）；（g）重度急性排斥反应（A4级），血管周围间隙和肺泡间隔被单核炎症细胞浸润，明显的肺泡细胞损伤，肺泡腔出血和纤维蛋白沉积（HE染色，×200）；（h）重度急性排斥反应（A4级，重度的小动脉分支血管内皮炎），小动脉内皮淋巴细胞浸润及局部内膜轻微水肿（HE染色，×400）。

血管外膜周围形成由2层或3层细胞组成的环状带。但炎症浸润细胞中没有嗜酸性粒细胞和未见血管内皮炎表现。

3. 移植肺排斥反应A2级（轻度急性排斥反应）

多见小静脉和小动脉血管周围松散或密集的单核细胞浸润［**图7-3-2（c）**、**（d）**］。浸润的炎症细胞通常由小淋巴细胞、活化的淋巴细胞、浆细胞样淋巴细胞、巨噬细胞和嗜酸性粒细胞组成。单核细胞可以在血管周围间质聚集浸润，但未见明显浸润进入邻近的肺泡间隔或肺泡腔。血管内皮炎、嗜酸性粒细胞的存在和同时存在的小气道炎症有利于诊断A2级，而不是轻微的A1级急性排斥反应。

4. 移植肺排斥反应A3级（中度急性排斥反应）

A3级特征为在小静脉和小动脉血管周围密集的单核细胞浸润，且通常伴有血管内皮炎［**图7-3-2（e）**、**（f）**］；炎症细胞浸润中也时常伴有嗜酸性粒细胞甚至偶尔有中性粒细胞出现；炎症细胞浸润可明显扩展到血管周围和细支气管周围的肺泡间隔和肺泡腔；肺泡间隔增宽及单核细胞聚集，肺泡腔内可以出现少许纤维蛋白沉积及小的息肉状机化，但尚无透明膜形成。

5. 移植肺排斥反应A4级（重度急性排斥反应）

A4级特征为单核细胞弥漫性浸润血管周围、间质和肺泡腔，肺泡细胞损伤和明显的血管内皮炎［**图7-3-2（g）**、**（h）**］。肺泡内上皮细胞坏死，肺泡腔有较多纤维蛋白沉积及透明膜形成，并可发生纤维组织增生即机化。同时可以伴有中性粒细胞浸润，纤维渗出，中性粒细胞浸润对肺泡间隔的损伤是严重急性细胞排斥反应的突出特征，同时可伴有气道的明显损伤和炎症。中性粒细胞大量浸润时，需要进一步结合临床、实验室及影像学检查排除感染因素。

6. 移植肺急性排斥反应的小气道炎症

B级为气道炎症——淋巴细胞性细支气管炎。B级命名仅适用于小气道，即细支气管，不包括含软骨的大气道炎症。在没有血管周围浸润的情况下，如果存在气道炎症，在将其特征归结为急性排斥反应之前，应注意结合临床排除感染因素。① 小气道炎症B0级（无气道炎症）：B0级中，移植肺活检组织内的细支气管没有炎症表现；② 小气道炎症B1R级（低级别的小气道炎症）：移植肺活检组织内的细支气管黏膜下层有少见的、分散的或形成环状带的单核细胞浸润［**图7-3-3（a～c）**］，偶尔可见嗜酸性粒细胞，没有上皮损伤或上皮内淋巴细胞浸润；③ 小气道炎症B2R级（高级别的小气道炎症）：移植肺活检组织内小支气管黏膜下层浸润的单核细胞数量增多，且其中部分为活化的淋巴细胞以及有更多的嗜酸性粒细胞和浆细胞样细胞［**图7-3-3（d～f）**］。此外，有黏膜上皮层内单核细胞的浸润和黏膜上皮损伤伴黏膜上皮坏死及化生。最严重时可见黏膜

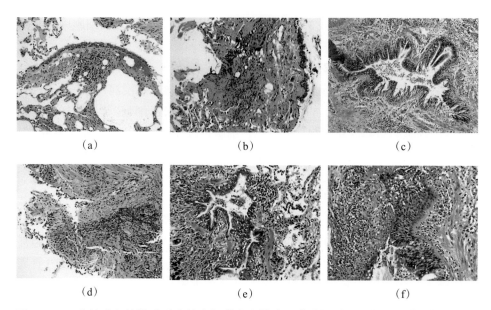

(a) (b) (c)

(d) (e) (f)

图7-3-3　移植肺急性排斥反应的小气道炎症的病理学特征。(a～c) 移植肺急性排斥反应的低级别淋巴细胞性细支气管炎(B1R级)，细支气管黏膜外周轻度的、局灶小片状的单核细胞浸润，其远离呼吸上皮，无支气管黏膜上皮损伤(HE染色，×200、×200和×100)；(d～f) 高级别淋巴细胞性细支气管炎(B2R级)，在高级别淋巴细胞性细支气管炎中，与低级别相比，单核细胞在黏膜下明显增多，并与上皮基膜相连，且通过基膜渗透进入被覆的呼吸上皮，可见上皮细胞坏死、脱落和凋亡(HE染色，×200)。

上皮溃疡及溃疡表面混合有纤维蛋白脓性渗出物、坏死细胞碎片和多数中性粒细胞。如果黏膜上皮和黏膜下层浸润的炎症细胞中的中性粒细胞数量明显增多时，需要考虑排除感染因素以及与急性排斥反应相鉴别，移植肺BALF则有利于明确化脓性炎症和(或)病原体感染的证据。

（三）移植肺慢性排斥反应的小气道病变

C级为慢性排斥反应的小气道病变——OB。OB指细支气管黏膜下有致密嗜酸性透明变纤维瘢痕组织，导致部分或完全腔内阻塞。这种组织可以是同心或偏心的，可能与平滑肌和气道壁的弹力破坏有关，可延伸至细支气管周围间质。远端肺泡腔中的胆固醇肉芽肿和(或)泡沫状组织细胞通常与OB有关。C0级为无慢性排斥反应的小气道OB；C1级慢性排斥反应在小气道的特征为小气道OB病变(图7-3-4)。但由于TBLB的局限性，其在诊断OB中的灵敏度仍不足。因此，在临床早期发现和诊断方面，移植肺功能分级是诊断和监测慢性气道排斥反应的首选方法，由此诊断为闭塞性细支气管炎综合征(BOS)。

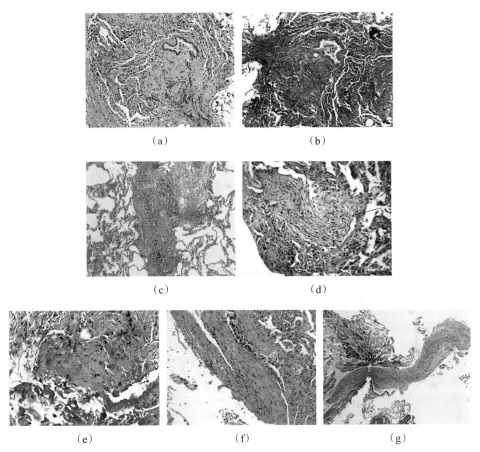

图7-3-4　移植肺慢性排斥反应的闭塞性细支气管炎的病理学特征。(a)移植肺活检组织内的终末细支气管黏膜被覆上皮部分破坏缺失，管壁平滑肌层破坏，局部黏膜下偏心性的纤维组织增生及增生的纤维组织压迫细支气管管腔致气道管腔扭曲和狭窄(HE染色，×200)；(b)同一病例，Masson三色染色示终末细支气管管壁平滑肌层破坏，偏心性的纤维组织增生(Masson染色，×200)；(c)小气道腔被瘢痕组织和单个核细胞所堵塞，小气道的周围由一层残留的平滑肌束所环绕(HE染色，×100)；(d)呼吸性细支气管内增生的纤维组织填塞致管腔明显闭锁(↑)(HE染色，×400)；(e)Masson三色染色下发现细支气管管壁平滑肌层破坏，腔内及腔周纤维组织增生(Masson染色，×400)；(f)小气道纵切面，腔内纤维瘢痕组织填塞(HE染色，×200)；(g)同一病例弹力纤维染色(HE染色，×100)。

（四）移植肺慢性血管性排斥反应

移植肺慢性血管性排斥反应即加速性移植肺血管硬化，其特征性病变为动脉和静脉内膜纤维性增厚，致管腔狭窄甚至闭塞，部分病例的纤维化增厚内膜内仍可见单核细胞浸润，中膜平滑肌往往萎缩[图7-3-5(a)～(c)]，可与BOS

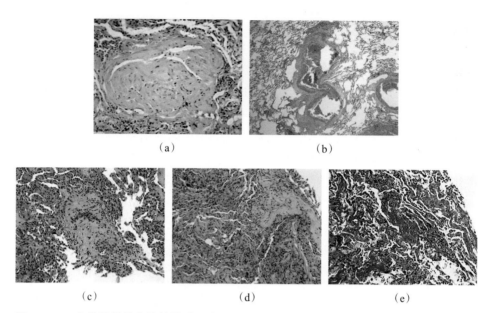

（a）　　　　　　　　　　　（b）

（c）　　　　　　　　（d）　　　　　　　　（e）

图7-3-5　移植肺慢性血管性排斥反应的病理学特征。（a）移植肺内小静脉管壁局部增生增厚导致管腔部分狭窄（HE染色，×200）；（b）移植肺内小动脉内皮下区的纤维内膜增厚，单核细胞浸润，中膜平滑肌萎缩（HE染色，×50）；（c）移植肺内小静脉静脉管壁局部增生增厚致管腔狭窄闭塞，单核细胞浸润（HE染色，×200）；（d）静脉中，组织学表现通常是少细胞透明硬化症（HE染色，×200）；（e）Masson三色染色示少细胞透明硬化症（Masson染色，×200）。

同时存在。在静脉中，组织学表现通常是少细胞透明硬化症［**图7-3-5（d）**、**（e）**］，这种静脉硬化的发生率在使用老年供者肺的肺移植中更高。TBLB由于活检取材的局限性，不适于移植肺慢性血管性排斥反应的诊断。

（五）移植肺抗体介导的排斥反应

研究证实，AMR是导致移植肾脏、心脏等移植器官失功的主要致病因素之一。与其他实体器官移植相比，移植肺AMR的诊断尚未明确，但血清抗人类白细胞抗原（HLA）抗体的存在和移植后肺泡间隔毛细血管内皮C4d沉积提示移植肺中体液免疫应答的存在，提示AMR也是导致移植肺功能障碍的重要因素。移植肺AMR的研究起步较晚，目前仅限于少数肺移植中心的研究和少数个案报道，其临床意义、临床和病理诊断及其病理学特征仍未明确。一般认为其临床诊断包括3个方面，即血清学检测发现供者特异性抗体（DSA）；出现相应的病理改变，包括急性肺损伤、肺泡间隔毛细血管炎、动脉内皮炎；免疫组织化学（免疫组化）染色呈毛细血管壁C4d沉积。当三者同时出现时，可以确诊为AMR。结合ISHLT肺移植工作组的前期研究和2005年美国国立卫生研究院（National Institutes of Health, NIH）对AMR诊断的总体经验，2007年ISHLT移植肺排斥反应诊断标准中推荐用于诊断移植肺AMR的主要病变为急性毛细血管损伤（acute capillary injury），即移植肺的微血管炎症损伤（micro-vascular inflammation, MVI），其特征性表现为中性粒细胞性毛细血管炎（neutrophilic capillaritis），即移植肺活检组织内的局部或弥漫性肺泡间隔毛细血管腔内炎症细胞尤其是中性粒细胞淤积浸润［图7-3-6(a)、(b)］、伴或不伴有肺泡间隔毛细血管内微血栓和肺泡腔内出血及中性粒细胞漏出。有时可见细小动脉和（或）静脉分支的血管内皮炎。C4d在移植肺AMR诊断中的意义尚未完全明确，并有待进一步深入研究。但仍建议每例移植肺活检组织均进行C4d免疫荧光或免疫组化染色，同时结合血清DSA检测以明确AMR。C4d阳性表现为移植肺肺泡间隔毛细血管内皮线样沉积［图7-3-6(c)、(d)］，而小动脉、小静脉血

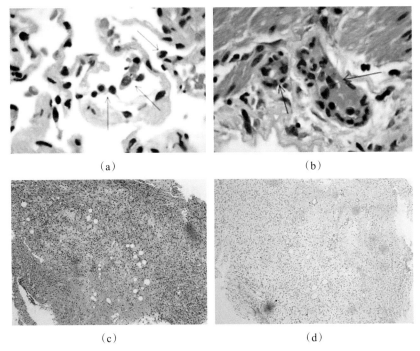

（a）　　　　　　　　　　　　　　（b）

（c）　　　　　　　　　　　　　　（d）

图7-3-6　移植肺微血管炎或中性粒细胞性毛细血管炎的病理学特征及C4d阳性表现。(a) 箭头所示为移植肺活检组织内肺泡间隔毛细血管管腔内淋巴细胞和中性粒细胞淤积浸润（HE染色，×1 000）; (b) 箭头所示为微动脉管腔内中性粒细胞淤积（HE染色，×1 000）; (c) 移植肺活检组织内坏死及肉芽组织（HE染色，×100）; (d) 同一病例，肉芽组织内毛细血管内皮C4d弥漫均匀线样沉积（免疫组化染色，×100）。

管内皮、血管弹力膜、支气管黏膜上皮和肺泡间隔纤维组织部位均不能判定为阳性。

（六）新的慢性排斥反应类型

1. 限制性移植肺综合征（RAS）

由Sato等于2011年首次提出并命名，是指慢性移植肺功能障碍（CLAD）的肺移植受者肺总量＜90%并伴有BOS，影像学上显示以上叶为主的间质性肺疾病，肺间质毛玻璃结节、蜂窝状改变和小叶间隔增宽。病理学不显示阻塞性，而为限制性病变，表现为肺间质和肺泡腔内充满透明样变的纤维和散在的单核细胞，肺外周病变更明显，纤维化范围往往比典型的机化性肺炎更大（图7-3-7）。有时可表现为急性肺损伤和间质增宽的早期纤维化，此时可诊断为急性机化性肺损伤，逐渐演变为间质和肺泡纤维化，相对于BOS，其预后更差。

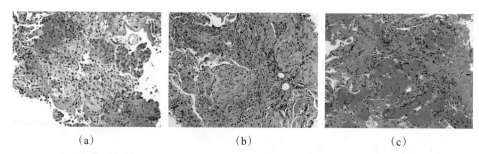

(a)　　　　　　　　　　(b)　　　　　　　　　　(c)

图7-3-7　移植肺的限制性移植肺综合征的病理学特征（HE染色，×200）。（a）（b）部分移植肺的肺泡腔内可见肺泡上皮细胞显著增生，同时可见局部肺泡间隔纤维组织明显增生及部分肺泡被增生的纤维组织填塞；（c）RAS早期，急性肺损伤和间质增宽的早期纤维化，此时可诊断为急性机化性肺损伤。

2. 中性粒细胞性可逆性移植肺功能障碍

罹患CLAD的肺移植受者的BALF中，中性粒细胞≥15%且无感染证据时，称为中性粒细胞性可逆性移植肺功能障碍或阿奇霉素可逆性肺功能障碍（neutrophilic-reversible/azithromycin responsive allograft dysfunction, NRAD/ARAD）。一些研究结果显示，受者对阿奇霉素治疗有效，经阿奇霉素治疗3~6个月后，FEV$_1$%至少提高10%且具有相对良好的预后。

（七）移植肺感染

肺移植受者由于应用免疫抑制剂、机体免疫功能下降以及供肺来源等因素，肺移植后的感染风险明显增加，是肺移植发病及病死率增高的原因之一。移植肺的细菌感染最常见,CMV感染位居第二,其后是真菌及分枝杆菌感染。移植术后早期感染病原体主要为细菌,最常见的3种细菌感染分别是铜绿假单胞菌、金黄色葡萄球菌和不动杆菌属。术后稳定期主要为真菌和病毒感染,其中真菌主要包括曲霉(图7-3-8)、毛霉(图7-3-9)和假丝酵母菌属感染;病毒主要为CMV感染(图7-3-10)。

感染早期注意与急性排斥反应相鉴别,因二者的病理改变往往相似甚至重叠。移植肺活检组织中大量的中性粒细胞浸润、组织坏死和肉芽肿多提示感染(图7-3-11);显著的小气道上皮内及上皮下中性粒细胞浸润同样也支持感染,而小气道及血管周围单核细胞浸润则支持急性排斥反应。病毒性肺炎常表现肺泡间隔不成比例的、混合性炎症细胞浸润,感染细胞有核内和胞质内病毒包涵体(图7-3-12)。肉芽肿性炎并不是急性排斥反应的一个特征,可能是分枝杆菌或

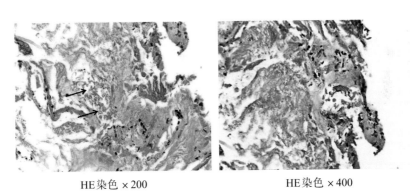

HE染色 × 200   HE染色 × 400

图7-3-8 移植肺曲霉感染的病理学特征。箭头所示分别为移植肺活检组织内曲霉菌丝。

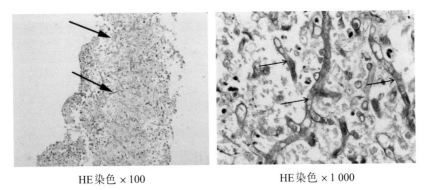

HE染色 × 100   HE染色 × 1 000

图7-3-9 移植肺毛霉感染的病理学特征。箭头所示分别为移植肺活检组织内毛霉菌丝。

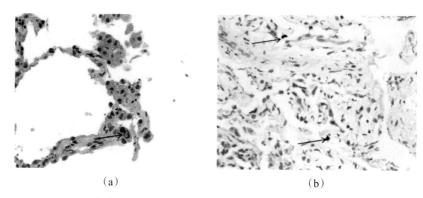

（a）　　　　　　　　　　　（b）

图7-3-10　移植肺巨细胞病毒感染的病理学特征。（a）移植肺肺泡上皮细胞核内病毒包涵体（箭头所示）（HE染色，×400）；（b）感染细胞免疫组化CMV染色见阳性表达（箭头所示），肺泡上皮细胞核呈阳性深褐色（免疫组化染色，×400）。

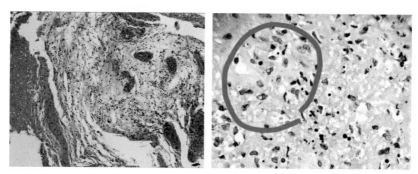

图7-3-11　移植肺感染的病理学特征。组织坏死和肉芽组织多提示感染（HE染色，×100）。

图7-3-12　移植肺病毒感染的病理学特征。感染细胞存在核内病毒包涵体，临床提示腺病毒感染（HE染色，×400）。

真菌感染，包括肺孢子菌感染；组织坏死增加了分枝杆菌、真菌或疱疹病毒感染的可能性，而非急性排斥反应。

（八）其他病变

1. 移植肺缺血再灌注损伤

肺移植过程中的缺血再灌注损伤往往导致不同程度的急性肺损伤，目前其发病机制仍不明。大多数情况下病变轻微，基本在移植后1个月内恢复，严重的急性肺损伤可能进展为PGD，导致术后早期病死率增加。病理改变无特异性，仅为急性肺损伤，程度从轻微至伴有透明膜形成的弥漫性肺泡损伤

（**图7-3-13**），且无感染证据。在大多数移植术后早期的活检中,缺血再灌注损伤如果同时伴有排斥反应或感染,鉴别诊断困难,此时要遵循严格的诊断标准。

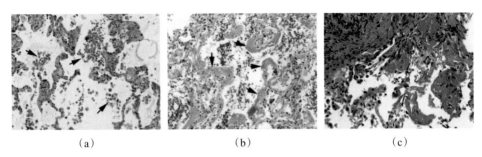

（a） （b） （c）

图7-3-13　移植肺缺血再灌注损伤的病理学特征。(a) 移植肺活检组织内的肺泡内可见较多脱落的肺泡上皮细胞(箭头所示)(HE染色,×100); (b) 移植肺活检组织内严重的缺血再灌注损伤,肺泡表面明显的透明膜形成(箭头所示)(HE染色,×200); (c) 移植肺活检组织内严重的缺血再灌注损伤,肺泡上皮增生,纤维蛋白沉积(HE染色,×400)。

2.误吸

由于移植肺术后去神经,缺乏咳嗽反射保护,患者极易出现反复误吸,是CLAD的重要原因之一,明确后可通过治疗予以改善。其诊断的病理学特征包括在气道和肺实质出现可识别的具有相关异物巨细胞反应的外源性物质（**图7-3-14**）,大脂滴和（或）吞噬有较大空泡的巨噬细胞是误吸的有效标志。误吸可以发生在移植后的早期或晚期,因此在整个术后活检的鉴别诊断中均需要注意。

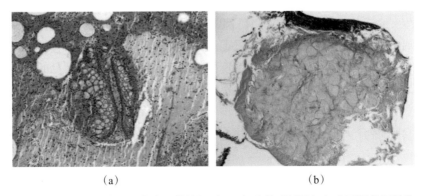

（a） （b）

图7-3-14　移植肺误吸的病理学特征。(a、b) 移植肺活检组织内可见外源性物质,为吸入的食物残渣(HE染色,×200和×100)。

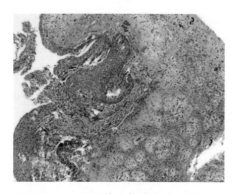

图7-3-15 移植肺大气道炎症的病理学特征（HE染色，×200）。图示含软骨的大气道，气道管壁大量中性粒细胞和淋巴细胞浸润，提示感染，同时可见局部黏膜坏死脱落呈糜烂，部分呼吸道黏膜鳞状上皮化生。

3. 大气道炎症

区分大气道和小气道炎症始终是诊断中不可回避的重要内容之一。虽然区分不同气道的炎症有助于诊断急性排斥反应，但是目前尚无明确的证据能明确区分小气道和大气道炎症。大气道炎症最常见的是感染（图7-3-15）和误吸。除小气道的OB以外，如果发现大气道的纤维瘢痕，即便多数为非特异性，也必须密切注意OB的可能性，并进一步检查予以明确或排除。

4. 支气管相关淋巴组织

支气管相关淋巴组织（bronchus associated lymphoid tissue, BALT）由沿远端支气管和小支气管分布的上皮下黏膜淋巴滤泡组成。它分散在成人肺中，在气道的分叉处最为多见。淋巴滤泡主要包含B淋巴细胞，通常缺乏真正的生发中心，与特殊的支气管和细支气管上皮有关。上述上皮由立方状、非纤毛、非黏液细胞组成，允许跨上皮细胞传递抗原物质和细胞成分。BALT通常界限比较清晰，其中可能含有巨噬细胞及微血管网。上皮损伤时，中性粒细胞或嗜酸性粒细胞不会在此聚集，据此可与排斥反应相关的气道炎症、血管外周或间质的炎性浸润相鉴别。

5. 移植后复发、新发疾病

移植肺原发病复发是非常少见的，在TBLB中很难检测到。结节病、支气管肺肿瘤、肺淋巴管肌瘤病、肺朗格罕细胞组织细胞增生症（图7-3-16）、肺静脉闭塞性疾病或肺毛细血管瘤（PCH）都曾有复发报道。与普通人群相比，SOT受者更易发生恶性肿瘤，无论是新发还是复发，预后更差，是引起肺移植后死亡的第二大原因，主要原因是由于术后免疫抑制治疗导致感染相关，常见的有卡波西肉瘤、肺癌及移植后淋巴组织增殖性疾病（图7-3-17）。

三、诊断性介入肺病学快速现场评价技术的应用

近年来，我国肺移植技术飞速发展，肺移植术后急性肺损伤、排斥反应和感染等肺部并发症是严重影响肺移植受者围手术期生存率和长期生存率的主要因素。诊断性介入肺病学的快速现场评价（rapid on site evaluation, ROSE）技术是

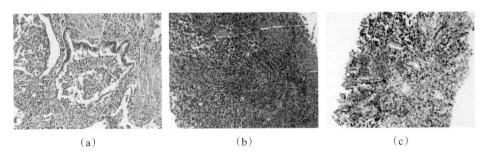

(a)　　　　　　　(b)　　　　　　　(c)

图7-3-16　移植肺朗格罕细胞组织细胞增生症复发的病理学特征。(a) 受者终末期肺组织内朗格罕细胞增生(HE染色，×200)；(b) 同一病例，移植肺朗格罕细胞组织细胞增生症复发，嗜酸性粒细胞、单核及多核朗格罕细胞、慢性炎症细胞(HE染色，×200)；(c) 同一病例，移植肺朗格罕细胞组织细胞增生症复发，单核及多核朗格罕细胞S-100蛋白弥漫阳性表达(免疫组化染色，×200)。

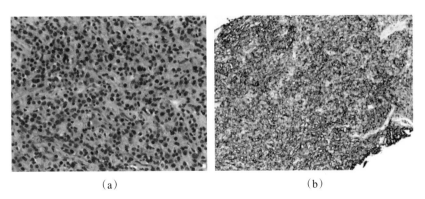

(a)　　　　　　　　　　(b)

图7-3-17　移植肺移植后淋巴组织增殖性疾病的病理学特征。(a) 移植肺移植后单形性淋巴细胞弥漫增生(HE染色，×200)；(b) 弥漫增生单形性淋巴细胞弥漫均匀阳性表达CD20，为弥漫大B细胞性淋巴瘤(免疫组化染色，×100)。

一项实时伴随于肺活检取材过程的快速细胞学判读技术。肺活检取材后，在基本无人为损伤组织标本的前提下，将部分标本印涂于载玻片上，制成细胞学片基并迅速染色及镜检观察，实时结合临床信息予以诊断。

　　ROSE的观察内容包括：细胞形态、分类、计数、构成比、排列、相互关系、背景及外来物分析。其临床意义包括：评价取材标本的满意度；实时指导介入操作手段与方式；形成初步诊断或缩小鉴别诊断范围；优化靶部位活检标本的进一步处理方案；结合全部临床信息与细胞学背景进行病情分析与转归预判，适于移植肺感染的早期快速诊断。同时ROSE技术可与高通量测序(high-throughput sequencing)〔又名下一代测序(next generation sequencing, NGS)〕相结合,以其快速加精准即"见到即能取到,取到即能测到"的优势组合,更好地协助移植肺并发症的明确诊断。

(一)细胞学诊断的定义

诊断性介入肺病学快速现场评价技术是利用纤维支气管镜,在病变部位利用毛刷或活检钳取材,将部分取材标本印涂于玻片,制成细胞学片基,迅速染色并以专用显微镜综合临床信息立即判读。

(二)受者准备

诊断性介入肺病学快速现场评价技术的受者准备包括:① 生命体征平稳,无须应用血管活性药物;② 无明显的呼吸困难,鼻导管吸氧流量 < 5 L/min,血氧饱和度维持在90%以上;③ 近1个月无大咯血病史,凝血功能正常。

(三)细胞学诊断的基本条件和设备准备

1. 所需设备

专用细胞学显微镜,其目镜镜头通常是 ×10(即10倍),同时须有 ×10(10倍)和 ×40(40倍)广视野物镜镜头;推荐加装 ×100(100倍)"免油"物镜镜头,此类镜头不仅为观察特征性微生物所必需,且方便获取高质量的图文资料。

2. 图文成像、照相系统

具有高分辨率图文成像、照相系统,用于出具报告、资料总结、病例回顾、学术交流和临床教学等。推荐将具备自动对焦功能的高分辨率照相机集成在显微镜上作为其图文系统。

3. 生物安全要求

感染病学相关操作规范要求须在二级生物安全柜中完成制片与染色过程,且判读后,玻片与染液应做特殊处理;操作人员须经生物安全相关培训并具备相应资质。

(四)场所要求

须位于介入诊疗操作现场,实时提供细胞学判读初步印象并实时交流分析。有条件的介入诊疗中心可装备专业细胞室,该室须与介入诊疗操作现场相通或能经无线通信实时交流,并将显微镜下图文信息实时向介入诊疗操作术者显示。

（五）操作前准备

需备好无菌细胞学专用玻片（须具有较强的细胞附着性）、吸水纸、无粉乳胶手套、一次性2.5～5.0 mL注射器针头，并将全套迪夫（Diff Quik）染液分别置于有密封盖的玻璃染缸中以便于操作。

（六）玻片的处理

用于感染性疾病诊断的载玻片与染液于使用后应按照二级生物安全的规定做相应处理。如需长期留存染色后的细胞学玻片，推荐直接置于阴凉干燥处，不推荐使用中性树胶封片以免损失部分细胞学信息。

（七）具体工作流程

诊断性介入肺病学快速现场评价技术是将制片、染色和判读3个步骤连续进行。

1. 制片

（1）印片（滚片）：是最常用的制片方式，适用于TBLB、组织切割针（如MW-319型王氏针）常规经支气管针吸活检（transbronchial needle aspiration, TBNA）、黏膜直视下活检、内科胸腔镜直视下活检、经皮组织切割针肺活检等。取材时，用一次性2.5～5.0 mL注射器针头将组织粒从活检钳的钳杯或经皮组织切割针中挑起，或从组织切割针（如MW-319型王氏针）尖端推出，在基本不损失组织标本的前提下，在无菌细胞学专用玻片（须具较强细胞附着性）染色端1/3处自内向外涂抹出直径约1 cm的圆形、厚薄适度的细胞印片。然后将印片（滚片）后的组织粒仍按常规方式进入病理或检验等相应后续过程，并根据判读结果优化靶部位标本流向，调整标本的进一步处理方式。

（2）刷片（涂片）：适用于普通细胞刷、防污染细胞刷或超细细胞刷的刷检标本，以及痰液、黏稠体液等半液状标本。靶部位取材时，将刷头推出，在无菌细胞学专用玻片（须具有较强的细胞附着性）染色端1/3处复涂抹出约1 cm×2 cm大小、薄厚适度的长方形。其他环节所需制片（如送交病理科与检验科相关检查的常规制片）仍按常规方式完成。

（3）喷片：适用于细针穿刺活检（fine needle aspiration biopsy, FNAB）与细胞穿刺针（如SW-121、122、521、522型王氏针）常规TBNA等。靶部位取材时，将穿刺针针头抵于无菌细胞学专用玻片（须具有较强的细胞附着性）染色端1/3处，穿刺针尾端空气加压的同时，自内向外涂抹出直径约1 cm、薄厚适度的圆形。其他环节所需制片（如送交病理科与检验科相关检查的常规制片）仍按常规方式完成。

（4）留片：适用于支气管内超声（endobronchial ultrasonography, EBUS）引导的TBNA（EBUS-TBNA）。靶部位取材后，将穿刺针针头抵于无菌细胞学专用玻片（须具有较强的细胞附着性）中央，用穿刺针内芯将糊状组织标本推出，以尖镊子夹取吸水纸铲走大部分标本，则将细胞学片基留在玻片上。然后根据判读结果，将糊状标本仍按常规方式，进入病理或检验等相应后续过程；或于顶出通丝留取组织学标本后，仍采用前述"喷片"法获取细胞学制片。

2. 细胞学片基的快速染色（染色）

世界卫生组织（World Health Organization, WHO）推荐采用迪夫染液对细胞学片基进行快速染色。迪夫染色与瑞特染色（Wright stain）类似，经罗曼诺夫斯基染色（Romanowsky stain）技术改良而成，结果也和瑞特染色类似。迪夫染液含酸性染料（曙红）和碱性染料（亚甲蓝），利用各待染物质对染料亲和力的不同呈现出不同着色，从而达到辨别其形态特征的目的。迪夫染色快速，仅30～70 s，即靶部位取材后1～2 min内即可染好细胞学片基并可供显微镜下判读。因为制片、染色耗时极短，使判读过程几乎与介入操作过程形成"实时"反馈。染色时推荐采用"浸染"而非"滴染"以提高染色质量与效率。分别把迪夫A溶液、迪夫B溶液、磷酸盐缓冲液（phosphate buffer Saline, PBS）和清水适量倒于带盖玻璃染缸中。把片基浸泡于迪夫A溶液（10～30 s）；再于PBS染缸中洗掉迪夫A溶液，甩干缓冲液；而后再把片基浸泡于迪夫B溶液（20～40 s）；最后清水染缸中水洗，以吸水纸吸干、擦干玻片残留液体，完成染色。迪夫A溶液、迪夫B溶液、PBS均可挥发，用后应密封保存。

3. 细胞学片基的快速综合分析（判读）

细胞学片基判读时的注意事项：迪夫染色后的细胞学制片应"迅速实时"进行显微镜下判读。细胞学判读所获印象是综合分析时不可或缺的信息。临床工作中，判读须基于已有知识基础与临床信息，应包括：① 多学科知识基础，如呼吸病学、介入肺病学、病理学、临床微生物学、感染病学及肿瘤学等；② 详细病史与体格检查；③ 全部诊疗过程与病情发展转归；④ 影像学表现，尤其是治疗前后影像学资料的对比；⑤ 实验室检查，注意治疗前后实验室检查数据的变化；⑥ 介入诊疗操作中内镜（腔镜）下表现与所获标本的物理性状；确认精准靶部位取材后"实时"细胞学判读所获印象。

肺移植受者常见移植肺或纵隔的炎症病变的肺活检组织印片细胞学聚类分析：对非肿瘤性的炎症病变肺活检组织印片细胞学表现往往是组织病理学

的"细胞学翻版",即对应组织内容的细胞脱落所形成的表现,故判读者应对相应疾病的组织病理学病变有深刻理解。需要注意的是,肺活检组织印片细胞学聚类分析是判读时最常采用的基本方法。常见的肺或纵隔非肿瘤性疾病状态在肺活检组织印片细胞学判读中可归为以下几类(即聚类分析的具体分类见表7-3-2),其中有些类别可以根据情况分为轻度、中度和重度。

表7-3-2 聚类分析的具体分类

分类	具 体 内 容
a	制片不佳,导致判读结果意义不大
b	"炎症改变":缺乏特异性,且存在程度上的差异。取材对应解剖部位的细胞(如气道上皮细胞)增生、退化、坏死、变性;或者偶见炎症细胞,如散在中性粒细胞、激活淋巴细胞、浆细胞以及过多肺泡巨噬细胞
c	大致正常/轻度非特异性炎症反应:散在清亮巨噬细胞/清亮巨噬细胞数量较多,轻度"炎症改变"
d	化脓性感染(有或无可见病原体):见中性粒细胞为主的混合性炎症细胞,包括较多活化淋巴细胞和巨噬细胞,坏死较明显;上皮细胞增生、退化、坏死、变性
e	可符合病毒感染或可符合支原体感染:病毒性肺炎,见活化淋巴细胞为主的多种炎症细胞,包括散在中性粒细胞和巨噬细胞;Ⅱ型肺泡上皮细胞增生明显,不同程度"炎症改变",可有"巨细胞反应"、病毒包涵体和"纤毛柱状上皮细胞断裂"等表现。支原体肺炎,见单核细胞(早期游走巨噬细胞)为主的多种炎症细胞,包括散在中性粒细胞,"炎症改变"明显
f	肉芽肿性炎:炎症期时具有"淋间类上皮细胞亚群"特征,即较多淋巴细胞,间杂组织细胞和类上皮细胞;增殖期则为组织细胞和类上皮细胞为主的多种炎症细胞,可见多核巨细胞
g	可符合机化:见于感染后或免疫原因,较多泡沫样巨噬细胞聚集,散在活化淋巴细胞与成纤维细胞,可有或无嗜碱性坏死物
h	可符合纤维化(成纤维细胞为主/或纤维细胞为主):出现较多激活成纤维细胞,部分成纤维细胞已演变为纤维细胞
i	淋巴细胞为主的免疫性炎症反应:较多活化淋巴细胞,有不同程度"炎症改变"
j	嗜酸性粒细胞为主的免疫性炎症反应:较多嗜酸性粒细胞,有不同程度"炎症改变"
k	增殖/修复性炎症反应:组织细胞为主,偶见多核巨细胞和不典型肉芽肿,伴不同数目激活淋巴细胞及浆细胞;伴不同程度"炎症改变"

续 表

分类	具 体 内 容
l	有可见病原的特征性表现或外来物:可有菌丝、孢子、包囊、菌体、虫体等可见病原,部分病原可伴嗜酸性粒细胞
m	坏死性"炎症改变":坏死明显,大部分细胞破碎崩解,难以分类和计数,黏液背景
n	不确定或结果与临床信息不符

第四节　肺移植展望

焦国慧,徐鑫,陈静瑜

自20世纪80年代以来,肺移植技术快速发展,在供-受者选择、外科技术、免疫抑制药物、术后并发症治疗技术和器官分配体系等不断完善的背景下,终末期呼吸衰竭的患者有更多机会接受移植治疗,其生存率不断提高,等待时间和等待名单病死率不断降低,这也与器官分配原则的不断完善密切相关。未来肺移植科学的发展,总体而言,从技术创新层面,与供肺维护技术、等待移植受者的术前康复和提高长期生存率的治疗方案等领域的发展相关;从学科发展层面,与伦理法律体系的完善化和全球合作的密切化相关。

虽然我国在大力推动器官捐献工作,近年来供肺数量和维护质量都有了显著的提升;同时,等待移植的患者数量也在增加。由于公众对肺移植认识程度的提高,医疗保障的完善,越来越多的终末期肺疾病患者希望寻求肺移植机会,提高生存质量。然而,受者的年龄、合并症等因素,对供者的选择、移植团队的技术水平,都提出了较高的要求。对于肺移植患者,术后感染、原发性移植肺失功(PGD)和慢性移植肺功能障碍(CLAD)仍然是导致术后并发症和死亡的重要原因。为了改善上述状况,供者的维护和肺移植受者的选择是关键因素;提高供肺维护质量,减少浪费是国内外共同努力的方向。

2019年全美报告数据显示,公民逝世后器官捐献量为11 870例,共捐献2 755个肺,6.4%获取的供肺被放弃,完成肺移植2 759例。美国心脏死亡供者(DCD)的利用率从2014年的2.3%增加到5.7%。全美共有64家成人肺移植中心,50%的受者距离移植中心80 km以内,仅有10.8%的受者距离中心400 km以外,因此地区间的供肺利用水平相对均衡。我国供肺利用率的不均衡性明显,北京地区2017年捐献肺脏463例,其中有128例达到了初步评估的标准,成功获取供肺72例,占捐献总数的15.55%。文献报道的放弃供肺的原因主要包括供者的病史、胸部创伤、误吸、肺感染和ICU相关并发症等。国外器官捐献一般均在48 h内完成,而我国一般均在7～10 d完成。许多情况下获取的供肺来自长期气管插管、呼吸机应用、合并肺部感染的供者;同时,我国肺移植受者往往高龄,术前需要体外膜肺氧合(ECMO)或机械通气的长期支持,这些因素都对术后管理提出了巨大的挑战。未来通过增加心脏死亡供者(DCD)供肺的利用率,采用扩大标准供者和新的体外脏器维护技术,例如治疗性的体外肺灌注(EVLP)、生物人工肺等,为解决此问题提供了广泛的思路。

DCD的使用逐渐受到重视,随着DCD移植受者队列的建立和完善,需要各国协作,建立DCD维护的经验和流程,提高供肺利用率。对于不可控型DCD的使用伴随着EVLP技术的发展,作为器官移植机械灌注技术发展的重要前沿,也是肺移植相关技术和创新的关键点。低温和常温机械灌注治疗是器官保存和修复技术领域的发展前沿,在心脏、肝、肾领域已有多项动物或临床试验研究报告,建立了不同的器官保存模式。由TransMedics发起的International Randomized Study of the TransMedics Organ Care System(OCS Lung)for Lung Preservation and Transplantation(INSPIRE)临床研究,是首个大规模、前瞻性、比较TransMedics系统进行常温肺灌注和低温保存的非劣效性随机研究。随着越来越多的肺机械灌注设备获得美国FDA、欧盟CE和中国NMPA认可上市。我们也建立了我国自主知识产权的肺灌注系统,并在不断改进,逐步开始多国多中心的临床研究。

EVLP系统从单纯用于器官灌注,逐渐增加治疗功能,向小型化、可移动方向发展。基于EVLP发展的肺修复平台将治疗肺炎症、水肿和感染,提高供肺的质量,改善患者的预后,例如在灌注修复阶段对炎症因子的清除,减少术后PGD的发生。近年来,随着抗病毒药物的快速发展,慢性丙型肝炎病毒(HCV)阳性的供者利用增加,除了对受者进行治疗,甚至在EVLP灌注阶段就可以提前进行干预,减少受者术后并发症。我国目前对此类供者的关注较少,但该治疗思路对供肺感染的干预治疗,提供了可借鉴的思路。EVLP也可以作为药物研究的平台,进行更多的转化研究,将提供细胞和动物模型不具备的条件优势,是值得关注的前沿领域。

为了让肺移植受者获得更好的术后生活质量,受者的早期转介逐渐受到重视，除了通过教育宣传，让更多的医生和患者了解肺移植，肺移植团队对患者的评估标准也需要不断完善，让更多的患者可以从肺移植中获益，在合适的时机列入等待名单，把握合适的转诊时间窗。新药的研发上市可以延缓特发性纤维化、特发性肺动脉高压和囊性纤维化（CF）患者进展到肺移植的时间。随着人口老龄化趋势的日益显现，年龄超过65岁的老龄肺移植受者群体是全球肺移植中心共同面临的趋势。我国肺移植的发展从开始阶段就面临着大量的老龄患者人群，为该技术的发展和推广带来不小的挑战。2019年，全美完成肺移植2 759例（75.5%为双肺移植），而纳入移植等待名单的患者为3 243例。术后1、3、5、10年的生存率分别为88.8%、74.4%、59.2%和33.1%。美国65岁肺移植患者的比例从2004年的6.9%到2019年的34.8%，其中老年肺纤维化的患者比例达60%。我国60岁以上肺移植患者比例约为48.9%。老龄患者合并症多，包括慢性内科疾病，例如代谢性疾病和肾脏疾病等，需要术后长期的药物调整和治疗；当受者合并心血管系统疾病，例如先天性心脏病、冠状动脉病变、瓣膜疾病等，以往被认为无法接受肺移植治疗，随着杂交手术的理念进入肺移植领域，可以在肺移植治疗同期进行先天性心脏病的矫治，冠状动脉旁路移植术和围手术期进行经导管瓣膜修复治疗。

近年来，儿童肺移植在国内外迅速发展。2019年，全美72例18岁以下的儿童加入了等待名单，完成了52例肺移植，其中38例为11～17岁的青少年受者。全美有7家以开展儿童肺移植为主的医学中心，主要的移植适应证是CF，术后1、3、5年的生存率为87.0%、63.0%和55.2%。随着我国器官捐献的逐年增加，儿童肺移植技术也不断取得突破，2020年无锡市肺移植团队完成了一例2岁儿童的肺移植。此外，为提高供肺的利用率，充分利用脑死亡供者（DBD），结合中国受者的状况，我国肺移植团队采用劈裂式肺叶移植的手术方式，以往日本学者报道最多的是活体肺叶移植策略。

肺移植的研究也不仅限于移植手术本身，而应与更多与其他学科，特别是与患者术后并发症相关学科进行联合研究，例如肺移植受者术后的胃肠动力问题、神经系统并发症以及心律失常的电生理治疗等。可以说，各个学科疾病的前沿治疗技术都有在器官移植患者中报告，例如，漏斗胸矫治的NUSS手术可以与肺移植同期进行，改良的非原位心肺移植以预防后纵隔出血和膈神经损伤；对于终末期COPD的患者，采用内镜下支气管内活瓣治疗后肺移植和肺（叶）移植联合肺减容治疗均有报道，但还缺乏大规模、随机对照研究的证据。

肺作为重要的气体交换和循环支持器官，可以说是危重症医学治疗的核心脏器。肺移植技术的发展与机械心肺辅助循环（mechanical circulatory support,

MCS）器械和技术的创新密切相随。由于目前世界多数国家的器官分配体系对于高供肺分配评分（LAS）或重症等待者都采取优先分配供者的原则，增加了治疗难度和MCS支持的需求，目前在肺移植围手术期应用广泛的两种MCS方法，包括体外循环和ECMO，对于其支持的时机、治疗方案和并发症的防治还存在很多争议。虽然MCS被认为是支持重症患者过渡到肺移植治疗、增加术后生存率的有效手段，但其对于长期生存改善的影响还不明确，可能与技术本身需要进一步完善、临床试验的设计思路需要进一步改进有关。不可否认，MCS支持与治疗团队的经验有密切关系，因此对相关研究报告的效果评价都要考虑操作者因素的影响，未来如何通过恰当的试验研究，将经验丰富团队的治疗理念和结果进行推广，避免由于操作者因素或选择偏倚导致治疗效果评估的不准确，是值得思考的问题。

　　人工肺装置是目前的研究热点，基于ECMO和体外二氧化碳清除技术的应用基础，目前对于人工肺的膜材料、抗凝和生物相容性的研发在快速推进，真正的可植入长期使用的人工肺，也可能同肺移植一起，为终末期患者提供另一种桥接到终末治疗的选择。生物型人工肺概念，近年来也被建立，其是通过在脱细胞肺结构骨架中进行受者细胞培养，来替代受者的病肺。脱细胞的肺骨架可以来自供肺，还包括3D打印骨架和细胞接触界面，以及干细胞技术诱导肺细胞生成。该技术有望改善肺移植受者的治疗模式，包括减少甚至避免免疫抑制治疗，无须在移植名单等待，减少了感染、肾功能不全乃至慢性排斥的发生。目前该技术的应用还面临伦理和长期安全性的问题，但目前对于模拟肺功能的合成膜的研发达到前所未有的活跃程度，以ECMO和体外二氧化碳清除装置为代表的技术领域，也在转向微型化、便携化和可植入化方向发展，材料的使用耐久性和抗血栓性能不断提升。此外，基因编辑和免疫治疗技术的进步，推动了异种器官移植技术的发展，也有异种肺移植动物模型的建立，虽然该技术仍处于实验室研究阶段，但同生物人工肺一样，都为未来新型器官移植模式的建立，揭开了新的篇章。

　　虽然世界各国的医疗政策和系统各不相同，但都在不断推进肺移植医学的发展。由于各国制度和国情的不同，在器官移植领域，国家和地区间还缺乏充分的交流和了解。在当下信息开放的时代，任何的技术进步或理念的突破都会迅速传播，如在新型冠状病毒肺炎（COVID-19）暴发期间，虽然国际交流受到巨大影响，但我国的重症COVID-19呼吸衰竭患者肺移植治疗技术在国际上迅速传播，广泛交流。这不仅让国际同行了解了中国肺移植的发展，也为国内外的同行提供了思考的方向。肺移植技术不仅可以用在常规条件下的重症患者，在传染病疫情暴发的时代,也是抗击疫情的重要武器,这也是未来发展肺移植技术应用领域的重要经验积累。虽然在我国首先开展肺移植后国际同行间就受者的选择进行了积极的讨论,但未能实现多国参与的多中心研究,在术后治疗经验方面缺乏经验分享。

随着国外同行对我国肺移植发展的逐渐关注和接纳,我们也要积极地参与国际交流,参与并引领世界肺移植发展的趋势。展望未来,中国肺移植学者应当积极参与到国际器官移植的发展进程中,从医疗、伦理和创新方面,努力学习和交流,以开放、合作、共赢精神与全球同行共谋发展。

------------------------------ 参 考 文 献 ------------------------------

[1] Hayes D Jr, Benden C, Sweet S C, et al. Current state of pediatric lung transplantation[J]. Lung, 2015, 193(5): 629−637.

[2] Schmid F A, Benden C. Special considerations for the use of lung transplantation in pediatrics[J]. Expert Rev Respir Med, 2016, 10(6): 655−662.

[3] Goldfarb S B, Levvey B J, Edwards L B, et al. The registry of the International Society for Heart and Lung Transplantation: nineteenth pediatric lung and heart-lung transplantation report−2016; focus theme: primary diagnostic indications for transplant[J]. J Heart Lung Transplant 2016, 35(10): 1196−1205.

[4] Scully, BB, Zafar F, Schecter M G, et al. Lung retransplantation in children: appropriate when selectively applied[J]. Ann Thorac Surg, 2011, 91(2): 574−579.

[5] Liu M, Mallory G B, Schecter M G, et al. Long-term impact of respiratory viral infection after pediatric lung transplantation[J]. Pediatr Transplant, 2010, 14(3): 431−436.

[6] Huddleston C B, Bloch J B, Sweet S C, et al. Lung transplantation in children[J]. Ann Surg, 2002, 236(3): 270−276.

[7] Kimura N, Khan M S, Schecter M, et al. Changing demographics and outcomes of lung transplantation recipients with cystic fibrosis[J]. J Heart Lung Transplant, 2016, 35(10): 1237−1244.

[8] Weill D, Benden C, Corris P A, et al. A consensus document for the selection of lung transplant candidates: 2014 — an update from the Pulmonary Transplantation Council of the International Society for Heart and Lung Transplantation[J]. J Heart Lung Transplant, 2015, 34(1): 1−15.

[9] Benden C, Edwards L B, Kucheryavays A Y, et al. The registry of the International Society for heart and lung transplantation: Sixteenth Official Pediatric Lung and Heart-Lung Transplantation Report −2013; focus theme: age[J]. J Heart Lung Transplant, 2013, 32(10): 989−997.

[10] Snell G I, Paraskeva M, Westall G P. Managing bronchiolitis obliterans syndrome (BOS) and chronic lung allograft dysfunction (CLAD) in children: what does the future hold[J].

Paediatr Drugs, 2013, 15(4): 281-289.

[11] Benden C, Goldfarb S B, Edwards L, et al. The registry of the International Society for heart and lung transplantation: seventeenth official pediatric lung and heart-lung transplantation report-2014; focus theme: retransplantation[J]. J Heart Lung Transplant, 2014, 33(10): 1025-1033.

[12] Schecter M G, Elidemir O, Heinle J S, et al. Pediatric lung transplantation: a therapy in its adolescence[J]. Semin Thorac Cardiovasc Surg Pediatr Card Surg Annu 2008: 74-79.

[13] Orens J B, Boehler A, de Perrot M, et al. A review of lung transplant donor acceptability criteria[J]. J Heart Lung Transplant, 2003, 22(11): 1183-1200.

[14] Mueller C, Hamsen G, Ballmenn M, et al. Size reduction of donor organs in pediatric lung transplantation[J]. Pediatr Transplant, 2010, 14(3): 364-368.

[15] Hayes D Jr, McConnell P I, Tobias J D, et al. Survival in children on extracorporeal membrane oxygenation at the time of lung transplantation[J]. Pediatr Transplant, 2015, 19(1): 87-93.

[16] Hayes D Jr, Kirkby S, Wehr A M, et al. A contemporary analysis of induction immunosuppression in pediatric lung transplant recipients[J]. Transpl Int, 2014, 27(2): 211-218.

[17] Schmid F A, Inci I, Bürgi U, et al. Favorable outcome of children and adolescents undergoing lung transplantation at a European adult center in the new era[J]. Pediatr Pulmonol, 2016, 51(11): 1222-1228.

[18] Kotton C N, Kumar D, Caliendo A M, et al. International consensus guidelines on the management of cytomegalovirus in solid organ transplantation[J]. Transplantation, 2010, 89(7): 779-795.

[19] Alvarez A, Moreno P, Espinosa D, et al. Assessment of lungs for transplantation: a stepwise analysis of 476 donors[J]. Eur J Cardiothorac Surg, 2010, 37(2): 435.

[20] Hu C X, Chen W H, He J X, et al. Lung transplantation in China between 2015 and 2018[J]. Chin Med J (Engl), 2019, 132(23): 2783-2789.

[21] Mooney J J, Elicker B M, Urbania T H, et al. Radiographic fibrosis score predicts survival in hypersensitivity pneumonitis[J]. Chest, 2013, 144(2): 586-592.

[22] Cohen S L, Ben-Levi E, Karp J B, et al. Ultralow dose dynamic expiratory computed tomography for evaluation of tracheomalacia[J]. J Comput Assist Tomogr, 2019, 43(2): 307-311.

[23] Douros K, Kremmydas G, Grammeniatis V, et al. Helical multi-detector CT scan as a tool for diagnosing tracheomalacia in children[J]. Pediatr Pulmonol, 2019, 54(1): 47-52.

[24] 李丹,解明然,柯立.肺移植术后气道并发症CT表现和应用进展[J].器官移植,2021, 12(5): 619-623.

[25] 徐琳,严浩吉,王俊杰,等.肺移植术后排斥反应的影像学检查方法现状及展望[J].器官移植,2021,12(5):544-549.

[26] 陈实,郭晖.移植病理学[M].北京:人民卫生出版社,2009:200-218.

[27] 陈实.移植免疫学[M].武汉:湖北科学技术出版社,1998:227-229.

[28] 杨树东,蔡颖,夏钰弘,等.移植肺病理学及其进展[J/CD].实用器官移植电子杂志,

2017,5（6）: 454-458.

［29］ Hunt J, Stewart S, Cary N, et al. Evaluation of the International Society for Heart Transplantation (ISHT) grading of pulmonary rejection in 100 consecutive biopsies［J］. Transpl Int, 1992, 5 (Suppl 1): S249-S251.

［30］ Roden A C, Aisner D L, Allen T C, et al. Diagnosis of acute cellular rejection and antibody-mediated rejection on lung transplant biopsies: a perspective from members of the Pulmonary Pathology Society［J］. Arch Pathol Lab Med, 2017, 141 (3): 437-444.

［31］ Stewart S, Fishbein M C, Snell G I, et al. Revision of the 1996 working formulation for the standardization of nomenclature in the diagnosis of lung rejection［J］. J Heart Lung Transplant, 2007, 26 (12): 1229-1242.

［32］ Berry G J, Brun E M, Chamberlain D, et al. A working formulation for the standardization of nomenclature in the diagnosis of heart and lung rejection: Lung Rejection Study Group. The International Society for Heart Transplantation［J］. J Heart Transplant, 1990, 9 (6): 593-601.

［33］ Yousem S A, Berry G J, Cagle P T, et al. Revision of the 1990 working formulation for the classification of pulmonary allograft rejection: Lung Rejection Study Group［J］. J Heart Lung Transplant, 1996, 15 (1 Pt 1): 1-15.

［34］ Cooper J D, Billingham M, Egan T, et al. A working formulation for the standardization of nomenclature and for clinical staging of chronic dysfunction in lung allografts. International Society for Heart and Lung Transplantation［J］. J Heart Lung Transplant, 1993, 12 (5): 713-716.

［35］ Levine D J, Glanville A R, Aboyoun C, et al. Antibody-mediated rejection of the lung: A consensus report of the International Society for Heart and Lung Transplantation［J］. J Heart Lung Transplant, 2016, 35 (4): 397-406.

［36］ Sato M, Hwang D M, Waddell T K, et al. Progression pattern of restrictive allograft syndrome after lung transplantation［J］. J Heart Lung Transplant, 2013, 32 (1): 23-30.

［37］ Verleden S E, Vandermeulen E, Ruttens D, et al. Neutrophilic reversible allograft dysfunction (NRAD) and restrictive allograft syndrome (RAS)［J］. Semin Respir Crit Care Med, 2013, 34 (3): 352-360.

［38］ 中华医学会器官移植学分会, 杨树东, 吴波, 郭晖, 等. 器官移植病理学临床技术操作规范（2019版）——肺移植［J］. 器官移植, 2019, 10（4）: 383-392.

［39］ 李雯, 冯靖. 诊断性介入肺脏病学快速现场评价临床实施指南［J］. 天津医药, 2017, 45（4）: 441-448.

［40］ Young K A, Dilling D F. The Future of Lung Transplantation［J］. Chest, 2019, 155(3): 465-473.

［41］ Israni A K, Zaun D, Rosendale J D, et al. OPTN/SRTR 2019 Annual Data Report: Deceased Organ Donors［J］. Am J Transplant, 2021, Suppl 2: 521-558.

［42］ 陈静瑜. 努力打造与国际接轨的肺移植团队［J］. 实用器官移植电子杂志, 2017（5）: 2.

［43］ Wong A, Zamel R, Yeung J, et al. Potential therapeutic targets for lung repair during human ex vivo lung perfusion［J］. Eur Respir J, 2020, 55(4): 1902222.

［44］ Van Raemdonck D, Neyrinck A, Cypel M, et al. Ex-vivo lung perfusion［J］. Transpl Int,

2015, 28(6): 643-656.

[45] Munshi L, Keshavjee S, Cypel M. Donor management and lung preservation for lung transplantation[J]. Lancet Respir Med, 2013, 1(4): 318-328.

[46] Chen-Yoshikawa T F, Tanaka S, Yamada Y, et al. Intermediate outcomes of right-to-left inverted living-donor lobar lung transplantation[J]. Eur J Cardiothorac Surg, 2019, 56(6): 1046-1053.

[47] Weingarten N, Schraufnagel D, Plitt G, et al. Comparison of mechanical cardiopulmonary support strategies during lung transplantation[J]. Expert Rev Med Devices, 2020, 17(10): 1075-1093.

[48] Swol J, Shigemura N, Ichiba S, et al. Artificial lungs — Where are we going with the lung replacement therapy[J] Artif Organs, 2020, 44(11): 1135-1149.

中英文对照索引